盱眙 2019

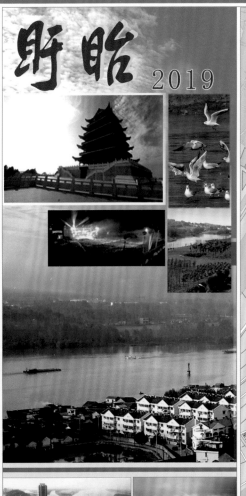

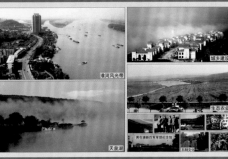

城乡建设

淮河风光带

生态农业

天泉湖

黄花塘新四军军部纪念馆

石斛文化

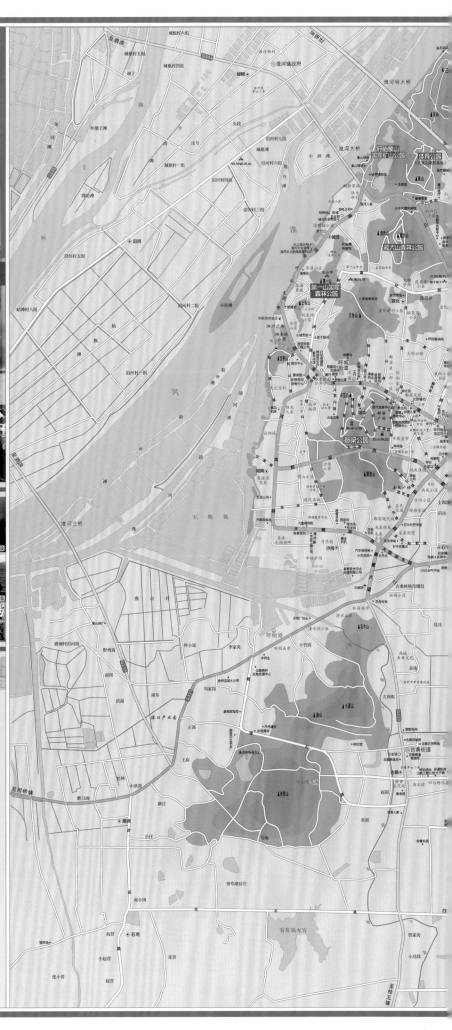

盱眙简介

自秦而来，置县盱眙。张目为盱，举目为眙。此地也，非惟湖山多娇，更集东南大成。长淮曳尾，大泽开樽；丘峦起伏，日月浮沉。其势也，左绫绵扬，右挽徐蚌，北顾齐鲁，南望苏杭，乃吴楚咽喉、唐宋桑叶，乃金陵门户、淮海屏障，乃南北分野，水陆夷虞。此地也，以草为名，曰都梁，众香之国也；或以山为名，曰盱眙，瞩足之国也，心旷神怡也。

四万岁云烟过眼，五千年沧巫心摩。建址星罗，远古梦回。上国遵徙，会吴子于善道；老君炼丹，何青牛以淮莱；孔圣连甍，遵风尘于山场；秦何兵火造越，卓梁微岬而缕言；挞然兴亡相煎，泰皇勒诏而种玉。是故周鼎灵藏，玉玩星图，雪泥鸿爪，皆可鉴古也。乃秦六国，宝鲁者也；管饱分金，叉薄九霄，地名香之；吴季带侔，惰动四方，钢盛辖之。若夫楚霸筑城，金甲藏卫，熊心新都承祀；安徙揭茅，功勾香江，阿娇长门卖赋，盛极一时；云山旧鼓，孤照挂帅，名重两郡。呜呼，星歌荒莽，剑影远去，空圆一抔黄土，荒冢处处。千年风雨，兴衰荣枯；贩图老迹，目不眼接也。毒吸随帝东还，祸及新；赫赫帝王乡，卧虎藏龙。毒吸泗州没水，苍生徒魂。不见泸水云枫，何处浮梁练彩？月城封楼，泥沙滔滔，高台灵塔，浊浪漂漂。唾呼，华夏青史，都梁一叶，倒耳凝眸，如灯明灭。

片瓦青壹，一叶关情。孔盖入陪，书香雨润；秦汉而来，人文鼎盛。若蕴素之于虚，无数经纶；若子缪之来去，无限神情。家传史典，淮一代闻盛，溢鬲千古院。夕次淮禹，夏楼莲塘，怅恨走在楚女，墨客徘赦大唐。茶子入泗，春盘初认；流连致敬，老向江湖，米民治舟，胜景始沱；山名颂段，醉村石壁。诗味林花，无数盱的故事；云影轴舞，多少唐宋才子。水畔依稀清影，石上赫然墨迹。

观其乡乡若若画廊。或翠灵金楼，白水绿秧；或渔歌唱晚，牧笛斜山；或临水而舟，依山而居；或凤送荷香，林间幽廊。机械电脑，乃一代闻古。当园一城，与世一村。桃李出场，燕舞正合莺语。种畜风对聚，靓在云外。碧绸黎梦，城乡，村乡？谓之琴野之都市，绮绣之村寨。

现其城乡相梦。蓝山绿水，跨淮穿湖；工商政乘，四色宏图。栖局何目新同也，佑山枕河，高阔霓栏乡，一片瀚海，一泸河埠去；业创五亩，黄泽万家。而田士之爱，举世望宝。败朝萦染乡，莞菱凤凰，融集景尾。业创五里，黄泽万家。而田士之爱，举世望宝。败朝萦梁乡，舞属歌嵘彩；空谷回响，欢声唱和嵘漠。人不分中西，游踪如麻，美不辨南北，佳宾如海。玻璃泉赏月，明昭陵踏青，铁山寺探幽，八仙谷寻梦，夫云山灵宝，都梁阅目胜，黄花塘凝辞，天泉湖泛舟。窈窕曰：画中逝都，准上明珠。梦中家园，天上人间。

盱眙县政区图

江苏省金威测绘服务中心 设计 编制

盱眙县地名办 监制

湖南地图出版社 出版发行
统一书号：125530·460
地图制印许可证号：32000224
地图审图号：淮H(2018)13号
2019年4月出版印刷
印数：5000
定价：6.0元

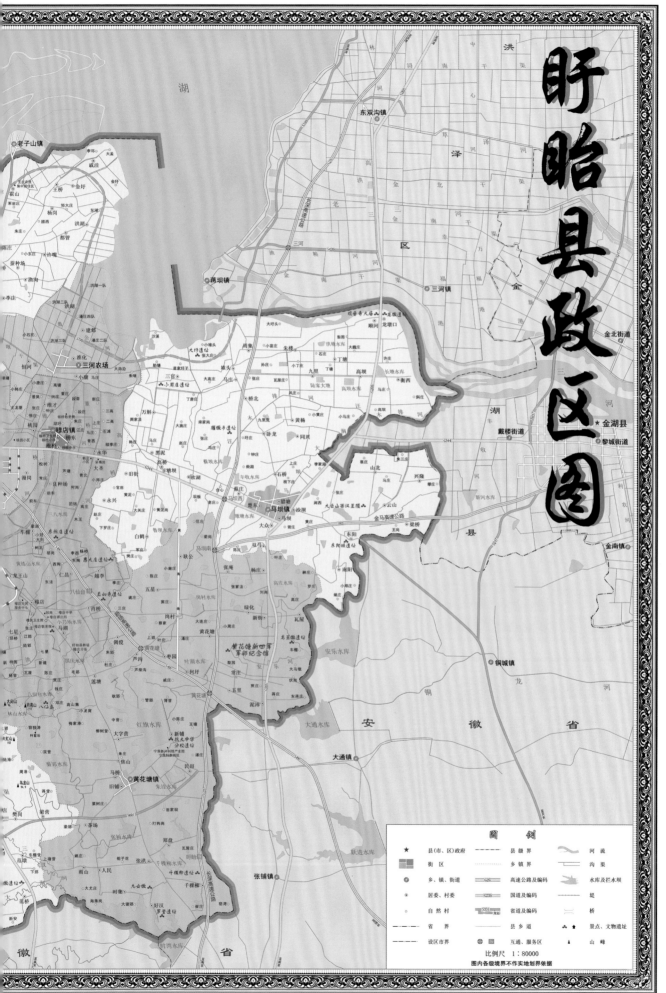

盱眙县政区图

比例尺 1：80000

图内各级境界不作实地划界依据

统一书号：125530·459　地图审查号：淮H(2018)12号　2019年 4 月　印刷

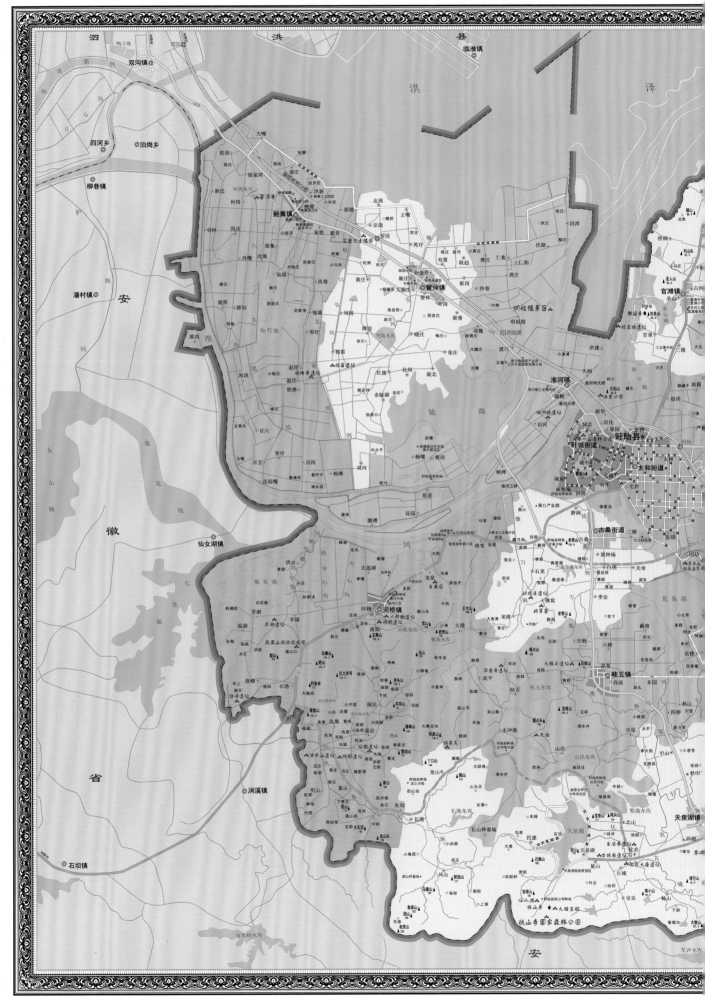

江苏省金威测绘服务中心 编制　盱眙县地名委员会办公室 监制

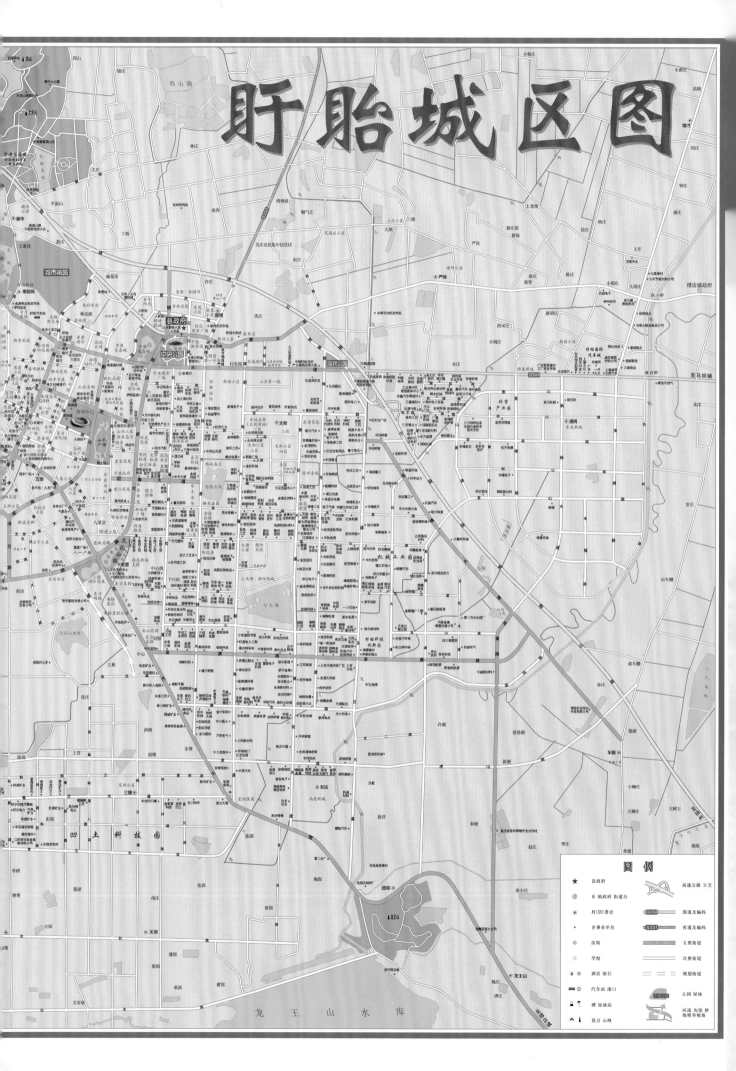

盱眙城区图

盱眙县卫生健康志

《盱眙县卫生健康志》编纂委员会 编

广陵书社

《盱眙卫生健康史研》编纂工作人员

（2018 年）

组　　长：葛　云

副 组 长：李　坚　姚克志　梁　祥

策划指导：马培荣

成　　员：袁守军　王兆勇　于文武　张宗成　胡松柏　许　军　汪仲勇　张卫东

何占德　朱定荣　袁守国　范建华　龚显珩　葛家亮　胡茂新　刘晓阳

潘志平　吴忠芝　易　康　朱晓明　唐海霞　冯维禄　陆艳琴　宋　威

朱晓超　陶红梅　岳朝本　王　盛　赵　兵　王国青　谢庆林　郑树军

朱建祥　王春卫　马　军　徐孝义　俞　军　徐福顺　毛　懋　蔡丰太

王　成　谭晓梅　黄成鼎　王新国　张其军　王　军　曹传友　孙剑波

卢建勋　齐　波　李正成　伍德鑫　许学同　王金贵　王加林　李怀喜

张　超　孙春雷　于保杰　朱言怀　刘其武　欧清军　王维忠　刘仁飞

黄　峰　冉广波　麻士刚　吴　静　张华英

编　　辑：孙茂成　张太宏　宫尚鸿　黄渊博　杨庭春　陶红梅

《盱眙县卫生健康志》编纂委员会

（2021 年）

主　　　任：葛　云

常务副主任：郭永余　　王宝瑜

副　主　任：胡松柏　　俞建飞　　葛中春　　袁守国　　魏忠明　　吴忠芝　　潘志平　　梁玉兰

　　　　　　干文武　　何占德　　朱定荣　　刘国斌　　黄成鼎　　龚显珩

策 划 指 导：马培荣

委　　　员：陆艳琴　　朱晓明　　武　霞　　岳朝本　　易　康　　赵洪君　　葛家亮　　杨福玉

　　　　　　朱晓超　　朱成刚　　王世正　　王立红　　王　盛　　张　瑞　　宋　威　　刘晓阳

　　　　　　毛　懋　　王庆坤　　张小勇　　谭晓梅　　王新国　　吴仁军　　蔡伟伟　　张楠楠

　　　　　　徐　亚　　黄　晓　　孙　锦　　王　波　　王灵芝　　田宝如　　芮宏球　　谢庆林

　　　　　　黄　卓　　马　军　　宋时丰　　王　慧　　赵长松　　黄光林　　陈长珍　　王　宇

　　　　　　韩宏程　　季可昌　　王永生　　龚　平　　张武贤　　许　钧　　申太洲　　王祖权

　　　　　　侍来华　　王加林　　侯　敏　　徐　凯　　吕道松　　金建华　　梁家龙　　张玉财

　　　　　　张华英　　李　洋

《盱眙县卫生健康志》编辑部

主　　编：葛　云

副 主 编：郭永余　陶红梅　孙茂成

编　　辑：张太宏　宫尚鸿　杨庭春

供 稿 人：陈　亮　胡茂新　武　霞　严　倩　魏现国　卢　宏　金红梅　朱晓明

　　　　　唐海霞　纪鹏程　程　洋　易　康　王　盛　刘建明　王　坤　杨福玉

　　　　　冯维禄　朱守伟　邵玲莉　孙　燕　赵洪君　王世正　朱晓超　朱成刚

　　　　　宋　威　武　艺　滕善良　王立红　张　瑞　李　丽　陈再文　陈太宇

　　　　　张友苗　代荣祥　方菁菁　俞　玲　龚显恩　周培荣　应　杰　杨绵发

　　　　　杨礼宝　邱朝红　傅　敏　刘　欣　凌红梅　司金燕　刘　畅　高洪甫

　　　　　许　松　汤　慧　孙　刚　李　娟　蔡传伟　王惠平　王志明　李诗祥

　　　　　刘瑞宏　陈　瑛　龚恒梅　仇宏涛　韦保华　沙洪政　夏　冰　杨培荣

　　　　　薛保华　谢春槐　朱晓波　周高祥　宋时磊　张恒起　龚　奎　刘志尧

　　　　　姚　瑶　程晓亮　吕宏献　岳　文　李卫星　戴昌军　张华英　杨行梅

　　　　　胡玉宏　伍德鑫　梁　珂　叶海马　张家军　沈克冲　许　钧　杨言春

　　　　　侍来华　李怀喜　李　洋　邵友红

指导单位：盱眙县地方志办公室

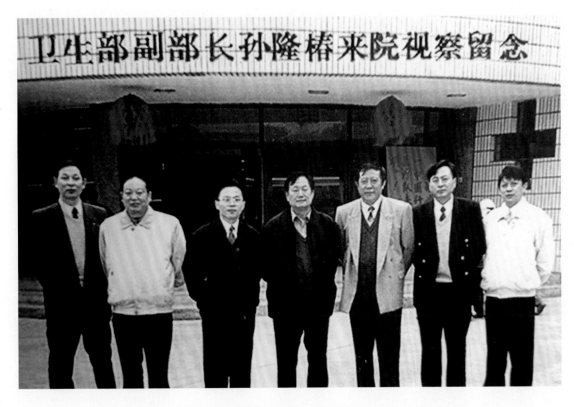

1999 年 11 月，卫生部原副部长孙隆椿（中）到盱眙考察

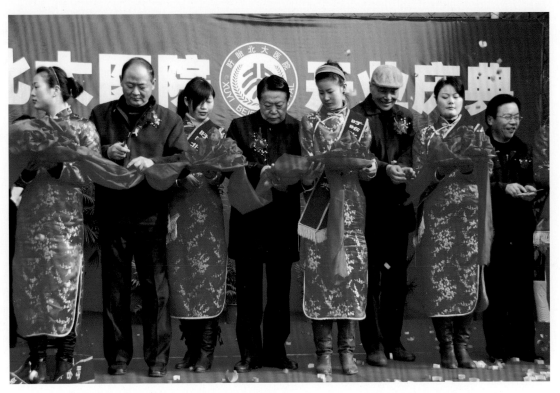

2009 年 12 月，卫生部原副部长殷大奎（左四）为盱眙北大医院开业剪彩

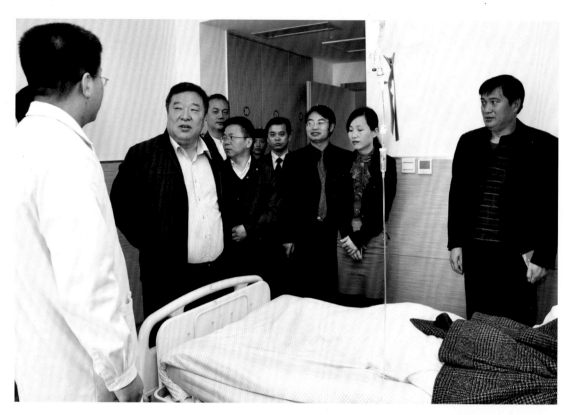

2012 年 4 月 21 日，国家应急办主任、医改办副主任梁万年（左二）到盱眙县中医院视察

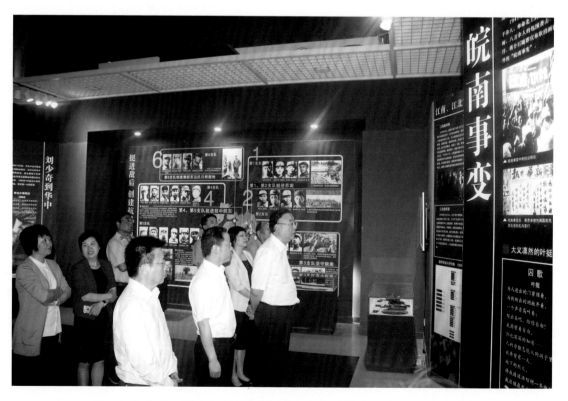

2017 年 5 月，国家卫计委副主任马晓伟（前右一）到盱眙考察

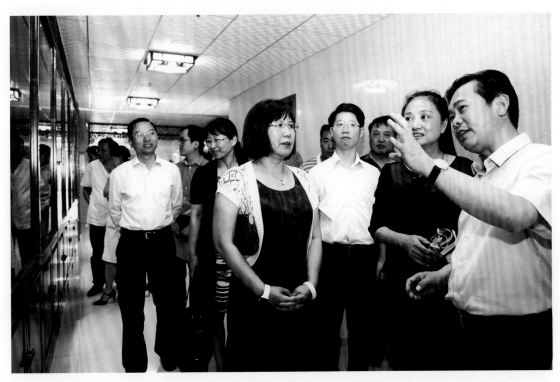

2017年6月12日，国家中医药管理局人事教育司师承继教处处长张欣霞（前左一）到县中医院对顾克明全国基层名老中医药专家传承工作室项目进行跟踪评价

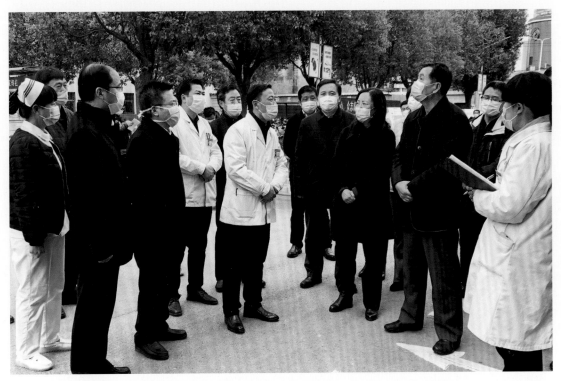

2020年2月19日，国务院应对新冠肺炎疫情联防联控机制综合组组长、国家卫健委药政司原司长郑宏（前右二）到盱眙督导疫情防控工作，并给予充分肯定

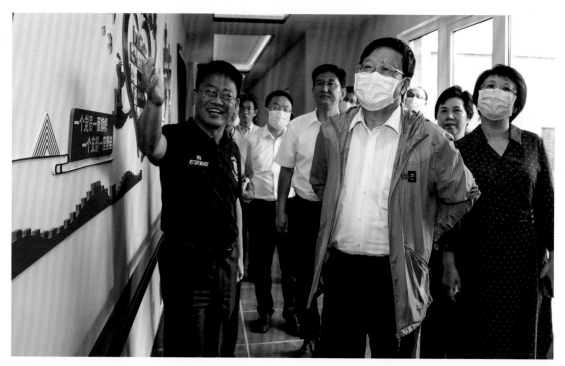

2021年6月18日，国家卫健委党组成员、全国老龄办常务副主任、中国老龄协会会长王建军（前右二）等领导到盱眙开展实施积极应对人口老龄化国家战略工作调研

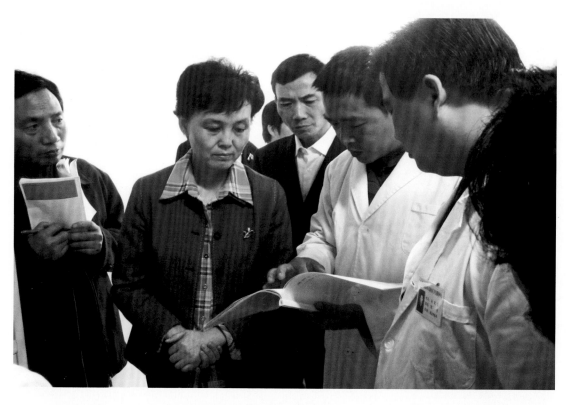

2008年11月6日，江苏省卫生厅副厅长姜锡梅（左二）视察盱眙县在岗乡村医生中专学历补偿教育工作

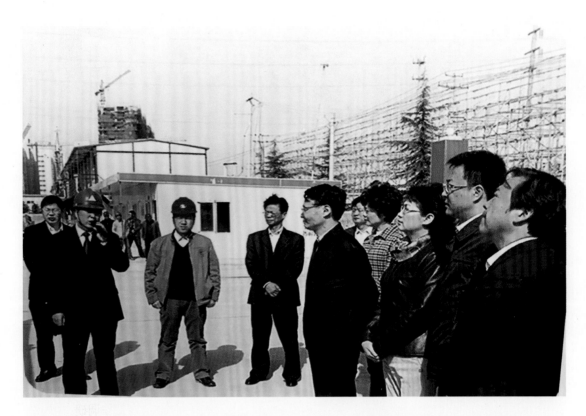

2012 年 3 月 31 日，江苏省副省长何权（前右四）考察正在建设中的县医院新区

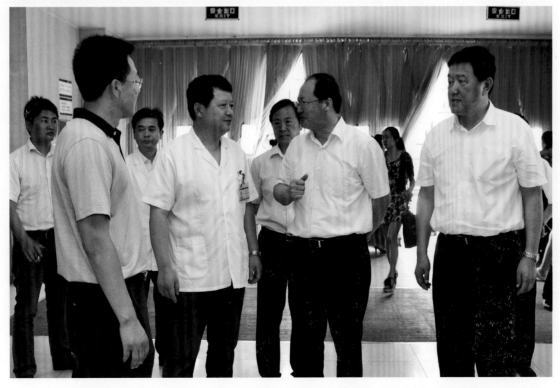

2013 年 7 月 3 日，江苏省副省长毛伟民（前右二）视察盱眙县中医院

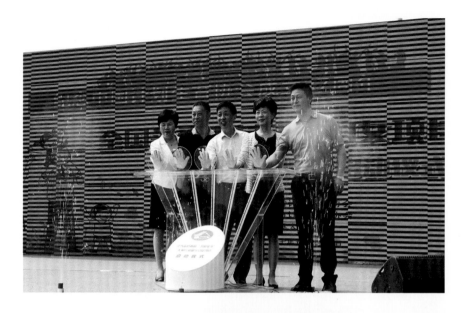

2017 年 5 月 25 日，江苏省卫计委副主任何小鹏（中）在盱眙启动"为爱坚守"全国关爱农村留守妇女项目

2020 年 4 月 9 日，省人大常委会原副主任、省妇女儿童福利基金会理事长赵鹏（右二）到盱眙县人民医院调研

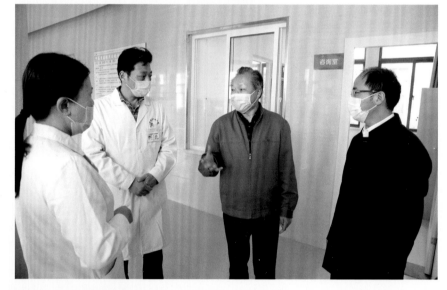

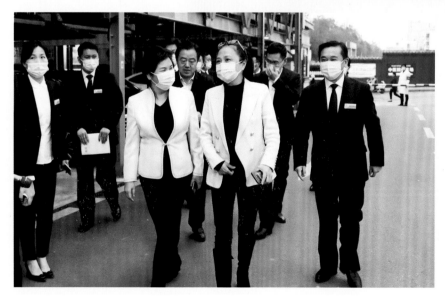

2020 年 11 月 19 日，江苏省卫生健康委员会副主任、中医药管理局局长朱岷（前右二）一行到盱眙调研推动县级中医医院医疗服务能力提升和中医药高质量工作

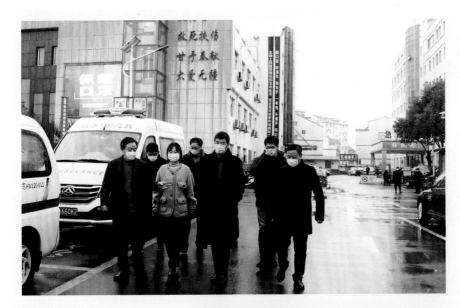

2021年1月22日，江苏省卫健委副主任李少冬（前右二）一行到盱眙督查疫情防控工作

2016年1月15日，淮安市委书记姚晓东（前右一）到县医院调研工作

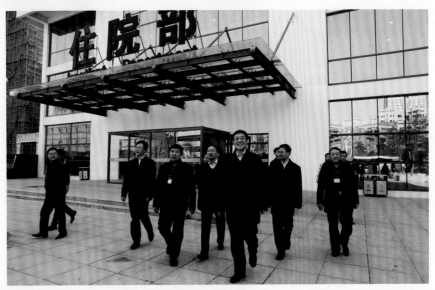

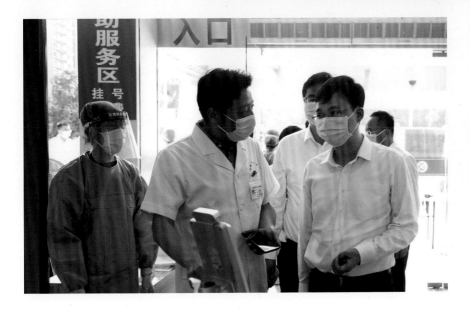

2021年8月19日，淮安市委书记陈之常（前右一）到县人民医院调研指导疫情防控工作并慰问医护人员

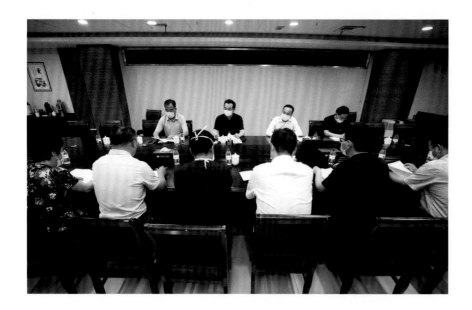

2021 年 8 月 29 日，淮安市委副书记、代市长史志军（正面左二）到县中医院调研指导疫情防控工作

2021 年 8 月 7 日，淮安市副市长王红红（左四）一行到盱眙调研疫情防控工作

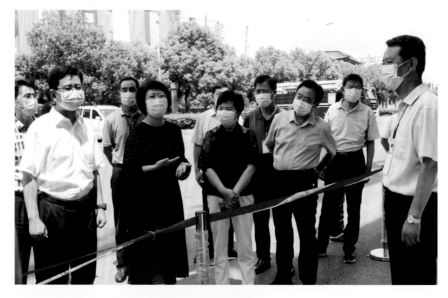

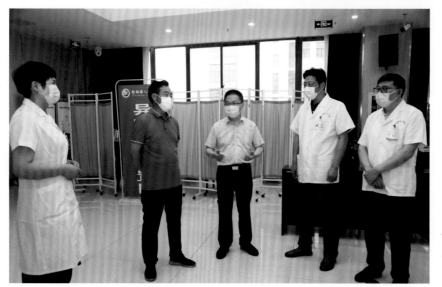

2021 年 6 月 14 日上午，淮安市卫健委党委书记、主任孙邦贵（中）到盱眙县人民医院督查新冠疫苗接种工作

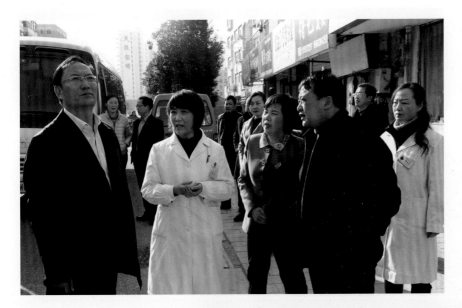

2014 年 12 月 5 日，县委副书记、县长贺宝祥（左一）到县妇幼保健所调研卫生计生工作

2015 年 6 月 8 日，县委书记李森（前中）参加县医院新区启动仪式

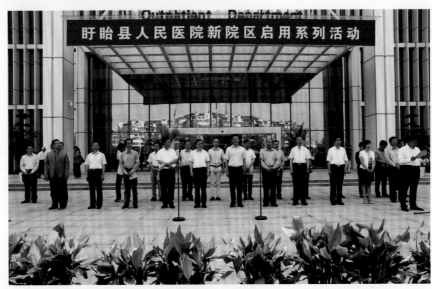

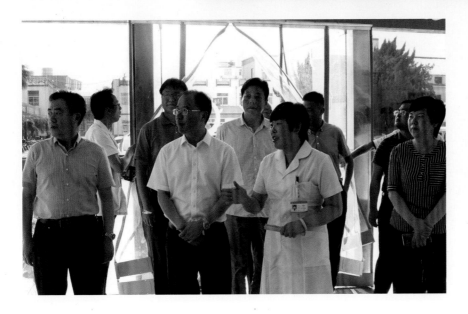

2020 年 7 月 10 日，淮安市委常委、盱眙县委书记梁三元（左四）一行调研县综合医改工作

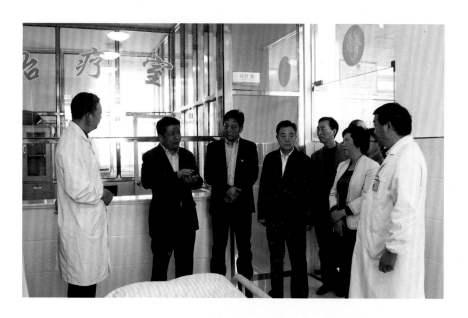

2019 年 11 月 5 日，县长朱海波（左二）调研全县医疗卫生资源整合相关工作

2021 年 8 月 17 日，县委书记邓勇（左）慰问一线医务工作者

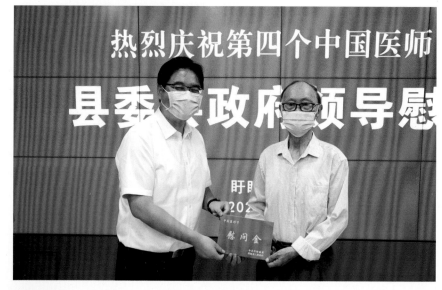

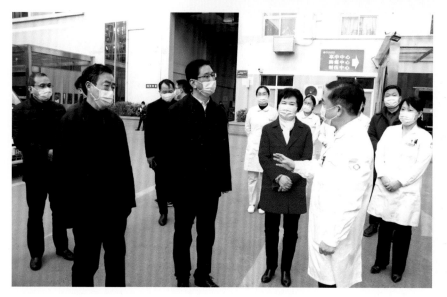

2021 年 1 月 15 日，县委副书记、县长孙志标（前左二）到县中医院检查疫情防控工作

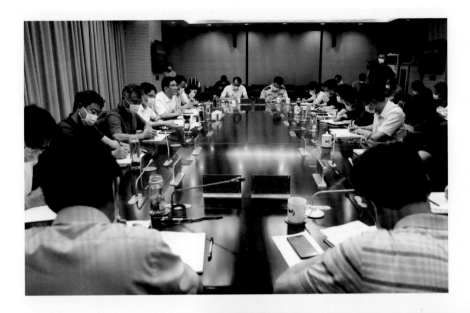

2021 年 8 月 2 日，县委书记邓勇主持召开疫情防控工作调度会

2021 年 3 月 8 日，县长孙志标主持召开全县新冠疫苗接种工作推进会

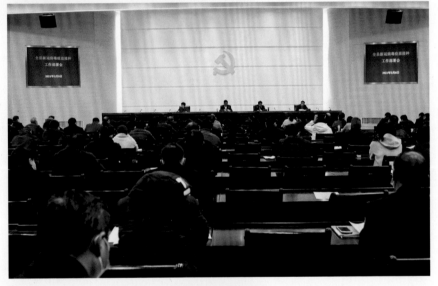

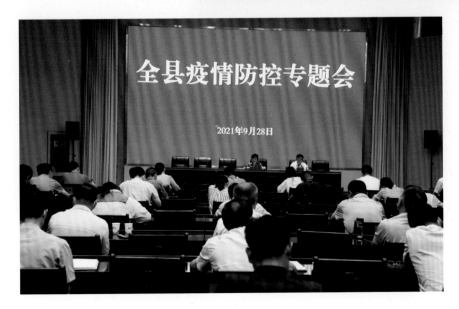

2021 年 9 月 28 日，副县长雍梅主持召开全县疫情防控专题会

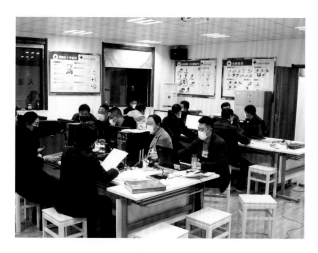 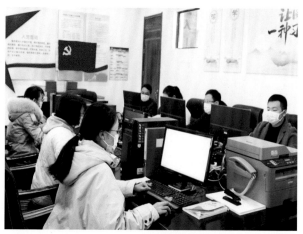

县新冠肺炎疫情联防联控工作指挥部办公室　　　县疫情防控指挥部数据组办公室

2021 年 1 月 3 日，县委书记邓勇（左二）到疫情防控指挥部办公室指导工作

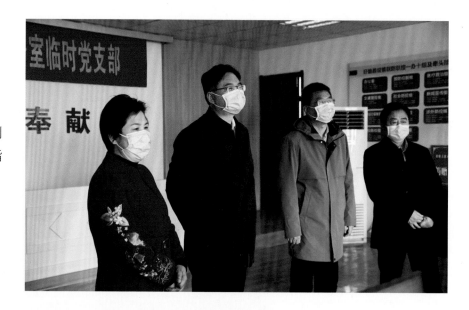

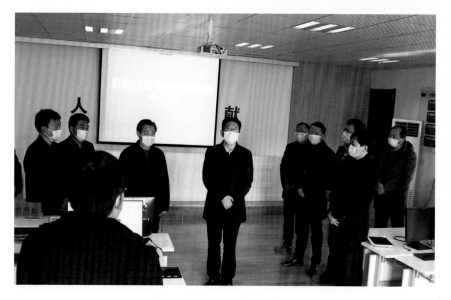

2021 年 2 月 16 日，县长孙志标（右六）到疫情防控指挥部调研指导工作

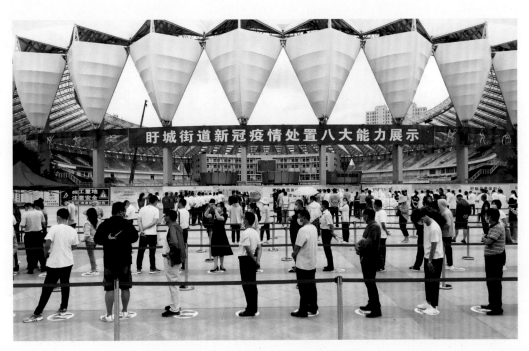

2021 年 8 月 7 日，盱城街道举行疫情处置能力演练展示

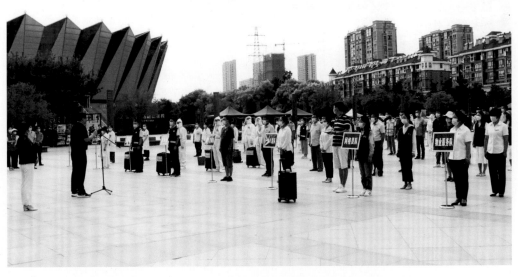

2021 年 8 月 7 日，县委书记邓勇调研推进疫情处置能力提升工作

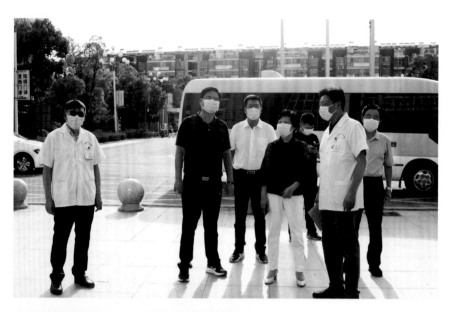

2021 年 8 月 7 日，县委书记邓勇（左二）到县医院调研推进疫情处置能力提升工作

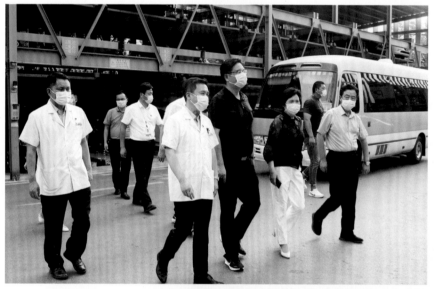

2021 年 8 月 7 日，县委书记邓勇（前左二）到县中医院调研推进疫情处置能力提升工作

2021 年 8 月 7 日，县委书记邓勇（右二）调研隔离酒店疫情处置工作

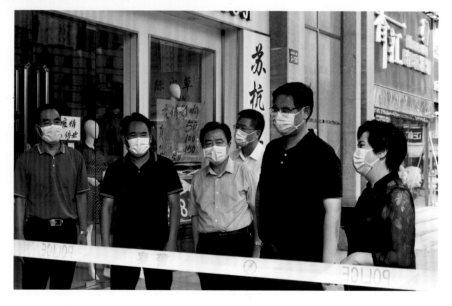

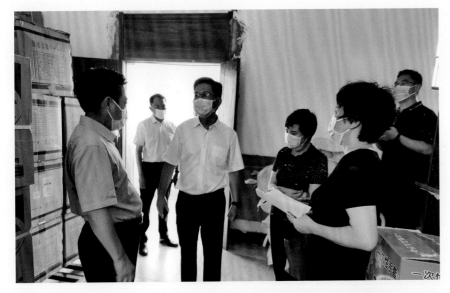

2021 年 8 月，县长孙志标（左三）检查抗疫物资储备情况

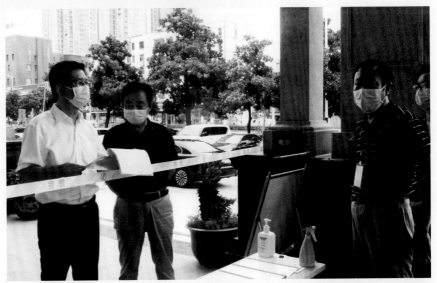

2021 年 8 月，县长孙志标（左一）到隔离酒店指导工作

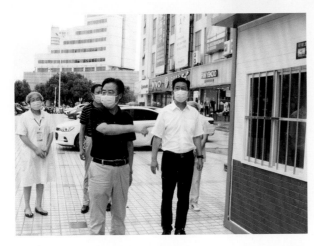

2021 年 8 月，县长孙志标（右一）到公共场所指导疫情防控工作

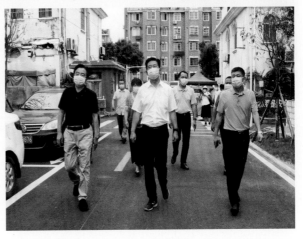

2021 年 8 月，县长孙志标（前中）到居住小区指导疫情防控工作

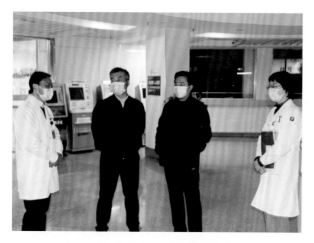

2022年5月，县委副书记王兴国（左二）调研指导核酸检测工作

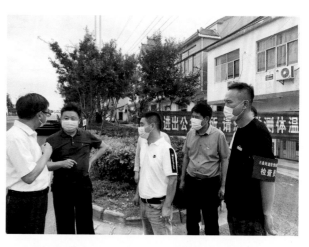

2021年8月7日，县委常委、政法委书记、三级调研员高辉（左二）在古桑街道检查社区疫情防控工作

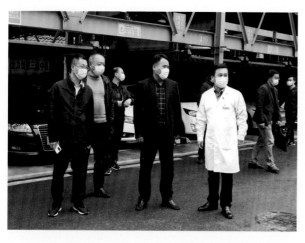

2021年11月6日，县委常委、宣传部部长袁来（左四）到县中医院督查文明城市创建工作

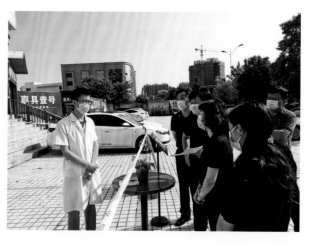

2021年7月30日，县委常委、县纪委书记、县监委代主任姚娟（右三）督查集中隔离点工作

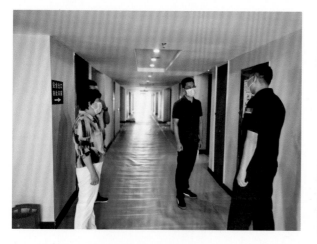

2021年8月14日，县委常委、常务副县长陈秉鑫（右二）督查隔离点规范改造工作

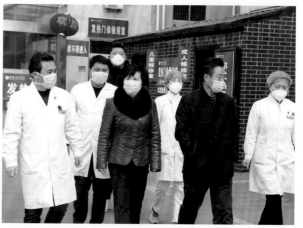

2021年2月4日，副县长雍梅（右四）到县中医院督导疫情防控工作

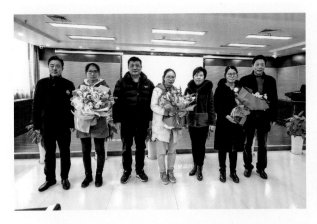

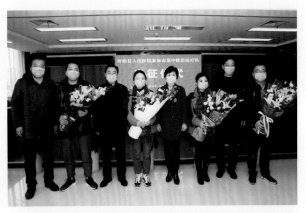

2020年1月27日，县长朱海波（左三），副县长雍梅（右三），县卫健委党组书记、主任葛云（左一），县医院党委书记、院长干文武（右一）为张妍、姚会、戚明3人出征湖北壮行

2020年2月6日，副县长雍梅（右四），县卫健委党组书记、主任葛云（左三），县卫健委党组副书记、副主任胡松柏（左一），县医院党委书记、院长干文武（右二）为县医院贾必菲、杨勇、孙月明、孙涛援淮人员壮行

2020年2月9日，副县长雍梅（前右四），县卫健委党组书记、主任葛云（前左四）为县医院朱发勇和陈风驰援湖北出征壮行

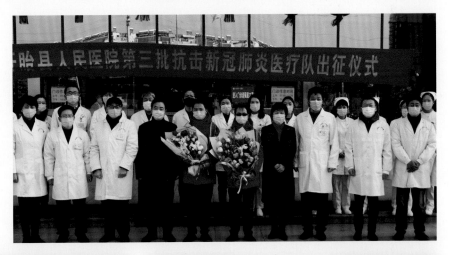

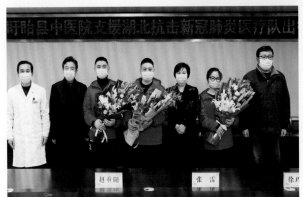

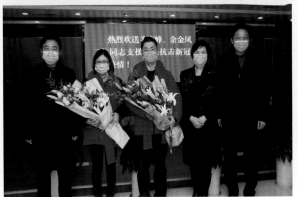

2020年2月10日，副县长雍梅（右三），县卫健委党组书记、主任葛云（左二），县卫健委副主任葛中春（右一）为县中医院赵重阳、张雷、徐玲玲支援湖北壮行

2020年2月10日，副县长雍梅（右二），县卫健委党组书记、主任葛云（左一），县医院党委书记、院长干文武（右一）为县医院羊海峰、余金凤驰援湖北黄石壮行

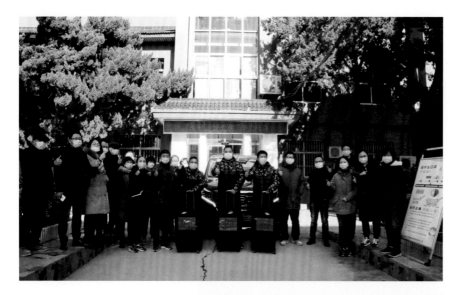

2020年2月17日，县疾控中心李鑫林、于本跃、李春俊驰援淮安

2021年7月22日，盱眙县30名援宁、援扬核酸采集人员合影

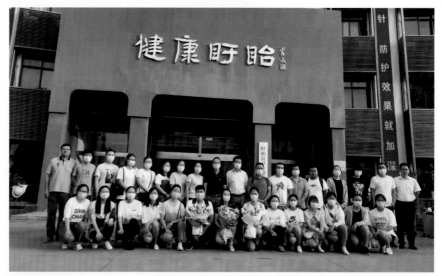

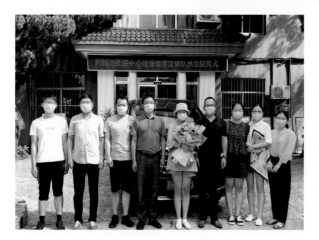

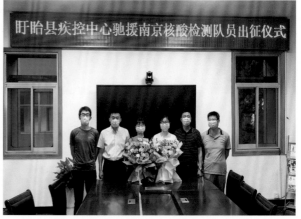

2021年7月24日，县疾控中心张欣颖、蒋勇智驰援南京流调溯源

2021年7月27日，县疾控中心张茹、申宁婧驰援南京核酸检测

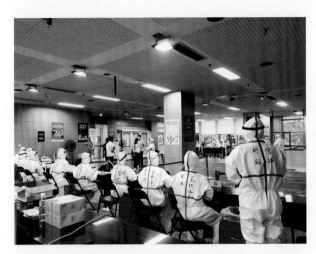

2021 年 7 月 29 日，盱眙核酸采样队在南京核酸检测采样

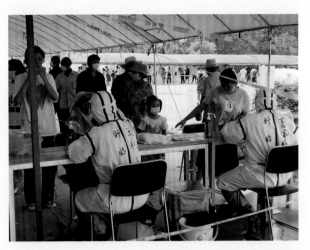

2021 年 8 月 7 日，盱眙核酸采样队在扬州核酸检测采样

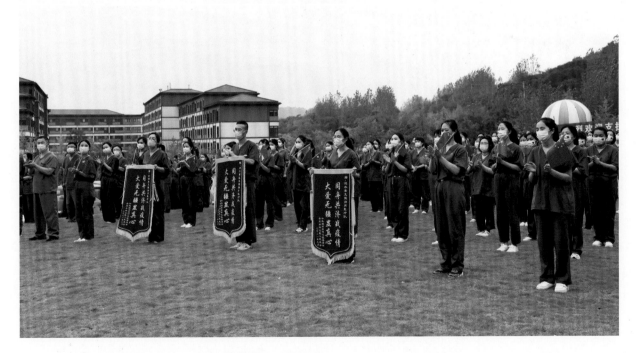

2021 年 9 月 4 日，援宁援扬核酸检测采集医疗队回到盱眙金陵山庄隔离观察，市卫健委党委书记、主任孙邦贵，盱眙县副县长雍梅，县卫健委党组书记、主任葛云参加活动

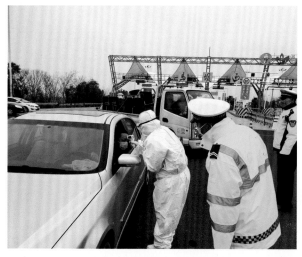

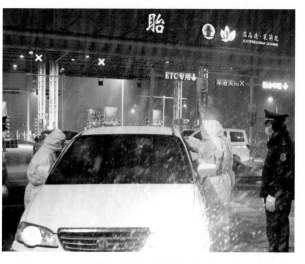

2020年，医务人员在高速公路卡口为过往人员检测体温

工作人员在风雪中坚守

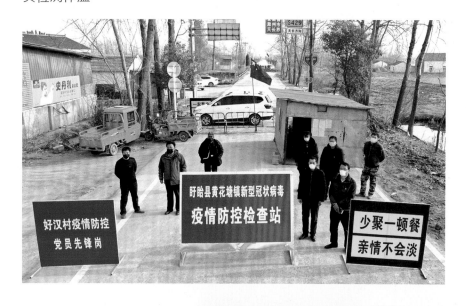

乡村跨省交界交通卡口管控

2022年3月，县长孙志标（前右二）、副县长陈俊（前右三）督查高速公路卡口检查点

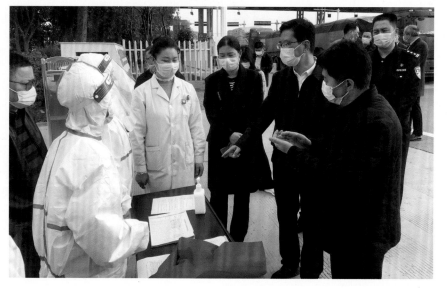

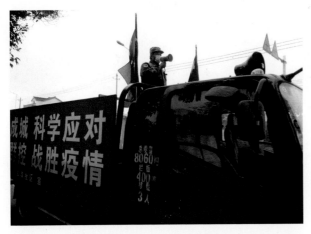

2020 年，县疫情防控指挥部开展疫情防控流动宣传

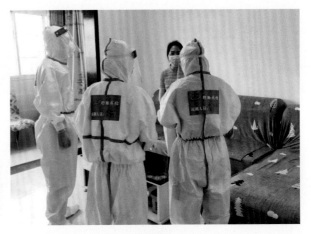

流调溯源

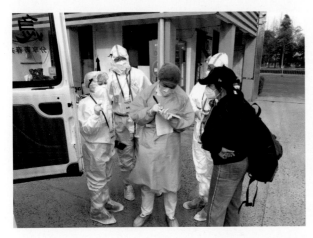

2020 年，县涉外接驳专班人员在南京禄口机场转运境外人员

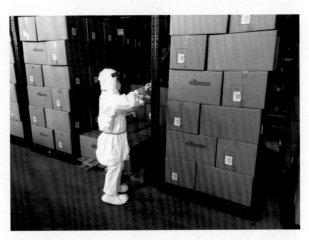

2020 年，县疾控中心工作人员采集核酸检测样本

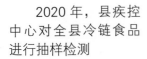

2020 年，县疾控中心对全县冷链食品进行抽样检测

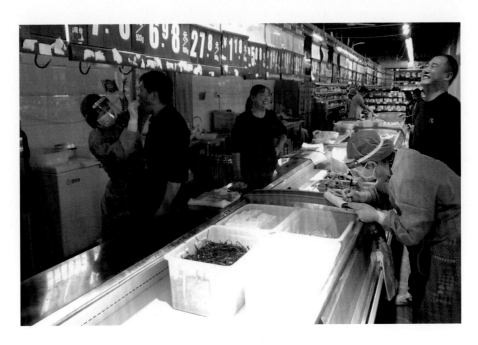

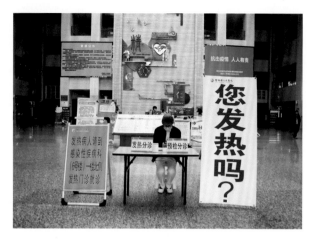

县医院发热分诊（2022 年）

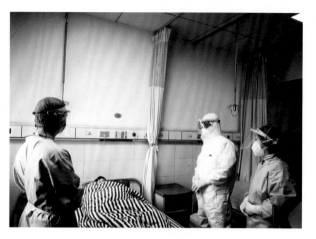

隔离病房的医务人员在查房

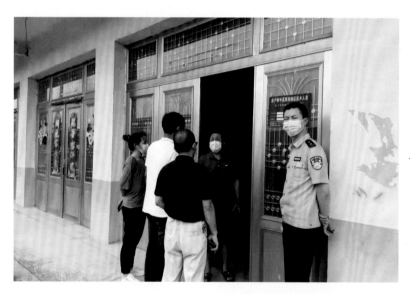

2020 年，县新冠疫情防控专班对外来人员社区管控实施"五包一"

2020 年，县新冠疫情防控专班为疫区返乡居家隔离人员送《解除医学观察告知书》

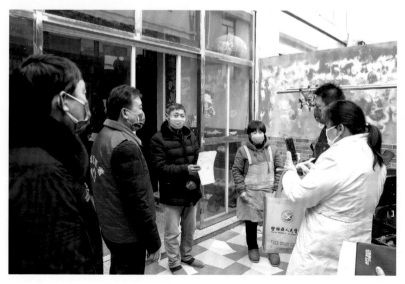

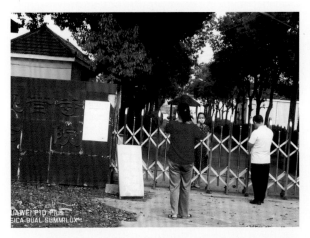

2020年，县新冠疫情防控专班督查养老机构封闭管理工作

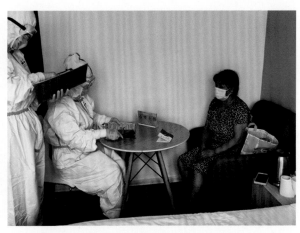

2020年，县新冠疫情防控专班对隔离人员进行心理疏导

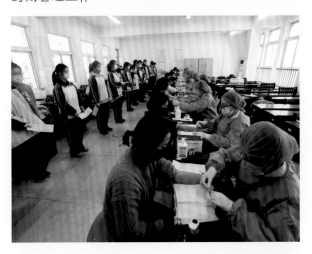

2020年，县人民医院为第一中学提供复学体检服务

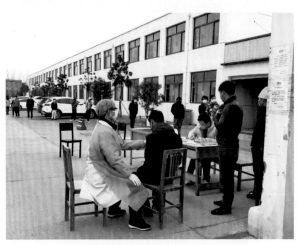

为企业复工人员做检测

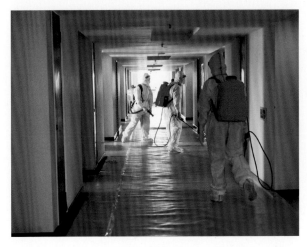

2020年，县新冠疫情消毒消杀组在隔离点消杀

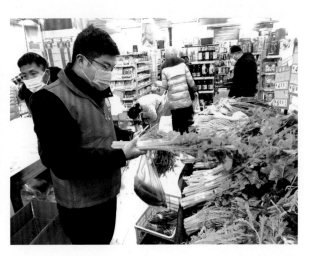

2020年，志愿者为"4+1"管控人员购买蔬菜等生活用品

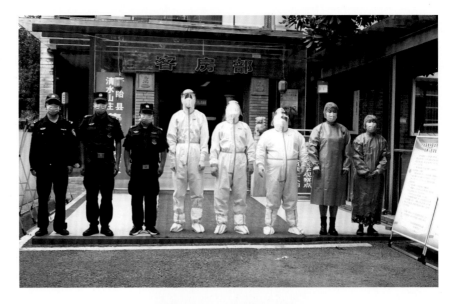

县新冠疫情防控集中
隔离点的工作人员（2022
年）

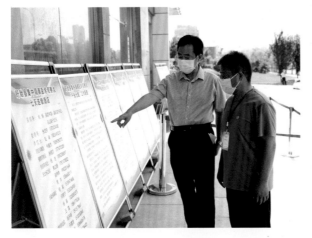

2021年8月8日，县卫健委党组书记、主
任葛云（左一）在集中隔离点督导疫情防控工作

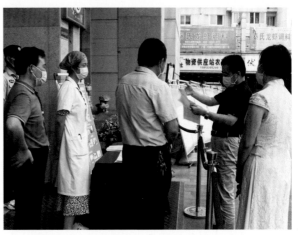

2021年8月11日，县卫健委党组书记、主
任葛云（右二）检查集中隔离点

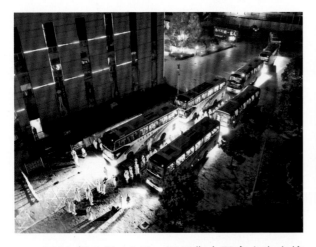

2021年8月14日，泗州集中隔离点有序接
受扬州新冠密接人员进行医学观察

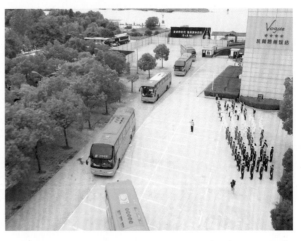

2021年9月4日，扬州新冠密接人员隔离
结束回家，泗州隔离点工作专班人员集体欢送

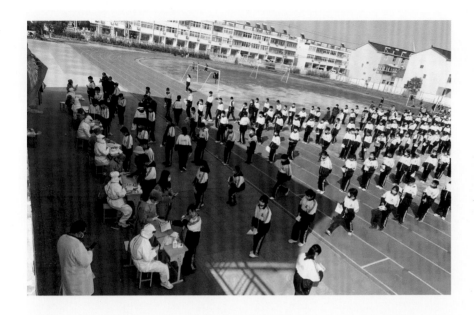

2022 年，盱眙县开展
全员核酸检测（学校一瞥）

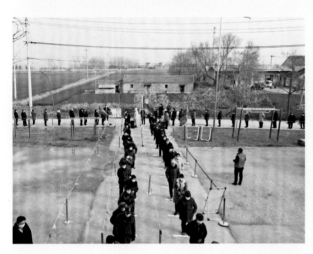

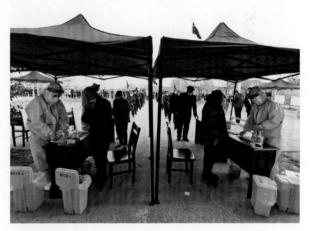

全员核酸检测（乡镇一瞥）

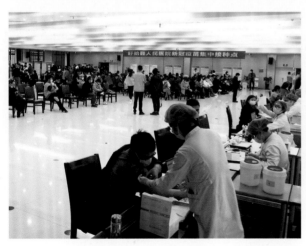

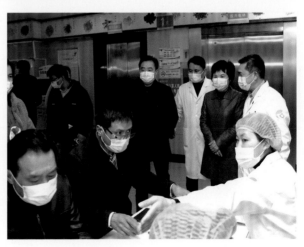

2021 年 3 月 27 日，盱眙县人民医院新冠疫
苗集中接种点正式启用

2021 年 4 月 1 日，盱眙县中医院新冠疫苗
集中接种点正式启用

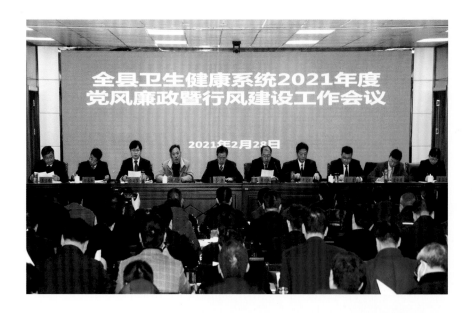

2021年2月28日，县卫健委召开全县卫生健康系统2021年度党风廉政暨行风建设工作会议

2021年，建党100周年，县卫健委对先进基层党组织进行表彰

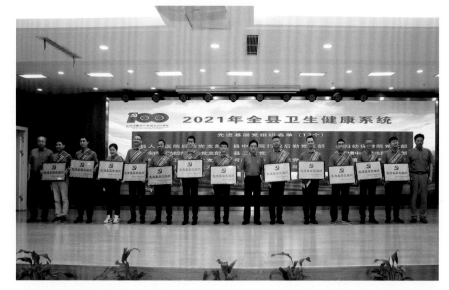

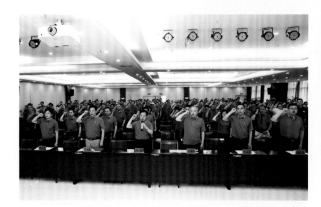

县卫健委工作人员在庆祝建党100周年活动上举行集体宣誓

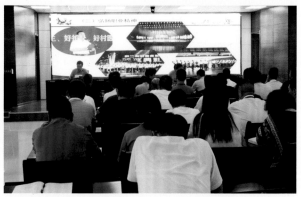

2021年7月15日，县卫健委党组书记、主任葛云作"从百年党史中汲取前进的力量"主题党课

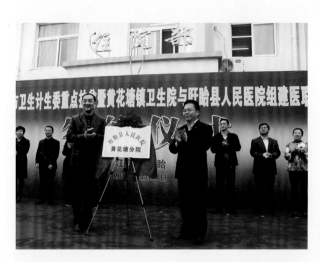

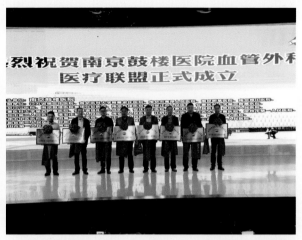

2016 年 11 月 18 日，黄花塘卫生院与县人民医院组成医联体

2018 年 10 月，马坝、淮河卫生院参加南京鼓楼医院血管外科医疗联盟

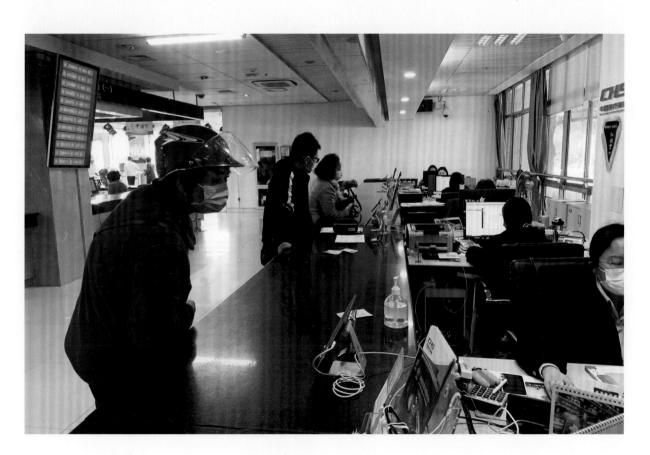

县医保服务大厅（2021 年）

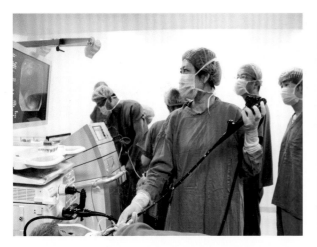

2014 年，县医院消化内科开展 ESD 治疗技术

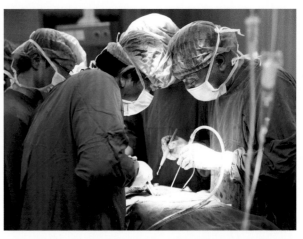

2016 年，县医院开展人工肱骨头置换手术

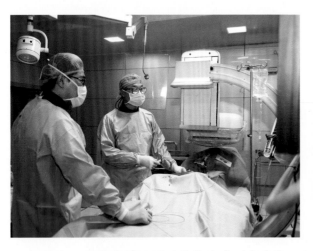

2018 年，县中医院开展球囊扩张成型术治疗

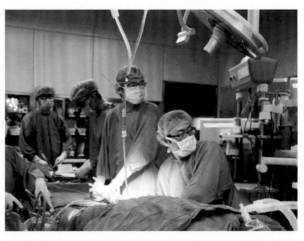

2020 年 7 月 25 日，县医院成功开展淮安市首例髋关节镜新技术

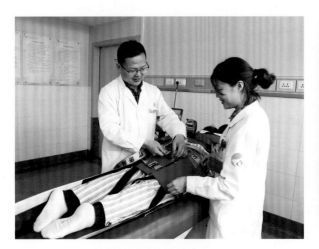

县中医院开展三维牵引治疗

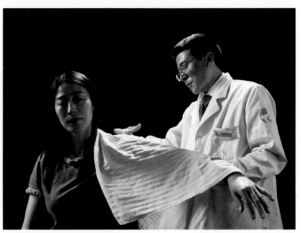

中医适宜技术——推拿

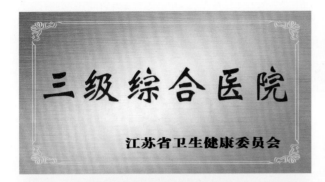

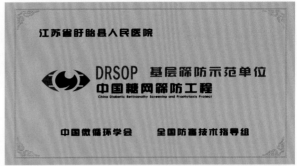

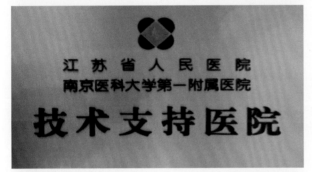

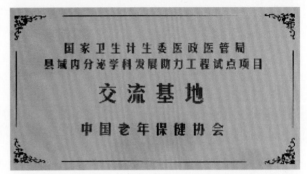

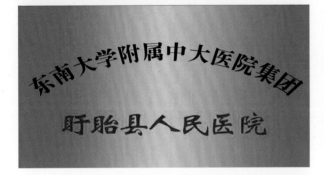

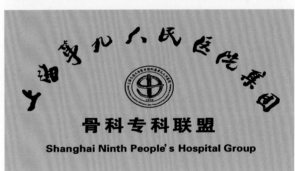

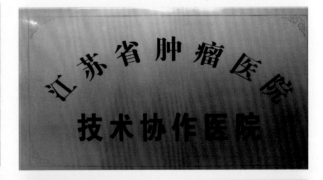

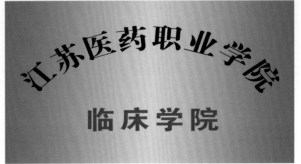

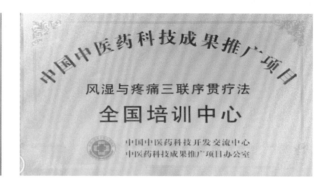

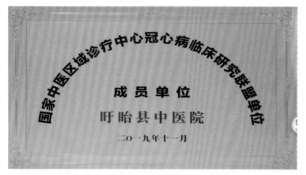

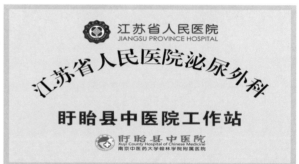

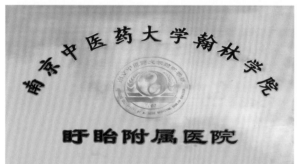

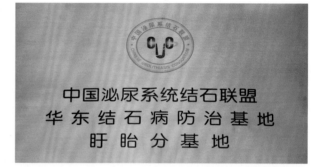

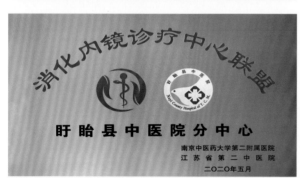

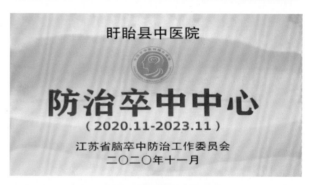

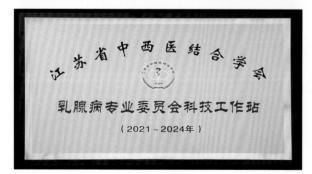

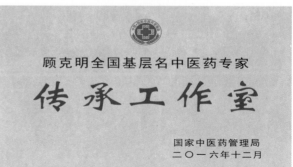

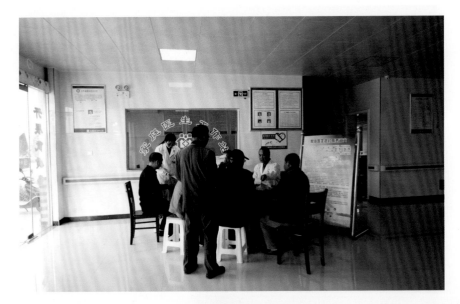

家庭医生工作站

马坝卫生院血透室

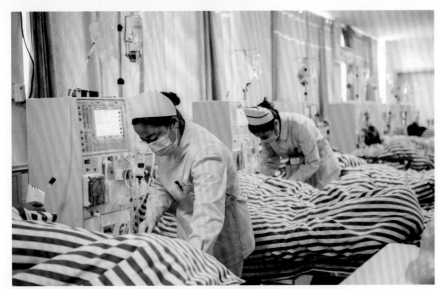

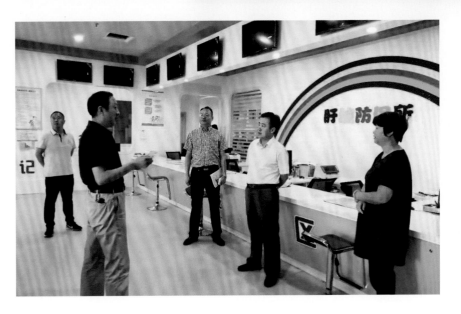

2019年4月26日，县卫健委党组书记、主任葛云（右二）到盱城防保所实地调研

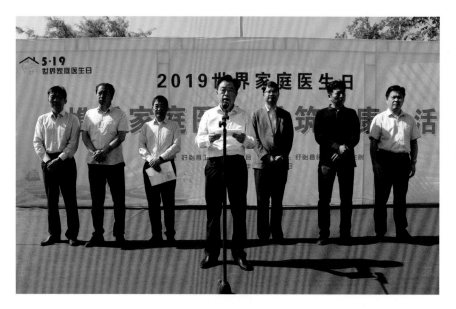

2019 年 5 月 19 日，举办 2019 年世界家庭医生日宣传活动

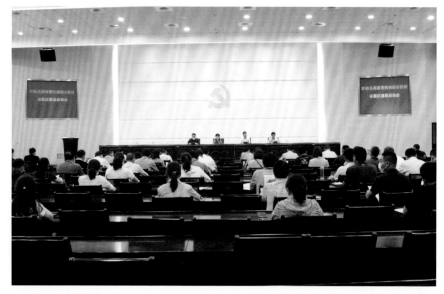

2021 年 6 月 1 日，召开国家慢病示范区创建启动会

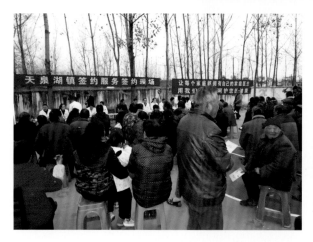

2016 年 11 月，天泉湖卫生院开展家庭医生签约服务活动

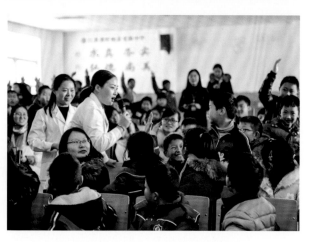

开学后的第一节健康知识课

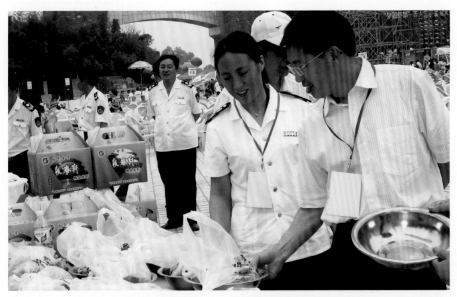

2008 年 6 月 14 日，开展万人龙虾宴卫生监督

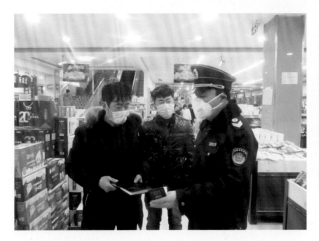

2020 年 2 月，开展公共场所疫情防控卫生监督检查

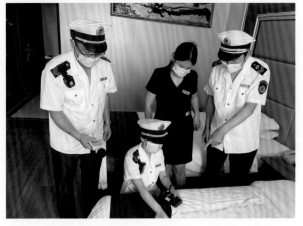

2021 年，对宾馆内微小气候空气质量进行检测

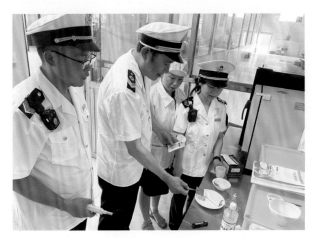

2021 年，对餐具集中消毒企业自检进行督查

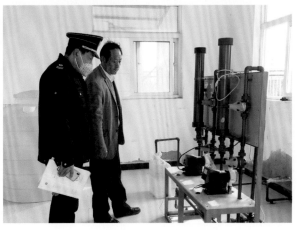

2021 年，县卫生监督所在盱眙县金源水务供水有限公司茅湖地面水厂监督检查

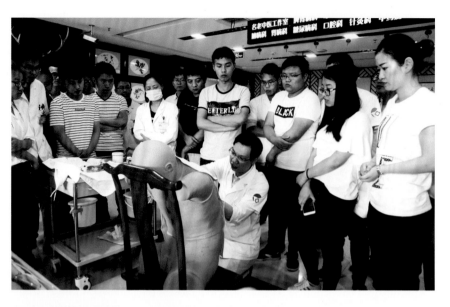

2017 年 6 月 7 日，县中医院开展年轻医师中医技能培训

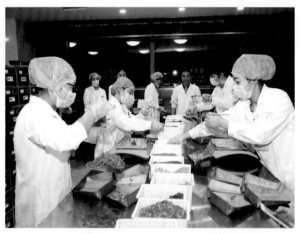

2017 年 9 月 22 日，县中医院举办药师职业技能竞赛

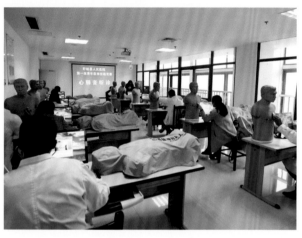

2017 年 11 月 10 日，县医院开展青年医师技能竞赛心肺音听诊竞赛

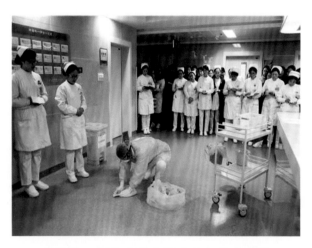

县医院开展化疗药物溢出应急处置演练

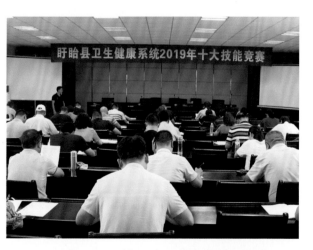

2019 年，县卫健系统开展十大技能竞赛

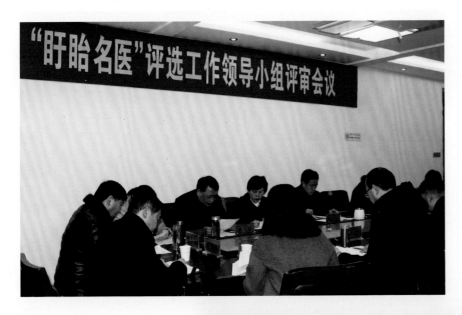

2018 年 1 月 16 日，
副县长雍梅主持召开盱眙
名医评审会

2018 年 3 月 27 日，
盱眙县举行首届盱眙名医
颁奖典礼

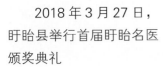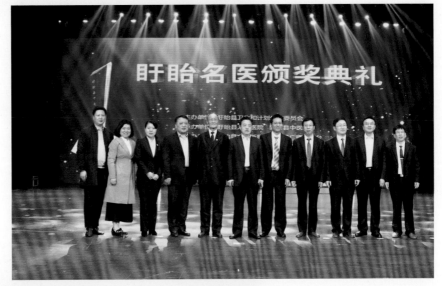

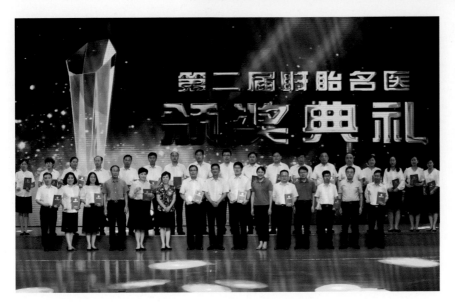

2020 年 8 月 19 日，
盱眙县举行第二届盱眙名
医颁奖典礼

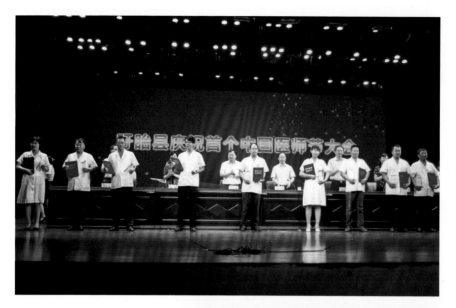

2018 年 8 月 18 日，盱眙县举办庆祝首个中国医师节活动

2019 年 8 月 19 日，县卫健系统举办庆祝第二个中国医师节活动（包括演讲比赛及"好医生、好护士、好村医"表彰活动）

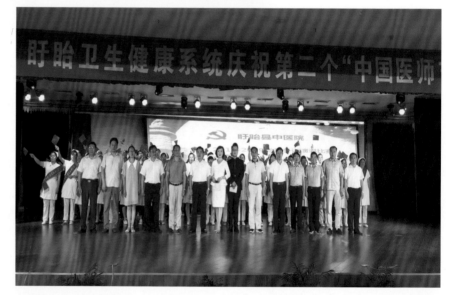

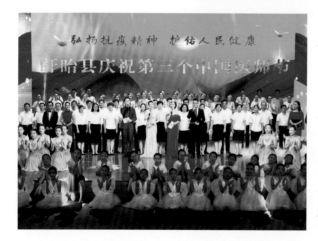

2020 年 8 月 19 日，盱眙县举办庆祝第三个中国医师节活动

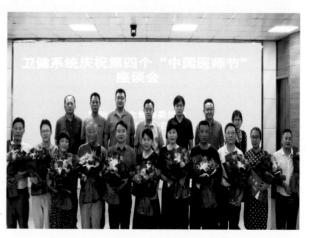

2021 年 8 月 19 日，县卫健委举行庆祝第四个中国医师节座谈会

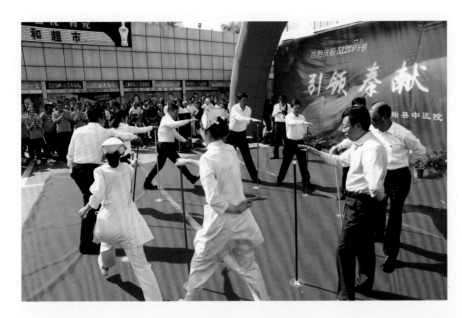

2018 年 5 月 12 日，县中医院举办庆祝 5·12 国际护士节活动

2020 年 5 月 12 日，盱眙县召开抗疫英雄事迹报告会暨庆祝 5·12 国际护士节大会。县长朱海波（前右七），县人大党组成员高伟森（前右五），县政协副主席、县工商联主席张瑞琴（前左六），县卫健委党组书记、主任葛云（前左四），县医院党委书记、院长干文武（前右三）与抗疫优秀护士合影

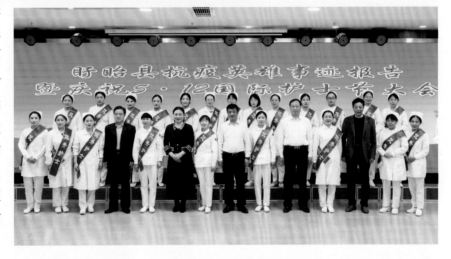

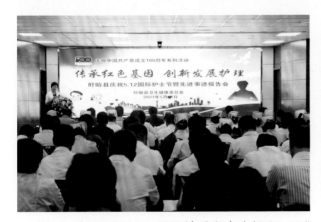

2021 年 5 月 12 日，县卫健委举办庆祝"5·12"国际护士节暨先进事迹报告会

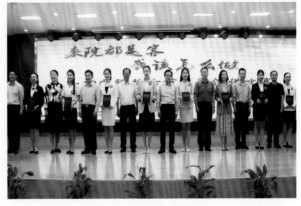

2021 年 5 月 10 日，县医院举行"来院都是客，我该怎么做"主题演讲比赛庆祝"5·12"国际护士节，并对优秀人员进行表彰

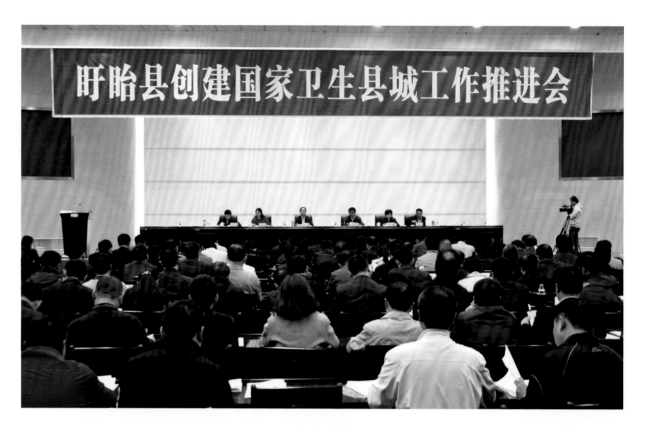

2017 年 10 月 15 日，召开创建国家卫生县城工作推进会

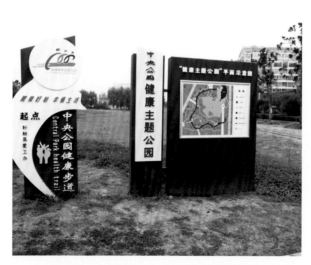

2015 年，建成中央公园健康主题公园

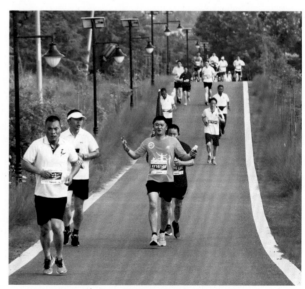

健康步道

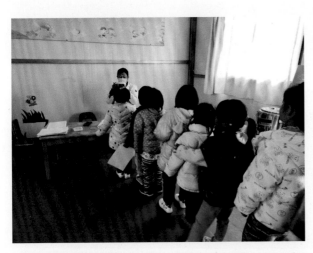

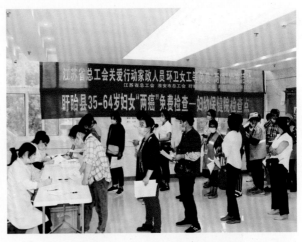

2021 年 3 月 12 日，县妇幼保健院的医务人员走进幼儿园为儿童进行免费视力筛查

2021 年 9 月 2 日，县妇幼保健院免费为环卫女工、家政人员进行"两癌"筛查

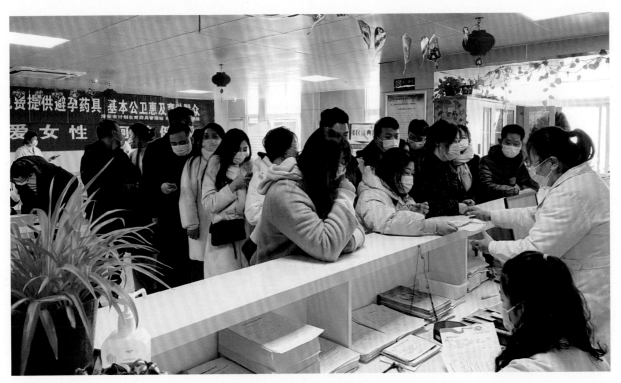

2022 年 2 月 22 日，县妇幼保健院开展免费"一站式"婚孕检服务

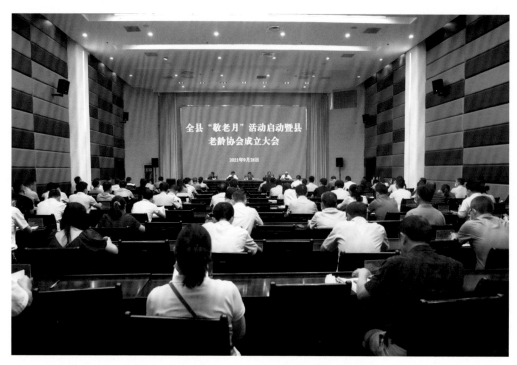

2021 年 9 月 28 日，召开县老龄协会成立大会

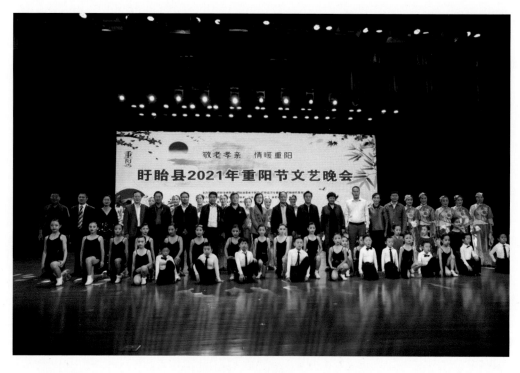

2021 年 10 月 14 日，"敬老孝亲，情暖重阳" 盱眙县 2021 年重阳节文艺演出在大剧院举行

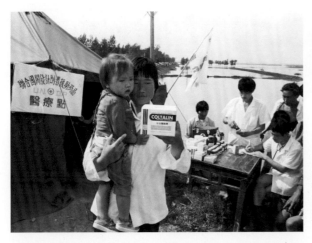

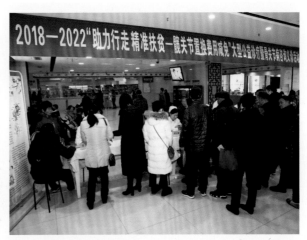

1991 年，医务人员为洪涝灾区群众送医送药

2018 年 1 月 19 日，举办"助力行走，精准扶贫——髋关节置换费用减免"大型公益诊疗活动开幕式及义诊活动

2018 年 5 月 23 日，县卫计系统党员志愿者为孤寡老人提供健康服务

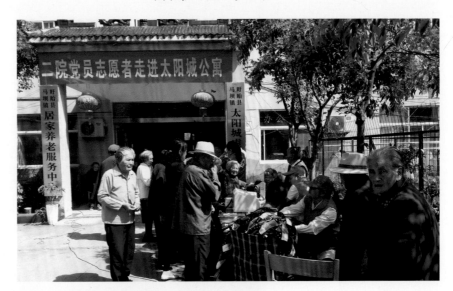

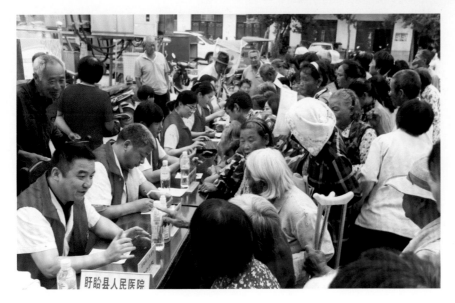

2018 年 7 月 1 日，县医院开展义诊惠民活动

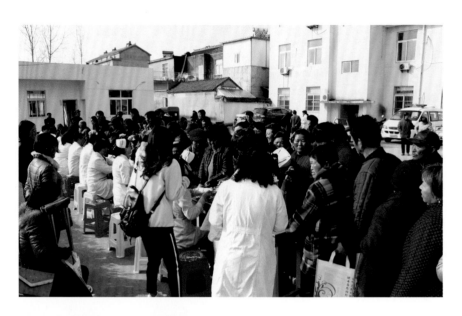

2017 年 4 月 1 日，盱眙县中医院送医下乡贴心更便民

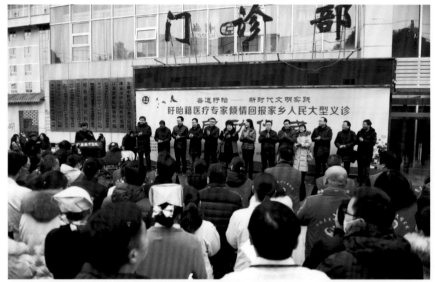

2018 年 12 月 30 日，盱眙外籍医疗专家到县中医院开展义诊活动

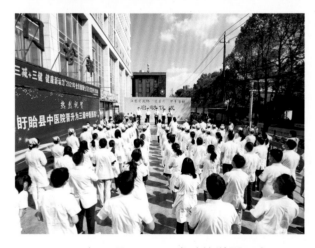

2021 年 9 月 16 日，省政协送医下乡

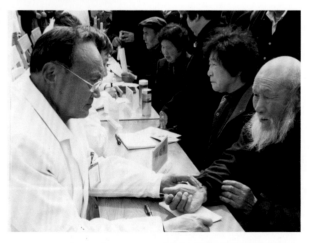

2010 年 3 月 27 日，县中医院举行义诊，名中医顾克明（左一）为群众服务

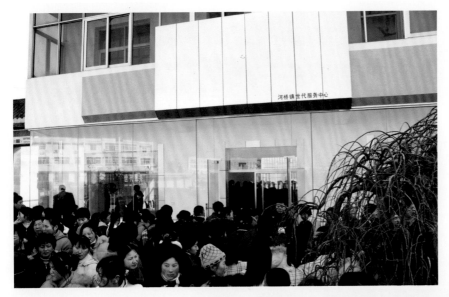

2009 年，河桥镇世代服务中心服务计生工作

2009 年 5 月 29 日，县计生协成立 29 周年，开展领导关爱独生子女活动

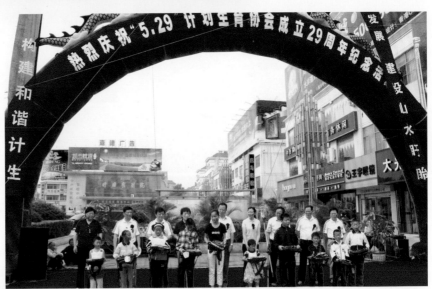

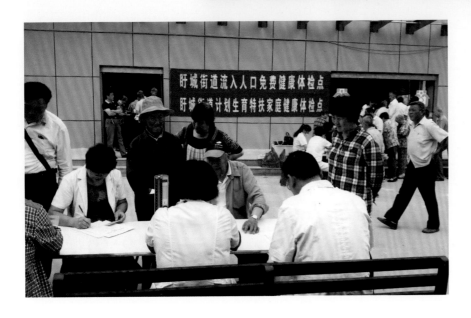

2018 年，开展流动人口健康检查

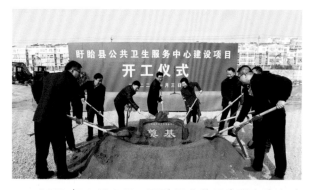

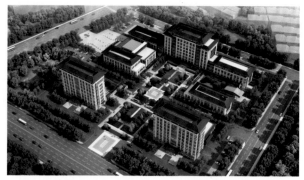

2022年1月3日，盱眙县公共卫生服务中心建设项目举行开工仪式，县长孙志标等领导参加活动

盱眙县公共卫生服务中心项目效果图

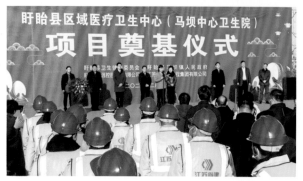

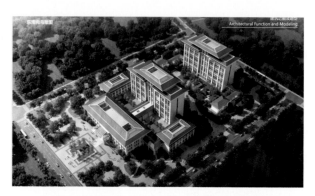

2022年2月9日，马坝区域医疗卫生服务中心项目举行奠基仪式

马坝区域医疗卫生服务中心项目效果图

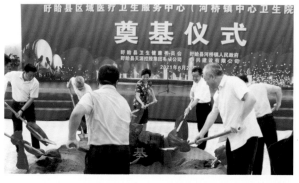

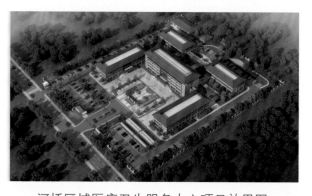

2022年6月28日，河桥区域医疗卫生服务中心项目举行奠基仪式

河桥区域医疗卫生服务中心项目效果图

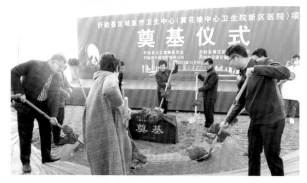

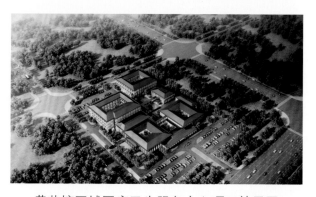

2021年12月8日，黄花塘区域医疗卫生服务中心项目举行奠基仪式

黄花塘区域医疗卫生服务中心项目效果图

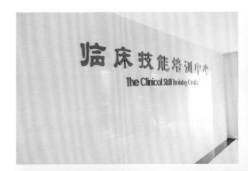 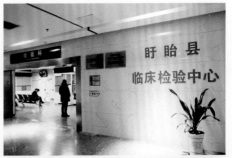

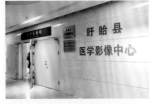 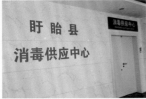 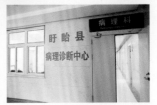

2015 年，盱眙县医院建成五大中心（临床技能培训中心、临床检验中心、医学影像中心、消毒供应中心、病理诊断中心）

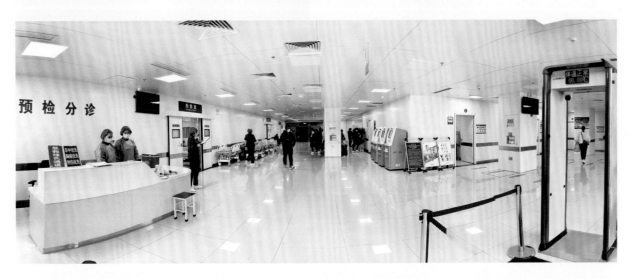

2021 年 12 月，县医院新改建的急诊平台包含抢救室、观察病区、急诊输液中心、120 急救站、急诊检验等多个配套部门，可提供 24 小时全天候急诊急救服务

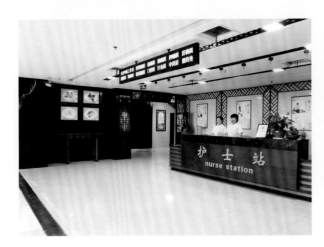 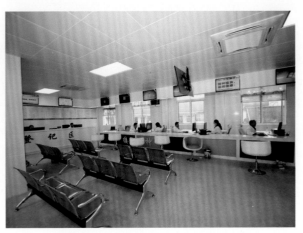

顾克明全国基层名老中医工作室　　　　　　　官滩镇卫生院数字化预防接种大厅

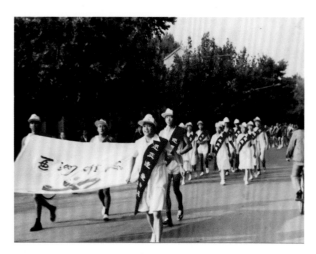

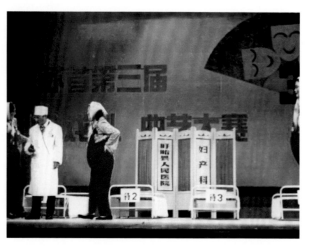

1990 年 9 月，县中医院举办长跑活动，庆祝北京亚运会开幕

1998 年，县卫生局选送的小品《送红包》在省群众文艺曲艺大赛中获三等奖

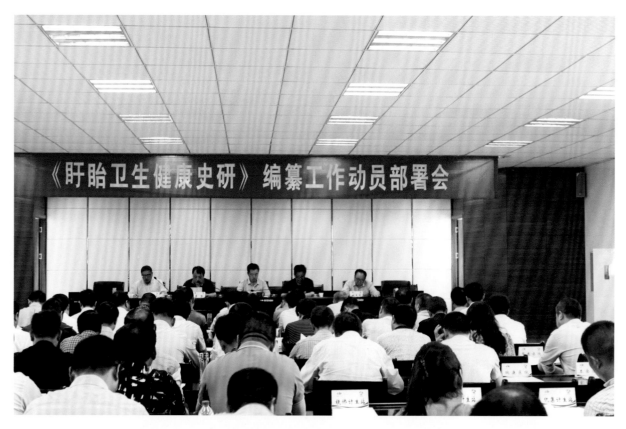

2018 年 5 月 14 日，县卫计委召开《盱眙卫生健康史研》编纂工作动员部署会

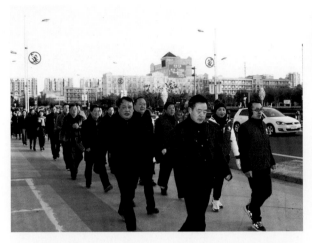

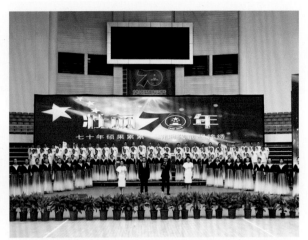

2018 年 12 月 29 日，县卫计系统开展第二届"健康杯"徒步走活动

2019 年 9 月 30 日，县卫健委组织开展庆祝中华人民共和国成立 70 周年活动

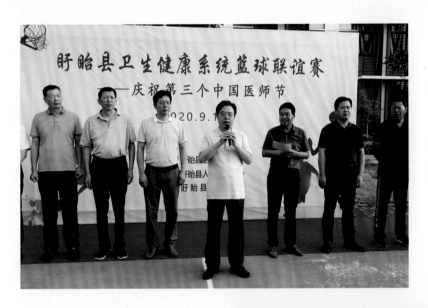

2020 年 9 月 12 日，县卫健委举办卫健系统篮球联谊赛

2021 年 6 月 27 日，县卫健委编排的情景剧《传承》参加市卫生健康系统庆祝建党 100 周年文艺演出

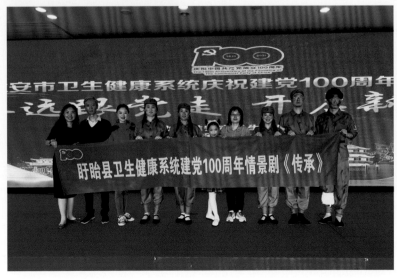

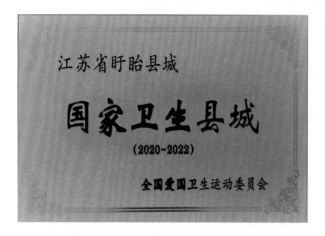

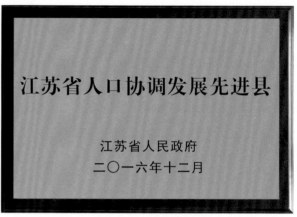

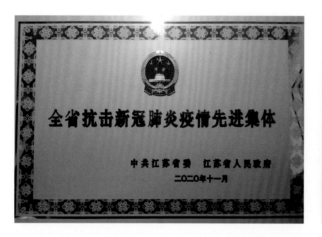

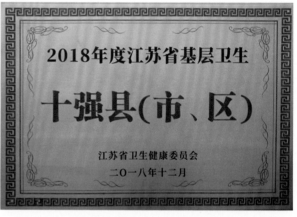

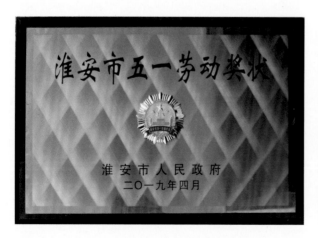

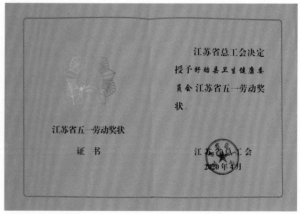

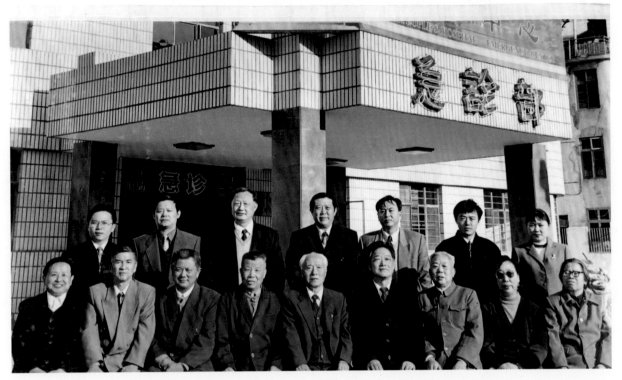

2001 年，县卫生局领导班子与局机关部分退离休老同志合影

后排：孙邦贵　孙大斌　商允奇　刘　平　郑树保　葛　云　王　岚

前排：张金山　过常松　侍能文　吴玉川　袁树清　廖承志　黄金永　周　坚　徐梅芳

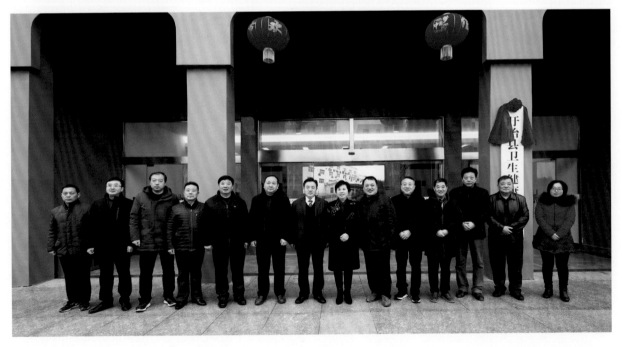

2019 年 2 月，在县卫健委成立仪式上，副县长雍梅和县卫健委、县卫计委新老领导班子合影

左起：汪仲勇　许　军　胡松柏　王兆勇　袁守军　姚克志　葛　云　雍　梅　李　坚

　　　陶绪杰　梁　祥　干文武　张宗成　梁玉兰

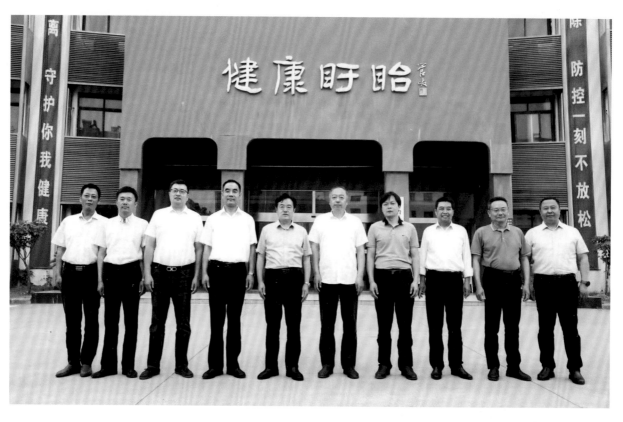

2022 年 6 月，盱眙县卫生健康委员会领导班子合影

左起：吴忠芝　袁守国　葛中春　魏忠明　葛　云　胡松柏　俞健飞　郭永余　王宝瑜　潘志平

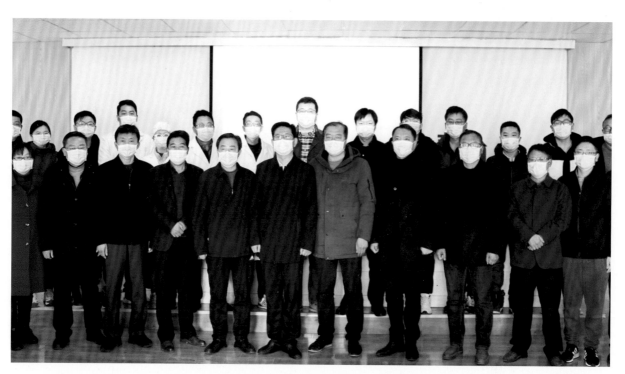

2021 年 2 月 16 日，县长孙志标（前排中）到县疫情防控指挥部指导工作并与工作人员合影

盱眙县卫生健康委员会机关工作人员合影

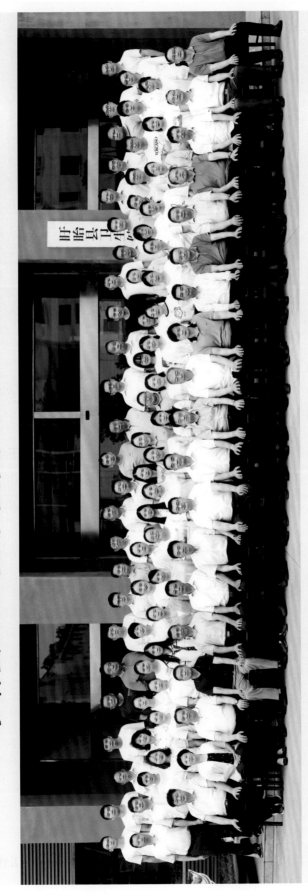

2022 年 6 月，盱眙县卫生健康委员会机关工作人员合影

赵 杰 陈太宇 丁龙高 李 航 杨志远 刘文明 王 坤 纪鹏程 冯维禄 郑德军 严向阳 宋 威 朱守伟 徐福顺 程 洋 沙洪兵 刘建明 纪立志 陈 光 周文彬 蔡 剑 杨 水 代荣祥 万元梦

王 盛 王世正 卢 莉 张其艳 管晓婷 王 玲 汤 慧 汤 玲 陶 玲 孙 燕 杨福玉 魏希晨 顾明杰 滕睿良 朱红艳 赵 云 岳思梦 黄 伟 朱晓超 张一宁 梁成军

张友苗 文云希 干建琴 涂卫茜 邵玲莉 李 丽 武 艺 严 倩 叶国花 瞿晓君 邵海娟 金红梅 何 茹 方菁菁 陈 雨 王 霞 张 芳

岳明木 武 霞 魏现国 葛家茂 易 康 吴忠芝 葛中春 袁守国 魏忠明 张 瑞 胡松柏 葛 云 王宝瑜 郭永余 潘志平 朱晓明 程 军 刘晓阳 赵洪君

凡　例

一、全书以马列主义、毛泽东思想、邓小平理论、"三个代表"重要思想、科学发展观和习近平新时代中国特色社会主义思想为指导，坚持辩证唯物主义和历史唯物主义观点，遵循实事求是的原则，客观、系统记述盱眙县卫生健康事业的历史、现状与发展进程。

二、全书纪年采用公元纪年法。志中"解放前（后）"，以1948年12月13日盱眙解放日为界限；"新中国成立前（后）"，以1949年10月1日中华人民共和国成立为界；1949年10月1日前以历史纪年后括注公元纪年。××年代均指二十世纪××年代。志书上溯事物的发端或可考之最早年份，下限至2021年12月，疫情防控和部分图片下延至2022年7月底。

三、以2021年盱眙县行政辖区为记述范围。

四、主要设"篇、章、节、目"四个层次，横排门类，纵写史实；以年叙事，由远及近。采用述、记、志、传、图、表、录等表述形式，以志为主，表随文附。分概述、大事记、专志、附录四个部类。

五、计量单位名称、符号，按《中华人民共和国法定计量单位》规定使用。

六、以传略、简介、表（录）等形式收录2021年12月以前在盱眙县卫生健康工作中有较大影响的人物。按照生不立传的原则，人物传部分系已逝人物，在世人物采用简介和表（录）形式收录。因限于资料和篇幅，收录人物仅为盱眙县部分卫生健康界知名人士。

七、全文采用现代汉语记述体，单位名称第一次使用时用全称。名称过长且多次重复出现的，其后一般用简称，如盱眙县简称县，盱眙县卫生和计划生育委员会简称县卫计委，盱眙县卫生健康委员会简称县卫健委，盱眙县人民医院简称县医院等。

八、资料主要取自档案、文件、旧志、年鉴、报刊、历史文献、县卫健委机关各职能科室及全系统各单位提供的基础稿和社会调查等。所有资料经考证核实后编入，文内不再注明出处。

序 一

修志是中华民族的优良传统。志书有着"存史、资政、育人"的功能和作用。1990年,盱眙卫生人着手编纂《盱眙县卫生志》,虽几番筹划、组织、整理,但因多种因素而未果。2018年5月,修志工作再度提上工作日程。卫生健康人既有"咬定青山不放松,任尔东西南北风"的定力,又有"自信人生二百年,会当水击三千里"的豪迈。历经几多筹划和编纂人员四年的艰辛努力,《盱眙县卫生健康志》即将付梓,实乃可喜可贺。

立于千里长淮之畔的盱眙,秦时置县,旧石器时代便有"下草湾人"择水而居、繁衍生息。境内有低山、丘岗、平原、河湖、圩区等多种地貌,造就近千种中药材。

承岐黄薪火,聚一方名医。盱眙历史上名医辈出,如北宋杨介、明朝董炳、清代程学诜。他们慈怀仁心、一脉相承,在淮河两岸悬壶济世、治病救人。

民国期间,中西医广泛分布于城乡,卫生防疫始有所及。霍乱、伤寒、疟疾、麻风病、小儿麻痹症等传染疾病时有发生,本地名医纷纷无偿把脉问诊、献医献药、全力救治,群众生命安全得到守护,百姓身体健康得以保障。新四军及其军部进驻盱眙后,战地医院及医务训练班、医学院校相继建立,医疗卫生情况得以大幅度提高。

中华人民共和国成立后,全面开展"除害灭病"爱国卫生运动、计划生育和各项疾病防治工作。霍乱、天花、黑热病、血丝虫、疟疾、结核病等传染病得到有效控制。先后建立城镇职工医疗保障制度、农村合作医疗制度和广大"赤脚医生"队伍。面对"看病难、住院难和手术难"等问题,政府通过多渠道筹资、多形式办医,逐步形成公有制为主体、民营为补充的多元办医新格局。

改革开放以来,县委、县政府坚持为人民健康服务,把"以病人为中心"作为医院办院宗旨。全县以基层卫生为重点,以改革创新为动力,以科技进步为支撑,贯彻预防为主,坚持中西医并重,大力发展医疗、健康养老和中医药医疗保健服务,支持发展健康体检咨询、全民体育健身、健康文化和旅游等多样化健康服务。开展应对人口老龄化行动,实施全面二孩、三孩政策。整合城镇居民基本医疗保险和新型农村合作医疗两项制度,建立统一的城乡居民基本医疗保险制度,使城乡居民公平享有基本医疗权益。实施医师多点执业、医疗资源合理流动、分级诊疗、医联体网格化布局、远程医疗服务、"医疗、医保、医药"三医联动等系列举措,初步形成覆盖城乡的基本医疗卫生服务和保障体系。

党的十九大提出要实施"健康中国"战略，为人民群众提供全方位、全周期健康服务。县委、县政府把人民健康放在优先发展的战略地位，不断加大公共医疗设施投入，深化医改工作。县政府与江苏省人民医院开展"府院合作"，加强技术支持和基层卫生人才培养。

县卫健委着力实施强基层、建机制、强内涵、提能力等一系列改革创新举措，工作重心从"以治病为中心"转向"以人民健康为中心"，覆盖城乡的医疗卫生服务体系日臻完善，医疗保障人口逐步扩大，基本药物制度初步建立，医疗卫生条件明显改善，疾病防治能力快速提升，基本公共卫生均衡普惠，人口家庭发展提质增效，爱国卫生运动成果丰硕，医疗服务水平显著增强，卫生应急能力稳步提升。盱眙医疗从最初看病的听诊器、血压计、体温计发展到如今的螺旋CT、核磁共振、高压氧舱等先进医疗设备；从群众患病找医生发展到享受家庭医生签约上门服务；从挂号难、看病难发展到分级诊疗、双向转诊，让老百姓在家门口享受到优质专业的医疗服务；从借钱看病发展到享受"先诊疗后付费""一站式结算"服务；从缺医少药发展到全民医保，出现一系列的质变。

2020年，面对"新型冠状病毒肺炎"来袭，盱眙县卫生部门认真落实"四早""四集中"措施，风雨同舟，披荆斩棘。全县上下众志成城，万众一心，组建13个工作专班，采取各种"硬核"措施，"外防输入，内防扩散"，强化预检分诊、发热门诊建设与监测，设置集中隔离点和隔离观察病区，先后建成县医院、县疾控中心、县中医院、县二院4个核酸检测实验室和1个核酸检测基地，日检测能力5万管。严格落实集中隔离、五包一管控、核酸检测等防控要求。时刻保持戒备状态，密切跟踪疫情形势，打赢多场抗疫"阻击战"，做好援外抗疫工作。以责任和担当筑起疫情防控堤坝，为群众戴好"护心口罩"，向全县人民交上合格答卷。

盛世修志，鉴古明今，功在当代，利在千秋。《盱眙县卫生健康志》的出版既是盱眙县卫生健康系统的一件大事，也是盱眙经济社会美好发展的一种体现；既是一部具有历史价值、传承文明、启迪未来的史志，也是盱眙卫健人铭记习近平总书记"以史为鉴、开创未来、埋头苦干、勇毅前行"的切实体现。新时代，新征程，盱眙卫健人在推进"健康盱眙"建设中必将"长风破浪，济世出海"，发挥其应有的贡献。

盱眙县卫健委党组书记、主任，三级调研员

2022年3月28日

序　二

　　盱眙是一座古老而秀丽的山城。在抗日战争中,它是淮南路东的军事要冲,也是全国重要的民主政权根据地之一。新四军军部、华中局等党政军首脑机关都曾驻扎于此。作为在那里留有足迹、洒下热血的老战士,对于当年在戎马生涯中建立的军民间的鱼水关系,我怎能不桑梓情深?盱眙是我的第二故乡,遥望云天,无限遐想。

　　我是老卫生工作者,深深知道这块老区的卫生战线,也和其他战线一样,有其光荣的历史:刘少奇在古城医训班作形势报告,宋庆龄赠书送药,奥地利泌尿外科医师罗生特为军民治病;华中医学院及多期医训班在此开办,为取得抗日战争胜利、培养优秀人才作出了巨大贡献。

　　盱眙县境内中药材资源丰富,是少见的药材宝库。明朝李时珍《本草纲目》已引有六朝陶弘景"都梁香草"的记述,历史可谓悠久。

　　《盱眙县卫生志》不仅追溯了往古,而且详写了当今,它以大量的事实反映了现代盱眙卫生事业发展的规模和速度。全县在医疗保健、卫生防疫、除害灭病等方面都卓有成效,有设备较好的县医院,有星罗棋布的卫生机构。旧社会缺医少药的现象已经一去不复返了。

　　盛世修志。卫生志编纂这件事的本身就足以说明百废俱兴的现状。这部志书是盱眙卫生系统两个文明建设中一曲新凯歌,又是参与其事的同志们辛勤劳动的硕果,利于当代,惠及子孙。我离开盱眙四十余年,那里的乡亲父老,那里的山水树木,时时萦绕在我的脑海中。捧读之余,颇有所感,故为之序。

国家卫生部副部长、中华医学会副会长

原新四军后方医院院长、原新四军卫生部部长

崔义田

1986年5月6日

　　注:此为1994年《盱眙卫生志(讨论稿)序》。

目　　录

第四篇　疾病预防与控制

第十篇 医疗设施

第十一篇 农村卫生和
公共卫生服务

第十三篇 卫生健康信息化

第十二篇 医疗保障

第十八篇 新四军卫生与双拥工作

第十九篇 卫生文化

第二十篇　人物　荣誉

附　　录

概　　述

一

盱眙,张目为盱,举目为眙,登高望远,高瞻远瞩。盱眙建县于秦,距今已有2230多年。县名初为"盱台"(台,音怡),后为"盱眙"。境内都梁山盛产都梁香草(即泽兰)。隋大业初年,隋炀帝在盱眙置都梁宫后,盱眙别称"都梁"。

盱眙县是江苏省淮安市下辖县,位于淮安西南部、淮河下游、洪泽湖南岸,北与泗洪县、洪泽区隔水相望,东与金湖县毗邻,西部、南部和东南部与安徽省明光市、来安县、天长市接壤。全境面积2497平方公里。境内多山,属大别山余脉,气候四季分明,地形多样,局部小气候特别,使得植被繁茂、品种多样,农副产品和中药材资源尤为丰富。经普查,全县现有野生中药材近千种,以野马追、白头翁、柴胡、蜈蚣等地道药材驰名县内外。

2021年,盱眙县下辖3个街道、10个镇、1个省属农场,分别为盱城街道、古桑街道、太和街道、马坝镇、官滩镇、黄花塘镇、桂五镇、管仲镇、河桥镇、鲍集镇、淮河镇、天泉湖镇、穆店镇、三河农场。户籍总人口80.86万人,常住人口60.72万人。全县共设置医疗卫生机构394个,病床数4035张,每千人口病床6.65张;在岗卫生技术人员4549人,每千人口执业(助理)医师数3.01人,每千人口执业护士数3.89人,每万常住人口拥有全科医生6.5人。全年总诊疗526.37万人次,其中基层418.04万人次,诊疗量占比79.28%;出院病人9.26万人次;传染病总发病率93.9/10万人;孕产妇死亡率0/10万人,5岁以下儿童死亡率及婴儿死亡率分别为0.88‰、0.58‰。全县平均期望寿命79.58岁,有百岁以上老人64人。设备总投入4.94亿元,拥有万元以上医疗仪器设备2600台(套),包括CT机、核磁共振、直线加速器、彩超、全自动生化分析仪、血透机、高压氧舱等高新技术设备。

二

盱眙的卫生事业,具有悠久的历史渊源和深厚的文化底蕴。

5万年前,下草湾新人活动于盱眙一带。有人类,盱眙就有卫生保健活动。人类为生存需要,必须对衣食住行进行寻求和选择,这是最基本的卫生保健活动。

5000多年前,在良渚文化时期、大汶口文化时期,盱眙的先民们"筑土构木,以为宫室",结束穴居野处生活;以陶器器皿"鼎烹而食,煮水而饮",结束茹毛饮血的生活。

北宋时期,盱眙名医杨介,善治伤寒,著有《四时伤寒总论》,绘制有《存真环中图》(此图实体绘制,是解剖史上之名作)。据史料记载,宋徽宗脾疾久治不愈,遂召介进宫诊治,果然用药灵验,介遂名扬海内。

金元时期,盱眙名医刘洪潜心研究《伤寒论》,著《伤寒心要》一卷,附于《河江六书》之末。

明代,县衙设医学训科。蔡维藩精于痘疹,著有《痘疹集览》和《小儿痘疹袖金方论》。董炳撰《避水集验方》,并被收入《四库全书》。他们所撰医学专著,传承于世,贡献颇巨。

清代,程学诜著《牛痘新书》以推新法,记录盱眙人为预防天花所做的贡献。

民国期间,西方医学传入境内,中医亦得以发展。全县先后开办中医诊所38家、中药店61家、西医诊所29家,遍布城乡。卫生防疫工作也有涉及,政府动员民众每年进行两次大扫除,每月检查清洁事项,施种牛痘,注射疫苗等。由于战乱频繁、医疗资源匮乏、预防能力薄弱,霍乱、伤寒、疟疾等疾病时有发生,严重危害盱眙百姓的生命健康。

从民国28年至民国34年(1939~1945),新四军进驻黄花塘一带,盱眙成为抗日民主根据地。新四军各级党委和军政首长高度重视维护军民健康,把卫生工作放在重要位置。成立新四军卫生部,建立军部医院,广泛吸收医学界知识分子,开办医务训练班和院校,训练、培养卫生干部。建立一支万余人的医务技术干部队伍,建立健全各级卫生机构。西南山区的泥沛、岗村等处发生流行性脑脊髓膜炎,新四军卫生部全力组织救治,迅速扑灭疫情。在军部驻扎盱眙期间,于1944年11月召开全军卫生工作会议,系统总结卫生工作的特点、成绩、问题和经验教训,明确迎接大反攻、夺取抗战胜利中卫生工作的目标任务。新四军医务工作者不怕牺牲,冒着枪林弹雨抢救伤员,战地救治8.5万余名伤员,为抗战胜利作出重要贡献。

民国37年(1948)12月13日,盱眙全境解放,卫生健康事业从此进入新的发展阶段。

三

1949~2021年,盱眙县的医疗卫生事业快速发展,医疗卫生资源配置逐步加强,医疗卫生改革不断深化,医疗服务能力和水平不断提升,人民群众健康水平显著提高。

卫生服务体系日臻完善。中华人民共和国成立初期,全县卫生工作按照"面向工农兵,预防为主,团结中西医,卫生工作与群众运动相结合"的方针,重点建立各级各类医疗卫生机构。至1958年,全县初步形成城乡三级医疗预防保健网,为病有所医奠定基础。改革开放以后,实行"四免四优惠"、特定病种限价等便民、惠民医疗服务;开展"三好一满意"窗口服务单位、医院管理年、医疗质量万里行活动和平安医院、惠民医疗服务、生态县、绿色医院创建工作;推行乡村一体化,实行"三级办医,二级管理";为群众提供"六位一体"(预防、治疗、保健、康复、健康教育、计划生育)卫生服务,采取先易后难、分类指导和强行入轨的办法推进;加强乡村卫生机构一体化管理,打造农村"15分钟健康服务圈"。党的十八大以来,实施基本药物制度,药品实行零差率销售;发挥县级医院的龙头骨干作用,上联三甲,下联乡镇,开展紧密型医联体建设,通过专家坐诊、惠民义诊、专业技术协作、免费培训人员、送卫生下乡等形式实现县域医联体全覆盖;制定完善双向转诊程序,建立联络、对接工作机制,畅通上下转诊渠道,"基层首诊、双向转诊、急慢分治、上下联动"的分级诊疗制度基本建立。建成"互联网+健康医疗"全民健康信息平台和移动支付平台。

2018年起,实施"强基层·卫生健康工程"三年行动。全县总投资20亿元,建设"1246+100"卫生健康服务体系。新建公共卫生服务中心,将疾病预防控制、妇幼保健、卫生监督、卫生应急、卫生信息化、教育培训和120急救等融为一体;县医院提高核心竞争力和基层带动力,创成三级综合医院;县中医院建立防、治、养融合的综合性中医服务模式,创成三级中医医院。按二级综合医院标准,新建马坝、黄花塘、管仲和河桥4个区域医疗卫生服务中心;提升6个镇卫生院综合服务能力。建成100个以上省示范村卫生室和家庭医生工作站,村卫生室全部达到省定标准。

到2021年,创成三级医院2家、二级医院4家、全国群众满意卫生院8个、省示范卫生院12个、省示范卫生室51个、市家庭医生工作站58个。"小病不出镇街,大病不出县域"的愿景基本实现。

办医条件得到明显改善。50年代,组建县卫生院,外科购置一些阑尾切除、疝修补和剖宫产等手术器械,手术室照明用汽油灯代替。城乡医疗机构只有煮沸式消毒锅、镊子等简单的医疗器械,医生看病使用听诊器、体温计、血压计。区卫生所仅有草房。随后逐年投入经费,购置一般常用化验器具、放射医疗诊断设备。60~70年代,县医院添置麻醉机、冰箱、电热恒温箱、X光机等设备。江苏医院下放盱眙带来大中型医疗设备百余台(套),制剂室能配制大输液、小针剂、丸、散、丹、水剂、酊剂等。加强公社卫生院"四室"(手术室、检验室、X光室、制剂室)建设,逐步增加门诊、病房等医用建筑。县医院在盱城淮河东路新建门诊部、住院部、病房楼、传染科病房、血库、食堂、职工宿舍、妇产科病房。80~90年代,县乡医疗机构快速装备诊断、检验、手术、治疗等设备和仪器,购置全身CT、遥控摇篮X光机、全自动生化分析仪、体外冲击波碎石机、高压氧舱等。卫生事业投资采取上级补贴、本级财政拨款、向省卫生厅争取一点的办法解决,每年固定划拨部分统筹经费,专门用于乡(镇)卫生院的基本建设,新建、改造卫生院病房楼、门诊楼。经过分批分期建设,中心卫生院和乡卫生院建成房屋、设备、人才三配套的乡级医疗卫生技术中心。

2000年后,通过向上争取,县委、县政府每年都拨出专款对城乡医疗卫生机构进行基本建设,更新医疗设备。先后配置核磁共振、肿瘤治疗系列设备、血透机、肺功能仪、微创手术器械、数字化胃肠机、乳腺钼靶、全自动微生物及药敏鉴定系统等。县医院新建一幢17层病房大楼,县中医院23层新综合大楼投入运行。2015年,县医院在县工业园区新征土地10.7公顷,按照三级医院标准整体迁建,并投入使用。乡镇(街)卫生院拥有门诊、病房、防保及中医馆三栋楼以上建筑。

到2021年,全县有大中型仪器设备2600台(套),总价值4.94亿元。全县卫生健康系统总资产21.63亿元,净资产8.98亿元。

医疗服务水平持续提高。中华人民共和国成立前,群众看病主要以中医、中药为主。50~60年代,重点建立健全医院各项制度,规范医院质量管理;外科只能开展阑尾切除、疝气修补手术等下腹部手术,中医名家运用独特良方诊治一些疑难杂症;陆续建立起工人劳保医疗、干部公费医疗、农村合作医疗保障制度。70~80年代,加快构建中西医并重的医疗体系,运用中医理论辨证施治并附草方、验方、内服外治法,治疗多种疾病;中医形成专科特色,对慢性疾病、肿瘤以及老年病采用中医独特疗法,起到特殊疗效。县医院能进行一些疑难疾病的鉴别诊断和治疗,率先在淮阴地区进行食道电生理研究、心脏无创心功能检查等新技术、新项目。90年代起,开展等级医院创建,医疗技术飞速发展,县域内微创、无创技术、数字化技术广泛应用;在可视条件下进行食道、胃结肠、支气管等检查和治疗,以及肾组织活检,开展血液透析、微创钻颅手术治疗脑出血,率先开展高压氧治疗缺血性脑血管病,在淮阴市县级医院中处于领先水平。

2000年后,不断培养技术骨干,引进高端技术人才,增设先进医疗设备,专科特色不断增强。全市首家开展无痛超细胃镜诊治,使用胰岛素泵进行糖尿病治疗。县医院内分泌科、消化科、肿瘤科等科室在中国县市级医院品牌专科评选中进入前列。实行新型农村合作医疗制度,将城镇居民医保和新农合两项医疗制度整合为统一的城乡居民医保制度。县医院成为全省首批15家县级综合改革试点医院,按照"政事分开、管办分开、医药分开、营利性和非营利性分开"的要求,改革公立医院管理体制、运行机制和监管机制。

2021年,全县有省级临床重点专科(特色科室)5个、市级临床重点专科(特色科室)17个。县医院胸痛中心、卒中中心通过国家级资质验收。中医事业形成以县中医院为核心的县域中医医疗体系。镇街卫生院中医馆建成率100%,可提供6类以上中医药适宜技术。

四

1949～2021年,逐步建立健全公共卫生服务体系,完善疾病控制、卫生监督、妇幼保健体系,健全突发公共卫生事件应急机制,卫生人才队伍不断发展壮大,保障广大人民群众的生命安全和身体健康。

疾病预防控制成效显著。 50年代起,县政府对严重危害人民健康的烈性传染病集中力量重点防治,广泛进行群众性免费预防接种。天花已于60年代后期被消灭,霍乱、梅毒、雅司、黑热病等已经绝迹,白喉、钩端螺旋体病、炭疽病、小儿麻痹症等传染病亦已基本消失。80年代,计划免疫已成为一项基本卫生制度。1985年,全县25种急性传染病下降为9种,总发病率下降到500/10万人左右。1997年,消除碘缺乏病,丝虫病、麻风病基本消失。2003年,有效控制非典型性肺炎。"非典"以后,全县加大公共卫生基础设施投入,构建公共卫生应急体系,建立健全卫生应急管理预警监测体系,强化卫生应急培训及演练,不断提高突发公共卫生事件应急能力。2014年,建成省级"卫生应急工作示范县"。通过省消除疟疾达标考核。建成省级慢性病综合防控示范区。

2020～2021年,面对新冠疫情,全县组织6000多名医护人员参战,组织9批75人援鄂、援宁、援淮等,落实"四早要求",外防输入,内防扩散,成功处置3起疫情,未发生本地二代病例。

公共卫生服务均衡普惠。 50年代初,普遍推行新法接生,减少产褥热、新生儿破伤风。此后,普及妇女"四期"(经期、孕期、产期、哺乳期)保护等卫生保健知识,开展妇女病普查普治;对儿童进行预防接种、健康体检。60～70年代,按照毛泽东"要把医疗卫生工作重点放到农村去"的指示,建立农村合作医疗制度和赤脚医生队伍。80～90年代,全县开展初级卫生保健工作,提前实现2000年人人享有初级卫生保健目标,积极推进爱婴医院建设。建立健全孕产妇系统管理、儿童系统管理体系。

2000年以后,加强基层卫生服务体系建设,实施公共卫生服务项目,开展家庭医生签约服务,推进基本公共卫生服务均等化。公共卫生服务项目从2009年9类22项扩大至14大类55项,项目经费从人均15元提高到人均80元,基本覆盖居民生命全过程。2018年创成"江苏省基层卫生十强县"。

2021年,完善卫生监督执法体系,食品卫生、公共场所卫生、饮用水卫生、劳动卫生、学校卫生、职业卫生、医疗市场、传染病防治等监督已趋向法治化、规范化、常态化。完成免费婚检、农村妇女增补叶酸、农村妇女两癌检查工作。创新家庭医生"点单式"服务模式,合理设置个性化签约服务内容,做到上门服务到位、集中服务到位、按需服务到位、体检服务到位、预约专家服务到位"五到位",实现了老百姓拥有自己的"家庭医生"的目标。建设"慢病小屋""健康驿站",建立居民电子健康档案,为65岁以上老年人免费健康体检。建成省级标准化儿童预防接种门诊21个、省级爱婴医院4个、市级妇幼规范化门诊14个。

人才队伍建设不断加强。 1949年以前,医技人员主要以中医为多,且分散在民间。50～60年代,采取中医带徒、举办专业培训班、兴办卫生学校等方式培养医技人才。县卫生部门吸收地方从医者,争取专业学校毕业生,医务工作者逐年增多。医院经历供给制、薪金制、工资分制、等级工资制。70～80年代,在县医学会组织下,每年举办多期不同类型的专业培训班。开始进行卫生技术职称评定工作,职称晋升与工资晋级结合,医院专业岗位必须由卫生技术人员担任,由各大医学院校、护校统一分配。1990年起,人才使用走向市场,招聘高层次医学人才;医院录用医技人员实行双向选择,进出自愿;推行全员聘用制试点;实行固定工资加津贴制。县中医院制定完善的师带徒传承制度,实行跟师学习。

2000年起,深化人事制度改革,广开渠道招聘医护人员,建立中、高级人才引进"绿色通道",招引高层次医学人才到县乡医疗卫生机构工作。制定基层医疗卫生机构绩效考核方案,建立月度绩效考核浮动工资制,实行年度考核、逐年加薪制。创新实施编外人员编制备案制管理,实现编内和编外人员同工同酬。开展农村定单定向医学生培养。

2021年,创新完善基层卫生人才招引、培养、使用和管理机制,基层医疗卫生机构编制实行总量控制、单列管理、周转使用,促进优秀卫生技术人才合理流动。对新冠肺炎抗疫防控一线医务人员,可提前一年报考初、中级职称。开展"盱眙名医"评选工作,推动人才发展。全县卫生健康系统有卫生技术人员4549人。其中中、高级职称1232人,硕士以上高层次卫生人才175人,镇街卫生院本科层次人才342人。

五

开展爱国卫生运动,倡导健康生活方式,全县居民健康素养全面提升。实行有节制的生育政策,促进人口均衡发展与家庭和谐幸福。

人口家庭发展提质增效。50年代起,开始计划生育宣传工作,提倡节制生育,将计划生育宣传推向农村,号召群众晚婚和计划生育。

1971年起,全县全面开展计划生育工作。80年代,实行人口和计划生育工作目标管理责任制,党政一把手亲自抓、负总责。90年代,建立季度检查考核通报、诫勉谈话、黄牌警告、责任追究和考核复查制度,乡镇年度计划生育责任目标实行"一票否决",推行村级计划生育政务"五公开"(即生育计划公开、双月服务对象公开、节育措施落实公开、计划外生育费征收情况公开、党员干部计划生育情况公开)。其中,1995年,盱眙县被省委、省政府确定为计划生育合格县。

2000年起,建立计划生育自我教育、自我管理、自我服务工作格局。实行人口与发展综合决策,协调推进计划生育工作,维护计划生育家庭基本权益,改革完善奖励扶助等制度。全面推行婚育情况承诺制、首接负责制,推行委托办理、村级代理办理、上门办理、预约办理、一站式办理等便民利民举措。其中,2014年,实行"单独两孩"政策;2016年,全面落实两孩政策,执行计划生育登记服务制,实现生育政策的历史性调整。盱眙县被省政府评为"江苏省人口协调发展先进县"。2017年,盱眙县全国流动人口卫生计生动态监测调查质量以零误差位列全国第一。

2021年,实行三孩政策,积极应对人口老龄化。孕前优生健康检查任务完成率105.84%,出生人口性别比106.8,流动人口服务管理率96.89%,妇幼保健和计划生育服务达标率98.4%,人口信息化建设达标率98.35%,计划生育奖励扶助政策兑现率100%。推进婴幼儿照护服务,马坝镇板桥村计划生育特殊家庭"连心家园"示范点项目获批国家项目。

爱国卫生运动成果丰硕。50~60年代,县政府开始实施爱国卫生运动,带领群众打水井解决城乡居民吃水问题。拆除不符合卫生要求的厕所,迁移影响环境的厕所,新安置粪缸,新建公共厕所,做好粪便处理并采用石灰消毒。县、区、乡开展"除害灭病"突击月活动、卫生防疫知识宣传等爱国卫生运动。在城乡居民中开展签订爱国卫生公约活动,在县直机关单位、学校实行星期六卫生大扫除制度。70~80年代,建成县自来水厂,供全城用水。在全县推广使用"压力罐式"简易提供自来水设备,改善农村居民饮水条件。在盱眙主干道上新建厕所、垃圾池及城区道路和巷道建设。在盱城推行"门前三包"责任制,实行治标与治本相结合、宣传教育与法制约束相结合的卫生管理体系。90年代,开展淮阴市县级卫生城市、卫生镇创建工作,健全县城区域创建网络,落实创建目标任务,建立清扫保洁经济承包责任制,实行主干道"一扫全包"。成立健康教育所,改造城区厕所、垃圾处理点,推进卫生城市创建工作。

2000年起,全县实行农村无害化卫生户厕改造,完善县、乡、村健康教育网络。农村改水实现水厂规模由"单村"到"联村",由地面水厂到地面一体化水厂;由压力罐到微机变频调速器,再到地面水处理设备。开展创建卫生村工作,进行村容村貌、环境卫生整治。确立十大城区建设重点工程,拆除各类违规建筑物,新增绿地,规范城区交通、客运、卫生、市容等秩序,面貌焕然一新。2009年,盱眙县被评为"江苏省级卫生县城"。2014年,创建国家卫生县城,开展城乡环境卫生整洁行动,实行垃圾分类管理,城乡配备垃圾箱,环境卫生大扫除活动常态化。

2020年,高质量、高标准完成农村人居环境整治改造任务,得到国家部委人居联合检查组充分肯定。全国爱卫会正式公布并授牌盱眙县为2017~2019周期国家卫生县城。至2021年,全县累计建成国家卫生镇1个,省卫生镇8个、卫生村92个,市卫生镇19个、卫生村152个。

千川汇海阔,风好正扬帆。站在"十四五"开局新起点,全县广大卫生健康工作者将坚定不移地坚持习近平新时代中国特色社会主义思想,不忘初心、牢记使命,继续砥砺前行,强力推进健康盱眙建设,奋力推动盱眙卫生健康事业高质量发展,不断提高人民群众健康水平,为建设美丽幸福盱眙提供坚实的健康保障。

大 事 记

北宋

政和三年(1113) 杨介绘制中国最早的人体解剖图谱《存真环中图》。

明

成化十八年(1482) 大旱,疫,民饥。

正德十三年(1518) 蔡维藩撰成儿科类中医文献《痘疹方论》。

嘉靖二年(1523) 秋旱,冬冻,饥、疫,死者无数。

崇祯十四年(1641) 大疫。五月十四日,大风,学宫门坛俱倒。

清

康熙六十年(1721) 津里集民蔡金妻一产七子,因疑为怪而弃之。

同治二年(1863) 盱眙人程学诜与他人合著《牛痘新书》一卷,介绍牛痘接种方法,言简易懂,方便实用。

同治八年(1869) 战乱后,盱眙实存 16574 户、51900 多人。

光绪二十八年(1902) 五月至六月,瘟疫大流行 37 天,死 1600 多人。

中华民国

民国12年(1923)

是年　健民医院在盱城后街开业,为盱眙最早一家私人西医院。

民国21年(1932)

夏　盱城霍乱流行,死亡300余人。

8月　盱眙红军游击队司令员武飞负伤后,由穆绍臣送至健民医院医治。

是年　建立盱眙救济院,附设育婴、施医、施棺、贷款所。

民国24年(1935)

盱眙始设县卫生所,地点在县民众教育馆(大关)。

民国25年(1936)

夏　宣传防疫救急,为部分儿童接种牛痘。

是年　由县政府会同新生活运动促进会每年组织举行二次卫生大扫除,每月检查清洁卫生工作,督促居民对城内各街道勤加打扫,并设置垃圾箱。县政府督责各区署暨各联保主任对各区各乡镇街道的清洁卫生工作实行检查督办。

民国26年(1937)

是年　方志涛将健民医院迁至民乐镇前街汪家巷,改名为"民生医院"。

民国27年(1938)

1月2日　日军入侵盱眙县城;7日,日军在街上纵火,其中有7家中药店被焚。

民国28年(1939)

6月　根据省政府指示,县民生医院与地方中西医诊所合并成立公立西医性质的盱眙县联合诊疗所。

夏　霍乱在县城大流行,数百人丧生。

是年　新四军江北指挥部在古城十里长山附近谢家港建立后方医院第一分所,后迁至蔡家港。

民国29年(1940)

4月　盱眙西南山区发生流行性脑脊髓膜炎,新四军江北指挥部军医处组织古城医生与部队医护人员积极救治,扑灭疫情。

7月18日　新四军江北指挥部卫生训练班在古城举行毕业典礼,刘少奇到会讲话。

8月9日　秦庆霖率1000余人袭击新四军驻管镇伤兵医院,新四军伤病员30余人及工作人员全部遭到杀害。

9月　日军"大扫荡",新四军江北指挥部军医处医疗所的100多名重伤员和医护人员由所长李坡率领隐蔽到十里长山一带,后安全转移到大刘郢。

10月　新四军江北指挥部军医处(后改称二师卫生部)进驻古城,举办医训班。

民国30年（1941）

1月　驻大刘郢的新四军江北指挥部军医处被编为新四军第二师卫生部,部长宫乃泉。

6月　新四军第二师在盱眙创办卫生学校,培养军队卫生干部。11月,成立医务生活出版社,编辑出版《医务生活》。

民国31年（1942）

10月　华中医学院在大刘郢开学,学制2年,次年1月停办。

12月　新四军军部直属休养所转移至姚庄,展开床位100张左右,分内、外、妇产、泌尿、口腔等科。

是年　盱眙县抗日民主政府在新四军二师卫生部帮助下,分别在穆店、旧铺、古城、高庙等地建立保健堂。

是年　新四军二师在大刘郢创建军用制药厂,于民国35年（1946）撤离盱眙。

民国32年（1943）

1月11日　新四军代军长陈毅因长途行军疲劳引发疾病,前往二师卫生部治疗。

4月　新四军卫生部进驻黄花塘常庄,部长崔义田,副部长戴济民。新四军军部在黄花塘颁发《夏令卫生应有实施规定》。代军长陈毅、副军长张云逸、代政委饶漱石、参谋长赖传珠签发《通令》,要求各军政机关切实执行,保证做好夏令卫生工作。

5月28日　八路军罗荣桓到达黄花塘军部。陈毅亲切会见,并请奥地利著名泌尿外科专家罗生特等为罗荣桓治病。6月20日,罗荣桓病情好转,动身北返。

民国33年（1944）

4月10日　新四军军部决定调林震任二师卫生部副部长,宫乃泉调军部任军卫生部副部长。

是月　新四军卫生部在常庄举办医务干部轮训队,下设医疗、药剂、化验3个班。

7月　淮南津浦路东专员公署在张洪营举办淮南新医进修班,方毅兼班主任。

民国34年（1945）

2月　黄花塘、泥沛、岗村等村发生流行性脑脊髓膜炎,病死多人,新四军供给卫生部组织力量抢救。

5月　新四军军医学校于黄花塘常庄成立,校长江上峰,副校长宫乃泉。12日开学,学制2年。日军投降后,该校随军部北移山东,后易名为白求恩医学院。

10月　新四军第二师兼淮南军区后方医院在盱城玻璃泉成立,阮汉清任院长,林之翰任副院长。下辖4个医疗所,展开床位1000张左右。

是年　县城陆海亭私人诊所挂"盱眙县卫生院"牌子,不久自动撤销。

民国35年（1946）

7月　新四军北撤后,盱嘉支队在淮河黄岗建立医务所。

是年　盱眙县卫生院在盱城正式成立,院址几经迁徙,最后移至盱城前街王养吾家,首任院长蒋采章。民国37年（1948）12月,盱眙解放,该院解散。

民国36年（1947）

秋　高（庙）古（城）武装工作队在河桥小港建立伤员转运站。

中华人民共和国

1950 年

春　灾荒严重,全县70%农民断炊,农村30%~40%群众因灾致病。全县组织24个医疗队,配合滁县和南京的医疗队赴灾区为民治病。

6月　盱眙县人民卫生院(简称"县卫生院")在盱城黄牌街建立。

是年　南京防疫大队在盱眙培训首批新法接生员,各区配1名助产员。

1951 年

7月　县人民政府设置卫生科,杨思义首任科长。马坝、旧铺、高庙、圩老、仇和5个区设卫生所。

12月26日　皖北医防第二队16人到达盱眙,在仇河、圩老两区为灾民治病。

1952 年

1月　县妇幼保健站在盱城玻璃泉成立,县卫生院代管,具体工作由县卫生院助产士于雅馨负责。1955年,该站从县卫生院搬出,在胡家巷单独办公。

2月21日　皖南医防第二队18人奉皖北(南)行政公署卫生局指示到盱眙进行疫病防治。

3月　盱眙县医务工作者协会成立。1953年,更名为盱眙县卫生工作者协会。

4月18日　盱眙县防疫委员会成立,首任主任委员为县长陈宏兼任。次年,更名为县爱国卫生运动委员会。

5月　县政府决定自5月15日至6月30日为捕鼠运动季。

8月　高庙区古城乡办起全县第一个私营联合诊所。

是年　县公费医疗实施管理委员会成立。11月12日,县政府颁布《安徽省盱眙县实施公费医疗实施细则(草案)》,县公费医疗实施委员会配套出台《公费医疗医院住院规定》。次年,行政机关和事业单位干部职工实行公费医疗制度。

1953 年

4月13日　经安徽省政府卫生厅批准,县卫生院扩充病床30张。

9月　县卫生科在盱城召开卫生工作者协会会员代表大会,出席会议的正式代表56人,列席人员21人。

10月16日　县政府发出通知,要求各区卫生所加强流行性乙型脑炎和脊髓灰质炎的防治与疫情上报工作。

1954 年

10月21日　县首届卫生行政会议在盱城召开。会议传达省及专署卫生行政会议精神,总结全县四年来的卫生工作。滁县专员公署卫生科领导和盱眙县人民政府(简称"县政府")县长陈宏到会并讲话。

12月25日　根据安徽省卫生厅有关通知精神,县卫生科派员到各区调查了解麻风病情况,全县发现9名麻风病患者。

是年　县卫生院设防疫股。

1955 年

是年　县妇幼保健站迁至胡家巷,于淑卿为首任站长。

是年　县卫生科对全县社会医生进行登记审查,并对合格者发放开业执照。

1956年

3月12日　县人民委员会(简称"县人委")组织有关部门成立地方病防治领导小组,县长刘心九兼任组长。

5月　县药材公司在盱城兴隆街成立,后更名为县医药公司,先后属县商业局、县卫生局管辖。首任经理万邦宜。

11月20日　县卫生科在盱城召开全县卫生技术人员代表大会,112名卫生技术人员与会。

是月　县卫生防疫站建立,配备5人,张洪礼首任站长,地址在玻璃泉。

是月　盱眙县人民卫生院更名为盱眙县人民医院(简称"县医院")。

1957年

是年　县卫生科组织西医学习中医,并制订学习制度。

是年　县卫生科在县城开展节制生育宣传活动,并在县总工会举办一期计划生育图片展览,号召人们实行计划生育。

1958年

是年　每公社办1所卫生院,有盱城、马坝、顺河、维桥、渔沟、红旗、穆店、河桥、桂五、龙山10所。

1959年

是年　县卫生厅调配一台200毫安X光机给县医院,县医院同时设X光室。

1960年

4月6日　县委除害灭病领导小组制定《除害灭病工作规划》,要求各地认真落实。

8月　盱眙卫校在盱城玻璃泉创办,是一所由淮阴专区招生的国家公办全日制中等医士专业学校,首任校长叶少亭,学制3年,招收初中毕业生47人,1962年6月停办。

1961年

4月20～30日　县卫生防疫站组织抗疟试点组,在盱城公社沙岗大队对1959～1960年两年疟疾病人进行不同类别的抗复发治疗。

8月　全县开展野生药物资源普查,查出药材388种,其中植物药材366种、动物药材22种。主要分布在古城、桂五、龙山、河桥等西南部低山区,总蕴藏量4200万公斤。

是年　县卫生科组织医务人员对县、社两级干部进行健康检查,共有592人参加体检。

是年　发生霜冻、旱涝、大风,受灾面积44.9万亩。县人委发放救灾款26.2万元、粮食11.9万公斤、医疗费3.7万余元,修建危房4581间。

1962年

是年　县医院南迁至"汪家花园"新院区,历时一年。

1963年

7月　部分地区发生流行性感冒,县政府抽调一批医务人员下乡,帮助治疗7000多名患者。

是年　连阴雨、涝灾,受灾80.4万亩,受灾16万余人。县人委发放救灾款63.85万元、粮食291万公斤、医疗费2.4万余元、衣服5556件,修建房屋13148间。

1964年

2月　流行性感冒和麻疹等病疫流行,1.5万多人染病,102人病死。

1965 年

10月 为响应毛泽东关于卫生工作要面向农村的号召,县卫生科抽调9名中西医、护士、妇幼保健、防疫工作人员组成农村巡回医疗工作队,到顺河公社开展防病治病、计划生育等工作。

是年 马坝公社卫生所和马坝卫生院合并成立马坝地段医院。

是年 县防疫指挥部成立,县长刘启文兼任指挥。

1966 年

3月31日 经卫生部批准,省卫生厅通知,盱眙疟疾防治被列入苏、鲁、豫三省歼灭战范围。

5月24日 无锡市第三人民医院与盱眙县人民医院挂钩辅导。

10月11日 由江苏省卫生厅拨款,盱眙县人民委员会批准,在渔沟公社圣人山筹建麻风村。次年秋,建成始用。1970年,经扩建,更名为盱眙县红卫山医院。

1968 年

是年 县卫生防疫站与县妇幼保健站合并为县卫生服务站。

是年 穆店公社首先办起“队办院参”形式的合作医疗。不久,全县普遍推广合作医疗制度。

是年 军宣队、工宣队先后进驻县医院。

1969 年

10月 江苏省江苏医院由南京下放盱眙,改名盱眙县人民医院,接替县医院。1976年恢复江苏医院名称。马坝地段医院和桂五公社卫生院为县医院分院。县医院的原有人员大部分下放旧铺、龙山卫生院和三河农场医院。

是年 省属无锡医疗器械厂迁至盱眙二山,1972年投产,更名为江苏省国营红旗医疗器械厂,后称江苏省国营医疗机械厂。

是年 县医院内科主治医师范桂高首次发现盱眙有钩端螺旋体病。县成立防治调查组,开始为期7年的防治研究工作。

1970 年

是年 盱眙县卫生科更名为盱眙县卫生局(简称“县卫生局”)。

是年 盱眙县制药厂建成投产;县自来水厂在盱城建成供水。

1971 年

是年 县医院医师宋景兰用中药麻沸汤进行手术麻醉获得成功。次年,她与外科医生合作,再次使用针刺麻醉获得成功。她曾先后4次参加全国针刺麻醉会议。

1972 年

6月 县卫生局抽调医务人员组成麻风病普查队,在全县境内开展为期6个月的普查工作,次年又进行一次全面复查。

1973 年

1月 县卫生局在盱城小平山建立“赤脚医生”学校,第一期招收学员50人。

3月5日 成立县计划生育办公室,各地开展“三普及”(普及人口理论、节育避孕知识和优生优育知识)活动,人口自然增长率下降到14.58%。

11月　江苏医院恢复省管,保留原名,隶属省卫生厅领导,党政关系由地方代管。

1974年

9月　县医院在院部开办卫生学校(1个班),1979年1月改称盱眙县人民医院卫生学校。

1975年

6月24日　县革命委员会批转县卫生局关于在全县开展妇女病普查普治的报告,并在全县进行普查普治,涉及5.1万余人。

1976年

是年　江苏省在南京召开"赤脚医生"代表会,马坝公社九里荒农场丁向群、渔沟公社许嘴大队高维国、顺河公社衡西大队田晓勤3位赤脚医生因使用中草药和针灸治疗成绩突出被邀请参加会议。

是年　全县开展第三次麻风病普查工作。县革命委员会发出通知,要求加强麻风病人的收治工作。

是年　盱眙参加苏皖10县恶性疟疾病联防及苏、皖、豫、鄂、鲁5省疟疾病联防工作。

1977年

9月3日　苏皖两省八县防治疟疾联防会议在盱眙召开。盱眙、金湖、洪泽、泗洪、天长、来安、嘉山、六合等县均派人参加。

11月1日　县卫生局决定将村级集体所有制卫生技术人员纳入公社卫生院统一编制,进行统一管理、统一使用、统一待遇。

是年　境内江苏医院外科医师朱继荣赴西藏工作。

1978年

4月12日　县革命委员会颁发《关于下达1978年疟疾歼灭战方案的通知》,全县共组织预防服药11.32万人次。

5月15日　县卫生局设药品检验室,办公地点设在县防疫站内。

8月31日　县医学会成立,会员812人,下设内科、外科、妇产科、五官科、卫生科、药材科、护理科、检验科、放射科、麻醉科、皮肤科等12个学组。

12月8日　召开全县计划生育、爱国卫生、三级干部会议。会上表彰先进集体14个、先进个人172人。

12月22日　县卫生局根据省、市卫生部门有关文件精神,组织全县卫生技术人员进行专业技术理论考试,为评定技术职称作准备。

1979年

1月　江苏医院撤回南京,恢复盱眙县人民医院建制。

2月　县医院医师周云方作为中国农业专家组医务保健人员赴坦桑尼亚支援农场建设,1981年8月30日返回盱眙。

1980年

8月　县革命委员会卫生局更名为县人民政府卫生局。

10月7～8日　召开全县宣传贯彻《中共中央关于控制我国人口增长问题致全体共产党员、共青团员的公开信》动员大会。

是月　县爱国卫生运动委员会创办《盱眙卫生》,当年编印3期6500份。后于1984年6月24日与县卫生防疫站、县医学会联合办《盱眙卫生报》,改为八开四版,每月1期,每期1500份。1985年因经费困难停办。

是年 县医学会和县医院举行学术年会,特邀省工人医院、省肿瘤研究所、省医学科技情报所等单位的主任医师到盱眙讲学。

1981 年

11月 县医院传染科主任张亚文在境内首次发现流行性出血热患者,并在省第二届传染病学术会上交流发现情况。

是年 县政府颁发《关于计划生育若干问题的暂行规定》。

是年 淮阴地区卫生防疫站卢之起等4人在盱眙县桂五公社首次发现传播恶性疟疾的媒介——雷氏按蚊嗜人血亚种。

1982 年

12月16日 县委、县政府召开全县计划生育宣传工作会议,布置开展全国第一个计划生育宣传月活动。

1983 年

5月 龙山乡成立乡计划生育办公室。

9月18日 撤销县计划生育办公室,设立盱眙县计划生育委员会,颜杏芳为主任。同月,张洪乡建立计划生育服务站。至1984年1月,全县成立计划生育服务站(办公室)24个。

11月30日 "盱眙县红卫山医院"更名为"盱眙县皮肤病防治所",所址不变。省卫生厅核定该所为全民性质,人员编制8人。

是年 县农村体制实行乡村制,原公社卫生院、大队卫生室一律更名为乡卫生院、村卫生室。

1984 年

1月15日 县卫生局召开卫生系统1983年度先进表彰会。

7月 盱眙县妇幼保健站更名为盱眙县妇幼保健所。

秋 全县开展第二次药源普查,次年完成。这次普查,全县有中药材780种,分属172科412属,总蕴藏量2600万公斤。同时发现392个药材新品种。

是年 县卫生进修学校成立,校址在县医院内。

是年 县结核病防治所成立,与县卫生防疫站合署办公,两块牌子,一套班子。

1985 年

3月28日 盱眙县精神病院成立,院址设在十里营乡傅庄。该院与十里营乡卫生院合署办公,两块牌子,一套班子。

12月21日 管镇、兴隆、鲍集、铁佛、淮河五乡划入盱眙,5所卫生院随之划入。管镇卫生院为中心卫生院。

是年 县乡全面实行院、站、所长负责制。乡镇卫生院实行国家补助下的"独立核算、自负盈亏、按劳分配、民主管理"制度,并制定医院管理、医政、防疫、妇幼保健、财务、药政等6项考核指标。

是年 县卫生局成立医疗事故鉴定委员会,各乡镇卫生院成立医疗事故鉴定小组。

1986 年

3月1日 盱眙县中医院在盱城五墩动工兴建。

7月14日 旧铺、官滩两乡撤乡建镇,两乡卫生院随之更名为镇卫生院。

1987 年

2月 县皮肤病防治所由官滩红卫山迁至淮河乡城根村。

6月12日　县卫生局成立卫生技术职称改革领导小组,组长陈连生,副组长周坚、廖成志。

是年　乡镇卫生院实行体制改革,县、乡分级管理。上半年先在旧铺、铁佛、洪山卫生院试点,年底全面推广。

是年　全县28个乡镇卫生院实行浮动工资制。

是年　县人民医院实行院、科两级承包和院长、科主任负责制。

是年　县政府将农村改水列入为群众办八件实事之一,从县财政拨出8万元改水专款。

1988 年

3月　盱眙县被列为联合国儿童基金会第三周期妇幼卫生示范县扩展县。

7月　根据省卫生厅在全省开展妇幼卫生扩展县调查指示精神,县卫生局抽调38名妇幼卫生工作人员组成调查队。经培训后,调查队分别在古桑、古城、黄花塘、东阳、盱城、铁佛六乡镇进行基础调查。月底结束,统计资料于8月底报省审核验收。

9月12日　县初级卫生保健委员会成立。

10月15日　盱眙县红十字会正式成立。

10月27日　经省丝虫病防治考核组考核验收,盱眙县达到基本消灭丝虫病的标准。

12月　盱眙县性病防治技术指导小组成立,办公地点设在县皮肤病防治所。

是月　盱眙县新划肖嘴、仁集2个乡,同时新建肖嘴、仁集2个卫生院。至此,全县有乡镇卫生院计30所。

1989 年

2月18日　经县政府批准,盱眙县人民医院命名为红十字医院。

6月20日　县中医院建成开业,设床位50张。

秋　县卫生局在全县实施防保体制改革。到年底,马坝、桂五、管镇、旧铺、盱城、黄花塘、穆店、古桑、古城、东阳、仇集、鲍集、观音寺、淮河14个乡镇卫生院建立防保所。

1990 年

11月12日　淮阴市卫生系统组织"学习白求恩文艺调演",盱眙县卫生局获组织奖。

11月28～30日　省卫生厅组织基本控制地方性甲状腺肿防治达标考核验收,认定盱眙县已达到卫生部颁发的"基本控制地方性甲状腺肿"的标准。

1991 年

1月26日　江苏省医疗器械厂试制的新注射针"里可达注射针"通过省级鉴定。

7月23日　盱眙遭受特大水灾,县政府印发《关于加强抗洪救灾防病治病工作的意见》。

8月1日　香港红十字会援助盱眙的首批物资运达。

8月8日　国家卫生部检查组在省卫生厅厅长刘洪琪和副市长徐乾陪同下到盱眙视察卫生医疗工作。

8月18日　中共中央政治局委员、国务委员、全国救灾防病领导小组组长、全国爱卫会主任李铁映,卫生部部长陈敏章到盱眙视察救灾防病工作,对盱眙的工作予以充分肯定。

8月25日　香港红十字会总监顾成威先生一行到盱眙赈灾慰问。国际红十字会代表、德国红十字会代表B.古扎特博士到盱眙慰问灾民。

9月1日　台湾红十字会首批捐赠的大米500吨、面粉550吨运抵盱眙。

9月22日　国际红十字会救济代表(代表欧共体)K.斯图尔特到盱眙考察灾情。

10月13日　台湾红十字会副秘书长常松茂等一行6人到盱眙考察灾情。

12月17日　香港红十字会九龙总部高级青年主任梁荣耀等一行到盱眙慰问灾民。

是月　盱眙县被列为加(加拿大)中儿童健康基金会灾区儿童保健合作项目县。

是年　德国政府捐赠63万马克为县医院重建新门诊大楼。

1992年

7月10日　马坝中心卫生院副院长、主治医师赵长松赴澳大利亚堪培拉参加第12届国际稀土生物磁临床应用会议。其《稀土磁渗药膏的临床应用》论文在会上作交流。

11月14日　县政府召开全县卫生工作会议,传达省加快消灭"脊髓灰质炎"步伐工作会议精神,部署全县今冬明春"脊灰"疫苗普服工作。

是年　盱眙县医院门诊大楼通过德国政府官员马科斯等考察、验收并启用。

1993年

5月25日　县委、县政府召开全县卫生工作会议,要求卫生部门及社会各界充分维护人民健康,促进两个文明建设。

6月11日　召开县四套班子扩大会议,讨论《盱眙县公费医疗管理暂行规定》和公费医疗改革中的有关问题,改"一挂钩"为"四挂钩"。

6月14日　市卫生局局长、市红十字会副会长王炯明一行将市直卫生系统捐助的3万元扶贫款物赠予水冲港乡。

7月9日　召开县四套班子会议,讨论通过公费医疗改革方案,确定定额包干、超支分担的原则。

是月　县妇幼保健所通过省卫生厅县级甲类保健所评审。

9月22日　县人民医院和新街乡合资兴办的盱眙矿泉水股份有限公司生产的"裂山牌"矿泉水获中国首届食文化博览会优质产品金奖。

10月15~17日　由爱德基金会和省老区经济开发促进会共同组建的爱民医疗队7名专家在队长陈良率领下到黄花塘乡巡回医疗。17日上午,爱德基金会驻香港办事处官员欧国海(德国)和李恩铭在省老促会联络部部长黄秋霞陪同下专程到黄花塘乡考察医疗队工作情况。

1994年

3月4日　县政府召开全县卫生工作会议,总结、布置全县卫生工作。

3月8日　盱眙县卫生监督执法的新形式——卫生行政巡回法庭正式成立。

3月16日　淮河盱眙段遭受来自上游的污染。至7月23日,河水呈酱黑色,夹有泡沫和死鱼,腥臭难闻,污水滞留55天。河水污染期间,县自来水厂被迫停止供应饮用水,加上历史上罕见的高温、干旱,对生活用水和工农业生产造成极大困难。县卫生系统投入抗灾防病斗争,县、乡分别成立"抗旱、抗污染、防病治病工作领导小组",组建应急小分队,制定"秋季传染病防治预案",加强对肠道传染病防治和淮河水质的检测。

4月15日　县政府召开颁发荣誉证书大会,56名从医30年以上已取得中、高级卫生技术职称的医卫工作者获得荣誉证书。

6月5日　县委、县政府专题讨论《盱眙县公费医疗改革方案》,总结、分析1993年实行公费医疗改革以来的成绩和问题,提出小病包干、大病合作、分类负担、控制总额的解决对策。

6月16~17日　加拿大中国儿童健康基金会项目工作检查组一行9人受基金会执行主席谢华真教授的委托,在省、市卫生部门负责人的陪同下,到盱眙检查灾区儿童保健项目前二期工作。

7月29日　县医院顺利通过淮阴市医院评审委员会的二级医院基本标准评审。12月26日,县医院获国家卫生部医院评审委员会颁发的"二级甲等医院评审证书"。

8月　县卫生系统首次开展"十佳""十优"白衣战士评选活动。

12月19~21日　苏皖两省八县(市)第19次恶性疟疾联防会议在盱眙县召开。

1995年

2月18日　县政府召开全县卫生工作会议,总结、部署全县卫生工作,签订卫生工作目标管理责任状,表彰1994年度卫生工作先进单位和"十佳""十优"白衣战士。

7月1日　盱眙县隆重开展《药品管理法》实施10周年纪念活动,并举办查处假劣药品成果展览。

8月　县医院通过国家"爱婴医院"评审。

9月6～8日　省政府办公厅、省卫生厅联合组织农村卫生工作调研组到盱眙对乡村卫生组织一体化管理和农村合作医疗工作进行调研。调研组对盱眙县探索出的乡村组织一体化管理的模式予以充分肯定,并把盱眙县农村卫生改革情况写成报告,上报省委、省政府。

9月14日　县委、县政府在县影剧院召开创建文明卫生城市动员大会。会议全面部署创建文明卫生城市的各项工作。

11月28～30日　盱眙通过基本消灭恶性疟疾验收。

是年　经过省里两次检查验收,盱眙县被省委、省政府确定为计划生育合格县,名列第三。

1996年

1月26日　县政府召开全县农村改水、淮河水污染防治、农村通信和村镇建设工作会议,贯彻省、市政府会议精神,部署下一阶段任务。1996年是实施《淮北农村高氟和污染严重地区改水攻坚方案》的第一年。

3月11日　国家最新卫生科研成果"远程多媒体医院专家会诊系统"在县医院投入临床应用。

3月18日　黄花塘乡代表盱眙县接受并通过国家计划免疫第三个85%工作目标评审。

4月　县卫生局召开卫生职业道德建设工作会议,贯彻省、市有关会议精神,布置全县医德医风建设工作任务。

5月21日　县政府召开全县农村改水攻坚会议,副县长徐传琛作报告,县人大常委会主任吴永林、县政协副主席卓振武分别讲话。

7月8～26日　盱眙县33所医院(卫生院)分别接受省、市创建爱婴医院工作检查验收,县医院顺利通过省级复审。

8月1日　县卫生局对乡镇卫生院人力情况进行调查。截至8月底,全县30所乡镇卫生院总人数1331人,其中正式在职934人、临时人员397人。另有退休247人。

9月29日　由县红十字会、县卫生局主办的"江建宁书画收藏展"隆重开幕。全国政协副主席钱正英提写展名,中国书法家协会主席沈鹏等题词,共展出作品66幅,其中有赵朴初、武中奇、黄养辉等名家精品。

11月12日　县医院成功开展经后路颈椎多节段双开门椎管形成术,填补淮阴市技术空白。

12月1日　县医药公司和县制药厂划归县卫生局管理。

12月10日　全县农村改水工作通过省政府检查验收。当年,全县改水总投资1032万元,打井32口,新增受益村65个,受益群众9.4万人,超额完成省、市下达的改水任务。

12月11～14日　盱眙县麻风病防治工作基本通过省卫生厅消灭麻风病考核验收。

12月中旬　盱眙县通过市级初级卫生保健基本达标评审。

是月　县计生综合楼建成并投入使用。该楼坐落于斩龙涧小区,共投资100多万元,1991年12月破土动工。

1997年

1月14日　淮安市副市长朱慈尧、副秘书长徐杰及市卫生局局长王炯明等在代县长赵鹏、副县长徐传琛陪同下到旧铺镇考察农村医疗改革情况。

6月18日　经县政府批准,观音寺卫生院更名为盱眙县中西医结合医院,26日举行揭牌仪式。

6月28日　旧铺卫生院更名为盱眙县第三人民医院,并举行揭牌仪式。

8月13日　县创建文明卫生城市执法大会在县政府三楼会议室召开。县委常委、副县长朱坚作动员报告,县长赵鹏讲话并提出要求。

11月19～21日　省消除碘缺乏病考核审查组到盱眙进行达标考评,确认盱眙县基本消除碘缺乏病。

12月14～15日　省政府农村改水验收组到达盱眙,肖嘴乡何岗水厂等10个单位接受检查,并得到肯定。

12月22日　县政府召开常务会议,研究进一步深化公费医疗改革、实行职工医疗社会保险问题,制定《盱眙县职工医疗社会保险暂行规定》。

12月25～26日　淮阴市市级卫生城验收监督团一行9人在盱眙采取听汇报、看现场、查资料、走访群众等形式,对照标准,逐项考评,并于26日下午发表《关于盱眙县创建市级卫生城验收检查的综合评估意见》,盱眙顺利通过验收。

1998年

1月7～9日　省委宣传部部长朱同广、省卫生厅副厅长唐维新率领省卫生下乡服务慰问团一行20多人到达盱眙,先后在旧铺和管镇两所卫生院进行义诊和咨询服务。

3月13日　县政府召开全县职工医疗制度改革动员大会,公布《盱眙县职工医疗保险暂行规定》和《盱眙县职工医疗保险实施细则》,决定从4月1日起实行职工医疗保险制度。

5月23～24日　由爱德基金会和省老区开发促进会共同组建的爱德医疗队7名专家在省老促会联络部部长黄秋霞的带领下到古城乡开展巡回医疗活动。其间,菲律宾"菲中发展资源中心医卫访华团"还到古城联合村考察农村合作医疗,并观看爱德医疗队的巡回医疗活动。

11月3日　县委、县政府召开农村合作医疗工作会议,决定在马坝、东阳、黄花塘、旧铺、古桑、铁佛6个试点乡镇开展农村合作医疗工作。黄花塘乡11月首次为7名参加对象报销3644元医药费用,其他5个乡镇年底前正常运作。

12月27日　盱眙通过省初级卫生保健合格县审评验收。

1999年

3月9日　县委、县政府在马坝镇召开全县小城镇建设工作会议。会上宣读县委、县政府《关于表彰1998年创建"四无四有"卫生集镇先进单位的决定》,铁佛、高桥等8个乡镇获表彰。

3月31日　县卫生局召开全县创建文明卫生行业大会,印发《1999年盱眙县创建文明卫生行业工作意见》《民主评议行风工作方案》。

4月24～26日　县纪委、卫生、工商、消协、公安五部门联合执法检查,对城乡个体诊所、厂(矿)、学校医务室以及公立医疗机构外设的医疗点进行清理整顿,取缔无证个体诊所和社会医疗机构37个,捣毁1个地下非法制剂场所。

5月　县卫生局自编自创的小品《红包》被选送参加江苏省第三届小品、曲艺大赛,获三等奖。

9月　盱眙县通过"市级卫生城市"复审验收。

12月27日　县妇幼保健所通过市级"一级甲等"保健所评审验收。

2000年

6月22日　副省长张连珍带领省建设厅、环保厅、卫生厅、改水办负责人到盱眙检查指导农村改水工作,解决实际困难,进行现场办公。

10月18～19日　盱眙通过由市城管、城建、环保、卫生、爱卫办联合组成的复查团对"市级卫生城市"的复查。

11月8日　县人民医院举行江苏职工医科大学教学医院揭牌仪式。

是年　撤销马庄、东阳、新街、古城、龙山、肖嘴、张洪、水冲港、高桥等9个卫生院。

是年　县委、县政府与马坝等12个乡镇签订初级卫生保健目标管理责任状。至年底,马坝、管镇、铁佛、官滩、黄花塘、旧铺、仁集、观音寺、古桑9个乡镇被市政府命名为初级卫生保健(简称"初保")合格乡镇,市委、市政府下达的初保合格乡镇50%目标如期实现。

2001年

3月9日　县政府召开全县农村改水工作会议。会议总结2000年改水工作,部署当年改水工作任务。

4月　县妇幼保健所对城区3000名儿童进行体检,评出140名"健美儿童"。

5月13日　省卫生厅副厅长、省中医药管理局局长吴坤平一行到县中医院视察调研医院改革与发展工作。

7月11～15日　县卫生系统做好"盱眙·中国龙虾节"系列节庆活动的各项医疗保障工作。

9月20日　省知名中医、南京中医药大学教授孟景春,医学博士、《扬子晚报》"陈博士"信箱,《每日晨报》"乔医生"信箱主持人陈四清等5名医疗专家到盱眙县委老干部局为城区近200名离退休老干部进行义诊。

11月2日　淮安市创建卫生城镇领导小组和市爱国卫生运动委员会有关人员对马坝镇市级卫生镇创建工作进行评审,认为符合市级卫生镇标准。

11月15日　淮安市盱眙药品监督管理局成立,县卫生局所属药政股、药品检验所划归其管理。

11月26日　成立盱眙县中医药学会。

2002年

2月1日　在王店乡成立县野马追种植协会。

3月28日　位于仇集镇龙山街道的盱眙县中药饮片厂再度投产。盱眙县中药饮片厂始建于1994年,由于销售不景气,企业长期停产。通过招商引资,南京药材股份有限公司徐友贵先生买断该厂产权,投入230万元进行技术改造,扩大生产规模。

是月　县卫生系统召开全县农村卫生工作会议,将农村合作医疗列为考核项目,与各乡镇签订目标管理责任状。

5月10日　在仇集镇成立盱眙县金银花种植协会。

5月18日　以南京中医药大学教授、著名养生专家孟景春为首的专家论证委员会对盱眙十三香龙虾功效进行论证,得出十三香龙虾具有养颜美容、健身养身功效的结论。

6月6～12日　县卫生局安排县医院、县中医院、县卫生监督所等医疗单位组织医护人员做好第二届中国龙虾节医疗卫生保障工作。

8月14日　淮安市委书记丁解民在市委常委、秘书长陈洪玉,副市长李慧秋及市计划生育部门负责人陪同下到盱眙,就全县计生工作及贯彻落实市委《关于进一步加强人口与计划生育工作的意见》等情况进行专题调研。

8月17日　县委、县政府召开全县贯彻市"四城同创"(国家卫生城市、国家园林城市、国家环境保护模范城市和江苏省文明城市)会议精神动员大会,明确盱眙县创建江苏省文明城市的目标任务,动员全县上下迅速行动,全力以赴,争创省级文明城市。

11月6日　初级卫生保健创建工作接受市级评审,管镇、官滩被确认为初级卫生保健先进乡镇,桂五、仇集、王店、淮河被确认为初级卫生保健合格乡镇。

11月11日　县委、县政府在都梁大会堂召开全县农村合作医疗工作会议。参保对象是全县农村居民、县属农林场圃全体居民、未参加城镇职工医疗保险的乡镇企业职工和在乡村的其他人员。

12月19日　县医院心脏内科成功为一名病态窦房结综合征患者施行心脏双控永久起搏器安装术,填补技术空白。

2003年

4月30日　江苏省卫生厅对外公布:盱眙县发现一例输入性传染性非典型肺炎病例。

5月6日　市委书记丁解民亲临盱眙县定点救治"非典"患者的县医院听取有关救治情况汇报,并与隔离病区医生、护士通电话,勉励他们一定要把患者治愈,同时确保自身不被感染。市、县领导非常关心患者情况,并帮助解决资金、技术和物资上遇到的难题。盱眙县为抢救患者,建立专门班子,提供各方面保障。

5月13日　经过半个月的隔离,盱城镇城北隔离区的10户居民和清水坝留验站的19名与非典患者有接触人员全部解除隔离。全县抗击"非典"工作取得阶段性胜利。防"非典"期间,全县设立21个留验站,累计留验人员1831人;发热病人接受跟踪检查,并由县医院医生会诊。全县设立5个交通卡,对来往人员测体温。

7月3日　县政府召开"五件实事"(新型农村合作医疗费、改水、税费改革、公路建设、草危房改造)落实工作会议。用3年时间办好"五件实事"。

7月9日　首批价值6万余元的赈灾药品及捐赠帐篷在省政协委员、省红十字会常务副会长周加才及省红十字会赈灾救护部干部的护送下抵达盱眙县淮河镇蛤滩渡口,为受灾群众及时送来爱心与关怀。

7月15日　受国务院委托,卫生部副部长王陇德到盱眙县检查抗洪救灾及卫生防病工作。王陇德一行考察明祖陵镇渡口村灾民安置点、兴隆乡中心小学灾民安置点。

8月3日　省委书记李源潮、副省长吴瑞林带领省直有关部门负责人到盱眙视察灾民安置和抗洪救灾工作。

12月3日　"盱眙县野马追规范化种植基地"被确定为全省6个道地、地产中药材规范化种植基地之一,是淮安市唯一一家。

12月13日　王店乡承担的"野马追标准化种植技术推广"项目接受由江苏省中医药研究院院长段金敖、淮安市科技局副局长宋延其一行7人组成的验收委员会验收。

2004 年

1月12日　中国红十字总会在淮河镇开展"博爱送万家"活动,中国红十字总会秘书长苏菊香、省红十字会会长吴锡军在活动仪式上讲话。中国红十字总会向淮河镇灾民捐赠物品价值4万余元。

7月26日　按照市卫生局《卫生监督和疾病预防控制体制改革的实施意见》,县政府组建盱眙县卫生监督所和盱眙县疾病预防控制中心,县皮肤病防治所更名为县皮肤病性病医院,整体划给县疾病预防控制中心。

9月　县中医院实施股份制合作改造,开设10个专科门诊,其中老年病、颈肩腰腿病专科门诊具有特色。

10月16日　盱眙县有100人在"志愿捐献者同意书"上签字,成为中国造血干细胞捐献者资料库的新成员。

2005 年

3月1日　全县卫生工作会议召开。

4月27日　省红十字会赈济救护部部长赵志民到盱眙实地察看4月20日龙卷风袭击造成的灾情,并为受灾严重的维桥乡大圣村团结组谷明华家送上慰问金。

8月14日　江苏省淮河流域重点地区居民健康状况调查启动及现场培训会在盱眙县召开。国家卫生部于2005年7月选择安徽、江苏、河南三省的部分县开展淮河流域重点地区居民健康状况调查工作,具体由中国疾控中心实施。中国疾控中心在盱眙县重点地区马坝、黄花塘等7个乡镇46个村开展调查。

10月26日　县政府在马坝镇举行全县计划生育奖励扶助金首发仪式。全县有708人享受每户600元奖励扶助金,共发放42.48万元。

11月24日　县妇幼保健所通过"省级甲等妇幼保健所"评审验收,成为全市首个省级甲等保健所。

12月7日　县委、县政府召开创建省级初级卫生保健先进县暨农村合作医疗、农村改水工作推进会。

是月　盱眙县通过创建省级初级卫生保健先进县验收。

2006 年

3月15日　县政府十四届三十次常务会议会办建设县医院病房楼等问题。

3月　县政府召开全县合作医疗工作总结和任务布置会议。会上表彰盱城等10个先进乡镇,并与各乡镇政府签订目标责任状。

5月　全县上百个困难企业近4000名退休职工享受到免费医疗保险。

6月1日　县保健所为100名"健康宝宝"举行颁奖典礼。4～5月,县妇幼保健所开展一年一度的"六一"城区儿童体检活动,并与上海"森德贝"公司盱眙分公司、县恒达贸易有限公司联合举办"森德贝杯"百名健康宝宝评选活动,从千余名参选儿童中评出100名"健康宝宝"。

7月1日　县农村合作医疗补偿执行新标准。原门诊费用补偿由10%提高到20%;将门诊特殊病种纳入大病范畴,视同住院进行补偿;住院医药费用补偿不设起付线,实行零起报,并在两个基础段上提高报销比例,年度最高累计补偿封顶线从2万元提至3万元。

7月28日　县政协七届十六次常务会议协商通过《关于进一步加强我县社区卫生服务工作的建议案》。

7月31日　全县农村50～59周岁计划生育独生女父母奖励扶助金首发式在桂五举行。全县637名符合条件的农民每人每月可获得50元扶助金。

9月16日　召开农民健康工程会议。

12月15日　盱眙县启动第五轮全球基金疟疾防控项目工作。第五轮全球基金疟疾防控项目旨在加强中国南部地区疟疾控制工作。盱眙县是该项目实施县之一。

2007年

1月15日　淮安市委书记丁解民到盱眙调研计划生育及医院建设工作。丁解民在盱眙县第二人民医院调研时强调要高度重视治理出生人口性别比升高的问题,严格执行B超使用管理制度,严禁非医学胎儿性别鉴定。

4月3～4日　省政协人口资源环境委员会到盱眙县调研农村饮用水安全工作。截至2006年,盱眙县有116个乡村铺设自来水,累计投入9223.75万元。全县农村自来水普及率达80%。

7月13日　县委常委、宣传部部长朱海波看望慰问冼梦雪父母。县第五中学学生冼梦雪年初病逝后捐出眼角膜。7月上旬,冼梦雪被评为首届"淮安亲情大使"。

8月25日　举行县城居民医疗保险卡发放仪式,办卡3万张。

10月　马坝镇、管镇镇、桂五镇分别设立"卫生监督分所",构建农村卫生监督网络。

12月　县医院病房楼竣工。该楼由南京九建公司承建,占地5728.3平方米,建筑总面积21920.8平方米,建筑总高度61.5米,地面15层,地下2层,共有病床468张。

是年　盱眙县通过市级"规范化新型农村合作医疗管理县"验收。

是年　县中医院开展二级甲等中医院创建并通过市评审验收。县中医院出台惠民医疗政策,落实惠民医疗措施,成为盱眙县首个惠民医院。

是年　盱城镇、马坝镇、官滩镇、观音寺镇、河桥镇、王店乡建成人口和计生便民服务大厅,应用政务信息系统和指纹识别系统开展便民服务。

2008年

3月1日　中国红十字会有关领导到盱眙考察调研。

3月12日　县中医院成为淮安市首批"二级甲等中医院"。县中医院成立司法鉴定所。

5月12日　四川地震,县红十字会收到捐款9.287万元,物资折价6.24万元,并及时将款物转交有关部门。

5月中旬　县卫生监督所检查"五小行业",重点检查"三证"持有、"三防"设施、餐具及公共用具消毒等。

5月29～30日　中国援助的非洲国家疟疾防治技术班学员(12个国家)在江苏省寄生虫病防治研究所疟疾室负责人曹俊带领下到盱眙县考察疟疾病防治工作。

5月30~31日　省农村改厕工作组到盱眙县调研改厕工作进展情况。截至5月31日,全县建成三格式无害化厕所9707座。

9月18日　盱眙县防震减灾应急救援志愿者服务队成立。

9月19日、26日　盱眙县新生儿出生缺陷监测分别通过省级和国家级有关专家的考核验收。

9月27日　县政协医卫组和县红十字会联合在官滩镇组织造血干细胞血样采集活动,130人接受血样采取。

11月11~12日　盱眙县接受并通过省级卫生县城工作验收。

11月15日　马坝镇创建省级卫生镇,并通过省考核组验收。

2009年

1月13日　盱眙县被授予"江苏省卫生县城"称号。

3月　盱眙22个项目获批国家"扩内需"项目,金额1586万元,其中乡镇卫生院建设项目3个,补助资金190万元。

是月　盱眙县流动人口计划生育管理办公室成立,开展流动人口查证、登记工作,对流动人口登记、造册,分一般对象和重点对象建立管理服务档案,做到乡村有总账,户户有资料。

4月16日　中央扩大内需检查组第十组在黑龙江省原纪委书记杨光洪率领下到盱眙检查。检查组先后检查维桥乡农民饮用水安全工程(总投资40万元)及马坝镇中心卫生院病房楼附属污水处理、消防、配电设施建设项目。

5月24日　上午,县红十字会在穆店乡政府组织捐献造血干细胞血样现场采集活动,70名志愿者签署"造血干细胞志愿者同意书",并抽血取样。

6月15~16日　全省农村改厕现场会在盱眙县召开,县领导在会上作经验介绍,与会人员参观杜山村和三塘村改厕现场。截至7月,盱眙县投入改厕经费790万元,改厕1.58万座,完成全年任务87.8%。

6月26日　全市农村改厕观摩会在盱眙县召开。

8月　县中医院骨伤科开设免费"无陪护病区",这是继省人民医院之后苏北首家推出的免费无陪护病区。

9月1日　50多岁的古桑乡农民因肝癌入住县医院,院长助理胡立平经过3个多小时手术,为患者摘除重达2500克的右肝肿瘤,这在县内医院尚属首例。

9月7日　铁佛镇发生首例甲型H1N1流感病例报告。疫情发生后,县疾控中心立即启动应急机制,组织人员及时开展流行病学调查、采样及疫点消毒处理工作。

10月28日　盱眙县启动农村妇女"两癌"免费筛查工作。盱眙县是乳腺癌、子宫颈癌免费筛查13个省级项目试点县之一,年底共筛查完成1.25万人。

12月30日　盱眙北大医院开业,卫生部原副部长、中国医师协会和中国健康教育协会会长殷大奎等出席。盱眙北大医院是盱眙县境内以民间资本创办的综合性医疗机构,位于县客运中心东侧,租房办医。

是年　全县确诊甲型H1N1流感病例9例,均痊愈。

2010年

4月20日　上午,南京市胸科医院胸部疾病盱眙诊疗中心揭牌仪式在盱眙县人民医院举行。副县长张晓红、南京市胸科医院院长陈宇宁出席揭牌仪式。

5月8日　县人民医院举行"5·12"国际护士节系列庆祝活动。200多名护理人员参加。36名20年以上护龄的护理工作者受到表彰和奖励。新、老护士代表作典型发言,10名年轻护士作护理礼仪展示。

是月　启动全球基金艾滋病项目,并成立项目办公室,制订全年工作计划。

6月　县出台新型农村合作医疗补助标准,个人年度累计补助上限由6万元调整到12万元。

7月　盱眙县开始启动消除疟疾行动暨全球基金疟疾项目工作,制订盱眙县消除疟疾行动计划(2010~

2020年)和全球基金疟疾项目前两年工作计划。

9月13~14日 国家教育督导团、卫生部及教育部专家到盱眙检查指导学校体育卫生工作。

10月1日 盱眙县成为江苏首批开展提高农村儿童重大疾病医疗保障水平试点县。

10月14日 盱眙县官滩镇通过省级卫生镇考核验收。

10月28日 盱眙县接受"江苏省实现2010年消除碘缺乏病和重点地方病防治规划"(2004~2010年)终期评估并通过考评。

11月 盱眙县创建A级学校食堂28个,是淮安市拥有A级学校食堂最多的县(区)。

2011年

2月 盱眙县被国务院医改办列入全国医改中期评估调查抽样县,接受国家指导组评估。

3月23日 江苏省"3·24世界防治结核病宣传日"活动在盱眙县马坝镇举行。省卫生厅疾控处处长吴红辉、市疾控中心主任刘林飞参加活动。

3月29~31日 全球基金疟疾项目江苏省会议在盱眙县泗州君悦饭店召开,参加会议250人。

3月30日 在江苏省随机抽取的盱眙和东海现场碘盐检测和碘缺乏病宣传工作检查中,盱眙县碘盐覆盖率、碘盐合格率和合格碘盐食用率均达100%,通过消除碘缺乏病防治工作终期考核评估。

是月 朝鲜卫生部国家疟疾项目经理kim Yun Chol等到盱眙县考察疟疾防治工作并学习全球基金疟疾项目管理经验。

4月6~7日 江苏省"发热伴血小板减少综合征"监测工作会议在盱眙县召开。

4月24日 东南大学医学院和东南大学附属中大医院苏北介入微创诊疗中心、苏北乳腺疾病诊疗中心揭牌仪式在县医院举行。

4月27日 国家级专家督导县中医院"三网监测"工作。"三网监测"指监测孕产妇死亡、5岁以下儿童死亡和出生缺陷,是国家妇幼卫生保健工作的重要内容。

5月31日 台湾快乐医疗代表团在团长陈中瑞的带领下到盱眙考察。

6月26日 全县所有乡镇卫生院和村卫生室全面实施基本药物制度并实行零差率销售。

7月20日 国家及省疾控中心调研组、市疾控中心督导组到盱眙检查调研结核病防治工作。

8月25日 世界卫生组织联络官员、卫生部、省卫生厅一行6人到盱眙县考察疟疾病防治工作。

8月31日 "盱眙造血干细胞捐赠第一人"——盱眙中学教师吴桂兵赴宁配型。至此,盱眙已有120名志愿者的造血干细胞存入中华骨髓库。

9月20~22日 国家项目办、全球基金疟疾项目地方代理机构一行11人到盱眙检查全球基金疟疾项目资料(代表江苏省接受检查)。

11月30日 县中医院新建23层综合楼落成典礼暨南方医科大学附属苏北医院揭牌仪式在泗州君悦饭店举行。

是年 县医院被确定为江苏省首批15家县级公立医院综合改革试点医院。

2012年

2月6日 全县人口和计划生育工作会议召开。全县计划生育率95%,出生人口性别比例保持在100:110.65以内,达到省定控制标准,被省政府表彰为江苏省人口协调发展先进县。

3月6日 县中医院血液净化中心接受省血液透析质量安全管理检查组检查,获得肯定。

4月24日 全市卫生监督工作暨信息系统现场会在盱眙县召开,县卫生监督所作经验交流。

5月24日 省卫生厅副厅长黄祖瑚到县医院调研。

7月1日 全县所有定点医疗机构开展按床位和按病种付费的混合支付方式改革,提升精细化管理水平。盱眙是淮安市唯一一家新农合支付方式改革试点单位。

10月16~17日 省卫生厅领导到盱眙督导县级公立医院综合改革试点工作。

是年　盱眙县开展人文生态引导工程德业双馨"十佳医护工作者"评选,马大年、王利、刘仁平、刘国斌、张磊、倪风、徐士兵、徐步、徐孝义、董静武入选。

是年　县医院被卫生部确定为基层医院慢性疾病标准宣传试验基地。

2013年

3月1日　县医院取消药品加成,调整医疗服务价格,改革医保支付方式,破除"以药补医"机制,医改工作稳妥推进。

4月15日　实施妇女关爱工程,"一站式"免费婚检服务中心正式运行,地点设在盱城镇计生服务站。

7月8日　江苏省农民健康百村工程暨大型义诊活动在盱眙启动,淮安市委副书记练月琴,盱眙县委书记、县人大常委会主任李森,江苏省红十字会副会长潘宗白,南京中医药大学党委书记陈涤平,农民日报社编委沈建华,共青团江苏省委副书记蒋敏等出席。

是年　盱眙县省级卫生县城复审通过初评。

2014年

1月12日　盱眙农村饮水安全工程通过竣工验收。

1月26日　县医院报告1例人感染H7N9禽流感病例,县疾病预防控制中心规范开展现场流行病学调查和采样,排查、追踪密切接触者,开展为期8天的观察;对县人民医院、县中医院强化监测2周,采样送检29例,经过检测,6例为甲型H1N1流感、1例为B型流感,无继发病例。

4月　江苏财政预拨盱眙县新型农村合作医疗资金4214万元,用于补偿农民的医药费用。

5月30日　县政府召开省级慢性非传染性疾病综合防控示范县创建工作动员会,12月11日通过考核验收。

11月26日　疟疾病防治通过省消除疟疾达标考核。

12月8日　盱眙县部署推进省级文明城市、国家级卫生县城、生态县创建和城乡环境综合整治"三创建一整治"工作。

12月18日　省卫计委组织专家现场考评盱眙县创建"卫生应急工作示范县"工作。考评组首先观看县卫生应急视频指挥系统演示,随后分四组现场考核档案资料、医疗卫生系统、重点企业、学校幼儿园等相关机构,认为达到标准。

是年　推行健康管理团队和乡村医生签约服务,全县组建79个健康管理团队,下村工作1750次;在9个乡镇66个村开展乡村医生签约服务,签约5748户、13915人。

2015年

2月2日　县委议事会议研究决定,对县中医院进行改制。

2月27日　盱眙县组织收听收看全省推动民生建设迈上新台阶暨综合医改试点工作动员电视电话会议。

3月30日　召开全县卫生工作会议。

6月8日　县医院新院区启用并举行院校合作揭牌仪式。中国医院协会、江苏省医院协会、南京医科大学、东南大学附属中大医院、扬州大学医学院、盐城卫生职业技术学院等院校和合作单位相关负责人出席活动。中国医院协会、江苏省医院协会会长唐维新,盱眙县委书记李森为"盱眙县人民医院新院区"揭牌。

7月14日　盱眙创建国家卫生县城通过市级考核验收。由市爱卫办副主任张德荣带领的专家组通过听取汇报、现场检查、民意调查、综合评定等方式考核盱眙县健康教育、市容市貌、环境卫生、环境保护、公共场所卫生、食品安全、社区和单位卫生等,同意通过市级考核验收。盱眙县获得向全国爱卫会申报创建国家卫生县城资格。

7月30日　盱眙县召开无主精神障碍患者和肇事肇祸等严重精神障碍患者救治救助管理工作会议。

8月14日　县卫生局和县人口与计划生育委员会合并成立盱眙县卫生和计划生育委员会,内设10个科室,办公地址为盱城街道金源南路18号。

8月21日　盱眙县兑付上半年计划生育奖励扶助金303万元。其中,省政策奖励扶助金172万元,惠及3583人;市政策奖励扶助金131万元,惠及4377人。

9月13日　英国内务部国务大臣、枢密院顾问官麦克·贝茨勋爵完成"为和平行走"徒步中国(盱眙段)。中国红十字会联络部部长张明全程陪同。

10月8日　盱眙县召开江苏省"十二五"人口和计划生育终期评估暨人口协调发展先进县创建工作推进会。

10月17日　世界卫生组织总部疟疾司司长佩德罗一行到盱眙考察盱眙县消除疟疾工作。

12月21日　盱眙县第二人民医院创建二级医院通过市级专家评审。

12月23日　省医学会科技服务站(盱眙乡镇糖尿病医生培训)揭牌仪式在县医院新院区举行。

2016年

2月18日　召开全县卫生计生工作大会。

3月　县疾控中心承接世界糖尿病基金会与江苏省卫计委合作的基本公共卫生服务省级创新试点项目——特定人群健康水平测量与评价工作任务,成为淮安市唯一的项目县。

4月18日　县精神康复医院整体搬迁到盱城街道黄牌街50号。

7月20日　省2016年上半年传染病防治工作会议在盱眙召开。

8月3日　省应急办主任沈仲一一行到盱眙县调研卫生应急管理工作。

8月30日　盱眙县举行家庭医生签约服务启动仪式。

10月28日　县医院加入淮安市第二人民医院集团签约揭牌仪式举行。

11月8日　县中医院建院三十周年暨直线加速器正式投入运行仪式在县大剧院举行。

11月18日　省卫生和计划生育委员会重点扶贫暨盱眙县人民医院与黄花塘镇卫生院组建医联体签约揭牌仪式举行。

12月23日　省公立医院综合改革效果评价复核评估组到盱眙指导工作。

是年　县第二人民医院与"互联网+中医"网络平台合作,实现淮安市首家互联网全国名中医专家远程会诊。

2017年

1月　组织春节期间全县流动人口关怀关爱活动。

是月　专家组抽查验收省卫生村、省健康社区、省健康单位创建工作。

2月15日　召开全县卫生计生大会。

3月1日　召开全县性别比治理工作会议。

3月14日　"江苏省麻风病主动发现项目"启动专题会议在盱眙召开。

是月　接受市2016年度基本公共卫生服务项目绩效考核。

4月7日　召开全系统作风建设暨效能提升会议,部署"懒政怠政、中梗阻"等问题专项整治行动。

是月　县卫生计生系统开展"树形象、谋发展——我为卫计事业发展建言献策"活动,共收到文章100余篇、建言献策500余条。

是月　制定盱眙县2017年度乡镇街道计划生育工作科学跨越发展考核细则,"有福童享"农村留守儿童健康关爱项目启动实施。

5月12日　召开"5·12"国际护士节表彰大会。

5月15日 召开"5·15"家庭文化春风行动暨"和美·幸福家庭"表彰会。

5月23日 盱眙获得市卫生计生委举办的"弘扬爱国卫生传统,共建同享健康淮安"主题爱国卫生知识竞赛决赛团体一等奖和个人一等奖。在网络竞赛期间,共吸引3222人参赛,参赛13723人次,列全市第四。

5月25日 开展中国计生协会"为爱坚守"关爱农村留守妇女项目暨江苏省计生协会第19个会员活动日启动仪式。

是月 开展全国流动人口卫生计生动态监测入户调查工作。

是月 县政府第十七届第四次常务会议同意出台首届"盱眙名医"评选活动工作方案。

6月1日 中国计生协到盱眙调研"为爱坚守"——关爱农村留守妇女项目。

6月6日 启动盱眙名医评选工作。

6月12日 国家中医药管理局人事教育司师承继教处处长张欣霞及省市卫生计生委相关领导调研盱眙县中医院全国基层名老中医药专家传承工作室项目建设情况。

是月 省卫计委流管处处长赵恒松一行到黄花塘镇调研关爱留守儿童项目进展情况。

7月20日 召开全县卫生计生系统半年工作推进会。

是月 县委书记梁三元到南京医科大学、省人民医院和鼓楼医院推动院府合作事宜。

是月 县长朱海波代表盱眙在全市深化医改工作会议上作题为《履行政府责任,建设健康盱眙》的经验交流发言。

是月 开展全国计划生育状况抽样调查入户调查工作。

是月 健康关爱农村留守儿童"有福童享"项目文本获全市一等奖。

8月11日 省人民医院与县人民政府医疗卫生合作、省人民医院技术支持医院、省人民医院冠心病中心盱眙县人民医院分中心和江苏省危急重症远程诊疗网络医院签约揭牌仪式在县人民医院隆重举行。省人民医院党委书记赵俊、淮安市副市长王红红、盱眙县委书记梁三元出席签约揭牌仪式并讲话。省人民医院副院长占伊扬、杨志健,淮安市卫生计生委主任孙邦贵,盱眙副县长雍梅等出席活动。盱眙县委常委、宣传部部长张晓红主持仪式。江苏省人民医院党委书记赵俊与副县长雍梅签署《院府合作框架协议》,占伊扬、杨志健副院长分别与县医院院长张卫东签署《技术支持医院协议》《冠心病分中心暨网络医院合作协议》。

8月25日 召开全县家庭医生签约服务现场推进会,县卫生计生委主任葛云到会讲话。

是月 县政府召开第十七届第七次常务会议,研究增加疾病预防控制工作经费等问题,并解决2017年度2~14周岁独生子女父母奖励金问题。

9月22日 县卫生计生系统开展"强素质·树形象"十大技能竞赛活动。

是月 组织全县计生站站长观摩交流"有福童享"项目。

是月 盱眙组织参加全市基层康复岗位练兵和技能竞赛,荣获个人二等奖2个、团体二等奖1个、创新组织奖1个。

10月15日 全面启动国家卫生县城创建工作。

10月27日 盱眙县病媒生物防制工作和鼠类、蚊虫、蝇类、蟑螂控制情况顺利通过专家组考核验收。

是月 县政府办公会议听取县卫生计生委主任葛云关于建设县公共卫生服务中心有关情况的汇报。会议原则上同意新建公共卫生服务中心;同意县卫生计生委、财政局研究确定提高基层医疗机构基本药物补助比例,按照逐年增长机制,实行动态调整。

是月 盱眙顺利通过全国满意乡镇卫生院评估验收。

11月28日 盱眙顺利通过国家卫生县城考核评估。

是月 盱眙参加全市卫生应急心肺复苏展演,荣获一等奖2个、二等奖2个。盱眙参加流动人口卫生计生工作图片集锦展评,荣获市一等奖。

是月 县卫生计生委组织参加全市流动人口工作业务知识培训和竞赛活动,县卫生计生委获得集体二等奖,1人获得二等奖,2人获得三等奖。

12月8日　盱眙县顺利通过江苏省示范乡镇卫生院、江苏省示范村卫生室评估验收。

12月10日　盱眙通过市级特色科室评估验收。

12月11日　盱眙家庭医生工作站通过市级评估验收。

12月15日　省卫生计生委副主任、党组成员李少冬调研盱眙基层卫生人才工作。

是月　盱眙迎接市对县科学发展跨越目标考核，获得全市卫生计生工作考核第二名。

是月　盱眙的全国流动人口卫生计生动态监测调查质量以零误差位列全国第一。

是月　盱眙开展的健康关爱农村留守儿童"有福童享"项目荣获市一等奖。

2018年

1月1日　县卫生计生系统举办首届健康杯系列活动。

1月4日　县卫生计生委举办"健康365拥抱新时代"诵读活动暨都梁杏林读书会揭牌仪式。

1月12日　县长朱海波、副县长雍梅调研县公共卫生服务中心筹建工作。

1月18日　县卫生计生委举办"生育关怀——健康大讲堂"宣讲活动，并召开全县医疗质量管理分析会。

1月19日　县卫生计生委召开流感整治方案（2018版）培训会。

2月1日　县卫生计生委获"2016—2017年度全县党员冬训工作先进集体"。

2月6日　副县长雍梅召开全县家庭医生签约服务办公会。

2月9日　19点，盱眙名医10人参加2018年盱眙县春节联欢晚会。

2月28日　副县长雍梅、桑荟和县卫生计生委主任葛云、县卫生计生委副主任王兆勇与国联、住建部门相关人员赴涟水县考察公共卫生服务中心建设情况。

3月2日　县卫生计生委接受淮安市2017年度国家基本公共卫生服务免费提供避孕药具项目绩效评价（督导）。

3月16日　县政府召开告别农村旱厕工作任务交办会，副县长雍梅出席会议，并提出要求。

3月22日　市卫生计生委副主任俞伟男到盱眙调研医改工作。

3月27日　县卫生计生委召开全县卫生计生工作会议，副县长雍梅、桑荟出席会议。县卫生计生委召开党风廉政和行风建设工作会议，县纪委派驻卫计委纪检组长黄文科出席会议并讲话。

是日　举行盱眙首届名医颁奖典礼。县委副书记、县长朱海波，副县长雍梅、桑荟，县政协副主席殷建春，县人大常委会党组成员高伟森出席会议。会议表彰盱眙名医提名奖获得者10人、盱眙名医10人、盱眙名医特别贡献奖获得者5人。典礼以表彰加节目的方式举行。在典礼上，500余名医务工作者进行《盱眙医务工作者宣言》宣誓。

4月8日　淮安市2017年妇幼重大公共卫生服务项目绩效考核小组到县妇幼保健院检查工作。

4月11日　市卫生计生委张其虎副书记到盱眙官滩镇卫生院、官滩镇霍山村卫生室调研健康扶贫工作。

4月13日　县政府召开盱眙县创建全国文明城市暨国家卫生县城动员大会。

4月19日　召开县公共卫生中心设计方案初评会。深圳市建筑设计研究总院有限公司、江苏省建筑设计研究院有限公司、北京中外建筑设计有限公司汇报设计方案。会议由副县长雍梅主持，副县长林波讲话。

5月9日　县委常委、副县长林波，副县长雍梅，县卫生计生委主任葛云，副主任王兆勇，县医院院长张卫东，管镇中心卫生院院长邓善平，实地考察新建管镇中心卫生院选址工作。

5月10日　县第六次规委会审议通过县公共卫生服务中心规划设计方案；河桥、旧铺、管镇三个中心卫生院选址方案同时获得通过。

5月14日　县卫生计生委召开《盱眙卫生健康史研》编纂工作动员部署会。县直医疗卫生单位主要负责人、各乡镇（街道）卫生院院长、计生站站长、民营医院院长、三河农场卫生院院长、计生办主任、卫生计生委领导班子全体成员、卫生计生委各科室负责人、健康史研编辑部全体成员参加会议。

5月17日　县卫生计生委主任葛云召开部分离退休人员座谈会，商讨《盱眙卫生健康史研》编纂工作。

6月6日　县长朱海波、副县长雍梅召开农村改厕工作推进会。会前,与会代表观摩淮河镇改厕现场。

6月21日　市政协调研盱眙农村改厕工作。

6月22日　省政协调研盱眙农村改厕工作。

7月1日　举办中医中药中国行——盱眙中医药文化推进行动大型主题活动。

7月6日　盱眙县"都梁健康大讲堂"在县大剧院开讲,全县各机关、企事业单位干部职工、城乡部分广大居民1000余人参加。举办大讲堂活动旨在落实《健康中国2030规划纲要》精神,推动健康中国、健康盱眙建设,提升全县居民健康素养。

7月11日　县卫生计生委举办2018年度卫生计生信息化大讲堂,邀请南京医科大学医政学院副教授黄学宁、盱眙县医保办信息科李光亚、盱眙县人民医院信息科工程师马方授课。

8月1日　市卫生计生委副主任吴云生一行到盱眙督查农村改厕工作,副县长雍梅、县爱卫办相关负责人员陪同检查。

8月11日　盱眙庆祝首个中国医师节医院文化建设论坛在盱眙县人民医院举行。江苏省人民医院党委书记赵俊,《健康报》江苏记者站常务副站长、东南大学附属中大医院宣传部部长程守勤分别作学术讲座。

8月14日　召开"好医生""好护士""好村医"评定会议。副县长雍梅、桑荟及县"好医生""好护士""好村医"评选工作领导小组成员单位负责人参加。

8月18日　在县大剧院召开首个中国医师节庆祝大会。县委书记梁三元、县人大常委会主任姚玉祥、县政协主席毛文博等参加。

8月22日　省卫生计生委和省食药监局督查盱眙县预防接种和疫苗流通管理工作。

8月28日　涟水县专家组对盱眙县铁佛、管仲、穆店、旧铺卫生院及部分村卫生室中医药"十三五"行动计划落实情况进行督查。

8月29日　盱眙接受"城乡环境卫生整洁行动"(2015～2020年)省级中期评估。省交通运输厅海员工会副主任阮忠、省卫生计生委疾控处(爱卫办)主任科员储剑伟、省疾控中心消媒所副主任医师张爱军、市卫生计生委副主任于龙门、市卫生计生委爱卫处处长廖善兵、市爱卫办王忠参加考评。

9月18～20日　完成基层卫生十强县宣传片拍摄工作。

9月26日　市计生协联合县计生协在盱眙县技师学院开展"成长关怀——青春健康进校园"活动。

9月28日　县卫生计生委参加全市卫生应急素养暨自救互救情景剧展演,县医院《天使之爱》情景剧获优秀创作奖。

10月11日　中国疾控中心慢性病中心主任吴静带领中国科学院、中国疾病预防控制中心专家一行6人到盱眙调研癌症综合防治项目工作,省疾病预防控制中心副书记周永林、市卫生计生委副主任吴云生等陪同。

10月18～19日　省基层卫生协会在盱眙举办"高血压、糖尿病管理培训班——盱眙站"活动,金湖县、洪泽区同时参加培训。

10月26日　市十七纪检组督查县卫生计生委健康扶贫工作。

10月31日　天泉湖镇创建省级卫生镇通过省专家组考核评估。

11月4日　经专家评审和市卫生计生委审定,县妇幼保健院通过二级医院评审。

11月6日　县卫生计生委荣获全国流动人口动态监测调查优秀单位;县卫生计生委副书记姚克志、计划生育管理科科长宋威荣获全国流动人口动态监测调查省级优秀先进个人。

11月20～21日　中国社会福利基金会科技健康公益基金管委会执行主任兼秘书长蔡君翼一行5人到盱眙调研精准扶贫,就"精准医疗扶贫项目"进行实地调研。

11月24日　举行2018年南京中医药大学"西学中"培训班开班仪式。

12月4日　全县2018年农村改厕工作通过省级考核验收。

12月4～8日　县卫生计生委医院管理干部培训班在南京医科大学举办。

12月20日　盱眙县创成江苏省基层卫生十强县。

12月21～23日　农工党北京市西城区委组织党员专家到盱眙县进行医疗帮扶,开展义诊、医学讲座等工作。

12月21日　盱眙全民健康信息平台接受省级分级评价标准四级评测。

12月24日　盱城街道五墩社区流动人口社会融合示范社区创建通过市考核验收。

12月27日　县计划生育协会会长雍梅在省计生协五届五次理事会议会上作交流发言。

2019年

1月1日　举办第二届"健康杯"系列健康促进活动。

1月2日　副县长董清现场推进县精神康复医院迁建项目。

1月4日　省医改办领导对盱眙县2018年度县级公立医院改革情况进行复评审。

2月2日　盱眙县卫生健康委员会(简称"县卫健委")挂牌成立。

2月13日　成立中共盱眙县卫生健康委员会机关委员会。

2月19日　开展2019年餐具集中消毒服务单位"蓝盾行动"。

3月5日　开展全县2019年打击非法行医、进一步整顿医疗秩序"春雷行动"。

3月7日　县妇幼保健院妇女保健部被国家妇联授予"全国巾帼文明岗"称号。

3月8日　县卫健委系统工会组织女职工到句容参观新四军纪念馆。

3月9日　盱眙县医学会被市医学会表彰为2018年度先进县(区)学会。

3月13日　全县卫生健康工作会议召开。

3月16日　接受省级2018年度基本公共卫生服务项目绩效评估。

3月18日　完成盱眙县卫健委"三定"方案。

3月25日　盱眙县老龄工作委员会办公室转入盱眙县卫生健康委员会。

3月27日　由盱眙县卫健委承办的淮安市妇幼健康工作会议在盱眙召开。

4月7日　组织开展"全民健康覆盖"世界卫生日宣传活动。

4月9日　县卫健委承办淮安市基层卫生工作会议。

4月11日　全市爱国卫生工作会议召开,盱眙县获先进单位,全市排名第一,县卫健委副主任胡松柏在会上交流发言。

4月16日　省中医药管理局委托第三方对全县中医馆展开中医药资金绩效评价现场核查工作。

4月15～21日　开展2019年全国肿瘤防治宣传周活动。

5月8日　市卫健委主任孙邦贵到盱眙调研卫生健康工作。

5月20日　省卫健委组织的专家评审组对盱眙县人民医院二级升三级医院进行现场评审验收。

5月31日　全市卫生健康系统信息化培训会议在盱眙县召开。

6月10～16日　开展全国第一个老年健康宣传周活动。

6月27日　县公立医院综合改革工作得到省政府通报表扬。县医院被市政府列为市级现代医院管理制度试点单位。

6月28日　市、县院长论坛(盱眙站)在盱眙召开,县卫健委主任葛云致辞。

7月3日　县医院晋升为三级综合医院。

同日　开展全县矿山、铸造、铅酸蓄电池、化工等行业领域尘毒危害专项治理。

7月10日　县委书记梁三元调研全县基层医改工作,并召开全县综合医改工作推进会议。

7月18日　南京工程学院党委书记史国君到盱眙考察调研卫生健康工作。

7月22日　完成省双创博士评审工作。

7月23日　省九三学社江苏省委员会到盱眙调研农村乡镇卫生院医养结合现状。

8月13日　开展全县尘毒危害专项执法工作。

8月16~17日　组织开展第二个中国医师节慰问工作。

8月19日　举办庆祝第二个"中国医师节"演讲比赛暨盱眙"好医生""好护士""好村医"表彰会议。

9月5日　淮安市医师协会在县医院举办医学科学和医学人文巡回讲学活动。

9月7日　县计生协会联合县心理咨询师协会在都梁公园开展"花好月圆,情满中秋"计生特殊家庭心理援助及中秋慰问活动。

9月19日　省卫健委公示2017~2019年周期新创建国家卫生县城名单,盱眙县名列其中。

9月21日　县卫健委对天生服装职业危害防护设施评价验收进行核查。这是县卫健委自职业健康职能调整以来首次参与企业职业病防护设施"三同时"验收。

9月23日　扬州大学医学院在盱眙县开设的"西学中"学习班在盱眙县中医院举行开班典礼。

9月24日　扬州大学医学院在盱眙县开设的研究生班举行开班典礼。

9月29日　盱眙县组织代表队参加淮安市出生缺陷综合防治技能竞赛暨2019年度妇幼健康技能竞赛,荣获3个团体奖(一等奖1个、二等奖2个),4个个人奖(一等奖1个、二等奖2个、三等奖1个),其中盱眙的林琴、朱蓓蕾代表淮安市参加省级竞赛。

10月9日　县卫健系统老龄协会换届选举。

10月15日　县医改小组赴江西考察调研医改工作。

10月16日　完成基层医疗信息系统和省妇幼健康信息平台URL嵌入工作。

10月24日　盱眙在省计生协组织的"关于流动人口计生协建设项目和流动人口关爱项目培训班"上交流"为爱坚守"关爱农村留守妇女项目经验。

10月29日　盱眙恒山肿瘤医院综合体项目奠基。

10月31日　省卫健委到盱眙调研职业健康工作。

11月5日　县长朱海波、副县长雍梅等一行对全县医疗卫生资源整合相关工作进行调研。

11月6日　在淮安市第八届"中国人寿"杯老年文艺节目汇演上,盱眙县获三等奖。

11月8日　中国科学院上海生命科学研究院上海斯莱克实验动物有限公司与盱眙县人民医院洽谈医院实验动物房的合作运营方式。

11月12日　预防接种标准化门诊建设和规范化管理工作通过市级验收考核。

11月14日　县人大常委会主任姚玉祥、副县长雍梅等一行视察"健康盱眙"建设情况。

11月16日　盱眙县二院首次承办市级继续教育项目"基层糖尿病诊治进展学习班"。

11月19日　县委第一巡察组巡察县卫健委工作动员会召开。

11月20日　江苏省农村户厕改造工作督查组对盱眙县进行督查验收。

11月21日　省"一带一路"疟疾防治技术培训班国外学员到盱眙进行参观交流。

11月22日　县政协调研全县综合医改工作情况,县政协主席毛文博出席。

11月23日　中国研究型医院学会移动医疗专业委员会到盱眙调研。

12月2日　国务院人居环境督导组对盱眙县农村户厕改造工作进行督查。

12月25日　盱眙县中医院"胡铁城江苏省名老中医药专家传承工作室基层工作站"通过江苏省中医药管理局专家组考核。

2020 年

1月11日　省人口与家庭动态监测调查工作督导组到盱眙调研。

1月18日　在南京大学举办以"畅叙医学乡贤情谊,共谋健康盱眙发展"为主题的盱眙籍医学乡贤活动。

1月19日　成立盱眙县新型冠状病毒感染的肺炎诊疗和防控工作领导小组和4个专班。

1月25日　盱眙县启动突发公共卫生事件一级响应机制。

1月29日　盱眙县明确新型冠状病毒感染的肺炎疫情联防联控工作指挥部"一办六组"工作职责。

2月5日　对建制小区实施封闭管控。

2月7日　成立盱眙县社会培训和托育机构疫情防控工作领导小组,全县的社会培训和托育机构暂停经营活动。

2月8日　做好全县工业企业复工和企业疫情防控工作。

3月3日　县委组织部批复,将原隶属镇(街)党委(党工委)管理的基层卫生院党组织调整为中共盱眙县卫生健康委员会机关委员会管理。

3月10日　成立盱眙县新冠肺炎疫情联防联控工作指挥部涉外防控协调组。

3月12日　全面推行"淮上通"电子通行证。

3月29日　全县卫生健康工作会议召开。

4月8日　县卫健委召开第一届工会会员大会。

4月9日　省妇女儿童福利基金会理事长赵鹏一行到县医院、县妇幼保健院调研指导工作。

4月15~16日　开展全县托育机构疫情防控卫生指导工作。

4月27日　盱眙县卫健委获得江苏省五一劳动奖状。

5月8日　省卫健委、省妇女联合会、省妇女儿童福利基金会在县大剧院举行"我助妇儿康·母婴健康守护行动"盱眙县试点启动仪式。

5月12日　召开盱眙县援鄂英雄事迹报告会暨庆祝5·12国际护士节活动。

5月15日　召开全县"健康·幸福家庭"表彰会议。

5月21日　市政府疫情督查组督查盱眙县疫情防控工作。

5月25日　县卫生监督所被确定为2020年医疗卫生行业"信用+综合监管"省级试点单位,是全省23家试点单位中唯一的县级监督所。

5月26~27日　省卫健委到盱眙开展新冠肺炎院感防控回头看及核酸检测工作专项督查。

5月27日　省卫健委体改处处长赵淮跃一行到盱眙对县级公立医院改革情况进行调研。

6月5日　召开全县卫生健康工作双过半推进会。

6月11日　县卫生监督所被确定为2020年江苏省卫健委卫生监督在线监督检测试点工作单位,是全省25家试点单位中唯一的县级监督所。

6月24日　县计生协在马坝镇石桥村开展"'粽'情'粽'意,爱在端午"关爱计生特殊家庭系列活动。

6月29日　县卫健委机关党支部被淮安市委授予"全市先进基层党组织"称号。

6月30日　县卫健委举行建党99周年党建知识竞赛。

7月1日　召开庆祝建党99周年暨迎"七一"表彰大会。

7月4日　县卫健系统组队参加全县庆祝建党99周年主题展示比赛,选送的《我们就这样问候春天》荣获一等奖;县医院选送的《战地书》荣获一等奖。

7月22日　省卫健委副主任周明浩、市卫健委主任孙邦贵带队督查鲍集圩行洪区人员撤退后的卫生防疫工作。

8月7日　盱眙县"万步有约"健走激励大赛项目举行启动仪式,副县长雍梅参加。

8月14日　马坝镇石桥村"暖心家园"中国计生协项目点揭牌。

是日　市委书记蔡丽新到盱眙探望行洪区安置点受灾群众并视察疫情防控和医疗救护保障情况。

8月19日　盱眙县举办"弘扬抗疫精神,护佑人民健康"庆祝第三个医师节活动,并进行网络直播。

是日　县委副书记、代县长孙志标到县医院慰问县医院、县疾控中心离退休及在职30年以上医师代表。

9月11日　市卫健委副主任赵国强到盱眙开展"把握人口变化趋势,促进人口均衡发展"专题培训。

9月23日　盱眙县接受市爱婴医院(卫生院)复评审暨助产技术服务质量评估。

10月1日　组织开展全县"敬老月"系列活动。

10月19日　马坝中心卫生院接受区域医疗卫生中心、社区医院、优质服务基层行推荐标准省级现场复核。

10月27日　省书法院院长李啸一行走进盱眙慰问抗疫抗洪一线代表。

11月1日　新时代文明实践"家医有约护健康"项目获江苏省第五届省志交会项目展示银奖。

11月5日　省卫健委到盱眙督查改善医疗服务和行风建设工作。

11月8日　第六届淮河骨科论坛暨江苏省级继续医学教育学习班在县医院举办。

11月18日　省医疗卫生行业综合监管第三督察组到盱眙督察医疗卫生行业综合监管工作。

11月20日　开展全县新冠肺炎疫情防控应急演练。

11月22日　生活饮用水在线监督监测工作正式运行。

11月25日　国家部委人居联合检查组现场检查淮河镇明祖陵村、沿河村。

是日　县卫健委被省委、省政府表彰为全省抗击新冠肺炎疫情先进集体。

12月11日　全县户厕改造通过省级考核验收。

12月24日　盱眙县被江苏省卫健委正式确定为省级慢性病综合防控示范区。

12月31日　县卫健委举办第四届"健康杯"新冠肺炎疫情防控院感知识竞赛。

2021年

1月11日　县委书记邓勇到县人民医院现场检查疫情防控工作,并慰问坚守在疫情防控工作岗位上的医务人员。

1月13日　市政府疫情督查组督查盱眙县疫情防控工作。

1月14日　建立县卫生健康系统个人廉政档案库。

1月15日　县长孙志标到现场推进疫情防控工作。

1月19日　调整盱眙县新冠肺炎疫情联防联控指挥部办公室及专项工作组成员。

1月22日　省卫健委副主任、一级巡视员李少冬到盱眙检查冬春季疫情防控工作。

2月9日　马坝中心卫生院异地新建项目奠基仪式隆重举行,副县长雍梅出席奠基仪式并讲话,马坝镇党委书记夏嫣、项目建设相关单位负责人等参加仪式。县卫生健康委员会党组书记、主任葛云主持活动。

2月15日　县委书记邓勇到县人民医院、县中医院、清水山庄集中医学观察点等处慰问一线医务人员。

2月25日　启动全县卫生健康系统作风效能提升年专项行动。

2月28日　召开全县卫生健康工作大会。

3月12日　召开全民新冠病毒疫苗接种工作部署会。

3月25日　召开基本公共卫生项目工作分析会和新冠病毒疫苗接种技术指南培训会。

3月30日　召开全县性别比专项治理工作会议。

4月9日　召开全县职业健康管理工作会议。

4月13日　省调研组到盱眙调研基层卫生专业技术人员"定向设岗、定向评价、定向使用"改革工作。

4月27日　举行淮安市暨盱眙县2021年《职业病防治法》宣传周市县联动启动仪式。

4月29日　举办党史学习教育"赓续红色基因·践行医者仁心"《黄花塘往事》观影感悟会。全县近200名医务人员与《黄花塘往事》部分主创人员、演职人员参加活动。

4月30日　召开"五一"期间疫情防控和安全生产视频会议。

5月8日　召开盱眙县"健康·幸福家庭"示范户表彰会议。

5月12日　开展第107个"国际护士节"庆祝活动。

5月14日　举办盱眙县老年健康管理服务规范暨老年友善医疗机构建设培训。

5月18日　开展第21届"中国·盱眙国际龙虾节"开幕式医疗卫生安全保障工作。

5月20日　开展"5·15"国际家庭日盱眙县第一届"健康幸福,育见未来"亲子运动会。

5月22日 北京市惠民基金会联合淮安市卫健委在盱眙举办"走基层、惠民生"村医面对面公益培训班。

5月26日 盱眙县农村改厕工作代表淮安市接受省政府调研,并得到充分肯定。

5月28日 在全县范围内开展第五届"健康江苏·我为控烟发声"公益接力活动。

6月1日 召开健康盱眙建设工作推进会。

是日 召开国家慢性病综合防控示范区建设启动会。

6月9日 开展全县卫生健康领域突出问题专项整治。

6月11日 召开全县新冠疫苗接种工作推进会。

6月14日 淮安市卫健委党委书记、主任孙邦贵到盱眙县人民医院督查新冠疫苗接种工作。县卫健委党组书记、主任葛云等相关领导陪同检查。

6月18日 国家卫健委专家组一行到金陵天泉湖翡翠谷养生养老社区开展实施积极应对人口老龄化国家战略工作调研。

6月28日 河桥镇中心卫生院异地新建项目奠基仪式隆重举行。

6月29日 举办"永远跟党走,共逐健康梦"——盱眙县卫生健康系统庆祝中国共产党成立100周年先进事迹分享会。

7月2日 举办全县人口监测与家庭发展工作业务能力提升培训班。

7月6日 县中医院顾克明全国基层名老中医药专家传承工作室项目建设通过国家中医药管理局验收。

7月12～18日 开展老年健康宣传周活动。

7月20日 晚,省、市疫情防控工作领导小组召开禄口机场疫情处置紧急会议。盱眙第一时间组织收听收看,第一时间动员部署,第一时间组织溯源排查工作,积极应对禄口机场疫情。

7月21日 召开全县疫情防控专题部署会议,县长孙志标出席会议。

7月28日 积极处置1名新冠病毒核酸检测结果阳性人员。为快速阻断疫情传播链条,升级全县疫情防控措施。

是日 市卫健委评审专家组到旧铺卫生院开展二级综合医院创建验收工作。

7月31日 县中医院被江苏省中医药管理局确认为三级中医医院。

8月1日 研判扬州疫情对盱眙的影响,进一步强化新冠肺炎疫情防控工作,做好重点人群到盱返盱人员管控工作。

8月4日 召开全县卫健系统疫情防控调度会。

8月7日 淮安市副市长王红红带队到盱眙检查指导集中隔离医学观察场所安全管理和院感防控措施落实情况。市卫健委主任孙邦贵、县长孙志标、副县长雍梅等领导参加活动。

是日 县委书记邓勇带队到盱城街道果园社区核酸采样点、香江大酒店集中隔离点、县中医院和县医院等处调研推进疫情处置能力提升工作。

8月13日 马坝中心卫生院检验科临床基因扩增检验实验室通过省级验收。

8月16日 召开接待扬州隔离人员工作会议。

8月19日 淮安市委书记陈之常到盱眙县检查疫情防控工作,并看望慰问一线医务工作者。

是日 盱眙县中医院举行三级中医医院揭牌仪式。

8月28日 召开全县卫生健康工作推进会。

9月7日 "优质服务基层行"省级专家组对旧铺镇卫生院创建工作进行现场指导。

9月9日 盱眙县人民医院高分通过江苏省职业健康检查质量控制考核,达到A等级。

9月16日 江苏省政协送医疗下乡活动在盱眙县中医院举行。省政协副主席周继业、市政协主席戚寿余、县委书记邓勇、县政协主席张静洋等领导参加活动。

是日 国家计生协"暖心家园"项目点开展计生特殊家庭集体过生日、健康讲座等活动。

9月26日 穆店镇维桥卫生院综合楼项目奠基仪式隆重举行。

9月28日　召开全县"敬老月"活动启动暨盱眙县老龄协会成立大会。会上,毛文博当选县老龄协会名誉会长,葛云当选县老龄协会会长。

10月4日　县长孙志标调研县120指挥调度中心。

10月12日　农村改厕工作移交至县乡村振兴局。

10月14日　"敬老孝亲,情暖重阳"盱眙县2021年重阳节文艺演出在大剧院举行。县委常委、政法委书记高辉出席活动并致辞。

10月21日　盱眙县被评为江苏省疫苗临床试验现场单位。

10月28日　县疫情防控指挥部组织召开新冠肺炎聚集性疫情处置应急演练工作部署会。

11月1日　开展盱眙县托育服务"体验券"发放工作,面向全县2~3岁幼儿家庭发放500张托育服务体验券,总价值9万元。

11月1~5日　完成全国人口与家庭动态监测样本点问卷追踪调查工作。

11月4~18日　县疫情防控指挥部应急处置入境人员周某新冠肺炎复阳(无症状)疫情。

11月8日　开展全县实施三孩生育政策培训班。

11月12日　旧铺卫生院创成省级农村区域性医疗卫生中心。

11月25日　省卫健委对旧铺卫生院、金诺医院等老年友善医疗机构复核评审,旧铺卫生院获得优秀等次,全县17家创建单位全部通过评审。

12月8日　黄花塘镇区域医疗卫生服务中心项目举行奠基仪式。

12月13日　盱眙县牧思宝贝托育中心创成江苏省示范性托育机构。

是日　盱眙代表队获淮安市2021年度职业技能竞赛暨百万技能人才岗位练兵活动——"山阳杯"中医药和针灸知识技能竞赛团体一等奖。

12月14日　盱眙县老年医院揭牌仪式在盱眙县人民医院新院区举行。

12月17~18日　"中西医结合学会乳腺病专业委员会年会暨国家级中西医结合乳腺病诊治新技术进展学习班""江苏省中西医结合学会乳腺病专业委员会盱眙科技工作站"落户盱眙县中医院。

12月22日　盱眙县妇幼保健院被市卫健委正式确认为二级甲等妇幼保健院。

12月27日　马坝镇"国家卫生镇"建设通过省考核组验收。

12月30日　省卫健委医养结合机构医疗卫生服务质量专家组到盱眙督查。

是日　县政府召开全员核酸检测预约登记演练布置会。副县长雍梅出席活动并讲话,县卫健委党组书记、主任葛云主持会议。

第一篇 机构设置

　　民国以前,盱眙只有中医诊所和中药店铺。民国时期,盱眙始建立私立西医诊所、县卫生所。全县先后开办中医诊所38家、西医诊所29家,分布于县城和集镇。其间,新四军进驻盱眙,建立后方医院和医疗所,创办卫生学校,建立保健堂,既从事部队卫生工作,又为地方群众开展医疗服务。

　　50年代,全县医疗卫生机构按照"合理布局、方便就医"要求,逐步建立健全。县卫生院、县妇幼保健所、县卫生防疫站、各公社卫生院及村卫生室先后建立。至1958年,全县初步形成城乡三级医疗预防保健网。60~70年代,江苏医院下放到盱眙,接替盱眙县人民医院的业务工作,公社卫生院、大队卫生室普遍兴办,计划生育机构建立健全。80~90年代,经济体制改革,激活医疗市场,公立医疗机构发展壮大,县中医院、县皮肤病防治所、县药检所相继建立,同时民营医院开始建立,个体诊所不断增加,医疗服务体系逐步完善。2000年后,县疾病预防控制中心、县卫生监督所成立,陆续有楚东、北大、众健、瑞康等民营医院落户盱眙。2010年,全县卫生服务体系健全率达100%,并形成15分钟健康服务圈。

　　2021年底,全县共设置卫生医疗机构394个,其中公办机构281个,包括县医院1个、疾控机构2个、卫生监督机构1个、妇幼保健机构1个、精神卫生机构1个、镇(街道)卫生院19个、镇(街道)卫生院分院2个、村卫生室236个、门诊部(医务室、卫生所)15个、护理院2个、急救站1个;民营机构113个,包括县中医院、盱眙楚东医院、盱眙北大医院、盱眙洪山医院、盱眙瑞康医院、盱眙众健医院、盱眙泰岳康复医院、盱眙东方康复医院、盱眙金诺医院9个,以及个体诊所104个。

　　全县拥有三级医院2个(县医院、县中医院)、二级医院4个(县妇幼保健院、县二院、楚东医院、旧铺卫生院)。

　　建成全国群众满意卫生院8个、省示范卫生院12个、省示范卫生室51个、市家庭医生工作站58个。

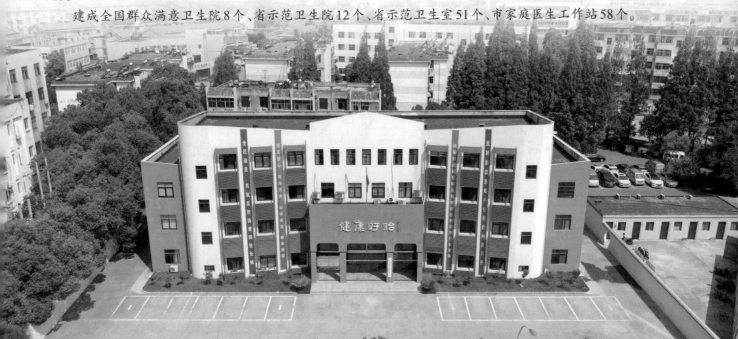

第一章　行政管理机构

第一节　明清及以前

　　明朝之前,盱眙的医疗卫生行政管理机构已无从稽考。据明万历间的《帝里盱眙县志》卷五"官师志"记载,自明朝以来,即在县衙职官中设有"医学训科",编制1人,"秩从十品,月支俸米七石",且聘"医生数人,不拘名数,与阴阳生俱无工食",但允其设堂行医,以治民疾、以救民生。

　　清袭明制,亦设医学训科。康熙间的《盱眙县志》"职官"卷载,县衙职官设"医学训科一人",与"典史、儒学训导、阴阳学术、僧会司僧会、道会司道会"一起共称"六房吏役"。

第二节　民国时期

　　民国时,盱眙县政府对医疗卫生有所管理。据民国时的《盱眙县志》所记,县政府科室下设有法医室、新生活运动促进会、禁烟委员会等。除城内各街道督饬居民勤加扫除、设置垃圾箱外,每年还组织卫生运动大扫除二次。如夏季防疫救急、宣传,并实施种痘,其各区、各乡镇、街道清洁等项,均由县府督责各区署暨各联保主任,按时举办。

第三节　解放以后

一、盱眙县卫生科(卫生组)

1948年12月13日盱眙解放后,卫生行政工作由县人民政府民政科代为管理。

1950年6月,县卫生院成立,兼管全县卫生行政工作。

1951年7月,县政府始设卫生科,科长杨思义,科员辛云裳、王师锐。

"文化大革命"初期,实行军管,县卫生科撤销,在县军事管制委员会生产指挥组内设卫生组,负责管理和处置卫生行政日常工作。

1968年8月,县革命委员会成立,原军管会生产指挥组的"卫生组"与"文教组"合并,更名为"文教卫生组",负责人徐友桂。

历任负责人任职情况一览表

姓　名	职　务	任职时间	任命单位	姓　名	职　务	任职时间	任命单位
杨思义	卫生科科长	1951～1955	县政府	陈乔元	卫生科副科长	1963～1965	县人委
沈　觉	卫生科科长	1955～1959	县人委	陈学明	卫生科副科长	1963～1967	
陈茂敏	卫生科科长	1959～1961		徐友桂	卫生组组长	1967～1968	县军管会
冯其昌	卫生科科长	1961～1962		徐友桂	文教卫生组组长	1968～1970	县革委会
张献亭	卫生科科长	1962～1963		王德珍	卫生组组长	1970	
叶少亭	卫生科科长	1963～1965		李茂元	卫生组组长	1970	
徐友桂	卫生科科长	1965～1967		薛瑞林	卫生组组长	1970	
张洪礼	卫生科副科长	1959～1963					

二、盱眙县卫生局

(一)盱眙县革委会卫生局

1970年,文教卫生组中的文教与卫生分开,成立县革命委员会卫生组。同年,更名为县革命委员会卫生局,局长李茂元,副局长徐友桂、李迪辉、苏明。

1978年,县革命委员会卫生局有工作人员7人,其中局长1人、副局长2人、办事员4人,未设科室。

历任行政领导任职情况一览表

姓　名	职　务	任职时间	姓　名	职　务	任职时间
李茂元	局　长	1970～1974	苏　明	副局长	1970～1974
徐友桂	局　长	1974～1975	惠　松	副局长	1974～1980
袁树清	局　长	1975～1980	朱德良	副局长	1975～1980
徐友桂	副局长	1970～1974	徐梅芳	副局长	1977～1979
李迪辉	副局长	1970～1975	吴玉川	副局长	1979～1980

(二)盱眙县政府卫生局

1980年8月,县革命委员会卫生局更名为县人民政府卫生局,局长袁树清,副局长惠松、朱德良。

1986年,县卫生局内设办公室、人秘股、医政股、药政股、防保股、医学会、财务股。县爱国卫生运动委员会办公室、县公费医疗办公室设在县卫生局。

1987年,县卫生局编制14人,其中行政编制12人、事业编制2人,下设人秘、医政、药政、防保、医教、财务等科室。

1989年2月,增设红十字会。

1991年,增设县卫生局工会委员会。

1998年,县公费医疗办公室更名为县职工医疗保险处。2000年,县职工医疗保险处职能由县卫生局划入县劳动局。

2001年11月,成立盱眙县药品监督管理局,县卫生局所属的药政股、药品检验所划归其管理。

2004年,增设基层卫生和妇幼健康科(简称"基妇科")。9月,成立新型农村合作医疗管理办公室,为县卫生局下属股级全民事业单位,核定事业编制6人。

2010年5月,县卫生局有9个科室,分别为办公室、组织人事科、财务审计科、医政科、防保科、爱卫办、基妇科、合管办、药招办。

2015年8月,县卫生局与县人口和计划生育委员会合并成立县卫生和计划生育委员会,列入县政府工作部门。

历任行政领导任职情况一览表

姓 名	职 务	任职时间	姓 名	职 务	任职时间
袁树清	局 长	1980~1983	张金山	副局长	1992.04~1997.02
曹善读	局 长	1983~1984	孙邦贵	副局长	1991.01~1996.10
陈连生	副局长(主持工作)	1984~1987	孙大斌	副局长	1999.09~2005.03
陈连生	局 长	1987.10~1990.08	陈锦奋	副局长	1999.04~2005.08
周 坚	局 长	1990.08~1992.04	商允奇	副局长	1997.02~2002
张金山	副局长(主持工作)	1992.04~1993.04	郑树保	副局长	1997.01~2002.10
刘 平	局 长	1993.04~2002.01	郑树保	副局长	2009.07~2012.04
孙邦贵	局 长	2002.01~2002.10	王 岚	副局长	2001.06~2002.12
郑树保	局 长	2002.10~2009.07	李厚德	副局长	2005.03~2006.11
李 坚	局 长	2009.07~2015.08	李 坚	副局长	2005.12~2009.07
徐梅芳	副局长	1980~1986	陆 一	副局长	2002.10~2012.07
吴玉川	副局长	1980~1984	王士成	副局长	2001.11~2009
张再传	副局长	1980~1983	干文武	副局长	2009.11~2015.08
过常松	副局长	1983~1986	梁 祥	副局长	2003.04~2015.08
陈连生	副局长	1983~1984	许 军	副局长	2011.01~2015.08
周 坚	副局长	1987.10~1990.08	张宗成	副局长	2010.11~2015.08
廖承志	副局长	1986~1992.04	杨纯昭	副局长	2012.10~2014.08
许春贵	副局长	1989.11~1997.09	詹玉春	副局长	2014.08~2015.08
钱忠元	副局长	1993.04~1997.10			

三、盱眙县计划生育管理机构

(一)盱眙县计划生育办公室

1973年3月5日,成立县计划生育办公室,设在县卫生局,县卫生局副局长苏民兼任办公室主任,配有工作人员1名,管理全县计划生育的宣传教育和开展节育避孕工作等。

1975年5月,县卫生局副局长惠松兼任办公室主任,另配备1名专职副主任金云芳、2名工作人员。

1976年1月,县卫生局局长袁树清兼任办公室主任。

1980年6月,副主任王学模主持工作。

1981年,有5名工作人员,张再传兼任副主任。

历任行政领导任职情况一览表

姓 名	职 务	任职时间	姓 名	职 务	任职时间
苏 民	主 任	1973.03~1975.05	袁树清	主 任	1976.01~1979.04
惠 松	主 任	1975.05~1976.01	王学模	副主任	1980.06~1983.09

(续表)

姓　名	职　务	任职时间	姓　名	职　务	任职时间
朱德良	副主任	1979.04～1980.07	刘金兰	副主任	1980.12～1983.08
陈　华	副主任	1975.05～1980.07	张再传	副主任	1981.02～1981.07
金云芳	副主任	1975.05～1979.04			

(二)盱眙县计划生育委员会

1983年9月18日,县计划生育办公室从县卫生局划出,成立盱眙县计划生育委员会,下设办公室、宣传法规科、统计科、科技科。主任颜杏芳,配备6名工作人员。

1984年2月,徐高仁任县计划生育委员会副主任,主持工作,配备7名工作人员。

1994年,县计划生育委员会内设人秘、业务、财务、信访、宣传5个职能科室,下设县计划生育协会和县计划生育指导站2个全民事业单位。

1997年,设办公室、统计科技股、宣教法规股、财务股4个职能股室。机关行政编制14人。主任1人,副主任3人,正副股长(主任)4人。

历任行政领导任职情况一览表

姓　名	职　务	任职时间	姓　名	职　务	任职时间
颜杏芳	主　任	1983.09～1984.02	高学华	副主任	1989.09～1997.03
徐高仁	副主任	1984.02～1986.07	钱忠元	副主任	1997.10～1998.08
林伟明	主　任	1986.07～1989.08	宋立铭	副主任	1998.10～2003.10
杨德国	主　任	1989.08～1999.01	王泽华	副主任	2001.11～2003.10
倪志明	主　任	1999.01～1999.11	李厚德	副主任	2000.02～2005.03
张长久	主　任	1999.11～2003.10	谢怀超	副主任	1993.04～1999.04
钱道兰	副主任	1983.09～1989.08	王侠焕	副主任	1997.02～2002.10
刘金兰	副主任	1983.09～1997.02	王维国	副主任	1999.07～2003.10
卞金仁	副主任	1983.09～1984.02	杨春宁	副主任	2001.06～2003.10
赵建民	副主任	1984.02～1993.04	张宗成	副主任	2002.10～2003.10
颜杏芳	调研员	1984.02～1985.12			

(三)盱眙县人口和计划生育委员会

2003年,盱眙县计划生育委员会更名为盱眙县人口和计划生育委员会,主任张长久,副主任王泽华、李厚德、王维国、杨春宁、张宗成。

2015年8月14日,县卫生局与县人口和计划生育委员会合并。

历任行政领导任职情况一览表

姓　名	职　务	任职时间	姓　名	职　务	任职时间
张长久	主　任	2003.10～2007.07	姚克志	副主任	2008.01～2015.08
李桂逯	主　任	2007.07～2015.08	赵文霞	副主任	2008.01～2012.10
王泽华	副主任	2003.10～2008.11	费连军	副主任	2008.01～2015.08
李厚德	副主任	2003.10～2005.03	胡松柏	副主任	2011.01～2015.08

（续表）

姓　名	职　务	任职时间	姓　名	职　务	任职时间
王维国	副主任	2003.10～2008.07	陈玉军	副主任	2014.08～2015.08
杨春宁	副主任	2003.10～2008.12	王兆勇	副主任	2014.08～2015.08
张宗成	副主任	2003.10～2010.11	袁守军	副主任	2012.02～2015.08
孙大斌	副主任	2005.03～2008.12			

四、盱眙县卫生和计划生育委员会

2015年8月，设立县卫生和计划生育委员会，为县政府工作部门，主任王晓力，副主任袁守军、王兆勇、梁祥、费连军、张宗成、陈玉军、干文武、胡松柏、许军、汪仲勇。委员会下设办公室（挂"宣传科"牌子）、财务审计科、组织人事科、综合监督科、政策法规科（挂"行政处罚科"牌子）、医政医管科、疾病预防控制管理科（挂"爱卫办""应急办"牌子）、基层妇幼管理科（挂"信息管理科"牌子）、计划生育管理科（挂"流动人口服务管理科"牌子）、计划生育家庭发展科。编制27人，其中主任1人，副主任4人，正副科长（主任）10人。

2017年7月，撤销县新型农村合作医疗管理委员会办公室，成立县社会医疗保险基金管理中心，隶属于县人力资源和社会保障局。

历任行政领导任职情况一览表

姓　名	职　务	任职时间	姓　名	职　务	任职时间
王晓力	主　任	2015.08～2017.03	干文武	副主任	2015.08～2019.02
葛　云	主　任	2017.03～2019.02	张宗成	副主任	2015.08～2019.02
费连军	副主任	2015.08～2016.11	陈玉军	副主任	2015.08～2017.03
袁守军	副主任	2015.08～2019.02	胡松柏	副主任	2015.08～2019.02
王兆勇	副主任	2015.08～2019.02	许　军	副主任	2015.08～2019.02
梁　祥	副主任	2015.08～2019.10	汪仲勇	副主任	2015.08～2019.02

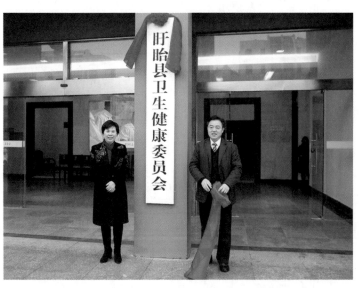

2019年2月2日，县卫健委成立，副县长雍梅和县卫健委主任葛云共同为"盱眙县卫生健康委员会"揭牌

五、盱眙县卫生健康委员会

2019年2月，根据《中共淮安市委办公室、淮安市政府办公室关于印发〈盱眙县机构改革方案〉的通知》组建县卫生健康委员会，将县卫生和计划生育委员会的职能，以及县民政局承担的县老龄工作委员会办公室的职责、县安全生产监督管理局的职业安全健康管理职责等整合，作为县政府工作部门，不再保留县卫生和计划生育委员会。保留县老龄工作委员会，日常工作由县卫生健康委员会承担。主任葛云，副主任梁祥、胡松柏、干文武、葛中春、俞建飞。老龄办主任郭永余。

2021年，增设健康促进科、医保办公室。

历任行政领导任职情况一览表

姓　名	县卫健委	职　务	任职时间	姓　名	县卫健委	职　务	任职时间
葛　云	县卫健委	主　任	2019.02～	葛中春	县卫健委	副主任	2019.12～
胡松柏	县卫健委	副主任	2019.02～	俞建飞	县卫健委	副主任	2019.12～
梁　祥	县卫健委	副主任	2019.02～2019.11	魏忠明	县卫健委	副主任	2021.05～
干文武	县卫健委	副主任	2019.02～2019.12	郭永余	县老龄办	主　任	2019.02～

第二章　卫生计生机构

第一节　县级医疗卫生机构

一、盱眙县卫生所

民国24年(1935),盱眙始设县卫生所,地点在县民众教育馆内(大关),工作人员3人,医疗设备简陋。两年后,卫生所因日军压境而撤离。

二、盱眙县卫生院

民国34年(1945)抗日战争胜利后,盱眙县城陆海亭私人诊所挂"盱眙县卫生院"牌子,因政府补贴经费较少,不久便自动撤销。次年,县卫生院正式成立,几经迁徙,移至盱城前街王养吾家。首任院长蒋彩章,有医生、护士、药剂员9人。民国36年(1947),工作人员增至11人。刘德华任院长。除卫生防疫外,一般不对外开放,主要替国民党县党部及其政府机关人员看病。医院设备简陋,无病床,解放时撤销。

三、江苏医院

1969年6月,在"把医疗卫生工作重点放到农村去"的号召下,江苏省江苏医院下放到盱眙,接替盱眙县人民医院的业务工作,将马坝、桂五中心卫生院设为分院。医院革委会主任程勇。

1973年11月,江苏省革委会下发"原江苏医院仍归省管"通知,名称仍为"江苏省江苏医院",继续留在盱眙行使县医院职能。1974年,医院革委会主任王雨沛。

1978年12月,江苏医院与县人民医院进行交接。1979年1月,该院返回南京,工作人员相继离开盱眙。

四、盱眙县人民医院

1950年春,皖北行政公署、滁县专员

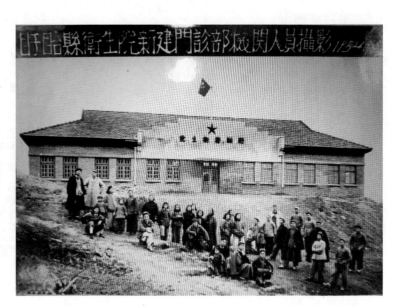

1954年,盱眙县卫生院工作人员在新建门诊部前合影

公署先后派医疗队40余人到达盱眙,南京市派医务人员21人,配合24个县医疗队,深入农村治病救灾。

6月,在滁县专员公署医疗队的基础上组建盱眙县人民卫生院,为丙级医院,地点在盱城黄牌街,滁县专署配备编制16人,实有10人,只开设门诊。10月,院址迁至第一山玻璃泉,有旧式房屋47间、病床5张、简易病床25张。

1953年,新建门诊部,设医疗股、总务股和化验室。次年增设防疫股,职工增至30人,形成集医疗、妇幼保健、防疫服务于一体的综合性卫生院。

1956年,分设内、外科,建病房22间,设病床30张。11月,更名为盱眙县人民医院。

1958年,在胡家巷建门诊部平房1幢,住院部迁至宣化街。

1963年,该院迁至淮河东路,有12个科室的门诊部、3个病区、床位80张。

1968年,"解放军毛泽东思想宣传队""工人阶级毛泽东思想宣传队"先后进驻医院,协助医院领导管理,并成立盱眙县人民医院革命委员会。同年,县医院与县防疫站、县保健站合并。

1969年6月,江苏医院下放到盱眙,接替盱眙县人民医院的业务工作。原县医院的113人中,有23人留院,90人连同原有的医疗器械分别下放到三河农场医院和旧铺、龙山等公社卫生院。

1978年12月,省革委会卫生局发文,恢复盱眙县人民医院建制。原县医院人员陆续返回,时有职工280人、病床250张。

1989年,骨科从外科划出,正式建科,设独立骨科病区。6月,县中医院开业,朱启忠、王秀芬及全部中医、中药人员调至县中医院工作。

1993年,实行内部职工股份制,成为淮阴市第一家试行内部职工股份制医院。与上海中山医院建立远程会诊中心。

1994年10月,通过省卫生厅专家组等级医院评审,创建成二甲医院,成为淮安市首批二甲医院。

1995年,县医院通过国家级爱婴医院评估,成为淮安市首批爱婴医院。

1998年,微机室更名为电脑中心,增设中心机房,用于门诊收费、住院记账和门诊药房发药,形成局域网。再次开通与上海中山医院远程多媒体会诊系统。成立高压氧治疗中心。

2000年9月,成立血透室。引进日本岛津UX800毫安X射线机。

2003年,该院由副科级单位转为正科级单位。4月,医院被确立为淮安市"非典"早期预警监测哨点医院。成立抗击"非典"领导小组,开设独立发热门诊,实行24小时值班制度。

2005年12月,增设脑外科、胸外科、神经内科、肿瘤科4个学科,均为独立病区。医院均为独立科室12个、医技科室10个。

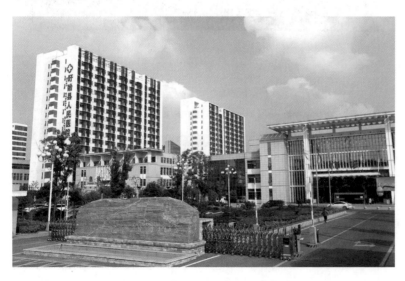
县医院新区医院(2016年)

2006年,成立放疗中心,启用直线加速器,同时成立介入工作小组。

2008年,二级甲等医院复评,该院以946分居淮安市县级医院之首。新建的17层病房楼启用。

2010年,县医院整体迁建项目桩基工程开工。

2015年6月8日,新院区启用。

2019年5月20日,省卫健委专家组到县医院对二级医院转设三级医院工作进行现场验收,予以肯定。6月27日,县医院成功晋升为三级综合医院。

2020年,该院实行"一院两区"管理,设有40个临床医技科室,其中骨科、普通外科、消化内科是淮安市临床重点专科,内分泌科、产科、医学检验科是淮安市临床重点专科建设单位,中心实验室是淮安市重点实验室。胸痛中心通过中国胸痛中心认证,卒中中心通过国家级卒中中心验收。

2021年,医院占地137762平方米,建筑面积172684平方米。在岗职工1241人,其中卫技人员1049人(高级职称238人)。设床位800张,开放床位860张。设立预防保健科、内科、外科、妇产科、儿科等26个一级诊疗科室,呼吸内科专业、消化内科专业、普通外科专业、骨科专业等31个二级诊疗科目。配备3.0T核磁共振、CT、荧光定量PCR仪、负压救护车、除颤仪、呼吸机、麻醉机、全自动化学发光仪等设备191台(件)。门急诊约65.89万人次,收治住院病人约34200例。业务收入约5.25亿元。

历任负责人任职情况一览表

姓 名	职 务	任职时间	姓 名	职 务	任职时间
黄 炳	院 长	1950.06~1950.11	陈太如	院 长	1980.12~1984.06
周家友	院 长	1950.11~1951.12	廖成志	副院长(主持工作)	1984.06~1986.01
朱一群	院 长	1952~1953	杨秉煌	院 长	1986.01~1996.03
袁家义	院 长	1953~1954	孙邦贵	县卫生局副局长(主持工作)	1996.03~1996.11
李开科	院 长	1954~1957	孙邦贵	院 长	1996.11~2001.12
沈 觉	院 长	1957~1958	严才荣	院 长	2002.01~2004.02
冯启昌	院 长	1958~1961	欧长代	院 长	2004.02~2008.02
陈茂敏	院 长	1961~1968	张卫东	院 长	2008.02~2019.10
诸庭扬	革委会主任	1968~1969	干文武	院 长	2019.12~
吴玉川	副院长(主持工作)	1978.10~1980.04			

五、盱眙县中医院

1986年3月,经淮安市编制委员会和市卫生局批准,成立盱眙县中医院,编制65人。1989年6月20日,盱眙县中医院建成并正式开诊。医院占地9.7亩,拥有一幢三层门诊住院楼,建筑面积1833.4平方米,设置病床50张。

1998年,购入日本岛津CT一台、800毫安电视X光机一台。

2004年9月,县中医院改制为民营股份制医院,由盱眙县卫生局、盱眙县鑫磊工贸有限公司、盱眙县鹏胜采石有限公司三方合资,但坚持"事业单位性质和非营利性单位性质不变、享受国家在中医院方面的政策和地方政府补助不变、卫生行业隶属关系不变、医院的办院方向和基本功能不变、医院名称不变"等五不变原则,新

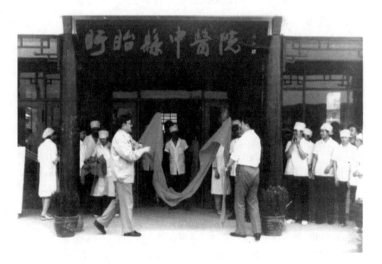

1989年6月20日,盱眙县中医院开业

(杨礼宝/提供)

主体实行理事会领导下的院长负责制。

历任院长任职情况一览表

姓 名	职 务	任职时间	姓 名	职 务	任职时间
谢怀超	院 长	1989.01～1993.03	王 伟	院 长	1996.09～2004.02
钱永山	院 长	1993.03～1994.04	江卫平	院 长	2004.03～2004.09
杜学元	院 长	1994.04～1996.09			

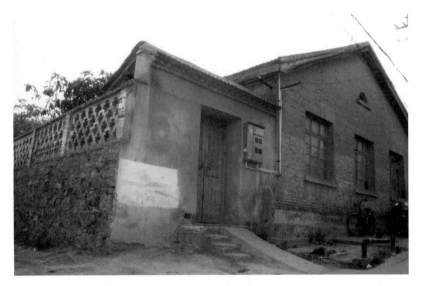

1956年,盱眙县妇幼保健站 　　　　　　　　　（吴　坤/摄）

六、盱眙县妇幼保健院

1952年2月,县妇幼保健站在盱城玻璃泉成立,行政上由县卫生院代管。工作由县卫生院助产士于雅馨兼管。

1955年12月,于淑卿担任首任站长。1956年,迁至胡家巷,至此财权、人权、管理权独立。

1967年,与县卫生防疫站合并为卫生服务站。1968年,并入县人民医院。

1974年,恢复县妇幼保健站独立建制。

1980年,首次分为3个业务组:新法接生组、妇女病防治组、儿童保健组。

1983年4月,成立站委会,成员4人:雷凤荫、何芷、陈顺珍、耿晓宁。

1984年8月,县妇幼保健站更名为县妇幼保健所。

1986年,该所业务大楼竣工启用,共4层960平方米,总造价27万元。成立妇女保健组、儿童保健组、基层组和财务后勤组、行政办公组,设儿保门诊、药房、化验室、X光室、婴儿洗澡间、收费室、手术室、病房等。

1988年,所内科室名称由"组"变为"科"。

1992年,该所由股级升级为副科级单位。1993年,通过省卫生厅考核评估,成为江苏省首批、淮阴市唯一的县级甲类保健所。有职工22人,固定资产100万元,年门诊约6万人次,年收入20万元。

1999年,扩建县妇幼保健所大楼,成立婚检科。

2001年,增设儿童营养、儿童听力筛查二级科室。

2013年,重设婚前保健科。

2016年起,启动创建二级妇幼保健院工作。

2017年6月7日,盱眙县机构编制委员会批准将盱眙县妇幼保健所与盱眙县计划生育宣传指导站整合,组建盱眙县妇幼保健院,挂"盱眙县妇幼保健计划生育服务中心""盱眙县卫生和计划生育信息中心""盱眙县人口家庭公共服务中心"牌子,为全额拨款副科级事业单位,核定全额拨款事业编制29人。领导职数1正3副,实有职工88人。

2018年3月28日,整体搬迁至盱城街道淮河东路3号。11月4日,顺利通过"二级妇幼保健院"评审。12月26日,被淮安市卫健委确认为"二级妇幼保健院"。

2021年，医院占地13332平方米，建筑面积12800平方米，其中医疗用房10769平方米。在岗职工148人，其中卫技人员119人（高级职称18人）。开放床位47张。设立妇科、产科、麻醉、儿科、儿保、计免、保健部、婚检、体检、检验、影像、药剂、财务、总务、院感、医务、院办、康复等18个科室。配备可视人流仪、进口麻醉机、四维检查机、超声骨质分析仪等设备88台（件）。年门急诊7.05万人次，收治住院病人1537例。业务收入2716.43万元。创成二级甲等妇幼保健院。

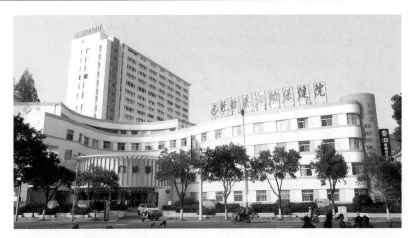

县妇幼保健院新址（2018年）　　　　（刘　茂/摄）

历任负责人任职情况一览表

姓　名	职　务	任职时间	姓　名	职　务	任职时间
于淑卿	站　长	1955.12～1968	钱丽君	副所长（主持工作）	1997.08～1998.03
雷凤荫	副站长（主持工作）	1975～1980	钱丽君	所　长	1998.03～2004.09
欧亦民	站　长	1980～1983.03	陆　一	所　长	2005.01～2005.08
雷凤荫	副站长（主持工作）	1983.03～1984.08	罗觉纯	所　长	2005.08～2014.07
雷凤荫	所　长	1984.08～1987.10	李从娥	副所长（主持工作）	2014.08～2015.08
苏同华	所　长	1987.11～1990.02	朱定荣	所　长	2015.09～2017.06
孙邦贵	所　长	1990.03～1991.01	朱定荣	院　长	2017.06～
苏同华	所　长	1991.01～1997.07			

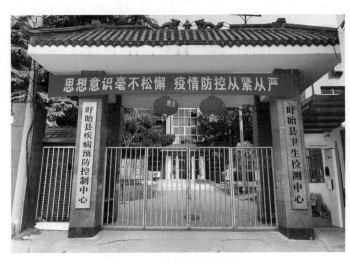

盱眙县疾病预防控制中心

七、盱眙县疾病预防控制中心

1956年，县卫生防疫站建立，配备工作人员5名，地址在盱城玻璃泉。首任站长张洪礼。

1962年，迁至前街，内设防疫组、卫生组、寄防组、化验室。1968年，该站并入县人民医院。

1969年，该站工作人员随同县人民医院下放，仅留部分人员在县革委会卫生组直接领导下从事卫生行政与卫生防疫工作。

1972年，该站恢复。1973年，于城南小平山重建，设四组一室（卫生组、防疫组、寄防组、钩体组、化验室）。1978年，建办公楼1幢。

1982年，增设结核病防疫组和卫生宣教

组。

1984年，成立县结核病防治所，与该站合署办公。

1986年，在全县28个乡(镇)卫生院设立卫生防疫组。

1987年，全站有职工40人，其中卫技人员30人。设置有卫生、防疫、寄防、食品卫生、宣教、办公室、财务、检验、放射等科室。

1998年，各乡镇在卫生防疫组的基础上建立防保所。

1996年7月，成立健康教育所，办公地点设在县卫生防疫站宣教科。武建光任所长。

2001年5月，成立慢性非传染性疾病防治科，与寄防科合署办公。

2004年，经县机构编制委员会批准，县卫生防疫站撤销，组建盱眙县疾病预防控制中心，增挂"盱眙县卫生检测中心"牌子。编制26人，为全民事业单位。内设办公室、疾控一科、疾控二科(挂"结核病防治科"牌子)、疾控三科(挂"地方病防治科"牌子)、卫生科(挂"健康教育科"牌子)、检验科、门诊部7个科室。

2005年，马坝、官滩等乡镇建立独立防保所，在卫生院内设立防保小区。

2009年，健康教育与健康促进工作从卫生科分离，成立健康教育科。

2018年，设办公室、寄地防科、结防科、检验科、健教科、卫生科、防疫科、门诊部8个科室。在职48人，其中在编27人。专业技术42人，其中高级职称2人、中级职称14人、初级职称及以下26人。

2021年，县疾病预防控制中心占地3790平方米，建筑面积3048平方米，其中业务办公用房1393平方米。在岗职工61人，其中卫技人员54人(高级职称6人)。设立检验科、公共卫生科、健康教育科、传染病防治科等8个科室。配备万元以上设备66台(件)。

历任负责人任职情况一览表

姓　名	职　务	任职时间	姓　名	职　务	任职时间
张洪礼	站　长	1958～1961	黄颜武	站　长	1976～1984
陈学明	站　长	1961～1963	吴守仁	站　长	1984～1986
房旺东	站　长	1963～1965	郑树保	站　长	1987～1998
孙维斌	站　长	1965～1968	孙茂成	站　长	1998.04～2004.08
邱　平	站　长	1972～1975	韩业武	主　任	2005.03～2014.12
袁履泰	站　长	1975～1976	袁守国	主　任	2015.08～

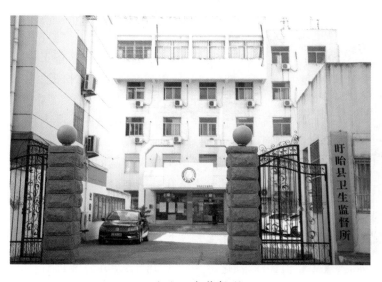

盱眙县卫生监督所

八、盱眙县卫生监督所

2004年8月，组建盱眙县卫生监督所，隶属盱眙县卫生局，属副科级全额拨款事业单位，编制20人。内设办公室、卫生监督一科、卫生监督二科、卫生监督三科、稽查科、许可复核科。有职工17人，其中卫生监督员15人。

2007年10月，在马坝镇、管镇镇、桂五镇设立"卫生监督分所"。

2008年，在盱城、黄花塘、官滩、旧铺、铁佛、鲍集、河桥、维桥8个乡镇增设卫生监督分所，配有23名卫生监督协管员。

2010年，编制由20人增加到23人。

2011年2月,增设淮河、观音寺、兴隆、王店、仇集、明祖陵、穆店、古桑8个卫生监督分所。年底,全县设卫生监督分所19个。卫生监督协管员共有39人,均通过培训、考试并取得资质后持证上岗。

2012年,在马坝卫生监督分所建立基层医疗服务监督示范哨点。9月,将食品卫生监督管理职能移交给盱眙县食品药品监督管理局。有职工29人,其中卫生监督员22人。另有卫生监督协管员36人。

2015年,县卫生监督所参照公务员管理。受盱眙县卫计委委托对全县医疗卫生、公共场所卫生、食品卫生、饮用水卫生、职业卫生、学校卫生、放射卫生等行业实行卫生许可和卫生监督管理。

2020年,设听证室、陈述申辩室、询问诊疗室、没收物品暂存室等。

2021年,该所位于县斩龙涧小区,有职工29人,其中在编20人、聘用9人。有各类卫生监督员20人,大专以上学历28人。全县卫生监督协管员经培训考核后扩充至67人。

历任负责人任职情况一览表

姓　名	职　务	任职时间	姓　名	职　务	任职时间
赵礼勇	所　长	2004.08～2009.01	范建华	副书记 (主持工作)	2012.09～2018.10
钱丽君	所　长	2009.01～2018.01	刘国斌	所　长	2018.11～

九、盱眙县皮肤病性病医院

1969年底,在渔沟公社圣人山兴建"县麻风病防治所",对外称"盱眙县红卫山医院",对内称"县麻风病防治所"。

1970年,有工作人员23人,设内科、外科、社会防治科(麻防)等科室,当年收住入院瘤型病人32人。

1983年12月,盱眙县红卫山医院改名为盱眙县皮肤病防治所,有工作人员10人。开设皮肤科门诊。

1985年,该所从官滩乡迁入城内,将原县城皮肤病诊所(地址在淮河大桥桥头)并入,职工增至14人,增加性病防治职能。1987年,搬入淮河乡城根村新建的盱眙县皮肤病防治所,开设皮肤科门诊,成立制剂室。1989年,分配1名皮防专业大专生。

1991年,该所由全额拨款事业单位变为差额拨款事业单位,挂"盱眙县性病监测中心"牌子,职工18人。设皮肤科(1)、皮肤科(2)、制剂室、妇产科、检验科、社防科(麻防)、性防科、办公室、护理部、财务科、药房。

1999年,迁址盱城镇淮河东路45号。9月,经县卫生局引进招商引资项目,由县皮防所与黄国成(福建莆田)合作办医,长达10年。

2004年,县皮肤病防治所整体划转给县疾病预防控制中心,更名为盱眙县皮肤病性病医院,为独立事业法人。麻风病防治及性病防治由县皮肤病性病医院负责管理,艾滋病防治由县疾病预防控制中心负责。

2006年,设皮肤科、制剂室、检验科、社防科

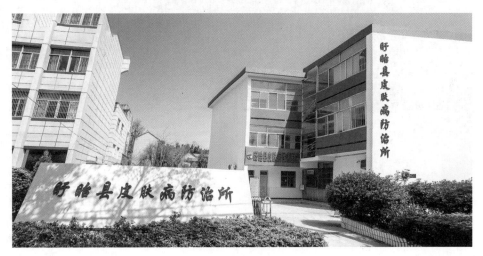

盱眙县皮肤病防治所

（麻防）、男性科、女性科、办公室、护理部、财务科、药房、激光室、理疗室。职工19人。

2010年7月，被县中医院托管。2011年，在县中医院内建新制剂室。

2015年12月，终止由县中医院托管的合同，恢复自主经营。

2016年，设皮肤（性病）科、制剂室、检验科、社防科（麻防）、性防科、护理部、财务科、药房、库房。有工作人员19人。

2017年，制剂室在斩龙涧小区建成投产。

2021年，医院占地800平方米，建筑面积480平方米，其中医疗用房450平方米。在岗职工15人，其中卫技人员10人。设立皮肤科、性防科、制剂室、检验科、社会防治科（麻风病防治）等科室。年门急诊1万人次。业务收入172.74万元。

历任负责人任职情况一览表

姓　名	职　务	任职时间	姓　名	职　务	任职时间
程正中	院　长	1969.11～1980.11	杨廷春	所　长	1993.03～2002.02
董敬之	院　长	1980.11～1983.12	姚满荣	所　长	2002.02～2004.07
董敬之	所　长	1983.12～1989.03	姚满荣	院　长	2004.07～2016.02
卓振华	所　长	1989.03～1991.03	龚显珩	院　长	2016.02～
孟继荣	所　长	1991.03～1993.03			

十、盱眙县精神康复医院

1981年10月，十里营公社卫生院开设精神科。

1985年3月18日，成立盱眙县精神病院，与十里营乡卫生院合署办公，两块牌子，一套班子。

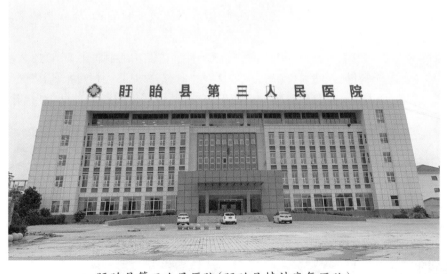

盱眙县第三人民医院（盱眙县精神康复医院）

2016年4月18日，医院整体搬迁到黄牌街50号，床位50张。

2017年2月，更名为盱眙县第三人民医院，增挂"盱眙县精神康复医院""盱眙县十里营卫生院"牌子，负责全县重症精神病防治和督导工作。7月，开设三病区，增设床位50张。

2018年，医院设立精神专科、放射、检验、B超、心电图、药剂、收费、新农合等科室。

2019年4月，医院整体搬迁至原穆店乡政府院内。

2021年，医院占地34885平方米，建筑面积6580平方米，其中医疗用房5900平方米。在岗职工66人，其中卫技人员58人（高级职称6人）。设床位110张，开放床位150张。设立精神类专科门诊、男女病区等科室。配备DR、彩超、全自动生化分析仪、脑电图仪、脑血流图仪、数字脑电地形图仪等设备12台（件）。年门急诊1.2万人次，收治住院病人1700例。业务收入1370万元。

历任院长任职情况一览表

姓 名	职 务	任职时间	姓 名	职 务	任职时间
葛成树	院 长	1985.03～1985.12	梁绪成	院 长	1999.02～2001.06
赵玉俊	院 长	1986.01～1991.03	詹启林	院 长	2001.07～2005.08
吕秀珍	院 长	1991.04～1993.03	葛家亮	院 长	2005.09～2018.10
赵玉俊	院 长	1993.03～1994.02	王新国	院 长	2018.10～2021.05
金旭东	院 长	1994.03～1999.01	黄成鼎	院 长	2021.05～

十一、盱眙县药品检验所

1977年5月15日,建立县药品检验室,专职人员2人,在县卫生局办公。

1981年7月14日,县药品检验所成立。所址设在城南小平山县卫生防疫站内,设有检验室、无菌室、仪器间。有药剂师1人,药剂士2人。副所长王守宽主持工作。

1987年,设中药标本室、中药室、化学试验室、洗涤室、药理室、无菌室、贮证室、试剂室、仪器室等科室。全所职工4人。王守宽任所长。

1997年,王岚任所长。

2001年11月,成立淮安市盱眙县药品监督管理局,县药品检验所划归其管理。

十二、盱眙县120急救中心

2006年,盱眙县急救站成立,依托于盱眙县人民医院,位于盱眙县淮河东路3号。

2013年1月,正式成立盱眙县120急救调度指挥中心,设有调度室、值班室、主任办公室、会议室、机房。干文武任主任。

2019年,岳朝本任主任。

2021年,县120急救指挥中心配备兼职主任1名、通讯工程师1名、接线员9名。设受理台4个、医疗急救站点9个(县医院、中医院、马坝、桂五、管镇、旧铺、鲍集、管滩、河桥);配置院前急救车辆28辆,其中负压救护车3辆;急救人员71人。

第二节 县级计划生育机构

一、盱眙县计划生育宣传指导站

1986年5月,成立县计划生育宣传指导站,为事业单位,编制5人,隶属县计生委领导,站长由县计生委副主任谢怀超兼任。

1986～1998年,有1名工作人员负责发放避孕药具,并进行简单的计划生育知识宣传指导。县计生委副主任杨春宁兼任站长。

2000年,公开招聘事业单位在编人员7人(妇产科医生1人、助产士2人、护理1人、检验1人、麻醉师1人、男科医生1人)。

2004年,增挂"盱眙县计划生育信息服务中心"牌子,潘顺利任信息中心主任。

2010年,李英任站长,开展孕前免费检查、优生检测、生育指导与避孕咨询等。

2017年6月,县计划生育指导站和县妇幼保健所合并。

二、盱眙县计划生育协会

1987年，成立县计划生育协会，为非营利性群众团体，办公地点设在县计划生育委员会。按照《盱眙县计划生育协会章程》，召开会员代表大会，选举会长、副会长、秘书长、理事，负责指导协会工作的开展。

2015年8月，划入县卫生和计划生育委员会，副秘书长王珍主持工作。

2018年3月，县计划生育协会被市委组织部批准为参照公务员法管理单位。副县长雍梅任会长。

第三节 民营医院

一、盱眙县中医院

2004年3月，县中医院启动模拟股份制改革。9月，正式签约，严才荣任院长。

2005年3月，县企业改制工作指挥部办公室下发《关于盱眙县中医院实行模拟股份合作办院的批复》，同意县中医院在"五不变"原则下实行模拟股份制合作办院。

2007年12月，县中医院通过"二级甲等中医医院"评审工作。2008年，成功申报五个市级中医临床重点专科。周洪泰任院长。

2011年7月23日，县中医院新综合大楼正式投入试运行。是年，成立医院管理服务公司，挂牌"南方医科大学附属苏北医院"。周洪泰任院长。

2012年3月，健康体检中心投入运行。

2014年，县中医院加入南京都市圈中医医院合作发展联合体。医院被确定为南京中医药大学翰林学院附属医院、江苏省中医院友好协作医院。组建优质服务中心、肿瘤治疗中心、骨关节治疗中心。同年，医院申请进行第二次改制。何占德任院长。

2015年3月20日，县中医院启动二次改制相关工作，国有股份全面退出，改制为完全的民营医院，由非营利性医院变更为营利性医院有限公司。是年，县中医院建筑面积近5万平方米，职工785人，其中在编人员157人、备案缴事业保险人员170人、不在编人事代理330人、不在编未办人事代理124人、借用人员4人。卫生技术人员278人，后勤行政管理人员195人；高级职称32人，中级职称100人，初级职称170人；退休人员36人。核定病床700张。

2016年，该院肿瘤放射治疗中心投入运行。新建肛肠科病区（八病区），床位31张。与洪山医院共同组建医疗联合体。

2020年，设立家庭化产科病房、血液净化中心、肿瘤治疗中心、骨关节病治疗中心、健康体检中心、微创治疗中心、介入治疗中心、消毒供应中心。设立住院病区22个、专科专病门诊30个，其中脑病科是江苏省中医重点专科，脾胃病科、内分泌科、儿科、肺病科是淮安市中医临床重点专科。

2021年，医院占地11723.2平方米，建筑面积48486平方米，其中医疗用房43360平方米。在岗职工966人，其中卫技人员806人（高级职称

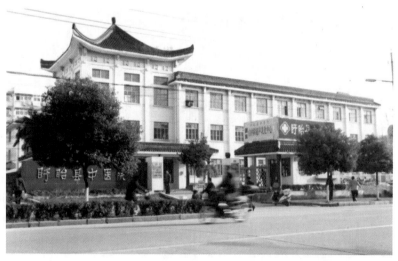

盱眙县中医院老门诊楼 　　　　　（杨礼宝/提供）

120人）。设床位700张。设立临床、医技、行政等42个科室。配备美国GE大平板数字化血管造影机、美国GE1.5T超导磁共振、飞利浦64排螺旋CT、西门子16排螺旋CT、岛津DR数字化拍片系统、美国GE钼靶乳腺X光机、彩超、史塞克腹腔镜、椎间盘镜、奥林巴斯电子胃肠镜、东芝2000FR全自动生化分析仪、血透机、骨质疏松治疗仪、骨密度检测仪、直线加速器等设备193台（件）。年门急诊40.74万人次，收治住院病人24897例。业务收入3.5亿元。

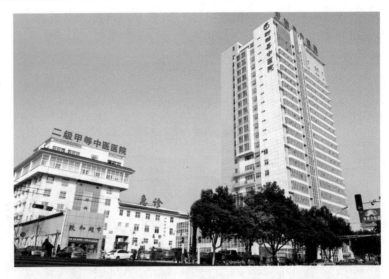

2011年，县中医院新综合楼启用　　（杨礼宝/提供）

二、盱眙楚东医院

1993年5月28日，盱眙县首家民营医疗机构盱眙县楚东医院在马坝镇成立，是全国首家以"微创外科"为特色的专科医院，床位20张。院址：马坝镇文明东路1号。院长赵长松。

2003年5月28日，搬迁至盱眙马坝镇文明东路528号新院区，占地12000平方米，医疗用房10000平方米。

2016年，通过市级评审，晋升为二级专科医院。泌尿科、肝胆外科获县级特色专科。

2021年，医院占地12807.33平方米，建筑面积26200平方米，其中医疗用房19200平方米。在岗职工123人，其中卫技人员114人（高级职称7人）。设床位180张，开放床位150张。设立内科、微创外科、妇产科、麻醉科、疼痛科等15个科室。配备磁共振、CT、C型臂、高清腹腔镜系统等设备115台（件）。年门急诊1.45万人次，收治住院病人3251例。业务收入2543万元。

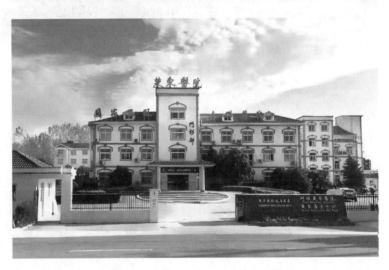

盱眙楚东医院

三、盱眙北大医院

2009年12月，成立盱眙北大医院，是一所非营利性医疗机构，位于县城山水大道龙城新天地，工作人员41人，床位50张。总经理黄光林。

2021年，医院占地1375平方米，建筑

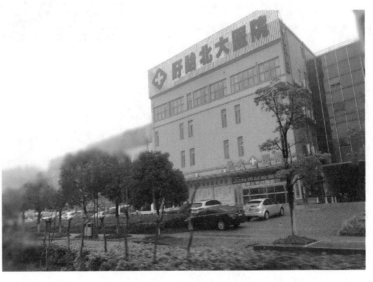

盱眙北大医院

面积5500平方米,其中医疗用房2750平方米。在岗职工39人,其中卫技人员24人。开放床位90张。设立内科、外科等12个科室。配备彩色多普勒超声仪、心电图仪等设备21台(件)。年门急诊2.98万人次,收治住院病人1024例。业务收入80.1万元。

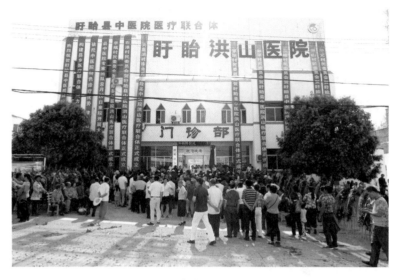

盱眙洪山医院

病人1350例。业务收入450万元。

四、盱眙洪山医院

2012年12月,原盱眙县河桥镇洪山卫生院(一级乙等公立综合性医院)改制成民营医院,更名为盱眙洪山医院。法人韩宏程。

2016年8月28日,成立盱眙恒山中医医院有限公司洪山医院医疗联合体。

2021年,医院占地5000平方米,建筑面积2430.29平方米,其中医疗用房1380.9平方米。在岗职工38人,其中卫技人员31人(高级职称1人)。床位80张。设内科、外科等4个科室。配备彩超仪、全自动生化仪等设备10台(件)。年门急诊3.6万人次,收治住院

五、盱眙瑞康医院

2009年3月,成立盱眙瑞康医院,是一家非营利性综合医院,位于盱城大庆路33号。院长王宇。

2012年8月,医院建成开业。医院占地18.9亩,建筑面积1.7万平方米,拥有病房大楼及多功能综合大楼各一栋。

2014年3月,开设康复病区。

2015年,引进高压氧纯氧舱,被认证为残疾人康复机构一级机构。

2021年,医院占地9593平方米,建筑面积10318平方米,其中医疗用房

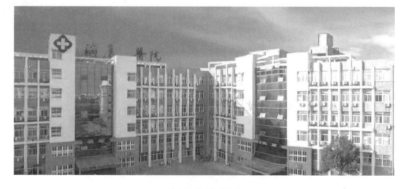

盱眙瑞康医院

2800平方米。在岗职工32人,其中卫技人员22人。床位99张,设立内科、外科、妇科、康复科、中医科、医学影像科等9个科室。其中康复科等为医院重点特色专科。配备CT、全自动生化仪、彩超仪、心电图仪等设备39台(件)。年门急诊1.2万人次,收治住院病人852例。业务收入460万元。

六、盱眙众健医院

2007年8月,成立盱眙同济女子医院,是一所以妇产科为主要特色的医院,床位18张。杨日容任院长。

2009年7月,注销"盱眙同济女子医院",成立"盱眙同济妇产医院",性质由营利性医疗机构变更为非营利性医疗机构。吴建东任院长。

2013年8月,更名为"盱眙同济医院",院长彭仁全。

2017年7月,盱眙同济医院新院区项目竣工,总投资近1亿元,位于盱城街道天泉西路38号。

2021年,更名为盱眙众健医院,医院占地7685平方米,建筑面积15081平方米。院长陈长珍,在岗职工85人,其中卫技人员70人(高级职称10人)。开放床位99张。设内科、外科、儿科、妇产科、妇女保健科、中医科、康复科、麻醉科、医学检验科、医学影像科、急诊科等16个科室。配备多排螺旋CT、彩超、腹腔镜、宫腔镜、阴道镜、四维彩超、全自动生化分析仪、数字(DR)X光机、麻醉机等设备20多台(件)。年门急诊1.6万人次,收治住院病人1082例。业务收入554.6万元。

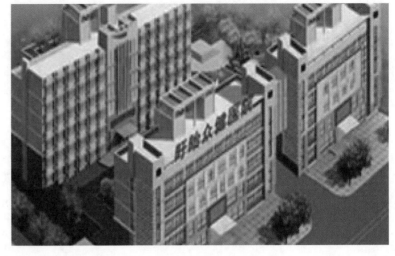

盱眙众健医院

七、盱眙泰岳康复医院

2015年10月10日,成立盱眙泰岳康复医院,位于盱城镇山水大道龙城新天地,是一家以专业康复为特色的综合医疗机构。院长岳文。

2021年,医院占地1200平方米,建筑面积2500平方米,其中医疗用房2400平方米。在岗职工40人,其中卫技人员32人。设床位90张。以康复、养老为特色,设立内科、外科、康复科等8个科室。配备DR、多普勒彩超、智能上下肢训练器、多功能训练器、电动减重步态训练器等设备25台(件)。年门急诊1.3万人次,收治住院病人1371例。业务收入380万元。

八、盱眙东方康复医院

2017年3月,成立盱眙东方康复医院,位于十里营大道,是一家非营利性民营医疗机构。院长付金辉。

2021年,医院占地2700多平方米,在岗职工25人,其中卫技人员16人。床位80张。设有内科、儿科、妇科、中医科、康复医学科、针灸室、深部热疗室、物理治疗室、牵引室、推拿室、康复训练室、医学检验科、医学影像科等。康复医学科具有专业特色。

九、盱眙金诺医院

2018年8月,注册成立盱眙金诺医院,院

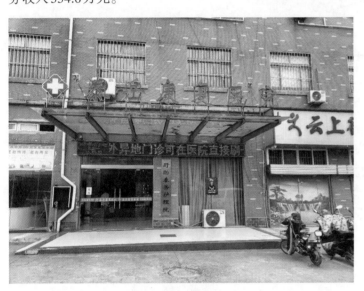

盱眙泰岳康复医院

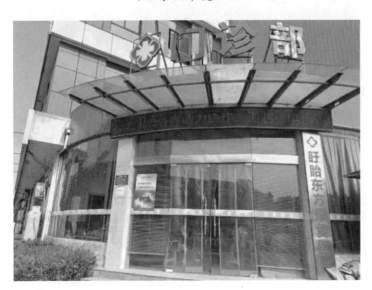

盱眙东方康复医院

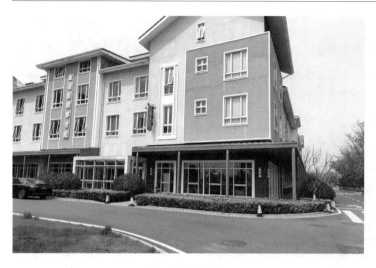

盱眙金诺医院

长龚平。医院位于金陵天泉湖养生养老社区,以医养结合为特色,提供养老医疗照护。设内科、外科、中医科、针灸理疗、康复医学等诊疗科室。有远程诊疗系统与省老年医院对接。

2021年,医院占地27000平方米,建筑面积24300平方米,其中医疗用房8600平方米。在岗职工22人,其中卫技人员20人(高级职称5人)。设置床位50张。设立内科、外科、中医科、康复科、检验科、影像科等8个科室。配备DR、B超、心电图仪、检验仪等设备12台(件)。年门急诊4600人次。业务收入48.6万元。

第四节　个体诊所

民国12年(1923),合肥童健民于盱眙县城后街开设"健民医院",自任院长,收徒工2名。之后,蒋彩章及其徒弟毛锦堂先后于城内开设"仁民医院"和"济生医院",各有2~3人。不久,城乡又陆续兴办20家诊所。当时,诊所设备都很简陋,药物品种很少,诊金、药费等无统一标准。

50年代,私人诊所纷纷加入集体或全民的医疗机构。1952年8月,高庙区古城乡办起全县第一个联合诊所。随后,澄观、旧铺、岗村、仇集等地也陆续兴办联合诊所。

1956年,随着农业合作化运动的发展,全县诊所达到28个,绝大多数医药人员加入联合诊所,参加中西医药人员186人,占94%以上。

60年代后,允许符合条件的社会医生行医,重新登记发证。1963年,登记发证49人。不久,社会医生先后加入合作医疗单位。1964年,个体开业医生25人。

改革开放以后,允许私人开设诊所。1980年后,乡村医生及少数离退休卫生技术人员自行开办诊所。1986年,7名个体医生申请开设个体诊所。9月,海明诊所首获批准在山城市场营业。

1987年,全县有33人申请个体诊所(室),通过审批的私人诊所有3个,其中盱城2个、旧铺1个。

1989~1996年,新批准25家个体诊所开业。

1997~2002年,未新批个体诊所。

2003~2008年,全县新批个体诊所34家。至2008年,全县各类个体诊所62家,其中:中医类8家、口腔类2家,从业人员120多人。

2019年,全县个体诊所达到97个,其中中医诊所16个、西医诊所45个、口腔7个、医务室8个、卫生所4个、门诊部2个。

2021年,个体诊所104个。

第二篇 党务 群团

　　1950年,县卫生院有党员2名,隶属县直机关党总支。50~60年代,县卫生系统自建党支部、工会、共青团、妇联组织,加强职工思想政治教育,培育救死扶伤、爱岗敬业、开拓进取、文明行医的风尚,开展"整风、反右"、社会主义教育和"四清"运动等。70~80年代,加强医德规范,开展解放思想大讨论和"五讲四美三热爱"活动,创建文明单位。职代会作为工会民主管理形式,参与医疗卫生单位管理。90年代,开展"两为两争"、"三讲"教育和"病人在我心中,质量在我手中"优质服务百日竞赛等活动,建立医德医风考评制度。开展"模范职工小家"创建活动。2000年后,加强党组织自身建设,以党建带动群团建设,搭建工会、共青团和妇联组织活动平台。围绕"树良好医德医风,做人民健康卫士"主题,开展"创先争优""让党徽闪光"和"满意在卫生、诚信在医院""两学一做"等系列活动,加强行风建设,提高医疗质量和服务水平。

　　2021年,县卫健系统有党员941人。各级党组织牢固树立"四个意识",坚定"四个自信",开展"不忘初心、牢记使命"主题教育活动,规范医务人员服务行为,使行业道德更加规范,医疗服务水平逐步提高,群众满意度持续攀升。

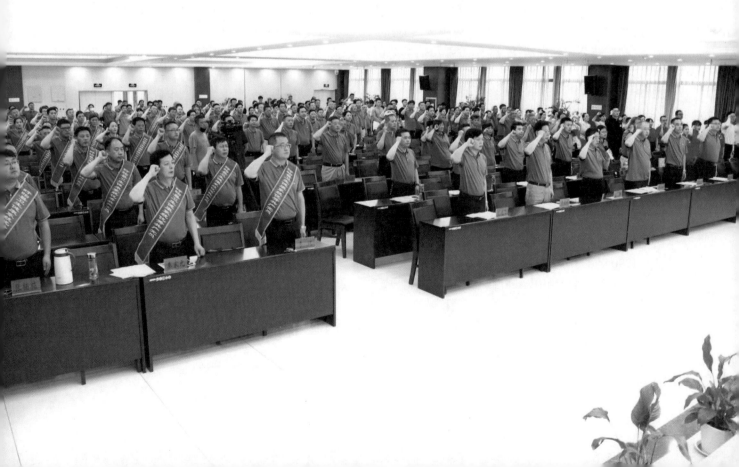

第一章 党务工作

第一节 中共党组织

一、盱眙县卫生局及医疗卫生机构党组织

1950年，县卫生院有党员2名，隶属县直机关党总支。

1955年，县卫生院成立党支部，李开科兼书记。此后，县卫生防疫站、县妇幼保健站成立，其党员隶属县卫生院党支部。1957年，县医药公司党支部成立，支部书记杨思义。

60年代初，县卫生科党员增加，成立党小组，隶属县政府党支部。

1967年，县卫生科撤销，设立县军管会卫生组，负责管理和处置卫生党组织日常工作。

1968年，县革命委员会"卫生组"与"文教组"合并，更名为"文教卫生组"，建立文卫党支部。

1970年，成立县卫生局，与县卫生防疫站、妇幼保健站、计划生育办公室成立一个党支部，有党员12名。江苏医院单独成立党总支，均隶属于县委宣传部党委会。

1975年1月，县卫生局成立党组，党组书记袁树清。党组下设县卫生局机关党支部（包括县卫生防疫站、妇幼保健站、计划生育办公室3个党小组），支部书记由袁树清兼任；县医药公司党支部支部书记季立环；江苏医院党总支总支书记陈永。

1978年，县卫生防疫站、妇幼保健站从局机关党支部中分出，成立防保党支部，支部书记黄颜武。

1983年，县卫生局党组书记为曹善读。党组下设3个党支部、1个党总支。局机关党支部，支部书记徐梅芳；县医药公司党支部，支部书记季立环；县防保党支部，支部书记黄琴；县医院党总支，总支书记徐庚年、副书记陈太如。

1986年1月，设立中共盱眙县卫生局党组，陈连生任党组书记，周坚、廖承志为党组成员。县妇幼保健站改站建所，与县药检所合建县妇幼党支部，书记苏同华。

1987年，县卫生局党组书记陈连生，局机关党支部书记周坚。党组下设爱卫会、局办公室、业务科室(含卫校)3个党小组，有党员17名。县医药公司党支部，书记季立环、副书记高家璜，下设3个党小组，有党员17名。县卫生防疫站党支部，书记周国林，下设2个小组，有党员14名。县妇幼党支部，书记苏同华、副书记王守宽，下设县保健站、县药检所2个党小组，有党员6名。县医院党总支，书记张金山，下设大内科、大外科、医技、后勤、机关5个党支部，有党员72名，其中具有中级技术职务的党员9名，占该院党员总数23%。均隶属于县直机关党委会。

1990年8月，周坚任县卫生局党组书记。

1992年2月，撤销中共盱眙县卫生局党组，成立中共盱眙县卫生局委员会，周坚任党委书记，钱忠元、刘平任副书记。

2003年2月，县医院党总支升格党委，增设纪委。党委下设机关、后勤、内科、外科、医技、五墩分院6个党支部，党员119人。

2007年6月，县中医院党支部升格为党总支。总支下设大外科、大内科、行政后勤3个支部，总支书记江

卫平,副书记纪华城。

2010年,县医院设党委办公室。

2011年7月,中共盱眙县卫生局委员会批准成立盱眙北大医院党支部、盱眙同济医院党支部。

2012年7月,中共盱眙县卫生局委员会批准成立盱眙县卫生局离退休老干部党支部。

2015年8月,撤销县卫生局党委,成立县卫生和计划生育党委。

盱眙县卫生局党组织历任负责人一览表

姓 名	职 务	任职时间	姓 名	职 务	任职时间
曹善读	书 记	1983~1984	孙邦贵	副书记	2001.12~2002.11
陈连生	副书记（主持工作）	1984~1986.01	鲁 平	副书记	2002.10~2010.04
陈连生	书 记	1986.01~1990.08	王国胜	副书记	2004.10~2006.11
周 坚	书 记	1990.08~1997.02	戚秋鸣	副书记	2010.04~2011.12
刘 平	书 记	1997.10~2000.01	杨 勇	副书记	2010.07~2011.06
吴永和	书 记	2000.01~2001.12	郑树保	副书记	2002.11~2009.07
刘 平	书 记	2001.12~2005.07	李 坚	副书记	2009.07~2014.08
李 坚	书 记	2005.12~2009.07	钱忠元	纪委书记	1992.03~1996.10
郑树保	书 记	2009.07~2012.04	侍能文	纪委书记	1996.01~1997.08
杨纯昭	书 记	2012.10~2014.08	葛 云	纪委书记	1997.10~2001.06
李 坚	书 记	2014.08~2015.08	王德昌	纪委书记	2001.12~2004.10
刘 平	副书记	1992.02~1997.10	王国胜	纪委书记	2004.10~2006.11
钱忠元	副书记	1992.02~1997.10	曾其华	纪委书记	2006.11~2009.12
侍能文	副书记	1995.01~1997.08	吉 利	纪委书记	2011.06~2013.04
葛 云	副书记	1997.10~2001.06	殷小红	纪委书记	2014.08~2015.08
王德昌	副书记	2001.06~2004.10			

二、盱眙县人口和计划生育委员会党组

1973年3月5日,县计划生育办公室成立党小组,设在县卫生局。

1983年9月18日,成立盱眙县计划生育委员会党支部。

1986年8月,成立县计划生育委员会党组。

2003年,县计划生育委员会党组更名为县人口和计划生育委员会党组。

2015年8月,县计生委党组与县卫生局党委合并成立中共盱眙县卫生和计划生育委员会委员会。

盱眙县人口和计划生育委员会党组织历任负责人一览表

姓 名	职 务	任职时间	姓 名	职 务	任职时间
钱忠元	书 记	1997.10~1998.08	姚克志	书 记	2009.01~2014.08
杨德国	书 记	1998.08~1999.01	李桂逯	书 记	2014.08~2015.08
倪志明	书 记	1999.01~1999.07	张长久	副书记	2001.11~2007.07
张长久	书 记	1999.07~2001.11	戴华仁	副书记	2007.11~2010.04
王泽华	书 记	2001.11~2008.12	赵文霞	副书记	2007.07~2012.10

（续表）

姓 名	职 务	任职时间	姓 名	职 务	任职时间
李桂逯	副书记	2007.07～2014.08	赵文霞	纪检组长	2004.10～2008.10
姚克志	副书记	2014.01～2015.08	陈玉军	纪检组长	2008.10～2015.08
卢 兵	纪检组长	1997.10～2001.04			

三、盱眙县卫生和计划生育委员会党委及基层党组织

（一）中共盱眙县卫生和计划生育委员会委员会

2015年8月15日，成立中共盱眙县卫生和计划生育委员会委员会（简称"县卫计委党委"）。书记王晓力，副书记李坚、姚克志、詹玉春，委员袁守军、王兆勇、梁祥、费连军、张宗成、陈玉军、干文武、胡松柏、许军、殷晓红、汪仲勇，纪委书记殷晓红。

2017年3月，葛云任党委书记，有党员266人。11月，县纪委实行纪检组派驻制，县卫计委不再配备纪委书记。

（二）中共盱眙县卫生和计划生育委员会委员会基层党组织

2015年8月，县卫生和计划生育委员会党委下辖机关党支部、离退休党支部、县妇幼保健院党支部、县疾病预防控制中心党支部、县卫生监督所党支部、县皮防所党支部、县新型农村合作医疗管理委员会办公室党支部、县中医院党总支。有党员263名。

15日，县卫计委党委分别成立机关支部委员会，党员42人；离退休支部委员会，党员45人；新型农村合作医疗管理委员会办公室支部委员会，党员6人；县妇幼保健院支部委员会，党员18人；县疾病预防控制中心支部委员会，党员26人；县卫生监督所支部委员会，党员20人；县皮防所支部委员会，党员5人；县中医院党总支，党员99人。

2017年9月，县新型农村合作医疗管理委员会办公室党支部整体划至中共盱眙县社会医疗基金管理中心支部委员会。

盱眙县卫生和计划生育委员会党组织历任负责人一览表

姓 名	职 务	任职时间	姓 名	职 务	任职时间
王晓力	书 记	2015.08～2017.03	詹玉春	副书记	2015.08～2017.01
葛 云	书 记	2017.03～2019.02	殷小红	纪委书记	2015.08～2017.03
李 坚	副书记	2015.08～2019.02	赵 虹	纪委书记	2017.03～2017.11
姚克志	副书记	2015.08～2019.02			

四、盱眙县卫生健康委员会党组及医疗卫生机构党组织

2019年2月，成立中共盱眙县卫生健康委员会党组，葛云任党组书记，梁祥、干文武、胡松柏为党组成员。5月13日，县卫健委机关党委选举第一届机关党委委员。县卫健委机关党委下辖机关党支部、离退休党支部、县妇幼保健院党支部、县疾病预防控制中心党支部、县卫生监督所党支部、县皮防所党支部、县中医院党总支、北大医院党支部、同济医院党支部，有党员210人。5月15日，县妇幼保健院、县疾控中心和县卫生监督所党支部换届选举党员大会召开。5月27日，县精神康复医院经县委组织部批准，由盱城街道党工委划入县卫健委机关党委管理。是月，机关党支部换届，下设3个党小组，有党员49人。10月8日，经县委批准成立，县中医院党委，隶属于中共盱眙县非公企业和社会组织工作委员会。县中医院党总支隶属关系划出，改

由县卫健委党组负责日常指导和管理工作。党委书记何占德,副书记於晓涛。11月,胡松柏任中共盱眙县卫生健康委员会党组副书记。

2020年1月25日,县机关工委批复同意中共盱眙县卫生健康委员会机关委员会成立新型冠状病毒感染肺炎防控工作临时党支部,葛云任临时党支部书记。3月3日,县委组织部批复同意将原隶属镇(街)党委(党工委)管理的基层卫生院党组织调整为中共盱眙县卫生健康委员会机关委员会管理。县卫健委机关党委有党支部34个,党员

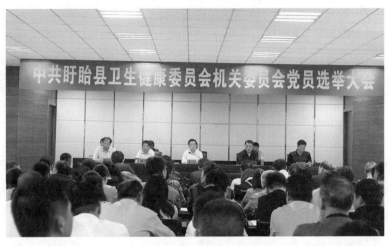

2019年5月13日,县卫健委机关党委选举第一届机关党委委员

675人。年底,中共盱眙县卫生健康委员会党组书记葛云,副书记胡松柏,成员葛中春、俞建飞、郭永余、袁守国、王宝瑜。

2021年,县卫健系统有党组1个、党委3个,共有党员941人。其中中共盱眙县卫生健康委员会机关委员会,有党支部34个,党员694人;中共盱眙县人民医院委员会有党支部6个,党员247人;中共盱眙县中医院委员会有党支部3个,党员111人。魏忠明调任县卫健委党组成员。

第二节 党的组织活动

50年代,县卫生院党支部围绕医院中心工作做好职工政治思想工作,开展"整风、反右"运动。

60年代初,县卫生系统党组织开展社会主义教育和"四清"运动等。

1966~1977年,开展"文化大革命"运动,党组织活动主要是学习党中央文件、毛泽东思想、马列主义及时事政治等。

1978年,学习十一届三中全会精神,开展解放思想大讨论,卫生系统党组织加强组织建设与思想政治工作。

80年代,落实知识分子政策,注重在知识分子中发展党员,开展"五讲四美三热爱"活动。

1993年初,县委在全县卫生系统开展"公仆杯"竞赛活动试点,竞赛内容是"四比四看",即学习理论比提高,看谁共产主义信念坚定、政策水平高、服务本领强;服务基层比效率,看谁为基层服务积极主动、尽心尽责、效率高;经济建设比贡献,看谁为基层提供合理化建议多、解决难题多、贡献大;自身建设比成效,看谁在群众中形象好、评价高、受欢迎。

1998年4月,县卫生局党委在全县卫生系统党员干部中开展"两为两争"活动。

1999~2000年,开展"三讲"教育活动,主要是讲学习、讲政治、讲正气。县医院开展"病人在我心中,质量在我手中"优质服务百日竞赛活动。

2006~2007年,全县卫生系统学习"三个代表"重要思想,开展保持共产党员先进性教育活动。

2010年,紧密围绕"树良好医德医风,做人民健康卫士"主题开展创先争优活动,要求党员佩戴党徽,开展"让党徽闪光"活动。

2011年,实施社会管理创新工程。县卫生局成立领导小组,建立信息员队伍,落实责任,创新机制,把社会管理创新工作与卫生工作目标同部署、同检查、同考核。

2014年,开展党的群众路线教育实践活动,教育引导党员干部树立群众观点,弘扬优良作风,解决突出

问题,保持清廉本色,使干部作风进一步转变,医患关系进一步改善。

2016年,学习贯彻习近平在全国卫生与健康大会上的重要讲话,开展"两学一做"学习教育活动,开通"盱眙向上卫计"微信公众平台,通过文字、图片、"微党课"视频等形式适时发布党的理论知识、党建工作动态、先进典型事迹等内容,让党员干部随时随地都可查阅,自由学习。

2019年,县卫健委开展"不忘初心、牢记使命"主题教育活动。9月23日,召开卫健系统主题教育动员部署会议,传达学习中央及省市委、县委主题教育工作会议精神。统一印发《"不忘初心、牢记使命"主题教育应知应会手册》口袋书;统一定制主题教育专题学习笔记本,统一设计制定主题教育一览表、工作方案、学习计划、学习研讨方案等;统一开展村卫生室管理大调研。对未能参加集中动员部署的离退休且行动不便的12名老党员进行"送学上门",为他们送去主题教育读本、学习笔记等,实现卫健系统"不忘初心、牢记使命"主题教育动员全覆盖。7月、8月,先后组织两批党员干部走进山东临沂革命根据地培训学习,开展实境教学,引导党员干部弘扬沂蒙精神,牢固树立"四个意识",坚定"四个自信"。每周一晚间,党建学习不间断。

2020年7月1日,盱眙县卫生健康系统举行庆祝中国共产党成立99周年大会,县卫健委领导班子成员,各镇(街)卫生院、县直各卫生健康单位、民营医院主要负责人和党建工作负责人,卫健委机关各科室负责人,部分受表彰人员代表等参加会议。县卫健委党组书记、主任葛云带领与会人员重温入党誓词。会上还表彰了卫健系统先进党组织、优秀共产党员、学习强国之星以及在庆祝建党99周年党建知识竞赛中获奖的单位。

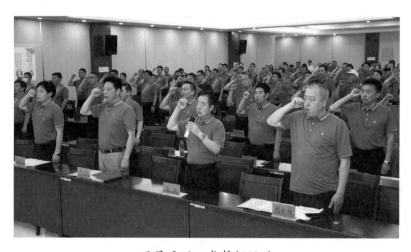

开展重温入党誓词活动

2021年,学习贯彻党的十九届六中全会精神,坚持党建引领,打造"'医'路向前 健康100"书记项目品牌,推动项目年建设104个项目落地落实。举办"赓续红色基因、践行医者仁心"《黄花塘往事》观影感悟会,通过部分主创人员和全县广大医务工作者一起看电影、学党史、谈感悟、强信念,矢志弘扬铁军精神,守护人民健康,推动党史学习教育走心走实。相关做法被江苏卫视公共频道、交汇点等省市县媒体相继报道。开展党史学习教育,党史百年天天读。举办庆祝建党100周年"永远跟党走 共逐健康梦"先进事迹分享会,激励广大职工坚守初心使命,建设健康盱眙。每周一组织全体职工晚间学习,已持续4年。

第二章 行风建设

第一节 医德传承

民国以前,境内中医行医一直有"穷人看病,富人把钱"的传统,即诊金对富人多收,对穷人少收或不收。如接种牛痘,一般为午季收1斗小麦(约10公斤),秋季为2斗稻(约15公斤),对贫苦农民少收或不收。全县救死扶伤、舍己救人的医者不乏其人。

民国21年(1932)夏,盱城霍乱大流行,死亡300多人。回民马耀宗、理发师郑德全、菜农刘尚义等以针灸抢救患者,夜以继日,不取分文。民国28年(1939)夏,盱城霍乱再次大流行。城内中医杨淑涵、王干卿等发起捐款救济活动,并在财神庙开设急救门诊,张子珍、杨庆堂、宋孝先等参加值班。对贫苦患者免费救治,危重病人到药店取药,轻病人随诊服藿香正气散、霹雳散、六一散、益元散、五苓散,并辅针灸,进行抢救,挽救不少生命。抗日战争期间,王象铮冒着生命危险,下乡为新四军将领方毅治疗偏头痛。

50~60年代,县卫生行政部门始终把思想政治工作和医德医风建设放在重要位置,坚持"卫生工作为人民健康服务、为社会主义建设服务"的工作方针,在全系统培育救死扶伤、忠于职守、爱岗敬业、满腔热情、开拓进取、精益求精、乐于奉献、文明行医的风尚。

70~80年代,大力加强社会主义物质文明和精神文明建设,贯彻卫生部颁发的《卫生工作人员守则》《医德规范》和各项工作条例,开展创"文明医院,优质服务"活动,树立全心全意为人民服务的意识,提高职业道德素质,改善医疗服务质量。

1993年,县卫生局召开行风建设会议。会上,29名具有中、高级职称的医务人员向全县卫生工作者发出"加强行风建设,重塑天使形象"的倡议,各医疗单位积极响应。县医院成立医德医风领导小组和医德医风考评小组,对行风建设工作进行全程监督。

1994年,认真贯彻淮阴市卫生行风建设会议精神,坚持正面教育,实行标本兼治。确定县医院、县中医院、县防疫站为卫生系统行风建设试点单位。在全系统继续进行"三个教育",即党的基本路线教育、社会主义市场经济理论教育和全心全意为人民服务宗旨教育。

1995年,县卫生局认真贯彻执行廉政和行风建设方面的若干规定,逐步将卫生系统的党风廉政建设和纠风治乱工作推向深入,标本兼治,纠建结合。强化制度建设和医德医风教育,学习白求恩、孔繁森、赵雪芬等先进人物,开展专项治理,落实奖惩措施,抓典型教育,努力提高全系统医护人员的思想政治素质。

1996年,强化思想政治工作,加强医德医风建设,全县各医疗卫生单位利用卫生部门反面典型,针对性地开展清正廉洁和医德医风教育。在全系统培养救死扶伤、忠于职守、爱岗敬业、满腔热情、开拓进取、精益求精、乐于奉献、文明行医的行业风尚。4月,县卫生局召开卫生职业道德建设工作会议,贯彻省、市有关会议精神,布置全县医德医风建设工作任务。

2000年起,县卫生局实行监督与考评一体化。

2001年,县医院建立健全职工医德医风档案,人手一份职业道德继续教育证书。对工作检查中发现及病人反映的行风问题及时处理。

2003年,制定职业道德奖惩办法,专项治理"红包""回扣"等不良现象,有效地遏制红包、回扣及药械、药品购销中的不正之风。

2005年,按照《执业医师法》《医疗机构管理条例》和《卫生系统文明服务用语》等有关作风建设规定,排查、整顿医疗服务中的不正之风。7月、11月,县卫生局两次组织行风监督员到基层医疗单位检查行风工作。县卫生局纪委对全县21个乡镇卫生院进行明察暗访,召集住院病人座谈,听取社会各界人士对卫生系统工作提出的意见和建议。

2009年,实施"六大阳光工程"(阳光警务、阳光财务、阳光人事、阳光药事、阳光采购、阳光公务),在全县"环境优化年"万人评议活动中首次获服务窗口类第一名,并荣获全县经济发展环境创优和行风建设工作"十优单位"称号。

2010年,盱眙县卫生局按照《盱眙县2010年"机关效能提升年"工作任务分解和考核意见》的总体安排,坚持"改革创新、纠建并举"的工作原则,在优化发展环境、服务社会、服务基层、服务群众上下功夫,推进卫生软环境和行风建设再上新的台阶。

2012年12月28日,盱眙县卫生局下发《关于加强全县卫生系统2013年元旦、春节期间党风廉政建设工作的通知》,要求各医疗卫生单位切实做好节日期间党风廉政建设工作,采取有力措施,确保各项工作落实到位。

2013年6月,盱眙县卫生局制定《盱眙县卫生系统"幸福盱眙"亲民服务"卫生三心"品牌创建活动实施方案》,进一步解决全系统医疗服务中存在的突出问题,规范医疗卫生服务行为,提高医疗卫生服务质量,切实保障人民群众健康权益,提升人民群众对盱眙县医疗卫生服务的满意度。9月14日,组织乡镇卫生院院长、县直医疗卫生单位主要负责人和局机关中层以上党员干部观看"你是这样人——周恩来'五德'教育情景式报告会"电视片。

2014年1月9日,县卫生局局长李坚带着局相关科室负责人走进县人民广播电台"政风热线"直播室,就医疗纠纷处置、疾病预防控制、妇幼卫生保健、新型农村合作医疗缴费、报销、大病保险等社会关注的热点问题与广大听众进行交流,并现场答复14名听众提出的问题,取得良好的社会效果。2月26日,县卫生局对2013年度行风和效能建设工作先进个人进行表彰。3月1日,县卫生局召开全系统党风廉政建设暨行风建设工作会议,下发《盱眙县卫生系统2014年党风廉政建设和行风建设工作实施意见》。

2015年3月30日,盱眙县卫生局在县中医院召开全系统党风廉政建设和行风建设工作会议,认真贯彻落实中央、省市县关于党风廉政建设和行风建设工作的具体要求。

2016年2月18日,盱眙县卫生计生委在山水商务大厦二楼小报告厅召开全系统党风廉政暨行风建设工作会议,认真贯彻落实中央及省市县关于党风廉政暨行风建设工作的具体要求。4月5日,盱眙县卫生计生委召开全系统"小五长"专项整治暨作风建设工作动员会,印发《盱眙县卫计委开展乡村"小五长"不正之风和腐败问题专项整治工作实施方案》,全系统县直单位主要负责人、乡镇卫生院院长、乡镇计生站站长、机关中层以上党员、干部参加会议。

2017年2月15日,盱眙县卫生计生委召开2017年全县卫生计生系统党风廉政和行风建设工作会议,认真贯彻落实中央及省市县关于党风廉政和行风建设工作的具体要求,对全系统2016年度"十佳医德医风标兵"进行表彰。4月7日,盱眙县卫生计生委召开全县卫生计生系统作风建设暨效能提升会议,印发《盱眙县卫生计生系统开展懒政怠政、中梗阻等问题专项整治行动实施方案》。5月12日,盱眙县卫生计生委召开全县卫生计生系统二季度党风廉政建设主题会议。

2018年,县卫计委党委召开全系统党风廉政和行风建设工作会议,全面开展党风行风整改工作和医疗卫生重点领域专项治理工作,全系统卫生计生单位及机关部门负责人签订党风廉政和行风建设责任书。会上还表彰盱眙县2017年度"医德医风标兵"。下发《盱眙县卫生计生系统2018年党风廉政和行风建设工作实施意见》《全县卫生计生系统党风行风整改工作实施方案》

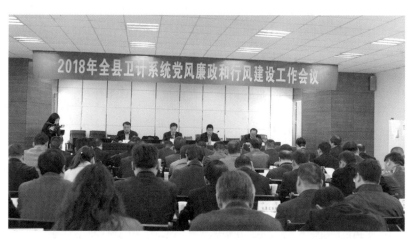

2018年,召开全县卫计系统党风廉政和行风建设工作会议

《2018年全县医疗卫生重点领域专项治理工作实施方案》。

2019年,县卫健委印发《全县卫生健康系统"中梗阻"专项治理行动实施方案》,县卫健委、县公安局、县市场监督管理局联合印发《盱眙县集中整治医托专项行动方案》,县卫健委、县医疗保障局联合印发《2019年全县卫生健康领域突出问题专项整治工作实施方案》《关于做好元旦、春节期间全县卫生健康系统信访稳定工作的通知》,开展廉政风险和履责风险源点排查工作。

2021年,召开卫健系统作风建设工作推进会。贯彻《医疗机构工作人员廉洁从业九项准则》。医务人员带头防控疫情,严禁不服从防控疫情管理,坚持合理社交距离,减少非必要人员流动。

第二节 建章立制

1993年,县卫生局转发《江苏省卫生工作人员违反职业纪律的处理意见》等文件。

1998年,建立行政执法责任制。县卫生系统在行政执法中实行"两错"追究制度。盱眙县卫生局制定《接受人民代表大会及其常委会监督制度》《行政执法错案责任追究试行办法》《行政执法过错责任制追究制度》《卫生行政执法岗位责任制》等8项卫生行政执法责任制制度,收集52部常用的卫生行政管理法规,编印成书,发放到具有卫生行政执法职责的部门和个人,进行规范管理。

2003年,制定《2003年行风、环境建设工作意见》《2003年民主评议行风工作方案》《2003年行风软环境建设工作考核细则》。

2006年,县医院重新修订《关于对私收费专项治理处罚的规定》《关于对不文明服务处罚的规定》《关于加强岗位责任制和劳动纪律的规定》《关于对医务人员收受"红包"处罚的规定》《关于实行首问负责制等五项制度的实施方案》等规章制度。

2008年,县卫生局制定《行风、软环境建设工作意见》《民主评议行风工作方案》《行风建设规范》《医院十条禁令》《治理商业贿赂责任追究暂行办法》等规章制度。

2013年,县卫生局印发《盱眙县卫生局关于改进工作作风,密切联系群众八项规定》,制定《全县卫生系统2013年度效能建设和软环境创优工作实施意见》《盱眙县卫生系统开展民主评议政风行风实施意见》。

2014年,县卫生局下发《关于认真组织学习贯彻落实〈加强医疗卫生行风建设"九不准"〉的通知》,制定《关于开展严格执行"九不准"狠刹行业不正之风专项整治活动实施方案》《盱眙县卫生系统开展"医者仁心"亲民服务活动方案》《县卫生系统开展"廉洁从医、为民服务"活动实施方案》,出台《盱眙县卫生局机关考勤制度》《盱眙县卫生系统工作人员十个严禁》。

2015年,县卫生局制定《盱眙县卫生系统关于集中开展乱收费问题专项整治工作实施方案》,转发《关于印发〈盱眙县党和国家工作人员操办婚丧喜庆事宜若干规定〉的通知》文件,印发《盱眙县卫生系统"为官乱为、为官不为"专项整治实施方案》《盱眙县卫生系统2015年医德医风建设工作实施方案》。县卫计委印发《盱眙县卫计委开展药品器械回扣专项治理行动工作方案》《盱眙县卫生计生委开展药品器械回扣专项治理行动巡查工作方案》,制定《全县卫生系统涉农资金违纪违规问题集中整治工作实施方案》《盱眙县卫生计生委机关管理制度》。

2016年,县卫计委制定《关于加强全县卫生计生系统作风建设工作实施意见》《盱眙县卫生和计划生育委员会违反作风效能建设有关规定处理办法(试行)》。

2017年,县卫计委印发《盱眙县卫生和计划生育委员会作风效能建设问责办法》。

2018年,县卫计委编制《盱眙县卫生和计划生育委员会制度汇编》,制定《全面从严治党责任约谈制度实施办法》《县卫生计生委机关作风建设十项规定》。

2019年,县卫健委印发《全县

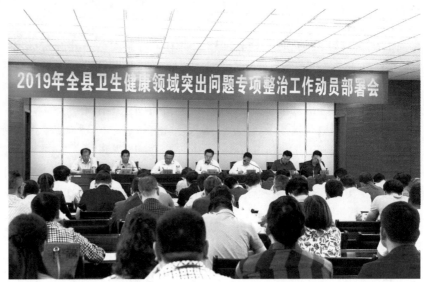

2019年,召开全县卫生健康领域突出问题专项整治工作动员部署会

卫生健康系统"中梗阻"专项治理行动实施方案》《盱眙县卫生健康系统开展廉政文化示范点创建活动工作方案》《关于开展扫黑除恶"大宣传、大走访、大排查、大督导"工作的通知》。县卫健委办公室印发《关于做好元旦、春节期间全县卫生健康系统信访稳定工作的通知》。

2021年，县卫健委制定卫健系统疫情防控八项工作纪律规定，加强"五一"、端午期间作风建设，印发《关于做好中秋、国庆节日期间作风建设的通知》及《中秋、国庆期间作风建设督查工作方案》，制定就严肃会议纪律有关问题重申四项制度。

第三节　文明创建

1988年，县医院开始创建文明单位工作，成立创建文明单位领导小组。领导小组根据创建标准采取一系列创建措施，最终获评"江苏省文明单位"。

1991年，县医院被授予"江苏省文明医院"称号。

1993年，县医院再度被授予"江苏省文明医院"称号。

1994年8月，首次开展评选县"十佳""十优"白衣战士活动。经过全县32个医疗单位层层推荐、选拔，由县委领导和县有关部门负责人以及新闻界人士组成评委会。本着公正、严肃、认真、负责的原则，评选出"十佳""十优"白衣战士，评选结果于1995年2月15日揭晓。周云方、毛学根、孙庆朝、卢光华、孙德红、欧长代、陈昌萍、吕志勇、吉志锐、王正芳被评为"十佳"白衣战士，张云霞等10人被评为盱眙县优秀白衣战士。年底，县医院周云方被评为淮阴市"十佳"白衣战士。

1996年5月，在全系统进行世界观、人生观、价值观主题教育，开展"学好理论，牢记宗旨，遵纪守法，争做贡献"竞赛活动，涌现出一批先进集体和先进人物，其中3人获得部（省）级表彰，2人获得市级表彰，县第二人民医院被淮阴市卫生局授予"卫生行风先进集体"称号。县医院开展"新风杯"窗口优质服务竞赛和"奉献杯"创建文明窗口全程优质服务竞赛活动，被授予"1996年度县文明单位"称号。

1997～2000年，开展创建文明卫生行业活动。1997年，县第二人民医院被确立为市级示范点，县人民医院、县第三人民医院、县卫生防疫站、县妇幼保健所为县级示范点。各示范点开展形式多样的争先创优活动。

1998年4月，召开创建动员大会。县医院等5个单位向全县医务工作者发出创建文明卫生行业的倡议，柴常华等11人被命名为"文明服务标兵"，并对创建文明行业5个示范单位和10个示范窗口进行授牌。年底，全系统有17个单位获得市、县级文明单位荣誉。

1999年3月31日，召开全县创建文明卫生行业大会。县医院推出"微笑工程"，评选"十佳护士、十佳医生"，开展"病人在我心中，质量在我手中"优质服务百日竞赛活动。县中医院推出"行为工程"，进行优质服务百日竞赛。

2000年，县医院被市总工会授予"精神文明创建工作先进集体"称号。

2001年，县医院被授予"江苏省社会公众信得过单位"和"淮安市医疗质量先进单位"称号。

2002年，全县卫生系统实施"民心工程"。5月，召开"向广东省中医院学习暨实施民心工程、创建放心医院"主题竞赛动员大会。县医院参与创建"放心医院"活动，获评市"文明单位"，并被市精神文明建设指导委员会授予"文明窗口"称号。全县医疗卫生单位共收到锦旗100余面、感谢信200封，社会综合满意度在92%以上。

2006年，县医院创建省级文明单位，成立创建工作领导小组，组织学习《医务人员职业道德读本》《职业道德系列讲座》及职业道德相关规定。2007年，县医院被评为"江苏省文明单位"。

2008年，县卫生局在全县"打造环境服务年"万人评议活动中获第四名。县中医院被授予市"文明单位"称号。

2010年起,县卫生局以开展"创先争优"活动为契机,加强行风软环境和效能建设。是年,在全县"机关效能提升年"万人评议活动中获第四名,获评全县经济发展环境创优和行风建设"十优单位"和淮安市"优质服务示范窗口"。县中医院获评"2010—2012年度江苏省文明单位"。县卫生监督所、县人民医院和县中医院获评2011年度全县环境创优和行风建设"十优单位"。

2013年8月,开展全县卫生系统"幸福盱眙"亲民服务"卫生三心"品牌创建集中宣传月活动。

2017年,打造"党建+健康扶贫"

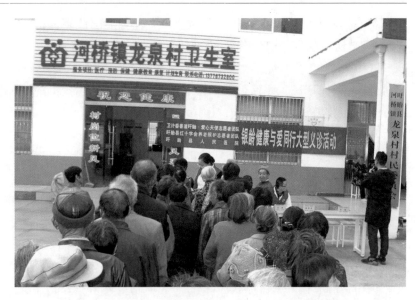

2018年,县卫计委开展"爱心天使送健康"志愿服务活动

品牌,对贫困群众进行精准医疗救治、精准帮扶,助力脱贫攻坚。

2018年,盱眙县新时代文明实践活动于10月28日正式启动。县卫生计生委组织22个爱心天使志愿者服务队分赴10个镇、3个街道同步开展"爱心天使送健康"志愿服务活动。免费为当地居民进行健康体检,并发放宣传资料,向居民普及健康知识。"爱心天使送健康"项目坚持长效化,创新开设健康大讲堂,举办健康知识讲座,开展健康知识宣教进机关、进学校、进社区、进企业、进工地、进军营"六进"活动,为百姓送去"健康大礼包"。

2019年5月,在全系统内广泛开展"优秀护士"评选活动,对蔡梦妍等100名"优秀护士"进行表彰。6月27日,县卫生健康委员会党组表彰县妇幼保健院等10个"先进集体"、王泽华等10名"优秀党务工作者"和王世正等10名"优秀共产党员"。县妇幼保健院获评"全国巾帼文明岗"。

2020年,推进"健康润家·向幸福出发"亲民服务品牌创建。实施"家医有约"护健康活动。"家医有约"志愿服务项目参加全省志愿服务展示交流会,获得银奖。

2021年,开展"两在两同建新功,立足岗位当先锋"主题送健康、送温暖志愿服务活动,为群众免费体检,及开展健康讲座、健康咨询等。10月12日,县卫健委组织党员志愿者开展"两在两同建新功,文明创建大走访"志愿服务活动,向市民发放宣传盱眙创建全国文明城市倡议书和调查问卷。

第四节　行风治理

1993年,县卫生局建立社会监督员制度,邀请14名社会监督员,强化内部和社会监督,加大医药市场执法监察,加强药品回扣专项治理。

1996年,在行风职业道德建设中开展全程优质服务。10月中旬,组织县直医疗卫生单位负责人和局机关部分工作人员赴苏州市卫生局学习该市卫生系统开展全程优质服务的工作经验,并在县医院进行试点。县医院参照苏州经验,在全院开展"以病人为中心,创全程优质服务"活动,努力为人民群众提供安全、高效、优质、价廉的全程服务。全院职工以"一切为了病人,为了一切病人,为了病人一切"为行动指南,采取措施,方便病人。在门诊大厅提供担架、轮椅、开水、导医、电梯等系列服务,并设置"考核办公室"及"行风督察室",加强对全院工作人员执行工作制度及岗位职责情况的考核和医德医风状况的督查。实行"门诊值班主任"制度,切实解决病人就医过程中遇到的实际困难。门诊值班主任由全院中层以上干部轮流担任,公开挂出"有困难找值班主任"的牌子。每位值班主任都能以认真负责的精神及时处理和解决医患双方的问题和矛盾,塑造医院的良好社会形象,受到社会各界的肯定与赞扬。

2003年,县卫生局党委加强民主评议行风建设工作,从组织领导、机构网络建立到各阶段民主评议都作出具体安排,保证民主评议行风工作落到实处。向社会发放问卷调查表1.5万份,组织3个督查小组对全县27个乡镇卫生院进行明察暗访。邀请县人大、政协、新闻、社会知名人士等参加民主评议行风督查组,对县级医疗单位和部分重点乡镇卫生院进行民主评议,总体情况较好。通过"非典"防治和防洪防病两大工作,卫生系统医务人员的无私奉献精神得到体现。县卫生局围绕"以病人为主、以服务对象为主"这个中心,开展坚持一个标准(群众满意是行风建设的第一标准)、突出两个重点(改善服务态度、提高医疗质量)、建立三项制度(医疗收费明码标价制度、收费差错责任追究制度、患者知情同意制度)、强化四种意识(服务意识、质量意识、减负意识、竞争意识)、推出五项规定(70岁以上老人、伤残军人、残疾人和低保对象就医时,凭有效证件免收普通挂号费;门诊病历在全县各医疗单位通用;县级综合性医院出具的CT、动态心电图、彩超等大型医疗设备检查报告单在全县各医疗单位通用;对出院病人进行电话回访;服务进社区)、落实六条措施(加强领导,落实责任制;搞好职业道德教育,提高卫生队伍整体素质;加大宣传力度,展示行业新形象;加快药品集中招标采购进程,减轻群众医药费用负担;广开渠道,接受社会监督;加大专项治理力度)活动。

2005年,配合县纪委在河桥镇举办卫生"行风热线进万家"活动,向社会发放问卷调查表1万余份。协助县纪委在黄花塘举办"行风热线户外直播"活动。年底,在全县"软环境万人评议"中,县卫生局位列参评单位前15名,被县委、县政府表彰为2005年度"软环境十佳部门"。

2007年,开展忠于职守、爱岗敬业、乐于奉献的职业道德教育,加强制度建设,完善并落实"三合理"控制费用等制度,兑现服务承诺和严格行业禁令,推进政务、院务、事务"三公开"。县卫生局机关强化挂牌上岗、微笑服务和落实"AB"岗制度,改进工作作风,提高行政效率。医患关系明显改善,医疗卫生服务秩序明显好转,群众满意度明显上升。

2010年,全县医疗卫生单位开展"满意在卫生、诚信在医院"活动,实行公开服务承诺,从方便群众看病入手,为患者办好事、办实事,改善医疗条件,增加服务措施,提高医疗质量和服务水平。参加"政风热线"省、市、县、乡四级联动户外直播活动,向广大群众宣传医疗卫生政策相关内容、合作医疗报销范围与比例、医疗市场整治、食品安全、预防保健知识等,并现场解答群众提出的问题。县卫生局行风办向全县发放行风问卷函2000多份,回收率80%,综合群众满意度91.6%。

2012年,出台《盱眙县卫生系统开展"三好一满意"窗口服务单位活动实施方案》,并下发至全县各级各类医疗卫生机构。成立全县卫生系统"三好一满意"窗口服务单位活动领导小组和办公室,具体负责对全县"三好一满意"活动的组织领导和监督检查。全年开展"三好一满意"活动自查工作6次,下发整改文件32份,涉及各类医疗机构23个。

2013年,县卫生局局长李坚带着局相关科室负责人走进县人民广播电台"政风热线直播室",就卫生亲民服务方面问题与听众朋友进行交流沟通。参加县"效能101走进市场"政(行)风热线户外直播活动和"创优服务、提升效能、助推发展"、"效能101走进社区"暨"幸福盱眙"亲民服务品牌创建行动,现场解答群众提出的相关问题。印发《关于在全县开展医药购销和医疗服务中不正之风的专项整治活动的实施方案》《关于开展全县卫生系统"幸福盱眙"亲民服务"卫生三心"品牌创建集中宣传月活动的通知》,开展医药购销和医疗服务中不正之风的专项整治工作,要求各医疗卫生单位积极做好宣传工作,在全系统营造"幸福盱眙"亲民服务"卫生三心"品牌创建活动的浓厚氛围。

2014年,组织全县医疗卫生单位负责人及机关中层以上党员干部50余人走进德园(淮安市警示教育展馆),实地接受警示教育。在县委党校举办"法·德讲堂",参加学习180多人。印发《关于贯彻〈关于建立医药购销领域商业贿赂不良记录的规定〉的通知》。

2015年,全面部署"为官乱为、为官不为"专项整治工作。县卫生局党委副书记詹玉春带领相关科室负责人走进县人民广播电台"政风热线"直播室,就新型农村合作医疗相关政策、妇女儿童保健、疾病预防与控制、医疗纠纷处理及公共卫生服务等方面有关问题与全县广大听众进行交心交流,现场答复办理12名听众提出的问题。组织县直医疗卫生单位班子成员、乡镇卫生院主要负责人及分管业务副院长或报账员、机关中层以上党员干部共90余人走进淮安市警示教育基地德园,实地接受"三警一线"警示教育。

2016年3月,制定《学习贯彻〈中国共产党廉洁自律准则〉和〈中国共产党纪律处分条例〉实施意见》,认真组织学习《中国共产党廉洁自律准则》和《中国共产党纪律处分条例》。

2017年5月17日,召开全县卫生计生系统"远离回扣、廉洁从医"主题专项活动大会。县检察院相关领导,县医院、县中医院、县二院班子成员及科室主任,各乡镇(街)卫生院班子成员、报账员、医疗组长、药库主任,县直其他医疗卫生单位班子成员及财务人员,县卫生计生委领导班子成员、机关中层干部及财务审计科所有人员参加会议。6月29日,组织全系统党员干部103人统一着装、佩戴党徽,集中乘车到县黄花塘新四军纪念馆开展"庆七一"及党规党纪教育活动。

2018年,制定《全县卫生计生系统开展廉洁行医宣誓活动实施方案》,开展全县卫计系统廉洁行医宣誓活动。围绕规范医疗服务行为、规范医药购销行为、规范药品耗材使用、规范医疗收费行为、规范项目资金使用、规范绩效考核管理"六个规范",开展全系统行风建设专项治理。

2019年8月,成立全县卫健系统"扫黑除恶"专项斗争、行业治理专项工作领导小组,开展廉政文化示范点创建活动,形成廉洁从政、廉洁从医良好风尚。开展"中梗阻"和高值医用耗材专项整治活动。排查整改三大方面18类问题,提醒谈话152人,问责4人,召开12次警示教育会,退款134.04万元。配合县委巡察组进行为期44天的巡察工作,收到反馈问题4个方面31个,对固定资产管理缺失、部分医疗机构重复收费等问题进行整改。

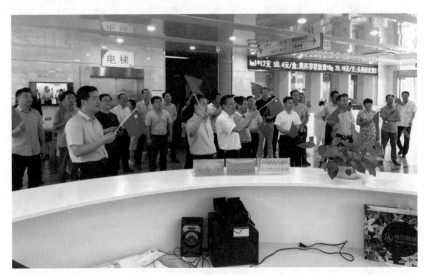

2019年8月,开展廉政文化示范点创建活动

2020年疫情期间,共收到12345交办件209件,电话提供信息2000多条,开展疫情防控作风专项督查,累计检查医疗机构约498次,下发交办单167份、督查通报65期。开展工作纪律周督查38次,发通报7期,责令基层单位处理违规违纪人员16人。全年共收到省、市、县12345平台转交办信访件534件(包含疫情咨询线索类209件)、江苏省阳光信访平台交办件12件、市卫健委交办件10件和电话投诉咨询55件,开展信访事项调查46件。对发现的苗头性问题,常态化运用第一种形态,咬耳扯袖,防范问题严重化、扩大化;针对不作为、乱作为等现象提醒谈话118人;针对违规违纪问题问责18人,党纪处分6人,政纪处分2人,党纪立案1人,全系统通报曝光2人。开展县委巡察整改工作,全系统共开展专项治理行动23次,追责问责16人,建立完善制度38项,挽回经济损失14.4万元。巡察反馈的31个问题全部整改完成。

2021年,召开卫健系统警示教育大会,建立卫生健康系统个人廉政档案库,开展全县卫生健康领域突出问题专项整治。开展市委专项巡察盱眙县基层卫生院突出问题反馈意见整改活动。深入开展廉政风险和履职风险点排查工作,排查出履职风险点145个和廉政风险点151个,完善23项工作制度。

第三章　群团工作

第一节　工　会

一、组织机构

1950年，县卫生院成立工会组织。1983年，县医院工会成立，有会员240人。同时成立女工委员会。

1986年10月，县卫生局机关工会成立，选举谢怀超任工会主席，有会员22人。分设县卫生局、爱卫会、卫校3个工会小组。

1989年10月，县中医院工会成立，首任工会主席朱启忠。

2001年，县计划生育委员会工会成立。戴华仁任工会主席。

2013年4月，汪仲勇任县卫生局工会主席，王兆勇任县计生委工会主席。

2015年8月，县计生委工会与县卫生局工会合并成立县卫生和计划生育委员会工会委员会。县卫计委工会工作先后由副主任梁祥、胡松柏分管。

2019年2月，组建县卫生健康委员会，县卫计委工会委员会更名为县卫健委工会委员会，县卫健系统工会工作由机关书记梁玉兰分管。

2020年4月8日，盱眙县卫健委机关工会成立，武霞当选机关工会主席。

县卫生局历任工会主席一览表

姓　名	职　务	任职时间	姓　名	职　务	任职时间
葛　云	工会主席	1998.08—1999.07	吉　利	工会主席	2011.06—2013.04
陆　一	工会主席	1999.07—2002.10	汪仲勇	工会主席	2013.04—2015.08
鲁　平	工会主席	2002.10—2011.06			

二、组织活动

50年代，县卫生院成立"白衣篮球队"，经常参加县里组织的篮球比赛活动。县卫生院工会做好职工福利互助金储备和职工文体工作。"文化大革命"期间，体育活动停止。1979年，县医院重组"白衣篮球队"，定期和兄弟单位举行篮球联谊赛。

1986年，县卫生局工会召开职代会，组织职工民主参政议事。

90年代起，每年元旦、三八、五一、五四、七一、国庆等节日期间，县卫生系统工会都会组织全系统各单位开展歌咏比赛、联欢晚会、扑克牌掼蛋比赛、拔河、篮球、羽毛球、乒乓球赛等。开展"模范职工小家"创建活动。2011年，县医院、县中医院被授予江苏省"模范职工小家"称号。

2017年12月29日，第一届"健康杯"文体活动拉开帷幕，主题是"健康365，作为新时代"。活动项目有掼蛋比赛、象棋比赛、书画摄影作品展、"健康中国，向上卫计"诵读活动。每项活动设一、二、三等奖，以及优胜奖、纪念奖若干，并给予适当的物质奖励。

2018年1月4日，举办"健康365，拥抱新时代"诵读活动暨都梁杏林阅读会成立揭牌仪式。12月29～30

日,县卫计系统开展第二届"健康杯"文体活动。主题是"健康盱眙,岗位建功",活动项目有健步走、掼蛋比赛、中国象棋比赛、拔河比赛、跳绳比赛、演讲比赛。当年,县妇幼保健院"朱定荣劳模创新工作室"获县总工会授牌。

2020年元旦,以"健康生活,享受工作"为主题,开展第三届"健康杯"系列健康促进活动。全县卫健系统及社会事业口友好单位1200多名干部职工参加活动,26家单位代表队共同协作完成健步走、拔河及掼蛋比赛等项目。8月31日,县中医院职工子女考取大学欢庆会举行。会上,院长何占德为该院本年度考取本科院校的12名职工子女发放助学金。县卫健委获省、市"五一劳动奖状"。

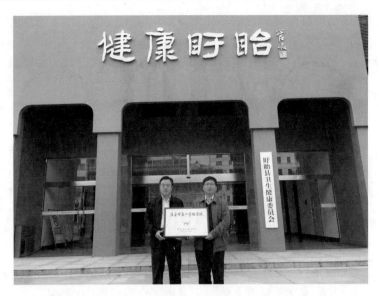

2020年,县卫健委获"淮安市五一劳动奖状"

2021年,加强医疗卫生单位工会组织建设,立足战"疫"任务,全力做好职工权益保障工作,开展系列慰问活动。组织第四届"健康杯"系列健康促进活动,开展掼蛋、拔河等文体活动。

第二节 共青团

1983年,成立县卫生局团总支。

1993年,根据县委、县政府关于全面实施"五大工程"规划的要求,全县卫生系统团员青年积极开展为"五大工程"献青春活动。

1994年11月,成立共青团盱眙县卫生局委员会。

2000年起,县卫生系统团委每年都组织志愿者为龙虾节文艺演出及"万人龙虾宴"服务。2003年,县卫生系统团委组织全力开展抗击非典工作,捐款捐物,众志成城,在本职岗位上贡献青春。县医院传染科主任李传生因在抗击非典工作中成绩突出,被团省委表彰为"新长征突击手"。

2005年起,县卫生系统团员青年积极参加省、市、县各种志愿者服务工作,医疗救护志愿服务成为特色亮点。

2007年,县卫生局团委开展"青年文明号"创建活动。

2011年,县卫生局团委被授予盱眙县"五四红旗团委"称号。

2013年,县卫生局组织成立盱眙县医疗救护志愿者服务队,陈亮任队长,有志愿者50人。志愿服务队积极

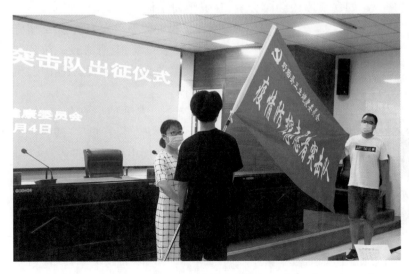

2021年8月4日,县卫健委举行疫情防控志愿者突击队出征仪式,机关党委书记梁玉兰授旗

带头从事盱眙县域内的各种大型活动、旅游景点、大型会议、中高考的医疗保障,以及救灾、传染病等突发事件的医疗救护志愿服务。

2015年,县卫生局团委书记陈亮在文明城市创建、医疗救助等志愿者工作中表现突出,被授予"江苏省优秀青年志愿者"称号。

2019年2月,成立县卫健委团委。

2020~2021年,县卫健委共青团组织和团员青年在抗击新冠疫情中冲锋在前,坚守一线。组织志愿者参与"文明城市·青春力量"创建全国文明城市活动。每月常态化开展团建活动,每周组织督促团员开展"青年大学习"活动。开展"请党放心,强国有我"主题团日活动22场。

第三节　妇　联

80年代,县卫生局机关设立女职工小组,县卫生系统下属单位及各医院均设有女职工小组或女工委员会。其职能主要是配合单位工会做好女职工的工作,保护女职工的相应权利,为女职工排忧解难,组织女职工举办各项有益的活动,开展"巾帼风采""在岗创优"等活动,调动女职工的工作积极性,带领女职工在岗奉献。

1993年,参加县妇联组织的全国"恩威杯"群众疾病有奖健康调查活动。

2001年,开展新《婚姻法》宣传工作,维护妇女儿童合法权益。做好"五好家庭"创建工作。

2008年,开展关爱女性健康"爱心医疗援助"活动,对家庭贫困女性进行免费健康检查、优惠治疗。立足行业特色,开展"巾帼文明岗"创建活动。

2015年,为妇女儿童办实事,开展农村妇女"两癌"检查。3月8日,组织女职工到玉皇山影视基地参观,进行红色教育。

2016年,举办"三八"妇女节座谈会,组织女职工参观绿博园。

2017年3月8日,组织女职工到盱眙月亮山休闲观光,并进行捡垃圾自愿环保活动。

2018年3月8日,到淮安参观周恩来故居和纪念馆,学习恩来精神,开展家风教育活动。

2019年3月,组织女职工和党员干部赴茅山红色教育基地开展"追寻红色回忆,传承革命精神"红色文化教育活动。

2020年3月6日,县卫健委举行庆祝"三八"妇女节座谈会。会上,县卫健委主任葛云强调:新冠疫情发生以来,女职工舍小家为大家,始终坚守在疫情防控第一线,全身心投入抗疫战斗,在最紧要关头发挥中流砥柱作用,值得高度赞扬。

2021年,切实维护妇女儿童权益,将工作重点放在服务抗"疫"一线医护工作者上,定期开展巾帼志愿服务。3月8日上午,县卫健委举行"书香三八,魅力女神"主题庆祝活动,总结抗击新冠肺炎疫情阻击战中卫生健康系统涌现的白衣战士的抗疫事迹。活动中,杏林读书会的女职工为大家诵读诗歌《致橡树》,并开展《新时代女性气质与修养》专题培训。

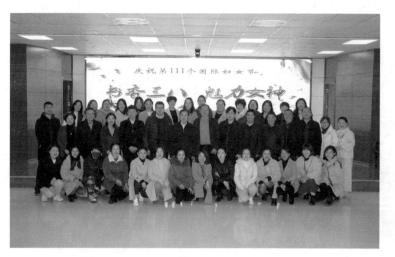

2021年3月8日,县卫健委举行三八妇女节庆祝活动

第三篇　行政管理

　　50年代,县人民政府严令戒烟禁毒、打击巫婆神汉、取缔游医药贩,重点抓医疗机构建设,吸收地方从医者,争取专业学校分配毕业生,加大培训力度,提高医生素质。对药品实行统一供应、统一管理、统一药价。每年拨出卫生经费用于医疗卫生事业。60～70年代,对各级医院的技术人员、设备等进行调整、充实、巩固、提高,建立健全医院管理的各项制度。严把药品质量关,开展药品检验工作。普遍推广农村合作医疗制度。80年代,开始执行没有技术职称人员一律不得从事医疗护理工作的规定,职称晋级纳入人事管理常规工作。药品监督管理步入法治化轨道。实行核定收支、差额补助政策,财务项目统一管理,专款专用、专项审计。90年代,开展等级医院创建活动,强化医疗质量管理,实行三级查房和医疗文件的分级评定,加强院感工作,预防院内交叉感染。组织药品质量大检查,建立安全有序的药品市场秩序。实行领导管理体制、人事制度和收入分配制度改革,推行全员聘用制。

　　2000年以后,加强医疗机构质控体系建设和质量督查考核,建立中、高级人才引进"绿色通道",招聘人才,充实基层卫生人才队伍。2009年起,全面深化综合医疗卫生体制改革。开展"三好一满意"和医疗质量万里行活动。2011年起,实行县级公立医院综合改革,全面实行药品零差率销售。2021年,盱眙县成为全市唯一县医院、县中医院均为三级医院的县区,县妇幼保健院创成二级甲等妇幼保健院。县域分级诊疗就医格局初步形成。县公立医院综合改革连续3年获省政府奖励。

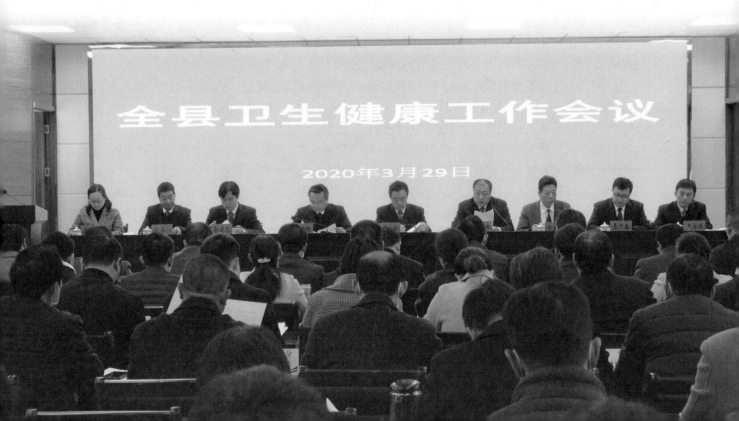

第一章 医政管理

第一节 医疗机构管理

一、县级医疗机构管理

50年代,成立县卫生科,建立县卫生院、县保健站、县防疫站等,县卫生科负责医政管理,重点抓医疗机构建设,打击巫婆神汉,取缔游医药贩。

1954年,根据滁县专员公署第01648号通知,县卫生科拟定各区或县直机关到县卫生院就医注意事项:各区、机关介绍病员(包括灾民)到县卫生院治疗,必须持有区人民政府、机关介绍信,凭介绍信收款;病员治疗原则上在家(或机关)进行休养治疗,如需住院治疗者,经济确属困难,需要政府予以减免(住院费、医药费),由县根据实际情况酌情解决;各区介绍病员需注意掌握病员病情(经区卫生所诊断),一般慢性病不予介绍县卫生院(所)治疗。

1957年,县医院贯彻《全国医院工作条例》《医院工作十大制度》和《医院、门诊部组织编制原则》,着重抓医院各项规章制度的建立,如疾病治愈率、病死率、床位周转率、病床使用率、平均床位工作日的指标要求以及医护人员交接班手续等。1959年,县医院根据全国医院工作会议精神,实行急诊室全天24小时接诊、星期天不停诊制度。加强医务人员培养,提高医疗技术服务,病人随到随诊。

1962年,县卫生科按照国家卫生部发布的《综合医院工作人员职责》《综合医院工作制度》的规定,明确县人民医院各科室的分工,对各级医院的技术人员、设备等进行调整、充实和巩固、提高。建立健全查对、查房巡诊、值班与交接班、保护性医疗、病案讨论、病历书写、手术审批、急诊抢救、消毒、隔离和中医工作等十项制度。医院管理工作逐渐走上正轨。

1966年"文化大革命"开始后,由于批判"反动学术权威",提倡医护工一条龙服务,医院各项规章制度遭破坏,正常工作秩序被打乱,使医疗质量明显降低。

1969~1978年,江苏医院下放盱眙,接替县医院,技术力量、医疗管理能力明显增强。

1981年,县卫生局在全县医疗单位中开展"三优一学"(保证优质服务、建立优良秩序、创造优美环境,学习先进人物)活动,开始执行没有技术职称人员一律不得从事医疗护理工作的规定。

1986年,县级医院实行院长负责制、岗位责任制、工资浮动制。

1989年,按病种质量管理程序对入院病人进行环节质量控制,医疗质量达到省卫生厅制定的标准。

1990年,开始实行院长质量管理查房制,县人民医院被评为淮阴市文明单位。

1991年,县医院、县中医院实行三级查房和医疗文件的分级评定,完善各级各类人员岗位职责和各项规章制度,加强对青年医护人员的在职教育和"三基本"(知识、技能、操作)训练,改善病区管理和配套建设。

1992年,县医院成立医疗质量管理委员会和技术管理委员会。

1994年,推进医院分级管理。10月,县人民医院成为全市首批二级甲等医院。

1995年,制定三级查房规范及指导意见。

2002年,研究制定《麻醉药品管理》《各种申请单书写要求》等有关规定,成立管理小组,规范病案调阅、复印程序,确保医疗文书的严肃性和法律效率。

2005年，落实医疗事故防范预案、医患沟通制度、手术审批制度，建立三线药物科，减少医疗纠纷。

2008年，开展以病人为中心、以提高医疗服务质量为主题的医院管理年活动，门诊病历、住院病历、医嘱全部电子化；检验、影像等科室全部进入网络化管理，达到资源共享；病历质量甲级率96%以上，门诊病历98%以上，处方合格率98%以上。

2010年，县卫生局以医院管理年活动为切入点，开展医疗安全百日专项检查；开展住院病历质量会审工作，对全县医疗机构住院病历进行随机抽样会审，提升住院病历书写质量；开展惠民医疗服务，全县各医疗机构都实行以"四免四优惠"、特定病种限价等内容为主的便民和惠民医疗服务，为困难群众减免医药费用900余万元。

2011~2013年，在全县卫生系统开展"三好一满意"窗口服务单位、医院管理年和医疗质量万里行活动。加强医疗机构质控体系建设和质量督查考核；开展平安医院、惠民医疗服务、生态县和绿色医院创建工作，加强医院污水和医疗废弃物管理。2013年，开展优质护理服务示范工程和年轻护士素质提高活动，县人民医院、县中医院将所有病区全部扩展为优质护理服务示范病区。全县各医疗机构共为困难群众减免费用1000余万元。

2014年，开展县乡医疗机构双向转诊、专业技术协作、巡诊义诊和送卫生下乡等活动。

2015年，制定《进一步改善医疗服务行动计划实施方案》（2015~2017年）》，开展"医疗质量万里行"等活动。

2016年，县医院开设临床路径管理专业19个、临床路径管理病种145个。其中符合《国家卫生部临床路径目录》病种89种，新创临床路径病种56种。开展临床路径管理9464例，变异数484例，变异率5.11%；退出484例，退出率5.11%。制定新的

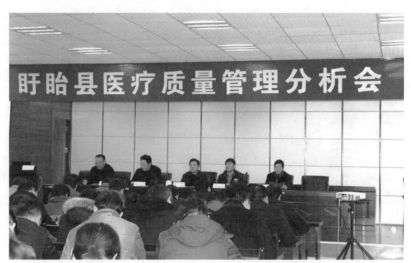

2018年1月18日，召开医疗质量管理季度分析例会

《临床路径知情同意制度》和《盱眙县人民医院临床路径实施考核制度》。

2017年，继续实行《盱眙县进一步改善医疗服务行动计划实施方案》，落实改善医疗服务若干举措，开展医疗质量月活动，持续提升医疗质量。参加淮安市"最美医生""最美护士"评选工作，共推荐2名医生、2名护士。开展遴选"盱眙名医"工作。"5·12"护士节，全县表彰138名优秀护士。

2018年，县卫计委印发《盱眙县深入落实进一步改善医疗服务行动计划实施方案（2018~2020年）》，严格落实《医疗质量管理办法》、18项核心制度，建立医疗质量季度分析例会，继续开展医疗质量万里行、"三好一满意"、抗菌药物临床合理应用专项整治等活动。

2019年，县医院创成三级综合医院，马坝中心卫生院创成二级乙等综合医院。

2020年，召开全县医疗单位医疗质量管理专项整治大会。强化医疗机构管理，提升疫情处置能力。县医院、县中医院接受国家防治卒中中心现场认证，专家组给予充分肯定。开展改善医疗服务行动计划，县医院入围2020年度中国现代医院管理典型案例，县医院、县中医院被国家卫健委医政医管局评为2020年度改善医疗服务示范医院。

2021年，持续落实"医疗质量提升年"活动，利用信息化技术加强监管，改进医疗质量各项指标，确保依法执业、规范诊疗，提高患者满意度。注重病历质量管理，推进门急诊电子病历结构化。县医院获得全省百份优秀病历评选三等奖。县中医院被省中医药管理局确认为三级中医医院。

二、镇街卫生院管理

1951年,根据卫生部《关于组织联合医疗机构实施办法》,组织社会医生走集体化道路,建立联合诊所。至1956年,联合诊所达28所。

1954年,县卫生科要求各区人民政府加强对区卫生所的领导,加强对卫生所工作人员的思想教育和财务管理。

1958年起,加强对公社卫生院的建设和管理。

1963年,建立大队联合保健站。对医疗机构中闲杂人员过多的问题,按照县人民委员会第94号文件《关于批转卫生科〈关于农村组织中精简人员的意见〉》精神执行。

1986年,乡镇(中心)卫生院实行院长负责制、目标管理责任制,卫生院院长任用权属乡(镇)政府,实行人员聘用制、岗位责任制、工资浮动制。

1992年,制定《乡镇卫生院管理规范》,开展消毒质量检查、病历会审,防范医疗差错。

1993~1995年,开展等级医院创建活动,马坝中心卫生院、旧铺卫生院等10个乡镇卫生院通过一级甲等医院评审验收,桂五、观音寺、穆店等15个乡镇卫生院通过一级乙等医院评审验收。

1997年,对30个乡镇卫生院的病历进行互审。审阅病历330份,甲级率94%;门诊病历270份,合格率90%;门诊处方1046张,合格率89%。

1998年,全县乡、镇(中心)卫生院实行"五抓"管理。一抓重点之事,即危重和疑难病人的诊断治疗,把好诊断抢救关,严格执行首诊负责制;二抓关键时日,即节假日、夜班、交班之际;三抓多事科室,即容易发生问题的妇产科、急诊科和外科;四抓多事之人,加强对个别责任心不强人员的教育和检查督促;五抓病历质量,把病历质量作为医院质量管理的关键点。

2004~2006年,乡镇卫生院开展创建平安医院和医院管理年活动。

2008年,乡镇(中心)卫生院建立医疗机构数据管理信息库,完成全县医疗机构数据信息录入。

2013年9月,开展乡镇卫生院住院病历质量展评活动,19家卫生院共送展病历188份,参照《江苏省住院病历质量评定标准(2013版)》对所有参展病历进行评分。优秀病历前三名:马坝医院病历第一,王店卫生院、古桑卫生院病历并列第二,官滩卫生院病历第三。

2018年~2020年,组织专家对全县20家镇街卫生院核心制度落实、病历书写质量、医疗行为"三合理"、院感管理等进行季季检查。开展"优质服务基层行"活动。

2021年,强化基层卫生服务能力建设,落实《医疗质量管理办法》,开展基层医疗机构质量管理专项整治。黄花塘中心卫生院达到二级综合医院标准。马坝、黄花塘2个卫生院建成区域医疗卫生服务中心,达到全国优质服务基层行推荐标准。

第二节　医疗执业许可

1955年,县卫生科对境内社会医生重新登记、审核,有115人合格,发给开业执照,不合格者改行从事其他工作。

1963年,盱眙县人民委员会文件强调:社会流医由县卫生科加强审查,凡是合格的由县人委发给开业执照;凡是不合格的,应责令停业,违者依法处理。1968年,开始创办合作医疗,个体开业人数有起伏。政府按有关规定,对开业者进行管理。

70年代,加强"赤脚医生"管理,提高赤脚医生的政治和业务水平。

1983年,县卫生局对全县村级卫生室及乡村医生队伍进行全面整顿:乡村医生须参加省市考试取得合格证后才被认可,未取得合格证的须参加培训;乡村医生不准个体开业;社会医生个体开业,须经县卫生部门考核,合格后发给开业执照,按规定的服务项目营业;本人不行医,不准别人代替,不准收带徒弟;收费必须按标准,门诊要登记,用药有处方。1987年,经考核,全县领取合格证书689人,未领取合格证书25人。

1993年10月底,县乡两级医疗卫生机构无证上岗421人参与培训,并参加县卫生局组织的上岗资格考试。1996年,贯彻国务院颁布的《医疗机构管理条例》《江苏省〈医疗机构管理条例〉办法》。1997年,县卫生局组织个体开业医生资格考试、登记注册、审批发证工作。1999年,开始组织执业医师考试。

2002年,组织13人参加市个体诊所医师开业资格考试,合格7人。

2008年,个体开业人数35人,其中执业医师33人、执业助理医师2人。

2011年,《盱眙县乡村医生管理办法(试行)》经县政府研究通过。实行乡村医生上岗认证制度。

2015年12月25日,县卫计委和县行政审批局明确医疗机构规划、设置、审批、校验、变更、吊销、停业、信息双向推送等行政许可审批权限划转职能。县卫计委承担医师执业资格取得后执业注册、变更注册、注销注册、医师年度考核、多点执业备案,护士取得资格后执业注册、变更注册、延续注册,医疗机构年度校验、到期换证,医疗机构诊疗科目、床位、地址变更,医疗机构吊销、注销、停业、歇业等相关工作。县行政审批局承担医疗机构审批、准入及法人代表(主要负责人)、医疗机构名称、所有制形式、服务方式变更等相关工作。审批权划转后县卫计委和县审批局采取信息"双向推送"的措施,即审批局及时将许可信息从网上推送到卫计委,卫计委接受信息后进行事中事后监管,并将监管情况从网上推送审批局。是年,组织个体中医诊所医师开业资格考试,全县有符合条件的10名执业医师参考,6人通过。

2016年12月,县卫计委印发《关于2015~2016年医师定期考核工作的通知》文件,要求全县医疗、预防、保健机构执业满2年的医师,必须要经过原单位和考核机构考核合格后才能继续执业,考核不合格或满2年没有考核的医师必须经省定点医疗机构培训满6个月且考核合格后才能继续执业。本次考核合格人数1285人。

2017~2021年,加强依法执业管理,常态化开展年度医务人员注册及机构校验、变更等工作。2021年,开展病原微生物实验室备案管理,对本年度申请备案的9家生物安全实验室开展现场评估,5家通过审核,备案发证。

第三节　输血管理

1962年起,县医院开展输血工作,隶属检验科。

1986年,建立健全血液管理组织和机构,宣传相关法律法规,保证临床用血安全。全县有一支约120余人的输血员队伍。

1988年,县人民医院成立血库。

1995年,成立盱眙县中心血库,并通过省卫生厅验收。

1996年,开始采供分离全血输血、成分输血。

1997年,县中心血库取得合法执业资格,按照统一设置采供血机构、统一管理、统一供血的"三统一"血液管理原则,把好采供血关,在全县实行血液制品购进登记申报制度。

1998年,成立盱眙县无偿献血工作领导小组和盱眙县临床用血质量管理小组,将无偿献血工作列入县对乡考核目标。

1999年,制定《盱眙县无偿献血管理暂行办法》,县中心血库工作人员增加9人,配备专用采血车,开展成分输血和自体血回输。县卫生局举办"血液安全"义诊咨询活动,为群众进行血型鉴定。县蚕丝绸总公司8人为第一批无偿献血者。

2000年,成立全县输血工作管理委员会。

2001~2003年,制定《无偿献血工作指标、计划及采供血工作计划》。流动采血车深入街头、农村集镇开展无偿献血,县级医院成分输血提高到59%,县中心血库送血下乡达54%。

2004年,县中心血站划归市中心血站管理。3月26日,淮安市中心血站盱眙分站挂牌成立,取消有偿献血,各采血点无偿献血2055人次,献血总量41.1万毫升。

2005~2008年,实现有偿献血向无偿献血转变、计划献血向志愿献血转变、采血量由200毫升向400毫升转变、城市无偿献血向农村无偿献血转变,全县无偿献血持续保持100%,成分输血达99%,共组织无偿献血4000余人次、140万毫升。

2009年,县卫生局制定《2009年医疗质量万里行——血液安全活动工作方案》,切实加强对血液安全督导检查工作的组织领导,保障人民群众的临床用血安全。

2010年,组织开展无偿自愿献血活动,自愿无偿献血占临床用血的比例达100%,成分输血率达99.7%。

2017年,盱眙县年用血量19.8万毫升,按10%幅度逐年上升。9月18日,县卫计委组织相关专家对全县2所二级用血医疗机构临床用血安全情况进行全面、深入核查。核查结果:2所医院成立输血管理委员会,由主管院长任组长,相关科室主任任组员,从组织机构、技术管理层面上保证临床用血的规范化;严格贯彻执行《献血法》《医疗机构临床用血管理办法》等有关法律、法规,按照规范与标准,对临床医务人员进行用血管理培训,对临床用血进行考核评价,使临床用血的管理工作在制度上得到保障;严格按照卫生部、卫生厅血液安全标准实施临床用血。

2018年,在五墩广场以献血房车的形式设置一个献血屋,以方便群众献血。根据市卫计委《关于进一步落实〈江苏省加强医疗机构临床用血管理工作方案(2016~2020年)〉的通知》精神,县卫计委在全系统开展临床科学合理用血培训。12月11日,市级临床科学合理用血巡回讲学在盱眙举办。

2020年抗击新冠肺炎疫情期间,全县卫健系统各单位踊跃无偿献血,部分医务人员个人献血量已超过4000毫升,获得江苏省无偿献血荣誉证,享受免费乘坐公共交通、免费游公办公园景区、免公办医院普通门诊挂号费"三免"优惠政策。盱城街道人口和家庭公共服务中心的戴昌军获得省中心血站的感谢信。他坚持无偿献血17年,献全血23次7900毫升、血小板17次。

2021年,完善输血安全管理制度,制定新冠肺炎疫情期间输血的相关试验工作流程,确保患者用血安全。

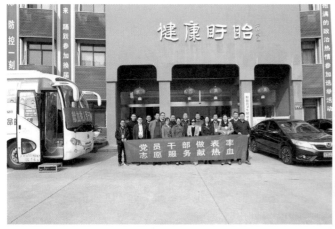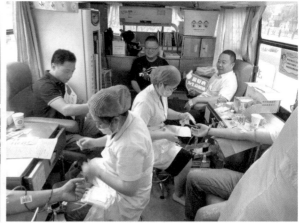

县卫健委干部职工踊跃献血

第四节　院感管理

90年代初,县域内医院重视并开始预防院内交叉感染。

1992年4月,县医院成立院内感染控制委员会,制订病区院内感染监控员职责、院内感染管理工作实施办法、医院内感染分类及诊断标准、院内感染管理检查制度、传染病管理制度、疫情报告制度、隔离消毒制度、消毒管理办法、医院室内环境的保洁措施、医院外环境的保洁措施、高危重点科室的保洁监控措施以及贯彻感染管理暂行规定的计划和具体办法等。

同年,县医院、县中医院成立院感科,隶属护理部,制定消毒隔离制度等管理措施,兼管健康教育。

2000年起,全县各医疗卫生单位完善院感管理组织网络,建立健全规章制度,规范院感管理,做好院感各项监测工作并登记,每年定期开展院感培训,采取有效措施,避免医院感染暴发。

2003年,抗击"非典"疫情,加强院感知识宣传,严格执行消毒隔离制度和医疗废弃物管理制度,抓好环节管理,落实防护措施,有效控制院感发生。

2010年3月,县医院院感防保科从护理部分开,独立建科,成为独立的职能科室。

2018年,县医院、县中医院院感管理工作主要参照三级医院感染管理体系运行,即感染管理委员会—感染管理科—各临床科室感染管理质控小组,由院长任主任委员,分管院长任副主任委员,解决感染管理工作中存在的实际问题。根据国家相关法律法规,认真贯彻执行,及时制定、修订适合本院的预防和控制医院感染的一系列规章制度、应急预案及操作流程,每年及时修订对各临床医技科室的医院感染管理考核标准,将医院感染的质量管理纳入医院综合目标考核,加强对重点部门、重点部位、手卫生及职业防护、多重耐药菌、消毒药械、医疗废物管理等重点环节的管理。开展医院感染病例监测、ICU目标性监测、消毒灭菌质量监测、环境卫生学监测、手卫生监测及其他相关监测,对监测过程中发现的问题及时反馈、分析原因、限期整改并进行效果评价,达到持续改进的目标。县医院院感科被市卫健系统评为年度优秀感控集体。

2020年新冠疫情发生以来,全县院感人员主动承担起疫情防控的责任,从医院新冠肺炎防控培训、新冠肺炎相关防控制度流程的制定、各科室各区域每一项防控措施的落实,到防控疫情第一线督查指导等,全力奋战在抗疫一线。院感工作在制度建设、人员培训、院感管理和设施配备上得到全面加强和提升。全县共举办线上线下院感专题培训50多场。

2021年,举办全县基层医疗机构院感知识培训班,规范新冠肺炎疫情期间院感防控工作,提升常态化疫情防控形势下消毒及个人防护基础理论水平和消毒技能。规范预检分诊、发热门诊的管理,加强核酸检测,做到应检尽检。

第五节　医疗安全和医患纠纷

中华人民共和国成立后,各医院普遍建立医疗事故差错登记和报告制度,对一般的医疗事故处理采用民事调解方式解决。凡属于医务人员工作失误造成医疗事故者,都要认真追究,按照事故的严重程度,分别由县政府或法院作出处分决定或刑事判决。

1953年,坝老区社会医生杨寿章在医治1名外伤患者过程中违反操作规程,致伤口感染而死亡。县人民法院对其依法惩处。

1963年9月,淮阴行政专署文卫处公布《关于医疗事故、差错的区别以及处理办法》,对医疗事故、差错,根据严重程度明确等级,分别处理。盱眙组织卫生系统人员学习贯彻,提高医务人员的负责精神。

1964年,顺河公社中医张济民为牟取暴利,将一患腮腺炎患儿作为"白喉"开刀,造成死亡,并私行尸解,受到法律制裁。

1980年,县医院成立医疗事故鉴定小组,开展对死亡病例的分析讨论,促进医疗质量提高。

1984年10月19日,成立县医疗事故技术鉴定委员会,主任陈连生,副主任吴玉川、蔡永梅,委员杨秉煌、刘国庆、王景芬、顾克明、鲍俊溥、秦察言、姚达人、蔡萍、裴金林、吴守仁、雷凤荫、高英。同时在各乡镇(中心）卫生院成立医疗事故技术鉴定小组。

1985年,各乡镇卫生院成立医疗事故鉴定小组。

2002年9月1日,盱眙县认真贯彻实施《医疗事故处理条例》。是年,各医疗单位给骨干医生办理医疗责任险。

2004～2006年,接待处理各类医疗争议32起。

2010年,开展平安医院创建活动,全县23个医疗机构全部实施医疗责任保险,成立医患纠纷人民调解领导小组,建立医患纠纷第三方调处机制。

2013年11月4日,盱眙县社会管理综合治理委员会办公室、盱眙县公安局、盱眙县司法局、盱眙县卫生局联合制定并印发《盱眙县医疗纠纷处置办法(试行)》。

2016年,共发生医疗纠纷37起,其中院内部调解33起、人民调解1起、司法鉴定3起。加大医疗责任保险,全年共投保180.6万元,理赔132.06万元。6月23日,桂五中心卫生院发生较大医疗事故,造成1例产妇和新生儿全部死亡事件,院长被降职调离,当事医生被开除。

2017年,按照《盱眙县医疗安全专项整顿活动工作方案》要求,在全县范围内开展医疗安全专项整顿活动。3月6～8日,县卫计委组织专家对20所(中心)卫生院、6所民营医院、1所国营三河农场医院进行医疗安全专项检查,重点检查医院18项医疗质量安全核心制度执行情况。要求建立医疗质量(安全)不良事件信息采集、记录和报告相关制度,执行消毒隔离制度,严格规范临床操作,遵守无菌操作规程,对药品和医疗器械临床应用加强监管等。全年共发生医患纠纷52起,其中医院内部调解38起、人民调解11起、司法鉴定3起。

2019年,共登记受理17起医患纠纷,经市医学会鉴定无二级以上医疗事故。

2021年,加强医德医风教育、核心制度解读、医疗纠纷防范等医疗制度培训10余次,妥善处理医患纠纷12起。

第二章　药政管理

第一节　药品监督管理

1951年7月盱眙县卫生科成立后,由1名科员分管药政工作。县内各区卫生所对乡镇药店及其从业人员逐一登记,加强管理。

1953年,药品由县供销总社西药零售门市部供应,实行统一供应、统一管理、统一药价。

1963年6月8日,县人委发出通知:严禁私自种植罂粟、吸毒等。加强中药质量管理。

1965年,发现张洪营、旧铺、河桥部分社员私自种植罂粟,县人委发出紧急通知,要求各地立即由公安特派员、卫生所和公社医院负责人组织检查小组,进行普查。发现种植的立即拔除销毁,并追索种子,对已收获的烟土和罂粟壳(内有种子)坚决予以没收,严重者应依法惩处。

1973年,境内发现假天麻。

1975年4月24日,县卫生局、县公安局联合发出《关于进一步贯彻国务院〈关于严禁私种罂粟和贩卖吸食鸦片等毒品的通知〉的通知》。

1976年,县制药厂擅自扩大生产和出售尚在研究阶段的蟾酥制剂。为确保人民群众用药安全有效,县卫生局作出“对县制药厂销售的蟾酥制剂一律停止使用,作退货处理,在未经批准前,停止生产,不得销售”的处理决定。

1977年5月,成立盱眙县药品检验室。1978年10月,全县实行中医处方用药计量单位的改革,统一执行国际标准单位,同时执行换算后的价格标准。

1980年,加强麻醉药品"五专一权"管理。县卫生局先后于5月、12月开展2次全县范围的药政大检查,并在检查中严肃处理县种畜场、制药厂擅自生产的伪劣药品"柞木糖浆"。

1981年,建立县药品检验所,使药剂人员的培训、制剂器械的配备、药品质量的检测、医药市场的监督管理等工作开始步入规范化、制度化的轨道。3月,该所对全县23个生产和经营药品的单位展开一次药品质量检查,历时36天,共检查中西药品14318批件,其中西药4782批件、过期失效28件,中药8180批件、霉变虫蛀77件、中成药1356批件、霉变虫蛀6件。查禁一起贩毒案件。

1982年,开展医院制剂整顿和发证工作。县医院制剂室在县药检所的帮助下,经省卫生厅复检后,药品检验合格率由1981年的70.2%上升至89.5%。

1983年,县制药厂生产的批号为830315的40万片大黄苏打,其崩解度不符合规定,被县药检所检查发现,责令重新返工。报废二批不符合规定的注射用水2.3万支,报废变质复合维生素B液5420瓶。

1984年7月19日,县卫生局召开全县药剂人员会议,部署贯彻落实《药房工作评比条例》,整顿各医疗卫生单位的制剂室,健全村卫生室药品管理制度。经过1个月的整顿工作,大多数村卫生室能健全管理制度、药品账册,较好地执行药价政策。

1985年,积极开展《药品管理法》的宣传工作,组织全县药剂人员考试一次,印发学习提纲400余份。举办《药品管理法》学习班,有县、乡、镇医药单位和厂(场)卫生室的负责人以及药剂人员89人参加学习。各乡镇举办学习班67期,参加学习5000余人次。县卫生局成立药品生产、经营企业、医院制剂核发许可证领导小组。按照《药品管理法》相关规定,对县制药厂、县医药公司、县医院制剂室等进行检查验收,查获价值3.8万余元的伪劣药品。打击非法牟利游医药贩16起,没收其用以骗人的"奖旗"30余面。

1987年,县卫生局设专职药品监督员1人,县有关单位有兼职药品监督员5人。全县各乡、镇建立药品检查组,每个乡镇有药品检查员4人,每个村有药品检查员1人,形成县、乡、村三级药品监督管理网络。开展审核发放药品生产、经营和医院制剂许可证。

1987年盱眙县药品生产经营许可证核发情况一览表

单　位	名　称	备　注
县医药公司	药品经营企业许可证	专营药品企业
县医药公司第一零售门市部	药品经营企业许可证	专营药品企业
县医药公司第二零售门市部	药品经营企业许可证	专营药品企业
县医药公司中药收购门市部	药品经营企业许可证	专营药品企业
县医药公司仇集药材收购供应站	药品经营企业许可证	专营药品企业
县医药公司古城药材收购供应站	药品经营企业许可证	专营药品企业
县马坝镇药店	药品经营企业许可证	专营药品企业
县黄花塘卫生院药品零售门市部	药品经营企业许可证	兼营药品经营单位
县维桥卫生院药品零售门市部	药品经营企业许可证	兼营药品经营单位
县穆店卫生院药品零售门市部	药品经营企业许可证	兼营药品经营单位
县人民医院制剂室	制剂许可证	省发证
盱城卫生院制剂室	制剂许可证	市发证
黄花塘卫生院制剂室	制剂许可证	市发证
古城卫生院制剂室	制剂许可证	市发证

1993年4月，县卫生局组织全县范围的药品质量大检查，采取单位自查、县卫生局抽查和复查方式。全县共有142人参加。492个单位开展自查，自查覆盖面100%；抽复查156个单位，县直医疗单位、乡镇卫生院抽复查覆盖面100%；村卫生室、厂校门诊部(所)抽查覆盖面20.5%。查出劣药1300种(次)，价值17035.35元。

1994年，成立盱眙县药品管理领导小组，审核、换发药品生产、经营和医院制剂许可证，对27个乡镇卫生院中心药库进行检查。4~5月，开展全县第11次药品质量大检查，573个医药卫生单位开展自查，查出不合格药品494种(次)，计价5699.47元，自查覆盖面100%；抽查覆盖面34%，查出不合格药品318种(次)，计价1670.58元。

1995年3~4月，组织全县第12次基层药品质量大检查，共检查30个乡镇卫生院，40个村卫生室，5个县直医疗卫生单位，82个厂(场)、矿、校医务室，1个药品经营单位，约30个个体诊所。查出不合格药品660种(次)，计价5460.35元。立案查处假麦迪霉素和假脑心舒案，没收非法所得6729.28元，罚款3万余元。开展创建安全药库(房)活动，县人民医院、县中医院通过市级验收。6月，举办"查处假劣药品成果展览"，展出大型组合图片资料四幅，发放宣传材料2000份，近万名群众驻足观看。在城外垃圾场将近3年查获的2972种(次)、价值29835.75元的假劣药品公开焚烧，有关新闻媒体对这次活动进行报道。组织第一次执业药师资格考试。

1996年12月1日，县医药公司和县制药厂划归县卫生局管理。

1997年，对照市卫生局《乡镇卫生院药剂管理工作整顿验收标准》，明确马坝等14个卫生院为整顿达标单位。开展第14次药品质量大检查，自查覆盖面100%，抽查覆盖面32.5%。共查出不合格药品347种(次)，价值4603.5元。依法取缔变相批发药品销售点2个，没收全部药品和非法所得并处以罚款。

1999年，县卫生局对全县药品使用、经营、生产单位的药品质量和医疗机构的假劣药品开展清查工作。共检查489个基层单位的药品质量，查获不合格药品956批次，价值1.6万元；没收违法所得1837.4元，罚款3.5万元。异地封存药械91件，没收不合格药品47批次，取缔2起非法自配制剂和4起无证经营药品活动。抽查部分村卫生室、个体诊所的药品质量，共查出不合格药品629批次，价值4532元。其中村卫生室293批次，价值1833元；个体诊所230批次，价值1534元。

2001年11月15日，成立淮安市盱眙县药品监督管理局，县卫生局所属药政股、药品检验所划归其管理。推进药品分类管理制度。

2011年，开展基本药物应用指南和处方集的培训，引导医务人员合理使用基本药物。

2016年7月，全面停止县域内二级以上医院门诊患者输注抗菌药物，门诊药房全面撤出抗菌静脉药物。

2017年，开展"2017年抗菌药物合理使用宣传周"系列活动。县中医院、马坝卫生院通过现场专家咨询、板块展示宣传、张贴海报标语、发放合理用药知识宣传单等方式向群众介绍合理使用抗菌药物的重要性，引导群众正确使用抗菌药物，纠正常见的错误做法。

2018年5月15日，举办全县基层医疗机构抗菌药物临床应用培训班，全县200余名基层医务人员参加。对基层医疗机构应用抗菌药物进行考核，合格的授予相应的抗菌药物处方权或者抗菌药物调剂资格。

2019~2021年，加强基层医疗机构药房规范化管理，合理使用基本药物，开展医疗机构药事管理专项检查，建立健全完善的药械不良反应(事件)监测报告机制，增强药械不良反应监测意识和用药安全。

第二节　药品检查检验

50~60年代，由于药品的生产、经营由国家严格控制、把关，县级单位没有药品检验任务。

70年代后，随着地方性药品生产行业的发展，盱眙始设药品检验室。检验依照药品标准分为三级，即国家标准：《中华人民共和国药典》；部颁标准：卫生部颁发的药品标准；地方标准：省、自治区、直辖市卫生厅(局)审定的药品标准。盱眙药品检验工作最初开展时，由于技术力量、房屋设备不足，开展检验项目及检验数量均很少。

1981年成立县药检所后,设备、仪器逐年增加。专业技术人员不断补充,开展的检验项目亦逐年增加。检验项目:药品澄明度、PH值、致热源、含量测定、药物分子结构、理化性质鉴定、药理及毒理检验等。检验药品剂型:大输液、小针剂。1987年,可以对常用药品剂型进行检验。

1995年,县药检所全年共做检品350件,合格285件,不合格65件,均进行追踪查处。

1997年,开展基层药品质量大检查,县药检所对从外省、市直接购进药品、村卫生室代购渠道之外购进药品以及个体诊所非国营主渠道购进药品实行强制性抽检。全年共做检品254个,其中主动抽检191个、单位送检63个。项目全检113个,占44.5%;查出不合格检品44个,不合格率17.3%。对44件不合格产品进行追踪处理。

1999年,县药检所完成检品385件,其中全检161件,合格率41.8%;开展现场药品质量基础测试快检121件,查出不合格药品100件,不合格率26%,不合格药品均被依法处理。

2001年,药品检验检测职能移交盱眙县药品监督管理局。

第三节　药品采购管理

1953年,县卫生科对药品实行统一供应、统一药价,严禁高价和投机倒把,并将中药材的种植、收购引进作为药政管理的一项重要内容。

1960年,县医院与县药材公司建立采供关系,定期结算。

1963年,为提高中药质量,县有关单位对不合格或掺杂(带潮、带泥、带壳)的中药材一律不予收购;已收购入库的,一律停止调拨供应。零售配方,更加从严要求。

1979年,按照市卫生局要求,全县各医疗卫生单位实行药品管理由"以存定销"改为"金额管理、数量统计、实耗实销"。

1994年,县卫生局切实做好乡镇卫生院为村卫生室代办药品工作,为村卫生室代购药品362.7万元。县卫生局和旧铺、东阳、观音寺卫生院分别被市卫生局授予"药品代购先进单位"。

1997年,加强对县医药公司、县制药厂的管理,县卫生局内设企业管理股,协调其与药品使用单位的各种关系。成立药品购供监督审计领导小组和办公室,对全县医疗单位的药品购供情况实行审查登记,配合县工商等部门对药品生产、经营、使用单位收受药品回扣情况进行检查。制定《盱眙县关于加强药品采购供应管理的实施办法》,公布必须在县内采购的部分常用药品名称。全县各医疗单位的主要药品由县医药公司统一供货,药品使用单位不得随意从外地医药公司购进药品,不允许从个体药贩手中购药,部分短缺药品可以从县外医药公司、药厂调剂,但必须控制在用药总量40%以内。全县药品代购指标650万元,实际完成538.9万元,农业人口每人年均9.13元。

1999年,组织实施药品代办工作,加强全县药品器械统一采购与管理。成立医药市场执法办公室,专人负责药品采购管理工作,对药品采购实行场所公开、集中洽谈。全年共有县外27个企业到县卫生局注册登记,全县村卫生室药品代办810万元。

2001年3月,成立盱眙县招投标中心,全县公立医疗机构设备、药品、耗材及检验检测试剂采购统一纳入县招投标中心公开交易。县卫生局成立药品、医用设备招投标管理办公室(药品药械科),派驻县招投标管理中心,负责全县公立医疗机构医用设备、药品、耗材及检验检测试剂的集中采购与监管工作。

2003年,县卫生局开展纠正医药购销中不正之风的工作,专项治理"红包""回扣"等不良现象,遏制红包、回扣及药械、药品购销中的不正之风。

2005～2010年,编制采购计划,按照招标程序,每月招标2次,纪委全程监督。

2011年6月起,基层医疗卫生机构全面实施基本药物制度,药品(除中药饮片)采购由原来进交易中心自行比价采购调整为在"省药品(耗材)集中采购与监管平台"网上采购,实行统一组织、统一平台和统一监管。

2013年,组织联合督查组,对全县各医疗卫生单位医改以来执行药品零差率销售、采购渠道、购药合同等进行专项检查。

2014年3月,县人民医院成为全省15家二级以上医院实施基本药物零差价制度之一的医院,药品通过省网平台采购,实行统一采购、统一配送。县保健院也执行网上采购。医疗机构每月分两次通过省药品集中采购平台报送计划采购单,经药品药械科审核后予以提交。到货确认后,药品药械科对药品采购发票、随货同行单、验收入库单及网上计划采购进行核对,审核无误后交县卫生局财务结算中心进行网上结算,确保30个工作日回款率100%。

2015年,成立基本药物集中采购监督委员会,对基本药物采购全程进行监督,规范进货渠道,杜绝采购价格弄虚作假现象发生。建立质量监管机制、药品不良反应监测体系、基药供应商的诚信警示机制和定期督查通报制度。组织由县纪委牵头,县卫生局、县发改委、县药监局等参与的联合督查组,对全县各基层医疗卫生机构医改以来执行药品网上统一采购配送、统一支付回款、零差价率销售等进行专项检查。《基层医疗机构基本药物集中采购考核评价汇总表》每季度按时考核上报市药械采购服务中心,供货企业考核表按时在省考核平台上报送。网上采购率、及时回款率100%。

2016年,建立基层医疗机构药品使用情况监测网络,实时、动态掌握基层医疗卫生机构实施基本药物制度和短缺药品供求信息情况,强化药物供应保障监测和预警,及时发现和解决存在问题。设立河桥、马坝、旧铺3家卫生院为"药事通"监测哨点,对基层医疗机构基本信息,用药需求及采购计划执行、药品日常使用管理、药品价格管理、结算管理、经费补偿、短缺药品情况及应对措施等内容进行全面监测。6月,审计署对县医院的药品采购流程进行全面审计,发现药品采购流程与国家及省市的相关文件规定不一致。经县卫计委沟通协调,县医院确定于7月1日正式实行药品网上集中统一采购、统一配送。

2017年,巩固和扩大基本药物制度实施成果,规范开展药品(耗材)集中采购工作。调整基本药物工作领导小组,完善《盱眙县实施基本药物制度工作方案》《盱眙县基本药物集中采购统一配送方案》《盱眙县基层医疗卫生机构实行基本药物制度补助办法(试行)》《盱眙县基层医疗卫生机构基本药物货款集中支付工作流程》等规章制度。向市卫计委推荐3名采购联盟委员、2名派驻代表、25名评审专家。全面实施基本药物制度,规范药品采购流程,所有公立医疗机构必须通过江苏省网上集中采购平台统一采购、统一配送药品,严格执行药品零差率销售制度。全县基层医疗卫生机构网上采购基本药物603个品规,其中非基药52个品规,占比8.62%。设立全县基本药物专用账户,确保基本药物专户管理、统一支付,实现财务结算中心按流程审核、支付药款。全县基层医疗卫生机构药品采购3216.54万元,30个工作日内回款率100%。

2018年,规范药品耗材日常采购,组织医疗机构与企业签订购销合同、廉洁购销合同及"两票制"承诺书,实行电子验票。全县公立医疗机构开展药品耗材采购专项督查活动。针对网上采购、采购流程、药品配备、购销合同签订、"两票制"政策执行情况等内容进行督查。

2019年,药品、医用耗材招标采购和监督职能由县卫健委划入县医保局。

第四节　特殊药品管理

50年代,开展禁止贩卖和使用麻醉剧毒药品的宣传教育,严禁药贩出售罂粟壳之类的毒害药品。

60年代,县卫生科组织贯彻执行国家卫生部颁布的《关于加强药政管理的若干规定》,对毒、麻、限、剧药品实行专人保管、专柜加锁、专用处方、专门账册、专册登记和麻醉药品处方权"五专一权"。禁止使用伪劣、霉变、虫蛀药品。

70年代末,国务院颁布《麻醉药品管理条例》,江苏省卫生厅下发关于贯彻《麻醉药品管理条例细则》的补充规定,县卫生局组织学习,认真贯彻落实。

1986年,县卫生局按照国家卫生部《关于加强医疗用毒性药品管理的通知》精神,加强全县各医疗单位毒性药品的管理。

1989年,县卫生局根据国务院颁布的《药疗用毒性药品管理办法》《精神药品管理办法》精神,在全县各医疗单位实行"毒性、精神药品"专用处方签制度。

1994年,建立各医疗单位"麻醉药品、精神药品购用申请表"及"麻醉药品、精神药品购用印鉴卡"制度,强调麻醉药品使用应账物相符、回收空安瓿。

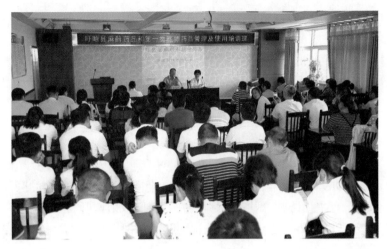

2017年8月9日,举办麻醉药品和第一类精神药品管理和使用培训班

1997年,强化麻醉药品"五专一权"和账物相符、回收空安瓿及医药、医疗单位"麻醉药品进销存"季报制度。配合市、县公安局和市卫生局对麻醉精神药品使用单位进行重点抽查,协助查处县医院辛立兴非法持有毒品案。6月、9月,两次召开全县医疗卫生单位药剂科(组)长会议,通报辛立兴非法持有毒品案。制定并下发《关于进一步加强麻醉药品管理规定》。明确晚期癌症病人办理、更换、退回《麻醉药品特殊使用卡》的具体规定。对晚期癌症病人使用的"麻醉药品特殊使用卡"情况进行回访检查,全县共回访癌症病人158人(267张卡),回访率100%。清理整顿麻醉药品医生处方权,进行麻醉药品、精神药品管理的专项检查,3个县级医疗医药单位、30个乡镇卫生院、1个农场医院和2个厂卫生所接受专项检查。

2015年8月,举办麻醉药品管理知识培训班,组织医疗机构麻醉药品使用情况专项检查,印发情况通报。

2017年8月,举办麻醉药品和第一类精神药品管理和使用培训班,各相关医疗机构分管院长、药剂科(组)长、麻醉处方权医师约100余人参加学习。10月,下发《关于授予医师麻醉药品和第一类精神药品处方权资格的通知》。对考核合格的104名执业医师授予麻醉药品和第一类精神药品处方权资格。

2018~2021年,严格执行麻醉药品和第一类精神药品的采购、验收、储存、保管、发放、调配、使用、处方管理、报残损、销毁、值班巡查等制度,制定各岗位人员职责,定期检查,及时整改存在的问题和隐患。加强医疗机构抗菌药物分级管理,规范抗菌药物临床应用。

第三章 人事管理

第一节 人才队伍

一、队伍建设

民国以前,都是中医。医生的分布,除少数有名望医生集中在城镇外,其余均分散在民间。

民国12年(1923),盱眙开始出现西医。

民国37年(1948),全县医生80余人,其中中医50余人、西医约30人。约40人在盱城开业,其余分布于马坝、埧桥、高桥、枯桑树、西高庙、古城、穆店、旧铺、岗村、河桥、仇集、新街、渔沟、张洪营、观音寺、水冲港等处。

1949年底,全县医生142人,其中中医50人、西医61人、药技15人、中药16人。

1952年起,县卫生部门吸收地方从医者,争取专业学校分配毕业生,医务工作者逐年增多。同时加大培训力度,提高医生素质。是年,全县有卫生技术人员204人。

1958年,首次分配1名山东医学院医疗专业大专毕业生廖成志。1959年,首次分配1名浙江医科大学本科毕业生王祖琪。

1963年,县医院一次性分配医疗本科生13人,人数之多为淮阴地区县级医院之最。

1969～1979年江苏医院下放盱眙期间,随院到达盱眙的医务人员有185人,均为"文革"前大学生和医疗专家,有主任医师、副主任医师、主治医师、放射医师、检验医师等。

1985年底,鲍集、管镇、铁佛、兴隆、淮河5个乡镇划入盱眙县,全县卫技人员增至997人,乡村医生增至888人。

1988年,核编县医院327人、县中医院65人、县妇幼保健所20人、县药品检验所5人、县公费医疗2人、县卫生学校8人、县皮肤病防治所8人、乡镇卫生院773人、县卫生防疫站44人、计划生育协会1人,计1253人。

1992年起,走向人才市场,招聘高层次医学人才。

1993年8月,县卫生局会同县人事局、县委组织部对全县卫生人才工作情况进行全面调查,提出做好人才工作的建议。12月,到南京进行招聘。

1996年12月,县政府将县医药公司和县制药厂划归县卫生局管理。2个单位分别有职工132人、444人。全县卫生系统正式在编1674人,卫技人员1353人,其中主任医师3人、副主任医师22人、中级卫技职称192人。

2001年,全县有卫技人员1448人,其中主任医师2人、副主任医师19人、中级职称203人。

2003年,县卫生局和县医院参加西安、南京、武汉、徐州、淮安等7场人才招聘会,招引高层次医学人才。全县有卫技人员1264名,其中执业医师351人、助理执业医师151人、注册护师314人、检验人员95人、药剂人员130人。另有乡村医生999人。

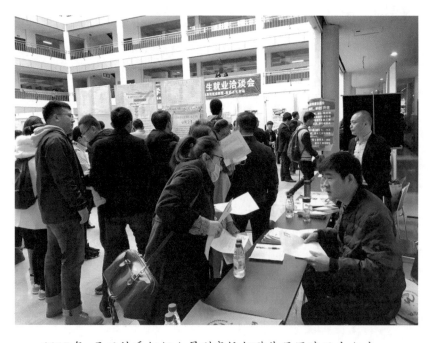

2017年,县卫计委组织人员到高校招聘基层医疗卫生人才

(唐海霞/摄)

2008年,全年引进大专以上卫技人才103人,其中本科47人、大专56人。县医院引进江西省鹰潭市人民医院年轻外科主任医师胡立平。全县卫生技术人员2455人,有高级职称40人,研究生1人,取得执业资质1176人,其中执业(助理)医师656人、注册护士520人。

2010年,引进本科生4人、大专生25人到乡镇卫生院和县直医疗单位工作。全县卫生工作人员3041人,其中卫技人员2648人。

2011年,引进博士生1人、硕士生26人、本科生30人、大专生54人到县乡医疗卫生机构工作。全县卫生工作人员3326人,其中卫技人员2319人、注册乡村医生

1102人。

2013年，广开渠道招聘医护人员，鼓励和引导医疗卫生人才到基层服务。全年引进医学博士研究生1人、硕士研究生14人和大专以上毕业生90人到县乡医疗卫生机构工作。全县卫生工作人员4589人，其中卫生技术人员3388人（执业医师1432人），卫生服务人员资格合格率100%。

2016年，实行定向培养基层卫生人才制度，采取学费补助等优惠政策。当年培养本科生30人。

2017年，建立中、高级人才引进"绿色通道"，定向招聘，充实基层卫生人才队伍。创新实施编外人员编制备案制管理，选取马坝镇卫生院作为试点，逐步实现编内和编外人员同工同酬。完成农村定单定向医学生培养21人。县医院和县中医院招录本科生43人、硕士研究生13人、博士研究生8人（在读7人、毕业1人）。乡镇卫生院招录33人。12月15日，省卫计委副主任李少冬到盱眙调研基层卫生人才工作，给予充分肯定。

2018年，完成农村定单定向医学生培养本科生7人、专科生12人，返聘到龄村医104人。县中医院刘富群获批省"双创博士"。

2019年，全年招聘引进医学人才193人，其中博士研究生2人、硕士研究生14人（县医院10人、县中医院4人）、本科生58人、大专生119人。农村定单定向医学生培养本科生8人、专科生28人。县医院赵喆获批省"双创博士"。

2020年，全年招聘人才183人，增选淮上英才10人，增选淮安市第二期"533英才工程"学术技术骨干人才7人。全县医疗系统内有博士5人、硕士170人、高级职称414人（正高75人、副高339人）、省"333"工程第三层次2人、省"双创博士"2人。

2021年，开展高层次人才专场招聘和各类公开招聘，共招录210名卫生人才，其中硕士研究生12人、本科生99人、大专生99人。开展抗疫一线人员定向招聘活动，县医院录用1名抗疫一线人员。录取2021年度农村订单定向医学生33名。组织推荐应杰等11名医学人才申报省"333工程"人才项目。推进档案专审全覆盖工作，已整理档案1364份，认定1284份。

1950～1979年盱眙县部分年份卫生技术人员统计表

单位：年、人

年份	合计	中医人员	中药人员	西医师	西药师	检验技师	其他技师	西医士	护士	西医药士	检验技士	其他技士	护理员	西药剂员	检验员	妇幼保健员	助产士	其他初级卫技人员
1950	168	50	25	—	—	—	—	70	—	—	—	—	4	15	—	—	1	3
1952	204	51	19	—	—	—	—	96	1	—	—	—	4	15	—	—	2	26
1957	487	90	25	—	—	—	—	148	7	—	—	—	7	21	—	—	8	181
1960	519	107	22	10	—	—	—	125	28	3	—	—	—	—	—	35	13	176
1965	571	104	20	40	2	—	—	210	45	5	6	2	8	32	8	2	14	73
1970	488	30	15	142	6	6	1	80	120	11	14	5	4	10	2	—	18	24
1975	647	42	28	139	6	6	1	151	140	10	18	5	—	40	15	—	24	14
1979	703	65	28	94	4	4	—	225	101	10	10	1	7	9	13	—	18	114

1981～1987年盱眙县卫生技术人员统计表

单位:年、人

年份	合计	中医师	中药师	西医师	护师	西药师	检验技师	其他技师	中医士	西医士	护士	助产士	中药剂士	西药剂士	检验技士	其他技士	其他中医	护理员	中药剂员	西药剂员	检验员	其他初级卫技人员
1981	898	21	3	121	7	4	5	—	35	116	126	24	10	10	9	—	24	30	24	32	24	273
1982	927	24	3	138	7	4	5	—	34	128	146	26	9	12	13	—	23	20	19	30	18	268
1983	924	20	3	134	8	5	5	—	29	135	157	29	9	14	13	1	22	23	17	33	20	247
1984	924	21	3	142	7	4	5	—	34	157	148	30	9	15	12	1	15	17	14	32	21	236
1985	881	17	5	131	11	4	4	—	34	138	154	33	9	17	16	1	5	35	20	34	22	189
1986	977	19	5	138	11	5	5	—	32	154	161	38	12	19	19	7	7	52	26	42	21	205
1987	1017	15		135	10	5	5	3	35	161	175	45	10	19	20		11	49	22	37	21	220

2015～2021年盱眙县卫生人员统计表

单位:年、人

年份	合计	卫生技术人员								乡村医生和卫生员	其他技术人员	管理人员	工勤技能人员
		小计	执业（助理）医师	执业医师	注册护士	药（师）士	技师（士）		其他				
								其中:检验师					
2015	5128	3684	1470	955	1546	154	152	110	362	762	125	294	263
2016	5127	3600	1455	934	1519	151	171	126	304	713	173	278	363
2017	5261	3700	1444	962	1671	156	192	127	237	712	158	293	398
2018	5727	4311	1788	1090	1940	166	182	137	235	646	183	283	304
2019	5692	4423	1747	1180	2006	191	174	126	305	674	148	140	307
2020	5694	4521	2045	1291	1998	161	164	115	153	536	234	164	239
2021	5896	4549	1964	1298	1962	175	276	145	172	509	293	159	386

二、人员调配

1950年起,县卫生系统职工在本系统内调配时,由县卫生局(科)研究决定,再由主管人事科员办理。调入或者调出卫生系统职工由县人事局办理。副科级以上干部调配由县委组织部任命、办理。

1969年10月,江苏省江苏医院250人由南京下放盱眙县医院。县医院113人,除23人留院外,其余90人分别下放到三河农场医院和旧铺、龙山等公社卫生院。

1979年1月,江苏医院下放盱眙人员陆续调回南京。恢复县医院建制,县政府招工补充医院人员,安置部分插队知识青年、复员退伍军人、军烈家属及子女。县医院下放的90人调回。

1981年,国家规定非卫技人员不得从事医疗技术工作。此后,所有医护人员均由各大医学院校、护校统一分配。

1986年,医技人员由县人事局统一分配,属干部性质;一般服务岗位人员由县人事局、县劳动局、县卫生局调配计划内合同制职工、编制外合同制职工和临时工;军队转业干部由组织部门安置到卫生系统行政管理部门任职。对具有中级以上技术职称的技术干部调出盱眙的,须报请县委研究决定。

1995年起,医院录用医技人员开始实行双向选择,进出自愿。

2015年,卫计系统人员调配由主管部门根据工作需要制定调配方案,报县编委、人社部门审核、备案。

2018年12月,为培养年轻优秀技术骨干,将谭晓梅等22人调整充实到基层,完善医疗卫生人才梯队。

2019年,创新完善基层卫生人才招引、培养、使用和管理机制,基层医疗卫生机构编制管理实行总量控制、单列管理、周转使用,促进优秀卫生人才合理流动,在系统内统一调配100余人。

2020年,县卫健委出台镇街卫生院人事管理工作文件,加强人事管理工作,规范人事管理行为。

2021年,完善基层医疗卫生机构岗位设置,基层卫生专业技术人员"定向设岗、定向评价、定向使用"改革工作获省调研组肯定。

第二节　工资福利

一、工资

中华人民共和国成立初期,医院实行供给制。职工享有政府供给的衣、食、住、行等生活必需品,子女生活、保育以及个人一些零用津贴。

1950年,实行薪金制,以小米市斤为计算单位,按小米斤数折算工资。同年,县医院向职工王守宽等人每月发放工资80000元(旧币),相当于58斤小米(每斤米1385元旧币)。1952年,实行生活费加补贴现金支付,每月22.5元(新币)。

1952年7月,国家第一次工资改革,实行工资分制。医院职工以工资分作为不同等级人员的工资标准,实行以实物为计算基础的工资分作为工资计算单位。每一工资分所含实物品种、数量,根据省、市职工家庭调查,求出两口之家26种消费品的月平均消费量,折算为粮、布、油、盐、煤五种实物。以总消费值为100,取其1%为一个工资分,其含量是粮食0.84市斤、白布0.24市尺、食油0.05市斤、盐0.02市斤、煤1市斤。每一工资分的货币值由各地人民银行按月公布,随物价变动,按其工资标准计算发放。

1953年7月,国家实行等级工资制。人均月工资28.72元,医师月工资61.83元,卫技人员平均月工资39.5元,行政管理人员平均月工资31.66元,勤杂人员平均月工资18.83元。

1955年7月,县政府卫生科根据卫生部《关于国家卫生事业机构工作人员全部实现工资制和改行货币工资制的通知》精神,为卫生系统的卫生技术人员和职工评定工资等级,实行货币工资制。高等医药院校毕业生按卫技14级评定,每月工资57元;专科学校毕业生按卫技15级评定,每月52元;中等医学学校毕业生按卫技17级评定,每月42元;卫技18级,每月38元;普通卫校毕业生,每月22元。

1960年,全县医务人员实行固定工资,生活有保障。医院中医师平均月工资158元,西医师平均月工资189元。

1963年,国家颁布统一的卫技人员工资标准。中专生试用期工资29.5元,一年后定级月工资34元;大专生试用期月工资36元,一年后定级月工资46.5元;本科生试用期月工资42.5元,定级后月工资52元;其他行政管理人员按相应行政级别发放工资。其时,最低行政级别24级,一直延续到90年代初。

1985年7月,国家第二次工改,开始实行结构工资制(基础工资、职务工资、工龄津贴和奖励工资)。基础工资是基本生活费;职务工资按职务高低、责任大小、业务技术水平分为几种不同工资标准;工龄津贴按工作年限,每年0.5元累计计算;奖励工资根据工作人员贡献大小计算。

1989年,全县推行院(所、站)长负责制、人员聘用制、岗位责任制和工资浮动制。

1992年1月,工龄工资按工作年限改为每年1元累计计算。

1993年,国家第三次工资改革,实行固定工资加津贴制。根据国务院《关于机关和事业单位工资制度改革问题的通知》精神,对全县卫生系统职工进行大幅度工资改革,人均每月增加工资120元。

1998～2000年,先后两次调整提高职工和专业技术人员职务津贴。1999年,县卫生系统在县医院实行领导管理体制、人事制度和收入分配制度改革,推行全员聘用制试点。

2006年,国家第四次工资改革。由岗位工资和薪级工资代替原职务工资和津贴工资。其他原享受的各种津贴不变。工资由岗位工资、薪级工资、津补贴、绩效工资4个部分组成。岗位工资套改的专业技术人员,主任医师一律套专业技术四级岗位标准,即1420元。副主任医师岗位套专业技术七级岗位标准,即930元。主治医师职称或其他同级职称套十级岗位标准,即680元。助理级套十二级岗位标准,即590元。员级或其他同级职称套十三级岗位标准,即550元,不分获得职称先后。管理人员正处按五级标准1045元,副处按六级标准850元,正科按七级标准720元,副科按八级标准640元,科员按九级标准590元,办事员按十级标准550元。工人高级工按技术三级615元,中级工按技术四级575元,初级工按技术五级545元。

2007年起,实行年度考核、逐年加薪制。

2010年,补发岗位绩效工资,分为4个等级,即初级或相当于初级职称每人每月400元,中级职称每人每月500元,副高级职称每人每月600元,正高级职称每人每月700元。

2011年6月,县卫生系统深化人事制度改革,制定基层医疗卫生机构绩效考核方案,建立月度绩效考核浮动工资制。

2014年10月,全县卫生系统机关事业单位工资改革,在职人员工资平均上涨300元。

2016、2018年,全县卫生系统机关事业单位先后两次大范围调整工资。

二、福利

1952年,实行职工津贴,分五等。一等每人每月发米10斤,二等发米8斤,三等发米5斤,四等发米3斤,五等发米1斤。同年,实行年龄、工龄津贴,45岁以上参加革命工作、工龄12年以上者每年发猪肉10斤;45岁以上参加革命工作、工龄5年以上者每年发猪肉6斤。妇女享有卫生费,每人每月发米5斤,妇女生育费发红糖、鸡蛋、棉花、白布,子女享有每人每月15元补贴。

1979年,从事传染病治疗工作的医护人员和放射科、检验科人员给予卫生津贴,每人每月分别补贴4元、6元、8元不等。

1984年起,凡从城市调到农村乡级卫生机构工作的中、高级职称医院人员,工资可上浮1~2级。医学院校毕业生可直接享受定级工资,工作满一年可上浮一级工资,五年后改为固定级。

1985年,实行护理津贴,从事护理工作满5年不满10年者每月发护龄津贴3元;满10年不满15年者每月发津贴5元;满15年不满20年者每月发津贴7元;满20年以上者每月发津贴10元。

1988年,护理人员除享受护龄津贴外,在现行工资标准上提高10%。

1994年,骨科主任医师周云被上级批准为有重大贡献的科研人员,享受国务院政府特殊津贴。

1995年,县卫生局设立卫生事业发展基金。1996年2月,对完成年度综合工作目标优秀管理者、科研成果研制开发及其推广应用的有功人员、有突出贡献的技术骨干进行奖励,共使用卫生事业发展基金5万余元。

2002年,推荐选拔县人民医院主任医师严才荣参与享受政府特殊津贴人员的评选。

2012年2月14日,县卫生局下发《基层医疗机构工资考核发放方案(试行)》,按照“保证基本、绩效优先、兼顾公平”的原则,试行档案工资(含职务工资、薪级工资、岗位工资、生活补贴)+奖励性绩效工资的办法,提高医技人员的工作积极性。

2013年,调整完善月度绩效考核浮动工资办法和特岗医生制度,实现基层卫生院绩效工资按月发放。

2015年,推进县人民医院法人治理结构改革试点工作,调动基层医务人员积极性,在乡镇卫生院建立特岗医生制度,对符合条件的一线医务人员每人每月发放1000元特殊岗位津贴。

2017年,设立名医培育计划和专项基层人才培养基金200万元,用于选派优秀医务人员到国内知名医院进修深造。

2018年,争取财政支持,设立名医培育计划和基层人才培养基金100万元。

2020年2月25日,市委组织部、市人社局、市人才工作领导小组办公室发布通告,向全市100名首批新冠疫情防控一线医疗卫生人才发放“淮上英才卡”,持卡人享受特殊人才有关待遇。盱眙县有援鄂人员10人入选。

第三节 职称评定

50～60年代，县医院曾经进行三次医技人员职称晋级（1956、1961、1963年），最高职称为医师。"文化大革命"期间，职称晋级工作中断。

1979年，卫生部颁布《卫生技术人员职称晋升（试行）条例》。经淮阴地区卫生局批准，县医院首批晋升主治医师7人。

1985年，开始进行卫生技术职称改革工作。

1987年6月，成立盱眙县卫生系统职称改革工作领导小组。经县职改领导小组同意，卫生技术人员的专业技术职称由卫生系统负责评定。7月，全县开展职改评审工作，卫生系统389人参加各类职称评审，评出中级职称59人、初（师）级职称195人、士级职称113人。是年，在卫计技术人员中，33人具有高级职称，其中：正高职称2人、副高职称31人。

1988年起，职称晋级纳入人事管理常规工作。各类专业职称晋升、晋级结合工资关系，统一报审、报批，范围扩大到医士，延伸到初级工。凡医院专业岗位，均有专业技术职称。

1992年，全县共评出高级卫技人员30人，其中主任医师2人、副主任医师26人、副主任护师2人。

1996年，职称工作继续执行评定制。12月，有2人晋升为副主任医师。

2010年底，全县卫生系统有医疗、护理、检验、药剂、卫生管理、经济、工程、教育、技工、餐饮、政工、艺术等12大类35个不同专业和层次的专业技术职称人员1601人。其中县医院当年晋升主任药师1人、副主任医师3人、副主任护师1人、主治医师6人、主管药师1人、主管护师4人、检验师1人、药师1人、护师4人、护士3人。

2016年，全县卫生系统在编人员中，获高级职称166人（其中正高17人、副高149人）、中级职称479人、初级职称709人（其中初级师级495人、初级士级214人），没有评定技术职称154人。

2019年，全县87人经过考评取得高级职称。同年，全县卫生系统获得高级职称264人、中级职称565人、初级职称1336人。

2020年6月，按照相关政策，新冠肺炎抗疫防控一线医务人员可提前一年报考中、初级职称考试。

2021年，全县有86人通过高级职称考试，其中正高职称26人、副高职称60人。

2016年盱眙县卫计委直属事业单位编制及在编人员职称情况汇总表

	总计	高级职称		中级职称	初级（师）	初级（士）	未定职称	其他	核编数	空编数
		正高	副高							
县直单位	827	17	112	290	293	48	7	60	912	85
乡镇医院	774	0	37	189	202	166	79	94	888	114
合计	1601	17	149	479	495	214	86	154	1800	199

第四节 "盱眙名医"评选

2017年6月，县卫生计生委启动首届"盱眙名医"评选活动。经过动员宣传、个人自荐、单位推荐、专家评审、公示考察和评审领导小组票决等程序，评出盱眙名医10人、盱眙名医提名10人、盱眙名医特别贡献奖5

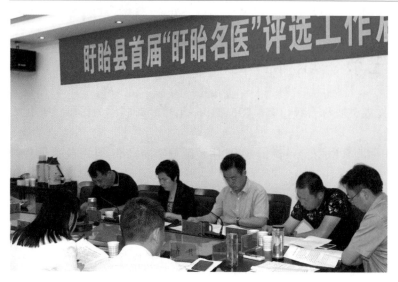

2017年,"盱眙名医"评选

人。对评选出来的名医分别给予奖励。

2018年3月27日,为庆祝首个中国医师节,盱眙县举行盱眙名医颁奖典礼。县委副书记、县长朱海波,副县长雍梅、桑荟,县政协副主席殷建春等出席典礼。各镇(街道)分管领导、盱眙名医评选领导小组成员单位相关负责人及盱眙部分医务工作者参加典礼。典礼上,朱海波为"盱眙名医奖"获得者颁奖;雍梅为"盱眙名医特别贡献奖"获得者颁奖;桑荟、殷建春为"盱眙名医提名奖"获得者颁奖。同时,盱眙名医以及现场500多名医务工作者进行宣誓。电视、报纸、网站、电台等各种媒体纷纷

对奖励典礼进行宣传报道。

2020年8月,县卫健委开展第二届"盱眙名医"评选工作,选出万翠红等9名盱眙名医,另有盱眙名医提名10人、盱眙乡村名医4人,盱眙乡村名医提名5人。

第四章　财务管理

第一节　卫生事业经费管理

民国以前,盱眙卫生事业十分落后,缺医少药现象极为严重。民国期间,国民政府虽做了一些卫生防疫工作,但拨款甚微,卫生建设投入基本为零。

1949年后,党和人民政府十分重视医疗卫生事业发展,每年拨出卫生经费,用于地方医疗卫生事业,保障人民身体健康。

1951~1960年,全县共投入卫生事业经费92.7万元,主要用于防疫保健、公费医疗、生产救灾、医药设备、基本建设、卫技人员培训等。1953年4月,安徽省卫生厅拨专款2.22亿万元(旧币)给盱眙,用于县卫生院病床扩充和病房建设。

1961~1970年,全县投入的卫生事业经费年平均为27.5万元。1970年,全县卫生事业经费达到十年来的最高数额50.53万元。这一年,因麻风村的扩建,县医院与南京下放的江苏医院交接,增加了经费支出。这一期间的卫生事业经费主要用于医疗单位建设、防疫保健、公费医疗、计划生育、除害灭病、发展中等卫生教育等几个方面。

1971~1980年,中央和地方财政按卫生部门人头下拨卫生事业经费,对卫生设施建设和防病治病等工作的投资,视工作任务量的大小而定,酌情补贴。卫生事业经费主要用于人员工资,用于基本建设、设备更新、智力投资的经费极少,致使卫生事业发展缓慢、后劲不足。全县卫生事业经费年平均52.22万元,支出主要分为四部分。一为卫生支出,年平均32.49万元,包括有江苏医院经费(县管理人员工资)、区、公社卫生院补助(人员工资、房屋修缮、器械装备等),以及防疫经费(防疫经费、工资补助、传染病防治费、急性传染病诊

治减免、血防、疟防)、除害灭病经费、妇幼保健经费、药品检验科研经费、卫生学校经费等。二为公费医疗，每年达10.72万元。三为计划生育经费，年均5.79万元。四为其他经费，包括麻风病防治、爱国卫生、医学会、贫苦烈军属医疗费用减免、专业卫生人员培训、引进医疗设备、科研等方面的费用，年均3万元~4万元。1972年，下拨科研经费0.1万元，用于开展中药麻醉研究。1976年和1978年，分别下拨科研经费0.85万元，用于蟾酥注射液的临床试验。

1982年，国家实行财政制度改革，地方财政实行切块包干，卫生事业投资由地方财政解决，视地方财力情况，对卫生事业实行有限补贴，其中人员工资仍然占很大比例。卫生事业发展经费，主要采取等待上级补贴、靠财政拨款、向省卫生厅要一点的办法解决。

1983年，实行核定收支、差额补助政策，每年给予24万元财政基本经费补助。乡镇卫生院在编人员工资由县卫生局核定下拨。全系统财务账目由县卫生局财务科统一管理，实行专款专用、专项审计。每年各单位财务账目都要接受县财政、审计部门审计、考核。

1986年，全县实行乡镇卫生院管理体制改革，改由县卫生局单独管理为县、乡(镇)分级管理。对乡(镇)卫生院经费补助办法也作相应的调整。县卫生局将县财政拨款20%左右用于重点建设项目和智力投资，其余经费定额补给各乡镇卫生院。对各乡镇卫生院完成预防、保健、医疗任务等方面进行综合考核，浮动发放。全县医卫人员工资由政府补助60%，其余由单位创收解决，基本建设、设备更新、卫生设施和卫生防疫、妇幼保健工作所需经费由县财政酌情补贴。县人民医院继续执行1983年的核定收支、差额补助政策。

1987年，继续对县直医疗卫生单位全面实施经费补助办法改革，建立局长奖励基金，按经费补助标准，确定人员编制补助经费，每人每年补助40元，退离休人员人均年补助1000余元；工作量补助经费，75%用于住院床日补助，25%用于门、急诊人次补助。每床日补助0.90元，门、急诊人次加补0.30元。实施目标管理考核补助，根据县卫生局制定的"创建文明医院、精神文明建设、卫生事业发展、经济效益、财务管理"等五项目标，年终根据目标考核情况予以补助。

1988~2000年，实行财政制度改革，乡镇卫生事业费下划乡镇财政，县直卫生事业单位在编人员工资和人头办公费用由县财政拨付给县卫生局，再核发给相关单位。县人民医院和县中医院继续按24万元、18万元给予差补。规范医疗卫生单位的工资奖金分配行为，按照全县医疗业务收入千分之二比例筹集卫生事业发展奖励基金。1998年，全年安排卫生事业费310万元(含省、市专项补助)，占当年地方财政支出的2.52%。

2001~2005年，县人民医院、县中医院、乡镇卫生院分别投入2450.5万元、3365万元、1434.5万元用于病房楼、门诊楼新建和扩建，其中省卫生厅补助县人民医院150.5万元、乡镇卫生院149万元。其间，乡镇卫生院经费实行自收自支，省、市卫生主管部门有少量专项经费补助。

2006年，向上争取资金2763.05万元，其中乡镇卫生院"三项"(基础设施、设备配置、人员培训)建设资金26万元、乡镇卫生院设备配套资金680万元、新农合省补资金631万元、新农合市补资金91.4万元、省补初保资金10万元、省农村基本公共卫生服务项目资金138万元、疟疾全球基金项目资金1.6万元、结核病控制项目资金806万元、红十字会物资10万元、农村改厕资金6.8万元。

2009年，县卫生局抓住国家扩大内需机遇，向上争取495万元，用于马坝、桂五、维桥3个卫生院建设。

2011年6月26日，全县基层医疗卫生机构实施基本药物制度，全县21个乡镇卫生院和246个村卫生室实行基本药物零差率销售。实施基本药物制度6个月，县财政拨付2000万元，省财政补助683万元。当年的惠民医院项目管镇病房楼及淮河病房楼、防保楼共争取市补资金200万元。根据《盱眙县关于乡村医生养老保障的实施意见》文件精神，财政补助195.8万元。

2012年起，根据综合医改精神，县财政每年预算安排400万元用于基层医疗机构基础设施建设及设备购置，改善基层医疗条件。当年全县投入基层医疗卫生机构实施基本药物制度改革补助经费2600万元。

2013年，围绕国家新医改和省支持苏北地区发展政策的主导投资方向，结合上级政策要求和自身职能，编排包装一批项目，争取无偿资金1.44亿元、设备扶持290万元，其中争取到省补助县医院装备建设项目资金300万元。按季据实拨付"一站式婚前免费体检"项目资金120万元。

2015年,根据《淮安市城市公立医院医药价格综合改革实施方案》的通知,改革公立医院补偿机制,取消药品加成,调整医疗服务价格,降低部分检查检验价格,提高部分体现医护人员技术劳务价值的医疗服务价格和增加政府财政补偿机制,建立新型医疗服务价格形成机制和管理体制,保持公立医院人均费用水平相对稳定,总体上不增加患者负担,有效控制医药费用不合理增长。

2017年,江苏省财政拨款150万元给县妇幼保健院用于改善基础建设。

2018年,争取省基层医疗卫生机构能力建设补助资金158万元。同时,河西片医疗卫生建设项目纳入国开行在盱眙县投资1期项目库中,向上争取7000余万元,其中国家财政拨款552万元用于县妇幼保健院二级院建设。年底,全县卫生系统总资产13.94亿元,净资产5.55亿元。

2020年,推进"强基层·卫生健康工程"三年行动基础设施建设,做好项目储备工作,9个基础设施建设项目均列入政府债券项目储备,其中公卫中心、马坝、河桥、鲍集等4个项目获得政府债券资金及特别抗疫国债共3.2亿元(含国债抗疫支出0.15亿元),申报管镇、黄花塘(旧铺)、维桥、桂五、精神康复医院5个项目。收到省级环保引导资金185万元,主要用于医疗废水和废弃物处置。接受社会捐赠98.18万元,用于疫情防控。

2021年,通过向上争取,全年获得中央、省、市、县各级财政补助资金5.13亿元(含黄花塘、维桥、桂五、三院政府债券资金1.4亿元)、设备扶持500万元。投入约3000万元用于基层医疗机构新冠疫苗接种点急救设备、药品、冷链设施设备、防控物资采购,以及核酸检测实验室建设等服务能力提升工程。

1951～2021年盱眙县卫生经费财政拨款情况表

单位:万元

年份	财政拨款	年份	财政拨款	年份	财政拨款	年份	财政拨款
1951	0.25	1969	33.00	1987	170.16	2005	68.80
1952	2.04	1970	50.53	1988	109.78	2006	263.43
1953	8.12	1971	44.15	1989	114.72	2007	957.80
1954	4.67	1972	48.02	1990	126.92	2008	1810.90
1955	4.68	1973	54.29	1991	36	2009	2232.70
1956	9.76	1974	41.11	1992	32	2010	2749.10
1957	11.00	1975	42.34	1993	47	2011	5704.50
1958	9.46	1976	39.06	1994	67	2012	7326.70
1959	12.72	1977	47.97	1995	47.97	2013	9607.80
1960	30.05	1978	57.03	1996	143.44	2014	11434.10
1961	23.80	1979	74.90	1997	126	2015	12136.90
1962	17.61	1980	73.30	1998	216	2016	14589.20
1963	20.42	1981	95.00	1999	66	2017	16888.50
1964	25.25	1982	98.50	2000	54.43	2018	18310.70
1965	23.19	1983	117.60	2001	25.24	2019	21051.70
1966	37.21	1984	130.80	2002	64.50	2020	54909.84
1967	20.67	1985	127.80	2003	60.78	2021	51804.50
1968	23.80	1986	147.63	2004	61.52		

第二节　财务资金管理

中华人民共和国成立后,盱眙县卫生行政部门逐步健全财务机构,配备与卫生事业任务相适应的专职财会人员,具体负责督促所属事业单位根据批准的预算进行日常财务管理工作。各级医疗卫生单位也根据规模大小、任务轻重,配备相应的专职财会人员。卫生行政部门所属单位的日常财务管理内容主要包括资金管理、收入管理、支出管理等。

1953年起,县卫生行政部门逐步加强对资金的管理,对专项经费和专用基金的管理,严格按照预算支出,专款专用,每年对专项经费的收支情况进行专项结算和报表。

1966年,各医疗单位会计的记账方法开始由记账法改为收付记账法。

1978年5月,财政部、卫生部下发《改革医疗机构药品管理办法的通知》,淮阴地区卫生局在盱眙等部分县级医院试行。

1981年,县卫生局根据淮行发〔1980〕131号文件精神,结合卫生系统实际,对卫生经费的“预算包干”方法进行调整。对全额预算单位实行“总额包干、结余留用”“定向包干、结余留用”“专项拨款、按实结算”相结合的方法;对差额预算单位实行“定收入、定支出、定补助、包干使用、结余留归单位使用”的管理办法。

1982年起,每年由县卫生局组织全县财务检查,一般是单位先进行自查,然后由县卫生局全面检查。

1985年起,县卫生局执行医院工作检查标准、补助经费与完成任务情况挂钩政策,对各医疗卫生单位的财务管理工作每半年全面考核一次。

1988年2月,国家卫生部、财政部颁发《医院财务管理办法》和《医院会计制度》,县卫生局组织全县卫生系统的财会人员认真学习。6月,按照市卫生局要求,对全县卫生系统的财产物资进行清查,人、财、物分组调整。9月起,县人民医院试行新的会计制度。

1989年1月1日起,全县医疗机构全部执行新的会计制度,改收付记账法为借贷记账法,改收付实现制为权责发生制。

1991年5月,县卫生局组织首届卫生专业会计知识竞赛,竞赛的重点内容是《医院会计制度(试行)》、医院财务管理办法及会计综合法规。

1992年,以开始实施《国家预算管理条例》为标志,编制卫生部门年度预算,将资金分成财政预算资金和预算外资金,预算外资金实行收支两条线管理。1月1日起,全县乡镇卫生院执行江苏省卫生厅和省财政厅联合制定的《江苏省卫生院财务管理办法》和《江苏省卫生院会计制度(试行)》,县卫生局组织各乡镇卫生院的主办会计和现金会计认真学习,贯彻执行。

1994年5月30日,盱眙县机构编制委员会办公室下文同意县卫生局增设财务审计科,设科长1人、工作人员2人,加强对卫生经费的管理。财务审计科严格执行国家财经制度、法律、法规、条例,保证资金的正常周转与合理使用,负责将国家及省市县下达的各种专项经费及时足额拨付给用款单位,并加强该项资金的使用监督。县卫生局加强财务会计管理,建立季度会计例会制度。

1995年1月1日,《中华人民共和国预算法》实行。县卫生系统预算根据《预算法》,按照政府收支科目编制收支预算总表、收入预算表、支出预算表。

1996年年初,县下达业务经济指标4710万元,实际完成4649.5万元。县人民医院在会计核算、住院处费用结算已实现电算化的基础上实现药房药品、药库药品核算的电算化。县卫生局、县中医院、县妇幼保健所和卫校也先后添置电脑,实施电算化。

1998年,贯彻执行卫生部颁发的《医院财务制度》和《医院会计制度》,县卫生局对各级卫生财会人员进行集中培训。

2011年6月,成立盱眙县基层医疗机构财务结算服务中心(以下简称“中心”)。中心设5名专职会计(其

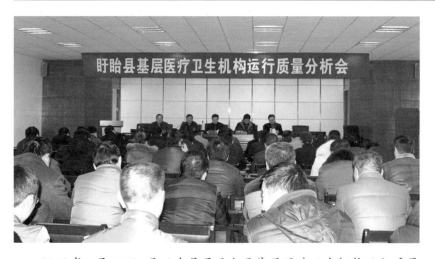

2018年1月19日,县卫生局召开全县基层医疗卫生机构运行质量分析会

中总账会计2名、现金会计3名),负责对全县21家乡镇(中心)卫生院及246所村卫生室财务进行统一管理、集中核算。制定《盱眙县乡镇卫生院资金管理实施办法》《盱眙县基层医疗机构财务结算服务中心财务管理实施方案》。全县乡镇卫生院实行报账员制度,在单位资金使用权、会计主体、预算执行主体不变的基础上对全县乡镇(中心)卫生院实行以"收支两条线"为基础,以"集中管理、分院核算"为模式的财务改革。7月1日起,全县所有医疗机构全部执行新的会计制度。全年完成全县基层医疗卫生机构债务的清理、核实工作,并按时上报省财政厅。

2012年底,完成第一阶段的基层医疗卫生机构债务化解,债务化解经费1204.18万元(省补经费424万元,县配套780.18万元),保证基层医疗卫生机构能放下包袱轻装前进。

2013年,县卫生局会同县财政局及时出台《盱眙县基本公共卫生资金管理办法》。6月30日,全面完成政府办医疗卫生机构债务化解工作,县财政拨付第二阶段的县补化债经费1816.37万元,共化解债务3020.55万元(省补助经费424万元、县补助经费2596.55万元)。

2018年1月19日,县卫生局召开全县基层医疗卫生机构运行质量分析会,全面通报分析基层医疗卫生机构运行情况。开展政府投入监测、卫生专项资金使用监管等工作。

2019年,重新出台《盱眙县镇(街道)卫生院绩效考核指导意见(试行)》,规范全县基层医疗单位绩效考核的基本做法。12月,制定印发《盱眙县基层医疗卫生机构财务管理制度(试行)》。

2020年,制定《新冠肺炎疫情防控期间物资保障工作方案》,将财政资金与社会捐赠资金根据各医疗机构防控需求,分11批次拨付683.8万元,用于医疗机构发热门诊、隔离病房改造、防控物资采购、"两废"处置及一线人员慰问等。县卫健委财务科为抗击疫情提供强有力的医疗救治物资保障,市《疫情防控信息》、新华网先后予以推介报道。财务科科长陆艳琴被授予"市劳动模范"称号。

2021年,科学合理编制《2021年部门预算》,建立预算编制有目标、预算执行有监控、预算完成有评价、评价结果有反馈、反馈结果有应用的全过程预算绩效管理机制。

第三节 业务经费管理

一、业务收入管理

1952年,全县正式开始收取门诊挂号费、住院费和手术费。

1960年,江苏省制定统一收费标准,县医院执行二级医院收费标准。其中挂号费初诊0.10元,复诊0.05元(含病历纸、处方笺、化验等申请单)。

1979年以后,强调社会效益、技术效益、经济效益并重,业务收入逐渐增加。

1983年起,县卫生防疫站、县妇幼保健站、县药品检验所等全额预算拨款单位开展有偿服务,组织合理的补偿性收入。县卫生局对卫生事业单位的业务收入管理重点抓门诊收入、住院收入、制剂收入,主要管理办法是建立健全账目、管好收费收据、收入环节等。

1986年，江苏省卫生厅、物价局、财政厅下发《关于印发江苏省医疗机构收费标准的通知》，对1960年制定的医疗收费标准进行调整，制定"江苏省医疗机构收费标准"。县卫生行政部门要求所属医疗机构严格执行物价政策，贯彻"因病施治"原则，合理检查、合理用药，防止和杜绝乱收费和漏收费。县医院按照省、市、县有关规定，将涉及挂号、住院、护理、X光、超声检查、理疗、病理、心电图、脑电图、检验、麻醉、手术、眼科检查、各项治疗等14个种类180多个收费项目进行相应调整。同时，设置兼职物价管理人员，制定价格管理办法，监督执行调整后的各项收费标准，实行项目价格申报、审批制度。

1989年，县卫生局对现行的医疗收费项目进行清理整顿，保障合法收费，制止自立项目、分解收费和乱收费。县医院办理收费许可证，使用县财政部门统一监制的行政事业性收费专用票据，把主要医疗项目收费标准明码标价，公布上墙，接受群众监督。各医院实施新的会计制度，医院将业务收入划分为四大类，即医疗收入、药品收入、制剂收入和其他收入。结算方式采用现金和银行结算两种方式，乡镇卫生院住院收入多采用现金结算方式，不预交押金，住院收入和门诊收入按照权责的要求，均实行收入日报，现金实存，设专人核对，做到账账相符、账款相符。

1991年起，全县卫生事业单位的收据开始统一由县财政局印刷管理。县医院、县中医院于1996年6月实行会计电算化。计算机票据由专人输入计算机，及时登记，注明缴、销日期、号码。

1997年，按照省相关文件精神，县医疗卫生机构作相应收费项目和幅度调整，技术性劳务项目收费按省规定执行，一些大型设备检查项目比省规定还要低，使医疗收费标准逐步趋向合理。

2000年，为贯彻省物价局、财政厅、卫生厅《关于规范医疗单位部分新增医疗收费标准的通知》，县卫生局要求全县各医疗单位对本单位的新增项目收费情况进行一次清理，严格执行省、市核定的标准。

2005年，对非营利性医疗机构的医疗服务价格进行规范和调整，降低CT扫描、彩色多普勒超声特殊检查等大型设备检查费。

2006年，根据上级要求，县级医疗机构对一些单病种费用制定最高限价。单病种最高限价报县物价局备案，并向社会公布执行。

2011年，全县执行财政部、卫生部新制定的《医院财务制度》《医院会计制度》《基层医疗卫生机构财务制度》和《基层医疗卫生机构会计制度》。收入项目为医疗收入、财政补助收入、上级补助收入、科教项目收入和其他收入。

2013年，根据《省物价局关于盱眙县人民医院价格综合改革方案的批复》等文件精神的要求，县医院自3月1日起对医药价格进行综合改革，正式实施药品零差率销售，对2392个医疗服务收费项目进行调整，其中降低价格项目23项、取消6项、提高价格项目2363项。提高诊察费价格，提高部分注射、护理等综合服务类项目价格，提高体现医疗技术的治疗、手术价格。医疗服务项目价格调整后，医务人员的技术劳务价值基本得到体现。

2016年，根据《江苏省公立医疗机构病房床位价格管理办法》规定，全县公立机构病房床位价格管理按照新要求新标准进行调整执行。

2018年，完善基层医疗机构医疗服务价格，保持与县级公立医院医疗服务价格水平相衔接。根据《淮安市基层医疗卫生机构医疗服务价格调整工作方案》，全县基层医疗卫生机构医疗服务价格按照省市统一要求进行调整执行。

2019年，制定出台《关于开展盱眙县公立医疗卫生机构医疗收费专项检查实施意见》，并对全县公立医疗机构开展专项检查，对照检查中发现的问题，开具交办单，提出整改意见，责令限期整改，并要求上报整改报告。

2021年，制定出台《盱眙县卫生健康单位国有资产管理暂行办法》《盱眙县基层医疗卫生机构财务管理制度(试行)》，下发《盱眙县基层医疗卫生机构财务管理制度汇编》，规范各基层医疗卫生机构财务管理。

二、业务支出管理

50年代,县卫生行政部门负责各医疗卫生机构重大支出的核定批准。

60~80年代,县财政局、县民政局下达支出计划指标,经费包干使用,单位之间的经济往来由银行转账或划拨。1989年,全面进行"双增双节"运动,严格控制支出。县财政局给县卫生局年度支出包干指标109.78万元。重大支出要向县政府及上级卫生行政部门报告请示。

1990年,县卫生系统主要业务支出包括人员经费、公用经费、设备购置费、业务费等。对支出的管理,实行统一掌握、分级负责、归口管理、专项专用。

1991年起,国家对医疗机构的业务支出统一开支范围,一切不属于业务支出范围的开支不得挤入业务支出。业务支出主要包括医疗支出、药品支出、制剂支出和管理费用。

1992年起,各医疗卫生单位加强经济管理,通过全面实施科室综合目标责任制,两级核算,两级负责,院核算到科,科核算到人,尽量减少业务支出,降低消耗,提高经济效益。

2001年,全县医疗卫生机构药品、设备、办公家具、燃煤以及房屋建设改造、修缮等项目支出全部通过公开招投标完成。按照中标价和签订的合同付款形式支付,一般的行政办公支出,仍然按照既定的报批程序报销、支付。

2010年12月,财政部制定新的医院会计制度和基层医疗卫生机构会计制度,重新规定支出内容。全年全系统支出2093.75万元,其中拨出专款1130.52万元,专款支出38.16万元,事业费支出572.12万元(工资福利支出190.52万元、商品和服务支出29.88万元、对个人和家庭补助支出82.75万元),拨出经费352.95万元。

2012年,县卫生局局机关所有工作人员自5月10日起执行公务卡结算制度。

2013年,根据县人力资源和社会保障局、县财政局《关于调整我县机关、事业单位工作人员死亡后遗属生活困难补助标准的通知》精神,对县卫生局机关及下属事业单位工作人员(含离退休人员)死亡后遗属生活困难补助标准进行调整。

2014年,根据《关于加强专项资金及经费管理的若干规定》要求,严格执行部门综合预算、财政专项资金及非税收入、项目资金招投标管理、统一奖金福利标准、公务商务接待、考察学习备案制、公务卡结算制度。

2015年,根据《关于调整2015年住房公积金缴存基数的通知》规定,县卫生局对局机关及下属事业单位工作人员住房公积金的缴存基数、缴存比例、月缴存额进行调整。

2016年,按照《关于开展基层卫生骨干人才遴选工作的通知》文件精神,经单位推荐、民主测评、专家组评审、委党委会研究,全县共确认27名优秀基层卫生骨干人才,每人补助经费4万元。

2019年,县卫健委制定《公务接待管理制度》,对公务接待地点、程序、标准、陪客人数、签单报销等方面进行统一规定,坚持厉行节俭的支出原则,杜绝浪费。

2020年,贯彻省卫健委《关于进一步加强中央和省转移支付资金使用管理的通知》文件精神,加强专项资金使用管理,堵塞专项资金执行过程中的漏洞。

2021年,加强预算支出及项目管理,保证财政资金管理的规范性、使用的安全性和有效性。

第四节　财务管理流程

2014年,为贯彻执行《关于印发〈关于加强五项重点权力监督制约的暂行规定〉的通知》(盱办发〔2014〕45号)文件精神,县卫生局经研究决定,下发《县卫生局关于明确五项重点权力事项分工及工作流程的通知》,制定《盱眙县卫生局财务管理办法》,经费支出坚持厉行节约和先批后支的原则,重大支出向局领导班子报告,集体研究决定。

2015~2017年,加强财政资金支出管理,规范医疗机构成本核算工作,加强基层医疗机构绩效考核,支出基本符合序时进度。2015年,支出预算350.23万元,合理安排支出计划,专款专用,强化督查,顺利通过省里组织的涉农资金检查。2017年,县财政安排卫计委人员经费610.04万元(其中工资支出390.35元、社会保障支出112.63万元、其他支出107.06万元);公用经费26万元,车辆运行费(含公车改革人员补贴)24.22万元,专项经费17416.2万元(其中财政拨款16866.2万元、非税收入安排支出550万元),合计18076.46万元。

县卫生局财务权力行使流程图

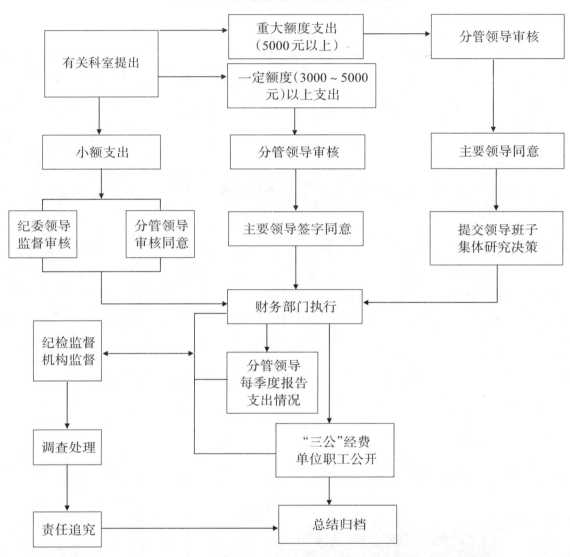

2019年,每季度召开全县基层医疗机构运行质量分析会,对全县基层医疗卫生机构的财务运行质量进行深入剖析。制定《盱眙县镇(街道)卫生院财务管理工作相关要求》,规范各单位的财务管理工作。针对个别卫生院资金运行困难的状况,下发《盱眙县镇(街道)卫生院经费支出相关意见》,规定镇(街道)卫生院支出应按以下顺序办理:

(1)基本药物采购款(财务结算中心统一划转、集中支付);

(2)按业务收入5%计提的事业发展基金;

(3)村卫生室基药补助支出、基本公卫支出;

(4)社保缴费、职工工资、福利;

(5)日常办公开支;

(6)日常卫生材料采购款项结算;

（7）陈欠债务的分期化解；

（8）其他需列支款项。

2020年，对全县卫生健康单位疫情防控专项资金及物资使用管理情况进行专项督查。配合审计部门完成疫情防控资金和捐赠款物专项审计工作。

2021年，规范财务管理和权力运行，根据《盱眙县公立医疗卫生机构2021年度内部审计工作实施方案》要求，有序开展年度内部审计工作，聘请第三方会计机构定期对全县公立医疗机构开展经济责任审计、院长离任审计、专项资金审计，建立审计查出突出问题整改情况报告机制。

第五章　医疗卫生体制改革

第一节　产权制度改革

1985年，县卫生局实行院长负责制和目标责任制，扩大院长自主权，对各医疗卫生单位定期检查考核。

1986年起，海明诊所等一批个体诊所获批营业，为形成多种所有制形式并存的医疗服务机构奠定基础。

1992年，县卫生局组织学习国务院下发的《关于深化卫生医疗体制改革的几点意见》，对各级医院的管理体制和管理方法进行探索性改革。县医院成立企业科，开发矿泉水、养螃蟹等第三产业，增加医院收入。

1993年，县医院在全市卫生系统率先试行"内部股份制"，全院参股484股，筹集股金48.4万元，约占全院资产的10%。

1994年，县医院召开股东代表大会，成立监事会，到年底增加到1000股。2月23日，淮阴市副市长姜映梅率部分市直卫生单位负责人到该院考察院内股份制试行情况，对该院做法给予肯定。

2001年起，县卫生局根据盱眙各卫生院（所）的现状和县外经验，推行产权制度改革。是年，河桥卫生院实行经营权竞租，以个人租赁承包方式运行，协议期10年。洪山卫生院内部租赁，观音寺卫生院托管，官滩镇卫生院外设红光门诊部并取代红光厂卫生所。

2003年，全县进行院长经营责任承包制改革。3月，桂五中心卫生院由院长朱定荣承包，实行所有权和经营权分离。经过7个多月运营，桂五中心卫生院的经济效益和社会效益明显提高。之后，院长经营责任承包制扩大到鲍集、铁佛、明祖陵、兴隆4个卫生院。9月，县卫生局在调查论证、资产评估的基础上以有效资产出售形式完成县医药公司改制。

2004年，县中医院启动模拟股份制改革。黄花塘、王店卫生院推行院长经营责任承包制；观音寺、官滩镇卫生院实行租赁承包制。

2005年，县企业改制工作指挥部办公室下发《关于盱眙县中医院实行模拟股份合作办院的批复》，同意医院在"五不变"的原则下实行模拟股份制合作办院。全县21个卫生院有

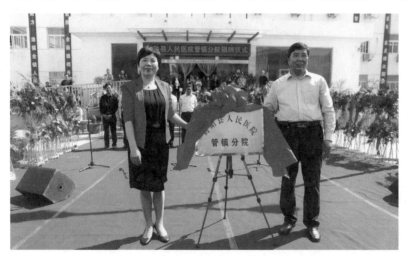

2016年，县人民医院管镇分院揭牌

17个实行经营承包制和租赁制改革,实行综合目标责任制管理。

2006年,县卫生局对马坝卫生院、古桑卫生院实行托管制改革。

2012年12月,洪山卫生院(一级乙等公立综合性医院)改制成民营医院,更名为盱眙洪山医院。

2015年3月20日,县政府下发《关于原则同意对县中医院进行改制的批复》。县中医院启动二次改制相关工作:国有股份全面退出,由四川恒康医疗集团股份有限公司对县中医院进行增资扩股和整体变更,县中医院改制为完全的民营医院,由非营利性医院变更为营利性医院有限公司。

2016年,县卫计委与县医院签订《盱眙县管镇中心卫生院托管协议书》,县医院托管管镇中心卫生院。

2019年,根据国务院和江苏省委、省政府关于农垦社会事业改革方案的要求,三河农场医院从农场剥离,自主经营。

2021年,印发《盱眙县进一步深化医药卫生体制改革实施方案》。5月12日,召开全县深化医药卫生体制改革联席会议,副县长雍梅对全县综合医改工作进行部署。

第二节　实施基本药物制度

2009年,盱眙县认真贯彻落实省市医改工作会议精神,成立盱眙县深化医药卫生体制改革工作领导小组办公室,扎实推进基本医疗保障制度建设、建立国家基本药物制度、健全基本医疗卫生服务体系、促进基本公共卫生服务逐步均等化和推进公立医院改革试点等五项工作。

2011年6月26日,盱眙县正式实施基本药物制度。全县21个乡镇卫生院、246个村卫生室(服务站)全面实行基本药物零差率销售。居民医保及新农合将基本药物纳入医保支付范围。县卫生局加强医务人员基本药物临床应用指南和处方集的培训,引导基层医务人员科学合理使用基本药物。建立完善补偿机制,加大地方财政的配套投入,使补偿资金及时足额到位。在实施基本药物零差率销售以后,当年乡镇卫生院门诊次均费用下降约30%,住院次均费用下降约35%。

2013～2014年实施基本药物零差率销售以后,医院中药饮片以外的所有药品一律按进价销售,部分检验和磁共振、CT等大型设备检查价格下浮15%。乡镇卫生院的总收入逐年增加,以药养医现象得到切实转变。2013年,门急诊次均费用为57.65元(2010年度为72.64元),住院次均费用为2246元,分别较医改前同期下降20%和10.3%。基层医疗卫生机构的门急诊量逐年增加,2010年为99.48万人次,2013年为119万人次,同比增长19.62%。乡镇卫生院经常性总收入2010年为11039.49万元,2013年为12489万元,增长13.13%。药占比由2010年的59%下降到2013年41.7%。2013年3月1日,县医院正式实施药品零差率销售。

2015年,全县全面配备并优先使用基本药物,基本药物配备使用占比符合要求。制定药品供应保障应急处置预案,药品、医用耗材、检验检测试剂等按照要求实行网上采购。县中医院、县妇幼保健院实行药品零差率销售。

2018年起,基本药物制度补助资金按照5%的比例逐年递增。

2021年,公立医疗机构全部实行药品零差率销售,建立短缺药品预警监测机制。实施全民参保计划,在全市率先实现"建档立卡低收入人口患病住院个人自付费用占政策内总费用10%以内"的目标,县域内实行"一站式"结算。

第三节　公立医院综合改革

2011年7月29日,县人民医院成为全省首批15家县级综合改革试点医院。按照"政事分开、管办分开、医药分开、营利性和非营利性分开"的要求,改革公立医院管理体制、运行机制和监管机制。盱眙县成立公立医院管理委员会,县政府领导担任公立医院管理委员会主任。定期召开推进会、会商会,健全推进机制。落实公立医院政府投入责任,化解符合规定的公立医院长期债务。

2012～2014年,推进县级公立医院综合改革,县人民医院启动法人治理结构试点,县中医院、县妇幼保健所实施综合改革。实行乡镇卫生院药房规范化管理,确保群众合理安全用药。按照"保证基本、绩效优先、兼顾公平"原则,将业务工作量和乡镇卫生院运行质量作为重点考核指标,调整完善月度绩效考核浮动工资办法和特岗医生制度,基层卫生院绩效工资按月发放。

2016年,落实县级公立医院独立法人地位和自主经营管理权,出台《盱眙县人民医院法人治理结构建设试点工作实施方案》,逐步建立并完善现代医院内部管理制度。深化人事管理制度改革,优化绩效分配方案,建立工作量结合工作质量、人员职称等考核分配的综合绩效管理模式,不设创收指标,个人薪酬不与药品耗材、检查化验等业务收入简单挂钩。推行岗位管理制度,制定岗位设置方案。县人民医院、县中医院、县第二人民医院3所公立二级医院全部实行编外人员备案制管理。

2017年,加大医保支付方式改革。在医保总额预算管理下,针对不同医疗服务特点,对住院医疗服务,主要按病种分值付费,长期、慢性病住院医疗服务按床日付费,日间手术按病种付费;居民门诊统筹按人头付费,探索将按人头付费与慢性病管理相结合。

2018年,盱眙代表淮安市接受省公立医院改革绩效考核,年终全市排名第一。将财政补助与绩效考核挂钩,县公立医院改革因改革成效明显获省最高档配套奖励资金310万元。

2019年,市政府将县人民医院列为现代医院管理制度市级试点单位,县卫健委联合县委组织部制定印发加强公立医院党的建设文件,实行党组织领导下的院长负责制。深入推进公立医院薪酬制度改革,落实"两个允许"要求,推动使人员经费支出占公立医院业务支出的比例达到合理水平。允许医疗卫生机构突破现行事业单位工资调控水平,允许医疗服务收入扣除成本并按规定提取各项基金后主要用于人员奖励。全县公立医院百元医疗收入的医疗支出95元,平均住院日8.1天。全县公立医院医疗服务收入占医疗收入的28.85%,同比提升3%。是年,财政补助药品零差率政策性亏损500万元。

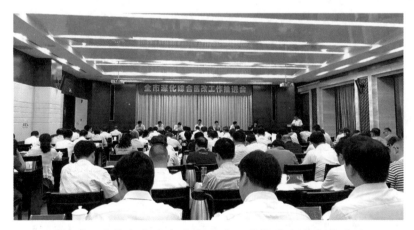

2017年,县长朱海波在全市医改工作推进会上交流发言

2020年,充分发挥公立医院在新冠肺炎疫情防控中的主力军作用。公立医院住院19435人次,转出1845人次,县域内就诊率90.5%。连续三年因公立医院改革成效明显获省政府奖励。

2021年,健全现代医院管理制度,加强县级公立医院党的建设,落实党委领导下的院长负责制。落实医保支付方式改革。切实做好疾病诊断相关分组付费国家试点工作。推动公立医院参与药品耗材集中采购使用,降低药品耗材价格。完善绩效考核制度,制定整改举措,加快补齐短板。

第四节 "医联体"建设

2015年,制定《盱眙县县域医疗联合体试点工作实施方案(试行)》,发挥县医院的龙头骨干作用,开展紧密型医联体试点。3月,县医院建立全县影像会诊中心、检验检测中心、病理诊断中心、消毒供应中心和医学教育培训中心等五大医疗服务中心,并加强和各基层卫生院的合作。县医院托管管镇中心卫生院,成立县人民医院管镇分院,并重组管理层。通过专家坐诊、惠民义诊、开通病人转诊绿色通道、免费接收人员进修培训等多种形式帮助开展医疗业务,多途径提升分院的品牌形象、医疗服务能力和管理水平。11月,县医院托管黄花塘镇卫生院,成为县医院第二家紧密型医联体单位。

2016年,县医院先后与台湾童综合医院、上海长征医院、江苏省人民医院、南京市鼓楼医院、淮安市一院、淮安市二院等三甲医院建立广泛的业务协作关系,并成立12个协作中心。通过上级医院的对接帮扶,提高整体技术水平。8月28日,盱眙县中医院洪山医院医疗联合体正式成立,揭牌仪式在洪山医院隆重举行。

2017年,县卫计委出台《盱眙县级医疗联合体建设工作方案》,强化政府对县域内医联体的规划指导,推进医疗资源纵向整合。县域医学"五大中心"为全县医疗机构提供影像检查2037人次、病理检查1498人次,免费接收乡镇医务人员技能培训378人次,临床检验检测4481人次,消毒供应1444个消毒包。《江苏医改动态》专门对此进行推广介绍。县长朱海波在全市深化综合医改会上作经验交流发言,《健康报》报道盱眙县医改成果。

2018年,县医院深化与管镇、黄花塘紧密型医联体建设,与马坝、淮河等卫生院组建半紧密型医联体,县中医院与旧铺、穆店、桂五等多家乡镇医院签订医联体协议。

2019年,全县所有医疗机构与龙头医院组成县域内医联体,县域医联体实现全覆盖。县医院、县中医院向上与6家三甲医院结成医联体、与21家医院结成专科

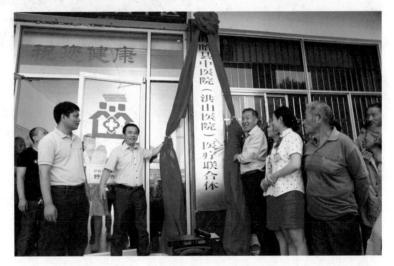

2016年8月28日,盱眙县中医院洪山医院医疗联合体举行揭牌仪式

(杨礼宝/摄)

联盟,向下与所有卫生院结成医联体。将对口支援工作与医联体、高级职称人员下基层相结合,制定支援工作制度,全年共有74人参加对口支援。县卫健委召开医联体工作专题会议,重点加强医联体建设运行提质增效。落实互联网+医疗健康,服务10万多人次。

2020年,完善医联体内双向转诊、对口帮扶等工作机制。组织70余名专家到医联体单位进行支援帮扶,定期开展查房、会诊、义诊咨询活动,服务群众8000余人次。全年影像中心为全县各医疗机构检查1200余人次,通过远程会诊发报告3300余份,病理检查1300余人次,免费接收镇(街)医务人员技能培训600余人次,临床检验检测1800余人次,消毒供应5600余个消毒包。

2021年,县医院先后成为南京医科大学眼科医院专科医联体技术合作单位、省人民医院骨科合作共建单位、全市县区医院首家"省基层内分泌特色科室协同孵化中心"。影像中心为全县各医疗机构检查1163人次,远程会诊发报告2846份,病理中心检查1430次,检验中心检测1153人次,供应中心消毒5491个手术包,技能中心免费接收人员培训530人次。全年安排二级以上医院44人卫生支农。

第五节　推进分级诊疗

2015年,盱眙县医改办出台《关于推进分级诊疗制度建设的实施意见》,制定双向转诊制度及操作流程,

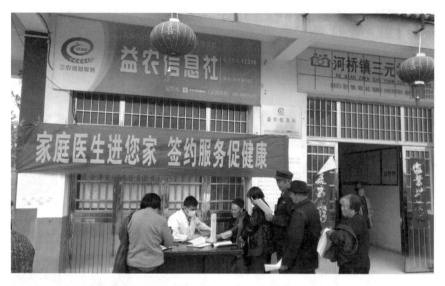

2018年,河桥镇卫生院进社区开展家庭医生签约服务

对照落实并定期考核。县人民医院、县中医院与省市三级医院均建立比较稳定的对口支援关系,同时与19所乡镇卫生院建立医护技术支援机制。全年县级医院转向上级医院3076人,转向乡镇102人,乡镇转向县级医院1890人。

2016年,推进分级诊疗、双向转诊。制定完善双向转诊程序,建立联络、对接工作机制,健全转诊指导目录,畅通上下转诊渠道,为患者提供科学、适宜、连续性的诊疗服务。

2017年,以家庭医生签约服务为重点,落实高血压、糖尿病等慢性病分级诊疗技术方案,推动基层首诊。推进胸痛、卒中、创伤、孕产妇和新生儿危急重症等五大救治中心建设,形成重大疾病分级诊疗体系和机制。逐步扩大二级医院日间手术病种,探索建立急慢分治模式。

2018年,"433"家庭医生签约服务包费用支付模式为全市首创。县医院"五大中心"运行有效。

2019年,创新家庭医生"点单式"服务模式,合理设置个性化签约服务内容,做到"五到位":上门服务到位、集中服务到位、按需服务到位、体检服务到位、预约专家服务到位。县域内就诊率达86%。

2020年,基层首诊、双向转诊、急慢分治、上下联动的分级诊疗制度基本建立。县医院、县中医院发挥县级医院龙头作用,县乡共享优质医疗资源,全县所有医疗机构与龙头医院组成县域内医联体。全年县医院、县中医院共派出151人次主治以上医师到下联单位开展教学查房100余次、业务讲座32次、手术46台。将对口支援工作与医联体、高级职称人员下基层相结合,制定支援工作制度,共有58人参加对口支援。全年共上转住院病患2400余人次,下转950余人次。

2021年,完善多层次医疗保障体系,落实分级诊疗制度,推进双向转诊工作。县域转入上级医院2793人次,上级下转414人次;乡镇卫生院转入县医院2233人次,下转1759人次。

第四篇　疾病预防与控制

　　从明代起，盱眙开始种痘预防天花。民国时期，政府施种牛痘、注射防疫疫苗、动员民众开展大扫除等。然而由于战乱频繁，预防能力薄弱，霍乱、伤寒、疟疾等各种疾病长期肆虐，严重危害百姓的生命健康。

　　新中国成立以来，县委县政府坚持"预防为主、防治结合"的方针，逐步建立健全疾病预防控制体系，维护人民健康。50年代，县区乡卫生人员及经过培训的社会知识青年数百人，有计划地进行群众性免费接种。60年代，社队包干，进行多种预防注射，消灭天花。70年代，赤脚医生及生产队数以千计的卫生员参加预防接种工作。80～90年代，对12岁以内儿童进行有计划按程序接种，大部分急性传染病得到控制，发病率大幅度下降，全县25种急性传染病下降为9种。

　　2000年以后，严格执行免疫规划、操作规程、科学管理，有计划、有针对性地开展人群免疫工作，提高免疫成功率和覆盖率。依托淮河流域癌症综合防治、癌症早诊早治、基本公共卫生服务项目，深入开展慢性病综合防控工作。2014年，通过省消除疟疾达标考核，建成省级慢性病综合防控示范区。

　　2020~2021年，面对新冠肺炎疫情，在县委县政府坚强领导下，始终坚持"外防输入、内防反弹、人物同防"防控战略，推进新冠疫苗全民接种工作，构筑全民免疫屏障。新冠疫情防控取得阶段性成果。全县21家预防接种单位全部建设成为数字化预防接种门诊。2021年，传染病总发病率为94.36/10万。

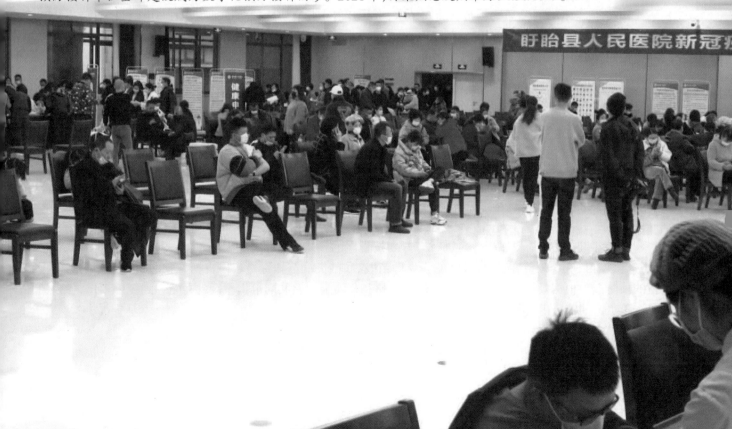

第一章　免疫规划与管理

第一节　计划免疫

明代正德年间,盱眙乡绅蔡维藩研究种痘技术,著《痘诊方论》。清末民初,盱眙百姓为预防天花,将天花患者的疮痂种到健康儿童身上,以求获得免疫能力,效果不佳。后采用牛痘苗接种。清同治二年(1863),盱眙人程学诜与他人合著《牛痘新书》,介绍牛痘接种方法和须知。

民国23年(1934),全县进行3种疫苗接种。其中:牛痘苗532人(男童365人、女童167人)、伤寒菌苗206人(男63人、女143人)、霍乱菌苗116人(男53人、女63人)。牛痘疫苗接种自费承担,一个婴儿种痘,夏季需麦2斗,秋季需稻谷4斗,一般人家难以承担,农家更是无力承担。

1950年,中央防疫大队第三分队巡回到盱眙,组织广大社会医生,开展全民免费预防接种工作,接种天花、霍乱疫苗,卡介苗,伤寒及副伤寒疫苗。县政府有计划地开展群众性免费预防接种。

1952~1957年,相继增加接种白喉疫苗、鼠疫疫苗、流脑疫苗、痢疾噬菌体疫苗、单项百日咳菌苗、破伤风抗毒素。其中从1953年起,每年春秋季对初生儿和未接种者进行补种。

1963年,开始接种百(日咳)白(喉)二联菌苗。

1964年,全县重点人群注射副霍乱疫苗20万人份,全民种痘1次。

1966年,县卫生防疫站组织公社、大队卫生人员实施霍乱疫苗接种。

1967年,接种百白破(百日咳、白喉、破伤风)三联混合菌苗。

1970年,根据江苏省革命委员会通知要求,全县开展小儿麻痹症预防接种工作,服用Ⅰ、Ⅱ、Ⅲ型小儿麻痹糖丸。

1972年,局部地区接种钩端螺旋体疫苗,在流行地区对7周岁以上人群注射3针,以后每年在重复人群中加强注射2次。

1974年起,全县由点到面开展计划免疫工作。"百白破"三联疫苗(精制白喉类毒素疫苗)于每年9~11月,对6个月至1周岁的幼儿注射3针作为基础免疫,2周岁时加强1次,7周岁时再加强1次。小儿麻痹症糖丸于每年12月至次年2月,对2个月至5岁及7岁儿童服全三型。乙脑疫苗,根据疫情在发病地区对6个月至10岁儿童注射基础免疫针2针,次年加强注射1次。流脑疫苗,对1至6岁儿童进行基础免疫注射2次,次年加强注射1次,以后每年11~12月对可能流行地区的6个月至15岁儿童全程免疫注射2次。麻疹疫苗,对8个月至2周岁儿童先进行基础免疫,对7周岁儿童加强注射1次。卡介苗,每隔3年对3个月到15岁儿童普遍接种1次,每年春秋二季对当年新生儿进行补种。

1980年起,对12周岁以内儿童进行有计划按程序的预防接种工作,以大队为单位,加强卡介苗、"百白破"三联疫苗、麻疹疫苗、流行性脑脊髓膜炎菌苗、乙型脑炎疫苗和脊髓灰质炎糖丸预防接种工作。其他疫苗的预防接种根据具体情况确定。县妇幼保健站和盱城卫生院共同承担城区的儿童计划免疫工作,各乡镇卫生院负责其辖区内接种。

1981年底,停止接种牛痘苗。

1983年,全县开始实施全国统一免疫程序,提高儿童"四苗"(卡介苗、麻疹疫苗、"百白破"三联疫苗、脊灰糖丸)接种率和接种质量,改为以乡(镇)为单位每月一次门诊集中接种。

1985年起,全面推广实行儿童计划免疫保偿合同制,由县、乡、村、儿童家长四方签订三级合同,明确"四方"责任,提高"四苗"制品免疫程序的符合率。

1986年,计划免疫从以村为单位接种提升为以乡、镇为单位接种,对12岁以下的儿童进行有计划按程序接种卡介苗、"百白破"三联、麻疹、脊髓灰质炎、流行性脑脊髓膜炎、乙型脑炎6种疫苗。全年接种147670人次,其中:"百白破"三联疫苗20772人次、脊髓灰质炎糖丸

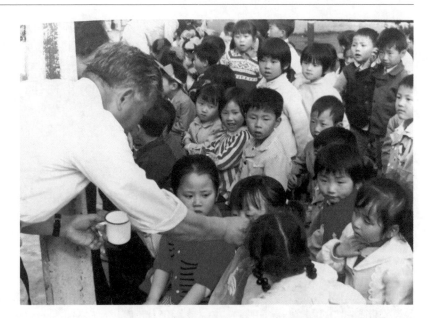

80年代,工作人员到幼儿园喂服脊髓灰质炎糖丸

18561人次、乙脑疫苗31443人次、流脑疫苗26887人次、麻疹疫苗15256人次、卡介苗34751人次。

1987年9月,全县首次推行儿童免疫保健合同,免疫保健对象为0~7周岁儿童,预防结核、麻疹、百日咳、白喉、破伤风、流行性脑脊髓膜炎、流行性乙型脑炎和小儿麻痹症8种对儿童危害严重的急性传染病。明确县、乡、村、儿童家长四方责任。实行县、乡(镇)两级管理,落实经费管理、生物制品接种、疫情报告、例会"四项工作制度"。实施投保率占7岁以内儿童95%、建卡率100%,12月龄内儿童"两麻"接种率95%以上,百白破、卡介苗接种率在95%以上,"四苗"覆盖率85%以上,"两脑"接种率95%以上的"五项考核指标"。

1990年起,每年1月、12月开展0~4周岁儿童脊髓灰质炎强化免疫活动。

1991年起,进行乡镇预防接种规范化门诊建设。

1992年4月起,执行卫生部下发《全国实施乙肝疫苗免疫接种管理规程(试行)》,为适龄儿童增加乙肝疫苗接种,在饮食服务等重点行业开展乙肝疫苗接种。

1996年6月,全县通过卫生部组织的计划免疫第三个85%目标审评,实现以乡为单位儿童免疫接种率85%的目标。

1997年9月,根据卫生部和江苏省卫生厅要求,全县终止卡介苗复种,麻疹疫苗复种由7周岁改到4周岁,流脑、乙脑疫苗纳入计划免疫程序管理。

2002年底,组织计划免疫调查,全县7岁以内儿童建立预防接种卡4727人,建卡率98.95%;发放儿童预防接种证4724本,发证率98.90%;凭证入学入托4968人,入托入学率84.1%。

2003年7月1日起,对新出生的儿童免费接种乙肝疫苗。

2005年起,将适龄儿童常规疫苗全部纳入国家免疫规划,实行免费接种。

2006年3~4月,在5~15岁人群中

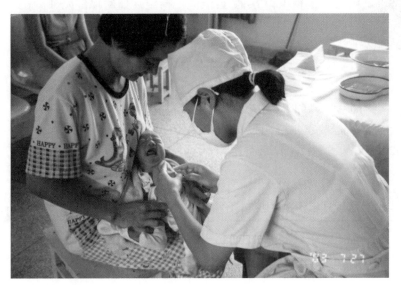

无偿为抗洪救灾期间出生的婴儿进行预防接种

开展麻疹—腮腺炎二联疫苗强化免疫。印发并贯彻卫生部制定的乙脑、流脑、AFP监测方案。7月起,省调整儿童麻疹疫苗加强免疫程序,8月龄接种第1剂、18~24月龄复种第2剂,即2005年1月1日以后出生的儿童应在18~24月龄时复种第2剂麻疹疫苗。在全县范围内统一开展麻疹疫苗追加免疫活动,实施时间为2006年7月20~25日,免疫对象为2002年1月1日至2004年12月31日期间出生、尚未复种第2剂麻疹疫苗的儿童。

2007年9月起,对全县2000年1月1日以后出生的儿童开展乙肝疫苗查漏补种工作。11月,麻疹强化免疫目标人群接种率98.16%。

2008年5月1日起,执行国家和省新的计划免疫程序,儿童免疫疫苗为:乙肝疫苗、卡介苗、脊灰疫苗、无细胞百白破疫苗、白破疫苗、麻疹疫苗、麻腮风疫苗、乙脑减毒活疫苗、A群流脑疫苗、A+C群流脑疫苗、甲肝疫苗共11种。

2012年,全县各乡镇计免门诊开诊率100%。卡介苗接种率为99.98%,糖丸服丸率、百白破接种率、麻疹接种率、乙肝疫苗接种率、流脑疫苗接种率、乙脑疫苗接种率、麻腮风疫苗接种率、甲肝疫苗接种率、白破二联疫苗接种率均为100%。

2013年,县疾控中心举办预防接种日宣传活动。

2014年,全县一类疫苗全部接种,乡镇计免门诊全部开诊。督导验收21家预防接种单位规范化预防接种门诊工作,达标率100%。规范7家新生儿预防接种单位的新生儿接种工作,儿童预防接种信息化系统建设运行良好。对2010年1月1日至强化免疫期间出生的儿童,开展脊髓灰质炎疫苗查漏补服强化免疫活动。

2020年12月26日起,对县域内18~59周岁的重点人群(疫苗禁忌征除外)进行新冠疫苗紧急接种。盱眙县新型冠状病毒肺炎疫情联防联控工作指挥部办公室根据省市统一部署,拟定盱眙县新冠疫苗紧急接种工作方案,县卫健委指定县妇幼保健院、盱城卫生院、马坝中心卫生院为第一批新冠病毒疫苗接种单位。

2021年3月起,全县开展新冠疫苗全民接种工作。盱眙县新型冠状病毒肺炎疫情联防联控工作指挥部办公室拟定新冠疫苗全民接种工作方案,分阶段开展18~59岁人群、60岁及以上人群、12~17岁人群、3~11岁人群新冠疫苗接种和18岁及以上人群新冠疫苗加强免疫接种工作。自新冠疫苗接种开始,截至2021年12月31日,全县共接种新冠疫苗1207806剂次,其中:第一剂次接种546130人、第二剂次接种528308人、第三剂次接种133366人。

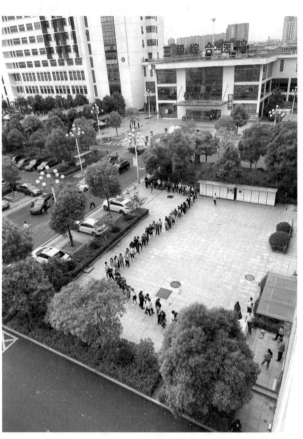

2021年,县医院新冠肺炎疫苗接种

1980~2021年盱眙县部分年份主要疫苗接种统计表

种类	接种剂次数								
	1980	1985	1995	2000	2005	2010	2018	2020	2021
牛痘苗	0	0	—	—	—	—	—	—	—
霍乱菌苗	0	9112	—	—	—	—	—	—	—

（续表）

种 类	接种剂次数								
	1980	1985	1995	2000	2005	2010	2018	2020	2021
伤寒三联	10840	4110	—	—	—	—	—	—	—
百白破三联	20157	13746	28463	17575	11714	33664	22141	17135	14432
脊髓灰质炎	44164	24669	67763	35700	15140	34082	34082	18391	15849
乙型脑炎	44256	29587	43535	1394	29518	17946	17946	17946	8605
流脑	31199	61173	42795	1584	18898	30880	30880	20428	19073
麻疹	19119	29638	13879	9020	10249	16709	16709	12252	8280
卡介苗	19412	21809	25573	4550	6932	8315	8315	3490	3367
钩体苗	8758	1763	—	—	—	—	—	—	—
合 计	197905	195607	222008	69823	92451	141596	130073	89642	69606

1983～2021年盱眙县"四苗"接种覆盖率(%)

年份	单苗接种				四苗覆盖	年份	单苗接种				四苗覆盖
	卡介苗	脊灰疫苗	百白破	麻疹疫苗			卡介苗	脊灰疫苗	百白破	麻疹疫苗	
1983	96.41	97.36	—	—	—	2003	98.70	98.60	98.50	98.70	97.00
1984	—	99.48	—	92.52	—	2004	99.80	99.80	99.80	99.60	99.40
1985	77.67	93.88	96.47	95.93	—	2005	100.0	100.0	99.80	99.60	99.30
1986	45.20	18.00	41.40	49.00	7.14	2006	99.97	99.89	99.80	99.86	96.30
1987	96.50	92.50	95.80	92.10	85.60	2007	99.62	99.87	99.92	99.97	90.50
1988	97.40	97.10	96.50	96.50	86.40	2008	99.83	99.73	99.10	98.86	98.89
1989	99.05	99.35	99.20	98.63	98.63	2009	99.98	98.39	99.97	100	95.62
1990	97.90	99.00	99.00	98.10	90.50	2010	99.77	99.39	99.35	98.31	96.17
1991	98.10	100.0	99.50	98.30	91.90	2011	99.88	99.87	99.79	99.84	99.85
1992	95.30	99.30	98.30	97.40	92.90	2012	99.89	100	100	100	99.97
1993	96.87	97.28	97.05	95.52	94.55	2013	100	100	100	100	100
1994	97.40	98.10	98.10	98.00	97.10	2014	100	100	100	100	100
1995	95.00	93.70	94.10	91.70	88.60	2015	100	100	100	100	100
1996	92.00	90.10	92.60	87.40	84.70	2016	100	100	100	100	100
1997	96.50	94.50	97.20	95.30	91.60	2017	99.8	99.79	99.87	99.9	99.84
1998	97.50	98.50	96.20	97.20	93.60	2018	99.98	99.92	99.94	99.89	99.93
1999	96.80	96.10	96.30	94.90	92.50	2019	99.86	99.93	99.96	99.96	99.93
2000	94.50	93.70	93.00	94.00	92.60	2020	100	99.64	99.49	99.82	99.74
2001	96.10	95.70	96.10	94.00	92.70	2021	100	99.88	99.79	99.89	99.89
2002	98.60	98.50	98.50	98.70	97.50						

注:1.1985年以前数字为老区划数字,不含河西新划进5乡。

2.1986年计划免疫以"百白破"等6种疫苗为主,其余疫苗接种视情况而定。

2008～2021年盱眙县儿童常规免疫接种情况统计表（一）

年份	卡介苗			乙肝疫苗			脊髓灰质炎疫苗 基			脊髓灰质炎疫苗 加			百白破疫苗 基			百白破疫苗 加			麻疹/麻风疫苗 基			麻腮风疫苗 加		
	应种人数	受种人数	免%	应种人数	受种人数	免%	应种人数	受种人数	免%	应种人数	受种人数	免%	应种人数	受种人数	免%	应种人数	受种人数	免%	应种人数	受种人数	免%	应种人数	受种人数	免%
2008	10105	10105	100.0	12815	12815	100.0	13079	13076	99.98	3076	3076	100.0	13200	13198	99.98	3448	3448	100.0	9595	9572	99.76	1236	1236	100.0
2009	10095	10093	99.98	28035	28034	100.0	26633	26595	99.86	7222	7106	98.39	27129	26948	99.33	6737	6737	100.0	8887	8887	100.0	7984	7984	100.0
2010	8334	8315	99.77	24906	24797	99.56	25437	25257	99.29	8879	8825	99.39	25103	25012	99.64	8709	8652	99.35	8268	8224	99.47	8631	8485	98.31
2011	9646	9634	99.88	28379	28349	99.89	28190	28137	99.81	9871	9858	99.87	27918	27828	99.68	9388	9368	99.79	9300	9285	99.84	9460	9456	99.96
2012	9605	9603	99.98	26897	26897	100.0	25220	25220	100.0	11311	11311	100.0	24762	24762	100.0	9948	9948	100.0	8261	8261	100.0	10062	10062	100.0
2013	8763	8763	100.0	26712	26712	100.0	23866	23866	100.0	7082	7082	100.0	24090	24090	100.0	7642	7642	100.0	8033	8033	100.0	8564	8564	100.0
2014	7561	7561	100.0	24570	24570	100.0	22274	22274	100.0	7218	7218	100.0	22407	22407	100.0	7253	7253	100.0	6856	6856	100.0	7138	7138	100.0
2015	8123	8123	100.0	24193	24193	100.0	21907	21907	100.0	7181	7181	100.0	21902	21902	100.0	6885	6885	100.0	7207	7207	100.0	7050	7050	100.0
2016	7995	7995	100.0	22667	22667	100.0	20318	20318	100.0	5840	5840	100.0	19985	19985	100.0	6906	6906	100.0	6395	6395	100.0	6911	6911	100.0
2017	6593	6580	99.80	21696	21656	99.82	20920	20884	99.83	6156	6143	99.79	20381	20356	99.88	6345	6337	99.87	6736	6729	99.90	6623	6613	99.85
2018	5181	5180	99.98	17734	17724	99.94	18659	18638	99.89	5099	5095	99.92	16009	15986	99.86	6159	6155	99.94	5497	5491	99.89	6778	6773	99.93
2019	5140	5133	99.86	15470	15462	99.95	15661	15654	99.96	5769	5765	99.93	13999	13993	99.96	5531	5529	99.96	5273	5271	99.96	5396	5394	99.96
2020	3492	3490	99.94	12412	12405	99.94	12259	12248	99.91	6146	6143	99.95	12284	12274	99.92	4865	4861	99.92	7185	7183	99.97	5073	5069	99.92
2021	3367	3367	100	10416	10408	99.92	10163	10152	99.89	5700	5697	99.95	10121	10106	99.85	4330	4326	99.91	4800	4796	99.92	3488	3484	99.89

2008～2021年盱眙县儿童常规免疫接种情况统计表（二）

年份	乙脑疫苗 基免 应种人数	受种人数	%	乙脑疫苗 加免 应种人数	受种人数	%	A群流脑疫苗 基免 应种人数	受种人数	%	A+C群流脑疫苗 加免1 应种人数	受种人数	%	A+C群流脑疫苗 加免2 应种人数	受种人数	%	甲肝疫苗 应种人数	受种人数	%	白破疫苗 加免 应种人数	受种人数	%
2008	13442	13114	97.56	10744	10314	96.00	12706	12676	99.76	1510	1507	99.80	1220	1199	98.28	3757	3746	99.71	441	438	99.32
2009	9167	9167	100.0	9402	9402	100.0	16081	16081	100.0	8907	8907	100.0	4844	4844	100.0	7234	7234	100.0	4791	4791	100.0
2010	8181	8062	98.55	9884	9838	99.53	17277	17062	98.76	8805	8405	95.46	5433	5413	99.63	9074	9046	99.69	5667	5642	99.56
2011	9298	9255	99.54	9482	9444	99.60	18921	18796	99.34	10676	10638	99.64	7041	7034	99.90	9737	9725	99.88	7006	7001	99.93
2012	8691	8691	100.0	9924	9922	99.98	16989	16989	100.0	11110	11110	100.0	8922	8900	99.75	9937	9936	99.99	9248	9218	99.68
2013	7799	7799	100.0	7414	7414	100.0	16046	16046	100.0	7528	7528	100.0	5381	5381	100.0	15092	15092	100.0	5336	5322	99.74
2014	6848	6848	100.0	7364	7364	100.0	14148	14148	100.0	7060	7060	100.0	5897	5897	100.0	15604	15604	100.0	6132	6132	100.0
2015	6973	6973	100.0	6982	6982	100.0	13677	13677	100.0	7418	7418	100.0	6007	6007	100.0	14176	14176	100.0	5497	5497	100.0
2016	6316	6316	100.0	6551	6551	100.0	12593	12593	100.0	6079	6079	100.0	5100	5100	100.0	13554	13554	100.0	5162	5162	100.0
2017	6732	6696	99.91	6754	6744	99.85	13005	12991	99.89	6959	6936	99.67	5997	5981	99.73	12535	12512	99.82	6794	6784	99.85
2018	5608	5602	99.89	6643	6637	99.91	10976	10964	99.89	7149	7142	99.90	6796	6791	99.93	13793	13783	99.93	6802	6796	99.91
2019	5523	5521	99.96	5804	5802	99.97	10206	10202	99.96	6809	6805	99.94	5742	5738	99.93	11847	11843	99.97	6628	6621	99.89
2020	4772	4771	99.98	5112	5100	99.77	8716	8710	99.93	6437	6433	99.94	5285	5285	100	10545	10537	99.92	5493	5493	100
2021	3591	3587	99.89	5022	5018	99.92	7696	7690	99.92	5699	5695	99.93	5692	5688	99.93	9686	9679	99.92	6541	6537	99.94

第二节　免疫管理

1978年，根据卫生部《关于加强计划免疫工作的通知》和《江苏省计划免疫工作试行办法》《儿童预防接种表卡使用管理制度》《江苏省儿童计划免疫程序》，全面推行麻疹疫苗、小儿麻痹症糖丸疫苗、百白破混合制剂和卡介苗计划免疫工作。

1980年1月起，执行卫生部《预防接种工作实施办法》《预防接种后异常反应和事故的处理试行办法》，成立预防接种反应诊断小组，负责异常反应的会诊和治疗处理。

1982～1990年，按照《全国计划免疫工作规划》《计划免疫工作考核办法》《江苏省计划免疫工作实施细则》《江苏省儿童免疫程序》规定，全县计划免疫开始实施统一免疫程序。其中自1982年底，《全国计划免疫工作条例》在全县实施。

1984年，全县实行儿童预防接种证制度。

1985年，按照国家儿童免疫规划，全县试行儿童计划免疫保偿合同制，为儿童提供预防接种系列服务。

1986年，县政府成立多部门"计划免疫工作协调小组"，确定每年4月25日为"儿童预防接种宣传日"，全县各乡镇根据卫生部确定的宣传主题，采用多种形式面向群众宣传计划免疫知识。

1987年，全面推行儿童计划免疫保偿合同制，预防接种建卡率99.7%。6月，全县执行卫生部《计划免疫技术管理规程（试行）》。

90年代起，建立健全各项技术操作规范和管理制度，各乡镇完善计划免疫接种门诊制度（每旬一次，每次2～3天）、儿童建卡、冷链运转、疫苗接种器材管理等要求。

1990年起，全县实行适龄儿童凭预防接种证入托、入学制度。

1992年，计划免疫工作纳入市、县政府双文明目标、政府年度工作目标，签订目标责任状，实行目标责任管理。

1998年，开始加强流动儿童计划免疫管理，对外地户籍7岁以下儿童在本地连续居住满3个月或持转卡手续而不满3个月者进行规范登记、接种和报告流程。

2002年8月，启用计划免疫门诊儿童问诊、接种记录卡，停用预防接种登记簿。

2005年11月，县卫生局、县教育局联合转发省卫生厅等部门《关于做好入托、入学儿童预防接种证查验工作的通知》，全县入学入托新生必须持有预防接种证。

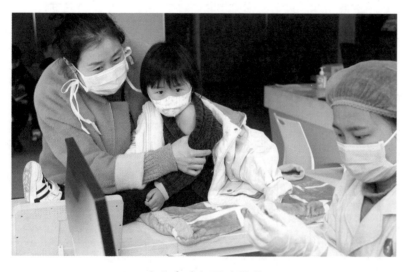

为儿童进行预防接种

2007年3月，执行《淮安市儿童预防接种信息化管理系统建设实施方案》，启动儿童预防接种信息化管理系统建设工作。至年底，全县人员培训、硬件设备均到位。

2018年，全县21家预防接种单位，建成17家数字化预防接种门诊。有一般预防接种单位三级预防接种门诊1家、二级预防接种门诊11家、一级预防接种门诊9家；狂犬病暴露预防处置二级门诊1家、一级门诊19家；成人预防接种门诊21家；产科预防接种室19家。开展江苏省预防接种综合服务管理信息系统建设。年底,全县26家疫苗管理子系统和21家成人门诊子系统全部上线运行。

2019年3月底,全县26家冷链管理子系统全部上线运行,21家预防接种单位全部建成数字化预防接种门诊。9月底,疫苗全程追溯子系统上线运行。

2020年,县域20家狂犬暴露预防处置门诊全部实行"狂犬病暴露预防接种信息系统"化管理,14家产科预防接种室均正常运行"医院产科预防接种信息系统"。

2021年,举办全县免疫规划预防接种工作培训班,由市疾控专家就新冠疫苗接种、疫苗与冷链管理、预防接种操作技术、预防接种反应处置等内容进行详细讲解,特邀中卫信工程师就新冠疫苗预防接种信息系统进行培训。参会人员为全县所有参与预防接种的工作人员,共计916人。全县21家一般预防接种单位,20家狂犬病暴露预防处置单位,14家产科预防接种单位,23家成人预防接种单位规范开诊,全部运行"江苏省预防接种综合服务管理信息系统"。全县共培训新进人员273人,并对考试合格的266人发放"江苏省预防接种上岗证"。

第三节　冷链设备

70年代末,县卫生防疫站自制土冰箱4台,用来运输和临时冷藏疫苗;购置30余只冷藏背包,20只冰瓶,供各公社预防接种时使用。

1982年,县卫生防疫站装备12立方米活动冷库1座。

1984年,装备速冻机4台和普通冰箱9台,并装备盱城、马坝、观音寺、旧铺、桂五、高桥、十里营7个乡镇75升普通冰箱各1台,供贮存疫苗之用。

1986～1987年,县卫生防疫站更新装备8立方米冷库1座,日产铃木吉普1辆,用于计划免疫和传染病防治。维桥等23个乡镇装备160升普通电冰箱,盱眙城乡计划免疫冷链系统初步形成。

1990年底,县配备冷链车、速冻器,建造普通冷库,各乡(镇)配备专用冰箱,村配备冷藏背包。

2011年,县疾病预防控制中心装备12立方米的活动冷库1座,实现第一二类疫苗分库存储。

2017年9月,县疾病预防控制中心自费购置第一台依维柯疫苗冷链运输车。

2018～2019年,省疾控中心分两次为县域内一般预防接种单位分别下拨1台医用冰箱。2019年1月,正式启动疫苗冷链配送至全县各预防接种单位;5月,省疾控中心分配盱眙县第二台依维柯疫苗冷链运输车。

2020年起,全县所有冷链设备录入江苏省预防接种综合服务管理信息系统,并安装自动温度监测设备,完成与省新的冷链监测系统直接对接,自动温度监测率100%,接种单位疫苗存贮用冰箱温度监测率100%。各接种单位均配备冰排、冷藏包、外接不间断供电设备。

2021年,县疾控中心有普通冷库3台,疫苗运输车2辆,医用低温冰箱2台,冷藏箱2台,各预防接种单位拥有医用普通冰箱96台,医用低温冰箱23台。

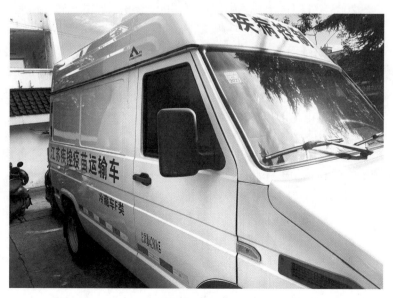

疫苗运输车

第二章　传染病防治

第一节　疫情报告与监测

1955年，全县贯彻执行国家卫生部发布《传染病管理办法》，开展传染病疫情报告工作。传染病管理的病种定为两类18种。甲类3种：鼠疫、霍乱、天花；乙类15种：流行性乙型脑炎、白喉、斑疹伤寒、回归热、痢疾（菌痢和阿米巴）、伤寒及副伤寒、猩红热、流行性脑脊髓膜炎、麻疹、脊髓灰质炎、百日咳、炭疽病、波状热、森林脑炎和狂犬病。

1978年9月，全县实施《中华人民共和国急性传染病管理条例》，管理急性传染病（两类25种）。要求发现甲类传染病及其疑似病人时，应用最快的办法逐级向卫生防疫站报告，一切有条件的地方先用电话或机要电话报告，城镇最迟不得超过6小时，农村最迟不得超过12小时。发现乙类传染病及其疑似病人时，城镇应于12小时内、农村应于24小时内报出疫情。发现暴发疫情时应尽快报告。

1989年9月1日，全县贯彻实施《中华人民共和国传染病防治法》，对甲、乙、丙三类共35种传染病实施防治管理。按照类别进行报告与监测。

1991年12月，全县实施《中华人民共和国传染病防治法实施办法》，强化报告的准确性和时效性。

1995年9月，全县将新生儿破伤风由丙类传染病调整为乙类传染病。

1999年起，在AFP（即疑似脊髓灰质炎）病例监测系统基础上，建立麻疹、新生儿破伤风监测系统，实行零病例报告和电话快速病例报告制度，疾病控制机构每旬到县级医院及重点乡镇卫生院开展一次主动监测，搜索相关病例。8月，建立急性弛缓性麻痹病例疫情监测系统。全县疫情汇总、统计、分析等在传染病报告信息系统单机操作平台上进行。

2002年，增加9种丙类传染病监测。

2003年11月，全县实施《突发公共卫生事件与传染病疫情监测信息报告管理办法》，规定：责任报告单位对甲类传染病、严重急性呼吸综合征和乙类传染病中艾滋病、肺炭疽、脊髓灰质炎的病人、病原携带者或疑似病人，城镇应于2小时内、农村应于6小时内通过传染病疫情监测信息系统进行报告。对其他乙类传染病病人、疑似病人和伤寒副伤寒、痢疾、梅毒、淋病、乙型肝炎、白喉、疟疾的病原携带者，城镇应于6小时内、农村应于12小时内通过传染病疫情监测信息系统进行报告。对丙类传染病和其他传染病，应在24小时内通过传染病疫情监测信息系统进行报告。

2004年起，全县各医疗单位10月底至次年5月开设发热门诊，登记报告发热病例。在县人民医院设立不明原因肺炎病例监测点，监测发热呼吸道病例、不明原因肺炎病例，每周上报一次相关报表。全县确定每年4月1日~10月31日，各医疗单位和疾病预防控制机构对腹泻病人进行登记、采样送检（检测项目主要有霍乱、伤寒、菌痢等），送检人数不低于当年辖区人口1‰。12月，严重急性呼吸综合征和人感染高致病性禽流感按乙类传染病报告，全县传染病疫情与国家"中国疾病预防控制信息系统"联网，实行疫情网络直报。法定传染病37种及时规范报送。

2008年5月2日，全县将手足口病纳入丙类传染病统计、报告和管理。

2009年4月30日，全县将甲型H1N1流感纳入乙类传染病，并采取甲类传染病的预防、控制措施，同时将乙类传染病严重急性呼吸综合征、炭疽中的肺炭疽和人感染高致病性禽流感按甲类传染病管理。

2013年起,全县医疗机构设专门疫情报告人员,县级疾病控制机构设专人每天4次审核网络直报工作卡片,每月1次对疫情进行综合分析,向政府和有关部门报告,发现特殊疫情及时报告。11月,人感染H7N9禽流感纳入法定乙类传染病;甲型H1N1流感调整为丙类,纳入流行性感冒管理。

2020年起,全县将新冠病毒肺炎纳入《中华人民共和国传染病防治法》规定的乙类传染病,并采取甲类传染病预防、控制措施。

2021年,全县共报告乙类传染病8种616例,总发病率93.9/10万,比上年上升6.02%;报告丙类传染病5种,计622例,报告发病率94.82/10万,比上年下降35.41%。

第二节　急性传染病防治

一、天花

解放前,天花在盱眙曾长期流行,危害严重,病死率极高。

1950年,盱眙人民政府重视天花防治工作,并提出三年消灭天花的要求。1952年起,盱眙实施全民种痘,50年代末,未有天花病例报告。

60年代末,盱眙消灭天花。

二、霍乱与副霍乱

民国21年(1932)夏,盱城霍乱流行,连续数十日,病死者300余人,大多是一人患病染及全家。盱城后街回民马耀宗、土街菜农刘尚义、理发师郑德全,精通针灸医术,取两侧足三里,合谷及水沟等穴位,下针1小时,昼夜为病人免费治疗。

民国22年(1933)夏秋之交,马坝暴发流行霍乱,汤姓一户死绝。

民国26年(1937)夏,仇集发生霍乱流行,一个村庄约有80人患病,2天内病死40余人。

民国28年(1939)夏,盱城再次发生霍乱,每条街、巷天天有人病死,中医杨淑涵、杨庆堂、张子珍、宋孝先、李海门、王干卿等,自发组织起来,在财神庙设门诊,轮流值班,昼夜为贫苦百姓患者免费诊治。他们还发动城内各界人士捐献救济。

新中国成立后,县人民政府组织开展防治工作,在易感地区进行霍乱菌苗接种。50年代,盱眙没有霍乱病人记载。

1964年,全县注射副霍乱疫苗20万人份。

1965年,县政府成立预防霍乱防疫指挥部,县长刘启文任指挥。县卫生部门抽调12名医务人员组成防治组,负责霍乱防治管理工作。组织社队医务人员进行霍乱防治知识培训,建立县、社、队三级疫情监控报告网,县医院、社镇卫生院开设肠道门诊,对肠道疾病患者进行认真查治。

1969年夏,盱眙首次发现副霍乱病人。

1980年夏,盱城镇暴发流行副霍乱,15日内患者200余人。盱眙县成立防治组织、淮阴地区卫生局副局长崔连桥带领防治工作组到盱眙指导和参与救治,地区卫生防疫站和县卫生防疫站共同进行流行病学调查,此次副霍乱暴发流行,系淮河水污染所致。县卫生防疫部门在地区卫生防疫站协助指导下,在河桥、三河、渔沟、盱城镇、顺河5处进行定点定期水样分析。

1981~1990年,开展防病知识宣传、环境卫生、水质监测等,无病例报告。

1991年,报告霍乱1例。

1994年7月23日~9月15日,淮河盱眙段遭受上游污水排放而致特大污染。8月下旬,沿淮乡镇发生霍乱疫情,10天内,疫情范围迅速扩大,病例上升至17例。县卫生局迅速成立抗污防病工作领导小组,组建应急小分队,制定秋季传染病防治预案,加强对肠道传染病和淮河水源监测,抽调专业人员170人奔赴全县30个乡镇,主动搜索疫情,培训临时消毒员200余人,投放井水消毒器231只,消耗漂白精粉8.7吨,漂白精片100余万片,采集水样471份,发放各种预防肠道传染病宣传材料4万余份。落实防治措施,病人全部痊愈出院,杜绝二代病例的发生,疫情被扑灭。

2008年10月,县医院收治1名霍乱患者,赵某,女,53岁,马坝镇腊塘村长庄组33号,根据临床表现初步诊断为疑似霍乱,县疾控中心组织应急小分队到县医院进行流行病学调查和采样,县疾控中心实验室从患者家饮用井水中分离出O139血清型霍乱弧菌,证实患者曾喝过灶台烫罐中温水,确定是一起由饮用受污染井水引起的霍乱疫情。患者于10月31日痊愈出院,未发生其他病例。

2009年起,每年3月,制定当年的霍乱防控预案,召开基层培训会议,部署霍乱等肠道传染病防治工作,成立肠道传染病防治领导小组,设立疫情值班电话,实行24小时电话值班,下发消杀防治药品。做好腹泻病人的登记采样送检工作,做到早发现、早诊断、早报告、早治疗。

2010~2021年,无霍乱病例发生。

三、脊髓灰质炎

解放前,盱眙山区局部地区曾有流行,无有效防治手段,致残率较高。解放后,加强防治工作,发病率逐年降低。

1960年,全县发病41例,90%留有残疾。

1964年,发病51例,发病率15.6/10万。

1966年,盱眙开始在12岁以下儿童服用脊髓灰质炎糖丸预防,发挥预防控制作用。

1970年,局部地区发现散发病例,发病率4.5/10万。

1971~1981年,共发病51例。

1984~1990年,无病例报告。

1991年,发病1例。

1992年后,无病例报告。

四、白喉

解放前,在局部地区流行,病死率极高,治疗时用火针撕脱"假膜",常致感染或窒息死亡。

50年代,采取中西医结合,以中医中药为主,用养阴清肺汤治疗病人,疗效显著。与病人密切接触者和带菌者,采用土牛膝、黄连粉、青黛珍珠散、锡类散等中药预防和治疗。

1953年冬,马坝区周集、黄集两乡发现10余名病人,死亡3人。次年春,疫情扩散至丁塘、观音寺等乡。3000多人注射白喉类毒素后,疫情被扑灭。

1955~1981年,全县共发现白喉病例877例,死亡59例。其中高发病年份有1960年,112例;1971年,209例;1972年,118例。

1982年后,无白喉病例报告。

五、百日咳

解放前,百日咳是盱眙常见病之一,儿童易感染,无资料记载。

1955年~1982年,盱眙共发生百日咳21241例,死亡10例。其中:1969~1977年,发病较多,年患病儿童千人以上;1972年,高达5529人。进行"百白破"疫苗的预防接种后,发病率大幅下降。群众以雀胆、鸡胆冲服防治,有疗效。

1982~1989年,报告10例。

1990~2010年,报告43例。

2011~2020年,报告25例。

2021年,无病例报告。

六、麻疹

解放前,盱眙近80%的儿童患此病,并发症较多,儿童的发病率和死亡率在传染病中居首位。

1950年,渔沟都管塘一带麻疹大流行,滁县专区医疗队到盱眙进行免费治疗。

1952年,县卫生科印发"给姑嫂姐妹、婶子、大娘们的一封信——怎样预防麻疹"等宣传材料,普及预防知识。

1953年,县卫生科组织防治队,在麻疹流行区就地隔离治疗病人。马坝、旧铺、盱城等麻疹流行3个月,老区龟山、戚洼两乡流行20余天。滁县专区派医疗队在病区设9个防治站进行防治工作。

1956年,县人民政府拨专款5000元,抽调医生64名,组成1个检查组,14个医疗队,分别在高庙、六桥、旧铺、城关等区镇防治,救治病人1487人,复诊3561人次。

1960~1965年,麻疹发病情况仍较严重,共发病17172人,死亡74人。其中:1964年发病5876人,1965年发病7405人,为高发病年份。

70年代起,推广接种麻疹疫苗,发病率明显下降,最高年份发病率约在900/10万。

80年代,开展计划免疫工作和儿童保健系列管理,发病率降至29.24/10万,无死亡病例。

1990年起,开展麻疹病例的主动搜索和疫情监测,加强麻疹疫情应急处置,发现确诊病例后,及时对病例密切接触者和周围人群采取麻疹疫苗应急接种,做好麻疹防治知识宣传工作,防止二代病例发生和疫情扩散。

1996~2005年,报告270例。其中:2000年发病数134例,为流行高发年,发病率18.87/10万。

2006~2017年,报告191例。其中:2015年为高发年份,报告病例数100例,病例分布于全县18个乡镇,呈散发;发病人群以婴幼儿和儿童为主,100例病人中只有9人有完整的麻疹疫苗接种史,91人均未接种或未全程接种麻疹疫苗。因为0~7月龄小年龄组和15岁至成人人群不在免疫覆盖策略范围内,麻疹发病率比较高。

2018~2021年,无病例报告。

七、流行性脑脊髓膜炎

解放前,无资料记载。

解放后,疫情流行出现过两次高峰:1965年,病481人,死353人;1977年,病476人,死30人。防治措施:"三开三晒"(无窗开窗、小窗开大、开对流窗,晒衣、晒被、人晒太阳),减少聚会,病人隔离治疗,呋喃西林喷喉、醋熏等。

1976年,开始在儿童中进行流脑菌苗预防接种。

80年代后,流脑疫苗的接种列入计划免疫,发病率逐年下降。

1986~2010年,报告流脑病例53例。其中:1986年发病较高,病例数39例,发病率6/10万。

2012~2021年,无病例发生。

八、流行性乙型脑炎

解放前,盱眙散在发生,病死率、后遗症发生率均较高。发病集中在7~9月。

1956年,县医疗队在疫区免费治疗10例。

1966年为高发年,发病184例,死亡28例。

1971年,县医院采用中西医结合的方法,研制出乙脑合剂Ⅰ号、Ⅱ号,应用于临床,疗效较好,病死率和后遗症发生率均有所下降。

1976年,县医院和县卫生防疫站联合举办乙脑防治训练班,要求在乙脑防治中做到"三早"即早发现、早诊断、早治疗,"把三关"即降温、止痉、脱水关。通过培训,提高各级医务人员诊治水平。

1978～1980年,发病184例,无1例死亡。

1983～1984年,发病率较前几年有所上升,其后将乙脑疫苗列入计划免疫系列,使发病情况得到控制,发病率逐年下降。

1986～2000年,发病数为133例。

2001～2017年,发病数为32例。

2018～2020年,发病病例1例。

2021年,无病例报告。

1956～2021年盱眙县乙型脑炎发病、死亡情况统计表

| 年份 | 发病 | | 死亡 | | 病死率 | 年份 | 发病 | | 死亡 | | 病死率 |
	人	1/10万	人	1/10万	(%)		人	1/10万	人	1/10万	(%)
1956	11	4.74	2	0.86	18.18	1987	0	0	0	0	0
1957	53	22.85	15	6.47	28.3	1988	4	0.61	1	0.15	25
1960	56	19.31	10	3.45	17.86	1989	0	0	0	0	0
1961	7	2.33	1	0.33	14.29	1990	11	1.61	0	0	0
1962	44	14.38	3	0.98	6.82	1991	16	2.25	0	0	0
1963	25	7.76	5	1.55	20	1958	53	20.15	4	1.52	7.55
1964	49	14.94	7	2.13	14.29	1959	54	19.01	13	4.58	24.07
1965	53	15.77	6	1.79	11.32	1992	21	3.02	0	0	0
1967	—	—	—	—	—	1993	7	0.99	0	0	0
1968	—	—	—	—	—	1994	6	0.86	0	0	0
1969	—	—	—	—	—	1995	13	1.85	1	0.14	7.69
1970	—	—	—	—	—	1996	3	0.42	0	0	0
1971	151	36.3	25	6.01	16.56	1997	6	0.85	0	0	0
1972	159	37.68	11	2.61	6.92	1998	7	0.99	0	0	0
1973	155	36.73	7	1.66	4.52	1999	8	1.13	0	0	0
1974	55	12.73	9	2.08	16.36	2000	4	0.56	0	0	0
1975	26	5.98	3	0.69	11.54	2001	14	1.94	0	0	0
1976	22	5.02	2	0.46	9.09	2002	3	0.42	0	0	0
1977	43	9.73	3	0.68	6.98	2003	3	0.41	0	0	0
1978	70	15.84	0	0	0	2004	3	0.41	0	0	0
1979	46	10.38	0	0	0	2005	3	0.41	0	0	0
1980	14	3.15	0	0	0	2006	1	0	0	0	0
1981	53	11.84	0	0	0	2007	0	0	0	0	0
1982	25	5.41	2	0.43	8	2008	0	0	0	0	0
1983	72	15.43	7	1.5	9.72	2009	1	0.13	0	0	0
1984	27	5.73	2	0.42	7.41	2010	1	0.13	0	0	0
1985	39	8.25	0	0	0	2011	0	0	0	0	0
1986	27	4.14	0	0	0	2012	1	0.15	0	0	0

（续表）

| 年份 | 发病 | | 死亡 | | 病死率 | 年份 | 发病 | | 死亡 | | 病死率 |
	人	1/10万	人	1/10万	（%）		人	1/10万	人	1/10万	（%）
2013	0	0	0	0	0	2018	1	0.15	0	0	0
2014	1	0.15	0	0	0	2019	0	0	0	0	0
2015	0	0	0	0	0	2020	0	0	0	0	0
2016	1	0.15	0	0	0	2021	0	0	0	0	0
2017	0	0	0	0	0						

九、病毒性肝炎

解放前,无资料记载。

1959年,盱眙有肝炎发病报告。

60年代,年均发病100例左右。

1970～1980年,年均发病在350例左右。1978年起,肝炎列入国家法定乙类传染病进行管理。

1981～1985年,年发病550例左右,有继续上升的趋势。县卫生部门,采取普及卫生保健知识、开展爱国卫生运动、加强食品卫生监督管理,控制肝炎的蔓延。

1986～1990年,发病3917例。其中:1989年,发病1023例。全县加强对饮食、服务行业、托幼机构等重点行业人员体格检查,发现肝炎病人及携带者调换工作岗位。饮食行业的炊具进行蒸气或煮沸消毒。对医疗单位献血员进行肝功能及HBsAg检测筛选,加强血液制品管理,医疗及预防注射要求实行1人1针1管,器械严格消毒,对与甲肝病人密切接触者,给被动免疫注射丙种球蛋白。

1959～1990年盱眙县肝炎发病情况统计表

| 年份 | 发病 | | 死亡 | | 病死率 | 年份 | 发病 | | 死亡 | | 病死率 |
	人	1/10万	人	1/10万	（%）		人	1/10万	人	1/10万	（%）
1959	3	1.06	0	0	0	1972	439	101.66	1	0.24	0.33
1960	42	14.48	0	0	0	1973	421	99.76	0	0	0
1961	38	12.67	0	0	0	1974	289	66.89	0	0	0
1962	26	8.49	0	0	0	1975	313	71.95	0	0	0
1963	24	7.45	0	0	0	1976	195	44.52	0	0	0
1964	173	52.27	0	0	0	1977	169	38.24	1	0.23	0.59
1965	32	9.52	0	0	0	1978	294	66.25	0	0	0
1966	—	—	—	—	—	1979	235	53.05	0	0	0
1967	—	—	—	—	—	1980	280	63.06	0	0	0
1968	—	—	—	—	—	1981	228	50.92	0	0	0
1969	—	—	—	—	—	1982	222	48.03	0	0	0
1970	—	—	—	—	—	1983	155	33.21	0	0	0
1971	287	68.99	1	0.24	0.35	1984	253	53.67	0	0	0

（续表）

年份	发病		死亡		病死率	年份	发病		死亡		病死率
	人	1/10万	人	1/10万	（%）		人	1/10万	人	1/10万	（%）
1985	344	72.79	0	0	0	1988	991	150.18	0	0	0
1986	401	61.53	0	0	0	1989	1023	152.8	0	0	0
1987	818	124.67	0	0	0	1990	694	101.55	0	0	0

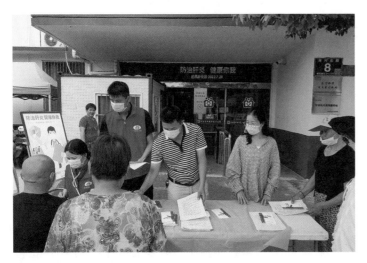

2020年，县疾控中心在城北社区开展7·28世界肝炎日宣传活动

1991年起，实行甲型、乙型和未分型诊断报告。

1992年起，为适龄儿童进行乙肝疫苗接种。

1994年起，县卫生局每年下发《关于切实加强春季肝炎防治工作的通知》，开展以接种甲肝疫苗为主导措施的肝炎压春峰工作，重点保证中小学生、幼儿等高危人群的免疫接种。甲肝发病率逐年下降。

1995年起，实行丙型肝炎的诊断报告。至2000年，肝炎报告发病3387例。其中：甲肝发病1671例，乙肝发病1423例，丙肝发病16例，未分型肝炎发病77例。

2001年起，实行戊型肝炎诊断报告。

2003年起，将乙肝疫苗接种纳入计划免疫，对所有新生儿免费接种乙型肝炎疫苗，进行乙肝预防。

2021年，盱眙县人民医院被江苏省列为省级丙型肝炎哨点监测点。全县甲肝发病8例，乙肝发病144例，丙肝发病78例，戊肝发病18例，未分型肝炎发病1例。

1991～2021年盱眙县肝炎发病情况统计表

年份	合计	发病率 1/10万	甲肝		乙肝		丙肝		戊肝		肝炎（未分型）	
			发病人数	发病率 1/10万	发病人数	发病率 1/10万	发病人数	发病率 1/10万	发病人数	发病率 1/10万	发病人数	发病率 1/10万
1991	865	121.83	761	107.18	93	13.1	0	0	0	0	11	1.55
1992	1025	147.63	824	118.68	183	26.36	0	0	0	0	18	2.59
1993	672	95.45	504	71.59	168	23.86	0	0	0	0	0	0
1994	716	102.29	564	80.57	152	21.71	0	0	0	0	0	0
1995	835	119.29	366	52.29	264	37.71	1	0.14	0	0	4	0.57
1996	1064	152	841	120.14	216	30.86	1	0.14	0	0	6	0.86
1997	419	59.86	178	25.43	232	33.14	9	1.28	0	0	0	0
1998	378	54	95	13.57	251	35.86	0	0	0	0	32	4.57
1999	345	48.59	116	16.34	214	30.14	2	0.28	0	0	13	1.83
2000	346	48.73	75	10.56	246	34.65	3	0.42	0	0	22	3.09

（续表）

年份	合计	发病率 1/10万	甲肝		乙肝		丙肝		戊肝		肝炎（未分型）	
			发病人数	发病率 1/10万	发病人数	发病率 1/10万	发病人数	发病率 1/10万	发病人数	发病率 1/10万	发病人数	发病率 1/10万
2001	324	45	71	9.86	223	30.97	2	0.28	1	0.14	27	3.75
2002	330	46.48	70	9.85	226	31.83	6	0.84	1	0.14	27	3.8
2003	338	46.3	73	10	200	27.39	6	0.82	6	0.82	53	7.26
2004	462	62.88	61	8.3	307	41.78	10	1.36	6	0.82	78	10.62
2005	320	43.48	27	3.67	226	30.71	11	1.49	5	0.68	51	6.93
2006	397	54.12	31	4.23	308	41.98	13	1.77	11	1.49	34	4.63
2007	355	47.84	35	4.72	273	36.78	13	1.75	6	0.81	28	3.77
2008	319	42.51	15	1.99	256	34.11	19	2.53	13	1.73	16	2.13
2009	280	36.99	21	2.77	199	26.29	25	3.3	23	3.04	12	1.58
2010	222	29.1	11	1.44	166	21.76	15	1.96	27	3.54	3	0.39
2011	309	46.9	13	1.97	238	36.13	29	4.4	23	3.49	6	0.91
2012	288	43.35	2	0.3	214	32.21	39	5.87	21	3.16	12	1.81
2013	176	26.71	7	1.06	81	12.29	55	8.35	24	3.64	9	1.36
2014	158	23.99	3	0.45	63	9.57	54	8.2	23	3.49	15	2.28
2015	266	40.29	2	0.3	162	24.54	55	8.33	38	5.75	9	1.36
2016	312	46.69	5	0.75	181	27.08	71	10.63	43	6.43	12	1.79
2017	280	42.85	8	1.22	150	22.95	60	9.18	49	7.49	13	1.98
2018	215	32.78	2	0.31	136	20.74	44	6.71	25	3.81	8	1.22
2019	288	43.84	11	1.67	183	27.85	53	8.07	28	4.26	12	1.83
2020	213	32.42	8	1.22	129	19.63	63	9.59	8	1.22	5	0.76
2021	249	37.96	8	1.22	144	21.95	78	11.89	18	2.74	1	0.15

十、伤寒与副伤寒

1955年起，盱眙有发病情况报告以来，年年均有发生。

60年代初，年发病在200例左右。防治措施以隔离治疗为主。

70年代后，县卫生防疫部门开展对疫区、疫点的饮水消毒，病人粪便管理等措施，使发病率有所下降。

80年代后，除上述措施，还开展重点人群预防性服药，在流行季节开展伤寒菌苗的预防注射。

1981～1987年，平均发病在50例以下。

1983年起，按照《食品卫生法（试行）》的要求，每年组织食品生产、经营从业人员进行肠道伤寒、副伤寒带菌检查。至1987年，共检查3400人，检查出伤寒、副伤寒带菌者26例，检出率13.8%，均得到及时治疗。磺胺、氯霉素为首选治疗药。

1993年，对重点人群接种伤寒Vi多糖菌苗和痢疾菌苗。每年流行季节前对疾病控制、临床诊治人员进行业务培训，对重点餐饮单位、供水单位从业人员进行防治知识培训，医疗单位利用新闻媒体、墙报、专栏、发放宣传资料等方式广泛宣传肠道传染病防制知识，提高群众自我保健意识和能力。每年4月1日～10月31日，全县各医疗机构开展门诊病原学监测，就诊必登记，有泻必检，发现疫情及时进行隔离治疗、流行病学调查,严格疫点处理,对接触人员进行预防服药,对饮用水、餐具及其可能被污染的环境进行消毒,疫点处理率100%。全县伤寒发病呈下降趋势,疫情控制在较低水平。

2000年起,发病数逐年下降。

2010～2021年,无病例报告。

十一、细菌性痢疾

1955年以前,盱眙四季均有发生,以夏秋季为多,有时局部流行。

1955年,盱眙开始对细菌性痢疾实行疫情报告,当年报告1564例。

1956～1981年,报告80620例,死亡47例。其中:1966～1970年期间无数据。

1982～1985年,年均发病约660例。

1986～2000年,报告发病6680例。其中:1991年、1994年发病数分别为1605例、1165例。

2001～2014年,报告发病412例。

2015～2021年,无病例报告。

十二、猩红热

1957年起,盱眙开始发现散发病例,多为少年儿童。至1987年,共报告60例,年平均发病2例。其中:1964年,发病最多,发生6例。

1988～1997年,无病例报告。

1998～2017年,报告12例。其中:2016年,报告6例,发病年龄在4～11岁之间,均为散发。

2018～2020年,报告19例,发病年龄在1～10岁之间,均为散发。

2021年,报告2例,发病年龄分别为6岁和11岁,为散发病例。

十三、斑疹伤寒

1958年之前,盱眙发生较少。

1958年、1959年、1961年、1963年、1964年计发病16例,其中:死亡1例、治愈15例。氯霉素、四环素族药物疗效较好。

1965年后,没有该病报告。

十四、流行性出血热

1975年,盱眙首次发现流行性出血热病人。

1981年,发现7例,5例治愈,2例死亡。县卫生部门开展灭鼠活动,预防控制。

1982～1987年,年平均发病10例左右,发病区多为水利工地和鼠密度较高的丘陵山区。

1988～2000年,报告发病147例。

2009年,报告1例。

2012～2020年,共报告发病16例。其中:2017年,报告6例,为散发病例。

2021年,报告病例5例,为散发病例。

十五、狂犬病

解放前,盱眙有狂犬病发生。

50年代,旧铺、马坝等地发生狂犬伤人事件。安徽省卫生厅派员到盱眙调查,并采用狂犬疫苗进行预防注射,注射138人。其中:1957年,发生狂犬病6例,均死亡。

1981年,有6人死于狂犬病。

1984年,县政府在全县组织开展灭犬活动,计灭犬55000只,并发出通告,严禁私人养犬。据统计,1981～1987年,全县注射狂犬疫苗1800人。

1986~1988年,发病9例,均死亡。

1990年,1人病死。

2003~2007年,发病死亡13例。

2011~2017年,报告发病死亡2例。其中:2011年、2016年各1例,2例被犬咬伤后均未接种狂犬疫苗。

2019年,报告发病1例,未接种狂犬疫苗。

2020~2021年,无病例报告。

十六、钩端螺旋体

1969年,江苏医院内科主治医师范桂高在盱眙首次确诊钩端螺旋体病。次年,盱眙建立防治调查组,在河桥大队李嘴生产队进行2次流行病学调查。

1971年,6月上旬,该病暴发流行,波及8个公社、1个农场,发病5774例,发病率高达1387.98/10万。县卫生部门就地开展免费治疗,全民服用噬菌体,制止疫情蔓延。

1972~1980年,年均发病在10例左右。

1981年,疫情回升,全年发病30例。县卫生部门立即采取措施,排查防治。

1982~1988年,没有发现疫情报告。

1989~1992年,报告发病6例。

2002年、2005年、2007年和2008年,各报告1例。

2009~2021年,无病例报告。

十七、传染性非典型肺炎

2003年4月28日,县人民医院临床医生和市专家组诊断1例传染性非典型肺炎疑似病例收治入院,1个月后患者痊愈出院。经调查,患者王双丽,2001~2003年在北京打工,2003年4月25日回盱眙,自述无疑似或非典病人接触史。4月30日,经市专家组确诊上报。5月1日,经省"非典"专家组确诊为"非典"临床病例。

疫情发生后,患者被收治入县医院隔离区治疗,严禁与外界接触。对密切接触者进行隔离医学观察14天,患者家庭成员及附近10户人家严格控制,在家中隔离,由公安人员看管,不得外出;一般接触者隔离在留验站进行医学观察,每日测量体温,未发生二代病例。对病人家庭、周围10户邻居、留验站及医院就诊等场所进行随时消毒和终末消毒。利用多种形式积极宣传非典型肺炎防治知识,提高群众自我保护意识。"非典"期间,全县在城乡交通要道设立21个留验站和5个交通卡口,对来往行人监测体温,累计留验1831人,登记劳务输出人员110016人,回乡劳务输出人员21489人。

2004~2021年,无病例报告。

十八、人感染H7N9禽流感

2014年1月27日,省专家组首次确诊盱眙1例人感染H7N9禽流感病例。经调查,患者马志如,男,53岁,汉族,户籍为盱眙县官滩镇,住在官滩镇街道东苑小区,与妻子张玉香、儿子马冲同住。患者之前在浙江省宁波市宁海县一电镀厂打工,于2014年1月12日从浙江省宁波市宁海县返回盱眙县官滩镇。据调

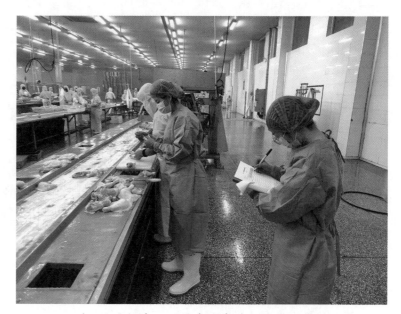

2014年,县疾控中心开展禽流感外环境监测采样工作

查,1月20日上午,患者曾在官滩镇菜场买过菜,距离活禽摊位大概2~3米远,未接触和购买活禽,自述未接触过其他感染H7N9确诊病例及活家禽。患者在2014年1月22日晚发病,1月23日就诊于省人民医院呼吸内科,体温39.1℃,诊断为病毒性感冒,给予对症治疗,效果不明显。1月24日返回住地盱眙官滩镇,1月25~26日在官滩镇古河卫生室就诊,26日晚患者转至县人民医院感染科隔离观察治疗,经采样检测H7N9阳性,1月27日晚9点省专家组确诊为人感染H7N9禽流感病例,1月28日凌晨转至淮安市第一人民医院治疗,2月13日痊愈出院。

患者在县医院感染科病房隔离,用"达菲"等对症治疗。开展现场流行病学调查,对密切接触者排查、追踪,开展为期8天的早晚测量体温,未发现异常。1月29日起,在县医院、县中医院开展为期2周的强化监测,共登记门急诊病例8143人,住院病例1943人,采样送检29例。经过检测,6例甲型H1N1流感、1例B型流感。在患者居住地交易市场采集禽类相关标本,共采集宰杀禽肉案板表面的擦拭标本、粪便标本、禽类饮水等8份标本,送市疾控检测,其中粪便标本检测为阳性。患者所在乡镇街道菜市场活禽销售摊点,从2014年1月31日起,休市1个月,县区其他销售活禽场所要求定期进行清扫,清扫后消毒。

2015~2021年,无病例报告。

十九、流行性感冒

1957年春,盱眙暴发流行性感冒,首发于渔沟乡洪湖农业社,继之县农场、盱城镇夫子庙小学突发90例,10天内疫情蔓延至全县。县政府拨专款8000元,组织医疗队在全县开展防治。同时采取在全县大力开展爱国卫生运动,室内加强通风、消毒、阿的平药物喷喉,宣传卫生防病知识,组织药品治疗等措施,控制疫情,7837例患者得到及时治疗。

1958年起,对流行性感冒实行疫情报告制度。

1963年7月,盱眙部分地区发生流行性感冒,县政府抽调一批医务人员下乡,帮助治疗7000余名流行性感冒患者。1964年2月,再次发生局部流行,县卫生部门采取措施,控制疫情。

1972年,暴发流行,发病数24182例。

1981~1987年,发病情况有较大减少,年平均发病数在500~1000例之间。

1988~2008年,因流感未列入上报法定传染病,无病例报告数据。

2009~2017年,诊断报告散发病例54例。流感暴发疫情3起,分别为2015年、2016年和2017年三起学校流感疫情,共47例。

2018~2020年,诊断报告病例1085例。流感暴发疫情3起,共48例。由于流感诊断检测技术的提高及诊断标准的变化,发病数较往年有大幅度提高。

2021年,诊断报告病例66例。无流感暴发疫情。

二十、流行性腮腺炎

2006年之前,无报告数据。

2006~2011年,共报告354例。其中:2007年,报告148例。

2012年,报告发病619例,发病率93.18/10万。患者以10~15岁儿童居多,病例主要集中在4~7月,5月、6月呈现发病高峰。各乡镇均有病例报告,盱城镇报告病例数最多,以学生和托幼儿童为主。县疾控中心对学校防病工作落实晨检制度,早发现、早报告,严格执行隔离治疗和检疫措施,防止疫情扩散。开展对学校腮腺炎防病知识的宣传,对教室和宿舍定时开窗通风和消毒,对病例的密切接触者采取应急免疫接种,认真落实凭证入托、入学制度,开展腮腺炎疫苗查漏补种。

2013~2017年,报告发病210例。

2018~2020年,报告发病284例。

2021年,报告病例36例。

二十一、手足口病

2008～2010年,全县发病1485例,重症病例47例。其中:2010年发病687例,重症32例,因病死亡2例,病死率0.29%。

2011～2014年,为发病高峰年,共发病5775例。其中:2011年死亡1例。1～3周岁病例最多,以散居儿童为主,全县20个乡镇均有发生,呈散发状,盱城报告数明显高于其他乡镇,可能与盱城人口众多、流动性较大有关。

2015～2017年,发病逐年下降,发病数分别为906例、897例和604例。

2018～2020年,分别发病为1393例、587例、307例。

2021年,发病306例。

2008～2021年盱眙县手足口病发病情况统计表

年份	发病数(人)	发病率(1/10万)	重症病例数(人)	重症病例百分比(%)	死亡数(人)	病死率(%)
2008	219	29.18	2	0.91	0	0
2009	579	76.5	13	2.25	0	0
2010	687	90.04	32	4.66	2	0.29
2011	1438	218.27	109	7.58	1	0.07
2012	1367	205.78	52	3.80	0	0
2013	1080	163.9	56	5.19	0	0
2014	1890	287.06	85	4.50	0	0
2015	906	137.23	8	0.88	0	0
2016	897	134.23	20	2.23	0	0
2017	604	92.42	26	4.30	0	0
2018	1393	212.41	66	4.74	0	0
2019	587	89.35	0	0	0	0
2020	307	46.73	0	0	0	0
2021	306	31.4	1	0.33	0	0

二十二、新型冠状病毒肺炎

2019年12月,武汉新冠病毒性肺炎,迅速蔓延全国。2020年1月起,新冠疫情全球蔓延,全县建立"外防输入、内防扩散"和"早发现、早报告、早隔离、早治疗"科学防控体系与机制,开展防控知识培训,指导重点区域消毒消杀,联防联控,有效阻击疫情。12月,取得新冠肺炎疫情零确诊病例、零疑似病例、零无症状感染者阶段性抗疫成果。

2021年,全县发现疫情3例,输入病例郝某、复阳病例李某、无症状感染者周某,没有造成本土传播。

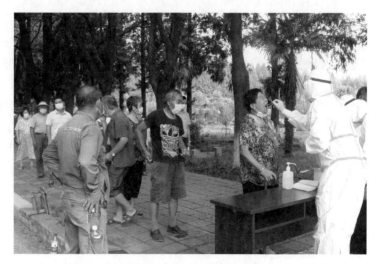

2021年8月,三河农场实行封闭管理进行全员核酸检测

第三章　慢性非传染性疾病防治

第一节　淮河流域癌症综合防治项目

一、项目概述

2005年7月25日,中国疾病预防控制中心关于开展淮河流域重点地区恶性肿瘤流行病学调查暨现场调查启动会议在江苏南京召开,盱眙县作为江苏省唯一的调查地区纳入到此次调查。淮河流域癌症综合防治项目工作包括死因监测、肿瘤登记、癌症预防干预、饮用水检测、环境医学调查等内容。盱眙县政府成立"淮河流域重点地区(盱眙)恶性肿瘤流行病学调查领导小组"及"办公室"。全县卫生部门抽调47名医务人员组成调查队伍,对明祖陵、黄花塘、淮河、河桥、鲍集、铁佛、马坝7个乡镇46个村调查,完成调查表5854份。其中:死因推断量表1756份,现患病例调查表184份,健康相关因素调查问卷3914份。并对9个乡镇39家工业企业进行调查。

2006年4月,完成淮河流域重点地区人群恶性肿瘤与相关危险因素调查报告。

2007年3月,卫生部、国家环保总局联合印发《淮河流域癌症综合防治工作方案》,盱眙县列入项目实施地区。8月,县人民政府成立淮河流域癌症综合防治死因回顾调查盱眙县工作领导小组。本次调查持续120余天,累计完成死亡卡调查8927例,使用死因推断量表941份。

2020年12月10～11日,中国疾控中心慢病中心组织召开淮河流域重点地区癌症综合防治项目阶段性工作总结会议,盱眙县获得"淮河项目2012～2019年组织管理、业务工作先进集体"。

2021年,成立专项工作领导小组,加强技术培训,完善死因监测、肿瘤登记、居民饮用水监测、淮河流域污染源调查、癌症预防干预及综合评估等为一体的综合监测和防控体系。

二、死因监测

2008年,淮河流域癌症综合防治项目中的死因监测转为慢性病综合工作防控常规。

2012年,盱眙县疾病预防控制中心开展居民全死因监测工作。肿瘤报告新发1565例,死亡报告1028例,恶性肿瘤死亡发病比0.67;居民死亡报告4397人,粗死亡率6.67‰。制定《2012年盱眙县死因监测漏报调查实施方案》,成立专项调查领导小组以及技术指导小组。选取铁佛镇作为本次漏报调查地区,专项调查共完成死亡摸底名单667人,实际完成个案调查632例,发现重卡35人,粗死亡率7.67‰,漏报个案30例,漏报率4.75%,与2009年漏报对比明显下降。

2019年,盱眙开展死因监测漏报调查工作,漏报调查范围2015年1月1日～2017年12月21日期间常住人口和户籍人口死亡。选取维桥作为调查地区,完成死亡摸底名单491人,经过数据比对及现场走访,最终7例确认为死亡漏报,漏报率1.43%,与2012年漏报对比明显下降。至年底,盱眙县居民主要死因前五位依次为:心血管系统疾病,肿瘤,呼吸系统疾病,损伤和中毒,内分泌、营养和代谢疾病。

2020年,淮河二期项目通过13年的死因监测工作,完成上报死亡个案60769例,每季度开展一次全覆盖死因监测专项督导,开展督导60余次,参与人员240余人次,督导里程2万千米。县域总人口、分性别粗死亡率略低于全国死亡率水平。盱眙县疾病预防控制中心被国家疾控中心慢病中心授予"2004～2019年中国死因登记报告先进集体"称号。

2021年,肿瘤报告新发1917例,死亡报告1244例,恶性肿瘤死亡发病比0.65;居民死亡报告5072人,粗死亡率6.42‰。选取古桑街道、官滩镇、天泉湖镇作为本次漏报调查地区,专项调查共完成死亡摸底名单1843人,实际完成个案调查1867例,漏报个案33例,漏报率1.77%。

2007～2021年盱眙县总人口、分性别死亡率、标化率统计

单位:1/10万

年 份	总人口		男性		女性	
	死亡率	标化死亡率	死亡率	标化死亡率	死亡率	标化死亡率
2007	578.50	405.04	627.73	498.74	528.20	318.11
2008	560.32	379.90	621.21	477.05	498.06	290.62
2009	593.02	383.02	624.36	461.33	560.96	310.39
2010	633.30	406.06	699.79	506.90	565.25	313.82
2011	619.14	384.07	670.58	473.86	566.45	300.50
2012	619.31	371.11	668.20	454.67	569.21	292.51
2013	585.65	337.01	622.29	406.51	548.08	272.07
2014	567.46	315.86	610.07	382.97	523.75	254.52
2015	587.05	319.79	631.48	391.00	541.47	251.74
2016	595.55	312.84	622.21	371.96	567.71	254.73
2017	599.31	308.83	633.98	372.44	563.11	249.56
2018	605.73	301.91	648.26	370.86	561.33	236.56
2019	607.46	290.58	638.78	350.82	574.79	231.06
2020	628.72	268.79	662.78	290.41	593.15	243.38
2021	644.16	268.39	685.08	326.68	601.43	211.99

三、肿瘤登记

2009年底,依托淮河流域癌症综合防治项目工作,启动肿瘤发病登记工作。

2010年,年度数据库被国家肿瘤登记中心年度报告收录。

2011～2021年,全县登记报告恶性肿瘤新发病例18750例、死亡10753例。总癌症发病率、标化发病率、死亡率自2011年起,呈逐年下降趋势,盱眙县癌症发病率略低于全省农村发病水平。全县恶性肿瘤发病第一位是肺癌,其次为食道癌、胃癌、肝癌,与全省农村地区主要癌症发病顺位相一致。

2011～2021年盱眙县肿瘤发病率、死亡率及其标化率

单位:1/10万

年 份	发病率	标化率	死亡率	标化率	年 份	发病率	标化率	死亡率	标化率
2011	248.70	165.61	201.48	144.18	2017	220.70	134.56	143.63	82.38
2012	222.08	141.85	176.71	116.96	2018	227.76	136.55	143.95	79.49
2013	215.40	135.56	159.06	101.83	2019	233.13	136.16	150.64	78.88
2014	225.62	140.90	164.21	101.69	2020	196.11	105.91	138.00	65.44
2015	220.18	130.86	169.94	104.04	2021	242.70	129.36	157.49	80.28
2016	220.88	124.94	173.17	101.09					

2011～2021 年盱眙县主要癌症发病标化率及标化发病率

单位：1/10 万

年度	2011		2012		2013		2014		2015		2016		2017		2018		2019		2020		2021	
	粗发病率	标化率	粗发病率	标化率	粗发病率	标化率	粗发病率	标化率	粗发病率	标化率	粗发病率	标化率	粗发病率	标化率	粗发病率	标化率	粗发病率	标化率	粗发病率	标化率	粗发病率	标化率
食道癌	51.69	33.18	43.56	26.11	39.35	24.3	41.78	25.19	45.47	26.58	36.40	19.62	34.28	19.00	28.06	15.51	32.94	14.13	26.38	15.59	22.23	13.07
胃癌	39.19	25.59	35.7	21.74	30.02	18.37	34.31	21.08	27.38	15.87	26.34	14.73	26.15	15.27	27.69	16.47	24.52	10.52	17.58	11.07	17.45	11.17
结肠癌	6.77	4.38	6.7	3.6	5.88	3.59	7.98	5.33	7.03	4.14	8.82	4.99	11.01	6.58	10.52	6.69	8.55	3.67	9.92	6.43	11.93	7.62
直肠癌	10.55	6.84	9.15	5.46	9.45	6.04	9.37	5.79	10.55	6.22	10.19	5.98	10.13	6.23	8.52	5.35	9.93	4.26	8.92	5.74	11.55	7.56
肝癌	30.21	20.95	27.97	20.19	25.94	16.93	23.17	14.82	21.85	13.75	24.22	14.27	20.64	12.35	18.42	10.96	19.24	8.25	15.07	9.61	15.07	9.57
胰腺癌	6.51	4.37	4.51	2.84	6.13	3.92	8.1	4.91	5.78	3.52	3.85	2.2	4.50	2.48	5.26	2.72	6.16	2.64	5.02	2.98	7.66	4.93
肺癌	44.01	28.93	38.02	23.49	37.56	23.97	39.88	25.12	38.06	22.45	37.89	21.39	35.66	20.94	41.47	22.95	39.23	16.83	38.31	24.23	48.85	29.64
白血病	3.65	2.87	2.96	2.29	1.79	1.32	1.65	1.13	2.76	1.79	3.23	2.25	2.00	1.43	2.88	1.83	2.65	1.53	1.00	0.62	0.50	0.29
乳腺癌	11.07	7.51	10.83	9.07	13.54	8.32	11.39	7.36	12.06	6.93	11.68	6.62	11.89	7.63	13.03	8.50	16.35	7.01	11.30	7.91	16.32	11.14
宫颈癌	5.99	4.34	4.12	2.65	4.6	3.04	6.33	4.08	6.15	3.82	6.83	3.91	6.01	4.74	8.52	5.91	8.80	3.78	6.66	4.78	8.54	6.68

四、癌症预防干预

2009～2011年，先后分两批次针对全县基层医生进行健康教育知识培训，共培训857人，乡镇医生培训率95.86%，乡镇覆盖率100%，村覆盖率100%。

2013年，居民健康行为及知识调查，覆盖维桥乡车棚村、大圣村，兴隆乡张庄村、金陵湖村，仇集镇长港村、霖治村，观音寺镇堆头村、马庄村，完成调查880人。

2015年，启动开展食管癌高危人群调查工作，覆盖旧铺、官滩、铁佛、桂五4个乡镇，完成调查问卷898份，完成任务102.05%。

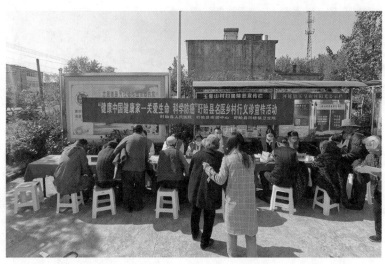

2021年4月，县疾控中心开展肿瘤防治周宣传活动

2017年10月，启动开展食管癌重点人群随访工作并进行个体化干预，计划随访896人，累计完成随访890人，失访6人。

2019年，全面推进上消化道癌早诊早治工作，健全工作制度、完善服务流程，累计免费开展内窥检查7195例，检出患者84例，其中早期患者70例。

2018年8月，启动开展盱眙县食管癌高危人群第二批基线调查，覆盖淮河、黄花塘、管仲、穆店4个乡镇48个行政村，专业调查队伍60人，现场调查历经30余个工作日，共完成905份问卷，走访889名调查对象。

2021年，根据《江苏省社区人群大肠癌筛查项目实施方案》的要求，选取马坝镇辖区10个村开展社区居民大肠癌高危人群筛查项目。共筛查2000人，任务完成率100%，阳性201人，第二轮随访后，肠镜检查117人，发现36例异常，其中：25例息肉或腺瘤、1例溃疡性结肠炎、2例非典型结肠炎、1例憩室、7例直肠炎。筛查阳性者，由社区卫生服务中心发放《社区居民大肠癌筛查初筛结果和诊断性检查建议书》，告知和动员筛查阳性者及时到综合医院进行肠镜检查。

五、饮用水检测

2006年，全县启动农村饮用水监测工作，检测指标11项。

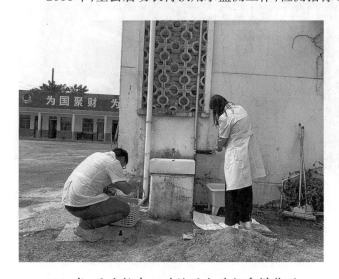

2021年，县疾控中心对饮用水进行采样监测

2010年10月9日，中国疾控改水中心主任魏海春到盱眙调研。

至2021年，开展抽样监测，由11项检测指标逐步扩展到全部常规项目36项，全县范围农村水厂监测全覆盖。是年，对全县生活饮用水58个监测点采集188份水样进行检测，合格率100.00%。

六、环境医学调查

2007～2009年，盱眙县开展第一期环境调查工作。其中：2007年下半年至2008年上半年，主要收集环保、气象、农业、水利等8个部门及全县19个乡镇的原始数据材料，报送国家项目办。2009年，对7个乡镇56个村，开展问卷调查，绘制村示意图，对河流、沟渠、水塘、工业企业、家庭作坊、养殖场进行

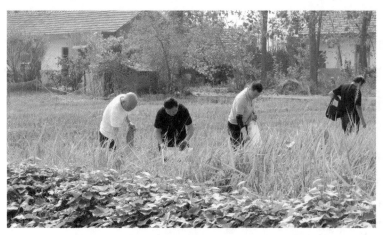

2021年10月9日，县疾控中心开展农村环境卫生调查

（刘　欣/提供）

GPS定位。抽取336户居民开展入户调查，数据及时报送国家项目办。

2012~2013年，开展第二期环境调查工作，期间收集县政府办、环保局、水利局、工商局、气象局、统计局等部门相关资料，对全县95所集中式供水单位、1个垃圾填埋场和2个污水处理厂进行调查定位工作。完成全县44个重点村环境卫生与饮用水现状调查、家庭户居住环境卫生状况调查工作，抽样入户调查832户；对351个水塘、168条沟渠河流、122个工业企业家庭作坊、115个垃圾堆放点和公共水井进行GPS定位，绘制村环境示意图；对44个重点村从2007~2012年发现的消化道癌症病人进行GPS定位，共定位517人。

2013~2021年，每年选择5个乡镇开展一次农村环境卫生监测，通过开展农村环境卫生监测，掌握农村环境卫生健康危害因素水平及动态变化，科学评价农村环境卫生状况，为制定政策措施提供依据和技术支持。统一于9~10月开展监测工作。通过查阅资料、访谈、现场观察、实验室检测等方法获得监测数据，并填写统一调查表格，所有数据上报中国疾控中心网站。

第二节　上消化道癌早诊早治项目

2013年，启动由国家抗癌基金会组织开展的农村地区上消化道早诊早治项目工作。

2018年8月，经过县疾控中心申报，县中医院、县第二人民医院通过上消化道癌机会性筛查省级现场评审，共承担5000例。至年底，完成胃镜筛查6150例，完成任务102.50%；检出患者68例，患者检出率1.11%；早期病例58例，早诊率89.23%；65例得到有效及时治疗，治疗率95.59%；随访计划数430例，随访347例，随访率80.7%。

2019年，全县早诊早治工作历经25周，共完成内镜检查1044例，任务完成率104.40%；检出患者16例，患者检出率1.53%；早期病例12例，早诊率75.00%；随访计划数112例，完成随访79例，随访率70.54%；检出16例患者中13例得到有效及时治疗，治疗率81.25%。参与筛查的男性537例，女性518例；活检数食管224例，贲门50例，胃703例，总活检率93.58%，与上一年度相比总活检率下浮22.94%。8月，承办

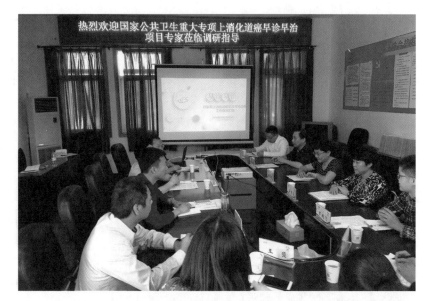

2018年5月23日，国家公共卫生重大专项上消化道癌早诊早治项目专家莅盱指导

（刘　欣/提供）

"国家上消化道癌早诊早治项目中国行——江苏盱眙站"活动,启动内镜医师共同成长计划。11月,被国家癌症基金会授予"国家重大公共卫生服务项目农村癌症早诊早治2017～2019年度上消化道癌早诊早治项目优秀项目单位"称号。

2020年,早诊早治工作共完成内镜检查1017例,完成任务103%;检出患者12例,患者检出率1.22%;早期病例12例,早诊率100%;随访计划数42例,完成随访35例,随访率83.33%;检出患者中均得到有效及时治疗。

2021年,所有二级及以上医疗机构均承担实施国家农村地区上消化道癌早诊早治项目工作,由疾控、医院、基层卫生院的三位一体早诊早治体系得到进一步巩固。社会性筛查工作已经完成内镜检查702例,任务完成率70.2%;检出患者4例,患者检出率0.57%;早期病例4例,早诊率100%。机会性筛查工作完成内镜数据上传4025例,任务完成率80.5%。

第三节　"慢五病"防控

一、"慢五病"调查与管控

2000年,根据《江苏省2000～2010年慢性非传染性疾病预防和控制工作规划》要求,盱眙县启动慢性病预防控制工作。

2001年5月,成立慢性非传染性疾病防治科。

2002年,采用多阶段分层随机整群抽样方法,抽取盱城镇、马坝镇、旧铺镇、管镇镇、桂五镇5000人慢性病基础现患样本和500人危险因素及人群知识行为样本进行调查。调查显示,当地居民死亡前五位主要疾病为恶性肿瘤、呼吸系统疾病、脑血管病、心脏病、损伤与中毒,与高发慢性病有关联的不良行为如超重、吸烟、饮酒、口味偏咸、睡眠差、生活紧张、缺乏锻炼等在人群中呈较高流行状态。

2004年,完成全县1/3总人口的疾病基线调查,其中:调查35岁以上88624人、肿瘤患者493人、糖尿病患者579人、心脑血管疾病患者913人、高血压患者2027人。

2005年,开展慢性非传染病防治知识宣传20余场次,发放糖尿病、高血压、肿瘤防治资料1万余份,建立慢性病居民健康档案5000余份。

2006年初,落实国务院对淮河流域肿瘤高发问题开展深入调查研究的批示,掌握淮河流域重点地区肿瘤发病情况,对2005年调查发现的184例恶性肿瘤患者的身体状况及治疗情况进行调查。截至调查日,死亡45例、存活139例。特邀省人民医院肝病专家到全县开展巡回诊疗活动,给予肝癌患者家庭一定经济补助。

2008年4月,盱眙县启动社区高血压规范化管理项目工作,项目管理患者全部纳入到基本公共卫生服务项目管理。共举办高血压社区规范化管理培训班6期,培训基层社区卫生医务人员400余人。设立高血压社区诊疗点175个,为3.89万名高血压患者建立规范化的管理档案。8月,启动"慢五病"(高血压、糖尿病、冠心病、脑卒中、肿瘤)调查,本次调查覆盖辖区内5个乡镇7个行政村500户5000人。对调查结果实行入册建档,并对病患者实行治疗和追踪观察。

2013年,为全县统一建立居民健康档案513450份,居民健康档案覆盖率79.85%。全县35岁以上患者就诊测血压315743人次;开展全县65岁以上老人免费健康体检,完成体检59323人,高血压、肿瘤、糖尿病3种慢性病人建档管理93216份。其中:高血压建档管理71377人,管理率达全人群11.10%;糖尿病建档管理18294人,管理率达全人群2.94%;肿瘤建档管理3545人。

2014年,全县建立50个慢性病人自我管理小组,在专业人员指导下,尝试开展自我管理活动,发挥患者同伴作用,提高慢性病管理率和病情控制率。全县65岁以上老年人健康体检53575人,体检率77%;管理高血压患者档案84893人,高血压患者登记率100%、健康管理率100%、规范管理率81%、管理控制率61%;糖

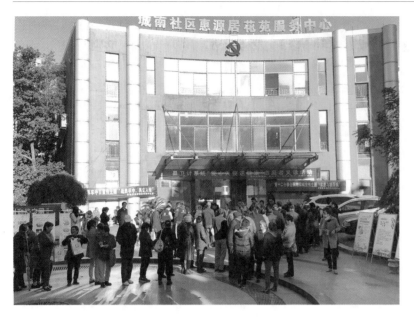

2018年10月29日，在盱眙县城南社区开展爱心天使送健康活动

尿病患者档案18468人，糖尿病患者登记率100%、健康管理率100%、规范管理率91%、管理控制率61%。

2019年，全县各医疗卫生机构全面贯彻落实35岁及以上患者首诊测血压制度，门诊诊疗平台设立开关指标，累计测血压人次667317人次，测血压率99.9%。全县累计管理高血压患者52946人，完成任务97.78%；管理2型糖尿病患者16242人，任务完成率105.24%。为56812名65岁及以上老年人免费健康体检，减免费用784.01万元，共筛查发现高血压患者5041人、2型糖尿病患者1565人、其他疾病患者8387人。新增慢性病患者自我管理小组51个，参与患者数达751人。自2012年开展此项活动以来，累计建立226个小组，村级覆盖率91.87%。依托江苏省慢性病管理信息平台，在全县推进心脑血管事件网报工作，各单位上报的慢病卡，由县级审核后分卡到辖区，经核实后纳入管理，上报6913例发病病例和996例死亡病例。全县心脑血管病例发病发生率为869.26/10万（6913/795273），死亡发生率125.24/10万（996/795273）。

2021年，开展糖尿病高危人群筛查和干预项目，盱城街道卫生院、天泉湖卫生院、铁佛卫生院完成初步筛查3039人，糖尿病高危人群筛查基线问卷调查2154人，基线调查生物样本检测1528人。动员糖尿病前期人群参加糖尿病俱乐部，举办糖尿病防治知识讲座、咨询义诊、普及糖尿病手指操。参加讲座252人，发放宣传折页263份，义诊咨询122人次。12月2日，县疾控中心联合铁佛卫生院在西巷村开展糖尿病高危人群健康干预同伴支持小组活动，共20人参与；发放"糖尿病健康科普、居民健康素养66条"宣传折页2种，共40份。

二、慢性病综合防控示范区创建

2014年，盱眙县创成江苏省慢性病综合防控示范区，形成"政府主导，多部门协作，专业机构支撑，全社会参与"的新型工作模式。对全县10个乡镇30个行政村进行整群抽样，共调查6600人，经数据整理后有效记录6298人。全县高血压现患率31.33%，糖尿病现患率9.80%。主要高危因素为缺乏运动、吸烟、多盐、饮酒、血脂异常、生活紧张、BMI值高等。居民吸烟率20.4%，居民超重率34.4%，肥胖率5.0%。5月30日，县政府召开省级慢性非传染性疾病综合防控示范县创建工作动员会，制定实施方案，建立工作网络，全力争创省级慢性病综合防控示范县，12月11日通过省级慢病示范县考核验收。

2020年7月23日，县政府召开盱眙县省级慢性病综合防控示范区动员暨培训会，复评审筹备工作全面启动。11月27日，县政府召开复评审迎检工作部署会。12月8～9日，接受省卫健委现场考评，并通过现场考评。12月24日，被江苏省卫健委正式确定为省级慢性病综合防控示范区。

2021年6月1日下午，盱眙县召开国家慢性病综合防控示范区建设启动会，全面部署创建国家慢性病综合防控示范区工作。会上，县卫健委党组书记、主任葛云解读《盱眙县国家慢性病综合防控示范区建设实施方案》，县教体局、盱城街道、县人民医院围绕各自职责作交流发言。10月，心脑血管病综合防控开展现场调查，将所有调查对象全部默认为高危对象。截至2021年12月，完成筛查2124人，全部完成身体测量、实验室检查、问卷调查、心电图和颈动脉超声的检查。居民慢性阻塞性肺疾病综合防控项目筛查454人次。

第四章　疟疾病防治

第一节　恶性疟防治

1964年，首次发现疑似恶性疟27例，死亡2例，以后每年均有发病，但无较大疫情发生。

1976年9月，东阳公社瓦屋大队和反修公社新街大队等局部村庄出现大批持续发热病人，江苏医院、淮阴地区卫生防疫站和县卫生防疫站联合调查，采血镜检，首次在显微镜下找到恶性疟原虫。确诊恶性疟病例83例。顺河、河桥、十里营各1例，全年共发生恶性疟86例，发病率1.98/万。

1977年起，在桂五公社开展恶性疟防治监测综合试点，江苏省寄生虫病防治研究所杨中炎、南京医学院寄生虫病教研室叶炳辉、淮阴地区卫生防疫站卢之起、县卫生防疫站黄颜武等长期驻点，调查研究，指导全县恶性疟防治。由市、县组成专业队伍，在东阳、顺河、反修3个公社设立镜检站。开展发热病人血检、带虫调查和蚊媒调查，摸清恶性疟分布范围，采用"两全两复"防治措施，恶性疟发病从1977年1.23/万下降到1978年0.25/万。

1981年，淮阴地区卫生防疫站卢之起等4人在桂五首次发现传播恶性疟疾的媒介——雷氏按蚊嗜人血亚种（嗜人按蚊）。桂五被选为市恶性疟防治试点，加强蚊媒防制。分管副县长张恩钤出席在济南召开的五省疟疾联防会议并交流发言。

1982年起，县卫生防疫站在全县范围开展蚊媒密度和种群调查。当年，23个公社发现嗜人按蚊，采取以防、灭蚊为重点的综合防治措施控制疟疾发病，在新街进行DDT室内滞留喷洒控制传疟媒介——嗜人按蚊密度。

1984年，12个乡镇发现恶性疟。全县恶性疟发病率2.90/万。

至1985年，全县共确诊恶性疟病人672例。

1986年，在观音寺、马庄、马坝、高桥、东阳5个乡镇开展DDT室内滞留喷洒，防制传疟蚊媒。

1987年9月，盱眙县龙山乡长山村大郢组发生多例原因不明的高热病人，病程长，疗效差，1名乡村医生写信向省卫生厅反映，省厅要求盱眙县卫生局前往调查，县卫生防疫站组织传染病、寄生虫病防治、检验等专业技术人员进村开展流行病学调查、询问病史、走访首例病人、采血镜检110余人，在31人血中发现恶性疟原虫，并确定为恶性疟暴发流行。省卫生厅、省寄生虫病防治研究所派专家组赶赴病区，指导扑灭疫情、治疗现症病人、村民血检、全民服用抗疟药，调运灭蚊器械和药品，在全乡开展人房和畜圈DDT滞留喷洒。1个月后，疫情扑灭。在12个重点乡镇实施DDT室内滞留喷洒。

1988～1995年，无本地恶性疟病例发生。1995年，达到消灭恶性疟的标准。

2014年，全年上报8例疟疾病人，为境外输入病例，其中：1例卵形疟、7例恶性疟，正规治疗后康复。

2015～2021年，无本地恶性疟病人。

第二节　间日疟防治

解放前，全县一年四季均有疟疾发病，高发季节几乎村村户户有病人。其中：1947年秋天，圳桥、高桥两地出现暴发流行,发病率高达5100/万。

50年代初,经调查平均年发病率2450/万。

60年代初,全县采用两根治(休止期根治、全民根治)措施,社队卫生员手提水壶,挨家逐户、送药上门、看服下肚,不收分文。1960年,发病60799人,治疗41802人。此后,发病率大幅下降。

60年代末至70年代初,发病率在300/万到2450/万之间。

1973年,发病率813.99/万。

1979年,发病率310.44/万

1989年,发病率140/万。

1990～1995年,连续6年控制在1/万以下,以散在发生为主。

1996年、1997年,南部丘陵山区9个乡镇发生疟疾暴发流行。其中:1996年,确诊和疑似间日疟病例1096例,发病率为15.58/万。1997年,报告间日疟854例,发病率12.15/万。

1998～2004年,间日疟暴发流行得到有效控制,发病率逐年下降。发病率由1996年15.58/万下降到2004年的0.79/万。

2005～2014年,连续10年发病率控制在1/万以下。

2014年,达到省消除疟疾标准。

第三节　控制措施

一、压高峰、控制流行(1952～1978年)

1952～1963年,受防治技术条件限制,主要以治疗现症病人和抗复发治疗为主。

1960年、1970年,两次暴发流行,发病率分别为2475/万、2452/万。主要采取以消灭传染源为主的"两根治一预防"(即现症病人根治、休止期根治和流行季节全民预防服药)防制措施,迅速控制疫情,发病率从1970年2452/万下降到1973年813.99/万。

1974～1978年,采用"两全两复"(即全民预防服药、全民休止期根治和十五岁以下儿童复治、阶段清理复治)防治措施。期间,预防服药1620442人次,休止期根治938493人次,清理复治1467903人次。间日疟发病率从1974年558/万下降到1978年266.96/万。

二、重点防治、分类指导(1979～1990年)

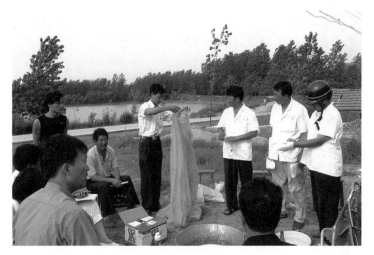

工作人员现场指导药物浸泡蚊帐

1979年起,将全民休根、流行季节预防服药改为重点人群预防服药。

1980年,成立县中心疟疾镜检站。1982年,盱眙县作为淮阴市试点,全面宣传防蚊灭蚊和添置蚊帐。到1986年,乡镇相继建立34个疟疾镜检站,组成专业队伍,全面开展疫源搜索和病情、蚊情监测与防治工作。建立中心镜检站和门诊疟疾镜检站,强化疟疾疫情发现与管理。期间,采取"一防三治压高峰"(即防蚊、现症病人治疗、休根治疗、清理复治和流行季节重点人群预防服药)防治措施。据统计,开展休止期根治1188910

人次,清理复治889452人次,重点人群预防服药1404623人次。间日疟发病率由1979年310.44/万下降到1990年0.48/万。其中:1986~1987年,穆店、桂五、新街等乡镇采用二氯苯醚菊酯和澳汀菊酯浸泡蚊帐62181顶。

三、巩固监测(1991~2010年)

1990年起,防治工作进入巩固阶段。按照"因地制宜、分类指导、突出重点"控制策略,加强传染源管理,正规治疗疟疾病人,开展流行病学调查,及时处理疫点,做好春季休止期根治。县中心镜检站和各医疗单位门诊镜检站建设得到加强,实现血检全覆盖。每月对各门诊镜检站血片进行抽复检。开展流动人口重点人群预防服药,减少输入性疟疾病例的发生和流行。做好疫情监测,开展流行季节疟疾现场走访调查和疫情漏报调查。对疟疾病人的密切接触者进行追踪调查。1991~1995年,间日疟发病率控制在0.5/万以下。

1996年,在与安徽交界山区及外围的15个乡镇出现局部地区暴发流行,后经药物灭蚊、现症病人治管、重点人群休根和预防服药等科学及时的防治措施,发病率由1996年15.58/万下降到2004年0.79/万。

2004~2009年,发病率控制在1/万以下。

四、消除疟疾(2010~2021年)

2010年7月,盱眙县启动消除疟疾行动暨全球基金疟疾项目工作。制定《盱眙县消除疟疾行动计划(2010~2020)》和全球基金疟疾项目前两年工作计划。

2012年,发现3例疟疾病例,均为国外输入,经治疗康复。

2014年11月26日,盱眙县疟疾病防治通过江苏省消除疟疾达标考核,消除疟疾工作得到省考核组高度评价。

2015~2021年,县域内未发现本地感染的疟疾病人,达到消除疟疾标准。期间,严格按1~3~7模式开展病例报告、调查核实和疫点处置措施,加大输入性疟疾防控力度。各镜检站对流动人口尤其是从国外回归人员做到有热必检,检查情况及时上报。全县村村建立出国人员信息登记台账,实时掌握辖区出国人员动向。开展出国人员疟防知识培训,组织企业返回人员体检,早诊早治。每年对临床医生进行疟疾诊疗知识培训,要求出国人员就诊必须先查疟原虫。

2021年,疟疾病媒介调查12次,主动病例侦查200人。10月,举办全县疟原虫镜检技能培训班,规范疟原虫镜检技术的方法,提高疟原虫镜检能力和技术水平。

1977~2021年盱眙县媒介按蚊调查情况统计表

年 份	调查乡镇数	捕蚊数	中华按蚊		嗜人按蚊	
			捕蚊数	占比(%)	捕蚊数	占比(%)
1977	3	534	534	100.00	0	0.00
1978	6	787	787	100.00	0	0.00
1979	11	1861	1861	100.00	0	0.00
1980	9	2245	2245	100.00	0	0.00
1981	13	3358	3314	98.69	44	1.31
1982	13	1699	1612	94.88	87	5.12
1983	13	7317	6639	90.73	678	9.27
1984	9	9722	6775	69.69	2947	30.31
1985	14	418	222	53.11	196	46.89
1986	4	6727	6382	94.87	395	5.87

（续表）

年 份	调查乡镇数	捕蚊数	中华按蚊		嗜人按蚊	
			捕蚊数	占比（%）	捕蚊数	占比（%）
1987	2	2840	1868	65.77	972	34.23
1988	1	69	69	100.00	0	0.00
1989	1	40	40	100.00	0	0.00
1990	1	424	424	100.00	0	0.00
1991	5	92	92	100.00	0	0.00
1992	1	398	396	99.50	2	0.50
1993	1	358	358	100.00	0	0.00
1994	1	604	339	56.13	165	27.32
1995	1	452	452	100.00	0	0.00
1996	1	4	3	75.00	1	25.00
1997	3	433	374	86.37	59	13.63
1998	3	1637	1625	99.27	12	0.73
1999	4	920	895	97.28	25	2.72
2000	7	179	178	99.44	1	0.56
2001	2	52	52	100.00	0	0.00
2002	2	393	393	100.00	0	0.00
2003	2	173	173	100.00	0	0.00
2004	2	38	38	100.00	0	0.00
2005	2	159	159	100.00	0	0.00
2006	2	255	255	100.00	0	0.00
2007	3	56	56	100.00	0	0.00
2008	1	95	95	100.00	0	0.00
2009	1	45	45	100.00	0	0.00
2010	1	73	73	100.00	0	0.00
2011	1	0	0	0.00	0	0.00
2012	1	56	56	100.00	0	0.00
2013	1	23	23	100.00	0	0.00
2014	1	43	43	100.00	0	0.00
2015	1	11	11	100.00	0	0.00
2016	1	1	1	100.00	0	0.00
2017	1	1	1	100.00	0	0.00
2018	1	1	1	100.00	0	0.00
2019	1	1	1	100.00	0	0.00
2020	1	218	218	100.00	0	0.00
2021	1	139	139	100.00	0	0.00

（续表）

1986～2012年盱眙县间日疟发病情况

年　份	人口数	疟疾发病数	发病率（1/万）	同比增长（%）	年　份	人口数	疟疾发病数	发病率（1/万）	同比增长（%）
1986	648961	1497	23.07	-47.68	2000	706609	267	3.78	23.04
1987	648590	921	14.20	-38.48	2001	707567	144	2.04	-46.07
1988	651720	219	3.36	-76.22	2002	708812	84	1.19	-41.67
1989	656121	92	1.40	-57.99	2003	709708	79	1.11	-5.95
1990	661724	32	0.48	-65.22	2004	730000	58	0.79	-26.58
1991	661824	21	0.32	-34.38	2005	730000	25	0.34	-56.90
1992	661744	20	0.30	-4.76	2006	748734	54	0.74	+117.64
1993	684388	10	0.15	-50.00	2007	736842	42	0.57	-22.22
1994	694322	14	0.20	40.00	2008	744186	32	0.43	-13.51
1995	701102	5	0.07	-64.29	2009	730000	25	0.34	-28.57
1996	702314	1094	15.58	21780.00	2010	756548	14	0.19	-44.11
1997	703134	854	12.15	-21.94	2011	756548	0	0	-100
1998	703675	218	3.10	-74.47	2012	756548	1	0.01	100
1999	704725	217	3.08	-0.46	2000	706609	267	3.78	23.04

1986～2021年盱眙县疟疾血检情况

年份	人口数	血检数	血检率（%）	阳性数	阳性率（%）	年份	人口数	血检数	血检率（%）	阳性数	阳性率（%）
1986	648961	48786	7.52	1600	3.28	2004	730000	5750	0.79	8	0.14
1987	648590	72378	11.16	952	1.32	2005	730000	5119	0.70	1	0.02
1988	651720	72274	11.09	219	0.30	2006	748734	6590	0.90	0	0
1989	656121	65084	9.92	92	0.14	2007	736842	12784	1.73	2	0.02
1990	661724	48617	7.35	32	0.07	2008	744186	12241	1.65	5	0.04
1991	661824	51576	7.79	21	0.04	2009	730000	15782	2.16	14	0.09
1992	661744	31396	4.74	20	0.06	2010	756548	13238	1.75	10	0.08
1993	684388	32195	4.70	10	0.03	2011	756548	10512	1.39	0	0
1994	694322	26319	3.79	14	0.05	2012	756548	8778	1.30	3	0.03
1995	701102	19624	2.80	5	0.03	2013	780000	7205	1.09	6	0.09
1996	702314	15924	2.27	12	0.08	2014	783000	6562	1.00	8	0.12
1997	703134	13223	1.88	110	0.83	2015	783000	3437	0.53	5	0.15
1998	703675	14210	2.02	93	0.65	2016	652000	2030	0.31	6	0.30
1999	704725	14323	2.03	95	0.66	2017	652000	1019	0.16	2	0.20
2000	706609	14319	2.03	96	0.67	2018	652000	914	0.14	6	0.66
2001	707567	15670	2.21	65	0.41	2019	652000	872	0.13	1	0.11
2002	708812	11602	1.64	29	0.25	2020	655800	843	0.13	1	0.11
2003	709708	10241	1.44	12	0.12	2021	655800	575	0.09	0	0

第四节　联防联控

一、五省联防联控

70年代初期,苏、鲁、豫、皖、鄂五省疟疾大流行。1970年、1971年,五省疫情报告发病2198.4万人和2174.3万人,均占全国当年发病总数91.20%。1973年,卫生部组织专家在苏、豫、皖重点疫区调查后,在向国务院的报告中提出组织苏、鲁、豫、皖、鄂五省疟疾联防建设,在卫生部组织与关怀下,由河南省牵头于当年底召开联防筹备会议,达成组织联防协议,于1974年起实行五省疟疾联防。至2021年,盱眙县一直参与苏、鲁、豫、皖、鄂五省疟疾联防工作。

其中:2006年、2009年,盱眙县分别接受五省联防检查,疟疾防治工作及取得的成绩得到检查组较高评价。

二、苏皖两省疟疾联防联控

1975年,江苏、安徽疫情重、病例多,发病多为苏皖交界相邻地区。两省卫生厅决定开展苏皖两省疟疾联防,设立联防县(初定两省八县、后为十一个市十四个县共二十五个成员市县),每年确定值班县,收集、整理、通报各成员市县的防治情况,牵头、组织联防会议,重点交流防治经验、工作中存在的问题及商讨解决方法。

1976年,盱眙县参加苏皖十县恶性疟联防。

1977年9月3日,苏皖两省八县防治疟疾联防会议在盱眙召开。盱眙、金湖、洪泽、泗洪、天长、来安、嘉山、六合等县均派员参加。

1981年,盱眙县参加苏皖两省三县八社恶性疟联第10次会议,签署联防协议。

1994年12月,苏皖两省八县(市)第19次恶性疾病联防会议在盱眙县召开。

2014年,联防工作重点为加强苏皖两省防止疟疾输入再传播工作,巩固消除疟疾工作成果。

2019年,盱眙县在苏皖两省第44届疟疾联防工作会上作经验交流发言。

2020~2021年,完善联防联控工作机制,按联防要求按时上报盱眙县疟防工作总结并参加第45届联防会议。

第五节　中外交流

2007年起,盱眙县作为国家援外疟疾防治技术培训现场考察基地接受国际疟疾防治组织、专家、学者参观学习。当年接待非洲8个国家32名卫生官员。

2011年,全球基金疟疾项目江苏省会议、苏北片区会议分别于3月、12月在盱眙县召开。盱眙县作为江苏省疟疾防治培训点,全年接待9批200多人的国际疟疾防治培训班的学员参观学习,其中有朝鲜卫生部一行5人。

2012年,盱眙县疾病预防控制中心共接待3批来自非洲国家专家50余人到盱眙考察、交流与研讨疟防工作。

2015年10月16日,世界卫生组织(WHO)总部疟疾司司长Dr Pedro L.Alonso Fernandez在国家卫计委领导陪同下到盱眙现场考察县疾控中心和桂五镇卫生院疟疾病防治工作,对盱眙县取得的巨大成果给予高度肯定,表示盱眙的疟疾防治经验值得向全球推广。

2019年11月21日,由国家卫健委组织、江苏省寄生虫病防治研究所承办的"一带一路"援外疟疾防治技术培训班8个国家33名学员到盱眙参观交流。培训班学员先后到县疾控中心和桂五镇中心卫生院参观交流疟疾病防治工作。累计接待非洲和东南亚等地区40批约40多个国家卫生官员和疟疾防治专业人员976人次。

2020~2021年,受新冠疫情影响,中外交流中断。

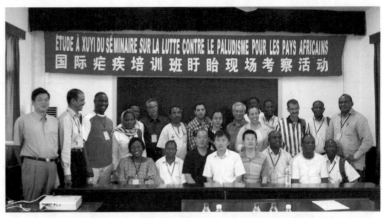

2006年8月3日,国家疟疾培训班盱眙现场考察活动

2007~2019年盱眙县中外交流情况一览表

时 间	领 队	参加人所属国家(地区)	参加人员情况	主要任务	人数
2007.8.10 ~ 8.11	金小林	非洲8个国家	卫生官员	参观学习	32
2008.5.29 ~ 5.30	曹 俊	非洲12个国家	卫生技术人员	参观学习	21
2009.11.2 ~ 11.3	曹 俊	非洲、东南亚14个国家	卫生技术人员	参观学习	19
2010.8.17 ~ 8.18	高 琪	世卫组织	卫生技术人员	媒介调查	1
2010.10.13 ~ 10.14	高 琪	东南亚5个国家	卫生技术人员	参观学习	13
2010.12.3 ~ 12.4	高 琪	非洲8个国家	卫生技术人员	参观学习	14
2011.1.7 ~ 1.8	高 琪	非洲14个国家	卫生技术人员	参观学习	31
2011.3.10 ~ 3.11	高 琪	朝鲜	卫生官员	参观学习	5
2011.6.17 ~ 6.18	高 琪	非洲12个国家	卫生技术人员	参观学习	34
2011.7.22 ~ 7.23	高 琪	非洲7个国家	卫生技术人员	参观学习	19
2011.8.19 ~ 8.20	高 琪	非洲11个国家	卫生技术人员	参观学习	25
2011.9.16 ~ 9.17	高 琪	非洲14个国家	卫生技术人员	参观学习	22
2011.9.28 ~ 9.29	周水森	世卫组织	专家	考核	7
2011.11.17 ~ 11.18	高 琪	非洲10个国家	卫生技术人员	参观学习	17
2011.12.8 ~ 12.9	高 琪	非洲19个国家	卫生技术人员	参观学习	31
2012.6.11 ~ 6.12	高 琪	世卫组织	项目官员	考察	1
2012.6.22 ~ 6.23	高 琪	非洲12个国家	卫生技术人员	参观学习	18
2012.7.15 ~ 7.16	周华云	非洲15个国家	卫生技术人员	参观学习	23
2012.9.20 ~ 9.21	周华云	非洲7个国家	卫生技术人员	参观学习	11
2013.7.15 ~ 7.16	高 琪	非洲11个国家	卫生技术人员	参观学习	27
2013.8.6 ~ 8.7	高 琪	非洲7个国家	卫生技术人员	参观学习	14
2013.8.26 ~ 8.27	高 琪	非洲13个国家	卫生技术人员	参观学习	25
2013.9.20 ~ 9.21	高 琪	非洲9个国家	卫生技术人员	参观学习	23
2013.11.2 ~ 11.3	高 琪	非洲6个国家	卫生技术人员	参观学习	16

（续表）

时 间	领 队	参加人所属国家（地区）	参加人员情况	主要任务	人数
2014.7.29 ~ 7.30	高 琪	非洲11个国家	卫生官员	参观学习	25
2014.8.26 ~ 8.27	高 琪	非洲8个国家	卫生官员	参观学习	20
2014.10.27 ~ 10.28	高 琪	非洲21个国家	卫生技术人员	参观学习	37
2015.7.9 ~ 7.10	朱国鼎	非洲24个国家	卫生技术人员	参观学习	42
2015.8.15 ~ 8.16	朱国鼎	非洲20个国家	卫生技术人员	参观学习	51
2015.9.1 ~ 9.2	周华云	东南亚6个国家	卫生技术人员	参观学习	21
2015.10.16 ~ 10.17	周水森	世卫组织	疟疾司司长	考察	1
2016.7.5 ~ 7.6	朱国鼎	非洲、东南亚16个国家	卫生技术人员	参观学习	29
2016.7.21 ~ 7.22	朱国鼎	非洲、东南亚21个国家	卫生技术人员	参观学习	47
2017.8.9 ~ 8.10	朱国鼎	非洲13个国家	卫生技术人员	参观学习	30
2017.9.4 ~ 9.5	朱国鼎	塞拉利昂	卫生技术人员	参观学习	30
2017.10.15 ~ 10.16	朱国鼎	非洲21个国家	卫生技术人员	参观学习	53
2018.6.19 ~ 6.20	朱国鼎	非洲20个国家	卫生技术人员	参观学习	50
2018.7.5 ~ 7.6	朱国鼎	非洲7个国家	卫生技术人员	参观学习	25
2018.8.16 ~ 8.17	朱国鼎	非洲11个国家	卫生技术人员	参观学习	33
2019.11.21 ~ 11.22	朱国鼎	非洲8个国家	卫生官员、专家	参观学习	33

第五章　寄生虫病和地方病防治

第一节　丝虫病

1956年，对部分乡村调查，血微丝蚴感染率12.49%。

1958 ~ 1960年，开展普查普治和复查复治，3年共血检640183人，治疗16954人，血微丝蚴的阳性率由1958年的11.57%下降至1960年的3.23%。

1967年，县组织专业队伍，分别对马坝镇板桥村、旧铺镇马桥村和桂五镇石狮村进行微丝蚴感染状况调查，微丝蚴感染率高达20%左右。

1970年，又组织人员选择丘陵山区的古城乡新农村进行人群微丝蚴感染率的调查，共查13个组，总人口2209人，受检人数2099人，受检率95.0%；查出阳性人数348人，阳性率16.6%。

1971年，全县进行普查和重点防治，血检人数271747人，查出血微丝蚴阳性19599人，阳性率7.21%，感染率最高的河桥公社14.34%，最低的三河农场2.97%。全县平均人群微丝蚴感染率7.21%，个别乡镇高达14.34%，当年全县近40万人口就有2万余人感染上微丝蚴。普查结束后即对阳性人员使用乙胺嗪（海群生）4.2克7日疗法，共治疗14657人，治疗率74.8%。

1972～1977年,进行四年普查重治和对漏查漏治的村、组实行补查补治,普查的结果:1972年,阳性率6.43%;1973年,阳性率6.4%;1974年,阳性率3.61%;1977年,阳性率3.4%。对普查出的阳性病人全部使用海群生4.2克7日疗法治疗。海群生服用剂量大、副反应较重,很多病人难以坚持服完全程,使得治疗效果不佳,人群微丝蚴阳性率一直维持在3%～6%之间,难以下降。

1980年,选择部分公社14个重点大队进行抽查,14个大队总人口12031人,血检10126人,血检率84.17%;查出阳性585人,阳性率5.78%。

1986年,根据省丝虫病防治工作规划,结合县域的实际情况,制定出丝虫病防治工作"七五"规划,提出1988年达到基本消灭丝虫病的标准。全县28个乡镇分两批集中进行,共采制血片552051张,阳性率3.64%。

1987年,开展全县"海群生药盐"普治工作,在县域内开展全民食"药盐"。全年拌制"药盐"2000吨,消耗海群生粉6吨,人均服乙胺嗪粉9.2克。

1988年5月、9月,淮阴市对盱眙两次考核,抽查11个乡中11个村,血检4597人,检出微丝蚴阳性15人,微丝蚴感染率0.66%。10月下旬,省卫生厅对盱眙县丝防效果进行考核,抽查5个乡中5个村,血检7764人,检出阳性11例,阳性率0.14%。11月30日,经省考核组考核审评,确认盱眙县达到基本消除丝虫病标准。

1992年,发现3例微丝蚴感染者。

1993～1998年,连续6年未查出阳性感染者。

1999～2021年,经监测未查出阳性感染者,对慢丝病人进行追踪调查,建立档案,开展关怀照料工作。

第二节 肠道线虫病及人体主要寄生虫病

50年代初,肠道线虫病在县内流行甚广,虽然采取一系列防治措施,但是防治效果不佳。

1956年,开始对钩虫病进行初步调查和重点防治。1958～1960年普查普治,阳性率由1958年的14.41%,下降到1960年的4.28%。1973年,抽样调查,阳性检出率2.6%,此后,钩虫病和其它肠道寄生虫病合并查治。

80年代,肠道线虫病感染率仍然居高不下。

1990年,开展第一次全国人体寄生虫病分布调查。结果显示,全县人群肠道寄生虫病总感染率高达78.6%,其中:蛔虫、钩虫、鞭虫感染率分别为4.50%、18.56%、5.95%。

1995～1997年,遵循"分类指导"的原则,采取以化疗为主,结合健康教育的综合性防控措施,3年共完成驱虫服药219046人次。

1998～2000年,县卫生局成立肠道驱虫技术指导小组,为防治工作提供技术支持,每年选择1～2个乡镇开展肠道线虫病监测工作。累计服药428929人,基本达到常住居民普治全覆盖。其中:2000年底,按照驱虫工作好、中、差选择3个镇开展调查,调查1512人,阳性89人,总感染率下降至5.36%。肠道线虫病得到控制,实现"九五"防治规划目标。

2001年起,全县按照"因地制宜、分类指导、突出重点"原则开展防治工作,防治重心由全民服药转为防治工作相对薄弱的重点地区、重点人群防治,每年按照辖区人口5%～10%任务开展驱虫服药工作。全县肠道线虫病感染率已控制在10%以下。

2002年,全国第二次人体重要寄生虫病现状调查,调查3个乡3个村1566人,感染84人,总感染率5.36%,达到控制要求。2003年起,加强肠道线虫病防治与监测工作。

2010～2015年,感染率控制在3%以下。

2017年,全县开展肠道线虫病自查自评工作,共调查5个镇2511人,肠道线虫总感染率0.16%,其中:蛔虫、钩虫、鞭虫感染率分别为0.04%、0.08%、0.04%,居民卫生知识知晓率和卫生行为正确率90%,均达到省肠

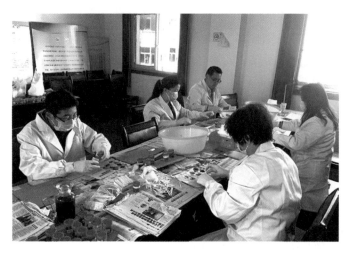

2017年10月,县疾控中心进行肠道蠕虫检测

道线虫病有效控制标准。

2018年10月21~24日,省市专家和县调查队在马坝监测点两个村开展监测工作,调查1000人采样1000份。通过镜检发现感染人数3人,总感染率0.3%。

2021年,根据《省市2020年寄生虫病防治工作方案》要求,盱眙县承担蛲虫感染率调查工作,调查3~5岁儿童695人,检查阳性3人,阳性率0.43%。其中:盱城街道幼儿园检查347人,检查阳性2人,阳性率0.58%;穆店幼儿园检查348人,检查阳性1人,阳性率0.29%。根据蛲虫感染相关防控措施对班级进行消毒处置,患儿及时服用驱虫药、早治疗、早康复。

第三节　血吸虫病(钉螺调查)

2006年,受江苏省血吸虫病防治研究所委托,盱眙县承担血吸虫病潜在流行区监测工作。盱眙县历史上没有血吸虫病疫情报告,血吸虫病监测工作源于国家南水北调东线工程建设,因其水源区及主要输水河道均经过血吸虫病流行区,输水线路长、影响因素多,盱眙东部地区河流、渠道存在血吸虫病传播风险。监测分固定监测点和流动监测点,每年监测一次。在观音寺镇马庄引水渠东坡、马庄引水渠西坡、省属三河农场维桥河口,开展环境钉螺监测。在观音寺镇马庄村引水河开展水体钉螺打捞。

至2014年,完成对观音寺引水河、三河维桥河口等3处固定环境和5处可疑环境监测,未发现钉螺。

2020年,完成对观音寺引水河、三河维桥河口等3处固定环境监测,落框545个,调查39400平方米水域,未发现钉螺;每月开展水体打捞监测1次,共计打捞漂浮物241千克,捕获其它水生螺152只,未发现钉螺。

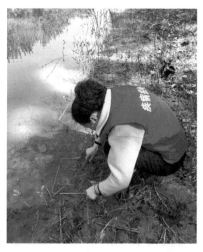

2020年,县疾控中心开展钉螺现场调查

2014~2020年盱眙县血吸虫防治环境监测一览表

年　份	落框(个)	调查水域 (平方米)	钉螺(只)	打捞监测 (次数)	漂浮物 (千克)	水生螺 (只)	钉　螺 (只)
2014	475	30300	0	12	253	166	0
2015	414	40000	0	12	252	162	0
2016	482	44800	0	12	258	129	0
2017	566	47200	0	12	269	129	0
2018	531	39100	0	12	187	145	0
2019	527	38200	0	12	236	129	0
2020	545	39400	0	12	241	152	0

第四节　碘缺乏病

地方性甲状腺病在盱眙历史上早有发现,病因不明,称大脖子病。解放以后,开始一般性临床治疗。

1982年,省、市卫生部门组织地甲病专业队伍到盱眙对全县7～14岁中小学生开展普查,共查11545人,发现甲状腺肿大2933人,肿大率25.42%;患病1377人,患病率11.93%。仇集、龙山、洪山、河桥为重病区。

1983年,省调查组到盱眙采用"五五"布点调查,居民甲状腺肿患病率12.02%,7～14岁中小学生甲状腺肿大率25.83%,人群尿碘水平120.47μg/g·Cr。

1984年,按照中央地方病办公室的病区划分标准,22个乡中有9个乡(穆店、仇集、古城、水冲港、河桥、洪山、古桑、龙山、盱城)被定为地方性甲状腺肿病区,盱眙县被列为江苏省十个重点病区县。

1985～1987年,按照省市文件和会议精神,对重点人群分批投服碘油丸,三年共服碘油丸65348人,肿大率呈逐年下降趋势,防治工作初显成效。

1988年起,全县开始实施以碘盐防治为主,特需人群、重点人群补服碘油为辅的综合性防治措施,开展碘盐监督监测工作,提高碘盐合格率和覆盖率。

1994年,县政府成立地方病防治领导小组并下发《盱眙县"2000年消除碘缺乏病"行动规划》,明确防治工作目标和各有关部门职责。

1997年,经自查和省消除碘缺乏病考评组考核,学生甲状腺肿大率5.08%,人群尿碘中位数420ug／L,碘盐合格率92.53%,达到卫生部颁发的消除碘缺乏病标准,提前实现消除碘缺乏病目标。

2000年,全县碘盐合格率、碘盐覆盖率和合格碘盐食用率均保持在90%以上。特需人群强化补碘率95%以上。

2005年、2008年、2009年,三次病情调查结果显示,全县8～10岁儿童碘营养均处于适宜水平。

2015年,抽取5个乡镇居民户合格碘盐食用率、儿童尿碘水平和甲状腺肿大率、孕妇尿碘水平及家中碘盐含量及健康教育状况调查。抽检5个乡镇20个村300份居民盐样,居民合格碘盐食用率96%,碘盐覆盖率100%。检测200名8～10岁儿童尿样,尿碘中位数150.95μg/L,尿碘含量低于50μg/L比例6%。调查200名儿童,甲状腺肿大率为0。检测100名孕妇,尿碘中位数152.3μg/L,家中盐碘均数25.23mg/kg,范围18.24mg/kg～46.43mg/kg。碘缺乏病防治知识知晓率为82.4%。按碘缺乏病消除判定标准,达到规划目标。

2016～2020年,盱眙县制订持续消除碘缺乏病行动计划并每年下发工作方案,强化政府责任,明确各部门目标任务。

2021年,开展未成年人甲状腺现状调查821人,碘缺乏病重点人群碘营养状况调查300人。8～10岁儿童和孕妇的碘营养状况处于适宜,8～10岁儿童B超甲肿率0%。零售层次食用盐碘含量监测碘盐合格率100%,抽取5个乡镇人群碘营养状况监测碘盐覆盖率99.67%、碘盐合格率100%、合格碘盐食用率99.67%。

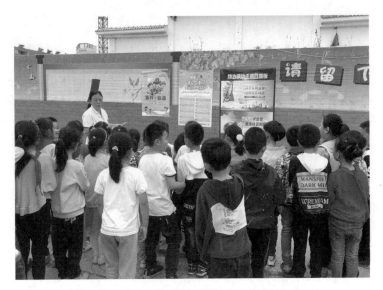

2019年5月,开展碘缺乏防治日宣传活动

第五节　饮水型地方性砷中毒

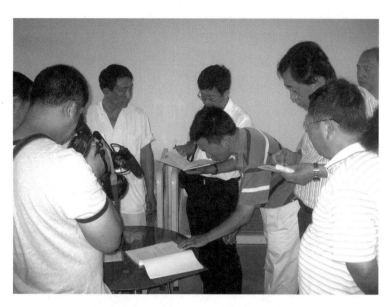

2004年9月,省疾控中心对盱眙沿淮河的鲍集、淮河等部分乡镇进行饮用水(井水)水砷含量调查检测,150份样品中有30份砷含量超过国家标准,最高水砷含量0.298mg/L,达到中度砷中毒病区标准。

2005年,按省、市方案要求,结合中央补助地方专项资金、地方病项目和儿童基金会项目对所有沿淮河乡镇及接壤乡镇(12个乡镇79个村)进行高砷水源筛查,对发现有高砷水源村进行全村水源普查和病情调查。累计监测水样10737份,14个村存在高砷水源,最高水砷含量0.329mg/L,主要分布在淮河、鲍集两个乡镇。对高砷水源村居民地方性砷中毒防治知识进行宣传教育。

2010年,国家地病所领导到盱眙县淮河镇视察病区村

2010年7月,经问卷调查,5年级学生和家庭主妇的防治知识知晓率分别在87%和82%。全县完成评估重点地方病目标,14个砷中毒潜在病区村当年全部完成改水。

2014年,对高砷暴露人群133人体检,未检出地方性砷中毒病人。

2015年,对14个高砷村开展改水及水砷含量和常住暴露人口的砷中毒患病情况调查。所有改水工程水砷含量均小于0.05mg/L,未发现砷中毒新发病例。按饮水型砷中毒消除判定标准,全县实现消除目标,达到消除标准。

2021年,对12个高砷村及3个改水工程开展监测,均正常运转且水砷含量合格。地方性饮水型高砷暴露人群病情调查130人,其中:可疑1例,正常129例,无新发病例。

第六节　饮水型地方性氟中毒

1983～1987年,省卫生防疫站在盱眙进行地方性氟中毒调查,确定5个氟中毒病区村。

1990～2010年,采取上级补贴和群众集资的形式,由县改水办和水利部门论证施工,先后对3个病区村进行降氟改水。经过水质监测,改水后的水氟含量均在正常值范围之内。

2012年,按中央财政转移支付项目和省、市方案要求,完成对沿淮5个乡镇饮水型地方性氟(砷)中毒情况调查和健康教育干预工作。

2013年,县委、县政府将管仲、鲍集、明祖陵、铁伏、淮河、兴隆6个乡镇纳入农村饮水安全工程建设计划并组织实施。

2014年,完成5个氟中毒病区村档案数据更新。

2015年,按地方病"十二五规划"终期考核要求,对5个病区村开展改水、水氟含量、8～12岁儿童氟斑牙

患病情况的调查。5个改水工程水氟含量均小于1.2mg/L。调查540名8～12岁儿童,患氟斑牙者21人,其中:极轻18人、轻度3人,患病率3.89%。按饮水型氟中毒控制判定标准,盱眙县已达控制标准。

2016年,全部实现区域化集中供水。

2021年,开展对5个饮水型地方性氟中毒病区村水氟和儿童氟斑牙患病调查工作,水氟含量均在正常范围内。调查8～12岁儿童242人,发现可疑13人、极轻度4人、轻度3人。氟斑牙总患病率1.65%,氟斑牙指数0.04。

第六章　专科病防治

第一节　结核病

解放前,盱眙患病较多,危害严重。无有效的预防与治疗措施,有"十痨九死"之说。

1950年,开始免费接种卡介苗。到70年代末,全县15岁以下儿童普遍接种卡介苗。

1980年,县、社、队结核病防治网络初步建立。全县结核病患病率在7‰左右。

1984年,县结核病防治所成立。

1985年,对旧铺乡发现的53例活动性结核病人给予痰检、胸片检查,并进行系统正规治疗,其中:Ⅱ型1例、Ⅲ型41例、Ⅳ型11例,治疗统一交由乡卫生院管理。对全县已发现的414名患者登记管理,规范治疗。

1986年起,所有结核病人均进行登记管理,建立档案,监督治疗。当年,全县新发现登记病人525人。

1990年,建立健全县、乡、村三级防治网络,进行大规模业务培训工作,实行中心登记报告制度。县结核防治所调配专兼职防治人员7名。省、市结核病防治所分别为盱眙县装备500毫安X光机、30毫安X光机各1台,常温冰箱1台,显微镜3台。全国第三次结核病流行病学抽样调查在马坝镇板桥村进行,检查1427人,确诊活动性肺结核病人13例,涂阳3例,患病率911/10万,涂阴患病率210/10万,高于全国、全省的平均水平,是结核病疫情较严重地区之一。

1994年,全县结核病人由县结核病防治所统一收治。

1995年,开设结核病专科门诊,开展结核病规范化管理,对活动性肺结核病人实行四登记(门诊、住院、放射、痰检)、三统一(统一病历、统一方案、统一管理)。

1998年,在全县范围内开展1981～1988年出生儿童结核性脑膜炎患病情况的回顾性调查,有34名儿童曾患过结核性脑膜炎。

1999年,县卫生局下达《关于做好结核病转诊工作的通知》,实行结核病转诊工作。

2002年9月1日起,全县实施"江苏省CIDA/WHO结核病控制项目",落实世界卫生组织所倡导的经费投入政府承诺,建立药品供应和监督评价系统,对肺结核涂阳、涂阴病人免费实行直接面试下短期全程督导化疗(DOTS)。全县结核病人由结防科进行治管工作,乡、村负责推荐随访工作。发现并督导治疗传染性肺结核病患者,建立完善药品供应和监督评价系统控制策略。至2005年,投入76.3万元,其中:县政府投入配套经费16.7万元、省市投入59.6万元。

2006～2012年,中央、省、县财政共投入112万元。坚持早期、适量、联用、规则、全程的治疗原则,涂阳治疗率100%、治愈率92.4%。每季度对医疗单位进行结核病漏报、漏转调查,开展非结防机构网络报告本辖区疑似患者转诊、追踪工作。

2013年1月1日起,建立以疾控机构负责规划协调、定点医疗机构负责收治、非定点医疗机构与乡村医疗机构分别负责可疑者推介转诊、对患者进行随访管理、监督患者规范服药为主要职能的"三位一体"结核病防治管理体系工作。

2014年,举办培训班12期,培训344人次。对发现并确诊的传染性肺结核病人,实施全程督导治疗,督导乡镇139次,访视项目病人391人次。

2016～2018年,新登记结核病人846例。其中:涂阳病人372人例、结核性胸膜炎病人25例。

2019年,加强学生年龄段疫情预警处理,开展学校结核病防治师资培训,处置学校结核疫情。新登记结核病人196例,结核病年发病率28.8/10万。肺结核患者成功治疗率90.5%。

2020年,继续做好结防宣传培训督导工作,开展结核患者发现、报告、治疗管理工作,新登记结核病人201例,其中:Ⅰ组病人140例、Ⅱ组病人61例。活动性肺结核患者病原学阳性检出率69.7%。

2021年,开展结防"十三五"规划评估,"十三五"期间,县定点医院机构共诊断登记肺结核患者1314例,在本县接受治疗患者1305例;同期登记治疗肺结核患者1525例,登记管理肺结核患者1513例,管理率99.2%;同期停止治疗肺结核患者1513例,按要求规则服药肺结核患者1438例,规则服药率95.0%。加强"三位一体"结核病防治体系建设,提升肺结核患者健康管理服务质量。新登记结核病人191例,其中:病原学阳性患者117人例、病原学阴性患者72例、结核性胸膜炎病人2例,肺结核患者成功治疗率90.10%。

第二节　麻风病

1954年12月25日,安徽省卫生厅部署普查普治麻风病工作,全县调查发现麻风病9例,用氨苯砜予以治疗。

1955年,麻风病由县人民卫生院负责代管。

1956年11月,麻风药品由县防疫站管理并定期发放。

1960年,县卫生科首先在古城公社试点调查,继之在全县进行线索调查,共发现病人62例,其中瘤型34例。

1966～1970年,全县新发麻风病人50例,其中:TT型32例、BT型4例、BL型5例、LL型7例、BB型2例、Ⅰ型1例。全县累计麻风病人393例(现症病人283例)。其中:1966年10月,在渔沟公社圣人山筹建"麻风村"。次年秋,建成使用,将县内发现的麻风病患者统一收治到麻风村,进行全封闭隔离治疗。

1972年6月,开展为期6个月的麻风病普查工作,检查343721人,受检率83.63%,共发现病人186人,实际查出新病人124例。盱眙为低流行区。

1976年,全县麻风病普查36.666万人,查出麻风病人34例,受检率84.53%。之后,每年只对重点乡、镇、村进行线索调查和重点人群检查。

1985年12月,泗洪县的鲍集、管镇、兴隆、铁佛和洪泽县的淮河划归盱眙,5个乡镇有麻风病人64例(包括现症和治愈者)。

1986年,根据联合国世界卫生组织和国家卫生部公布的科研成果表明,麻风病人的治疗无需隔离,盱眙始对病人采用氨苯砜、利福平门诊联合化疗。对单独使用氨苯砜治疗的病人,进行抗复发联合化疗。

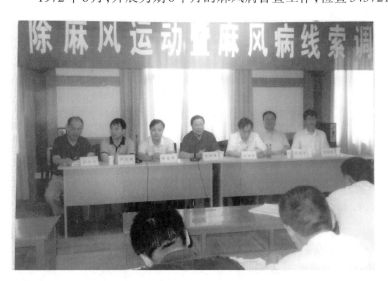

2009年,国家麻协会长张国成(左四)在盱眙培训"消除麻风运动项目"

至1987年,治愈153人,自愈21人,现症治疗病人19人。治愈率77.33%。

1990年,发现麻风病人2例,为LL型。全县累计麻风病人241例,其中现症病人7例。

1994年,麻风病人及治愈者每人每月生活费由20元调为40元。《盱眙皮防》创刊,宣传麻风病防治知识。

1996年,盱眙县麻风病防治工作通过省级验收,成为江苏省首批麻风病防治达标县。

2009年起,盱眙县皮肤病性病医院陆续承担"消除麻风运动项目""麻风病防治一体化项目""麻风病主动发现项目"。

2018年5月,在盱眙维桥宇飞食品厂发现1例缅甸籍劳工患有麻风病,诊断BL型麻风,I型麻风反应。市疾病预防控制中心、县卫健委、县皮肤病性病医院人员在宇飞食品厂现场调查缅甸籍麻风病人,调查分析李某来自缅甸,其入境前已经感染麻风病。全县发现麻风病人271例,其中:I型3例、TT型143人、BT型2 5人、BB型14人、BL型35人、LL型51人。

2019年起,每年2次对治愈者及家庭成员皮肤检查,指导麻风病致残人员的康复工作。现症病人每月上门随访1次。

2021年,强化麻风病人防治与监测,建立治愈者档案,按时完成省疾控中心下达的愈后存活者调查表数据录入上传工作。发放麻风病人年度慰问金。组织开展全县基层医务人员麻风病防治能力竞赛活动。

第三节　性病及艾滋病

一、性病防治

解放前,盱眙梅毒、淋病时有发现。

50～70年代,政府十分重视性病防治工作,性病基本消失。

80年代初,性病病例重新出现,县域内检出极少病例,防治业务由医院皮肤科和县皮肤病防治所负责。

1991年10月,盱眙县性病监测中心在县皮肤病防治所挂牌成立。

1992年,全县性病监测网络初步形成。发现首例性传播疾病——淋病。

2004年,县卫生局将性病防治委托给县皮肤病性病医院管理。

2010年,执行国家预防与控制梅毒规划,加强居民和流动人口的梅毒知识宣传,建立梅毒监测网络和检测实验室质量控制体系,梅毒监测和疫情报告质量明显提高。

2014年,全县梅毒病人给予登记上报、规范治疗。

2018年,将皮肤(性病)科分设为皮肤科、性病科,艾滋病归类性病科诊治。

2020年,完成盱眙县《中国预防与控制梅毒规划(2010—2020)》末期评估。

2021年,全县性病防治网络健全,开展形式多样的防治培训及宣传教育,疫情报告制度持续实施。

二、艾滋病防治

2002年,盱眙第一例艾滋病病毒感染者,为江苏省人民医院报告,经流行病学调查发现,该患者因第八因子缺乏输血而被感染。同年,其妻被检出艾滋病病毒阳性。2003年,其不满两周岁的儿子被诊为艾滋病病毒感染者,是盱眙出现第一例母婴传播艾滋病病毒感染者。全县在此后开始加强输血管理。

2004年,艾滋病防治归县疾病控制中心。全县县乡医疗卫生机构相继建立艾滋病初筛实验室,每月定期对被监管人员进行艾滋病病毒抗体初筛检测。

2005年,盱眙出现第一例异性传播艾滋病病毒感染者。

2006年,贯彻宣传国务院颁布的《艾滋病防治条例》,实行免费抗病毒治疗政策。加强政府责任,坚持"预防为主,防治结合"方针。

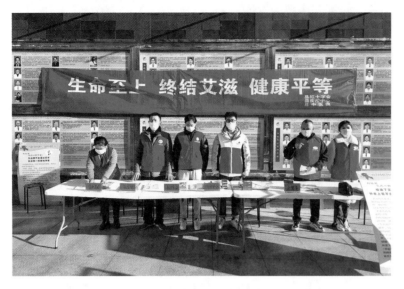

2021年12月1日，全县开展"世界艾滋病日"宣传活动

2007年，出现第一例共用注射器吸毒艾滋病病毒感染者。

2008年，出现第一例男男同性恋艾滋病病毒感染者，县卫生防疫部门在全县开展HIV扩大检测。

2009年，举办首期艾滋病母婴传播防治知识培训班，参训50人。

2010年5月，启动全球基金艾滋病项目，成立项目办公室，制订工作计划。

2012年，落实《艾滋病防治条例》，对已发现艾滋病感染者或病人，按照国家规定时限上报，履行告知、流调、随访、治疗、CD4检测、关怀、教助等具体管理任务。开展艾滋病防治宣传培训工作，建立医疗机构监测网络，规范术前、产前、输血前艾滋病抗体检测工作，共检测30027人次。建立健全自愿咨询检测点，检测门诊坚持长年开放，并向国家常规上传咨询点841人。完成对被羁押人员、娱乐场所性服务工作者检测，开展对娱乐场所高危行为干预4241人次。县疾控中心被淮安市定为婚进人群艾滋病专项调查监测单位，在规定监测期内完成400份外省婚进人群调查采血。

2020年，全县发现的所有艾滋病病毒患者，由县疾病预防控制中心管理，免费CD4+T淋巴细胞（CD4）检测、免费配偶HIV抗体检测、宣传教育和行为干预、抗病毒治疗等服务。

至2021年，全县共管理艾滋病毒感染者、病人132人，县疾病预防控制中心承担每年艾滋病感染者CD4检测及病人的CD4检测转介工作，当年完成10轮45人次CD4检测任务。严格遵照省市要求，对符合治疗要求的，向淮安四院转介治疗108人，存活的HIV患者共115人，治疗覆盖率93.91%。12月1日，全县开展以"生命至上，终结艾滋，健康平等"为主题的第34个"世界艾滋病日"宣传活动，向群众普及艾滋病相关知识及防治技能，推动全民参与艾滋病防治。

第四节　精神病

1981年10月，十里营公社卫生院开设精神科，收治1名住院精神疾病患者。

1985年3月，成立盱眙县精神病院，与盱眙县十里营卫生院一套班子，挂两块牌子。住院病床25张，简易病床3张。医疗服务辐射到安徽天长、来安、明光，淮安金湖、洪泽等多个周边县市。

1990年，精神科工作人员增加到5人，龙元良进修学习归来，引进心理测量技术，年门急诊上升到0.12万人次。年收治住院精神病人4人次。

1998～2005年，在病区开展常规集体心理治疗，实行半封闭半开放式管理，患者住院无需家属陪护。

2009年，开展国家基本公共卫生重性精神疾病患者管理工作，为辖区内重性精神疾病患者建立健康档案，开展病情评估、随访、每年一次健康查体等医疗服务。

2011年，开展重性精神疾病患者网络直报工作，对重性精神疾病患者进行网络直报。

2012年，加强重性精神疾病治疗管理，成立管理治疗领导小组及专业督导小组，县精神防治办公室组织人员参加省市相关专业技能培训，对乡、镇精防人员开展2次培训，参训89人次。共管理4258人，规范管理、开展网络信息录入4131人。

　　2015年,县政府成立严重精神障碍患者救治管理工作领导小组,县卫计委成立严重精神障碍患者管理治疗领导小组,出台《盱眙县无主精神障碍患者和肇事肇祸等严重精神障碍患者救治管理规定》,建立"政府主导、部门联动、全面排查、分类救治"管理救治机制。

　　2016年5月6日,县综治办、县公安局和县卫计委联合制定《盱眙县肇事肇祸精神障碍患者收治救助工作职责及操作流程》,明确部门(单位)职责和工作流

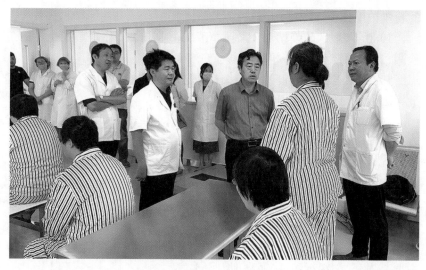

2021年7月27日,县卫健委党组书记、主任葛云调研指导精神康复医院搬迁工作

程。主要是减免有肇事肇祸倾向或肇事肇祸行为家庭困难的严重精神障碍患者的诊断治疗费用。全县录入重性精神疾病患者3049人,纳入网络系统管理2778人,其中:在册患者2810人、在管患者2765人。是年起,县财政每年设立不少于100万元的全县肇事肇祸等严重精神障碍患者专项救助基金,根据使用情况每年加以补足。

　　2017年11月22日,接受淮安市人大组织的严重精神障碍患者综合管理工作调研,受到调研组充分肯定。

　　2018年,专项救助基金调整为200万元(财政代编预算)。对出院的精神病患者进行随访,开展上门服务和电话回访;对在院精神病人进行心理疏导,助其重返社会。

　　2020年,在新冠肺炎疫情期间,县卫健委成立由精神专科医生为主,精神科护士、心理咨询师等组成的心理援助和健康教育队伍,明确分工。制定新冠肺炎心理危机干预工作实施方案,明确工作目的,确定服务人群,采取多种工作方式,为公众与重点人群提供心理健康服务。

　　2021年,做好严重精神障碍患者的建档、登记、报告、随访等信息管理工作。全县在册患者3142人,患者检出率4.78‰、在册患者管理率96.06%、在管患者服药率84.23%,免费服药860人次。定期针对集中隔离点、一线医护人员等重点人群开展走访调查工作,提供心理健康服务。发放心理健康宣传折页3000份。重点人群心理危机干预处理6人次。

第七章　职业病防治

第一节　职业危害监测

1956年,盱眙县职业监测开始起步。

60年代,县防疫部门结合劳动保护有关要求,对化工企业开展单项毒物的检测。

70年代,县卫生防疫站对相关单位进行"三废"(废气、废水、废渣)调查和监测,对厂矿企业的粉尘车间

的粉尘浓度作重点测定。

1980年,地区防疫站对8家县小工矿企业和5个驻盱军工企业的工人作业场所进行空气中职业危害的检测,21个测定点,11个超过国家容许浓度标准。

1982年,县卫生防疫站对纺织行业进行噪声检测,15个检测点均超过国家标准。对工业企业存在职业危害因素的岗位进行危害因素的浓度监测。

1983年,对10家工矿企业进行有毒气体、粉尘、噪声三种有害因素调查和现场测定。21个粉尘样本中,有16个点超过国家标准;噪声监测7个点,5个点超过国家标准要求。个别作业点噪声值超过国家标准的141%。县印刷厂空气中铅浓度测定3个点,均符合国家标准要求。

1984年5月,市五种毒物普查小组,对全县具有五种毒物(铅、汞、苯、有机磷、三硝基甲苯)的工厂进行浓度监测。在4个单位的铅、汞作业进行现场测定中,6个测定点有4个超过国家标准,超标率66.7%。

1987年,对全县乡镇企业的职业危害情况进行调查摸底。全县接触尘毒的乡镇企业有66家,职工5844人,生产工人4805人。水泥、砖瓦、矿山开采55家,占83.8%,接尘1329人;接触毒物企业6家,接触179人,主要是农药、塑料行业;接触物理因素5家。

1988年,对盱眙县皮革厂苯作业危害情况、乡办水泥厂粉尘危害情况、乡镇办农药厂有机磷对职工危害情况进行调查。皮革厂现场苯浓度未超过国家规定卫生标准。22名苯作业工人有7人白细胞、血小板计数低于正常值。2个乡办水泥厂接触粉尘人数359人,占职工81.9%。粉尘监测中,13个监测点均超过国家规定卫生标准。县农药厂体检工人21人,全血胆碱酯酶活性范围在10~40个单位,平均23.6个单位,低于正常范围12人。

1990~1994年,对全县工矿企业生产车间的粉尘、噪声、热辐射、高温等物理性有害因素开展调查与监测,调查58家工矿企业,测定粉尘作业点322个,噪声作业点155个,高温和热辐射作业点215个。粉尘作业点空气中粉尘浓度均超标,矿石公司"风钻"作业点的粉尘浓度超标560倍;噪声作业点噪声强度超标率82%;县棉织厂、针织厂车间的噪声最高值都超过120分贝;高温、热辐射作业点的指标合格率为0。

2000年,全县25个工业企业,有9个企业存在职业危害因素。职工2038人,617名职工接触各类职业危害因素。粉尘作业405人,噪音及高温作业212人。全县监测9个有职业危害工业企业,其中:全民企业5个、集体企业4个。有毒有害因素监测率100%,尘点合格率73.1%,噪音高温点合格率52.38%。

2005年,配合市疾病预防控制中心监测厂矿2个,监测作业点28个,合格点27个。

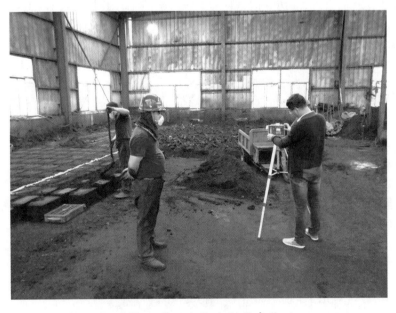

2019年,开展工厂粉尘与噪声监测

2010年,完成职业危害因素监测28家单位,出具检测报告28份,其中:化学毒物9种、物理因素3种、粉尘3种。

2011年,县疾控中心开展工作场所职业危害因素检测,涉及铅、苯、氮氧化合物、粉尘、噪声等职业危害因素。

2012年10月,县疾控中心获江苏省安监局批准,取得职业卫生技术服务机构乙B级资质。

2014年,完成工作场所职业危害因素监测31家,其中:化学毒物12种、物理因素1种、粉尘5种。共检测1431份,合格1194份。

2018年,对铅电池企业、化工企业等职业危害因素较严重的企业开展职业病危害因素检测。完成工作场所职业危害因素监测7家,出具检测报告7份。监测项目三大类12种,其中:化学毒物3种、物理因素1种、粉尘3种,共监测项目252项,合格率84.72%。

2019年,对30家企业开展现场调查及检测工作。

2020年,开展全县工业企业职业病危害摸底调查工作,共调查正常运行且从业人员5人及以上的工业企业583家,其中:大型企业2个、中型企业20家、小型企业290家、微型企业271家,调查结果见下表。完成工作场所职业病危害因素监测工作,根据要求选择重点行业21家企业,针对重点岗位职业病危害因素进行采样监测。

2020年全县各镇街工业企业职业病危害情况调查表

所属地区	企业数量(个)	从业人员总人数(人)	存在职业病危害因素企业数量(个)	接触职业病危害因素总人数(人)	接触粉尘人数(人)	接触化学毒物人数(人)	接触物理因素人数(人)
盱城街道	88	4255	88	1623	600	246	1491
太和街道	10	695	10	377	56	21	316
古桑街道	10	787	10	123	82	14	117
马坝镇	116	3260	116	2720	443	246	2647
官滩镇	12	358	12	157	105	20	151
桂五镇	9	432	9	164	48	43	114
管仲镇	16	583	16	375	190	50	350
河桥镇	16	226	15	121	109	29	117
鲍集镇	14	310	14	118	45	24	101
黄花塘镇	24	1026	23	705	388	212	558
淮河镇	29	2634	29	214	102	26	141
天泉湖镇	5	149	5	89	21	12	89
穆店镇	22	779	22	200	34	9	191
三河农场	12	923	12	430	40	250	326
盱眙凹凸科技园	19	448	19	216	192	37	209
宁淮特别合作区	0	0	0	0	0	0	0
盱眙经济技术开发区	181	14552	179	6274	1648	1860	4569
合计	583	31417	579	13906	4103	3099	11487

2020年部分重点行业重点岗位职业病危害因素检测情况一览表

单位名称	行业	检测岗位名称	检测项目
江苏歌诗美智能家居有限公司	木质制品制造	喷漆	苯、甲苯、二甲苯、噪声
好的家家具(盱眙)有限公司	木质家具制造	手工刷漆、喷漆	苯、甲苯、二甲苯、噪声
盱眙晖业机械制造有限公司	汽车零部件及配件制造	造型、半自动造型、清砂抛光、手工造·模	矽尘、噪声

（续表）

单位名称	行　业	检测岗位名称	检测项目
江苏鸿成精密铸造有限公司	黑色金属铸造	熔炼、打磨、抛丸、气割	铸造粉尘、噪声
盱眙畅源机械有限公司	黑色金属铸造	射芯、打磨、混砂、造型	矽尘、噪声
江苏淮宇铸造有限公司	黑色金属铸造	打磨、抛光、造型1、造型2	矽尘、噪声
江苏万维新材料有限公司	耐火材料制造	切割、手工包装、发泡	水泥粉尘、噪声
三英纸制品包装（淮安）有限公司	包装装潢及其他印刷	印刷	苯、甲苯、二甲苯、噪声
江苏菲莱特电子有限公司	炼铁	投料、成型1、成型2	铸造粉尘、噪声
江苏汇宏机械制造有限公司	汽车零部件及配件制造	手动电焊、自动电焊、喷漆	电焊烟尘、锰、苯、甲苯、二甲苯、噪声
盱眙忠义精密机械有限公司	铸造及其他金属制品制造	车床加工	铸造粉尘、噪声
江苏金玉祥展示工程有限公司	木质家具制造	喷漆1、喷漆2、调漆、打磨、雕刻、下料、	苯、甲苯、二甲苯、噪声
盱眙福圆包装制品有限公司	印刷	印刷1、印刷2、覆膜、裁剪、糊盒、裱瓦机	苯、甲苯、二甲苯、噪声
江苏瑞科高新材料有限公司	岩棉	选棉、2、3、4、6号成品生产、短切、筛粉	岩棉粉尘、噪声
佛铸机械（淮安）有限公司	铸造	上壳、抛丸	矽尘、噪声
盱眙亿力机械有限公司	铸造	滚砂、造型1、造型2	矽尘、噪声
江苏伟复能源有限公司	电池制造	涂装、铸板、压铸1、压铸2	铅、噪声
江苏新威盛电源有限公司	电池制造	涂装、压铸、组装、熔炼	铅、噪声
江苏信达利机械制造有限公司	铸造	混砂、造型1、造型2、泥芯	矽尘、噪声
淮安维新汽车配件有限公司	铸造	混砂、造型、打磨	矽尘、噪声
盱眙狼山水泥有限公司	水泥制造	破碎、搅拌控、旋粉、包装	水泥粉尘、噪声

2021年,在全县重点行业中选取23家企业（黑色金属铸造8家、铁合金冶炼1家、汽车零部件及配件制造2家、耐火陶瓷制品及其他耐火材料制造1家、水泥制造1家、铅蓄电池制造2家、木质家具制造3家、金属成形机床制1家和建筑用石加工4家）进行监测,所有企业在调查监测后均进行职业卫生申报。

第二节　职业健康监护

1958年夏,以防暑降温为主,并提倡接触粉尘作业的工人佩戴纱布口罩。

60年代,部分企业建立医务室,配备保健医生。

70年代中期,全县较大的工矿企业先后建立医务室或卫生所,开展劳动卫生和职业病的预防工作。

1976年,组织工矿企业职工健康检查,对有害物质车间的职工进行检查,为接触二氧化硅粉尘的职工作矽肺X光摄片检查,建立劳动卫生基本情况档案。

1978年,医院设立专门科室,对接触尘毒的职工进行体格检查,并及时治疗。

1980年,淮阴地区卫生防疫站,组织6人到盱眙进行铅、苯、汞、有机磷和三硝基苯5种有害毒物接触工人的职业病普查,并对接触职业危害的工人进行职业病普查,93名接触职业危害的工人普查,发现11名疑似职业病人,其中天明化工厂炸药包装车间肝肿大率30%。

1981年,淮阴地区卫生防疫站协助县卫生防疫站对电镀行业作业场所和接触铬作业的工人进行职业病普查,检查21名工人,6人定为铬损害者。

1983年6月,县劳动局、县工业局、县卫生局联合组成职业病检查组,在淮阴区卫生防疫站和职业病防治所的协助指导下,对县工业、粮食、交通系统的20家工矿企业2699名职工进行健康检查,受检率95%。其中:男工1504人、女工1195人、健康495人。查出58种疾病,与职业性相关疾病35人,其中:矽肺2人、棉尘肺1人、职业性难听27人、气喘5人。沙眼患者最多,计1129例,占体检总数41.5%,其中:县水泥厂职工沙眼患病率55%。其次为咽喉炎、鼻炎、气管炎等呼吸系统疾病,患病率31%。

1984年5月,市五种毒物普查小组,对全县具有五种毒物的工厂进行职业性健康体检。应体检93人,实体检64人。未发现典型职业病患者,部分工人出现中毒症状和体征,铅、苯作业工人头晕、头痛,自觉症状频率为12.1%和32.4%。23例苯作业女工血红蛋白和白细胞检查,两者均数均低于全国平均水平。4例肝功能异常。

1985年,县印刷厂在县卫生防疫部门指导下,安装局部排毒装置,使车间空气中的铅烟浓度基本达到国家规定的卫生标准。县卫生防疫站为有关单位配发自吸过滤式防尘口罩。

1986年,全县开展非生产性农药中毒因素调查,调查12个乡镇,36个村,25例中毒病人,缺乏防护知识、无防护措施、违反操作规程是主要原因。

1988年,对县印刷厂、煤球厂、皮革厂、采石公司、造船厂等尘毒接触工人766名进行健康体检,对县二建公司136名工人进行就业前体检、1600名驾驶员进行体检、2例尘肺病人进行流调、全县36名接触粉尘时间长的工作进行摄片检查。

1990年,举办农药中毒防治知识培训,培训乡镇卫生院内科医生、防保医生和村医120余人,建立农药中毒报告制度。同年,全县工矿企业建立职业卫生档案。

1991～1998年,全县报告农药中毒415人(生产性农药中毒38人)。其中:1998年,淮阴市卫生防疫站、盱眙县卫生防疫站对九三九五厂、天明化工厂、九二五厂进行职业病体检,共体检562人,发现各类职业危害29人。

2001年,《职业病防治法》实施,县防疫站每年开展职业病防治法宣传周活动。对5个有职业危害的企业112人进行职业健康检查,健康监护覆盖率34.46%,未发现新职业病人。全年检出尘肺病23人。

2004年,职业卫生监督执法职能划归县卫生监督所,县疾病预防控制中心负责工作场所职业危害监测和职业健康体检服务。体检工作由淮安市疾控中心和盱眙县中医院承担。同年,联合淮安市疾病预防控制中心对淮河化工、天明厂、九二五厂、红光厂等企业开展职业健康监护工作。职业性健康检查1079人,与职业有关的血常规异常12人,有2人听力异常。对电焊作业人员进行尿锰测定,有1人结果高于正常值。

2005年,协助淮安市疾病预防控制中心对江苏淮河化工有限公司和桓远染化厂进行健康体检。应检698人,实检639人,检出职业相关疾病8人,非职业相关疾病92人。

2006～2008年,对新招工人开展就业前体检,共体检3250余人。

2010年12月20日,县疾控中心获江苏省卫生厅批准,获得《江苏省职业健康检查机构批准证书》。同年,开展职业健康监护工作11户次,体检5700人次。

2013年,安装全省统一的体检系统,规范职业健康监护,体检数据实时上传。对全县铅酸电池企业、化

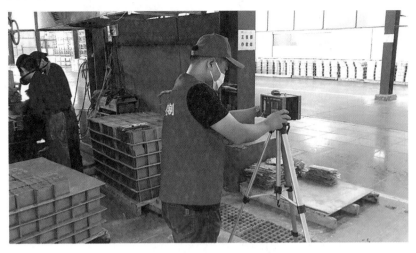

疾控中心走进企业开展作业环境有害因素监测工作

工企业、水泥生产企业等职业危害较严重的23家企业的职工进行职业卫生健康检查,全年体检6500多人次,发现职业禁忌症19例。

2014年11月,获淮安市安监局批准,县疾控中心取得职业卫生技术服务机构丙级资质。

2015年2月,县疾控中心《江苏省职业健康检查机构批准证书》延续获得通过。全年体检31家厂矿企业,检查6035人次,其中:岗前体检2190人、岗中体检3240人。涉及危害因素包括粉尘、噪声、高温、铅及其无机化合物、汞、锰、汽油、甲醛、苯、氮氧化合物等15种,检出职业禁忌症30人次,未发现职业病或疑似职业病。

2016~2017年,对全县110家涉及铅、苯、硫化氢、氮氧化合物、硫酸二甲酯、汽油、酸雾酸酐、铅酸电池、化工企业及粉尘、噪声等职业危害因素的10122人职工进行体检,其中:岗前体检442人,发现职业禁忌症67人;在岗体检2618人,离岗体检3人,未发现疑似职业病。

2018~2019年,为111家企业开展职业健康体检,体检5731人次,发现疑似职业病11人,职业禁忌症42人。完成53名尘肺病人的随访,其中:矽肺12人、煤工尘肺32人、水泥尘肺3人,死亡20人、存活33人,盱铜叶塘煤矿用人37人。

2019年,县疾控中心因资质到期,停止职业病健康体检工作。

2020年3月20日,县人民医院确定为盱眙县职业病检查机构。全年完成尘肺病人调查工作,通过公安系统、死因登记系统、医保系统等调查核实,需要完成调查的65人(男64人、女1人),除外省2人外,完成63人调查。本省63人,其中:存活41人、死亡22人、矽肺16人、煤工尘肺34人、石墨尘肺2人、水泥尘肺3人、电焊工尘肺1人、铸工尘肺1人。存活41人中缴纳城乡居民医保33人、享受工伤保险10人、用人单位赔付27人、享受医疗救助1人、享受低保待遇2人。

2021年,全年重点职业病监测,县疾控中心完成对10名白血病患者、1名间皮瘤患者、41名尘肺病患者的随访调查,对14名接尘工人的信息核对,对14人的职业病漏报调查。所有随访调查人员信息网络上报。9月,县人民医院通过江苏省职业健康检查质量考核,获最高等级A等。

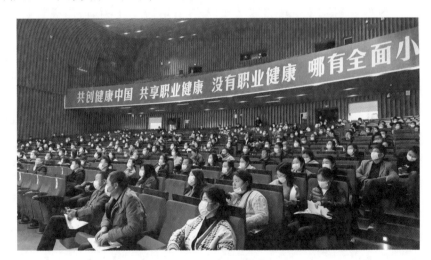

2021年4月27日,淮安市暨盱眙县"职业病防治法"宣传周市县联动启动仪式现场

第五篇 卫生监督

新中国成立以后,县人民政府开始重视卫生管理。50年代,经常组织城乡环境卫生检查,开始对食品卫生、学校卫生、环境卫生进行监督监测。60~70年代,国家开始制定行业卫生规章、规范。全县开展食品卫生、环境卫生、饮用水卫生、劳动卫生、学校卫生等卫生监督管理。1983年起,《中华人民共和国食品卫生法》《中华人民共和国传染病防治法》《中华人民共和国母婴保健法》《中华人民共和国职业病防治法》《医疗机构管理条例》《公共场所管理条例》等颁布实施,使卫生监督管理走向法制化。2004年,县卫生监督所成立,之后各乡镇设立卫生监督分所,县域卫生监督执法体系逐步建立健全。加强食品卫生、公共场所卫生、饮用水卫生、劳动卫生、学校卫生、职业卫生、医疗市场、传染病防制等监督工作。开展系列卫生监督整治行动,各项卫生服务质量明显提升。

2020~2021年,加强疫情防控措施落实情况的监督检查,全力保障新冠疫苗接种工作。强化职业健康和职业病防治工作。扎实推进省级"信用+综合监管""互联网+监管"在线监督监测试点工作。建设全县卫生健康诚信体系。

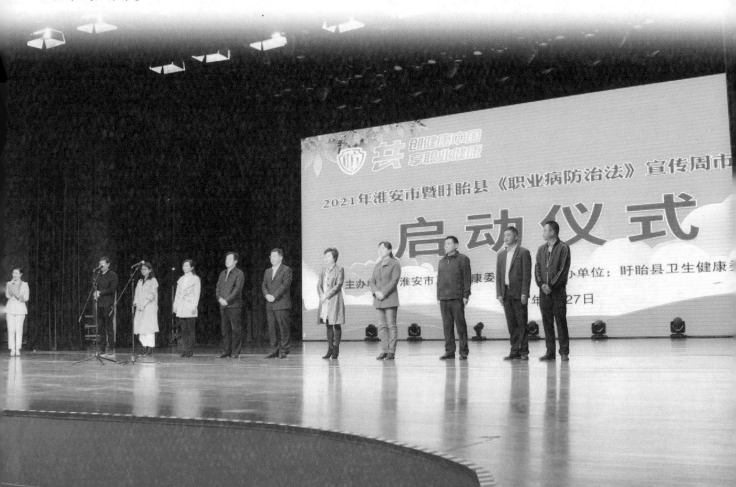

第一章　卫生许可与执法

第一节　卫生行政许可

1983年7月1日,《中华人民共和国食品卫生法(试行)》正式实施。之后,全县从事食品生产经营活动必须先取得卫生许可证方可从事食品生产经营。

1986年,对新建、改建、扩建的食品生产、经营厂家实施预防性卫生监督制度,超前介入,从厂址选择、周围环境、设计布局、设备安装、产品检验、从业人员体检等进行审核合格后方可投产。

1995年,《中华人民共和国食品卫生法》实施,规范食品卫生许可证的管理,全县核发证841户。

2004年,盱眙县卫生监督所组建,行使全县卫生行政许可职能,专职人员进行许可受理,相关职能科室负责现场审查,符合条件的报县卫生局批准,准予许可。当年共实施卫生许可102件,其中:沁源大酒店、锦丽华美食城等餐饮业81家,万润发商贸有限公司、在水一方洗浴休闲中心等公共场所21家。核发卫生许可证588户。

2005年,根据卫生部发布《卫生行政许可管理办法》,建立健全行政许可管理制度,对卫生行政许可行为和被许可人从事卫生行政许可事项的活动实施全面监督。实行卫生行政许可一站式受理、限时办结,一支笔审批。全年共实施卫生许可1076件(盱眙金汇食品有限公司、盱眙缘之味食品厂、盱眙润晨天然食品有限公司等食品卫生许可392件;盱眙糖烟酒总公司批发部、乐天网吧、路缘洗浴娱乐城等公共场所卫生许可643件);复核卫生许可348件。

2006年8月,县卫生许可受理部门进驻县行政审批服务中心,设立"卫生窗口",派驻3名卫生监督员。实行"首问负责制""一次性告知,一条龙服务,一站式办结,一次性收费"。当年,共实施卫生许可1020件,其中:食品单位卫生许可572件、公共场所卫生许可697件。

2007年,简化程序,前台受理,审查限8个工作日,后台2个工作日审批决定,许可时限缩短到10日。全年共实施卫生行政许可1168户,其中:新发证890户、复核219户、换证59户。实行一户一档的档案化管理。

2008年,许可权力下移,从受理、审查、决定、发证,实行一个窗口审批,一站式服务,许可时限缩短到5日内。年度群众满意100%,被评为"服务明星""红旗窗口"。共实施卫生许可1022户,其中:食品类823户、公共场所类199户;新发卫生许可证698个、核发卫生许可证324个。

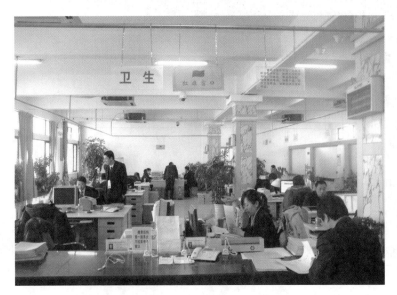
2010年,县审批中心的行政许可卫生服务现场

2009年,食品生产经营行政许可职能分别移交县质量技术监督局和县工商局。

2010年,县卫生监督所将许可内容全部整建制移到县行政审批中心卫生窗口,收录、培训、审查、核准及发证,实施一站式卫生行政许可服务。全年实施卫生行政许可864户。

2011年,所有卫生行政许可通过卫生监督综合管理信息系统和行政权力公开透明运行及电子监察系统网上运行。全年实施卫生行政许可983户。

2012年,餐饮业监督管理职能移交县食品药品监督管理局。

2014年,对下岗再就业人员、困难户、残疾人、现役军人家属等实行卫生许可优先、优惠和费用减免。全年新办及复核卫生许可证467户,培训1280人次。

2004~2015年,全县共核发食品卫生许可3747户,发放卫生行政许可12801户。

2016年,卫生行政许可职能划归盱眙县市场监督管理局。

1986~2004年盱眙县食品卫生许可情况一览表

年 份	核发证户数(户)	核发证率(%)	年 份	核发证户数(户)	核发证率(%)
1986	620	80.2	1996	872	86.5
1987	648	81.0	1997	896	88.0
1988	606	80.5	1998	945	90.0
1989	680	81.5	1999	1046	92.0
1990	640	82.5	2000	1087	90.0
1991	670	82.0	2001	1430	94.0
1992	630	83.0	2002	1480	95.0
1993	690	84.0	2003	1510	95.0
1994	650	84.5	2004	542	80.1
1995	841	85.0			

2005~2015年盱眙县卫生行政许可发放情况一览表

单位:户

年 份	新 办	复 核	换 证	变 更	补 发	延 续	总 计
2005	1076	348	—	—	—	—	1424
2006	1020	321	—	—	—	—	1341
2007	1020	421	—	—	—	—	1441
2008	1677	567	—	—	—	—	2244
2009	1210	934	—	—	—	—	2144
2010	397	299	125	40	3	—	864
2011	472	259		69	8	175	983
2012	640	70	—	28	2	119	859
2013	386	47		37		55	525
2014	316	160	—	36	1		513
2015	192	155		14		—	361
合 计	8508	3581	125	224	14	349	12801

第二节　卫生行政综合执法

2004年，县卫生监督所成立，强化卫生行政执法职能，开展法制宣传、依法监督。

2006年，扩大日常卫生监督覆盖面，食品、公共场所生产经营单位均监督3次以上，对19个乡镇开展卫生执法监督工作，发现违法案件及时立案查处。全年立案查处各类违法案件259起。

2010年，开展打击非法行医、生活饮用水、消毒产品、消费环节监管、公共场所量化分级管理、传染病监督管理等专项整治工作。共受理各类投诉举报38起，立案查处各类违法案件166起。

2012年，全县有各类卫生监督管理单位1943家。其中：餐饮服务单位1089家，公共场所426家，医疗机构302家，高校、中小学、幼儿园62家，有证集中式供水单位8家，消毒产品生产企业3家，放射卫生单位32家，化妆品生产企业1家，餐饮单位A级31家，公共场所A级单位5家。全年实施卫生行政许可958户，行政处罚86起，公共场所量化分级管理率100%。制定并完善《盱眙县卫生监督年度综合目标管理逐月考核细则》，编发《稽查通报》6期。

2012年，加强基层医疗服务监督哨点建设，在马坝卫生监督分所建立"基层医疗服务监督示范哨点"。9月28日，在马坝召开现场会，推动示范哨点创建工作。全年开展卫生监督协管巡查1110次，发现并上报各类违法线索197条。

2013年，完成省饮用水卫生监督监测网络建设布点。组织开展打击非法行医等各类稽查行动3次，全年出动卫生行政执法人员122人次、车辆32车次，监督检查个体诊所85户次，取缔无证行医场所6户，立案查处各类违法案件39起，取缔无证行医20户，没收药品、器械价值4000余元。

2014年，对医疗机构、生活饮用水、公共场所、职业卫生、学校卫生等行业监督检查，立案查处13件。开展打击非法制售和使用注射用透明质酸钠专项行动，督查《职业病防治法》等法律法规落实情况，整顿医疗秩序打击非法行医专项整治暨春雷行动。开展医疗机构传染病防治分类监督综合评价，全县32家试点医疗机构进行传染病防治分类监督综合评价。

2016年，春季，开展全县学校卫生专项督查，共检查全县中小学校107所。实施公共场所"五小"行业"提优"专项整治，对26个公共场所经营单位进行卫生监督抽检，抽检样品甲醛、CO_2、PM10指标均符合标准。

2017年起，规范执法行为，配置执法记录仪、移动执法终端和便携式打印机。现场制作执法文书、案卷。开展"双随机"抽查，向社会公布抽查情况及查处结果。开始对重大复杂疑难法律事务，组织法律顾问参与研究。

2019年，装备标准化询问听证室，推进卫生监督信息化，综合监督业务系统全面应用。

2020~2021年，完善"双随机、一公开"监管、"信用+监管""互联网+监管"等管理模式和做法。医疗废物、饮用水、餐具集中消毒3项在线监督监测成为省级试点被推广。1份卫生监督执法案卷获全省卫生健康执法案例评查一等奖（全市唯一）。

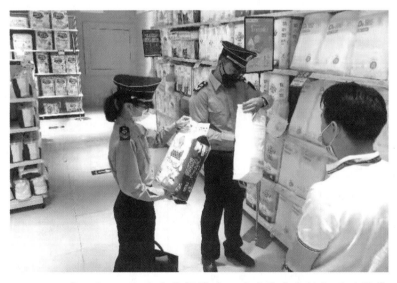

2020年5月15日，卫生监督员对盱眙县苏宁广场红孩子销售的消毒产品进行检查

第三节　卫生行政处罚

2006年,全年共受理食品投诉18件,办结17件。查处食品卫生违法案件79起,结案47起。没收销毁各类过期、变质、无产品标识及其它不符合卫生要求的食品633千克。取缔无食品卫生许可证、食品生产经营许可证单位52家。

2007年,全年共立案查处食品卫生违法案件94起,申请人民法院强制执行16起,罚款13.92万元,共没收销毁各类过期、变质、无产品标识及其他不符合卫生要求食品2156千克。

2008年,受理食品卫生、公共场所、医疗服务等投诉举报14件,办结14件。立案查处各类食品卫生违法案件151起,申请人民法院强制执行35起,罚款20.2万元。没收销毁各类过期、变质、无产品标识及其它不符合卫生要求食品1950千克。查处"黑诊所"17家、"假医"16人、"游医"1人。立案处罚医疗机构19家、黑诊所游医18家,收缴用于诊疗活动的器械设备16件,没收常用药品11箱,罚款8.6万元。将涉嫌犯非法行医罪的胡某、邱某等人移送司法机关,经盱眙县人民法院审定,判处邱某非法行医罪,判处拘役3个月,缓刑6个月,并处罚金1.5万元。将受到两次以上卫生行政处罚,仍然继续从事非法行医活动李某等7人移交县公安机关,予以判决。

2010年,举办涉及无证非法行医案例的《举案说法》活动。立案查处各类违法案件166起,其中:食品安全类25起、公共场所类8起、饮用水卫生类2起、医疗市场类129起、消毒产品类2起,罚款33.25万元。

2011年,和县公、检、法部门建立联合打击非法行医联席会议制度,召开联席会议2次,制定《盱眙县打击非法行医加强衔接配合的实施意见》。立案查处医疗服务违法案件43起,罚款11.3万元,其中:非法行医案件25起。1月12日,王中新等3人因涉嫌非法行医罪被移送公安机关立案侦查。全年实施各类行政处罚141起,罚款33.1万元,向公安机关移送案件3起。

2012年,实施各类行政处罚75起,罚款29万余元,其中:取缔无证"黑诊所""游医"10户次,收缴用于诊疗活动的器械设备20余件;没收常用药品60余箱,罚款7.7万余元。

2018年,立案查办各类卫生行政违法案件106件,其中:公共场所违法案件47件、餐饮具集中消毒服务违法案件3件、医疗服务市场违法案件24件、传染病管理违法案件15件、放射卫生违法案件6件、非法行医案件11件,处罚金额35.2051万元;向公安机关移送涉嫌犯罪案件1件、行政处罚申请法院强制执行5件。

2020年,共立案查处各类卫生违法案件156件,其中:公共场所卫生126件、传染病管理2件、医疗服务(包含非法行医)21件、饮用水卫生3件、职业卫生3件、放射卫生1件。已经结案44件,其中:公共场所35件、医疗服务9件。

2021年,规范卫生行政执法行为,监督执法全面实施全过程记录。立案查处各类卫生行政违法案件66件,其中:公共场所9件、医疗服务市场19件、餐具集中消毒1件、职业卫生37件。罚款61.83万元,收缴罚没款46.68万元。已结案54件,申请人民法院强制执行案件10件,涉嫌犯

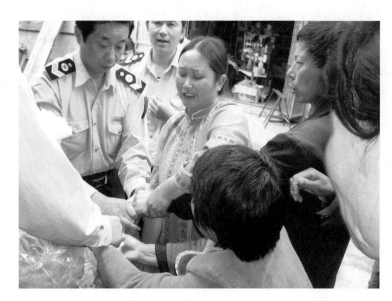

2008年5月8日,卫生监督员查处河桥一非法行医点

罪移送公安机关案件2件。

第四节　实施信用评价系统工作

2018年,县卫生监督所作为省开展医疗卫生行业信用评价试点工作第一个县级试点单位,开展对全县医疗卫生行业实行信用评价。对监管对象中法人或非法人组织680户开展医疗卫生行业信用评价438户,其中:A级单位4户、B级单位382户、C级单位44户、D级单位4户、E级单位4户。自然人4487个,其中:A级单位7户、B级单位4469户、C级单位9户、D级单位1户、E级单位1户。

2019年,对全县医疗卫生行业中的438家医疗服务机构和4487个自然人开展卫生信用评价工作,评价结果分类:A级单位11个、B级单位4851个、C级单位53个、D级单位5个、E级单位5个。评价结果纳入管理相对人信用管理系统,为省医疗卫生信用评价系统正式运行,实现自动评价提供依据 。

2020年,对全县医疗服务行业、公共场所、生活饮用水供水单位、餐具集中消毒服务企业等管理相对人,实施卫生信用评价,划分出A、B、C、D、E五个等级类别。

2021年,依据《江苏省卫生健康委办公室关于做好医疗卫生行业"信用+综合监管"试点工作的通知》和《江苏省医疗卫生行业信用评价工作细则》的要求,对全县4505名卫生行业工作人员和599家卫生行业机构进行信用评价,完成盱眙县卫生监督信用评价信息采集表的收集。

第二章　食品卫生

第一节　监督管理

1952年4月9日,县政府发文通知各区政府暨卫生所,要求"认真做好饮食、饮水卫生及消毒工作"。

1953年6月15日,县卫生科和工商、税务部门对食品行业实施卫生管理,审查发放卫生许可证,全县有150家饮食店、300家食品摊贩登记领证。饭店和食品店均使用防尘防蝇玻璃罩或纱罩。

1954年,成立县饮食行业卫生小组,并基本配齐简单的卫生设备。

1955年,对全县饭店从业人员和机关、学校食堂炊事人员集中培训。510家饮食单位和个人经审查合格,领取卫生合格证。

1956年,盱眙县卫生防疫站成立后,承担食品卫生宣传、指导、督促等工作。帮助城镇的饭店、食品店、机关、学校食堂订立卫生公约,并对饮食从业人员、食堂炊事员进行体格检查,发放食品卫生许可证。

1960年,县卫生防疫站落实国家卫生部、商业部颁布的《食品加工、销售、饮食卫生五四制》,监督指导全县饮食行业贯彻执行,加强餐具消毒和饮食行业从业人员健康管理。

1962年,少数饭店、食堂实行对传染性肝炎病人另设餐室或餐桌、专用餐具、用后蒸煮消毒等措施。

1964年,县人民委员会在批转《关于开展夏季爱国卫生运动的意见》中,要求切实做好饮食卫生和监督工作,防止肠道病的发生和流行,加强食物和厨房用具的清洁卫生,做到"两消毒"(碗筷消毒、饭前便后洗手消毒)、"五禁止"(禁止用手抓饭菜、禁止买卖腐烂变质食物、禁止用生酱油拌冷食物、禁止操作饮食时吸烟、禁止用勺直接尝食物)、"六无"(上无蜘蛛网吊达灰、下无菜皮污物、食物无霉烂变质、灶台案板无油垢、室内整治无蚊蝇、切菜刀无锈);加强饮食从业人员及食堂炊事的卫生知识教育和定期体格检查;实行卫生监督员制度,以门市部为单位民主选出工作积极负责的人员担任卫生监督员;饮食摊贩的卫生管理。固定摊位地点,严禁出售腐烂变质食物,做到"五要"(食物存放要加盖、生熟食品要分开、一切食具要消毒、摊位环境要整洁、便后工前要洗手)"五不"(未熟食品不卖、未煮开的汤菜不卖、削皮的瓜果不卖、腐烂变质食品不卖、苍蝇叮过的食品不卖)。

1965年8月17日,国务院颁布《食品卫生管理条例(试行)》,县人民政府牵头,卫生、商业、工商等部门组织贯彻实施。同年,对县城饮食行业160名从业人员进行体检,发现不合格者调离或调岗。此后每两年进行一次健康检查并核发健康证。

70年代后期,成立县食品卫生领导小组。

1978年4月,组织对城区食品生产、经营单位从业人员健康检查,检查621人。6月,对县城内81个茶水、糕点、凉粉、面条销售门市进行卫生检查,不符合卫生要求予以处罚、取缔。

1979年8月,全县组织食品卫生大检查,共查100多个单位,并进行评比,县人民政府招待所、烟酒公司、糖果厂、酱醋厂、县人民医院食堂、县化肥厂食堂、滨淮机械厂食堂、回民饭店等24个单位受到表扬。同年,桂五、马坝等公社开展食品卫生宣传活动,印发宣传材料、管理通告500余份。

1980年,组织城区食品经营从业人员体检789人,发现"五病"(活动性肝炎、伤寒或副伤寒、痢疾、活动性肺结核、渗出性或化脓性皮肤病)患者31人。全部调离治疗。10月,县卫生局、县劳动局、县总工会联合转发《江苏省食堂卫生管理暂行办法》。

1981年1月,县政府转发《江苏省关于贯彻国家食品卫生管理条例实施细则》。5月,召开全县冷饮食品制售单位负责人和技术人员专门会议,要求确保夏季冷饮食品制售卫生安全。

1982年11月,《中华人民共和国食品卫生法(试行)》颁布后,对食品生产和销售单位,加强监督、监测工作,健全正常检查制度。县城内主要饭店、食堂均配齐冷藏箱和冷库。

1983年,举办9期《食品卫生法(试行)》学习班,共计700余人次参加。出动宣传车15次,在城乡巡回宣传。对全县的饭店、食堂、餐厅、食品经营门市定期抽取食品样品、饮料、餐具等进行检查检验。此后,对饮食制售单位实行年审制度。食品制售单位考核合格换卫生许可证,从业人员健康合格者换发"健康证"。

1984年4月,县卫生防疫站印发《盱眙县冰棒生产卫生管理暂行规定》,并组织检查执行情况。

1985年5月,盱眙县人大常委会组织《食品卫生法(试行)》执法情况视察,销毁变质塑料管装饮料1800余只。6月,印发《江苏省食品卫生法规汇编》500册。

1986年,对冷饮食品进行规范化、制度化管理,抽检食品样品101件,合格83件,合格率82.5%。组织从业人员体检1400余人,对不符合食品生产经营人员11人均进行调整和治疗。检查生产经营单位500户次。

1987年,对各类食品行业1500余名从业人员年度体检,抽检各类食品205件,合格175件,合格率87%。

1990～1996年,共体检食品生产、经营从业人员8565人次,检出"六病"101人次,全部调离岗位。监督检查2830余户次,停业整改35户,吊销卫生许可证2户。

1999年,完成辖区内食品生产经营单

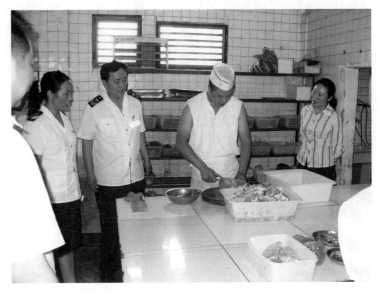

2009年,县卫生监督所对饭店后厨现场监督检查

(司金燕/摄)

位(户)现场监督检查全覆盖。查处无证经营案38件,经营不合格食品案2件,申请法院强制执行22件,收缴罚没款2.7万元,封存食品7031千克。

2003年,食品从业人员体检3085人,新发卫生许可证932家,复核427家,抽检各定型包装食品1212件,查处各类卫生违法案件6起,取缔非法食品生产经营单位12个。监测生活饮用水174份,合格率29.88%。

2004年,贯彻落实国务院出台的《关于进一步加强食品安全工作的决定》,在全县餐饮行业中开展食品卫生监督量化分级管理。全县有金谷园等6家单位获得A级信誉。

2005年,开展食品日常监管和专项检查,在全县推行食品量化分级管理的申报程序、验收标准及管理等制度。全县有5个食品企业达到A级标准,有25个食品企业达B级标准。3月和11月,共立案查处违法案件49起,处罚5.8万元,收缴并销毁禁止生产经营的食品1020千克。

2006年,对全县630家餐饮单位、学校食堂实行量化分级管理,其中:B级单位35个、C级单位580个。全县食品量化分级管理率97.6%。

2011年,开展"严厉打击保健食品非法添加和滥用食品添加剂专项整治""清缴问题乳品专项行动""餐饮服务环节餐厨废弃油脂监管专项整治""餐饮消费环节地沟油专项整治"等各类餐饮专项整治14起。

2012年11月,按照国家有关规定,将食品卫生监督管理职能全部移交给盱眙县食品药品监督管理局。

1986~2008年盱眙县食品卫生监督情况

年 份	核发证户数(户)	核发证率(%)	监督户次数(次)	监督覆盖率(%)	处罚户次数(次)	销毁不合格食品(千克)
1986	620	80.2	930	51.0	30	110
1987	648	81	895	53.0	38	50
1988	606	80.5	940	50.0	30	90
1989	680	81.5	970	58.0	45	85
1990	640	82.5	1250	57.0	70	200
1991	670	82	1180	60.0	56	150
1992	630	83	1280	62.0	42	80
1993	690	84	1360	64.0	50	210
1994	650	84.5	1420	63.0	69	120
1995	841	85	1802	62.0	108	432
1996	872	86.5	1992	65.4	112	394
1997	896	88	2055	66.7	109	351
1998	945	90	2684	68.0	131	403
1999	1046	92	2942	72.0	128	284
2000	1087	90	2987	78.0	190	246
2001	1430	94	3800	81.0	175	208
2002	1480	95	3940	83.0	164	274
2003	1510	95	4104	86.0	108	293
2004	1780	85.9	5526	93.0	346	630
2005	1892	86.5	5784	92.0	362	850

（续表）

年份	核发证户数（户）	核发证率（%）	监督户次数（次）	监督覆盖率（%）	处罚户次数（次）	销毁不合格食品（千克）
2006	1983	89.2	5948	96.0	382	1020
2007	2168	91.4	6824	97.0	420	1430
2008	2022	93.5	6454	98.0	532	1860

第二节　食品卫生检验检测

建国初期，盱眙建立屠宰检验制度。此后，除对食品部门和个体宰杀户的生猪进行正常的卫生学检验外，还经常进行采样抽检。

50年代，县人民政府卫生、粮食主管部门要求各粮管所对已收购的粮油原料做到"四无"（即无鼠、无雀、无害虫、无霉变）。

1965年夏，县卫生防疫站对县城内销售的冰棒多次抽检，发现县食品加工厂生产的冰棒不合格批次较多，责令停业整顿。对全县冷冻肉食品进行抽检，从事季节性加工、生产、销售冷饮160人进行体检。

70年代中期，冷饮食品生产经营不断增加。到70年代末，全县冷饮生产经营的单位和个体53家，日产冰棒25～85万支，冷饮1.8万瓶（只）。直接从事生产经营350余人。县卫生防疫站定期抽样检验。

1980年，江苏省卫生厅、江苏省商业厅、江苏省工商管理局、江苏省卫生防疫站联合制定《关于加强冷饮食品的卫生监督和管理的通知》，规范冷饮食品生产经营的各个环节和生产企业自检。全县冷饮食品抽检合格率27%。10月，县卫生防疫站对全县9个酒厂进行产品卫生学抽检，除铅含量偏高外，其余指标均符合要求。是年，抽检酱油62件，均不合格；醋24件，合格率66.3%。县卫生防疫站开展对库存、生产、销售的粮油类食品卫生检测，还协助淮阴地区卫生防疫部门开展防霉去毒调研工作。

1981年5月，县卫生防疫站对县糖果厂、县烟酒公司、县轧花厂、盱城卫东大队、马坝饭店等生产的冷饮、冰棒抽样检验，仅县轧花厂、盱城卫东大队产品合格，其余均不合格，对不合格单位采取停业改进措施。7月，淮阴地区卫生防疫站对盱眙县米厂、油面加工厂、穆店、盱城、张洪、渔沟、十里营、三河农场等粮管所防霉去毒工作检查，采集粳稻、小麦、豆类、油料、面粉等17个品种49份样本，均未检出黄曲霉毒素。县卫生防疫站抽检市场销售的糕点6件，合格2件。

1982年6月，县蔬菜公司销售变质榨菜，处罚200元，并销毁变质产品。7月，抽检格瓦斯酒，抽检结果为不合格；对卤菜、卤肉等进行卫生学检验。11月，县卫生防疫站对商业、供销系统的下属生产经营单位库存66个品种白酒进行抽检，不符合标准24件，均为省外产品，其中：甲醇含量超过国家标准13件、杂醇油超标12件、铅含量超标1件。抽检10件冷饮食品，仅有1件合格。

1983年，春节期间，县卫生防疫站抽检县城内供应节日的糕点类食品41件，合格6件，合格率14.6%。7月，县卫生防疫站查出县蔬菜公司从河南商丘县酒厂购进124箱"古宋曲酒"，为假冒伪劣产品，责令停止销售并做退货处理。同年，销毁变质咸猪肉2万千克。

1984年11月，县卫生防疫站抽检3个食品厂，抽检糕点31件，合格10件。

1986年起，对卤菜、卤肉的制售，要求亮证经营、防蝇防尘，取缔无证经营摊点。当年，各类食品抽检合格率82.50%。

1991～1995年，全县共抽食品样品2100余件，送检食品样品185份，合格率分别为79.90%和90.23%，其中：酒类100%、粮油类食品99.55%、糕点糖果类88%、乳及乳制品86%、调味品类82.72%、水产类81.00%、卤菜类78.12%、冷饮类62.00%。

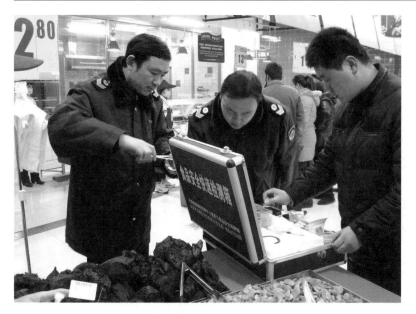

2008年1月24日,卫生监督员对东方菜市场销售的食品进行快速卫生安全检测 （王泽文/摄）

1999年,抽检各类食品855件,合格率90.58%。抽检宾馆、酒店、小餐馆、职工食堂餐饮具3200余件,合格率85.84%。

2005年,对全县38家纯净水生产经营单位进行专项整治,抽检24家经营户48份样品,合格42份。对市场销售的桶装纯净水抽检22份,合格21份。开展全县餐饮业水发产品检查,没有发现甲醛。抽检肉制品、豆制品、生活饮用水、调味品、保健食品、酒类共125件。

2006年,开展学校食堂、旅游景区景点乳制品、肉制品、豆制品、桶装纯净水、冷饮、啤酒、保健食品、膨化食品、卤菜、月饼等专项整治。共体检食品从业人员5200人,查出"五病"35人。抽检食品230件,合格218件,合格率95.2%。通过一定渠道定期向社会发布,引导健康消费。

2004～2008年,县卫生监督所协同县疾病预防控制中心共抽检食品样品860余件,合格率92.22%;抽检餐饮具1220件,合格率96.55%。

2012年,对餐饮具消毒企业的消毒效果进行抽样检测,检测样品20余件,检测结果均为合格。

2017年,加强食品安全检测,完成44份食品、42份碘盐、15份餐具的样品检测。

2020年1月6日、6月30日,县卫生监督所对全县餐饮具集中消毒单位进行抽样送市疾控中心检测,其检测结果反馈均为合格。分别于4月、5月对全县餐饮具集中消毒单位进行抽样送县疾控中心检测,盱眙丽洁餐具清洗服务有限公司一项不符要求,其他单位项目均为合格。对盱眙丽洁餐具清洗服务有限公司下达当场行政处罚决定,并责令整改。

2021年,全面加强餐饮具集中消毒监管,抽检消毒餐具12批58件,其中:送市疾控中心检测2批次、送县疾控中心检测10批次。

第三节　食源性卫生安全监测

2009年,贯彻《中华人民共和国食品安全法》《中华人民共和国食品安全法实施条例》,建立风险评估制度。

2012年,开展"食源性致病菌和食源性疾病"监测。加强小龙虾监测。

2014年,依据《2014年江苏省小龙虾相关横纹肌溶解综合征监测工作方案》,县卫生监督所开展小龙虾相关横纹肌溶解综合征监测工作。县人民医院和县中医院作为横纹肌溶解综合征主动监测哨点医院,开展病例监测和肺吸虫疑似病例主动监测。县疾控中心负责养殖场龙虾样品及养殖塘水样品,共采集成品小龙虾5份,养殖塘水5份,分别检测重金属(砷、铅、镉、甲基汞)。开展小龙虾消费量调查,选择5所小龙虾特色餐饮店随机选择50名顾客进行24小时膳食回顾调查和食物频率调查,并填写调查表;采集100只野生小龙虾和100只养殖小龙虾样品,送江苏省寄生虫防治所检测样品中的肺吸虫污染情况。县医院作为哨点医院共上报食源性疾病病例信息200例;县疾控中心完成100例食品生产经营从业人员食源性致病菌带菌监测。

2015年,开展小龙虾横纹肌溶解综合征监测。分别于4月、6月、9月、10月采集熟龙虾40份,采样范围覆盖全县乡镇,采样地点包括饭店、街头食品、超市等场所。所有熟龙虾样品中均未检出沙门氏菌、单核细胞增生李斯特菌和副溶血性弧菌,在16号样品中检测出金黄色葡萄球菌(20CFU/g)。未发生小龙虾相关横纹肌溶解综合征疑似病例和病例,未发现疑似肺吸虫感染病例。采集野生小龙虾和养殖小龙虾各100只,送省寄检所检测,未检出小龙虾感染肺吸虫。

2016年,县疾控中心制定《盱眙县2016年小龙虾相关横纹肌溶解综合征监测工作方案》并开展相关工作。于7月、10月采集熟龙虾40份,采样范围覆盖全县乡镇,采样地点包括饭店、街头食品、超市等场所。经检验科检测显示,所有熟龙虾样品中沙门氏菌、单核细胞增生李斯特菌和副溶血性弧菌均未检出,在W083020160033号样品中检测出金黄色葡萄球菌(60CFU/g)。共报告小龙虾引起的横纹肌溶解综合征7例,对相关病人开展流行病学调查。采集野生小龙虾和养殖小龙虾各100只,送江苏省寄生虫研究所检测,未检出小龙虾感染肺吸虫。盱眙县人民医院成为首批江苏省食源性疾病监测哨点医院,哨点医院覆盖县内所有二级及以上医院。3家哨点医院共采集上报食源性疾病病例信息323份,报告疑似食源性异常病例和异常健康事件7例。

2017年,县疾控中心开展横纹肌溶解综合征病例的主动监测和采集检测可疑小龙虾食品样本、环境样本及病例生物样本。无小龙虾相关横纹肌溶解综合征病例报告。全年对哨点医院采集疑似食源性疾病病例信息404份,报告食源性疾病暴发事件2例,流调224例病人。规范处置一起食源性中毒事件。

2018年,食源性疾病病例监测哨点医院覆盖到所有乡镇卫生院,县医院采集食源性疾病病例信息170份,县中医院采集食源性疾病病例信息75份,县第二人民医院采集病例信息57份,19家乡镇卫生院采集疑似食源性疾病病例信息83份。接报食源性疾病暴发事件1起,县疾控中心进行现场流调,并上报食源性疾病暴发系统。

2021年,对22家哨点医院开展食源性疾病相关知识培训。食品化学污染物及有害因素监测采集鲜冻禽肉、双壳贝类、熟肉制品共18份,所采样品均按照规定时间送达市疾控中心。采集熟制蛋类、熟制坚果与籽类食品、预包装冷藏即食食品、外卖配送餐共18份,在县疾控中心检验科监测,合格率100%。市级专项食品污染、食品有害因素监测采集寿司3份。收集、报告疑似食源性疾病病例信息600例。调查处置7起食源性疾病事件,规范上报。

第三章　学校卫生和传染病防控监督

第一节　学校卫生监督

新中国成立初期,盱眙县中学、实验小学等先后配备校医,备有急救药品和常用药品,校医兼授生理卫生课。以增强学生体质为目的,开设体育课,强化体育运动,学校还宣传卫生常识、卫生习惯、卫生保健知识、自然常识等课程提高学生的自我保健意识。

1954年起,县卫生部门对其区域内的学校学生开展不定期的健康体检。盱眙县中学学生体检次数最多,一旦查出患病学生,及时予以免费治疗。

1982~1984年,县卫生防疫站对盱中、二中、十里营中学、实验小学、城南小学、十里营小学的学生进行跟踪视力调查。三年共检测9497人次。结果发现视力不良率：1982年为17.6%、1983年为22.9%、1984年为24.1%，呈逐年上升趋势。于是在全县中小学校全面开展课间眼保健操。

1985年，盱中首建校医室，配校医1人。之后，县二中、古城中学、仇集中学、渔沟中学和实验小学相继建立校医室。备有急救和常用药品。校医除负责师生保健外，还兼授生理卫生课，建立和管理学生健康档案。

1986年，继续对盱眙县中学、二中、十里营中学、实验小学、城南小学、十里营小学6所中小学学生进行视力跟踪调查，视力不良率24.5%，并较前两年有升高趋势。在试点学校开展常见病防治试点工作，所有学生每年进行一次健康体检，课间坚持眼保健操，加强视力保护，开设专题卫生知识讲座，改变不良的卫生习惯和卫生行为。

1987年，县卫生防疫站逐步在全县中、小学开展环境卫生监测，建立学校卫生基本档案，指导学校建立健全各项卫生制度，对盱眙县中学、实验小学、城南小学的教室采光、课桌卫生、校园环境卫生、食堂卫生进行监测。

1990年，对盱中、二中、城南小学、实验小学的教室开展卫生学调查，主要调查指标为采光、照度、黑板和墙壁反射系数、教室人均面积、桌椅高度等，除个别小学教室人均面积达不到规定要求外，其他均符合学校卫生基本要求。

1995年，暑假，会同县教育局对全县中小学校长和校医（保健老师）分期进行学校卫生知识和法规培训，共培训285人。

1997～1999年，开展中小学学生肠道蠕虫防治，三年服用驱虫药物25.4万人次，服药率90%左右，中小学学生肠道蠕虫感染率由服药前84.7%下降到10%以内。

2001～2004年，在全县中小学建立学校卫生和学生健康档案，实行学生年度健康检查。三年共检查18.5万人次。

2005年，检查48所学校食堂，举办2期从业人员卫生知识培训班，对12个不符合卫生要求的学校食堂下发整改通知书。6月、9月，开展中小学、幼儿园卫生安全管理专项整治，对全县48所学校食堂进行专项检查，举办2期学校食堂从业人员卫生知识培训班，召开全县学校食堂法人代表专项整治会议。对12个学校食堂卫生不符合要求，下发整改通知书。

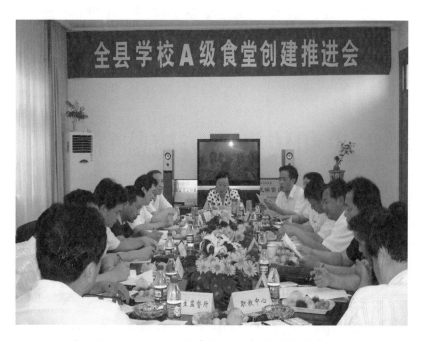

2008年7月2日，召开全县学校A级食堂创建推进会
（司金燕/摄）

2008年，全县中小学保健老师配有率80%以上，15所中学配有医务室。学校卫生建档率90%，建立学生健康档案率85%。集中检查全县50个学校食堂、68个校内食品店、57个学校周边食品店，食堂卫生达标，持证率提高，仓库存放食品做到隔墙离地、分类存放，未发现"三无"食品。13所学校食堂创建市首批食品卫生等级A级单位，8所学校食堂定为B级单位，53所学校食堂定为C级单位。

2012年，按照《2012年淮安市学校卫生重点监督检查计划》，开展全县学校食堂重新量化分级管理工作，对原来A级学校食堂运转情况全面审核、重新评定，对所有新、改、扩建食堂和原来B级食堂按照A级标准规划改进,全县有学校食堂43家,A级食堂26家、B级17家。开展学校饮用水卫生监督专项检查1次,综合执法检查2次,2所学校使用自备井水,未取得检验合格证明,卫生监督员当场下达卫生监督意见书,并函告县教育局,停止使用自备水源。开展全县学校食堂负责人、食品从业人员培训1次,参培600余人,发放材料2000余份。

2016年,开展春季学校卫生专项检查工作,检查学校107所,其中:高校1所、县级中学8所、县级小学9所、县级幼儿园9所、乡镇中学18所、乡镇小学26所、乡镇幼儿园36所。成立传染病领导小组的学校107所,有专兼职卫生管理人员并掌握传染病防控相关知识、制定传染病防控工作预案和传染病事故应急预案的学校102所。落实学生晨检记录、缺课追踪登记、报告工作制度的学校107所。建立消毒制度并定期对相关物品进行消毒处理的学校93所,使用二次供水或自备水源有水质定期检测报告的学校1所,对教职员工进行传染病防控知识宣传培训的学校89所。监测城区9所中小学校,其中:5所中学、4所小学;乡镇5所中小学校,其中:中学3所、小学2所。

2017年,开展学校环境卫生、学生因病缺课及常见病监测工作,全县54所中小学校全部在"江苏省学生健康监测系统"设立账号。开展幼托机构消毒质量监测,消毒质量合格率95.43%。

2019年,对全县55家中小学校开展传染病防治、生活饮用水卫生、教室环境、学校卫生综合评价等卫生监督。

2020年1~2月,在全县范围内开展托幼机构、普通中小学、中等职业学校和普通高等学校"新型冠状病毒"防控专项监督检查。县政府牵头组织对全县123所中小学、幼儿园进行开学前疫情防控保障落实情况联合督查。参与县政府组织的县教体局、县公安局联合检查,对全县24个临时幼儿看护点"新冠"疫情防控保障落实情况再次督查。3月23~26日,县卫健委组织开展全县托幼机构疫情防控期间卫生保健工作

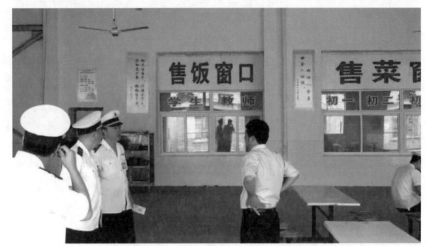

2019年,卫生监督员对学校食堂卫生进行监督指导

专项督查;28~29日,对全县小学、幼儿园、临时看护点共117家开学前准备工作验收评估。6月5日,分别在官滩初级中学、盱眙县第六中学、黄花塘镇中心小学、管镇镇中心小学等开展国家"双随机"监督监测。

2021年,开展学校疫情防控、传染病管理督查工作,认真执行学生因病缺课登记追踪制度,及时摸清学生因病缺课情况并及时跟踪处理信息上报。开展"双随机"工作,对14所中小学校日常监督检查,重点检查学校教室采光、照明、人均面积、微小气候等项目,查出5所教学环境不符合卫生要求的学校,并予以通报,限期整改。

第二节 传染病防控监督

1955年,贯彻《传染病管理办法》,加强对18种传染病的防治管理。

1955~2004年,县卫生防疫站集传染病防治与监管一体,专业防治与群众防治相结合。

2004年起,专业防治与监督管理分离,县卫生监督所负责传染病防控监督。

2007年,对县医院、县中医院、县第二人民医院、古桑卫生院及县内个体诊所和部分村卫生室以及县妇

幼保健所等医疗保健机构的疫情报告、消毒隔离、医疗废弃物处置等情况进行卫生监督;对县疾病预防控制中心和各乡镇防保所的传染病疫情信息报告、疫情调查处理、医疗废弃物处置等情况进行检查;先后对9家医疗机构及个体私人诊所违反《传染病管理办法》《消毒产品管理办法》依法给予立案查处。

2008年,抽查乡镇中学3家,县级小学3家、中学6家和幼儿园7家的传染病疫情报告制度执行情况。抽查4家公立医院、县妇幼保健所、县疾控中心及14家乡镇卫生院、41家社区卫生服务中心、采血站及私立医疗机构17家医疗废物管理情况。对3家医院开展内窥镜诊疗进行监督检查,发现问题,及时下发整改通知书,对部分违法情节严重未能及时整改的单位均予以立案查处,共查处9家,罚款1.21万元。

2009年7~9月,开展各级医疗机构、中小学校及幼儿园等单位传染病防治工作的监督检查,共检查医疗机构67家,立案处罚7家,罚款1.3万元。

2010年,开展手足口病、肠道传染病、感染性疾病防控监督。传染病防治监督管理工作领导小组抽调专用车辆3台,检查二级医院2家6户次,检查妇幼保健院1家3户次,检查乡镇卫生院19家68户次,检查社区卫生服务中心(站)51家96户次,检查其他医疗机构及个体诊所43家60户次。少数乡镇医疗单位、民营医疗机构和个体诊所未对医疗废物进行分类收集和包装,未建立医疗废物管理制度,未对医疗废物进行登记记录,医疗废物暂存点不符合相关规定,而且暂存的医疗废物亦未按要求及时处置;3家医院内镜消毒不符合规范要求。检查乡镇初级中学22家、县城小学6家、乡镇小学18家、县城中学6家和幼托机构14家,部分乡镇小学、幼儿园未建立传染病疫情报告制度及制度落实,无专人负责传染病疫情报告,疫情报告流程不畅通、不及时,无因病缺勤同学病因追查记录,无学生健康档案等,均及时下发整改通知书,对部分违法情节严重未能及时整改的单位或个人,均予以立案查处,共立案查处传染病防控案件5起,收缴罚款5300元。

2013年,开展传染病防治卫生监督,共立案查处传染病防治案件4起,罚款0.85万元。

2017年9月,开展消毒产品监督抽检工作,共检查消毒产品经营和使用单位11家,其中:医疗机构5家、药房6家。当年,开展医疗机构消毒质量监测,一级医疗机构合格率92.3%,二级医疗机构合格率88.2%。

2018年,开展医疗废物处置等3次传染病防治专项行动。10月,开展"九九重阳节"前卫生用品市场巡查工作,对辖区内盱眙万润发超市连锁、盱眙大润发超市等出售的成人排泄用卫生用品进行监督检查,检查超市4家,出动卫生执法人员16人次、车辆4辆次。

2019年2月,对辖区内盱眙大润发超市、盱眙百草堂医药连锁等3家消毒产品经营单位进行监督检查,共出动卫生执法人员6人次、车辆2辆次,检查消毒产品6种。妇女经期卫生用品4个(种)、抗抑菌剂2个(种),检查6个样品,下达监督意见书3份,未发现不符合规范要求的产品。5月,对辖区内盱眙婴悦家母婴用品店、盱眙宝诺丽婴母婴用品店、盱眙爱心大药房、盱眙苏果超市4家婴幼儿消毒产品经营单位进行监督检查,下达监督意见书3份,未发现不符合规范要求的产品。当年,开展抗(抑)菌制剂专项监督检查工作,检查辖区内所有19家一级医疗机构及县疾病预防控制中心、县妇幼保健院和辖区内37家未定级医疗机构。未发现辖区内医疗机构违规购进使用"安提可四价流感病毒抗体喷剂"及类似添加蛋白、抗体类产品,未向患者或公众推荐该产品,未在临床中将抗(抑)

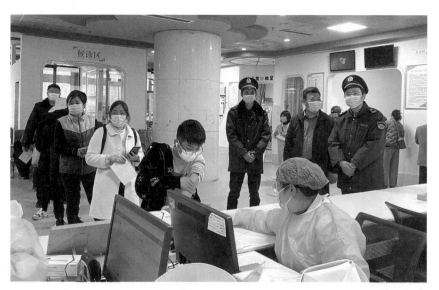

2021年,对镇(街)卫生院新冠疫苗接种工作进行督查

菌制剂产品作为药品使用。

2020年,开展春节前、三八妇女节、儿童节消毒产品专项检查,累计出动监督员33人次,检查11家消毒产品经营单位。查处1起生产企业未取得消毒产品卫生许可证并限期整改。指导盱眙保时洁洗涤用品有限公司,做好生产场所布局、卫生设施配置、卫生知识培训等工作。重点对人群密集的商场、超市、医院等公共场所进行专项监督检查,要求各公共场所单位定期进行通风换气、消毒,规范管理空调通风系统,强化从业人员健康管理,防止新型冠状病毒感染的肺炎在公共场所传播。完成9家传染病防治双随机监督检查。

2021年,贯彻落实国家和省、市有关疫情防控的工作部署,加大新冠肺炎疫情常态化防控措施落实情况的监督检查。共出动300余辆次车辆,监督员800余人次,对辖区医疗机构、学校、景点景区、商超、宾馆、饭店、车站、企业、集中隔离点等重点场所开展日常督查工作,督查公共场所500余户次,医疗机构380户次,学校136户次,校外培训机构22家,企业80余家。对检查中发现的问题及时下达疫情防控交办单80份,进行跟踪整改落实。对全县23家新冠病毒疫苗接种单位采取日常巡回监督、突击抽查、配合省市联合等形式开展疫苗接种专项监督检查。

第四章 医疗市场与医疗服务监管

第一节 医疗市场监管

50年代,打击巫婆神汉,取缔游医药贩。

60~80年代,加强医药市场监督管理,对个体开业者进行管理,对医疗事故和差错进行处理,开展药品质量检查。

1992年,对非法行医人员进行重点查处,查处非法行医22户。

1994~1995年,进行3次医疗市场执法检查,取缔非法行医58家,收缴药品药械312件,罚款近4万元。

1997年,成立医疗机构清理领导小组,组织个体开业医生资格考试、登记注册、审批发证工作,取缔城区和城乡接合部无证行医个体诊所40家,查封药品、器械价值约2万元。

1998~1999年,开展4次医疗市场清理整顿,查处未经审批设置医疗网点和无证诊所65家,清理查处游医17起,罚款3万余元,收缴药品、器械价值2.2万余元;发现并捣毁1个地下非法制剂场所,取缔山东蓬莱德普保健食品有限公司利用义诊之名推销"义售"产品活动。

2000年5月11~15日,由县纪委、县卫生、县公安、县工商、县法院联合执法检查,对个体诊所和擅自向社会开放的厂矿医务室以及公司医疗机构未经批准设置的门诊部进行清理,检查监督60余户次,48户受到处罚,查封各类药品、器械416箱,价值10万余元。

2002~2004年,组织4次多部门联动执法查处非法行医活动,查封8个非法执业的个体诊所;查处非法行医个体诊所37个,没收药品器械127箱;查处无证个体诊所45个,没收药品、器械4箱,申请强制执行24个,申请执行10万元,罚款8.1万元。

2006年,全年共开展集中突击整治活动9次,检查城区社区卫生服务站29户,城乡接合部社区卫生服务站16户,性病治疗门诊3户,牙科诊所4户,取缔无证黑诊所36户次,出动执法人员285人次,出动执法车辆96辆次。查处"钉子户"胡某持已作废的乡村医生证书,非法行医被数次查处后,屡教不改,8名卫生监督员与多部门协调,县公安局派出6名防暴队员,县药监、县工商等部门派人参与,一举端掉黑诊所。黑诊所被查封后,胡某将其痴呆儿滞留在县卫生局领导办公室,扰乱正常办公室秩序,县公安部门及时介入,并立案查处。

2007年,先后将邱某、李某、朱某3人从事非法行医活动"屡打屡犯"户移送司法机关,有2人被公安机关立案查处;配合县公安局对刁某阻挠谩骂卫生行政执法人员妨碍公务,实施治安拘留5天;协助盱眙县人民法院将严某、熊某等2人医疗行为不规范拒不履行卫生行政处罚依法予以治安拘留。全年共立案查处非法行医案件48件,依法取缔刁某等非法黑诊所21户次,取缔宋某等流动游医4户次。没收药品46箱,收缴用于非法治疗活动宣传的音响2套,没收手术床、无影灯等医疗器械36件,罚款14.6万元,申请人民法院强制执行11起。

2006～2008年,开展整治非法行医"飓风系列行动",检查社区服务站29个、性病门诊3个、牙科诊所4个、城乡接合部卫生服务站16个,取缔无证诊所368个。

2009年,取缔无证"黑诊所""游医"31户次,收缴用于诊疗活动的器械设备43件,没收常用药品58余箱,共罚款人民币23.6万元。淮河镇邱某因非法行医被盱眙县人民法院判处非法行医罪,拘留6个月,并处罚金1.5万元。

2010年,全年共查处无证非法行医的黑诊所、游医41户次,立案处理41起,共没收各类医疗器械、常用药品44箱,罚款人民币7.2万元。对拒不履行卫生行政处罚决定的蔡某、朱某、刁某等人予以强制执行,全额追缴罚没款。7名无证行医人员移交公安机关,对非法行医过程中没收的全部药品、医疗器械进行集中销毁。

2014年,查处无证行医案件21起,没收药品、器械45(箱)件,没收违法所得3.279万元,罚款12.924万元,移送公安机关案件1起。

2016年,开展口腔医院(门诊部、诊所)专项监督检查。查处无证口腔诊所9户,立案处罚无证行医9户。继续"春雷行动",立案查处非法行医案件13件,没收药品、器械28(箱)件,没收违法所得500元,罚款4.2万元,涉嫌非法行医罪移送公安机关案件1件。检查美容机构66家,查处无证口腔诊所10户,处罚无证行医9户。

2017年2～4月,取缔无证行医(含摊点)10户次,没收药品器械约50箱件。10月起,检查非医疗美容机构场所43家,出动卫生执法人员106人次,出动执法检查车辆13辆次,张贴警示性标语43份,公开举报热线,与非医疗美容机构场所签订承诺书43份。全年查处无证行医案件10起,罚款4.5万元;查处医疗机构违法案件18起,罚款4.25万元。

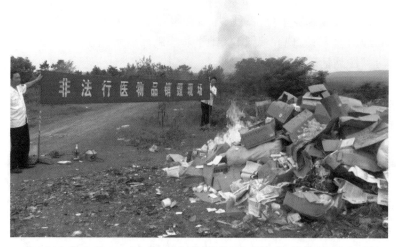

2014年7月17日,县卫生监督所对非法行医药品进行现场销毁

2019年,开展打击非法行医"春雷行动"。检查医疗服务单位(含个体诊所)65家,其中:镇(街)卫生院9家、诊所32家、卫生室9家、民营医院3家、个人14人次。立案23起,没收物品15箱。检查医疗服务单位(含个体诊所)159家,立案处理违法行为案件30件,其中:非法医疗美容1件、非法为他人施行计划生育手术(取环)案1件、传染病管理4件、非法行医19件。

2020年,制定出台《盱眙县医疗卫生行业综合监管制度实施方案》,建立完善《盱眙县打击非法行医联席会议制度》,学习宣传《执业医师法》《基本医疗卫生与健康促进法》,推进执法过程规范化。

2021年,开展全县村卫生室监督检查,排查疫情防控薄弱环节,并提出严格依法执业,规范行医的具体要求。查实11起非法行医,涉嫌犯罪移送公安局2起。

第二节 医疗服务监管

1986～1991年,每年对7家个体诊所进行2～3次的用药安全、器械消毒检查,要求看病有处方、有登记,发现传染病人逐级上报。

2002～2004年,查处3个无证行医诊所为孕妇作胎儿性别鉴定的违法行为,对某卫生院外设门诊部擅自开展下腹部手术的行为进行查处,取缔该门诊部,吊销违章手术医生的执业资格证书。

2006年,受理医疗服务方面投诉20件,办结20件。开展打击非法行医飓风系列专项整治活动。4月13～25日,开展"飓风一号保障农民健康"专项行动,重点查处县级公立医院、乡镇卫生院、个体诊所、坐堂医等行为;7月11～26日,开展"飓风二号整顿性病诊疗市场"专项行动,重点查处县级公立医院、民营医院皮肤病性病防治机构、

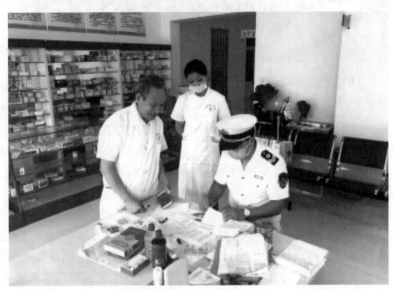

县卫生监督所对个体诊所监督检查

乡镇卫生院、个体诊所从事性病诊疗行为;9月6～16日,开展"飓风三号整顿医疗美容市场"专项行动,重点查处从事医疗美容的医疗机构以及涉嫌从事医疗美容的生活美容机构;11月16～20日,开展"飓风四号规范公立医疗机构执业行为"专项活动,重点查处公立医疗机构,贯彻执行法律法规,依法行医规范执业情况,以及临床依法用血、B超鉴别胎儿、科室承租情况。

2007年,全县医疗服务监管包括打击虚假医疗广告、非法义诊、医院非法出租、非法承包科室、非法鉴别胎儿性别、非法行医等。

2008年5月,医疗服务方面检查县医院、县中医院、县妇幼保健所、社区卫生服务机构(中心、站)31家、乡镇卫生院19家、门诊部7家、个体诊所22家、盱眙县楚东医院和盱眙县同济女子医院。抽查县级中心血站、县级临床用血医疗机构22家。共查处39家,取缔无证行医16户次,没收药品32箱,没收医疗器械17件,罚款8.6万元。对6家单位分别申请县人民法院予以强制执行。

2009年5～6月,在全县范围内开展计划生育药械市场专项整治活动,检查医院23家、妇幼保健所1家、疾病预防控制中心1家、城市社区卫生服务中心12家、乡镇卫生院10家、私人诊所29家,没有发现医疗机构使用假冒伪劣计划生育药械行为,但发现医疗机构的妇产科医师部分没有资质,部分医疗机构进购计划药械时未能索取相应的合格证明,以及个别私人诊所超范围开展计划生育工作。通过专项检查,下发监督意见书76户次,警告5家,罚款5家8.5万元。

2010年,对全县的县直医疗机构、县妇幼保健所、县疾病预防控制中心、部分乡镇卫生院、民营医疗机构、个体诊所和部分社区卫生服务站等单位的执业范围、卫生技术人员资质、机构内部感染控制、传染病管

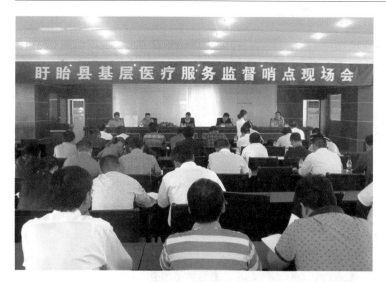

2012年9月28日，在盱眙县第二人民医院召开基层医疗服务监督哨点现场会
（纪进峰/摄）

理、医疗废物处置、医疗广告、消毒产品进购、执业信息公示等方面的工作进行全面监督。对县中医院、穆店乡卫生院、狼山水泥厂卫生所、龙泉社区卫生服务站、南苑社区卫生服务站、汪福州诊所、宝根诊所、盱城腰腿痛门诊部等22家医疗机构给予卫生行政处罚，罚款3.78万元。查处违法发布医疗广告2条次，停止盱眙县北大医院、盱眙县女子同济医院等医疗机构在媒体发布违规医疗广告。

2011年，开展医疗服务示范单位和示范哨点工作。对全县302家医疗机构逐一对照量化分级等级评定标准进行评定，共评审出医疗机构量化监督管理A级单位33家、B级单位243家、C级单位26家。

2014年，盱眙县明祖陵镇卫生院、盱眙瑞康医院、盱眙赵公胜诊所、盱眙县盱城镇工业园区社区卫生服务站等7家分别因存在使用非卫生技术人员等违法行为被给予行政处罚。

2016年，对全县范围内医疗美容机构、美容场所开展专项执法检查，重点检查城区内美容场所，查处非法使用注射用透明质酸钠行为。检查美容机构66家。

2017年，开展医疗废物处置执法监督专项检查，立案查处相关案件5起，罚款0.65万元。

2018年，开展全县中医医疗机构依法执业、医疗专项技术、依法应用人类辅助生殖技术、预防接种、孕妇外周血胎儿游离DNA产前筛查和诊断技术、医疗机构胎盘处置情况、医疗卫生机构控烟等7次专业类别专项监督检查工作，共检查单位143家，全年对卫生机构进行监督检查497户次，覆盖率100%。

2019年，县卫健委与县公安局、县市场局联合开展整治医托专项行动，到县医院、县中医院等医疗机构进行现场监督，张贴统一印制的整治医托警示宣传画。

2020年1～4月，对医疗机构进行新冠肺炎疫情防控监督。对全县5家二级以上医疗机构、2家集中留观点、1家境外人员隔离点、18家乡镇卫生院、6家民营医院、94家个体诊所、5个重点交通卡口等进行多次拉网式巡查，并开展电话随访"4+1"工作机制落实情况。共检查医疗机构481户次、重点交通卡口15次、"4+1"电话随访78人次、下达《疫情防控任务交办单》23份。对辖区内具有接种资质的23家一级医院进行专项监督检查。对16家乡镇卫生院、3家民营医院、三河农场医院、71家个体诊所进行医疗卫生、传染病防治、放射卫生等日常监督。对8家医疗卫生进行双随机监督检查，并录入中卫信息系统。

2021年，开展医疗废物处置专项治理，共督查乡镇卫生院16家、民营医院1家、

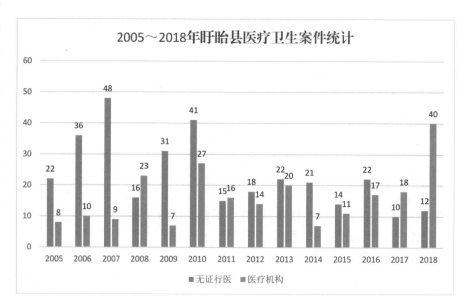

2005～2018年盱眙县医疗卫生案件统计

（无证行医 / 医疗机构）

个体诊所106家,各卫生监督分所督查辖区内村级医疗机构199户。发现问题,监督员进行现场督导整改。在县人民医院等15家医疗机构设立监测点,使固体医疗废弃物的产生、转运、暂存等全程在线追溯监控。

第五章　公共场所卫生和生活饮用水卫生监督

第一节　公共场所卫生监督

2006年1月,对盱眙伊尔尚美容店、盱眙王子快捷酒店、盱眙汉宫温泉会所、盱眙紫气东来商务酒店、盱眙龙城宾馆、盱眙英子美容美发、盱眙鑫唔客栈、金谷园饭店、盱眙宾馆等238家公共场所,进行专项监督检查。对经营单位存在的问题,均下达卫生监督意见书,提出整改意见。同年,采用包街管段、驻点督促等方式,开展以小餐饮等为重点的"五小"行业专项整治工作,共监督城区公共场所单位146家,对34家违反"公共场所卫生卫生管理条例"的单位和个人实施行政处罚。

2008年,对辖区268家公共场所进行经常性卫生监督检查,包括旅馆业、按摩休闲、美容美发、大型商场、KTV、网吧等。对8家违反健康管理规定的单位进行立案查处,罚款1.84万元;对17家化妆品经销单位进行卫生监督检查;指导各经营单位索取相关证件建档备案。开展"五小行业"专项整治,全县监督"五小行业"单位706户,规范整改96户,取缔非法经营23户。

2009年8月,组织8名卫生监督员对城区23家旅店业、13家沐浴场所和69家美容美发场所进行检查和量化分级管理。全年对宾馆、理发美容店等公共场所开展6次日常卫生监督,共督查712户次,检查从业人员1160人次,卫生许可证持证率90%,从业人员健康证持证率88%,对无卫生许可证和健康证者责令整改。

2010年,将"小理发店、小旅店、小歌舞厅"列为重点整治的"五小"行业进行专项整治工作,共监督276家,立案查处违法单位41家,收缴罚款10万余元。

2011年5月,开展形式多样的"公共场所卫生宣传周"活动。完成256家公共场所单位的日常督导,年审卫生许可证72家,新发证审查43家,卫生许可证持证率93.18%。卫生监督覆盖率100%。推行公共场所量化分级管理暨脸谱公示制度,实行公共场所一户一档。10月,完成全县大中小型公共场所量化等级评审,确定公共场所信誉度等级。

2012年,全县426家公共场所经营单位,卫生许可证持证率100%;3100余名从业人员,从业人员健康证持证率100%。A级单位5家,B级单位66家,C级单位355家。

2014年,开展专项治理足浴场所和夏季游泳场所。

2016年,公共场所卫生监督以保障"中秋、国庆两"期间卫生安全、卫生城市、文明城市创建迎检。对278家公共场所

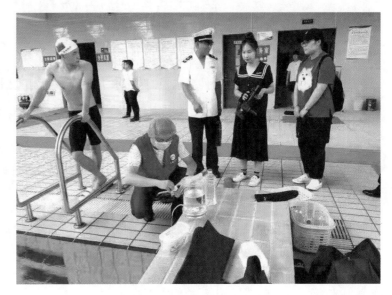

2016年,县电视台就县卫生监督所对泳馆水质消毒检测情况采访现场　　　　　　　　　　　　　　　　（王泽文/摄）

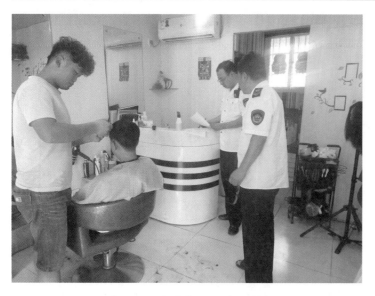

2019年，县卫生监督所检查公共场所

单位进行日常监督检查。对存在违法经营现象43家进行立案处罚。结合创建迎检工作，对城区公共场所单位开展环境卫生和"除四害"督导工作。全县公共场所经营单位有473家，建档率100%；城区公共场所经营单位372家，除商场外的公共场所量化分级经营单位353家，量化分级实施率100%。其中：B级61家、C级292家。全县使用集中空调通风系统的单位有8家，建档率100%，有监督检查记录。

2018年，推行公共场所档案管理制度，推行"一户一档"，行业档案建档率90%以上。对县城区179家公共场所进行控烟宣传与督导，下达卫生监督意见书100余份。150家公共场所张贴禁烟标志标识。

2019年，开展创建全国文明城市公共场所"五小"行业一把手工程。检查各类公共场所经营单位314家，对82家经营户严重违法行为，给予行政处罚。辖区内公共场所国家随机监督抽查抽中19家单位，其中12家单位关闭。完成7家单位的双随机监督监测工作，双随机处罚案件1件，处罚0.2万元。

2020年，督查"五小"行业户566户次，张贴卫生监督公示牌150余份，文明宣传标语300余份，卫生管理制度300余张，行政处罚9户经营单位。

2021年，对辖区内住宿业、美容美发业、沐浴业、游泳业等4类场所共501家公共场所经营单位的卫生信誉等级进行集中评定，确认B级单位431家、C级单位70家，评定率100%。结合全国文明城市创建开展活动，共检查公共场所"五小"行业521家经营单位，对检查中发现的问题下达卫生监督意见书，并责令限期改正。共立案处罚违法案件9件，张贴卫生监督信息公示牌800余张。

第二节　生活饮用水卫生监督

50～60年代，在每年爱国卫生运动中，对城区饮用水、水井进行消毒。

1964年，县人民委员会文件要求：加强饮水卫生管理，搞好饮水消毒。对水井加强卫生管理，饮水井台要加高、加盖、水井周围30公尺内不准洗菜、洗衣、不准在井旁冲洗污物、倒脏水；井旁10米范围内无垃圾、无粪便、无污水。饮用河水、塘水、沟水时，要分段用水，保持饮水清洁。提倡饮水消毒，家家户户要用明矾沉淀或用漂白粉消毒，水缸加盖并经常清洗。盱城沿河建立过水井，采取分段用水，以保护水源。

70年代初期，县卫生防疫站开始对盱城自来水的水源水（淮河取水口）、出厂水、末梢水按国家生活饮用水标准进行检测。

1974～1976年，县卫生防疫站参加淮阴地区组织的对淮河水和洪泽湖水质污染状况的调查。全县城乡开始对生活饮用水和淮河水质进行卫生学监测。

1980年起，开始对县城自来水厂的水源水开展丰水期、枯水期的水质检测，每月对出厂水、末梢水进行检测。并对农村自来水厂的出厂水、末梢水进行检测。

1982年，开展城乡居民生活饮用水进行调查，

1985年，县卫生防疫站在马庄、三河、河桥、盱城、十里营5个乡镇（场）设点，进行丰、枯水期水质调查和

27项卫生学指标的检测分析。

1986年起,对县城自来水厂的水源水、出厂水、末梢水开展定期抽样检测。按国家生活饮用水水质卫生标准,每年在丰水期(7~9月)和枯水期(11月~次年4月)对水厂的取水口的水源水取样检测,每月对水厂的出厂水和末梢水抽样检测,合格率达90%以上,并监督水厂每天自行检测。

1988年,对全县农村居民的生活饮用水水质进行抽样检测,共采集水样150余份,合格率为0,主要是细菌总数和大肠菌群超标。

1991年,特大洪涝灾害期间,抽检16个灾区群众生活饮用水1500余份,合格率为0,并对所有灾区水井和灾民家中水缸水采用漂白精片消毒。

1991~2004年,对128家农村水厂和52个集中式供水单位的水源水、出厂水定期抽检,总计采集水样2800余份,合格率90%以上。

2005年,专项整治全县38个纯净水生产经营单位,抽检24个经营户48份样品,合格42份;抽检市场销售桶装纯净水22份样品,合格21份。不合格生产经营者限期整改。配合江苏省疾病预防控制中心对盱眙县沿淮河鲍集、淮河等9个乡镇33个行政村进行水砷含量检测,采集检测水样3584份,其中超标186份,超标率5.19%,对盱眙县高砷水源分布、地方性砷中毒调查及采取措施与对策提供科学依据。

2008年,全县集中式供水单位103个,农村集中式饮水52.8万人,分散式饮水22.07万人,全年采集水样112份,合格率100%。

2009年,对全县城乡98家水厂抽检212份水样,合格率88.60%。

2011年,全县登记在册农村饮用水厂114个,正常供水73个。全年采集水样133份,合格112份,合格率84.2%。

2012年4月,对全县市政水厂、乡镇自建水厂、二次供水设施和学校自备供水的卫生管理情况进行现场监督检查。全县共有各类集中式供水单位105家,其中:市政供水单位1家、二次供水单位5家、乡镇集中式供水单位94家、使用自建供水设施的乡镇学校5家。下达卫生监督意见书148份。5月,开展"饮用水卫生宣传周"活动,宣传饮用水卫生知识,保障饮用水安全。当年,对全县生活饮用水单位进行摸底调查,建立基础档案,形成专题调研报告上报县政府。盱眙纳入国家级饮用水监测点,设有监测点19个,每季度开展一次现场快速检测。

2014年,对抽检不合格的单位盱眙县虹源水务有限公司给予行政处罚。

2015年,开展全县11家集中式供水单位专项检查,其中城市集中式供水厂1家、农村日百吨以上千吨以下水厂10家,各项卫生制度基本齐全,水源四周无污染源,取水点水源卫生防护到位,厂区内卫生状况好。个别水厂水质净化消毒设施不齐全,部分水厂无专职检验人员,检验记录不够完整。对全县5家大型家电商场净水器经营单位开展监督检查,现场发现万润发超市经营的净水器有:荣事达净水器RJS-01-D、荣事达净水器RJS-02-Y23、荣事达净水器RJS-01-S11、美的MR0101-5型反渗透净水机、美的MR0201-4型反渗透净水机,现场未能提供卫生许可批件。苏宁电器经营的

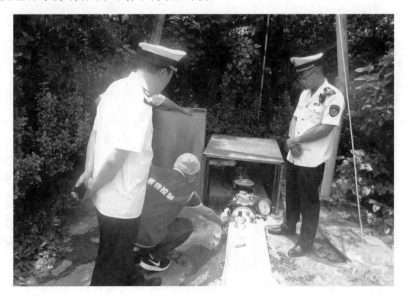

2016年6月,县卫生监督所对三河三舒自来水厂出厂水进行抽样监测

（王泽文/提供）

净水器有：史密斯AR75-D1、史密斯AR400-A1、史密斯AR50-D1、史密斯AR600-A1、史密斯AR600-H1，现场未能提供卫生许可批件。针对检查的情况，卫生监督员现场下达卫生监督意见书，要求净水器经营单位一周内提供卫生许可批件。全年查处涉水产品案件1起。

2017年，建立农村生活饮用水基本档案，63个省级监测点、10个分散式供水监测点监测覆盖率100%，完成城区市政供水的出厂水、末梢水及二次供水监测，常规指标检测合格率100%。对1家城市集中式水厂、8家农村日供水千吨以上集水厂、4家农村日供水百吨以上千吨以下水厂进行日常监督，覆盖率100%。完成集中式供水单位水质快检，采集12份出厂水、末梢水由县疾控中心检测，合格10份，合格率83.3%。对2家不合格、1家未取得卫生许可擅自供水的水厂，已立案查处。对盱中和县人民医院的二次供水单位进行监督抽检，均符合生活饮用水卫生标准。

2019年，对全县53家集中式供水单位（城镇供水1家、乡镇地面水厂11家、乡镇深井水厂40家），监督覆盖率100%，建档率100%。18家深井水厂增设消毒设施，查出7家地面水厂水质不合格的原因并予以解决，对3家不符合卫生要求的供管水单位立案查处。

2020年，全县供管水单位有11家，深井水厂、小水厂均已关闭。县卫生监督所、县疾控中心联合定期开展监督监测。县纪委派驻第六纪检组跟踪督察生活饮用水卫生，对金源水务有限公司桂五分公司、金源水务有限公司河桥分公司、三河三舒水厂无卫生许可证供水给予行政处罚。

2021年，生活饮用水实施在线监测，全县设立3个监测点，及时获悉设备运行状态问题和水质风险，规避水质事故，全年在线监测设备累计告警1026次，设备离线预警36次，水质异常预警47次。对全县10家城市集中式供水水厂开展全面监督检查工作，联系新闻媒体进行跟踪报道，出厂水质合格率100%。

第六章　职业卫生和放射卫生监管

第一节　职业卫生监督

1956年起，县域内工业卫生开始起步。

70年代中期，开展工业卫生和职业危害的检查工作。

80年代，在农村开展预防生产性农药中毒工作。每年在夏季来临之前，组织各乡镇农技人员，乡镇防疫医生、农药使用人员学习预防农药中毒的卫生知识，发放农药中毒防治宣传材料。

1985年5月，对全县作业场所存在五种毒物的厂矿企业进行环境监测和职业病检查，检出4例肝功能异常。铅汞作业点监测中，有4个作业点超过国家标准。

1987年，在全县工矿企业开展劳动卫生建档工作检查，进行劳动卫生状况调查，调查72家工矿企业，发现有毒有害因素33种，接触有毒有害因素4520人。

1999年，贯彻实施《江苏省职业病防治条例》，对毒物和粉尘作业场所进行卫生监督监测，对全县12家县属存在职业危害因素的企业进行核复档工作。

2001～2005年，进行职业卫生法规、职业卫生知识培训，五年累计培训7次，培训工人6800人次。每年开展《中华人民共和国职业病防治法》宣传活动。

2007年，开展职业卫生专项检查，全县检查存在有毒有害因素的企业104个，其中：军工企业4个、小矿山45个、小砖窑29个、制药厂1个、化工厂1个、水泥厂2个、盱眙县经济开发区企业22个。主要职业危害因素有：粉尘、噪声、高温、热辐射、苯、二甲苯、液氨、一氧化碳、二氧化硫等。全县接触有危害因素的在职职工

741人、非正式用工1400人,其中:进行岗前、岗中、岗后职业健康检查有534人,建立职业健康档案的有534人。

2011~2018年,按照盱眙县委县政府相关文件要求,职业卫生监督管理职能隶属盱眙县安全监督管理局。县卫生部门提供职业健康检查和工作场所职业危害检测技术服务。

2019年,职业健康监管职能由县安全生产监督管理局移交县卫生健康委员会。县卫健委印发《盱眙县矿山、铸造、铅酸蓄电池、化工等行业领域尘毒危害专项治理工作实施方案》,开展全县矿山、铸造、铅酸蓄电池、化工等行业领域尘毒危害专项治理。完成7家汽车维修和2家铅酸电池企业"专项执法"检查工作。印发《盱眙县尘毒危害专项执法工作实施方案》《盱眙县尘肺病防治攻坚行动方案》,开展全县尘毒危害专项执法工作,检查14家职业危害用人单位(其中2家涉及信访)职业健康工作,对江苏泽诚纤维有限公司进行立案处理,罚款5万元。组织企业负责人、职业健康管理人员参加淮安市"2019年职业卫生管理培训班"学习,参训企业83家126人。做好《职业病防治法》宣传工作,印制发放《职业病防治法》口袋书1000本。在市卫健委、市总工会联合组织的"首届职业健康传播作品征集"活动中,获"优秀组织奖"。10月19日,省卫生健康委到盱眙开展职业健康年度重点工作情况调研并给予肯定。

2020年1月16日,印发《盱眙县职业病防治专项整治工作方案》,开展为期一年的职业病防治专项整治工作。1月18日,参与神力特职业病防护设施建设项目"三同时"预评价和设计专篇评审会,加强对技术服务机构的监管。6月24日~10月31日,按照《盱眙县工业企业职业病危害摸底调查工作实施方案》,组织3轮调查,共摸底调查全县企业581家,基本摸清全县工业企业职业卫生状况。制定《盱眙县粉尘危害专项治理三年行动实施方案》,开展为期三年的粉尘危害专项治理行动。是年,对19家用人单位的职业健康情况进行核查,分别对盱眙贝尔机械铸造有限公司、江苏立锦塑胶有限公司给予警告,并责令限期改正。

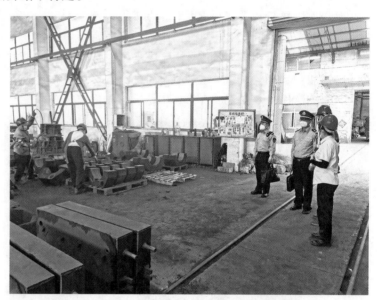

2021年5月18日,在盱眙贝尔机械铸造有限公司监督检查职业健康工作

2021年,市县联动举办《职业病防治法》宣传周活动。组织全县200余家企业进行职业健康管理知识培训,在日常监督执法工作中宣传职业病防治知识。开展"健康企业"创建,表彰优秀组织企业5家、职业健康达人140名。2家企业代表盱眙接受省级验收。

第二节　放射卫生监督

1978年,县卫生防疫站对县乡(镇)两级医院的X光机房进行监测,在监测的19台X光机中11台超过国家规定的标准,24名从事X线工作者,有4人受到不同程度的放射损伤。采取设置防护措施的隔室操作方法。

1979年,全县有17台X光机进行防护改造,并达到放射防护的要求。

1980年起,每年对全县的X光机房进行一次全面监测。每两年对从事放射线作业人员进行一次健康检查。

1985年,在X线监测中,发现全县23个使用X光机的单位中,只有17台安装X线防护设备。对9台医用X光机作X射线剂量测定,测试77个点位,13个点次超过国家规定的标准。对从事放射线作业人员体检中,发现神经衰弱症状较多,患病率79%,其次为眼晶状体混浊,患病率26.6%。

1986年,对全县27家医疗机构35台X线机进行建档,并进行监测,开展X线机防护,对防护合格的28台X线机发放"放射工作许可证"。

1987年,全县使用X光机的单位,按照国家统一要求,建立、健全X光机的卫生防护档案和从事放射线作业人员的健康档案。

1988年,对全县45名放射科医生年度体检,并开展放射个人剂量监测。对乡镇卫生院的16台X线机安装防护设备。

1991年,实行放射卫生年度评价报告制度。

1994年,对全县3家水泥厂8台料喂机的X线剂量进行监测,工人作业点X线剂量合格率25%。

1998年,对42台X线机195个位点进行监测,合格率97%。59名工作人员的个人剂量监测中有2人超标,年度放射人员体检57人,3人白细胞低于正常值。

2005年,开展X线机房周围外环境监测,共监测221个点位,15个点位X线剂量超标。监测全县医疗单位39名放射人员个人剂量,建立个人剂量档案。

2010年,对全县32家放射诊疗单位进行全面监督,开展专项整治一次。

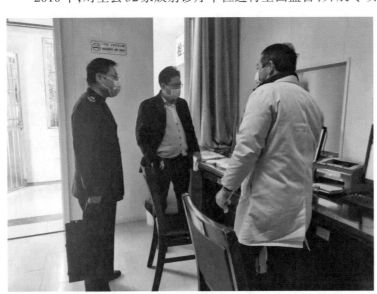

2020年,县卫生监督所开展基层卫生机构放射卫生检查

2012年,制定放射卫生专项整治方案,通过专项整治,有25家单位配备相关防护设备、设施,各项制度、预案齐全上墙。从事放射诊疗54名工作人员,均参加健康检查,健全个人健康档案,如期开展个人剂量监测,通过市所组织检查验收,取得卫生许可。对2家单位经整改仍未能达到卫生要求,立案处罚。

2018~2019年,完成国家"双随机"放射卫生任务4家。立案查处、放射卫生违法行为6件。

2021年,在国家"双随机"抽查中,完成3家放射卫生监督检查,对官滩镇卫生院存在放射卫生相关违法行为予以立案查处。

第六篇　妇幼保健

　　民国期间,盱眙无专设的妇幼保健机构。孕妇生产由土法接生的产婆接生或自产自接。产妇常因大出血或感染而致残、死亡,新生儿亦常因患破伤风而死亡。

　　50年代,盱眙建立妇幼保健专门机构,推广新法接生,普及妇女四期保护等相关卫生保健知识。60～70年代,建设妇幼保健基层网络,接生员、女"赤脚医生"一度是农村妇幼保健主力军。80年代,基本形成全县三级妇幼保健网。开展围产期保健工作,对儿童健康进行全面的系统管理。盱眙县被选为妇幼卫生示范县扩展县。90年代起,通过三级网络推进妇幼保健保偿、爱婴医院建设、妇幼重大公共卫生项目实施等,降低孕产妇、儿童死亡率,不断提高妇女儿童健康水平。

　　至2021年,县妇幼保健院创成二级甲等专科医院。全县建成25个标准化母婴室。产妇住院分娩比例100%,孕产妇死亡率0/10万;5岁以下儿童死亡率0.88‰,其中婴儿死亡率0.58‰。各项指标均已达到省、市级标准。

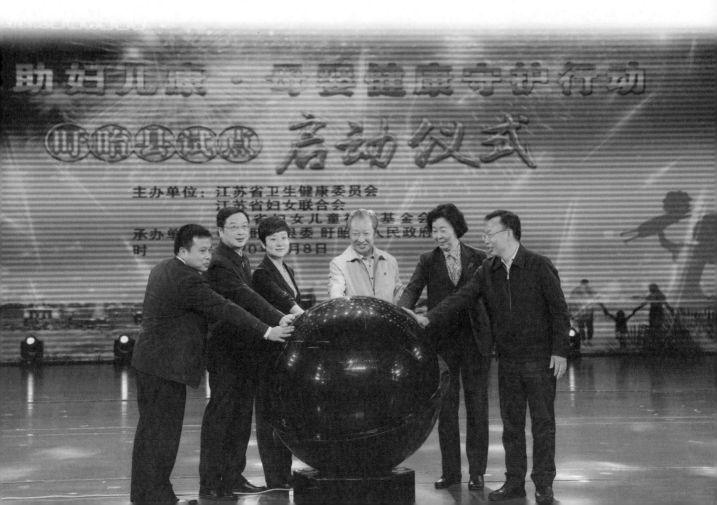

第一章　妇女保健

第一节　"四期"保护

解放初期,在供给制和包干制时期,女职工每月发给卫生费,在经期、孕期、产期、哺乳期均给予适当照顾,明文规定产假56天。

1954年,盱眙县在开展宣传新法接生的同时,广泛进行妇女经期、孕期、产期、哺乳期的保健知识宣传,在盱眙中学首次开设生理卫生课,农村逐步推广妇女"四期保护",实行妇女经期调干不调湿,孕期调轻不调重,哺乳期调近不调远的三调、三不调制度,产期给予一定休假时间。

1975年,先后在渔沟公社陈庄大队、桂五公社四桥大队开展"妇女四期劳动保护"试点工作,实行月经挂牌制度,根据牌子上的记录,照顾妇女经期3天不下水田劳动;孕期妇女照顾安排轻活,哺乳期妇女就近安排农活,产褥期生产队照顾休息40天,给予工分补贴。秋,古城、岗村、维桥、古桑、穆店、东阳等公社,相继开展妇女四期劳动保护。

1980年起,在境内厂矿企业单位开展女工保健知识宣传教育工作,各厂矿医务室相继建立女职工健康档案。县妇幼保健站帮助江苏红旗医疗器械厂、红光化工厂、县棉织厂等女工较多的企业建立女工卫生室、孕妇休息室、妇女洗浴室等。

1982年,利用图片、录音磁带宣传妇女卫生知识1121人次,印发《妇幼保健手册》5000多份。

1986年,县妇幼保健所综合大楼建成后,设立妇幼卫生宣教室,配备电化教学设备和图片模型等。

1989年初,召开厂矿女工委员和主管女工的负责人会议,有条件的厂矿要求落实好女工"五期保护"(增加更年期)。

1990～1999年,开展以人为本的计划生育优质服务,推进避孕方法知情选择,鼓励男性参与生殖健康等活动,维护妇女生殖健康权利,实现降低孕产妇死亡率"两纲"目标。

2000～2010年,实施"降低孕产妇死亡率、消除新生儿破伤风"项目,采取实行贫困孕产妇救助、为孕产妇急救开辟"绿色通道"、加强孕产妇急救能力建设、提高产儿科技术人员专业技术水平等措施。

2012年4月18日,国务院颁布《女职工劳动保护特别规定》,女职工生育享受98天产假,其中:产前可以休假15天;难产的,增加产假15天;生育多胞胎的,每多生育1个婴儿,可增加产假15天。女职工怀孕未满4

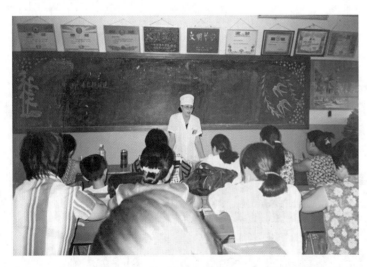

90年代,县妇幼保健所医生给乡妇保医生讲授哺乳期保健史　　　　　　　　　　(陈大卫/摄)

个月流产的,享受15天产假;怀孕满4个月流产的,享受42天产假。

2021年,宣传《民法典》及妇女权益保障法相关知识,开展妇女健康教育进社区活动。县妇幼保健院获省健康促进医院。至年底,全县孕产妇死亡率均控制在国家标准范围之内。

第二节　新法接生

一、人员培训

1950年,南京防疫大队在盱眙培训首批新法接生员。

1952年,在县妇联协助下,先后成立17个接生组,改造旧产婆和培训接生员92名;6个区卫生所各配备1名助产士,负责带教工作。之后,县妇幼保健站每年举办2~3期培训班,每期培训60~80人,约15天。

1955~1956年,县妇幼保健站培训接生员4期,区乡培训50多期。其中:1956年,全县有新法接生员300余名。

1970年,全县实行合作医疗制度,县妇幼保健站为合作医疗室培训一批女"赤脚医生",逐步取代新法接生员。

二、器材装备

1954年,全县免费备接生箱150余只,内有胎儿木听筒、脐带剪刀、止血钳、镊子、消毒药品、脐带包等。

1956年起,凡是经过培训的接生员、旧产婆,由县卫生院、区卫生所免费供应接产包,用完再领。

1958年,每个公社卫生院配备助产士1名,配有产床、小型高压灭菌锅、骨盆测量器、布类接生包等妇产科器具。

1970年,每个大队女"赤脚医生"由县妇幼保健站发给接生箱及器械1套,接生布包2只,由公社卫生院负责高压消毒,全县发放接生箱及器械310套、接生布包800只,从此装备基本完善。

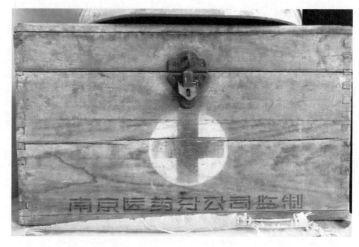

60年代~70年代,新法接生医药箱　　　（凌红梅/摄）

1974年,各公社卫生院妇产科均配备简易妇产手术床,添置电动吸引器、胎头吸引器、橡皮气垫、正规产包等手术器械。有的公社卫生院配备宫颈电熨器等妇产科治疗器械。

1975年,为全县配备182套接生装备和407个布类接生包。

1992年,全县开始创建爱婴医院,各医疗机构按照爱婴医院标准配备器械。

1993年,为乡镇卫生院配备标准产包。

三、推广普及

1953年,县妇幼保健站利用各种会议、文艺、展览等形式,宣传新法接生相关科学知识,采用回忆对比和现身说法的方法,使群众易于接受,效果较好。盱眙县新成立10个接生站,县卫生院能开展难产手术、新法接生婴儿479人。

1954年,"三八"妇女节举办1次小型展览会,有妇婴模型、产科标本等,240多名孕妇观看听讲,主动要求产前检查。全县新法接生婴儿312名。

　　1955年,穆店后庄产妇赵氏临产,胎儿头先露,接生员用"回转术"将胎儿的头转过来产出,母子平安。各接生站如遇难产在区乡不能处理的,由接生员或助产士护送到县卫生院,区政府发给难产补助费,直至安全出院。

　　1959年1月,古城公社建立妇产院,从生产大队抽调3名接生员,设产床,用蒸笼代替高压消毒器。两年内用新法接生280多名婴儿,无1例发生破伤风。在农村相继建立接生组、接生站等,新法接生工作普遍推开。

　　1974年,全县发生新生儿破伤风56例,死亡52例;产妇产褥热32例,死亡4例。

　　1983年,全县住院分娩率56.3%,产前三次检查率85.3%,基本消灭产褥感染。

　　1987年,全县基本消灭新生儿破伤风。

　　2001年起,新法接生全面普及。至2021年,每年新法接生率均100%。

1980～2021年盱眙县新法接生人数一览表

单位:人、%

年份	产妇总数	新法接生	接生率	年份	产妇总数	新法接生	接生率
1980	3590	3491	97.24	2001	6398	6398	100.00
1981	3626	3556	98.07	2002	6747	6747	100.00
1982	4268	3871	90.70	2003	7108	7108	100.00
1983	3347	3307	98.80	2004	6973	6973	100.00
1984	3226	2537	78.64	2005	6488	6488	100.00
1985	3551	3465	97.58	2006	6520	6520	100.00
1986	6089	5968	98.01	2007	7339	7339	100.00
1987	4581	4580	99.96	2008	9409	9409	100.00
1988	4737	4736	99.98	2009	9022	9022	100.00
1989	4055	4055	100.00	2010	9002	9002	100.00
1990	4282	3973	92.79	2011	9054	9054	100.00
1991	4370	3740	85.58	2012	8931	8931	100.00
1992	7300	5720	78.35	2013	8998	8998	100.00
1993	6246	5210	83.41	2014	8590	8590	100.00
1994	7825	6923	88.47	2015	8533	8533	100.00
1995	7263	7113	97.93	2016	8476	8476	100.00
1996	5597	4907	87.67	2017	7144	7144	100.00
1997	4986	4965	99.57	2018	5422	5422	100.00
1998	5809	5800	99.85	2019	5117	5117	100.00
1999	6438	6431	99.89	2020	4141	4141	100.00
2000	6484	6446	99.41	2021	3375	3375	100.00

第三节　孕产妇系统管理

　　1973～1975年,对全县孕产妇死亡进行调查,产妇死于产褥热、难产、产后大出血34人,死于子痫3人。

1979年，在普及新法接生的基础上，在盱城、旧铺、渔沟、穆店、维桥等公社开展"孕产妇系统管理"试点。

1982年，开展围产期保健工作，由县卫生局牵头，县医院、县妇幼保健所、县计划生育办公室、县工会、县妇联参加成立围产期保健工作协作组，统一检查方法、次数、建卡办法、收费标准、卡片周转和产后访视等办法，开展科学接生和产程图监护。

1983年，旧铺公社卫生院实行高危妊娠管理，建立围产保健卡，按大队编码管理，指导大队女"赤脚医生"做好孕妇管理及产后访视的记录，在例会上汇报、推广经验。全县产前三次检查率85.3%，住院分娩率56.3%。

1984~1986年，全县继续推广孕产妇系统管理，建立"孕产妇系统管理卡"，实行产前3~5次检查、住院分娩和产后3次母婴访视，建立高危妊娠专案管理，提高产科质量。

1987年起，在全县实行早孕建卡、产前检查、住院分娩、产后访视的孕产妇系统管理。全县4589名产妇进行围产期保健，3642人建卡，产前检查5次以上3577人，产后访视3次以上3618人。

1988~1990年，建卡率由81%增加至82%。

1995年，孕产妇全程系统管理工作普及，县妇幼保健所建围产期保健卡402人，高危妊娠筛选率15%。县卫生局成立县妇幼保健保偿技术鉴定小组。

2001年，孕产妇投保率和住院分娩率提高，孕产妇保健保偿投保率90.0%，住院分娩率100%。

2008年起，全县统一建立孕产妇保健手册。妇幼卫生信息上报逐步规范，由接产单位安排专兼职的妇幼卫生信息工作人员参加培训，承担妇幼卫生信息上报工作。

2011~2015年，全县孕早期检查率均在98%以上，产后访视率99%以上，高危妊娠筛选率15%以上。

2020年5月，省卫健委、省妇联、省妇儿基金联合会发起并组织实施"我助妇儿康·母婴健康守护行动"，率先在盱眙县试点实施，以降低孕产妇、婴幼儿死亡率和减少出生缺陷为目标，关口前移保障母婴安全。县卫健委为项目实施承办管理单位，县妇幼保健院为项目实施联络单位。

2021年，全县有产妇3375人，活产数3408人，早孕建卡率93.66%；产后访产妇数3283人，活产数3408人，产后访视率96.33%；孕产妇系统管理人数3149人，孕产妇系统管理率92.40%；住院分娩产妇数3369人，住院分娩率100%。孕产妇产前筛查3180人，孕产妇产前筛查率94.22%。"我助妇儿康·母婴健康守护行动"，受益孕产妇1700余人。

1986~2021年盱眙县孕产妇管理一览表

单位：人、%

年　份	孕产妇建卡人数	建卡率	系统管理人数	管理率	孕产妇死亡人数	年　份	孕产妇建卡人数	建卡率	系统管理人数	管理率	孕产妇死亡人数
1986	4710	79.00	4658	78.00	—	1997	4776	95.79	4492	90.09	—
1987	3642	79.50	3603	78.51	—	1998	5286	91.00	5166	88.93	1
1988	3837	81.00	3792	80.05	4	1999	5923	92.00	5846	90.80	—
1989	3305	81.50	3248	80.10	1	2000	5900	91.00	5918	91.27	—
1990	3511	82.00	3468	81.00	1	2001	5886	92.00	5852	91.47	1
1991	3662	83.80	3579	81.90	1	2002	6140	91.00	6132	90.88	1
1992	5913	81.00	5844	80.05	2	2003	6525	91.80	6468	91.00	2
1993	5122	82.00	4952	79.28	—	2004	6645	95.30	6621	94.95	1
1994	6651	85.00	5394	68.93	—	2005	6170	95.10	6158	94.91	1
1995	6028	83.00	6023	82.93	—	2006	6233	95.60	6224	95.46	1
1996	5093	91.00	5002	89.37	—	2007	7170	97.70	7006	95.46	1

（续表）

年 份	孕产妇建卡人数	建卡率	系统管理人数	管理率	孕产妇死亡人数	年 份	孕产妇建卡人数	建卡率	系统管理人数	管理率	孕产妇死亡人数
2008	9268	98.50	8774	93.25	—	2015	8367	98.05	8347	97.82	—
2009	8925	98.92	8829	97.86	—	2016	8261	97.46	8044	94.90	—
2010	8943	99.34	8884	98.70	1	2017	6863	96.07	6732	94.18	—
2011	9033	99.77	8939	98.73	—	2018	4998	92.18	4958	91.44	1
2012	8925	99.93	8822	98.78	—	2019	4396	86.77	4382	85.64	0
2013	8997	99.99	8845	98.30	—	2020	3750	97.94	3483	90.21	1
2014	8569	99.76	8518	99.16	—	2021	3375	100.00	3149	92.40	0

第四节　妇女病防治

解放前，由于封建礼教的束缚，认为妇女病是不堪一提的丑秽之事，且无力就医，一旦患病便只能任其发展，损害广大妇女身心健康。

1959年，县妇幼保健站联合社镇卫生院妇产科查治妇女闭经、月经不调等疾病294人，重点普查子宫脱垂患者800多例，均予以治疗，建立妇女病普查一本账。

1961年，调查全县子宫脱垂患者3600多人，采用中药熏蒸（川芎、白芨、五倍子等）、无水酒精、明矾甘油宫旁注射、针灸、子宫托等方法治疗未能达到满意效果，85%以上的患者治后复发。

1975年，全县进行第一次妇女病普查普治，以防癌检查为重点，先在盱城镇、县直单位、军工厂开展试点，后推广。全县目标任务5万人，实查5.1万人；宫颈刮片1.5万例，查出患病妇女2.99万例（其中：子宫脱垂患者1087例、宫颈癌患者15例），发病率58.7%。免费治疗妇女病患者2.17万例。

1976年，全县妇女病实查5251例，受检率10.1%。查出患病1880例（其中：子宫脱垂1233例、尿瘘18例），患病率37.6%；治疗1150例，治疗率60.7%。

1978年，国家卫生部拨专款查治妇女子宫脱垂和尿瘘患者，600多例Ⅰ度以上子宫脱垂患者在县内手术治疗，18名尿瘘患者分别送到淮阴、金湖或请无锡妇幼保健院尿瘘专家到盱眙治疗。

1979年，经培训，县妇幼保健站和各社镇卫生院手术治疗尿瘘18例。子宫脱垂300多例，根治率50%以上。提出在1980年消灭"两病"的要求，治疗经费全免。全县妇女病实查1.39万例，查出患病6603例，治疗5930例。

1982年，淮阴市卫生局组织学习阴道前后壁修补术，省、市派专家指导，全县进行阴道前后壁修补术患者，治疗费用全部免费，生产队给生活营养补助，术后安排休息记工分。

1983年，全县进行1次宫颈癌普查，宫颈刮片3万多例，用苏木素染色检查，

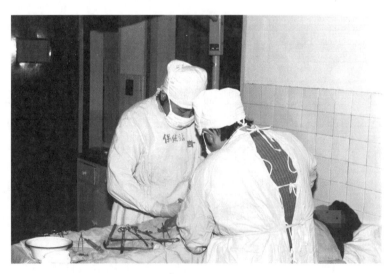

80年代，县妇幼保健站医生为患者进行手术

（县妇幼保健院/提供）

检查器材均由县妇幼保健站负责。

1985年，全县未发现子宫脱垂新患病例。

1986年起，全县对18岁以上已婚妇女每两年进行一次普查，以妇科常见病、多发病的防治为主，对Ⅱ度以上宫颈糜烂及40岁以上妇女进行宫颈刮片检查，免费治疗子宫脱垂和尿瘘病人，普治率75%。

1990年，妇女病查治增加冷光透照检查乳房疾病项目。

1991年，开始在妇女病普查中使用B超。

1992年，开展子宫宫颈病变激光治疗法。

1995年，县妇幼保健所诊治乳房病人621人次、宫颈治疗210人次、常见妇科疾病6700人次、健康咨询810人次、B超检查1600人次。

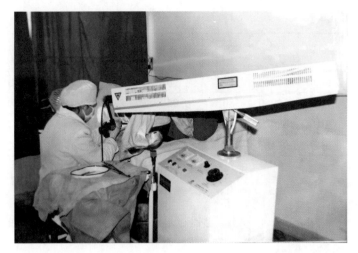

1992年，使用激光治疗仪治疗宫颈炎 （陈大卫/摄）

2000年起，使用红外线乳腺诊断仪诊断乳房疾病、用微波治疗宫颈疾病。

2003年起，对妇女病普查中发现的特殊病例随访，设妇女专病档案。妇女保健科设立更年期保健、围产期、妇女营养、妇女心理卫生等专科。

2005年，开展腔内B超检查，使用阴道探头检查盆腔、子宫附件，病人不再受"涨小便"的痛苦，超声图像清晰度提高，运用到妇女病普查中。

2009年起，开展"两癌"检查项目工作，与妇女病普查工作相结合。当年，妇女病普查6.68万人。

2010～2018年，完善妇女常见病查治工作制度，培训普查队伍，定期举办培训班，提高普查人员技术水平。

2020～2021年，制定妇女病查治方案，规范流程，全县妇女病普查11.8万余人。

1986～2021年盱眙县年妇女病查治情况一览表

单位:人、%

年 份	应查人数	实查人数	普查率	患病人数	患病率	年 份	应查人数	实查人数	普查率	患病人数	患病率
1986	59276	34376	58	12042	35.03	2000	50897	57842	114	17386	30.06
1987	52431	40149	77	12448	31.00	2001	51775	56941	110	18228	32.01
1988	56545	39746	70	12735	32.04	2002	51465	60349	117	19318	32.01
1989	56744	38620	68	12748	33.01	2003	55159	58744	106	17629	30.01
1990	52575	42137	80	13067	31.01	2004	59997	59997	100	18037	30.06
1991	56539	43738	77	13125	30.01	2005	60184	60184	100	18058	30.00
1992	47860	49378	103	19214	38.91	2006	57326	57326	100	16628	29.01
1993	55650	55650	100	23854	42.86	2007	61768	61768	100	11292	18.28
1994	55896	55211	99	18754	33.97	2008	64479	55732	86	10077	18.08
1995	58846	62438	106	21106	33.80	2009	66773	66773	100	11091	16.61
1996	60590	67059	111	24143	36.00	2010	64484	64484	100	9763	15.14
1997	52607	59565	113	19060	32.00	2011	64068	61771	96	8754	14.17
1998	52446	54638	104	17323	31.71	2012	76126	73050	96	14573	19.95
1999	50974	55577	109	19998	35.98	2013	64869	62145	96	9788	15.75

(续表)

年 份	应查人数	实查人数	普查率	患病人数	患病率	年 份	应查人数	实查人数	普查率	患病人数	患病率
2014	60297	58114	96	4467	7.69	2018	94465	81728	86	20807	25.53
2015	39960	38078	95	2881	7.57	2019	90429	77122	85	13624	17.67
2016	62420	61293	98	3463	5.65	2020	64863	58558	90.28	12691	21.67
2017	97552	84389	87	5760	6.83	2021	69069	60072	86.97	13546	22.55

第五节　婚前医学检查与产前筛查

一、婚前医学检查

1988年7月20日,县妇幼保健所首次开展婚前医学检查项目,每周五开放门诊。定期开展婚前宣教工作,当年婚前检查38对。

1992年,婚前宣教率100%。

1998年,出生缺陷呈逐年上升趋势,实行强制婚检。

1999年,县妇幼保健所设婚前保健科,县婚姻管理登记所进驻,开展婚检—婚姻登记"一站式"办公服务。婚检项目:一般体格检查,男、女生殖系统检查,胸透;实验室检查包括血常规、尿常规、阴道分泌物、肝功能、乙肝表面抗原检测。全县应检1.16万人,实检2095人,检出患病男性65人,女性56人,婚检率18%,疾病检出率5.7%,婚前宣教率100%。

2000年,全县婚前检查实检7498人。其中:患生殖系统疾病男性40人、女性102人;患内科系统疾病男性110人、女性74人;患三级遗传性疾病男性2人、女性4人;色盲、色弱检出男性32人;患指定传染病男性2人、女性5人(性病男性2人、女性4人);暂缓结婚男性2人、女性5人;不宜生育1人,限制生育性别32人。

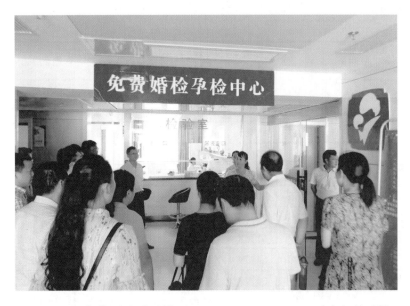

盱眙县免费婚检孕检中心　　　　　　　（凌红梅/摄）

2003年底,国家取消强制婚检政策,全县婚检人数下降。

2013年4月15日,在淮安市率先开展免费婚前体检工作。增加"人类免疫缺陷病毒抗体""梅毒螺旋体抗体检测"两项,免费发放叶酸。

2017年6月,开展孕前优生检查工作,增加血型、肌酐、血糖、乙肝两对半、沙眼衣原体、淋球菌筛查、风疹病毒、巨细胞病毒、弓形体病毒、B超、高风险评估、早孕随访和妊娠结局随访等项目。至12月底,全县孕前优生检查1413对,孕检查出高风险因素1843人次。

2021年,全县登记结婚4831对,孕前优生检查2162对。婚前医学检查5951对,婚检率100%,查出各类疾病1201人,其中:男性537人、女性664人,疾病检出率10.09%,其中:指定传染病119例、生殖系统疾病360例。

1992~2021年盱眙县婚前体检人数统计表

单位:人、%

年份	应检人数	实检人数	婚检率	疾病检出人数	检出率	年份	应检人数	实检人数	婚检率	疾病检出人数	检出率
1992	4204	2437	57.97	29	1.19	2007	15228	38	0.25	1	2.63
1993	4328	2477	57.23	27	1.09	2008	13866	24	0.17	2	8.33
1994	4452	2524	56.69	24	0.95	2009	16840	31	0.18	2	6.45
1995	4576	2564	56.03	23	0.90	2010	16860	28	0.17	2	7.14
1996	4702	2596	55.21	22	0.85	2011	19178	30	0.16	1	3.33
1997	5700	1864	32.70	24	1.29	2012	21496	36	0.17	2	5.56
1998	6236	597	9.57	1	0.17	2013	23816	8505	35.71	203	2.39
1999	11632	2095	18.01	121	5.78	2014	19274	17842	92.57	925	5.18
2000	7504	7498	99.92	379	5.05	2015	19420	18394	94.72	750	4.08
2001	6988	6924	99.08	1130	16.32	2016	17510	17510	100.00	709	4.05
2002	8212	8070	98.27	1319	16.34	2017	15456	15456	100.00	2267	14.67
2003	7012	5890	84.00	981	16.66	2018	15302	15302	100.00	1894	12.38
2004	8640	48	0.56	4	8.33	2019	13662	13662	100.00	2818	20.63
2005	9670	65	0.67	4	6.15	2020	13190	13190	100.00	4620	35.03
2006	12449	51	0.41	3	5.88	2021	11902	11902	100.00	1201	10.09

二、产前筛查

2007年4月,启动产前唐氏筛查工作,查出48例。

2009年,全县孕产妇产前筛查率4.54%。

2010年起,产前筛查项目推广至全县各接产机构,产前筛查率9.41%。

至2018年,全县孕产妇产前筛查总计3.2万例。县妇幼保健院被确认为淮安市首批、盱眙县唯一合法的产前筛查机构。

2020年,扩大产前筛查宣传,加强流程管理,做好孕前检查,孕产妇产前筛查2840例。

2021年,全年完成筛查2416例,成功干预2例唐氏综合征患儿,在省级民生实事督导中获专家好评。产前筛查工作满分通过国家卫健委临检中心组织的质量评价。

第二章　儿童保健

第一节　儿童健康检查与疾病矫治

新中国成立初期,盱眙县卫生部门在每年的六一儿童节,组织医务人员对儿童进行健康检查和缺点矫治工作,但是受检人数少,体检项目单一,以物理检查为主。

1953年，县卫生院医护人员为264名军烈子女及部分在校儿童体检，对查出的199名病缺儿童给予免费矫治。

1955年，六一儿童节，由县妇联组织，县妇幼保健站体检116名儿童。此外，马坝、旧铺等区卫生所，对部分儿童进行健康体检。

1958年，人民公社成立后，社镇卫生院组织社队医务人员，在每年儿童节前对部分在园（托）儿童进行健康体检。

1959年，对全县2.52万名0～7周岁儿童体检，发现患病、缺点儿童2916名，检出率11.57%，以肠虫症为多，对全县1～12周岁儿童进行驱虫治疗。

60年代，每年六一儿童节前夕，县妇幼保健站对城区0～7周岁儿童体检。

1975年，借助军工体检组的人员和设备，对盱城所在地437名入托儿童体检，检查项目有内科、外科、五官科、眼科、胸透、化验（包括肝功能、血红蛋白、血沉及血、便常规）等；查出25种疾病，以慢性鼻炎最多，肠虫症次之。

1979年，全县体检2.52万名儿童，检出感染、病缺儿童9916名，检出率39.34%，仍以肠虫症为多。六一儿童节前后，对全县1～12周岁的儿童进行免费"驱蛔"治疗。

1981年，到各乡、镇组织儿童健康检查，累计体检儿童1.63万名。全县23个公社，有13个在试点大队建立儿童健康体检一本账。

1983年，对城区2096名0～7周岁儿童进行系统体格检查，建立健康档案，发现病缺，立即矫治，重点对贫血、佝偻病等疾病复查复治；其中：在机关和实验小学两所幼儿园体检400多名儿童，首次评选出26名"健美儿"并颁奖，此后于每年儿童节前后举办1次。各乡、镇相继开展此项活动。全县16个试点大队均进行0～7周岁各年龄段分组体检，包括身高、体重、龋齿、贫血等，对各年龄组儿童进行营养状况评价。

1984年，全县23个乡镇卫生院配有儿童保健医生，在盱城、古城、旧铺、桂五、马坝、东阳、黄花塘等卫生院，定期开放儿童保健门诊，前往进行矫治疾病和咨询约1.3万人次。全县3.92万名7岁以下儿童有1.89万名做全面的体格检查，病缺率25.6%，60%病缺儿童得到矫治。其中：县妇幼保健所儿童保健门诊病缺治疗183人次，宣教5181人次，喂养指导995人次，咨询362人次。六一儿童节前夕，县妇幼保健站对城区散居儿童及在园儿童进行体检。

1987年9月1日，盱眙县实施《盱眙县儿童免疫保健合同暂行办法》，每名儿童每年交保健费3元，新生儿4元。

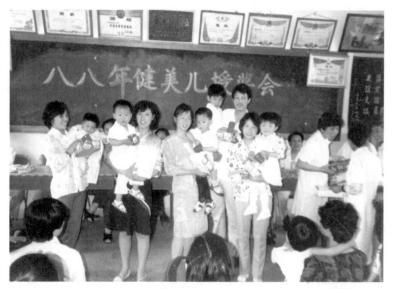
1988年，"健美儿"授奖会现场　　　　　（耿晓宁/摄）

1991年，全县0～7岁儿童有6.1万名，体检5.26万人次，受检率86.23%，患有佝偻病、气管炎、肺炎、先天性心脏病、皮肤病、肝炎、中耳炎、贫血、传染病等疾病4151人，患病率6.80%；查出病缺321人，病缺率7.73%，均给予相应指导和治疗。

1995年，县卫生局、县妇联、县教育局联合印发《盱眙县妇幼保健保偿服务实施办法》，对幼儿园3～7周岁儿童用氟离子透入法进行二次防龋齿防治。全县有17个乡镇卫生院妇儿保门诊达到规范化要求，推动妇幼保健保偿工作的开展。

1996年，儿童体检增加口腔保健项

目,服务约2000人次。

2000年起,"六一"期间,儿童常规体检实行免费,包括身高体重测量和五官、内科、外科、血色素检测项目。对查出病缺儿童进行指导、矫治,同时开展儿童心理咨询、智力筛查工作。

2001年,开展儿童听力筛查项目,筛查约600人次。

2003年,全县龋齿预防4225人次,开展儿童营养分析项目。

2008年起,开展视力筛查项目,对查出的散光、远视、弱视等视力异常儿童进行矫治指导。当年,开展全县托幼机构在园儿童健康体检活动,为全县城区及19个乡镇37所幼儿园儿童进行身高、体重、视力、内科、血液化验等检查,受益儿童9455人,体检率83.61%,疾病检出率54.75%。新生入园体检1134人次,体检率90%。

2009年,开展儿童神经智能发育筛查(丹佛发育筛查)867人次。

2010年起,儿童神经智能发育筛查作为儿童保健适宜技术向基层卫生院推广。

2012年,全县在园儿童2.1万人,体检1.94万人。其中:为城区在园7726名儿童"六一"体检,受检率100%。体检项目增加微量元素检测、超声骨质分析、视力筛查自选项目;入园体检增加超声骨质分析和视力筛查两个项目。

2017年,全县在园儿童1.9万人,受检率95%。其中:县妇幼保健院对城区的21所幼儿园9278名儿童进行"六一"体检,受检率100%,部分儿童血色素检测改为血常规。

2020年,全县在园儿童16662人,全部进行体检。

2021年,县教体局、县卫生健康委员会联合签发《关于做好2021年度幼儿园"六一"体检工作的通知》,县妇幼保健院组织各镇对托幼机构"六一"体检工作进行部署与安

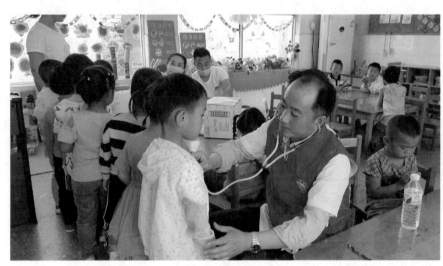

为儿童免费健康体检

排,内容包括:统一时间、统一体检表格、统一体检工具,体检表格的正确填写培训,体检结果的反馈等内容,"六一"体检及入园体检率100%。5月,盱眙县儿童口腔疾病综合干预项目在县中医院启动。县中医院口腔专业人员对适龄儿童进行口腔健康检查,并为符合牙齿窝沟封闭适应症500名6~9岁儿童牙齿进行免费治疗。10月27日,县妇幼保健院到马坝镇中心幼儿园开展幼儿视力检测工作。全县共完成0~6岁儿童视力筛查15950例,筛查出视力异常1120人例,包括可疑散光、散光、可疑远视、斜视、屈光参差以及远视力异常,视力不良率7.02%。

2012~2021年盱眙县"六一"儿童体检情况一览表

单位:人

年份	在园儿童数	体检数	龋齿数	视力异常数	沙眼数	肥胖数	贫血数	营养不良数	其他
2012	20996	19414	6704	750	8	380	1208	172	11
2013	21200	19544	8445	635	6	351	655	122	40
2014	23128	22900	7570	398	107	761	1107	305	221

（续表）

年份	在园儿童数	体检数	龋齿数	视力异常数	沙眼数	肥胖数	贫血数	营养不良数	其他
2015	21711	21613	7460	425	105	780	956	205	302
2016	21925	21873	6524	700	74	814	841	83	479
2017	19010	18044	7263	900	64	1542	1612	177	396
2018	21512	21512	7292	1342	1	1138	1119	238	799
2019	22351	22195	7156	1360	51	1240	1353	159	1524
2020	16662	16662	3371	936	0	420	289	10	17
2021	14181	14181	3945	1154	—	1184	200	54	—

第二节　儿童系统管理

1973~1975年，对全县儿童死亡回顾调查，意外死亡1202人。其中：7岁以内儿童630人，占意外死亡数的52.41%；溺水313人，占49.68%；新生儿窒息死亡255人，占意外死亡数21.21%。新生儿死亡中，有男婴304人、女婴240人，其中：破伤风死亡343人，占新生儿死亡数63.05%。

1980年，开设儿童保健门诊，负责儿童健康检查，矫治病、缺儿童，科学喂养指导，宣传儿童保健知识，预防接种等工作。各卫生院配备1名兼职儿童保健医生，大队配1名儿童保健"赤脚医生"，全县形成儿童保健网络。5月，县卫生部门首次召开全县儿童保健医生工作例会，部署儿童保健任务，制定工作制度和儿童保健医生职责，讲授小儿常见病、多发病防治知识。

1981年，组织农村儿童健康检查，指导建立儿童健康保健档案卡。

1982年，在县直机关和盱城镇试点，实行"儿童系统管理"。

1983年，在全县推广两个系统管理，成立妇联、医院、公安、民政等部门组成的协作组，婴儿出生42天内进行产后访视，登记建卡，发给"儿童保健证"办理户口。调查登记县直单位0~7岁儿童1232人，独生子女864人，按照年自然构成与独生子女建成2本账、1份健康卡。

1986年，在县直机关和盱城试点，对出生42天内的婴儿建立健康卡片，实行儿童系统健康管理。

1987~1990年，每年平均建立儿童系统健康管理卡约500人，按照"四、二、一"（四是1岁以内，1年4次体检；二是1-3岁1年2次体检；一是4-7岁1年1次体检）管理程序进行健康检查，评价儿童生长发育状况，筛选体弱儿进行专案管理。

1991年，统一使用《江苏省儿童出生保健卡（册）》。

1995年，全县开展儿童保健保偿工作。

1999年，全县0~7岁儿童投保率82.2%，新生儿建卡率96.8%。

2002年，开展婴儿抚触项目。

2006年，在全县范围内开展围产儿死亡率调查工作，围产儿死亡率4.95‰。

2008年，全县开展婴儿出生缺陷监测，发生率3.42‰。

2018年，全县高危儿发生数708例，管理数816例，贫血221例，体弱儿发生数353例，早产及低体重儿107例，佝偻病3例，营养不良8例，其他14例。

2020年，全县7岁以下儿童建卡45091人，系统管理39773人，活产4174人。

2021年，儿童保健系统管理规范，全县有7岁以下儿童39680人，健康管理人数38848人，管理率97.9%（目标90%以上）；3岁以下儿童14441人，系统管理人数13877人，管理率96.09%；5岁以下儿童死亡人数3

人,活产数3408人,死亡率0.88‰;婴儿死亡数2人,婴儿死亡率0.58‰,新生儿死亡率0.29‰;新生儿访视人数3333人,访视率97.79%(目标85%以上)。各项指标均已达到省、市级标准。

1986~2021年盱眙县儿童保健情况统计表

单位:人、%、‰

年份	7岁以下儿童人数	7岁以下儿童建卡人数	建卡率	7岁以下儿童系统管理人数	系统管理率	活产数	婴儿死亡数	婴儿死亡率
1986	64090	44807	69.91	18159	40.53	6071	136	22.40
1987	64553	45182	69.99	18229	40.35	4555	122	26.78
1988	64776	50196	77.49	21236	42.31	3721	119	31.98
1989	57621	51248	88.94	21816	42.57	4048	106	26.19
1990	58853	52912	89.91	21598	40.82	11965	75	6.27
1991	61041	57898	94.85	25161	43.46	10128	127	12.54
1992	66685	66685	100.00	28881	43.31	7443	169	22.71
1993	62891	60728	96.56	27749	45.69	6048	112	18.52
1994	59895	59896	100.00	32750	54.68	7413	141	19.02
1995	58711	56939	96.98	39644	69.63	7211	79	10.96
1996	58023	51911	89.47	38130	73.45	6418	76	11.84
1997	51838	47663	91.95	33024	69.29	4993	62	12.42
1998	49644	46080	92.82	30126	65.38	6053	54	8.92
1999	40812	40812	100.00	32856	80.51	4425	70	15.82
2000	36917	33596	91.00	30945	92.11	5095	19	3.73
2001	34209	30125	88.06	28090	93.24	4514	40	8.86
2002	30317	28671	94.57	26789	93.44	4226	40	9.47
2003	31714	30851	97.28	29091	94.30	4248	20	4.71
2004	33095	27674	83.62	25668	92.75	6284	37	5.89
2005	33969	33969	100.00	28764	84.68	6019	33	5.48
2006	34279	34279	100.00	31292	91.29	6518	51	7.82
2007	36448	36448	100.00	33660	92.35	7375	42	5.69
2008	40627	40627	100.00	38168	93.95	9307	26	2.79
2009	44814	44814	100.00	42790	95.48	9161	25	2.73
2010	49001	49001	100.00	47412	96.76	9015	24	2.66
2011	53191	53191	100.00	52035	97.83	8869	24	2.71
2012	63290	63290	100.00	61792	97.63	8717	6	0.69
2013	61807	61807	100.00	61501	99.50	8991	10	1.11
2014	61640	61640	100.00	57825	93.81	8619	12	1.39

（续表）

年份	7岁以下儿童人数	7岁以下儿童建卡人数	建卡率	7岁以下儿童系统管理人数	系统管理率	活产数	婴儿死亡数	婴儿死亡率
2015	61702	61702	100.00	60819	98.57	8576	12	1.40
2016	63649	63649	100.00	61430	96.51	8495	21	2.47
2017	63735	63735	100.00	61024	95.75	7190	13	1.81
2018	62278	62278	100.00	58125	93.33	5460	12	2.20
2019	58428	58428	100.00	55926	95.72	5117	7	1.37
2020	45091	45091	100.00	39773	90.00	4174	2	0.48
2021	39680	39680	100.00	38848	97.90	3403	2	0.58

第三节　托幼机构卫生保健指导

新中国成立初期,定期到各托幼所进行儿童卫生知识宣传教育,指导幼儿教师、保育员开展儿童保健工作。1953年,县卫生部门为农业合作社培训保育员83名。

1956年,县妇幼保健站配合县妇联、教育科训练保育员157名,办农忙托儿组71个,受托儿童850名。其中:高桥唐坝高级社的1个幼儿园受托儿童89名。

1957年,县直机关幼儿园成立,除配有幼儿教师、保育员外,还配备专职医生1名,负责园内儿童保健工作,完善各项制度,加强预防接种宣传。

1960年,乡村建办幼儿园281个,入托儿童7854名;组建托儿所3764个,入托儿童2.4万名,总入托儿童3.18万名,占全县儿童总数56.4%。托儿组织大部分是农忙办、农闲散的临时性质,儿童受到良好教育,解放妇女劳动力。县卫生部门定期对保教人员进行儿童保健常识培训。

60~70年代,贯彻保教结合、预防为主的方针,开展膳食营养、体格锻炼、健康检查、卫生消毒、疾病预防等工作,做好卫生保健专业知识培训。

1980~1983年,先后举办各乡镇儿童保健医生和县直机关保教人员学习班7期,培训130人;各乡镇相继举办儿童保健学习班14期,培训保教人员206名。县直机关和妇女较多的工厂大都自办幼儿园,接受外单位儿童入托。县化肥厂用大客车上学送、放学接,县实验小学、城中小学、城南小学先后增设幼儿大班和小班,配有专职幼儿教师。

1984年,县直机关、实小、城中小学等幼儿园建立儿童入园体检、晨检制度,儿童保健医生上门指导,发现水痘、麻疹等传染病及时隔离送医。

1985年,全县各托幼机构执行入园体检、健康检查、晨间检查、全日观察、预防接种、传染病管理、家长访视、饮食管理、安全管理等制度。定期对保教人员进行儿童保健常识培训和健康检查。

1991年,举办幼儿园兼职保健员培训班。

1997年8月28日~9月10日,对全县幼儿园工作人员及新入园儿童进行体检。幼儿园工作人员及县城幼儿园新入园儿童到县妇幼保健所体检,各乡镇新入园儿童到所在乡镇卫生院体检。

1998年,指导幼儿机构进行一类幼儿园建设。城南小学幼儿园、机关幼儿园和马坝中心小学幼儿园通过市托幼机构卫生保健合格验收。

2000~2001年,一类幼儿园卫生保健合格率100%。

2004年,制定并出台《盱眙县2004年度幼儿园卫生保健工作实施方案》。5月22日,县卫生局、县教育局联合举办"保健老师培训班"在城南小学举行,对全县各幼儿园园长、保健老师进行卫生保健知识培训,聘请市级专家授课。

2005年,按照《盱眙县幼儿园卫生保健工作实施方案》开展托幼机构指导工作,完成六一儿童节期间儿童体检和在园儿童的预防接种工作。全年开展托幼机构指导6次。

2006年,举办全县托幼机构卫生保健标准培训,对县内23家托幼机构进行保健指导。

2008年,首次将儿童体检工作拓展到乡镇,开展全县托幼机构在园儿童健康体检活动,对县城区及19个乡

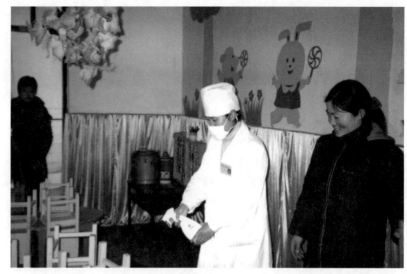

2005年,县妇幼保健所医护人员为幼儿园老师做消毒示范

（陈大卫/摄）

镇37所幼儿园的儿童进行身高、体重、视力、内科、血液化验等检查,受益儿童9455人,体检率83.61%,疾病检出率54.75%,对检出的患病儿童给予反馈和保健指导。与县教育局联合举办全县托幼机构保育员培训班,聘请淮安市妇幼保健院专家授课,培训保育员100余人。

2011年6月14日,县妇幼保健所举办1期托幼机构保育员岗前业务知识培训班,培训保育员91名。

2013年7月1～12日、9月24日,组织全县52名幼儿园园长、43名保健老师参加淮安市卫生局组织的保健老师和园长培训班。8月28日,县卫生局、县教育局联合举办全县幼儿园园长、保健老师培训班,108人参训。

2014～2020年,县卫生局、县教育局联合县妇幼保健院(所)对全县幼儿园园长、保健老师每年进行1次相关保健知识的培训。开展托幼机构卫生保健评审及幼儿园复评审工作,合格率100%。

2021年,县卫健委组织县妇幼保健院等相关部门对全县托育、托幼机构卫生保健及疫情防控工作进行常态化专项检查,尤其是春秋季开学前的专项检查,及时发现各单位在卫生保健及疫情防控工作中存在的问题,督促整改。盱眙县政府办公室印发《盱眙县促进3岁以下婴幼儿照护发展实施方案》,加快推进县域3岁以下婴幼儿照护服务发展,面向全县2～3周岁婴幼儿家庭发放500张体验券,让婴幼儿享受专业保育老师的照护。3月,组织全县托幼机构园长及保健老师进行托幼机构卫生保健知识培训。9月,联合县教育体育局组织全县新入职的保育老师进行卫生保健、消毒等方面的培训;举办托育机构急救知识与技能培训班,全县共91名托育机构老师参加培训。

第四节　新生儿疾病筛查

2002年3月5日,县卫生局成立新生儿疾病筛查工作领导小组,由县医院、县中医院负责筛查,县妇幼保健所负责将筛查标本统计上报。全年筛查新生儿疾病133例,筛查率17.43%。

2003年起,全县各卫生院陆续参与新生儿疾病筛查项目。当年,筛查906人,筛查率44.54%。

2005年起,每年召开接生单位质控员例会2期,分别对全县各筛查单位督导、考核。当年,全县筛查新生儿4186例,筛查率66.5%;新生儿听力筛查率80.6%,召回疑似儿童21例。其中:查出苯丙酮尿症1例、先天性甲状腺功能低下3例,患儿均接受治疗。

2007年,增加县妇幼保健所和同济医院2个筛查单位。全县26个筛查单位中有16个单位开展听力筛查,年筛查新生儿7466例,筛查率85.79%。召回疑似儿童31例,查出苯丙酮尿症1例,先天性甲状腺功能低下9例。

2010年7月,根据年初考核制度,对所有筛查单位进行考核,扣发15个单位的奖励款,评出一等奖1名、二等奖2名、三等奖3名,所有扣发的奖励款按照5:3:2对获得一二三等奖的单位进行奖励。

2014年,新增先天性肾上腺皮质增生症筛查项目。

2020年,全县筛查新生儿4167例,新生儿听力筛查率100%。查出先天性甲状腺功能低下1例,无苯丙酮尿症和召回疑似儿童。

2021年,新生儿疾病筛查3384人,筛查率99.53%。新生儿听力筛查3385人,筛查率99.56%。先天性心脏病筛查人数3400人,筛查率100%,筛查出阳性患儿42例,均已完成随访。其中:确诊先天性心脏病31例(1例已治疗)、排除11例。

2002~2021年盱眙县新生儿疾病筛查情况一览表

单位:人、%

年份	筛查人数	筛查率	听力筛查率	苯丙酮尿症人数	先天性甲状腺功能低下人数	召回疑似儿童
2002	133	17.43	—	—	—	—
2003	906	44.54	—	—	—	—
2004	2075	41.50	—	—	1	—
2005	4186	66.50	80.60	1	3	21
2006	5629	100.00	71.00	—	—	19
2007	7466	85.79	—	1	9	31
2008	7647	100.00	61.09	2	3	35
2009	8151	87.00	86.55	3	8	19
2010	8527	91.21	—	3	4	24
2011	8452	93.09	95.30	2	1	36
2012	8681	97.12				22
2013	8644	97.98	97.20		1	51
2014	8833	99.09	97.28		4	86
2015	8529	99.44	99.15		3	71
2016	7608	99.79	99.79	1	—	78
2017	7061	99.77	99.77	1	1	83
2018	5524	95.37	95.37	—	—	83
2019	5114	99.94	99.94	—	2	170
2020	4167	100.00	100.00	—	1	—
2021	3384	99.53	99.56	—	—	—

第三章　基层网络

第一节　组　织

50年代,全县从培训新法接生员开始,建立县、区、村三级妇幼保健网。全县有5个区卫生所(马坝、旧铺、维桥、高庙、河桥),均配有助产士1人。

60年代,县域内妇幼保健工作主要在基层。

1970年,各公社卫生院均设妇产科,配1～2名助产士,各大队卫生室建立妇产室。查治妇女病、产前检查、接生、上环等,可以不出大队。至此,比较完备的农村三级妇幼保健网初具雏形。

1975年,全县有304个生产大队,143个大队有保健室,227名女"赤脚医生"(有197名掌握接生技术),除张洪、龙山2个公社外,其余各公社均配有助产士或妇产医生。

1978年,全县有女"赤脚医生"272人,有接生员53名,接生装备全部配齐。104个大队建立妇幼卫生室,有238人开展新法接生工作、173人能查治妇女病、101人会上环、19人会做人工流产手术,做到妇女病查治、新法接生不出队,有的大队还能开展中草药治疗常见妇女病工作。首次开展片区管理,第一片区为东阳、马坝、高桥、维桥、三河,第二片区为穆店、反修、旧铺、张洪、十里营、渔沟,第三片区为古城、桂五、古桑、河桥、龙山、盱城。

1979年,全县有10个公社成立防保所,125个大队建立妇产室。

1980年,全县培训女"赤脚医生"300人、接生员42人。黄花塘、维桥、顺河、东阳、十里营等公社卫生院坚持大队女赤脚医生例会制度,做到每会一课,实行业务考核和工作评比。每年举办1期女赤脚医生学习班,每期1～15天,学员40～50人。

1982年,全县三级妇幼保健网建成。有妇保人员15人,5个公社卫生院有在编妇产科医生,1个公社卫生院设有儿童保健门诊。

1983年,县妇幼保健站内实行基层工作任务承包责任制(每位职工负责3个乡),平均每人每月下基层15.6天,开展妇儿保工作。盱城、旧铺、桂五、古城开设儿童保健门诊,乡镇一级有妇产科医师1人、助产士18人、助产员2人、保健员1人、医士2人、护士1人,有专职儿童保健医士1人、兼职儿童保健医生15人。与乡镇卫生院签订六项卫生工作承包合同,各乡镇卫生院均建立8本账。在18个村建立试点,每个试点配有男女"赤脚医生"各1名。年终检查有16个卫生院新法接生率达到淮阴市要求,13个卫生院做到三室(门诊检查室、手术室、病房)分开。

1984年,与乡(中心)卫生院实行以"三定"为主的承包合同,即定任务、定补助、定

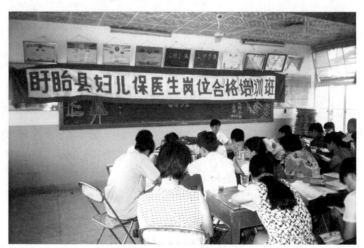

盱眙县妇儿保医生岗位合格培训班　　　　(陈大卫/摄)

奖惩。

1985年,县妇幼保健站将承包工作移交县卫生局,6项卫生工作统一由乡卫生院与县卫生局签订承包合同,村卫生室向乡卫生院承包各项防保任务。

1987年,各乡镇卫生院成立妇幼领导小组并有分管院长,各级妇儿保医生参加县乡两级例会。村级卫生网络健全,人员基本固定,马坝医院开办女"赤脚医生"培训班。

1988～1989年,各重点乡和扩展县抽样乡共配备20台儿童磅秤、20台简易人体秤、80个满月访视秤、30块身长测量板、14只手提式高压锅、12个血压计、10张万能产床、10个氧气袋。全县产房使用统一《产房分娩登记本》。

1990年,县卫生局对全县各级妇幼保健人员进行一次摸底调查,完善乡镇卫生院妇幼保健工作目标,将村卫生室所担负的妇幼保健工作任务予以归纳、整理,制定适合山区农村的妇幼保健保偿制度。

1993年,全县有30个乡镇配备专兼职妇儿保人员和基本工作条件,有近20个乡镇达到市局下达仪器设备配套要求,所有乡镇卫生院都开展孕产妇、婴幼儿两个系统管理工作,能配合乡镇卫生院儿童保健医生开展工作。

1995年,县政府印发《盱眙县妇幼保健保偿服务实施办法》,推进妇幼保健保偿工作全面开展。县卫生局成立县妇幼保健保偿技术鉴定小组,各乡镇卫生院成立妇幼保健保偿领导小组。县卫生局将此项工作纳入乡镇卫生院目标考核。6月1日,《母婴保健法》正式实施。有17个乡镇开展妇幼保健保偿工作,覆盖率56.7%。城区妇幼保健保偿投保率100%,投保近1万人,超额完成市、县下达的任务指标。

2001年12月,乡级外科医生参加市卫生局组织的剖宫产技术培训考核,盱眙县有17人合格。

2008年,县妇幼保健所指导乡镇卫生院开展妇儿保门诊规范化建设。

2011年,县级医院产科、儿科全部按照标准化建设的要求进行基本设备的配备,乡镇(中心)卫生院按照《江苏省医疗保健机构助产技术服务质量评价标准》和《规范化妇儿保门诊建设标准》配备产科和妇儿保设备。全县19个乡镇全部建成规范化妇儿保门诊,所有接产单位均建成妇幼卫生信息平台。

2020年,市级妇幼规范化门诊14个,其中:县级医疗机构3个(县医院、县中医院、县妇幼保健院)、镇街卫生院9个(马坝卫生院、管镇卫生院、桂五卫生院、旧铺卫生院、河桥卫生院、穆店卫生院、官滩卫生院、鲍集卫生院、古桑卫生院)、民营医院2个(洪山医院、同济医院)。

2021年,马坝卫生院建成省妇儿规范化门诊。

第二节　培　训

50年代初,县妇幼保健站每季度召开一次助产士例会。1955～1956年,县妇幼保健站在县直开办培训课4期,在区乡开办培训课50多期,培训新法接生员300多人。

1975年2月,县"赤脚医生"学校专门举办为期8个月的女"赤脚医生"复训班,有学员40人。复训班重点讲授妇幼保健基础理论、临床检查、诊断方法、妇幼常见病、多发病防治知识,以及计划生育技术服务等专业知识。

1980年,县妇幼保健站举办1期儿童保健医生学习班,培训20人;2期保教人员学习班,培训人员110人。社镇分别举办14期儿童保健学习班,培训206人。11月中旬,县妇幼保健站举办为期1周的女"赤脚医生"培训班,培训重点是产前检查、消毒接产和产后访视。

1989年,县妇幼保健所对乡级培训3次,其中:妇保培训2次、儿童保健培训1次,全县接受培训的卫生技术人员150人次。

1991年起,加中儿童健康基金会支援盱眙县,对县、乡(镇)、村三级儿童保健工作者进行项目培训,培训内容主要为消化道疾病防治、治疗婴幼儿腹泻、急性呼吸道感染性疾病小儿肺炎的防治、传染病麻疹管理、小儿营养不良与维生素缺乏症的防治。当年,县妇幼保健所举办幼儿园兼职保健员培训班,讲解幼儿园、托儿所卫生保健制度和儿童常见疾病及传染病的预防、管理、护理方法。举办村级师资培训班,培养乡村医生近1000人次。

1993年8月12～14日,全县妇儿保医生季训,举办妇幼卫生流行病学培训班。

1995年1月5日,县妇幼保健所组织4个乡镇召开监测乡工作会议,学习儿童急性呼吸道感染监测及基础调查工作。

1997年8月,举办全县产科质量培训班,邀请市专家授课。

2003年,培训辖区内妇幼保健业务人员和管理人员,举办乡镇妇儿保人员例会2次,业务培训1次。培训内容为母乳喂养、母婴保健法、妇幼保健方面农村适宜技术有关内容、妇女儿童保健知识。

2009年起,实施妇幼公共卫生项目,半年一次培训,培训内容多为宫颈癌筛查管理、乳腺癌筛查管理、"两癌"预防、"三网"监测培训班等。

2013～2020年,妇儿保例会改为每两个月1次,每次培训按照妇儿保医生在县妇幼保健所大培训,县妇幼保健所培训负责人带队前往各乡镇小培训、现场指导、全县督查的顺序进行。

2021年,开展0～6岁儿童健康管理

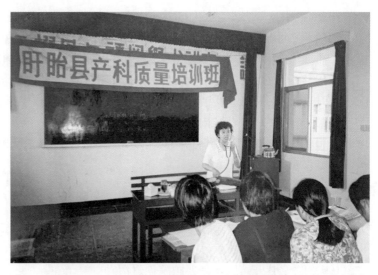

1997年8月,市二院妇产科主任王穆英对县妇产科医生及助产士进行产科质量培训 (陈大卫/摄)

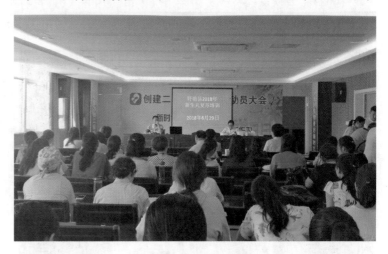

2018年6月,县妇幼保健院开展新生儿复苏培训

项目培训6次,淮河流域出生及出生缺陷监测项目培训班3期,培训243人次,参与率100%。开展基层督导219人次、例会培训58次;开展健康教育讲座60余次,发放宣传资料2000余份。

第三节 "三网"监测

80年代起,开展盱眙县孕产妇、5岁以下儿童死亡等调查上报工作。

2000年起,增加出生缺陷上报内容。

2005年,调查上报工作正式被命名为"三网"监测,工作逐步规范,包括孕产妇死亡、5岁以下儿童死亡及出生缺陷监测三项内容。全县成立领导小组,健全"三网"监测三级网络图,定期质控,督查有无漏报现象。至2010年,全县"三网"监测合格率、正确率100%。

2011年10月,对县医院、县中医院及6个乡镇卫生院(观音寺、黄花塘、穆店、仇集、洪山、河桥)进行"三网"监测质控检查,抽查单位活产数上报1792例,上报5岁以下儿童死亡数11例,漏报1例(县中医院1例);出生缺陷上报27例,漏报1例,围产儿死亡上报50例。

2016年，首次举办全县妇幼卫生年报暨"三网"监测培训班。

2018年7月15~18日，县妇幼保健所对黄花塘等10个乡镇、县医院、县中医院的三网监测质量进行专项检查。抽查单位活产数上报1643例，上报5岁以下儿童死亡数4例，出生缺陷上报9例，围产儿死亡上报5例。

2019年，全县活产数5117人，5岁以下儿童死亡率2.93‰，婴儿死亡率1.37‰，孕产妇死亡率0。爱婴医院、托幼机构卫生保健市级年度复评估合格率均100%。以上指标均达到市县年度目标要求。

2020~2021年，对辖区内各类医疗机构妇产科、儿科、病案室、急诊室等科室进行"三网"监测质控工作。对有关报表中涉及的数据进行核对、分析和整理，掌握出生缺陷、孕产妇和儿童死亡的信息资料，确保无漏报、错报、误报。

第四节　爱婴医院

1992年，全县开始启动爱婴医院创建活动。

1993年，县妇幼保健所成为创建爱婴医院的技术指导中心。

1994年，县医院通过爱婴医院市级评审。1995年，通过省级爱婴医院评审。

1996年，实行母婴同室，全县33所设有产科和儿科的医疗单位通过爱婴医院评审。

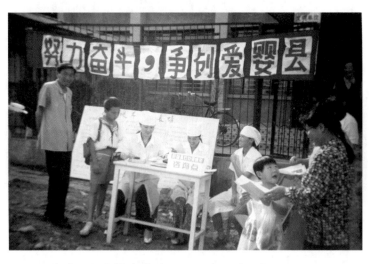

90年代，开展创建爱婴医院义诊活动现场

（凌红梅/提供）

1999年，全县有爱婴医院32家898张床位，其中母婴同室床位105张。

2001年，对全县"爱婴医院"创建工作及产科质量、器械配套情况进行检查指导，"爱婴医院"复查合格率100%。

2002年起，将每年6月定为"母婴保健法宣传月"。县医院、县中医院被评为国家级爱婴医院。

2004年，对县直医院、各乡镇卫生院等27所医院进行爱婴医院长效管理。9月16~26日，对全县21个爱婴医院进行复评估，明祖陵、兴隆、仇集、黄花塘、三河农场、盱城6个卫生院未通过。年底，全县有爱婴医院15个，其中：县级医院2个、乡镇卫生院

13个。助产技术服务机构20个，其中：县级医院2个、乡镇卫生院14个、民营医院4个。

2010年，22个爱婴医院均通过市县复评估。全县所有接产单位均具备助产技术执业条件。

2018年，爱婴医院评审标准调整，要求医院年分娩量300人以上，才能保留"爱婴医院"称号，县医院、县中医院、马坝卫生院通过市级爱婴医院评估。助产技术服务机构19个，其中：县级医院2个、乡镇卫生院14个、民营医院3个。

2019年，县医院、县中医院、县妇幼保健院、马坝卫生院创成省级爱婴医院，助产技术服务机构14个。

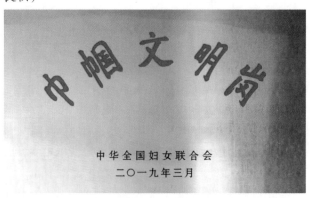

中帼文明岗

中华全国妇女联合会

二〇一九年三月

2019年，县妇幼保健医院被中华全国妇女联合会评为巾帼文明岗

2021年,全县建成25个标准化母婴室。全县助产技术机构有县医院、县中医院、县保健院、马坝卫生院、管镇卫生院、旧铺卫生院6家。

第五节　"出生医学证明"管理

1976年1月1日起,出生证由公社医院统一掌握,公社医院凭大队女"赤脚医生"或接生员的接产证明签发出生证。

1990年,全省要求统一使用"出生医学证明书",加强规范化管理和儿童保健系统管理。

1996年10月10日起,县公安局、县卫生局统一规范使用"出生医学证明"。

2001年起,全县"出生医学证明"实行微机化管理,由县妇幼保健所负责相关事宜,定期对各乡镇开展"出生医学证明"检查和签发人员的法制教育、岗位培训。

2002~2006年,微机化管理不断完善,签发数不断上升。

2007年,签发率100%。

2014年,全县启用新版"出生医学证明"省级管理信息系统,建立"出生医学证明"管理和签发人员终身责任追究制度;规定新版"出生医学证明"签发、补发、换发的要求。全县"出生医学证明"由县妇幼保健所统一发放改为各接产机构自行发放,县妇幼保健所负责对全县"出生医学证明"进行管理和指导。

2021年,落实知情告知,规范签发操作,严格证件管理,健全申领制度。出生医学证明进档案馆。依法加强管理,指导督查发放《出生医学证明》工作。严格按照省市县要求执行"新生儿出生一件事",新生儿一件事签发率约57%。

2003~2021年盱眙县"出生医学证明"签发数一览表

单位:人

年　份	签发人数	年　份	签发人数	年　份	签发人数	年　份	签发人数
2003	5035	2008	11403	2013	11744	2018	6276
2004	6162	2009	8401	2014	10756	2019	5601
2005	6949	2010	7282	2015	8801	2020	4498
2006	6678	2011	9207	2016	8452	2021	3721
2007	9188	2012	10449	2017	7413		

第四章　妇幼项目

第一节　妇幼卫生扩展县

1988年,盱眙被定为全国第二期妇幼卫生示范县扩展县。县政府成立扩展县工作领导小组,设立技术指导小组,办公室设在县妇幼保健所。盱眙成立专业调查队,对抽查的古城、东阳、铁佛、黄花塘、古桑、盱城6个乡镇、32个村、3个居委会开展基本情况调查,了解项目开展之前、项目期间及项目以后的妇女保健、儿童保健、计划生育工作情况,抽查约3000名0~7岁儿童体检生长发育情况,7月底调查结束。

1993年8月,根据国家卫生部《关于下发妇幼卫生示范县、扩展县基本情况调查问卷的函》文件要求,县妇幼保健所填写如下内容。

江苏省盱眙县(项目期间1988~1989年)

一、基本情况

单位:人、个、元

项目 \ 年份	1982	1987	1992	资料来源
全县人口总数	462205	656121	696589	统计局
16-49岁育龄妇女数	118424	179358	185123	统计局
1-4周岁儿童数	26518	31919	55123	防疫站
<1岁婴儿数	6331	7912	7958	防疫站
乡(镇)数	17	28	30	—
村数	449	449	429	统计局
人均年收入	371	851	963	统计局

二、妇幼保健状况

1. 出生死亡基本情况

单位:例

年份 \ 项目	出生数/活产数	孕产妇死亡数	婴儿死亡数	新生儿死亡数	1-4岁儿童死亡数
1982	7195	4	—	—	—
1983	6377	—	—	—	—
1984	5664	—	—	—	—
1985	5299	2	—	—	—
1986	6071	—	—	—	—
1987	4555	—	—	—	—
1988	3721	—	—	—	—
1989	4048	1	—	—	—
1990	11965	1	75	27	—
1991	10128	1	127	81	—
1992	7443	—	169	102	51

2.妇女保健计划生育服务覆盖面

单位:个、%

项目＼年份	1982	1987	1992
高危妊娠管理乡镇数	—	—	30
开展婚检乡镇数	—	5	30
开展计生手术乡镇数	17	28	30
开展计生咨询乡镇数	17	28	30
≥1次产前检查率	79.41	93.05	100
≥3次产前检查率	—	88.50	84
≥1次产后访视率	78.63	79.43	93
高危妊娠管理率	—	50	99
新发接生率	90.72	99.80	78
住院分娩率	54.30	72	79
节育率	—	—	—

3.儿童保健覆盖面

单位:个、%

年　份	1982	1987	1992
开展儿童保健乡镇数	17	28	30
开展儿童保健村数	5	41	300
开展肺炎防治乡镇数	—	—	4
开展腹泻防治乡镇数	—	—	4
儿童系统管理乡镇数	1	28	30
3岁以下儿童系统管理率	—	5	13
儿童生长监测覆盖率	—	—	5
四苗覆盖率	85	92.5	95.8
4月内母乳喂养率	73	55	65

三、妇幼卫生三级网

单位:个、人

三级网	1982	1987	1992
1.县级	—	—	—
保健院(所)总人数	9	12	17
其中医技人员总数	8	10	14
保健人员下基层指导平均(次/人/年)	100	60	50
是否制定三级保健网人员职责	否	是	是
2.乡级	—	—	—
有专职妇幼保健人员乡镇数	1	3	15
有妇儿兼职医生乡镇数	16	25	15

（续表）

三级网	1982	1987	1992
3.村级	—	—	—
全县村级妇幼人员总数（包括接生员）	424	371	443
有妇幼人员的村数	—	347	402

四、妇幼卫生经费

1.省政府专门为示范县项目投资的总额（1990～1991年）为0元，其中用于基建金额为0元。

2.县政府专门为示范县项目投资的总额（1990～1991年）为2万元，其中用于基建金额为0.28万元。

3.县妇幼卫生经费占总卫生经费的比例（不包括计划免疫）2.4%，其中项目期间（1988～1989年）为2.27%，项目以后（1990～1992年）为2.53%。

4.是否有贫困的乡村：是

若有，标准为：人均年收入小于400元，部分居民年收入小于200元。

5.县级是否为贫困乡村提供妇幼卫生经费补助：是

若有，补助为：每年妇、儿保医生补助每年每人1000元。

6.你县解决乡村医生报酬的办法、经费来源及支付方式

时　间	办　法	经费来源	支付方式
项目期间 1988—1989年	多方集资 三个一点	①统筹费用留一点　②科室筹集一点 ③药品差价争一点	—
项目以后 1990—1992年	同上	同上	同上

五、指导单位

指导单位、内容	项目期间（1988～1989年）	项目以后（1990～1992年）
1.指导单位	省及市项目办公室	
2.指导内容	—	—
基础调查	是	否
培训	是	否
科研	是	否
现场指导	是	否

六、培训

情　况	项目期间	项目以后
时间范围	1988—1989年	1990—1992年
有无县卫校	有	有
县级妇幼人员接受上级培训人次数	23	36
举办县对乡培训班次数	6	14
受训妇幼人员总人次数	250	400
未受训人员比例（%）	141	49

七、示范县项目中,你们认为哪个(些)项目活动最重要? 请对下列项目活动按重要性排列并简述其理由。

顺位	项目活动	理由
3	培训	保证提高全员素质的有效途径
1	领导重视	是关键,人、财、物、时有保障。
4	特殊的设备	提高质量有保障;实力加强,可以吸引病人。
2	三级网的健全 项目上增设的服务(计划生育、健康教育等) 常见病的专案管理	基础项目工作能落实;扩大服务可创收;创收可反增服务、扩大影响。
5	信息系统的建立	是依据,科学决策,有效科研。
6	其他:科研是起立点	培养科研能力、科学思维头脑。

八、推广应用工作:试点乡工作是否已在全县推广:是

推广项目	困难项目
培训	(1)AIR
设备购置	(2)生长监测
项目调查	(3)ORS 使用
两个子系统管理及大病防治	—

九、妇幼统计报表及原始保健卡册运行

报表及卡册名称	启用年限	目前有无	专人管理		质控措施	分析利用	
			乡级	县级		分析	使用
出生登记册(卡)	1985	有	有	有	有	无	无
儿童死亡登记册(卡)	1985	有	有	有	有	有	有
孕产妇死亡登记卡	1985	有	有	有	有	有	有
孕产期保健工作报表	1980	有	有	有	有	有	有
孕产妇保健卡	1980	有	有	有	有	有	有
高危妊娠管理册(卡)	1985	有	有	有	有	有	有
计划生育手术质量统计表	1983	有	有	有	无	无	无
计划生育手术登记册	1980	有	有	有	无	无	无
儿童系统保健卡	1981	有	有	有	有	有	有
儿童生长监测工作报表	1990	有	有	有	无	无	无
儿童生长检测卡	1990	有	有	有	无	无	无
体弱儿专案管理册(卡)	1983	有	有	有	有	无	无

第二节　加中儿童健康基金项目

1987年,在加拿大温哥华成立国际性儿童健康组织——中国儿童健康基金会(简称"加中儿童健康基金会")。

1991年,由于洪涝灾害的影响,全县儿童系统保健管理覆盖率仅25.36%,婴儿死亡率高达54.51‰。加中儿童健康基金会经过考察后,在盱眙县开展"灾区儿童保健项目"。盱眙县成立由常务副县长李建国为组长的项目领导小组和项目工作办公室。项目领导小组先后设立"加中儿童健康基金会灾区儿童保健中心"和"加中儿童健康基金会灾区防疫中心",制定"灾区儿童保健项目宣传培训计划"和"灾区儿童保健项目医疗援助计划",携带援助药品、器械,先后11次到东阳、马坝、旧铺、仁集、鲍集等乡镇开展项目试点工作。全县发放宣传材料6万多份,对县、乡(镇)、村三级儿童保健工作者进行项目培训,三级培训率96.3%。加中儿童健康基金会为盱眙县提供第一期援助,资助5万元用于购买儿童免疫接种所需要的设备和疫苗以及灾区儿童保健需要的药品和小型仪器设备等。

1991年12月8日,组织义诊咨询和图片展览宣传活动,义诊170人次,健康检查180人次,咨询服务1200人次,无偿发放各种宣传材料8000份。举办1期大规模培训班,培训时间7天,70余人参加。

1992年4月1日、4月7日、4月25日和5月8日,组织4次大规模宣传活动,义诊700人次,体检740人次,咨询5000人次,无偿发放宣传材料3.2万多份。加中儿童健康基金会为盱眙县提供第二期援助,培训灾区儿童保健人员业务,开展儿童贫血及肠道寄生虫病的调查与防治。开展各项宣传活动,多次援助药品、器械,其中:包括儿童保健电脑、儿童三用磅秤、雾化吸入器等。县项目领导小组先后两轮到马坝、东阳、旧铺、仁集、鲍集乡(镇)免费为儿童看病、体检、电脑评价生长发育状况,免费提供药品,发放宣传材料。诊治儿童6700多人次,咨询5.41万人次,体检及电脑评价1.12万人次,普服肠虫清334人次。11月,盱眙县代表江苏省参加由加中儿童健康基金会和国家卫生部在北京联合举办的"第五届褚福堂奖颁奖仪式暨加中儿童健康基金会向中国8省53个县区捐赠汽车仪式",加拿大前总理克拉克先生、加中儿童健康基金会主席谢华真教授以及吴阶平、林佳楣、陈敏章等知名人士参加仪式。盱眙县作为江苏省唯一代表在大会上作经验交流,得到谢华真主席和陈敏章部长的肯定。

1993年,加中儿童健康基金会为盱眙县提供第三期援助,基金会赠送盱眙县凯特牌BJ2030SFQ汽车(客

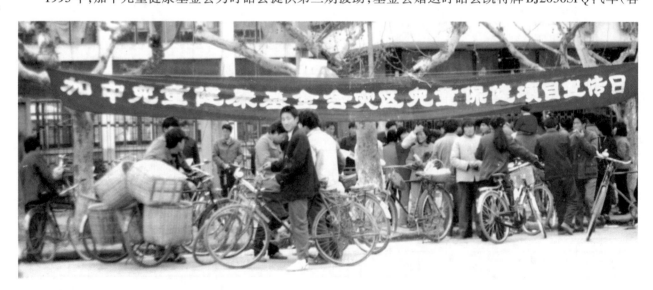

1991年,加中儿童健康基金会灾区儿童保健项目宣传日　　　　　　　　　　　　　　　　(陈大卫/摄)

货两用)1辆、显微镜和血红蛋白仪各3台、基金会编写的《妇幼保健实用指导》50册及相应内容的录像带若干套。11月3日,第三期援助仪式在北京国际会议中心举行,6省53县(市)农村妇幼保健工作人员参加恳谈会,盱眙县卫生局局长在恳谈会上发言,发言在《加中儿童健康基金会简讯》上刊登。至年底,灾区儿童保健项目免费诊治疾病近10万人次,健康检查近4000人次,治疗2000人次,提供健康咨询服务6万余人次,作乳牙龋齿防治2160人次,进行大便虫卵和血红蛋白普查近4000人次,治疗2000人次。全县儿童系统保健管理覆盖率增长到75.33%,以乡(镇)为单位的儿童"四苗"覆盖率90.50%,婴儿死亡率降低至25.04‰。

1994年,加中儿童健康基金会为盱眙县提供第四期援助,主要工作是0~6岁儿童贫血调查,调查盱城镇、马坝镇、东阳乡、旧铺镇1495名儿童,其中:患病率44.43%、治愈率61.68%、好转率31.31%。此外,还完成0~14岁儿童意外死亡调查和0~4岁儿童呼吸道疾病监测工作。举办加中灾区儿童保健项目"五个救命知识"(即预防呼吸道感染,预防贫血,预防腹泻、脱水,预防佝偻病,预防产后出血)专题培训,培训乡镇妇儿保人员96人次。为3个项目乡镇配备儿童三用秤、小儿血压计、儿童营养电脑、血红蛋白仪、雾化器等8种医疗器械。6月16~17日,加中儿童健康基金会一行9人受执行主席谢华真教授委托,对盱眙县灾区儿童保健项目前3期工作进行检查考核。通过听汇报、观看录像、翻阅相关资料以及到乡村考察捐赠器械的到位使用情况,项目得到检查组肯定,通过考核检查。

第三节　妇幼重大公共卫生项目

一、"两癌"检查

2009年,盱眙县成为江苏省首批、淮安市唯一国家和省"两癌"项目试点县。11月10日,启动"两癌"免费检查项目,印发关于《盱眙县农村妇女宫颈癌和乳腺癌免费检查项目实施方案》的通知,县妇幼保健所为具体承办单位,制定年度目标、项目内容、检查流程、工作计划等,对各乡镇进行培训指导质量控制。"两癌"检查对象为35~64周岁农村妇女及建档立卡贫困妇女。全年任务1.25万人,完成12964人。

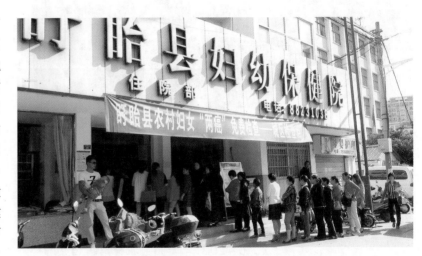

2015年,盱眙县农村妇女"两癌"免费检查城区检查点

(凌红梅/摄)

2010~2020年,每年完成2.5万名农村妇女"两癌"免费检查任务。工作重点在农村,利用广播、报纸、电视流动字幕、电子大屏、宣传标语、宣传板块等多种形式宣传。购置一批"两癌"检查医疗设备。定期派送业务骨干到北京、上海、南京等多家三甲医院短期培训、进修学习。"两癌"报表用国家妇幼重大公共卫生服务项目信息直报系统上报。

2021年,开展35~64岁妇女宫颈癌检查28378人,任务完成率100.01%;乳腺癌检查28376人,任务完成率100%。发现乳腺癌11例、宫颈癌8例、宫颈癌前病变78例。

2009～2021年盱眙县"两癌"检查情况一览表

单位:人

年 份	检查人数	乳腺癌	宫颈癌	宫颈癌前病变例数	年 份	检查人数	乳腺癌	宫颈癌	宫颈癌前病变例数
2009	12964	7	—	87	2016	29433	5	3	32
2010	29277	15	17	175	2017	33064	8	18	194
2011	30832	17	14	178	2018	28400	11	6	186
2012	28500	7	7	132	2019	28445	16	8	151
2013	26905	7	9	132	2020	26331	9	7	127
2014	26099	5	7	125	2021	28378	11	8	78
2015	30060	10	4	110					

二、叶酸增补

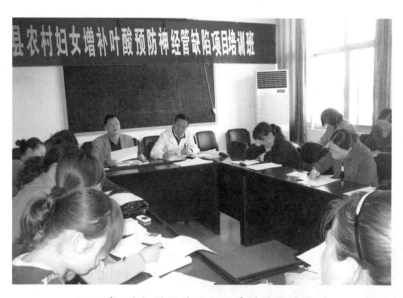

2011年,县妇幼保健医院开展增补叶酸培训

2009年,开始在全县范围内实施农村妇女增补叶酸预防神经管缺陷项目,县卫生部门利用中央、省和市、县(区)财政补助资金,补助标准为人均24元,对全县备孕和孕早期的农村妇女免费增补叶酸,预防和减少神经管缺陷等发生。全年任务完成率100%,目标人群叶酸服用率、随访率90%,叶酸服用依从率80%以上,知识知晓率95%以上,满意度90%以上。

2010～2019年,全县农村育龄妇女增补叶酸预防神经管缺陷5.13万人次,发放叶酸13.68万瓶,除2015年外,每年叶酸发放均超额完成任务。

2021年,全县1970名孕前和孕早期农村妇女补服叶酸,任务数1800人,完成率109.44%。

2010～2021年盱眙县农村育龄妇女增补叶酸情况统计表

单位:人、瓶、%

年份	服用叶酸人数	发放叶酸数	任务完成率	年份	服用叶酸人数	发放叶酸数	任务完成率
2010	7384	34000	100	2016	3393	8300	106.7
2011	7462	23400	146.64	2017	3638	9190	144.82
2012	6877	18000	214.77	2018	3348	9784	111.6
2013	5100	12000	129.31	2019	3163	6623	105.43
2014	5477	12700	178.23	2020	2750	2750	102.92
2015	5477	9450	96.87	2021	1970	2079	109.44

三、母婴"三阻断"

2008年起，全县开展孕产妇艾滋病病毒和孕产妇梅毒检测。当年检测率分别为25.18%和24.79%。

2012年起，全面整合开展预防艾滋病、梅毒和乙肝母婴传播工作。为艾滋病、梅毒、乙肝感染孕产妇所生儿童提供阻断用药、随访与检测，提高人群对预防艾滋病、梅毒和乙肝母婴传播的认识。艾滋病感染孕产妇自愿终止妊娠的补助300元/人；可享受国家提供的免费抗病毒药物3000元/人，所生儿童抗病毒药物1000元/人，孕产妇CD4（T淋巴细胞计数）300元/人，病毒载量检测（2次）860元/人，孕产妇抗病毒药物应用相关检测（血常规、肝、肾功能等）200元/人。梅毒感染孕产妇治疗费用补助100元/人，需进行预防性治疗婴儿补助20元/人，先天梅毒儿补助治疗费用150元/人，梅毒感染孕产妇及所生儿童随访及管理800元/对母子。

2015年，开展乡镇预防艾滋病、梅毒、乙肝母婴传播"母婴三阻断"工作，免费服务孕产妇6278人次。

2017年，成立技术指导小组，将该项工作纳入全年目标考核。

2018～2021年，住院分娩率、孕产妇艾滋病、梅毒检测率均为100%。累计为465名乙肝表面抗原阳性产妇所生的新生儿全部接种高效价乙肝免疫球蛋白。

2012～2021年盱眙县母婴三阻断情况一览表

单位：人

年份	住院分娩人数	艾滋病抗体检测			梅毒检测			乙肝病毒检测		
		人数	阳性个案	药物治疗数	人数	阳性个案	药物治疗数	人数	阳性个案	免疫球蛋白接种数
2012	9093	9093	—	—	9093	9	9	9093	178	179
2013	8842	8842	—	—	8842	11	11	8842	361	362
2014	8702	8702	1	1	8702	18	16	8702	333	333
2015	7949	7949	—	—	7949	11	11	7949	316	317
2016	7772	7772	—	—	7772	15	15	7772	281	282
2017	6524	5429	—	—	5429	16	16	5429	208	209
2018	6106	6106	—	—	6106	27	27	6106	180	181
2019	5150	5150	—	—	5150	10	10	5150	181	184
2020	4142	4142	—	—	4142	13	11	4142	120	120
2021	3369	3369	—	—	3369	11	11	3369	91	92

四、农村孕产妇住院分娩补助

2010年1月28日，盱眙县启动农村孕产妇住院分娩补助工作，县妇幼保健所负责对县、乡两级医疗卫生机构进行技术指导和服务管理，负责做好基本信息统计上报和项目考核。自2009年1月1日以后，符合补助条件的农村孕产妇均在补助范围，补助标准分别是2009年1月1日～7月31日住院分娩100元/人，8月1日以后住院分娩400元/人。在县内医疗保健机构住院分娩的农村孕产妇，由各接产单位补助，在县外住院分娩者由县妇幼保健所办理补助手续。全年住院分娩补助率91%，补助费用近400万元。

2012年11月10日起，农村孕产妇住院分娩补助标准调整为500元/人。至2016年，补助产妇3.29万人次。

2017年,制定《2017年盱眙县农村孕产妇住院分娩补助项目实施方案》,乡镇卫生院正常产和剖宫产补助分别为800元和2000元,县级医疗保健机构补助分别为900元和2450元。全年补助产妇1.1万人次。

2018年1月1日起,取消农村孕产妇住院分娩补助项目。

第四节　淮河流域出生及出生缺陷监测

2008年,召开全县接产医院院长会议,建立盱眙县新生儿出生及出生缺陷监测组织网络,出台《盱眙县新生儿出生及出生缺陷监测实施方案》,确定监测工作序时进度。9月19日和9月26日,盱眙县新生儿出生缺陷监测分别通过省级和国家级有关专家的考核验收。全县录入新生儿出生信息卡8719张。

出生缺陷三级预防网络图

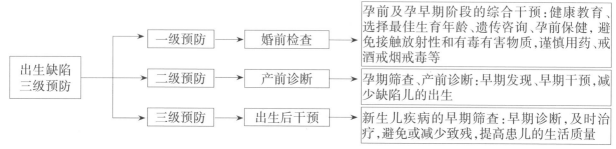

2009年起,增加婴儿出生缺陷检测工作。县妇幼保健所每2个月召开例会1次,每季度对全县23家监测单位督导1次,每年举办专题培训班2~3次,通过出生医学证明、新农合、公安等部门加强监测质量,减少漏报错报。

2010年,县妇幼保健所累计录入有效出生信息8942例,出生缺陷54例。

2011年,中国疾病预防控制中心拨款6.7万元,用于县妇幼保健所淮河流域出生及出生缺陷监测工作。

2012年12月8日,县妇幼保健所举办1期盱眙县河流域出生及出生缺陷监测工作强化培训班。此后,每年举办培训班2~3期,1季度督导检查1次。

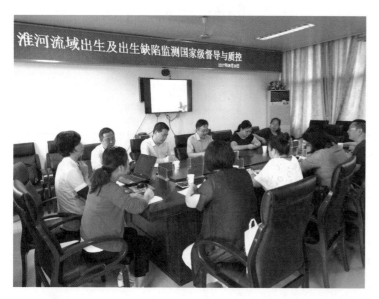

2017年8月30日,淮河流域出生缺陷监测国家级督导与质控
（凌红梅/摄）

2015年,按项目监测方案要求上报录入信息卡片8105张,审核卡片7973张。全县出生缺陷212例,其中:大于28周的出生缺陷188例、小于28周的出生缺陷24例。按项目监测方案要求,上报录入卡片212张,出生缺陷发生率265.9/万。11月,接受中国疾病与预防控制中心督导与质控,获得好评。

2020年,全县录入信息卡片5050张,审核卡片5012张,上报出生缺陷126例,其中:小于28周的缺陷例数为34例。

2021年,出生缺陷检测体系、监测工作各项制度健全,档案管理规范,积累出生缺陷防治信息资源,探索出生缺陷防治路径。淮河流域出生信息卡录入3394张,上报出生缺陷卡录入99张,其中:大于28周73张、小于28周26张。

第七篇　爱国卫生和创建卫生城

　　1952年,盱眙县爱国卫生运动从防御美军的细菌战开始,在保家卫国的浪潮中,开展群众性爱国卫生运动,预防和减少疾病,保护人民健康。50年代,"除四害"(苍蝇、蚊子、老鼠、麻雀,后将麻雀改为臭虫)运动规模空前,收效显著。60年代,在全县农村开展"两管"(管水、管粪)"五改"(改环境、改畜圈、改灶台、改厕所、改水井),再到"三管一灭"(管水、管粪、管饮食、灭蚊蝇)运动。70年代,完善全县爱国卫生组织网络,除病灭害工作成效显著。80年代,县城增加卫生设施,对环境卫生进行综合治理,农村则重点改善饮水条件,实现饮用卫生水。90年代起,以治理城镇环境卫生、病媒生物防制、农村卫生改水改厕和健康教育为重点,组织开展"爱国卫生月"活动。2000年以后,加强城乡基础设施建设,实行垃圾分类管理,倡导健康生活方式,提高居民卫生素质,开展卫生城市、卫生镇(村)等创建工作。

　　2020年,盱眙县被授牌"国家卫生县城"。2021年,巩固国家卫生县城创建成果,加强新冠疫情下的环境治理,推进全民健康生活方式行动。

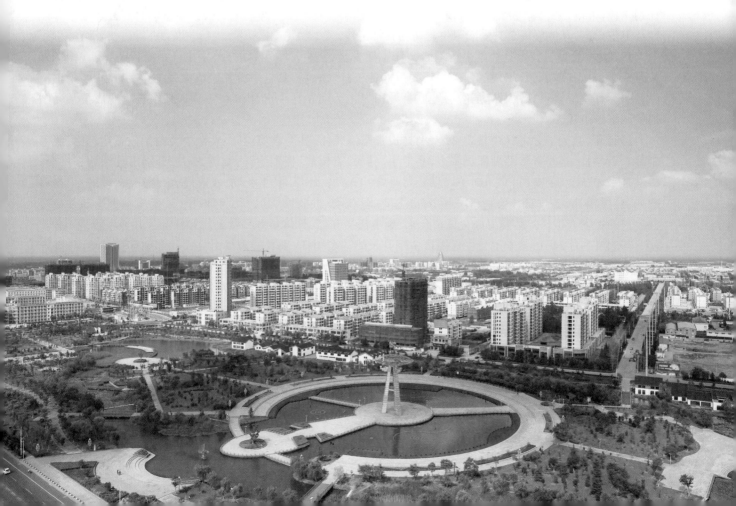

第一章　爱国卫生运动

第一节　组织机构

1952年4月18日，为抵御美国的细菌战，成立盱眙县防疫委员会，县长陈宏任主任委员，县委宣传部部长庄壮任副主任委员。随后，各区、乡相继成立防疫委员会。

1953年，县防疫委员会更名为县爱国卫生运动委员会（简称"县爱卫会"），领导全县开展爱国卫生运动。

1956年初，县、区、乡先后成立"除害灭病"领导小组及办公室，领导组织全县开展以"除害灭病"为中心的爱国卫生运动。

1957年，全县爱国卫生运动组织进行调整，各区、乡的爱国卫生运动委员会主任由党委书记或乡镇长兼任。

1967年，县爱卫会并至县革命委员会生产组。

1977年，恢复县爱国卫生运动委员会。盱城镇重建爱国卫生运动委员会，设立办公室，配备2名专职工作人员。城区的城南居委员、城北居委会、城中居委会相继成立爱国卫生运动组织。每个居委会配备1名专职干部，全镇12条街道各配3名清洁员，盱城镇的爱国卫生运动步入轨道。

1978年，调整县爱卫会人员，县委副书记吴剑芝任主任，县委宣传部部长张庆康、县卫生局局长袁树清任副主任，下设办公室，专职和兼职办公室人员各1人。县爱国卫生运动委员会办公室（简称"县爱卫办"）设在县卫生局内，具体负责全县爱国卫生运动的日常工作。

1979年，县爱卫会由县委副书记刘启文任主任委员，县委常委、县委办公室主任张恩钤，县委宣传部部长张庆康，县卫生局局长袁树清任副主任委员。各公社、镇、场、县直单位相应成立爱卫会，并由1名副书记（副主任）任主任委员，各大队、居委会建立县爱国卫生运动领导小组，由1个负责人任组长。完成全县爱国卫生网络的组建。

1981年，县爱卫会主任由县委常委、副县长张恩钤兼任，县委常委、县人大常委会副主任石达，县人武部副部长管学良，县委宣传部副部长张杰，县卫生局局长袁树清，任副主任，委员22人，分别由县计划委员会、科学技术委员会、公安局、交通局、基建局、商业局、工商局、环保局、工业局、农业局、水利局、文教局、广播事业局、县供销社、县政府办公室、计划生育办公室、县工会、共青团、县妇联、盱城镇、县爱国卫生运动委员会办公室的负责人担任。县爱卫办主任黄金永、副主任吴守仁，具体承办日常工作和社会公共卫生管理工作。

1984年3月24日，县爱卫会主任委员由副县长姚福茂担任，副主任委员由县人武部副部长高琰、县委宣传部副部长郭鹤峰、县政府办公室副主任蔡明德、县城建环保局局长周秀山、县卫生局副局长过长松担任，委员17人，县爱卫办主任朱振新。6月29日，县爱卫办主任由陈太如担任，办公室从县卫生局分出到县政府办公室，编制4人。当年选派1名专职人员到镇江参加江苏省农村改水业务培训。

1986年，县爱卫会主任委员由副县长姚福茂担任，副主任委员由县委宣传部副部长杨德华、县政府办公室副主任蔡明德、县卫生局局长陈连生、县城乡建设环境保护局局长王元德担任，委员19人。

1990年3月，副县长朱国瑞任县爱卫会主任。

1993年2月，副县长徐传琛任县爱卫会主任。

1998年，在爱卫办中设立农村改水领导小组办公室（简称"改水办"），赵礼勇任改水办主任。

2000年12月,副县长蔡莉任县爱卫会主任。

2006年6月,副县长张晓红任县爱卫会主任。

2012年1月至2021年12月,副县长雍梅任县爱卫会主任。

第二节　群众性的爱国卫生运动

1952年4月,县防疫委员会成立后,立即组织全县人民开展爱国卫生运动突击月活动,进行卫生防疫知识宣传。当年,印发卫生宣传册7种2000册,书写、张贴宣传标语1500份;举办演讲会92场次,放映幻灯片12套,广播进行宣传201次;举办卫生知识展览会3次,组织化妆表演队91个3000余人,宣传队24个300余人,在全县城乡进行卫生防疫知识宣传。组织群众性爱国卫生突击活动,全县36413人参加,清扫厨房32.1万间、住房6.95万间、牛棚3.16万间、马厩2.15万间、猪圈5.71万个,积肥70万吨。在城乡居民中开展签订爱国卫生公约活动,签约5181户。

1953年,在县直机关单位、学校实行星期六卫生大扫除制度,使之制度化。马坝区永丰镇每天早晨有专人鸣锣催促打扫卫生,领导干部坚持上街检查卫生。

1954年,县爱卫会在春节、"五一"国际劳动节、"十一"国庆节前,组织开展爱国卫生突击活动。盱城镇北门街建筑工人李某献工一天,疏通水沟一条,挑污泥20余担。旧铺区区长在突击活动中,不仅组织区政府机关工作人员参与环境卫生治理,还结合春耕生产,为8户军烈属送肥328担。

1955年,盱城镇在国庆节前组织的卫生突击活动中,开展卫生评比,在检查1007户中,评选出最清洁户259户、清洁户596户。丰润、码头、兴隆三条街道被评为卫生模范街道,居民李育英、于居君被评为卫生模范。维桥区在漫岗召开卫生现场会,在全区推广姚大庄与和平两个生产合作社的群众卫生工作经验。

1964年5月29日,盱眙县人民委员会批转县爱国卫生运动委员会关于认真开展夏季爱国卫生运动的意见,以预防肠道传染病为中心,两管(管好饮食和饮水)、四灭(灭蝇、灭蚊、灭鼠、灭臭虫)为重点,切实加强粪便管理,改善城乡卫生面貌。

1973年7月,县委就如何开展夏季爱国卫生运动召开两次电话会议。9月中旬,对全县的夏季爱国卫生运动开展情况进行检查。全县参加11.1万人次,积肥5千多万担。

1975年8月15日,县革命委员会发文,在全县组织开展以"三管两灭"(管水、管粪便、管饮食、灭蝇、灭蚊)为中心的爱国卫生运动,发动群众,填平坑洼,疏通污水沟,烟熏房屋。

1977年4月、6月,分别开展爱国卫生突击行动。全年有29.5万多人参加爱国卫生运动,共清除垃圾452.5万吨,卫生积肥28.8万吨。7月12日,县革命委员会印发《关于大张旗鼓地开展夏季爱国卫生运动的通知》,24日,县革命委员会召开紧急动员会议,部署开展夏季爱国卫生运动。8~9月,举办卫生知识学习班500余期,18万多人次

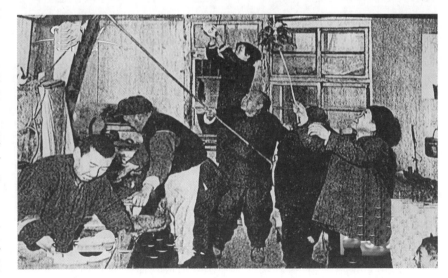

全民除四害　　　　　　　　　　　　　　　　　　　(吴　坤/提供)

参加,出卫生宣传栏28期,召开广播会议14次,文艺宣传演出260余场,召开干部会、群众会380多次。全县有30多万人次参加夏季爱国卫生运动,积肥2600多万担,铲除杂草16万余吨,填平污水坑、塘4752个,疏通阴沟2800多条。

1979年,县爱卫会结合农业生产和市容整顿,分别在元旦、春节、"五一""七一"、国庆节组织全县开展以"除害灭病"为中心的爱国卫生运动。有93万人次参加卫生突击劳动,清除垃圾杂肥2700多万担。县爱卫会购进卫生科普知识幻灯片50套,在全县放映92场,出墙报54期,出简报7期1800余份,广播宣传38次,召开各种会议针对性宣传372次,举办食品卫生学习班3期,参加培训的食品从业人员500余人。国庆节前,县委组织53人的卫生检查团,县委副书记、县爱卫会主任刘启文任团长,县委常委、县爱卫会副主任张恩铃,县卫生局局长袁树清,任副团长,分别带队进行为期一周的卫生大检查。全县有42个公社或单位获得奖旗,83个公社或单位获得表扬,4个单位被停业整顿。

1980年6月下旬,全县开展夏季卫生宣传月活动,召开全县广播动员大会,组织幻灯片3套,放映150多场次,印发卫生宣传材料1700多份,县广播站播出卫生节目7次,印发《盱眙卫生》3期6500份。当年,新修宝积山东路和巷道3条,铺设自来水管道1000米;以环卫站为基础,建立卫生清洁所,增加环卫工58名。环卫工人郑在余工作勤恳,县革命委员会行政科发现金10元,以资鼓励。

1981年,县爱卫会在县城乡开展"五讲四美三热爱"活动,突出"讲卫生、环境美"。县城以整顿市容、治理环境卫生为主,农村以改水和粪管为重点。县政府印发张贴《关于加强盱城镇卫生管理布告》。县委、县政府、县人大、县政协领导及各界群众1.5万余人走上街头,开展环境卫生综合治理义务劳动,清扫街巷11条、垃圾点124处,疏通大小阴沟20条,清除垃圾20余万担。

1982年,以清洁卫生为突破口,治脏治乱,改造环境,先后在全县范围内组织开展5次卫生突击周活动。结合"文明礼貌月"活动,安排一周开展卫生突击活动。全县城乡投入卫生突击月活动51.4万人次,清运各种垃圾2745吨,疏通沟渠2853条,填平污水坑塘3024个,四旁庭院植树绿化196.6万株,盱城镇新建淮河南路1800米的马路1条。5月,县城镇工作管理委员会成立,下设办公室,工作人员由县公安、县卫生、县工商、县交通和县城建等单位派员组成,县城管办与县爱卫办在盱城推行"门前三包"(包门前卫生、绿化、秩序)责任制,实行治标与治本相结合、宣传教育与法制约束相结合的社会主义卫生管理体系。

1983年,全县开展6次卫生突击活动,组织7次卫生大检查。盱城镇建立一支20名队员的城镇管理监察中队,与94人的环卫队伍一起形成专职市容环境卫生监督管理体系。全县各机关、学校、工厂、商店等都制定卫生守则和制度,居委会与住户订立"乡规民约",组织开展创"文明卫生先进单位"活动,盱城镇评出4条文明卫生巷、3条文明卫生街、242个文明卫生户、19个文明卫生先进单位。

1984年,爱国卫生运动与"五讲四美三热爱""文明礼貌月"等活动相结合,农村着重进行"两管五改"(管水、管粪,改水、改厕所、改畜圈、改炉灶、改室内外环境)活动。组织驻盱城镇的各机关、企事业单位与所在地的居委会签订"门前三包"任务书。协调县城建、县城管、县交通、县工商、县商业、县供销等部门检查督促临街122个单位进行门面装修,对临街的17处违章搭建予以拆除。盱城环卫站新购置洒水车1台,小街巷的民办清洁员都配备清洁车,在街巷中增设垃圾池20个,垃圾箱50个。组织食品卫生执法检查3次,查出个体摊贩出售的不符合食品卫生要求的卤菜100余千克予以销毁。县爱卫会组织1次全民灭犬活动,全县灭犬5.5万只。

1985年,爱国卫生运动与全县创"三优"(优良环境、优良秩序、优质服务)活动相结合,开展文明卫生先进单位评选活动,以盱城镇淮河南路为重点,开展创建文明卫生一条街活动。年底,前街、土街、黄牌街被评为文明卫生街道,城南居委会被评为文明卫生居委会,600户居民被评为文明卫生户,23个单位被评为县级文明卫生单位。

1986年,爱国卫生运动在管理上实施目标考核,将爱国卫生运动的除害灭病、创建文明卫生单位、健康教育、环境卫生治理、农村改水等项工作分解成具体的量化指标,并与资金挂钩,年终进行综合考评。全年共组织开展5次卫生突击活动,有23万人次参加活动,清运垃圾10.25万吨,疏通下水道3万余米,清除蚊蝇孳生地46.14万平方米,修路1.4万平方米,在盱城镇新建公共厕所5个,在城北一群羊地段建立垃圾处理厂。城区3条主干道及12条主街巷1088个临街单位(户)实行"门前三包"责任制,300个主要单位、商店在门前挂"门前三包"责任标志牌。评选出县级文明卫生先进单位20个、文明单位30个、"门前三包"好单位56个,市政府命名的文明单位11个,县人武部、县新华书店、县制药厂分别被省人民政府授予"文明单位"称号。

1989年,县人民政府批转县爱卫会《盱眙县1989年爱国卫生工作意见》,以爱国卫生月活动、食品卫生管理、农村改水、除四害为主体开展爱国卫生工作。此后,每年4月开展爱国卫生月活动。

1994年4月,集中一个月时间,针对一些突出的环境卫生问题进行综合治理。与136个临街单位重新签订"门前三包"责任状。县教师进修学校、县供销大厦、县教育局、县商业大厦、马坝镇自来水厂、旧铺镇卫生院6个单位荣获市级爱国卫生先进单位。

1997年,县人民政府印发文件,制定盱眙县城区"门前三包"责任制管理办法,强化市容、环境卫生整治,推进卫生城市创建工作。

2003年,加强城乡基础设施建设,提高居民卫生素质,做好非典防治和抗洪防病工作。共消毒水面10.4万平方米、水井5364座、蚊蝇滋生地80余万平方米。

2011年,县卫生局被授予江苏省爱国卫生先进单位,创建健康单位6个、无烟单位10个,所有医疗卫生机构开展全面控烟。水质监测覆盖率100%。

2018年,开展城乡环境卫生整洁行动,实行垃圾分类管理,城乡配备数量充足的垃圾箱,城乡环境卫生大扫除活动常态化。城乡环境卫生整洁行动(2015～2020年)通过省级中期评估。

2020年4月1日,全面启动以"防疫有我 爱卫同行"为主题的第32个爱国卫生月活动。县委书记梁三元、县长朱海波、县委宣传部部长张晓红等县领导到社区参加大扫除活动,开展环境卫生综合整治工作,合力抗击新冠肺炎。各镇街卫生院组织在本镇范围开展宣传活动及环境卫生整治工作,普及卫生健康知识、倡导健康生活方式、革除有碍健康陋习、开展除"四害"消杀行动。

2021年4月,在全县范围内开展以"文明健康 绿色环保"为主题的第33个爱国卫生月活动。14～20日,县爱卫办组织县红十字会、县人民医院、县中医院、县卫生监督所、县疾控中心等单位,先后在五墩小广场、商贸广场进行义诊、咨询活动。设置展牌40块,悬挂横幅16条,宣传疫情防控知识,发放健康教育宣传读本400多册。

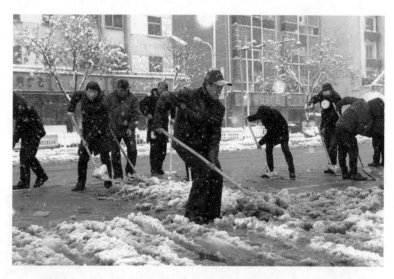

2018年1月4日,县卫计委开展扫雪除冰活动 (胡茂新/摄)

第三节 病媒生物防制

1952年4月,灭鼠12.8万只,捕鼠15.7万只,堵鼠洞1.4万个,灭蚊10余千克。

1956年,各区、乡分别组织开展除"四害"突击月、突击周活动。全县组织676个青年突击队,参加青年2万余人。共青团县委召开表彰大会,一等先进单位8个、二等和三等先进单位7个,一等除"四害"能手11人、二等能手16人、三等能手74人分别给予精神和物质奖励。全年捕捉麻雀28万余只,捣毁麻雀蛋5.17万只,灭鼠16.06万只,堵鼠洞802个,药物喷洒灭蚊蝇约13.75万平方米,灭蝇蛆182缸。

1958年春,全县统一组织除"四害"活动,城乡有26万多人参加,组织突击队2684个。

1960年4月,国家爱卫会将麻雀移出"四害",改为臭虫。

1973年夏季,采用烟熏灭蚊7万多间。

1978年1月19日,县爱国卫生运动委员会与县除害灭病领导小组联合发出通知,自1月25日~2月5日,在全县城乡开展爱国卫生运动突击旬活动。其间,以除害灭病为重点,"人人挖蝇蛹,户户灭老鼠"。铲除蚊蝇孳生地4762处。

1983年,组织两次全民灭鼠活动,共灭鼠1345万只。

1985年,春秋两季在全县开展以灭鼠为主要内容的除害灭病工作,共灭鼠40万只,清除蚊蝇孳生地4637平方米。组织118人的专业消毒杀虫队,两人一组,在盱城镇内进行消毒杀虫有偿服务,聘请12名监督员,进行消杀质量跟踪检查。

1986年,在夏季爱国卫生突击月活动中,县财政拨款2000元,用于购买消毒杀虫器材和药品,县爱卫办组织36人的专业消毒杀虫队,对城内183个公共场所进行药物喷洒。开展以灭鼠为主要内容的除害灭病工作,全年灭鼠40万只。

1987年3月15日~4月15日,在全县范围内开展灭鼠活动,县爱卫会先后举办32期灭鼠技术培训班,培训灭鼠技术骨干3830人。印发灭鼠宣传材料5000份,进行广播宣传9次,各乡镇办街头板报30期,全县共投放毒饵7.5吨,灭鼠20万只。鼠密度由灭鼠前60%下降至40%左右。

1994年,在全县城乡开展灭鼠活动,组织90名投药队员,经过短期培训,分成小组,分片包干,投放毒饵1.5吨,投药率、到户率90%以上,灭鼠11万只。

1997年,在盱城镇投放灭鼠药1.2吨,鼠密度由灭鼠前6.76%下降到灭鼠后0.52%,下降92.31%,盱城镇被市爱卫办评为灭鼠先进城镇。

2005年,筹集资金24万元购买药品4.5吨,对全县粮储、公共场所、饮服单位等进行全面药杀老鼠和蟑螂,效果达标。盱眙县被市爱卫办评为灭鼠灭蟑先进县。

2006~2008年,配合创建卫生城市、卫生镇、卫生村,开展"四害"密度监测,在重点场所投放药物、摆放诱捕器械、铲除孳生地等。三年平均蚊虫密度为0.56只/人工小时,鼠平均密度为0.21%,蝇密度为0.55只/笼,蟑螂密度为零。

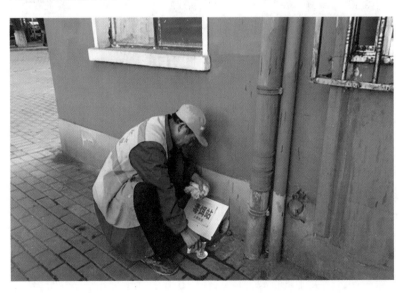
工作人员为毒饵站放饵料

2017年,全县20个乡镇、80多个部门单位积极开展病媒生物防制工作,清除病媒生物孳生地301处,投放灭鼠药1.75吨,新建毒饵站150个,购灭蚊蝇药品0.68吨,有效控制病媒生物的密度。制定《2017年盱眙县病媒生物监测方案》,根据方案开展病媒生物监测工作,成蚊密度0.88只/灯·小时(诱蚊灯法)、蝇密度2.79只/笼(笼诱法)、鼠密度捕获率0.596%(夹夜法)、蟑螂密度0.522只/张(粘捕法)。10月,江苏省病媒生物防制工作先进县通过复审。

2018~2020年,建立纵向到底、横向到边的病媒生物防制网格化管理体系,继续科学集中消杀鼠、蚊、蝇等病媒生物,将病媒生物密度控制在国家规定的标准以内。

2021年5月15~25日,在全县60个单位进行全面、集中投灭鼠药2.5吨、灭蟑药0.15吨,悬挂诱蝇笼1000个。

第四节　改水、改厕

一、农村改水

1952年4月,县人民政府为解决城乡居民吃水问题,带领群众打水井422眼,改造土井231眼,新建取水码头34个,改造取水码头7个、迁移5个、拆除13个,消毒饮水9万担,消毒进水39次。

1965年,新打水井11眼。

1966年,新建和改造砖井、塘边过滤井1377眼。

1970年,县自来水厂建成,为城区住户提供干净饮用水。农村加快打井速度,提倡吃井水。

1977年,新打水井400多眼。有20个大队基本上实现饮用卫生水。

1979年,改水工作以河桥公社为重点,组织打井和对土井改造。年底,河桥公社有水井345眼(深井211眼)、砖井282眼、水泥管井7眼、竹杆井26眼、土井9眼。平均每个生产队有水井3眼,每78人拥有1眼水井。93.3%的农户饮用上清洁井水。

1981年,全县有水井8873眼,可供30万农民饮用。

1984年3月,县爱卫会在穆店乡召开"农村改水"工作会议,在全县推广使用"压力罐式"简易供水设备,改善农村居民饮水条件。穆店乡农村自来水厂、马坝镇自来水厂先后建成通水,当年受益9900人。

1985年,旧铺镇、张洪乡、古城乡、马庄乡建成自来水厂,受益13.87万人。全县75%的农民饮用砖井水,85%的县城和乡镇居民饮用自来水。

1986年,有6个乡自来水厂建成通水,新增受益1.4万人。年底,县爱卫办组织12个乡镇自来水厂25名管理和供水人员进行业务培训,基本掌握设备的安装、调试、维修、养护和供水技术。

1987年起,县政府将农村改水列入任期目标责任制,并列为本届政府任期内为农村群众办8件实事之一,把农村改水经费纳入县财政预算,每年拨专款8.5万元。年底,淮河、新街、观音寺、鲍集、铁佛、桂五、维桥7个乡镇完成全年改水任务;有9个乡镇自来水厂进行管网延伸,新增受益2.85万人;饮用自来水10.97万人,占农村总人口17.2%;近80%农民饮用砖井水。

1988~1993年,实施农村改水工程,建设地表水和深井自来水厂,日供水能力3250吨,供水管道长约32千米,受益2.58万人。

1994年,为配合全县抗旱、抗淮河水质严重污染,投资61.8万元,新建穆店乡马湖村、河桥乡、盱城果园场、龙山乡朱刘村、兴隆乡双杨村5个自来水厂,新增受益1.04万人。

1995年,贯彻落实省《淮北农村高氟和污染严重地区改水攻坚方案》,把农村改水工程作为群众兴办十件实事之一,投资144.5万元,其中:省投资36万元、县投资8.2万元、乡镇村集体和群众投资100.3万元,新增受益1.3万人。省扶贫领导小组和省爱卫会在沿淮受污染严重的仁集乡、肖嘴乡、淮河乡、铁佛乡、官滩镇、河桥乡的23个村建筑手压井600口,受益1.94万人。

1997年,推广马庄乡水厂村办乡管经验,加快乡村自来水厂建设。全年农村改水投资895万元,资金由锡山市扶贫、省财政补助、省环保局补助、市财政补助、市直挂钩单位扶贫、县财政配套、乡镇财政配套、群众自筹组成,新建农村泉水高位自流式供水2处,管网延伸2处。新增自来水受益行政村58个,新增受益7.45万人。马坝镇、仁集乡等乡镇水厂采用微机变频调速器,降低能耗。

1998年,是省政府实施淮北农村改水攻坚的最后一年,全县新建成自来水厂14座,管网延伸19处,新增

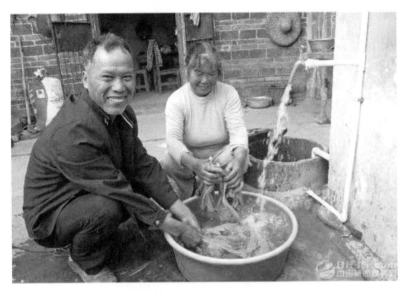

农村通上自来水

自来水受益8.22万人。至此,全县3年共打成新井8座,新增自来水受益24.77万人,农村自来水普及率由改水攻坚前24%提高到56.9%。改水工程总投资3282.5万元。

2002～2003年,省政府实施新一轮淮北农村改水工程,新增受益16.4万人。

2004年,实现水厂规模由"单村"到"联村",由地面水厂到地面一体化水厂;工艺设备由压力罐到微机变频调速器,再到地面水处理设备;使用二氧化氯发生器消毒,提升改水的质量。

2005年,是省政府提出三年全面完成农村改水任务的最后一年,全县投入资金526.18万元,新建地下水厂5座,地面一体化水厂1座,泉水高位自流2处,管网延伸16处,新增受益3万人,自来水覆盖率95%以上。

2006年起,农村改水工作移交县水利部门管理,县卫生部门负责水质监测工作。

2008年,全年改、扩建地面一体化水厂1座,管网延伸5处,新增受益人口4.12万人。至年底,全县共改、扩、建水厂120座,自来水覆盖率95%。

1986～2008年盱眙县改水情况一览表

年份	新改扩、建水厂数(座)	受益人口(人)	经费投入(万元)			
			政府投入	集体投入	群众自筹	合计
1986	2	9900	9.5	3.5	—	13.0
1987	7(管网延伸9处)	28500	8.5	—	—	8.5
1988	6(管网延伸5处)	19300	8.5	—	—	8.5
1989	9(管网延伸6处)	22000	8.5	—	—	8.5
1990	8(管网延伸5处)	21800	8.5	—	—	8.5
1991	5(管网延伸7处)	18500	8.5	—	—	8.5
1992	10(管网延伸8处)	42200	8.5	13.5	—	22
1993	4(管网延伸15处)	12226	5.0	27.0	—	32.0
1994	5(管网延伸15处)	10410	24.1	37.7	—	61.8
1995	4(管网延伸3处)	19357	44.2	100.3	—	144.5
1996	35(泉水4处、管网延伸22处)	93159	315.0	45.0	860	1220.0
1997	26(泉水2处、管网延伸14处)	74481	245.0	30.0	620	895.0
1998	14(泉水4处、管网延伸19处)	74961	245.0	40.0	710	995.0
1999	8(管网延伸32处)	62000	210.0	40.0	570	820.0
2000	2(泉水3处、管网延伸43处)	61000	210.0	20.0	590	820.0
2001	4(泉水1处、管网延伸37处)	62300	210.0	35.0	580	825.0

（续表）

年份	新改扩、建水厂数（座）	受益人口（人）	经费投入（万元）			
			政府投入	集体投入	群众自筹	合计
2002	2（管网延伸26处）	60031	210.0	70.0	540	820.0
2003	2（泉水3处、管网延伸17处）	40703	200.0	60.0	390	650.0
2004	3（泉水4处、管网延伸21处）	40480	200.0	60.0	430	690.0
2005	3（泉水自流2处、管网延伸10处）	20500	100.0	30.0	210	340.0
2006	2（管网延伸6处）	18500	100.0	40.0	195-	335.0
2007	3（泉水自流2处）	22000	100.0	55.0	210	365.0
2008	2（管网延伸5处）	41200	1397.0	—	152	1549.0

2010年，农村饮水监测工作成绩突出，被表彰为"全省农村饮水监测工作先进单位"。

2011～2021年，开展生活饮用水常规及应急检测工作，及时完成数据上报、分析、公示。

二、农村改厕

1952年4月，新建厕所1540座，拆除不符合卫生要求厕所430座，迁移影响环境厕所244座，新安置粪缸2492个、迁移40个、拆除160个。

1956年，在治淮工地上，为保障民工的身体健康，卫生部门指导民工在工棚周围开挖排水沟，设置通风床，棚顶开活动窗，以中队为单位修建简易厕所，做好粪便处理并采用石灰消毒。全年新建厕所2254座，挖粪池7462个（加盖985个），修建牛棚、猪圈4359个，"人无厕所猪无圈"的落后状况得到初步改善。

1965年，以防治"二号病"为重点，加强卫生基本设施建设，拆除沿淮河边厕所、垃圾池，新建公共厕所8座、垃圾池56个。

1977年，改造烟熏房屋15万多间，新建厕所800多座，新建畜圈3000多个，建造沼气池350多个。

1979年，县财政拨款14万元，在盱城修建7条道路、4座大型公共厕所、3个集贸市场，从中拨出8.88万元，在沙岗新建一个容纳300吨的无害化粪便池，可解决盱城15天的粪便发酵处理。全年共建沼气池1635个，改建厕所6430座，改造畜圈8542个，清运黄粪7000多万吨。十里营公社新湾、三墩、张庄等9个生产大队和古桑公社三花大队实现沼气化。

1980年，县财政拨款24.4万元，在盱眙主干道上新建厕所2座、垃圾池20个及城区道路和巷道。

1982年，新建维修厕所5043座。县财政拨款22万元，为盱城镇环卫站配备粪罐车4部、垃圾运输车2部，提高盱城的垃圾粪便的清运、消纳能力。

1983年，新建公共厕所1座，维修公共厕所7座，购置果壳箱50个、垃圾卡车1台。

1987～1989年，全县城乡改建改造厕所6430座，清除蚊蝇孳生地8000余处。

1993年10月，开展农村卫生厕所现状抽样调查工作，抽查3个乡镇6个村26个组1500个农户，达到卫生要求厕所696户，占调查总户46.4%。

1997～1999年，根据建设新农村需要，首批选择盱城镇五墩村为改厕试点。其间，共改造户厕300座，改造居民卫生间6096座，近郊卫生户厕普及率78%。

1999年，以改造城区厕所、垃圾处理为重点，迎接"市级卫生城市"复审验收。城区共有厕所86座，水冲率84.4%，改造城区户厕200座，近郊卫生户厕普及率78%。新建填埋式垃圾无害化处理场1座、垃圾中转站2座，生活垃圾基本做到日产日清，无害化处理率100%。

2000年，马坝镇大众村作为全县农村改厕试点。全县农村无害化卫生户厕率0.5%。

2002年，马坝镇大众村农村改厕采取"农民掏一点，乡镇补一点，县里给一点"的方法，给予大众村政策和资金上扶持,完成改厕400余户。

2003年,组织技术骨干赴盱城镇、马坝镇、官滩镇、王店乡指导改厕工作,推广马坝镇大众村实施改厕试点经验,建成卫生厕所1750座、无害化卫生户厕所124座。

2004~2006年,按照市政府《关于农村新建住房建设无害化卫生厕所的通知》精神,全县各乡镇5092户新建住房户,全部配套建造无害化卫生厕所。

2009年6月26日,全市在盱眙召开农村改厕观摩会。7月16日,在盱眙召开全省农村改厕现场会。8月27日,国家爱卫办领导到盱眙调研农村改厕工作。全县共投入农村改厕资金900.07万元,建成三格式无害化厕所18014座。

2010年,全县投入900.25万元,建成三格式无害化厕所18005座。

2018年3月14日,县长朱海波召开农村改厕专题会办会,提出2018年全县全面告别"旱厕",实现无害化卫生户厕全覆盖。按照政府全买单、镇街不负担、百姓不掏钱的原则,财政按每户1000元标准落实(省补800元、地方配套200元),9月底按期完成省下达的7000户改厕任务。全年完成旱厕改造11750座,在全市率先提前两年基本消灭旱厕。

2019年,无害化户厕改造接受国务院、省政府督导组现场督查并得到肯定。

2020年,全年改造无害化户厕6400座,其中:新增无害化户厕4400座、农房改造无害化户厕2000座,无害化卫生户厕普及率99.87%。高质量高标准完成农村人居环境整治三年行动户厕改造任务,得到国家部委人居联合检查组充分肯定。

2021年5月26日,省委省政府领导到黄花塘镇茶场、天泉湖镇陡山村

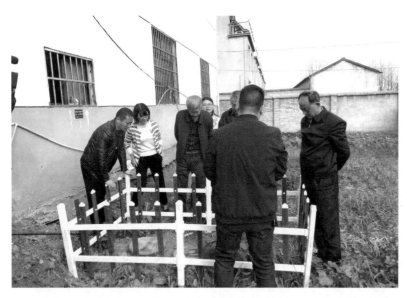

2020年11月16日,省人大在天湖镇杜山村调研户厕改造工作

调研农村改厕工作,并给予充分肯定。10月12日,农村改厕工作移交至县乡村振兴局。

第二章　卫生县城、卫生村镇创建

第一节　创建国家卫生县城

1993年10月,县人民政府响应省、市爱国卫生运动委员会号召,开始创建卫生城市。

1995年,开展创建淮阴市县级卫生城市工作,健全县城6个区域创建网络,落实创建目标任务,出动各种宣传车辆100辆次,张贴宣传板块1000余条,建立清扫保洁经济承包责任制,实行主干道"一扫全包",城区三轮摩托车实行单号单日行、双号双日行专项管理。

1997年11月25日，通过评审验收，盱城镇被授予"淮阴市级卫生城市"称号。

2002年，全县确立十大城区建设重点工程，推进商贸中心等十大城区建设，拆除各类建筑物1.1万平方米，新增绿地5.6公顷，对城区交通、客运、卫生、市容等秩序进行规范，全县面貌焕然一新。10月，盱眙县被江苏省精神文明建设指导委员会评为江苏省创建文明城市工作先进城市。

2006年，县委、县政府提出用两年时间创建成省级卫生城市的目标，成立县创建卫生城市工作组，驻城单位、居民委员会根据各自职责、任务对照标准开展环境整治。

2008年，修订《盱眙县创建省级卫生县城工作实施方案》，全年投入10万余人次，清理卫生死角400多处、垃圾320吨、蚊蝇滋生地180处，修建下水道6000余米、垃圾池48个，投放鼠药16吨。11月12日，创建省级卫生县城工作通过省专家组验收。

2009年1月13日，盱眙县被授予"江苏省级卫生县城"称号。

2010～2013年，继续巩固省级卫生县城成果，围绕创卫内容、复查标准，制定实施方案和工作计划，加强长效管理，扎实有效开展各项创卫活动。2013年，省级卫生县城顺利通过省级复审。

2014年起，开展创建国家卫生县城，按照国家卫生县城的标准，9大项52个小项，逐项对照准备。

2016年，省级卫生县城通过三年周期复审。

2017年6月6日，县卫计委向县委递交《关于启动国家卫生县城创建的报告》，对创建中存在的主要问题及建议上报县委决策。7月，县委、县政府发出向国家卫生城市冲刺动员令，根据《国家卫生县城标准》和《国家卫生县城考核命名和监督管理办法》，制定《盱眙县创建国家卫生县城工作实施方案》，同步创建国家卫生县城和全国文明城市提名城市。10月13日，江苏省创建卫生县城专家组到盱眙检查创建卫生县城准备工作，省爱卫会办公室副主任陈晓进代表检查组对盱眙的创建国家卫生县城工作给予充分肯定，认为盱眙具备冲刺国家卫生县城的条件。10月15日，县委、县政府召开创建国家卫生县城推进大会，县委书记梁三元会上要求高标准、确保得高分、争取拿满分，顺利通过国家级评审。11月28日，省卫生计生委副主任汪华在盱眙宣布盱眙县通过国家卫生县城考核评估。

2020年8月，盱眙县被全国爱国卫生运动委员会确定为"国家卫生县城"。

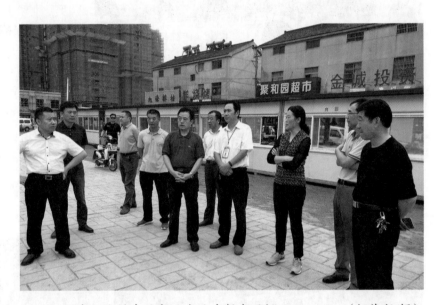

2017年9月创建国家卫生县城督查现场　　（胡茂新/摄）

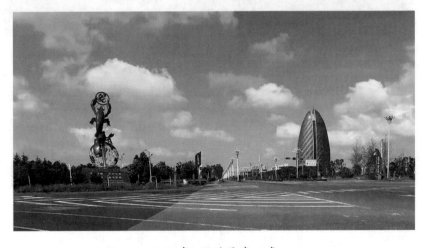

2020年，盱眙县城一角

2021年,按照标准常态化管理,巩固国家卫生县城创建成果。

第二节 创建卫生镇

1999年,盱眙县开展卫生镇创建工作。

2000～2001年,马坝镇投入2000多万元用于基础设施建设,提高镇区居民卫生意识,改变不良卫生习惯和卫生行为,镇区整体卫生面貌大为改观。2001年11月2日,马坝镇被评为市级卫生镇。

2003年12月,明祖陵镇被授予市级卫生镇称号。

2010年,官滩镇通过省级卫生镇考核验收。

2013年,仇集、桂五、观音寺3个镇创建市级卫生镇并通过验收。旧铺镇建成省级卫生镇。马坝镇通过省级卫生镇复审。

2018年,天泉湖镇被授予省卫生镇称号。

2020年,桂五镇被授予省卫生镇称号。全县累计建成8个省卫生镇、19个市卫生镇。

2021年12月27日,马坝镇国家卫生镇建设通过省级评审。

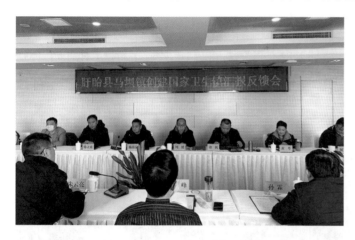

2021年12月27日,马坝镇创建国家卫生镇现场反馈会现场

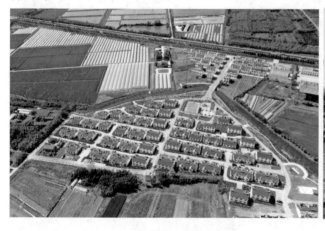

马坝镇创建国家卫生镇(小区建设)

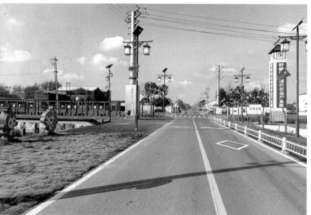

马坝镇创建国家卫生镇(镇区打造)

2001～2021年盱眙县国家、省、市卫生镇一览表

镇(街)名称	获得时镇(街)名称	命名时间	名 称	镇(街)名称	获得时镇(街)名称	命名时间	名 称
马坝镇	马坝镇	2021	国家卫生镇	黄花塘镇	旧铺镇	2007	市卫生镇
马坝镇	马坝镇	2008	省卫生镇	河桥镇	河桥镇	2007	市卫生镇
官滩镇	官滩镇	2010	省卫生镇	黄花塘镇	黄花塘镇	2008	市卫生镇
黄花塘镇	旧铺镇	2013	省卫生镇	马坝镇	观音寺镇	2009	市卫生镇

（续表）

镇(街)名称	获得时镇(街)名称	命名时间	名　称	镇(街)名称	获得时镇(街)名称	命名时间	名　称
管仲镇	兴隆乡	2016	省卫生镇	古桑街道	古桑街道	2010	市卫生镇
穆店镇	穆店乡	2017	省卫生镇	穆店镇	维桥乡	2010	市卫生镇
天泉湖镇	天泉湖镇	2018	省卫生镇	穆店镇	穆店乡	2011	市卫生镇
桂五镇	桂五镇	2020	省卫生镇	管仲镇	兴隆乡	2012	市卫生镇
马坝镇	马坝镇	2001	市卫生镇	桂五镇	桂五镇	2013	市卫生镇
淮河镇	明祖陵镇	2003	市卫生镇	河桥镇	仇集镇	2013	市卫生镇
天泉湖镇	天泉湖镇	2003	市卫生镇	马坝镇	观音寺	2013	市卫生镇
淮河镇	淮河镇	2004	市卫生镇	鲍集镇	鲍集镇	2014	市卫生镇
管仲镇	管镇镇	2004	市卫生镇	鲍集镇	铁佛镇	2015	市卫生镇
官滩镇	官滩镇	2005	市卫生镇				

第三节　创建卫生村

2003年起,盱眙县在有条件的村开展创建卫生村工作,组织群众学习卫生村标准,进行村容村貌、环境卫生整治,建设乡村道路、改水改厕,改变村级面貌。

2004年,淮河镇富淮农场达到省卫生村标准。

2010年,盱城街道新华村、马坝镇楚东村、官滩镇古河社区、官滩镇新桥村、黄花塘镇泥沛村被评江苏省卫生村。

2013年,制定创建卫生村工作方案,提高乡村卫生水平。马坝镇大众村、石桥村、腊塘居委会,天泉湖镇杜山村、西湖村,旧铺镇旧铺村、张洪村7个村创成省级卫生村。

2020年,创建省卫生村10个、淮安市卫生村15个。

2021年,新创成省卫生村23个、市卫生村30个。

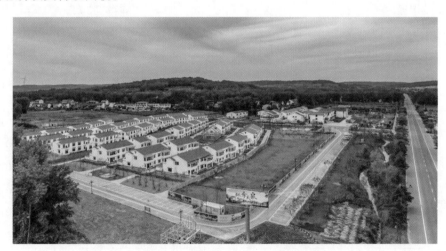

2021年,省级卫生村——陡山村示范小区

2004～2021年盱眙县省、市卫生村一览表

镇(街)名称	村(居)名称	城乡分类	获得时间	称号
淮河镇	富淮新村(农场)	村庄	2004	省卫生村
淮河镇	黄岗村	村庄	2005	省卫生村

（续表）

镇（街）名称	村(居)名称	城乡分类	获得时间	称号
盱城街道	沙岗居委会	镇中心区	2006	省卫生村
马坝镇	马坝居委会（村）	镇中心区	2007	省卫生村
盱城街道	新湾居委会	镇中心区	2009	省卫生村
管仲镇	崔岗村委会	村庄	2009	省卫生村
盱城街道	新华居委会	镇中心区	2010	省卫生村
官滩镇	古河居委会	镇乡结合区	2010	省卫生村
官滩镇	新桥居委会	镇中心区	2010	省卫生村
黄花塘镇	泥沛居委会	镇中心区	2010	省卫生村
马坝镇	楚东居委会	镇乡结合区	2010	省卫生村
古桑街道	古桑居委会	镇中心区	2011	省卫生村
盱城街道	宣化居委会	镇乡结合区	2011	省卫生村
盱城街道	石牛居委会	镇中心区	2012	省卫生村
太和街道	太和居委会	镇中心区	2012	省卫生村
黄花塘镇（旧铺镇）	人民村委会	村庄	2012	省卫生村
黄花塘镇（穆店乡）	莲塘村委会	镇中心区	2012	省卫生村
马坝镇	腊塘居委会	镇乡结合区	2013	省卫生村
马坝镇	石桥村委会	镇乡结合区	2013	省卫生村
马坝镇	大众村委会	镇中心区	2013	省卫生村
黄花塘镇（旧铺镇）	旧铺居委会	镇中心区	2013	省卫生村
黄花塘镇（旧铺镇）	张洪村委会	村庄	2013	省卫生村
天泉湖镇	杜山村委会	村庄	2013	省卫生村
天泉湖镇	西湖村委会	村庄	2013	省卫生村
太和街道（开发区）	友法居委会	镇乡结合区	2014	省卫生村
太和街道（开发区）	三塘村委会	镇乡结合区	2014	省卫生村
马坝镇	卧龙村委会	村庄	2014	省卫生村
马坝镇	双马村委会	镇中心区	2014	省卫生村
马坝镇	蔡庄村委会	镇乡结合区	2014	省卫生村
管仲镇	管仲居委会	镇中心区	2015	省卫生村
管仲镇（兴隆乡）	刘岗村委会	村庄	2015	省卫生村
管仲镇（兴隆乡）	化岗村委会	村庄	2015	省卫生村
穆店镇（维桥乡）	大桥居委会	镇中心区	2015	省卫生村
穆店镇（维桥乡）	桥东村委会	镇中心区	2015	省卫生村
穆店镇（维桥乡）	龙王山村委会	镇乡结合区	2016	省卫生村
穆店镇（维桥乡）	团结村委会	镇乡结合区	2016	省卫生村
穆店镇（维桥乡）	肖桥村委会	镇乡结合区	2016	省卫生村
管仲镇（兴隆乡）	红旗村委会	乡中心区	2016	省卫生村

（续表）

镇(街)名称	村(居)名称	城乡分类	获得时间	称号
管仲镇(兴隆乡)	金陡湖村委会	乡中心区	2016	省卫生村
天泉湖镇	范墩村委会	村庄	2017	省卫生村
天泉湖镇	宝塔村委会	村庄	2017	省卫生村
穆店镇(维桥乡)	维才村委会	镇乡结合区	2017	省卫生村
桂五镇	星星居委会	镇中心区	2017	省卫生村
桂五镇	高庙居委会	镇中心区	2017	省卫生村
马坝镇(观音寺镇)	龙墩口村委会	镇乡结合区	2018	省卫生村
马坝镇(观音寺镇)	兴隆村委会	村庄	2018	省卫生村
黄花塘镇(旧铺镇)	新铺村委会	村庄	2018	省卫生村
黄花塘镇	茶场	村庄	2018	省卫生村
天泉湖镇	古城居委会	村庄	2018	省卫生村
马坝镇	云山村委会	村庄	2019	省卫生村
官滩镇	李庄村委会	村庄	2019	省卫生村
官滩镇	王桥村委会	村庄	2019	省卫生村
官滩镇	甘泉村委会	村庄	2019	省卫生村
黄花塘镇	大字营村委会	村庄	2019	省卫生村
管仲镇	分金亭居委会	镇乡结合区	2019	省卫生村
管仲镇	黄庄村委会	村庄	2019	省卫生村
河桥镇	朱刘村委会	村庄	2019	省卫生村
鲍集镇	邵墩村委会	村庄	2019	省卫生村
鲍集镇	召五村委会	村庄	2019	省卫生村
黄花塘镇	芦沟村委会	村庄	2020	省卫生村
桂五镇	东园村委会	镇中心区	2020	省卫生村
桂五镇	水冲港村委会	村庄	2020	省卫生村
马坝镇	顺河居委会	镇中心区	2020	省卫生村
马坝镇	桥北村委会	镇乡结合区	2020	省卫生村
河桥镇	象山村委会	镇乡结合区	2020	省卫生村
鲍集镇	何岗村委会	镇乡结合区	2020	省卫生村
鲍集镇	邹黄村委会	村庄	2020	省卫生村
天泉湖镇	天泉湖社区	镇中心区	2020	省卫生村
天泉湖镇	陡山村委会	村庄	2020	省卫生村
马坝镇	黄杨村	村庄	2021	省卫生村
马坝镇	九里村	村庄	2021	省卫生村
黄花塘镇	岗村社区	镇乡结合区	2021	省卫生村
黄花塘镇	千棵柳村	村庄	2021	省卫生村
天泉湖镇	范墩桥村	村庄	2021	省卫生村

（续表）

镇(街)名称	村(居)名称	城乡分类	获得时间	称号
天泉湖镇	龙山社区	村庄	2021	省卫生村
天泉湖镇	凤山村	村庄	2021	省卫生村
鲍集镇	铁营村	村庄	2021	省卫生村
鲍集镇	召五村	村庄	2021	省卫生村
桂五镇	四桥村	村庄	2021	省卫生村
桂五镇	六桥村	村庄	2021	省卫生村
官滩镇	侍涧村	村庄	2021	省卫生村
官滩镇	霍山村	村庄	2021	省卫生村
穆店镇	穆店村	村庄	2021	省卫生村
穆店镇	仁昌村	村庄	2021	省卫生村
淮河镇	明祖陵村	村庄	2021	省卫生村
淮河镇	渡口村	村庄	2021	省卫生村
淮河镇	沿河村	村庄	2021	省卫生村
管仲镇	姬庄社区	村庄	2021	省卫生村
管仲镇	晓庄村	村庄	2021	省卫生村
管仲镇	王嘴村	村庄	2021	省卫生村
河桥镇	黄龙村	村庄	2021	省卫生村
盱城街道	雨露社区	村庄	2021	省卫生村
盱城街道	宣化居委会	镇中心区	2007	市卫生村
盱城街道	新湾居委会	镇中心区	2008	市卫生村
马坝镇	兴隆村委会	村庄	2008	市卫生村
官滩镇	甘泉村委会	村庄	2008	市卫生村
官滩镇	甘泉村委会	村庄	2008	市卫生村
黄花塘镇	莲塘村委会	镇中心区	2008	市卫生村
管仲镇	崔岗村委会	村庄	2008	市卫生村
盱城街道	新华居委会	镇中心区	2009	市卫生村
盱城街道	赵岗居委会	镇中心区	2009	市卫生村
太和街道	毛营居委会	镇中心区	2009	市卫生村
太和街道	三塘村委会	镇乡结合区	2009	市卫生村
桂五镇	藕塘村委会	村庄	2009	市卫生村
官滩镇	洪湖村委会	村庄	2010	市卫生村
官滩镇	霍山村委会	村庄	2010	市卫生村
古桑街道	古桑居委会	镇中心区	2010	市卫生村
马坝镇	楚东居委会	镇乡结合区	2010	市卫生村
官滩镇	古河居委会	镇乡结合区	2010	市卫生村
官滩镇	新桥居委会	镇中心区	2010	市卫生村

（续表）

镇(街)名称	村(居)名称	城乡分类	获得时间	称号
官滩镇	陈庄村委会	村庄	2010	市卫生村
黄花塘镇	大字营村委会	村庄	2010	市卫生村
管仲镇	刘岗村委会	村庄	2010	市卫生村
黄花塘镇	泥沛居委会	镇中心区	2010	市卫生村
马坝镇	腊塘居委会	镇乡结合区	2011	市卫生村
盱城街道	石牛居委会	镇中心区	2011	市卫生村
黄花塘镇(旧铺镇)	人民村委会	村庄	2011	市卫生村
淮河镇	渡口村委会	村庄	2011	市卫生村
天泉湖镇	西湖村委会	村庄	2011	市卫生村
天泉湖镇	梁郢村委会	村庄	2011	市卫生村
穆店镇	龙王山村委会	镇乡结合区	2011	市卫生村
鲍集镇	引河村委会	村庄	2011	市卫生村
管仲镇	红旗村委会	乡中心区	2012	市卫生村
管仲镇	金陡湖村委会	乡中心区	2012	市卫生村
管仲镇	晓庄村委会	村庄	2012	市卫生村
管仲镇	黄庄村委会	村庄	2012	市卫生村
穆店镇	马湖村委会	镇乡结合区	2012	市卫生村
黄花塘镇	旧铺居委会	镇中心区	2012	市卫生村
黄花塘镇	新铺村委会	村庄	2012	市卫生村
黄花塘镇	张洪村委会	村庄	2012	市卫生村
天泉湖镇	杜山村委会	村庄	2012	市卫生村
淮河镇	明祖陵村委会	村庄	2012	市卫生村
马坝镇	龙墩口村委会	镇乡结合区	2013	市卫生村
马坝镇	高坝村委会	镇乡结合区	2013	市卫生村
马坝镇	顺河居委会	镇中心区	2013	市卫生村
河桥镇	象山村委会	镇乡结合区	2013	市卫生村
河桥镇	朱刘村委会	村庄	2013	市卫生村
桂五镇	星星居委会	镇中心区	2013	市卫生村
桂五镇	高庙居委会	镇中心区	2013	市卫生村
淮河镇	沿河村委会	镇乡结合区	2013	市卫生村
天泉湖镇	长港居委会	镇中心区	2013	市卫生村
管仲镇	管仲居委会	镇中心区	2014	市卫生村
管仲镇	分金亭居委会	镇乡结合区	2014	市卫生村
鲍集镇	鲍集居委会	镇中心区	2014	市卫生村
鲍集镇	沈集村委会	镇乡结合区	2014	市卫生村
鲍集镇	邵墩村委会	村庄	2014	市卫生村

（续表）

镇(街)名称	村(居)名称	城乡分类	获得时间	称号
鲍集镇	朱巷村委会	镇乡结合区	2014	市卫生村
鲍集镇	洪星村委会	镇乡结合区	2014	市卫生村
管仲镇	管仲居委会	镇中心区	2014	市卫生村
穆店镇	大桥居委会	镇中心区	2014	市卫生村
穆店镇	桥东村委会	镇中心区	2014	市卫生村
穆店镇	团结村委会	镇乡结合区	2015	市卫生村
穆店镇	肖桥村委会	镇乡结合区	2015	市卫生村
官滩镇	戚洼村委会	村庄	2015	市卫生村
鲍集镇	新圩村委会	镇乡结合区	2015	市卫生村
鲍集镇	召五村委会	村庄	2015	市卫生村
鲍集镇	河洪村委会	村庄	2015	市卫生村
鲍集镇	仙墩村委会	村庄	2015	市卫生村
鲍集镇	邹黄村委会	村庄	2015	市卫生村
官滩镇	侍涧村委会	村庄	2015	市卫生村
马坝镇	同兴村委会	村庄	2016	市卫生村
马坝镇	云山村委会	村庄	2016	市卫生村
马坝镇	梁桥村委会	村庄	2016	市卫生村
马坝镇	塘坝村委会	村庄	2016	市卫生村
马坝镇	黑泥村委会	村庄	2016	市卫生村
马坝镇	同兴村委会	村庄	2016	市卫生村
天泉湖镇	王店居委会	镇中心区	2017	市卫生村
天泉湖镇	古城居委会	村庄	2017	市卫生村
天泉湖镇	民建村委会	村庄	2017	市卫生村
天泉湖镇	陡山村委会	村庄	2017	市卫生村
穆店镇	穆店村委会	镇中心区	2017	市卫生村
穆店镇	越李村委会	镇乡结合区	2017	市卫生村
马坝镇	马庄居委会	镇中心区	2018	市卫生村
马坝镇	丁塘村委会	村庄	2018	市卫生村
马坝镇	朱楼村委会	村庄	2018	市卫生村
马坝镇	周集村委会	村庄	2018	市卫生村
马坝镇	堆头村委会	镇乡结合区	2018	市卫生村
马坝镇	三官村委会	村庄	2018	市卫生村
官滩镇	李庄村委会	村庄	2018	市卫生村
官滩镇	许嘴村委会	村庄	2018	市卫生村
官滩镇	都管村委会	村庄	2018	市卫生村
官滩镇	王桥村委会	村庄	2018	市卫生村

（续表）

镇(街)名称	村(居)名称	城乡分类	获得时间	称号
黄花塘镇	芦沟村委会	镇乡结合区	2019	市卫生村
黄花塘镇	黄花塘村委会	镇乡结合区	2019	市卫生村
黄花塘镇	岗村居委会	村庄	2019	市卫生村
黄花塘镇	民田村委会	村庄	2019	市卫生村
黄花塘镇	千棵柳村委会	村庄	2019	市卫生村
黄花塘镇	时集村委会	村庄	2019	市卫生村
管仲镇	姬庄居委会	镇乡结合区	2019	市卫生村
管仲镇	王嘴村委会	村庄	2019	市卫生村
管仲镇	陡北村委会	村庄	2019	市卫生村
管仲镇	耿赵村委会	村庄	2019	市卫生村
鲍集镇	岗洼村委会	村庄	2019	市卫生村
鲍集镇	何岗村委会	村庄	2019	市卫生村
鲍集镇	西巷村委会	村庄	2019	市卫生村
鲍集镇	铁佛村委会	村庄	2019	市卫生村
马坝镇	桥北村委会	镇乡结合区	2019	市卫生村
马坝镇	旧街村委会	村庄	2019	市卫生村
马坝镇	黄杨村委会	村庄	2019	市卫生村
马坝镇	沙坝居委会	镇乡结合区	2020	市卫生村
马坝镇	永兴村委会	村庄	2020	市卫生村
马坝镇	衡西村委会	村庄	2020	市卫生村
马坝镇	九里村委会	村庄	2020	市卫生村
桂五镇	四桥村委会	村庄	2020	市卫生村
桂五镇	六桥村委会	村庄	2020	市卫生村
桂五镇	山洪村委会	村庄	2020	市卫生村
河桥镇	黄龙村委会	村庄	2020	市卫生村
河桥镇	演发村委会	村庄	2020	市卫生村
河桥镇	霖治村委会	村庄	2020	市卫生村
鲍集镇	谢庄村委会	村庄	2020	市卫生村
鲍集镇	赵圩村委会	村庄	2020	市卫生村
天泉湖镇	安乐村委会	村庄	2020	市卫生村
天泉湖镇	化农村委会	村庄	2020	市卫生村
天泉湖镇	范墩村委会	村庄	2020	市卫生村
马坝镇	白鹤村	村庄	2021	市卫生村
马坝镇	高桥社区	村庄	2021	市卫生村
天泉湖镇	凡岗村	村庄	2021	市卫生村
鲍集镇	观淮村	村庄	2021	市卫生村

（续表）

镇(街)名称	村(居)名称	城乡分类	获得时间	称号
鲍集镇	召四村	村庄	2021	市卫生村
鲍集镇	召六村	村庄	2021	市卫生村
黄花塘镇	华塘村	村庄	2021	市卫生村
黄花塘镇	倜傥村	村庄	2021	市卫生村
管仲镇	双河村	村庄	2021	市卫生村
管仲镇	芮圩村	村庄	2021	市卫生村
管仲镇	宗岗村	村庄	2021	市卫生村
管仲镇	大杨庄村	村庄	2021	市卫生村
管仲镇	牌坊村	村庄	2021	市卫生村
管仲镇	祖窑村	村庄	2021	市卫生村
管仲镇	梁巷村	村庄	2021	市卫生村
管仲镇	双月村	村庄	2021	市卫生村
穆店镇	永华村	村庄	2021	市卫生村
穆店镇	大圣村	村庄	2021	市卫生村
淮河镇	洪建村	村庄	2021	市卫生村
淮河镇	大洲村	村庄	2021	市卫生村
淮河镇	城根村	村庄	2021	市卫生村
淮河镇	项魏村	村庄	2021	市卫生村
淮河镇	费庄村	村庄	2021	市卫生村
淮河镇	龚庄社区	村庄	2021	市卫生村
淮河镇	仁和社区	村庄	2021	市卫生村
官滩镇	渔沟村	村庄	2021	市卫生村
河桥镇	龙泉村	村庄	2021	市卫生村
河桥镇	仇集社区	村庄	2021	市卫生村
古桑街道	磨涧村委会	村庄	2021	市卫生村
太和街道	漫岗社区	村庄	2021	市卫生村

第三章　健康教育与健康促进

第一节　健康教育

　　1986年,县卫生防疫站成立宣教科,配备专职卫生宣教人员,宣传卫生知识、法律法规。在集镇开展食品卫生宣传活动,发放宣传材料;举办《食品卫生法(试行)》学习班9期,共700人次参加学习;配合疟疾病防治在全县农村居民住房、学校、大队部的外墙用石灰水书写防病标语口号,如:"疟疾蚊子传,不信鬼和神,得了疟疾病,快找卫生员,服药服八天,不花一分钱,感谢共产党,感谢毛主席";县卫生防疫站每月一次印发盱眙卫生防疫,发至每个大队。

1987年起,在全县、乡(镇)所在地的中小学开设健康教育课,使用省统一教材。

1989年,县域所有医院门诊在诊疗病人时必须开具健康教育处方。在部分村卫生室设立卫生宣传栏,宣传卫生知识。

1990~1995年,在九三九五、九二五、天明化工厂、棉织厂、针织厂、盱眙县水泥厂等有条件的厂矿企业,开展卫生知识、个人防护、职业病防治要点等讲座25场次。

1996年,开展农民健康教育,有38个村开设卫生知识课程,2000余名农民参加。

1998年,成立县健康教育所,承担全县健康教育工作。

2000年,成立盱眙县农民健康教育领导小组,完善县、乡、村健康教育网络,制定《盱眙县九亿农民健康教育行动规划(2001—2005年)》。全县中、小学生健康教育课开课率100%。

2003年4月,县卫生局会同县总工会举办一期工人健康教育师资培训班;以创建文明卫生城市为契机,大力开展社区健康教育。

2005年,全年完成江苏大明宫酒业有限公司等企业1684人健康教育知识培训,淮河镇、盱城镇达到市健康教育合格乡镇标准。

2006年,市爱卫办"江苏健康相约社区行"在盱眙县举行。全年对工矿企业约1700名工人进行职业卫生培训。全县19个乡镇252个村全部开设健康教育课。

2007年12月1日,是第20个"世界艾滋病日",县疾控中心、县红十字会等单位在商贸中心搭建宣传台,开展大型广场艾滋病防治宣传活动。制作悬挂"遏制艾滋,履行承诺"条幅,并请县电视台记者现场采访录像,发放宣传画、扑克、资料、安全套,累计发放1万余份宣传艾滋病材料。

2009年,举办全县"亿万农民健康促进行动"师资培训,邀请市健康教育所所长俞清主讲。以实施基本公共卫生服务项目为载体,建立农村健康教育宣传阵地。

2012年,全县医疗卫生单位推广健康教育处方的使用和健康教育宣传专栏设置,开展健康知识巡讲活动,提升全民健康素养。发放《我行动、我健康、我快乐》健康教育宣传挂历216516份、《健康之窗》266份、《健康教育处方》6.8万张、《卫生与健康》322份、《今日保健》29份。全县19个乡镇255个行政村建有宣传栏271个,更新3216期次。村卫生室均设置健康教育宣传专栏。

2013~2016年,全县征订发放入户资料《我行动、我健康、我快乐》健康知识宣传台历79万余份、《健康之窗》宣传栏1000余套、《健康教育处方》29种30万张、自制《国家基本公共卫生服务项目》宣传折页13种24.7万张,利用防病宣传日,科普宣传周开展系列卫生宣传活动,累计5500余场次,发放宣传资料4.68万余份,为

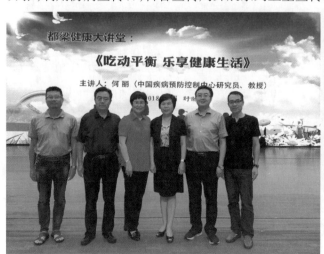
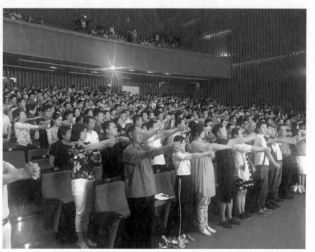

2018年7月6日,举办第一期都梁健康大课堂 　　　　　　　　(张　瑞/摄)

广大市民提供健康咨询2.69万余人次。

2018年,淮安市基本公共卫生服务糖尿病健康管理团队能力培训班在盱眙举办;开展首个医师节健康大讲堂进机关、进企业、进学校、进社区活动;举办首届"都梁健康大讲堂",邀请中国疾控中心教授何丽在县大剧院主讲《吃动平衡　乐享健康生活》。

2019年4月18日,组织县、镇两级卫生医疗机构在城区广场和镇区人口密集区域开展爱国卫生月广场集中宣传活动,围绕"共推'厕所革命'共促卫生健康"和"人人参与爱国卫生运动　携手共建共享健康盱眙"主题,现场向群众发放宣传图片、健康包,利用展板、横幅等向群众宣传卫生防病知识、除害控烟常识、改厕政策;医务人员为居民免费义诊、解答市民健康问题、讲解健康常识、进行心理疏导、免费测血糖血压等。同年,邀请省疾控中心健康教育所教授李小宁走进盱眙开展卫生健康大讲堂活动。

2020年,加强疫情防控健康知识培训,充分利用广播、电视、网络、微博、微信、燃信等媒体和村(社区)宣传栏、微信群等形式,及时准确将疫情防控和健康科普等知识传播到农村每个家庭、每个人。4月10日,在五墩广场组织县人民医院、县中医院医务人员开展爱国卫生月暨健康教育宣传月义诊宣传活动。活动共悬挂条幅10余条,发放健康宣传资料1000余份,放置展牌40余块,免费测量血压300多人次、测量血糖200多人次,解答健康咨询500多人次。

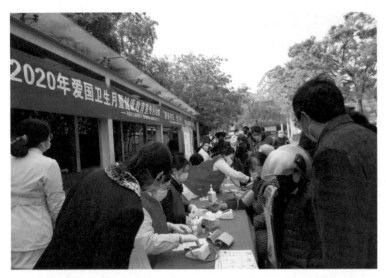

2020年4月10日,开展爱国卫生月暨健康教育宣传月义诊宣传活动
　　　　　　　　　　　　　　　　　　　　　　　　(张　瑞/摄)

2021年,通过展板、海报、手机推送疫情防控知识等多种方式做好健康宣教。制作发放宣传材料8万余份、疫情防控宣传展板15块,推送疫情防控科普信息686条,通过电视台、五墩大屏、镇街电子屏等播放疫情防控视频53个。举办健康教育和健康促进工作培训班,全县基层医疗机构健康教育人员44人参加培训。县疾控中心开展健康教育联播平台培训,盱眙县成为淮安市联播平台全覆盖的首个县。

第二节　健康促进

1986年11月21日,健康促进是世界卫生组织在加拿大的渥太华召开第一届国际健康促进大会上首先提出的,是指运用行政或组织的手段,广泛协调社会各相关部门以及社区、家庭和个人,使其履行各自对健康的责任,共同维护和促进健康的一种社会行为和社会战略。

1988年起,全县开展以健康促进为重要内容的初级卫生保健工作。

1996年,健全健康教育网络,卫生知识普及率、居民卫生行为形成率逐步提高。

2007年,盱眙县制定《2006~2010年亿万农民健康促进行动规划》。在全县中小学开展创建"健康促进学校"。

2008年,创建省级卫生县城,县创卫办和机关工委组织县直九大口2800余名干部职工在县供电公司举办健康知识竞赛,在主街道五墩起至海事处设立健康一条街。

2009年，全县开展居民健康素养监测(市级监测点)工作，掌握居民健康素养水平。

2010年，16家医疗卫生机构开展"无烟单位"创建。桂五镇卫生院防保所所长代宝群获得"长三角社区医生高血压健康教育演讲比赛"淮安预选赛第一名，入围省级预选赛。

2011年，省卫生厅、省疾控中心在马坝镇开展第16个"世界防治结核病日"宣传活动。盱城卫生院代表队获得省疾控中心举办的"江苏省重大疾病防治知识与技能竞赛(淮安赛区)"第二名，管仲镇卫生院戚加柏获得公众答题(淮安赛区)三等奖;县疾控中心、县安监局、县总工会、县人社局联合举办"盱眙县职业安全健康知识竞赛"，淮河化工有限公司、中石化盱眙分公司、鹏胜重工有限公司等6个代表队参加竞赛;完成由中国疾控中心、中华预防医学会等举办的"中生杯——疾控十年"摄影作品征集活动，选送10篇摄影作品。

2012年，开展以医院、学校、企业等行业为基础的健康教育与健康促进活动，加强烟草控制健康教育，巩固"无烟单位"成果。市疾控中心选择古桑乡、黄花塘镇、管仲镇和6个村开展全市健康素养监测;开展"江苏省农民健康促进行动示范县"创建，盱城、马坝、旧铺、管仲、古桑等乡镇建设健康主题公园、健康一条街、健康步道等健康场景8所。盱眙县成为"江苏省亿万农民健康促进行动示范县"。

2013年，县、乡镇成立"健康素养讲师团"，开展主题巡讲123余场次，受益4985人次;推广居民健康素养评估学习系统，完成网上学习47397余人次，居民健康知晓率71.70%，行为形成率81.89%。省优秀科教影视作品研讨(颁奖)会在盱眙泗州君悦酒店召开，盱城镇、兴隆乡、桂五镇被定为市健康素养监测点，河桥中心小学顺利通过省级健康促进学校金奖验收。

2014年，马坝中心卫生院开展健康促进医院创建工作。

2015年，申报创建省级健康促进学校16所，其中:金牌1所、银牌6所、铜牌9所。组织实施科学就医知识竞赛活动，张贴宣传画、发放宣传单、微信朋友圈、QQ好友动态等形式，在全县范围内宣传，10176人通过手机参加竞赛，获得省级"优秀组织奖"。

2016年，开展基本公共卫生服务省级创新试点——特定人群健康水平测量与评价工作，盱城居民荣获江苏省科学就医知识竞赛特等奖，桂五中学创成江苏省健康促进学校(金奖)。申报创建省级健康促进学校12所，其中:获金牌学校1所、银牌6所、铜牌5所。龙虾节期间，开展龙虾节群众户外活动。

2017年，围绕创建国家卫生县城进行健康促进工作，推动健康城市理念进社区、进学校、进机关、进医院、进农村，提高社会参与程度。6月，盱眙县卫计系统在都梁公园组织"倡导健康生活方式共建共享健康江苏"徒步走活动。建设健康一条街、健康主题公园、健康广场、

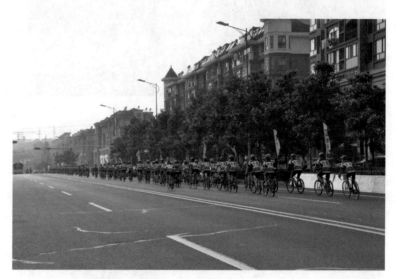

2016年6月13日，第十六届中国·盱眙国际龙虾节群众户外运动

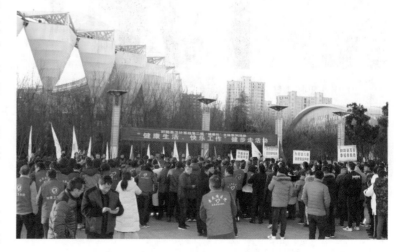

2018年，县卫计系统组织第二届"健康杯"健步走活动

健康步道、健康食堂、健康促进医院等。穆店乡龙王山村建成健康村。20个健康家庭创建由穆店乡政府实施。县国税局、县财政局建成健康单位。马坝卫生院创建省级健康促进医院通过专家组终末评估。

2018年，开展马坝、官滩、鲍集镇居民健康素养监测（省级监测点）。县人大常委会发布《关于加快健康盱眙建设的决议》。县医院、穆店卫生院创成省级健康促进医院，县市场监管局、县检察院创成省级健康单位，创成5个省级健康村。盱城中心小学荣获"江苏省健康促进学校金奖"。

2019年，开展基本公共卫生服务省级创新试点——特定人群健康水平测量与评价终末评估，进行桂五、鲍集、马坝镇居民健康素养监测（国家点）。联系天泉湖镇古城居委会，开展市级文明单位新时代文明实践结对共建工作。马坝镇石桥村、马坝镇大众村、黄花塘镇新铺村创成省级健康村。

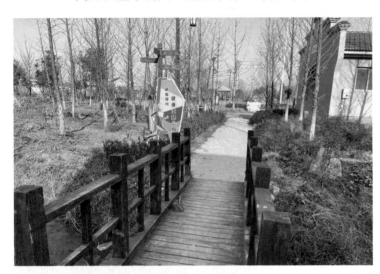

2020年，村健康主题公园对外开放

2020年，贯彻落实《江苏省全民健康生活方式行动方案（2017-2025年）》，学习宣传《基本医疗卫生与健康促进法》，倡导文明健康生活方式，推广"公筷公勺"健康呵护、"光盘行动"我先行等活动。制定《盱眙县2020年居民健康素养监测工作方案》，打造龙虾广场至五墩西路"健康一条街"，淮河风光带、奥体公园、中央公园等"健康主题公园"。加强"健康细胞"建设，打造黄花塘镇桃园小镇健康主题公园、桂五镇健康教育一条街等。县妇幼保健院、旧铺卫生院建成省级健康促进医院。

2021年，印发《关于开展第34个世界无烟日活动的通知》，在全县范围内开展第五届"健康江苏·我为控烟发声"公益接力活动。县教体局等23个机关单位创建省级无烟党政机关，无烟党政机关覆盖率达60%。完成《全国居民健康素养监测调查问卷》253份。马坝镇、淮河镇分别建成健康主题公园、健康广场、健康教育一条街各1个。9月6日，县疾控中心联合县中医院、盱城防保所开展以"三减+三健 健康新动力"为主题的健康宣传活动，推进"三减三健"全民健康生活方式行动。

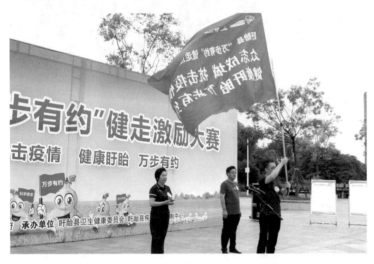

2020年8月7日，盱眙县举办"万步有约"健走激励大赛启动仪式

第八篇 医疗 护理

　　民国12年(1923),西医传入境内,西医院(诊所)规模很小,能简单地救护治疗、施医施药。民国35年(1946),盱眙始设护士岗位,开展门诊护理工作。

　　50年代,开展内、儿科常见病诊治,外科开展阑尾切除、疝气修补等下腹部手术。护理以肌内注射为主,进行生活护理。60~70年代,内科除诊治常见病、多发病外,还进行一些疑难疾病的鉴别诊断和治疗。江苏医院期间,外科可以进行脑、胸、腹、泌尿等较大手术。加强对危重病人的护理,规范病区管理。80年代,内科运用胸穿、腰穿、骨穿、心包穿刺等对疑难危重症患者进行诊断、治疗,率先在淮阴地区进行食道电生理研究、经胸壁临时起搏器抢救危重心律失常。骨科独立建科,在全市率先开展胸腰椎骨折脱位短节椎弓根钉棒系统(Dick)内固定手术。推行落实护理责任制。90年代,在全市率先开展外伤性颅内血肿及高血压脑出血微侵袭手术,高压氧治疗缺血性脑血管病、安装临时心脏起搏器。顺利完成江苏省第一例"腹腔镜胆囊切除术"。开始实行以病人为中心的整体护理。

　　2000年以后,临床学科不断向精细化方向发展,内科分为神经内科、肿瘤科、心脏、呼吸、肾脏、内分泌、风湿免疫、血液透析中心等科室。普外科、胸泌外科、脑外科、神经外科等独立建制。县域内微创、无创技术、数字化技术广泛应用,多项新技术达到国际、国内先进水平。护理工作向责任制整体护理模式转变。2021年,重大疾病诊疗水平不断提升,建成"国家级卒中防治中心",开展各类手术2.15万台,其中3、4级手术项目数500余项。开展"互联网+护理服务",进行居家护理服务。

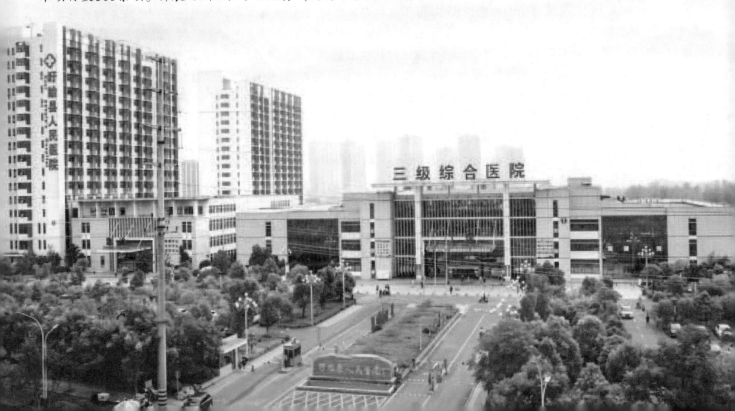

第一章 西医技术

第一节 临床科室

一、内科

民国12年至民国37年（1923～1948年），开展普通内科诊疗。

1950年6月，县卫生院组建，开展内科、儿科业务，诊治常见病。

1953年，县卫生院正式开设内科。

1958年，首次分配1名山东医学院医疗专科毕业生廖成志到盱眙县医院，内科技术力量有所增强。

1959年，盱眙县医院首次分配1名浙江医学院本科毕业生王祖琪。内科在诊断肝脏疾患中，首次开展肝脏穿刺技术。

1962年，开展内儿科、传染科、消化科等内科常见病、多发病诊疗业务。

1969年，江苏医院由南京下放到盱眙，接替盱眙县医院，江苏医院带来心电图机、基础代谢测定分析仪、硬质乙状结肠镜和食管镜等，内科的诊断、治疗技术大为改观。内科设置心血管、呼吸、消化、神经等专业组。

1976年，县医院内科在淮阴市县级医院率先开展消化道内镜检查，影响较大。

70年代末，县医院内科不仅能诊断治疗常见病、多发病，还进行一些疑难疾病的鉴别诊断和治疗，甚至许多属省、市级医院才能开展的技术项目，如心电图检测、心脏临时起搏器安装、基础代谢测定、消化道镜检等。1979年，江苏医院离盱，盱眙县人民医院恢复后，加强人员培训进修，引进新技术，开展新项目，很快赶上江苏医院在盱眙时的技术水平。

80年代起，县域农药中毒患者较多，每年抢救许多濒危患者，成功率居同级县区前列。先后购置纤维胃镜、B型超声波诊断仪、超声雾化吸入器、心电监护仪、体外后搏仪、脑电图诊断仪等。开展胃及十二指肠检查，经皮肝穿刺胆道造影，腹膜透析治疗急性肾功能衰竭；肝、胆、脾、胃、肠及上消化道出血的抢救治疗；心血管系统疾病的鉴别诊断和治疗；神经炎、脑血管意外、脑栓塞、脑肿瘤等诊断治疗；血液及内分泌系统病的诊断治疗；心力衰竭、呼吸衰竭、肾功能衰竭及农药中毒的抢救处理。除诊治常见病外，还运用胸穿、腰穿、骨穿、心包穿刺等对疑难危重症患者进行诊断、治疗，率先在淮阴地区进行食道电生理研究、经胸壁临时起搏器抢救危重心律失常、心脏无创心功能检查等新技术、新项目。

1992年，在可视条件下进行食道、胃、结肠、支气管等检查和治疗以及肾组织活检，在淮阴市县级医院中处于领先水平。

1998年7月，县医院为1名病毒性心肌炎并发严重心律失常患者安装心脏临时起搏器。

1999年，首次开展尿毒症患者血液透析、微创钻颅手术治疗脑出血，率先开展高压氧治疗缺血性脑血管病、安装临时心脏起搏器，县医院心内科被淮阴市卫生局评定为淮阴市县级综合医院标准重点学科。

2001年，县医院内科开展食道调博、临时或永久起搏器安装、电子胃镜检查和内镜下治疗等。

2004年，县医院在全市首家开展无痛超细胃镜诊治，使用胰岛素泵进行糖尿病治疗。

2005年，县医院二级学科神经内科、肿瘤科独立建制。

2008年,县医院内科再次分科,设心脏、呼吸、肾脏、内分泌、风湿免疫、血液透析中心等。此后,不断培养技术骨干,引进高端技术人才,增设先进医疗设备,专科特色不断增强。

2020年,县人民医院内分泌科、消化科、肿瘤科等科室在中国县市级医院品牌专科评选中进入前列。

2021年,县人民医院内分泌科成为全市县区医院首家"省基层内分泌特色科室协同孵化中心"。

附:

(一)神经内科

1999年,设立神经内科专业组。首次开展微创钻颅手术治疗脑出血。

2005年12月,县医院成立神经内科,先后派多名医师到上海华山医院、上海瑞金医院、江苏省人民医院、南京鼓楼医院等进修学习。

2007年,常规进行脑血管疾病、神经系统感染性疾病、变性疾病的治疗和微创治疗颅内出血性疾病、大剂量甲基强的松龙冲击治疗脱髓鞘性疾病、重症肌无力GULLAIN-BARRE综合征等。

2013年,派1名主治医师前往南京鼓楼医院神经外科进修神经血管介入诊疗。2016年6月,常规开展全脑血管造影术。

2017年1月,常规开展急性缺血性脑卒中静脉溶栓治疗。

2018年,常规开展颅内动脉瘤介入栓塞术、颈内动脉狭窄支架植入术、急性缺血性卒中机械取栓术、急性缺血性卒中动脉溶栓术和椎动脉狭窄支架植入术。

2019年1月起,常规开展锁骨下动脉狭窄支架植入术。县医院与江苏省人民医院合作成立江苏省人民医院卒中中心盱眙分中心及江苏省人民医院介入诊疗中心盱眙分中心。卒中中心先后被确定为盱眙县临床重点专科建设单位、市级卒中救治中心。

2020年,县医院通过国家脑防委验收,成为"国家级卒中防治中心"。

2021年,开展脑血管病、帕金森氏病、痴呆、脊髓炎、多发性神经根神经炎、面神经炎、三叉神经痛,重症肌无力、偏头痛、神经症、中枢神经系统感染、周围神经病变等疾病的诊疗。脊髓炎、脑脊液置换等新技术和新项目对脑梗塞、脑出血治疗有独到之处,微创钻颅手术治疗脑出血,已成功救治数百例患者,愈后状况较好。

(二)肿瘤科(放疗中心)

2006年4月,县医院设立放疗中心。6月,直线加速器调试完毕,投入运营,开始进行放射治疗工作,主要进行一些常见病的诊治,如食道癌、肺癌、乳腺癌、宫颈癌、颅内的一些肿瘤等放射治疗,大多是开展普放治疗,存在一定的局限性。

2010~2013年,与市第二医院开展肿瘤病人放射治疗合作。开展肿瘤化疗、放疗、热疗、介入治疗、免疫治疗、射频消融治疗、放射粒子植入治疗及中医中药治疗。各种血液系统疾病,如白血病、恶性淋巴瘤、再生障碍性贫血、骨髓增生异常综合征、突发性血小板减少性紫癜、过敏性紫癜、缺铁性贫血、溶血性贫血等治疗。

2015年11月,开展恶性肿瘤三维适形治疗模式。

2016年4月,中医院肿瘤放射治疗中心正式投入运行。

2016~2021年,先后开展新技术:图像引导的调强放射治疗、锥形束计算机断层摄影技术(CBCT)、动态调强放射治疗(IMRT)、容积调强放射治疗(VMRT)。

(三)消化内科

2002年,县医院设立消化专业组,负责消化科诊疗工作。

2007年,县医院消化科被淮安市卫生局评定为淮安市县级综合医院临床重点专科。

2008年,消化科独立建制,设内镜中心,床位15张。

2010年,开展电子胃肠镜检查、小儿胃镜检查、无痛胃镜检查,年门诊2万余人次,住院500余人次,其中胃镜检查6284例、肠镜检查992例、内镜下治疗164人。

2012年,县医院内镜中心开展胶囊内镜检查技术。

2014年,开展内镜下ESD术。

2017年,县医院消化内科评为市级临床重点专科。

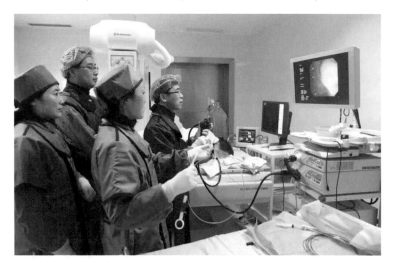

开展胶囊内镜检查技术

2021年,县医院消化内科为江苏省食管疾病规范诊治联盟成员单位,东南大学消化疾病研究所盱眙分中心,国内著名消化病学专家、教授施瑞华工作站。

常规开展胃肠镜、无痛胃肠镜、超声内镜、胶囊内镜、超细内镜、术中内窥镜、胃肠电图等检查项目,以及食管测压及HP检测。能熟练开展食管狭窄扩张术及支架安装术,食管、胃内异物取出术,贲门失弛缓症的内镜下治疗,食管静脉曲张大出血的内镜下硬化剂治疗,上下消化道出血的内镜下治疗,内镜下逆行胰胆管造影(ERCP)及十二指肠乳头肌切开、胰胆管取石、胰胆管支架植入等相关技术,内镜黏膜下剥离术等各类手术。

（四）心内科

1969年,江苏医院时期设立心血管专业组。

1979～1986年,中断。

1987年,重新开始心血管专业诊疗工作,并开展电生理诊断新技术。

1999年,重新设立心血管专业组,同年被市卫生局评定为县级综合医院临床重点专科。

2008年,县医院设心脏科及心血管治疗中心,建立CCU病房,与江苏省人民医院、南京市胸科医院、上海远大心胸医院心内科合作,定期派专家到院查房、坐诊、讲学。开展心血管疾病的诊疗工作,如高血压病、冠心病、心力衰竭、心肌病、风湿性心脏病、各种心律失常、心包炎、心包腔引流、急性心肌梗死溶栓治疗、心脏介入冠状动脉造影术及支架植入术、临时性及埋藏式心脏起搏器安装术。在淮阴市县级医院开展食道电生理、心脏临时起搏仪、无创心功能检查。

2016年,开展心脏再同步起搏器(CRT、CRT-D)治疗心力衰竭。

2017年,开展植入式心脏复律除颤器(ICD)用于心源性猝死的二级预防治疗。

2020年,成功为1例心律失常患者施行心上室射频消融手术,填

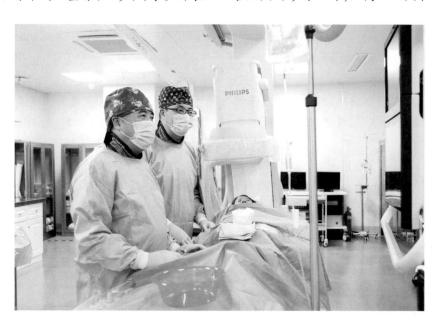

开展冠状动脉内支架植入术

补本地区该项技术空白。

（五）内分泌科

2008年5月，县医院设内分泌专业组。

2011年6月28日，县医院建立内分泌科，为县级临床重点专科，盱眙县糖尿病诊治中心。

2013年，被国家卫计委定为"糖尿病标准宣贯试验基地"。

2015年，实行糖尿病患者慢性并发症一站式筛查，在全市首家开展唇腺活检术，被评为江苏省"科技服务站"。

2017年，获全国首批7家县域内分泌学科发展助力工程试点项目"交流基地"，中国糖网筛防工程首批"基层筛防示范单位"。

2018年，参与全国性科研项目"路标研究"。被授予"中国住院患者血糖管理培训实践基地"称号。

2019年1月，被中华医学会糖尿病分会授予"糖尿病标准化诊疗示范中心"称号。9月，被评为江苏省I型糖尿病临床质控协作组"核心成员单位"。

2020年，获淮安市新技术引进一等奖，承担国家级科研子课题1项，全科发表论文30余篇，其中SCI论文2篇。连续举办四届都梁内分泌论坛和两次国家蓝色县域交流基地访问交流活动。

2021年，成为淮安市首家"江苏省基层内分泌特色科室协同孵化中心"。科室开展糖尿病及其并发症、垂体疾病、甲状腺疾病、甲状旁腺疾病、肾上腺疾病、高尿酸血症与痛风、骨质疏松症、肥胖症等各种内分泌和代谢性疾病的诊断和治疗；特色开展初发糖尿病胰岛素强化，亚急性甲状腺炎局部注射治疗。开展糖尿病宣传和教育，拥有糖尿病活动中心、教育中心。

（六）呼吸与危重症医学科

2008年5月，县医院设立呼吸组。

2010年，科室配置病床15张。

2021年，县医院呼吸与危重症医学科是中国肺癌防治联盟肺结节诊治中心，开放床位49张，主任医师1人，副主任医师3人，硕士以上学历5人。下设肺癌介入、慢阻肺危重症、感染、哮喘四个专业组。12月24日，举办第一届都梁呼吸与危重症医学论坛暨基层医院培训班。

常规开展肺部肿块的早期诊断、治疗，肺癌诊断和介入、化疗、靶向、免疫治疗等。开展急、慢性支气管炎、慢性阻塞性肺疾病（COPD）、支气管哮喘、肺炎、肺心病、呼吸危重症、呼吸衰竭、肺栓塞、间质性肺疾病、胸腔积液、肺癌、睡眠呼吸障碍等呼吸系统疾病的诊治。

（七）肾内科

1992年，县医院设立肾病专业组。

2000年，县医院血透室成立。有2台瑞典金宝AK95血透机。

2007年，县中医院设立血液透析中心。

2008年，县医院设肾脏科，床位10张，下设血液透析中心，率先在全市县级医院中开展肾组织活检，以各种肾脏和风湿免疫疾病的治疗为主，包括中毒病人的血液灌流、重症肾脏病人的血液透析；肾炎、肾病综合征、肾功能衰竭的救治；系统红斑狼疮、干燥综合征、血管炎的治疗等。常规开展无肝素透析，血液透析滤过，血液灌流技术。

2014年，开展动静脉内瘘成型术。

2015年，开展颈静脉长期导管置入术在全市首家开展唇腺活检术。

2017年，开展血液透析联合血液灌流技术。

2019年，开展一次性穿刺枪肾活检术。

2021年，开展远红外偏振光治疗技术，用于对长期透析患者的内瘘保护，延长患者内瘘的使用年限，提高内瘘使用效率。

二、外科

从民国28年到民国34年(1939～1945),新四军驻盱期间,野战医院对战争创伤、破伤风、气性坏疽有一定的技术经验,开展剖腹、开胸、穿颅等大手术,还为当地1名妇女切除腹腔内重达数斤的肿瘤。民国32年(1943)1～6月,奥地利医学博士、泌尿科专家罗生特在盱眙工作。

1950年,县卫生院设外科,有手术室1间,收治普外和妇产科的手术病人,只能开展阑尾切除、疝气修补、剖腹取婴等下腹部手术。以后手术项目逐年增加,如肠梗阻、卵巢切除等。

1962年,开始做上腹部手术,脾切除、胃切除、胃肠穿孔修补术等。

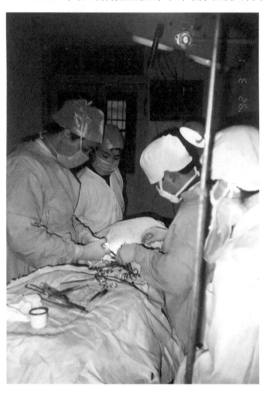

80年代上腹部手术

1969年10月,江苏医院下放到盱眙,接替盱眙县人民医院工作后,外科技术大幅度提高。可以进行脑、胸、腹、泌尿等较大手术。心胸外科专业组可以做食管癌根治术、肺癌根治术、纵隔肿瘤切除术、风心二尖瓣狭窄闭式扩张术、动脉导管结扎术;脑外科专业组可以做颅脑外伤开颅探查、血肿清除、脑肿瘤切除术;骨科专业组开展四肢骨折切开复位钢板螺丝钉内固定、断肢再植及骨肿瘤切除术。泌尿外科专业组开展膀胱肿瘤切除术、肾结石取出、前列腺摘除术等。还开展乳癌根治术、胰头癌、肝管癌、胃贲门癌根治术、食管吻合术、埋线割治胃及十二指肠溃疡、烧伤外科等手术治疗。

1979年6月,恢复盱眙县人民医院建制。外科设置一个大病区,没有二级分科。

1982年,县医院设立烧伤、肛肠专业组。朱启忠负责救治1例烧伤面积60%、深度Ⅲ度病人,愈后良好。胸外科施行纵膈肿瘤切除、普外科施行胰头癌根治等手术均获成功。

1986年起,尝试进行经皮肝穿刺胆道造影及引流术(PTC—PTCD)。

1989年6月,骨科独立建科,设置床位23张。

马大年等在全市率先开展首例胸腰椎骨折脱位短节段椎弓根钉棒系统(Dick)内固定手术;眼科在全市率先开展眼科显微手术。县中医院成立普外科。

1993年5月28日,楚东医院顺利完成江苏省第一例"腹腔镜胆囊切除术"。

1995年,心胸外科专业组完成全肺切除术、右肺癌切除术、肺动脉成形术、支气管袖状切除术、心包部分切除+肺动脉成形术;脑外科专业组应瑞林、周利城完成大脑皮层肿瘤切除术;泌尿外科专业组邓善平开展全膀胱切除术;普外科专业组周洪泰完成经腹选择性动脉血管皮下泵化疗术。

1998年,添置美国史赛克腹腔镜,由周洪泰率先开展腹腔镜胆囊切除术,应用范围扩大到妇科各类手术。开展巨大肝囊肿肝叶切除术、肝管癌内支架引流术;心脏临时起搏器植入术,骨科胸腰段脊髓肿瘤切除及椎管减压术、股骨干骨折绞锁髓内针内固定术、外科腹腔镜胆囊切除术、经尿道前列腺气化电切术、颅内血肿碎吸术,在县级医院中居领先水平。

1999年,在上海华山医院博士指导下,钱忠东成功进行游离皮瓣移植手术,填补淮阴市空白。还开展腹腔镜肝囊肿开窗引流术、门脉、肝动脉置管化疗术、气化电切膀胱癌切除术。

2000年以后,分科不断细化,外科新项目新技术不断引进。

2006年,县医院脑外科能开展脑脊液(皮下)脑室腹腔引流术、脑动脉畸形血管夹闭术,并逐渐形成以脑血管疾病微侵袭治疗以及重型损伤的规范化综合治疗为特色的专科治疗体系。所救治的很多疑难复杂病例的治疗水平居市内先进水平。

2008年,引进江西鹰潭市人民医院普外科主任医师、肿瘤科专家胡立平。

2012年,县医院开展"中晚期消化系统恶性肿瘤腹腔化疗""甲状腺癌功能性颈淋巴清扫术""肝癌切除术及其综合治疗""胃肠癌的规范化手术治疗""乳腺癌新辅助化疗""肿瘤综合治疗"等新技术。

2018年,县中医院脑外科成功开展颅内外血运重建术。

2021年,全县开展各类手术2.15万台,其中3、4级手术500余项。

附:

（一）普外科

1969年,设立普外科专业组。普外科专业组开展甲状腺癌根治术、乳腺癌根治术、胃溃疡穿孔修补及胃大部切除术、胃癌根治术、大肠癌根治术。

1985年,开展经皮肝穿刺胆道造影及引流术、肝叶部分切除术、胰头癌根治术及常规胃肠道肿瘤、甲状腺和乳腺等肿瘤手术。

1998年起,开展腹腔镜胆囊切除术。

2000年起,开始进行甲状腺癌根治术、肝癌左叶切除术。

2004年,县中医院普外科独立建制。楚东医院"腹腔镜下经胆道镜行胆

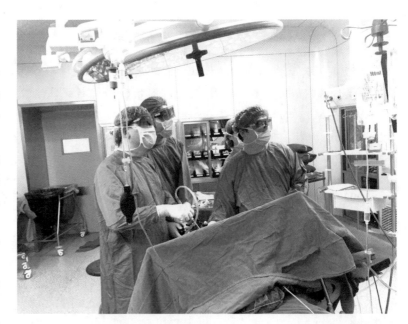

3D高清腹腔镜系统手术现场　　　　　　　　（周培荣/摄）

总管括约肌顺行切开术"通过国家级鉴定,并荣获省卫生厅"医学新技术引进一等奖"。

2005年,县中医院外科为1例老年大肠癌患者成功实施微创根治手术,是继省人民医院后省内第二家成功开展该手术的医院。县医院普外科独立建制。

2006年,更新斯道司腹腔镜1台、超声刀1台。

2009年,县医院普外科由肿瘤外科、乳腺外科、肝胆外科、微创外科、小儿外科、肛肠外科、烧伤外科等专科组成。成功抢救首例肝移植术后3天伴全身多重耐药细菌感染病人及1例全身多处严重创伤致多脏器功能衰竭、肠瘘、感染性休克、腹壁坏死性筋膜炎、全身多重耐药细菌感染患者。

2011年6月,胡立平完成县内首例半肝切除术,患者体内重达2500克的右肝巨大恶性肿瘤被成功切除。

2017年,县中医院成功为1位晚期甲状腺癌患者施行微波消融治疗,在盱眙及周边地区同级医院中尚属首例。

2020年,县中医院普外科、麻醉科紧密配合,成功为"右腹股沟疝嵌顿15小时并发肠梗阻"的4月大女婴施行腹股沟疝腹腔镜下修补术,突破全身麻醉和腹腔镜下疝修补两项"患者年龄最小"记录。全县二级以上医院均设有普外科。

2021年,县医院普外科为淮安市级临床重点专科。科室配备有奥林帕斯3D腹腔镜、4K腹腔镜、胆道碎石机、超声刀、乳腺微创旋切机等先进诊疗设备。开展腹腔镜胃癌根治术、结直肠癌根治术、门脉高压断流术、胆总管切开取石、胆道碎石技术和肝癌切除术等。开展"善行致臻——基层手术规范化诊疗空中课堂和手术直播"活动,上海交通大学医学院附属瑞金医院教授臧潞和南方医科大学附属何贤纪念医院教授李炳根分别施行腔镜胃癌根治术、腔镜切口疝手术和腔镜腹股沟疝手术演示,并进行线上直播。举办第六届都梁普通外科高峰论坛暨基层医院普通外科技术规范化学习班,推动普外科手术规范化治疗,提升基层医疗

机构普外科医疗技术水平。

（二）骨科

1982年2月，县医院骨科专业组组建，在蚌埠三院专家的指导下开展工作，手术涉及脊髓灰质炎后遗症的矫治，如跟腱延长、三关节固定、股骨髁上截骨、胫骨延长、股骨延长、腹外斜肌带股四头肌及四肢骨折切开复位加压钢板固定和人工股骨头置换术等。

1984年，率先在淮阴地区内开展人工股骨头置换术、人工全髋关节置换术、股骨干骨折梅花钉内固定、胫骨骨折矩形钉固定以及小儿股骨头缺血坏死骨方肌骨瓣转移术等手术。

1986年8月，完成县医院第一例腰椎间盘突出症髓核摘除术。先后完成前臂岛状皮瓣移植治疗手掌部软组织缺损、足背岛状皮瓣转移术及腓肠肌内侧头皮瓣转移术。

1987年9月，完成第一例腰椎结核前路病灶清除、植骨融合手术。10月，完成首例腰椎骨折脱位伴截瘫哈氏棒复位及内固定手术。11月，完成首例颈6～7骨折脱位伴四肢瘫后路切开复位内固定手术。

1988年6月，由淮阴市卫生局组织，周云方、马大年开办的髌骨加压器及骨折外固定学习班在淮阴市各县巡回讲学。9月，"髌骨加压器的研制"获江苏省卫生厅科技进步一等奖。10月，"经皮撬拨复位治疗难治肱骨外科颈骨折"获江苏省卫生厅科技进步二等奖。

1989年6月，骨科独立建科。

1992年10月，完成第一例Steffee钢板复位固定后外侧植骨融合术治疗腰4—5II度滑脱伴椎弓根峡部裂。

1993年，骨科论文《灌注引流治疗开放性骨折抗感染》在《中华骨科杂志》（1993年6月期）刊出。11月，骨科首次购置两台下肢CPM机，为下肢手术后病人的早期功能锻炼创造基本条件。

1994年4月，周云方获国务院政府特殊津贴。9月，完成首例小儿臀肌挛缩症松解术。10月，周云方等研制的"一次性双腔引流管"和"一次性膀胱灌注器"获国家发明专利证书，获全国高新技术成果博览会金奖和银奖。

1996年，周云方成功为1名因颈椎多节段后纵韧带骨化伴椎管狭窄致四肢麻木无力、行走困难的患者经后路颈椎多节段双开门椎管形成术，填补淮阴市该项手术空白。

1997年8月，周云方完成首例小切口股骨骨折交锁髓内钉固定术，开创骨科股骨骨折手术治疗的微创新纪元。

1998年10月，完成第一例颈椎病颈前路减压植骨钢板内固定术，抗生素灌注加内固定治疗感染性开放性骨折获全国职工技协优秀技术成果奖并受到中华全国总工会通报表彰。

1999年10月，县医院骨科以总分第一名的成绩被淮安市卫生局评定为首批县级临床重点专科。成功为10例病人进行断指再植。

2001年10月，第一例椎弓根复位固定后路椎间钛笼植骨融合治疗腰4—5II度滑脱伴椎弓根峡部裂。

2006年8月，引进关节镜技术，先后开展膝关节镜下半月板成形、前后交叉韧带重建手术、肩关节镜肩袖撕裂修补手术。

2008年2月，县医院骨科扩张成两个病区，开放床位90余张。购置Jieomax椎间孔镜设备，在市内首家开展椎间孔镜下腰椎髓核摘除术。

2013年2月10日，成功为1位78岁高龄患者施行人工肱骨头置换手术，填补盱眙

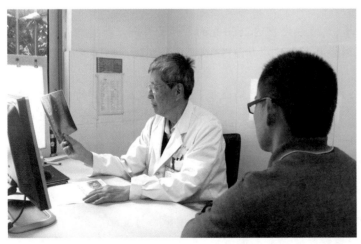

国务院政府特殊津贴获得者、骨科专家周云方为病人诊疗

人工肱骨头置换手术的空白。

2015年,县医院骨科被淮安市卫计委评为市级临床重点专科。

2017年11月,经淮安市卫计委批准,设置盱眙县人民医院骨科医院;5月开设三个病区,开放床位147张;增设手足显微外科,开展断指再植。

2018年10月,市内首家引进术中神经电生理检测技术,提高脊柱手术的安全性。

2020年7月25日,县医院成功开展淮安市首例髋关节镜新技术。

2021年,县医院骨科分关节、脊柱、创伤、骨质疏松、手足显微等亚临床专业。12月4~5日,科室与上海交通大学医学院

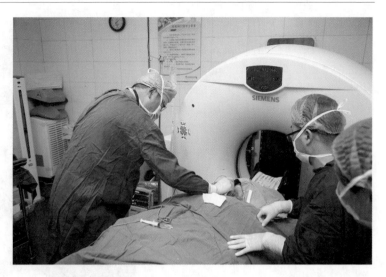

2018年,县医院开展CT定位下经皮椎间盘突出低温等离子射频消融术

附属第九人民医院联合举办人工关节临床技术和基础研究新进展学习班暨第七届淮河骨科论坛。

骨科开展各种疾病诊治和急危重症的救治,如颈椎病、腰椎滑脱、胸腰椎管狭窄症、腰椎间盘突出症系列微创及常规手术,严重脊椎、骨盆、髋臼骨折复位固定术、四肢长骨骨折带锁髓内钉及锁定钢板固定术,老年骨质疏松性脊椎骨质微创经皮椎体成形术,人工髋、膝、肩、肘关节置换,膝关节、肩关节伤病关节镜诊断与治疗,骨肿瘤、骨结核及先天性畸形的手术治疗,断肢(指)再植及游离皮瓣移植术,四肢血管神经损伤修复等。

(三)脑外科(神经外科)

1969年6月,县医院设神经外科组。

1973年后,徐君夫、应瑞林应用脑血管造影、气颅造影以及钻颅探查,开展颅脑手术,成功救治数例重型颅脑外伤患者。

80年代,开展颅管成型、脑室引流等手术。除开展常规颅脑外伤手术外,逐步开展颅内血肿微侵袭手术,脑肿瘤、积水腹腔引流等手术。开展经皮颈动脉穿刺脑血管造影、脑室引流等手术。

90年代,应瑞林在全市首先开展外伤性颅内血肿及高血压脑出血微侵袭手术,应瑞林、周利城完成大脑皮层肿瘤切除术。抢救1例极重型颅脑外伤病员达37天,最后康复出院。

2005年,县医院脑外科独立建制。

2007年2月,县中医院脑外科单独设科。

2008年9月4日,县中医院脑外科为1位脑膜瘤患者成功实施"脑膜瘤切除"手术,该项手术填补本地区的技术空白。

2010年,县医院年门诊量4000人次,住院800余人次,手术200余台次。

2018年6月16日,引进"烟雾病颅内外血运重建术"新技术,县中医院脑外科成功开展颅内外血运重建术,填补盱眙县域烟雾病手术治疗空白。

2019~2020年,引进使用"腹腔镜辅助下脑室腹腔分流术"新技术。成熟开展颅脑创伤、颅内肿瘤、脑血管病、颅内感染性疾病和先天性疾病等治疗。对重型颅脑创伤综合治疗、高血压脑出血手术治疗、颅内肿瘤显微手术、颅内动脉瘤开颅夹闭及介入栓塞治疗、脑动静脉畸形开颅手术切除及介入栓塞治疗、脑积水各种手术治疗等方面形成鲜明的微创技术特色。

2021年,开展脑膜瘤切除、胶质细胞瘤切除、梭形细胞瘤切除、小脑血肿清除+颅内动静脉畸形切除、大脑中动脉瘤夹闭+切除等多台三、四级手术。

（四）胸外科

60年代，胸外科主要处理急诊胸外伤病人，尚不能开展食道癌等胸外科手术。1969年6月，县医院设胸外科专业组，隶属外科。开展纵隔肿瘤切除术。

70年代，开展风心二尖瓣狭窄扩张术、动脉导管结扎术等胸心外科高难度手术。1979年底，刘国庆、高学才参加省卫生厅举办的胸心外科培训班，回院后在主任陈凤才指导下，开展食道癌根治术、复合性胸外伤抢救治疗。

80年代，开展肺叶切除，纵隔肿瘤切除，食道癌根治术等均获成功。

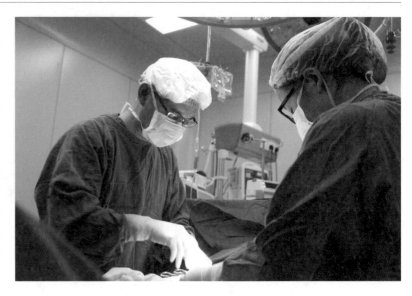

县医院心胸外科开展各类胸部疾病的微创介入手术

1995年，县医院心胸外科开始完成全肺切除术、右肺癌左侧全肺切除、肺动脉成形术、支气管袖状切除术、心包部分切除+肺动脉成形术。

2000年后，能够开展风心二尖瓣狭窄扩张术、动脉导管结扎术、肺癌切除和全肺切除、肺动脉成形术、支气管袖状切除术、心包部分切除、肺动脉成形术、食管贲门癌根治、食管剥脱、纵隔肿瘤切除术。除常规食管等手术外，还开展食管癌支架植入，以及食管癌、胃代食管及结肠代食管、食管平滑肌瘤及食管贲门失弛缓症的手术治疗；开展贲门癌、肺癌、肺部炎性假瘤、支气管扩张、肺减容手术、脓胸纤维板剥除术、胸廓成形术、胸腹腔镜手术、胸腔镜肺大泡切除术、腋下小切口肺大泡切除术、经皮胸壁穿刺活检等。

2008年2月，县中医院外科成功实施胸腔镜下食管平滑肌瘤剥除手术，填补本地区的技术空白。

2017年5月16日，县中医院胸外科主任朱士彬和南京鼓楼医院血管外科专家教授刘长健联合为1位"腹主动脉瘤"患者成功施行"腹主动脉腔内覆膜支架置入术"。

2021年，成熟开展胸腔镜微创手术治疗食管、肺及纵隔肿瘤技术。

（五）泌尿外科

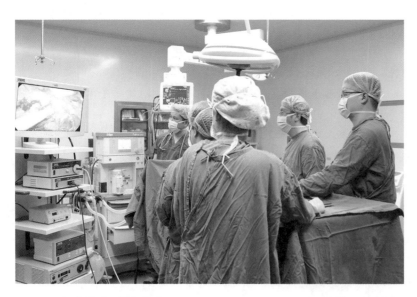

泌尿外科腹腔镜手术　　　　　　　　　（傅　敏/摄）

1969年6月，县医院设泌尿外科专业组，隶属外科。开展常规泌尿外科门诊，肾结石切开取石、膀胱镜检查、肾肿瘤切除术、膀胱肿瘤切除术、结肠代膀胱、前列腺摘除等手术。

1980年起，应荣、蔡永福外出进修回院后，开展大量泌尿外科手术。

90年代，县医院相继开展肾上腺切除术、肾癌根治术、全膀胱切除加尿道分流术、前列腺切除术等开放性手术。

2000年后，开展以微创为主的手术，如经尿道前列腺电切术、膀胱癌电切术、经尿道膀胱结石取石术、输尿管镜下输尿管探查术、输尿管镜下输尿管结石气压弹道碎石术、腹腔镜下肾囊肿切除术、肾上腺切除术、肾切除术、输尿管切开取石术、腹腔镜下肾周淋巴管结扎术治疗乳糜尿等。

2006年,县医院开展前列腺气化电切术。

2007年,县中医院外科为1例老年患者实施腹腔镜下肾切除手术,在省内县级医院尚属首例。

2010年,县医院泌尿外科年门诊量8000人次,收治住院病人750人次,年手术量600余人次。

2015年,县中医院引进使用"尿道中段吊带悬吊术治疗女性压力性尿失禁"新技术。

2016年10月,县中医院与南京鼓楼医院泌尿外科合作开展"经直肠超声引导下前列腺穿刺活检术"。

2018年10月,与江苏省中医院泌尿外科合作,在县中医院建立"中国尿石联盟华东结石病防治基地盱眙分基地"。

2019年6月,与江苏省中医院泌尿外科合作,在县中医院设立"江苏省中医院泌尿外科主任顾晓箭工作室"。

2020年,县中医院泌尿外科开展经尿道膀胱肿瘤整块切除术、腹腔镜全膀胱根治性切除术、腹腔镜下前列腺癌根治性切除术等。

2021年,开展等离子电切及普通电切镜切除前列腺增生、膀胱癌、尿道癌等微创手术;开展腹腔镜下行肾癌、肾上腺肿瘤、输尿管结石切开取石及乳糜尿手术;开展经皮肾镜下肾结石取石术、输尿管镜下钬激光碎石术、气压弹道碎石术以及膀胱取石钳治疗膀胱结石等。

三、妇产科

1950年5月,县政府聘任于雅馨为县卫生院助产士,推行新法接生。1952年2月,设产科。1956年,设妇产科。

60年代,县医院妇产科和外科同在一个病区,处理妇产科疾病如子宫破裂、剖腹取婴、引产、刮宫等均在外科医生的参与指导下进行。

70年代,独立建科,此后相继开展宫外孕手术、剖腹产手术、子宫次全切除术等。

80年代后,妇产科技术力量得到加强,不仅能诊治一般妇产科疾病,还能治疗产科、妇科疑难病症。

1986~1994年,各级医院妇产科重点开展妇女病普查及计划生育工作。县医院开展利凡诺羊膜腔内腔外引产术、水囊引产术、全子宫次全子宫切除、结扎术、附件切除术、剖宫产术及胎吸术、中位和低位产钳助产术、毁胎术、横位引产内倒转术等手术。

1995年,县医院开展外阴子宫广泛切除术、早孕的药物流产、腹腔外剖宫术、宫腔镜插管治疗宫外孕、妇科腹腔镜检查等技术。

2003年,县医院开展腹腔镜手术、阴道B超、TCT诊断及宫颈LEEP刀手术。

2008年,县医院开展输卵管再通术、腹腔镜下输卵管造口术、子宫输卵管造影术、产房开展胎吸术、低位产钳助产术及婴儿洗澡、婴儿游泳等项目。

2015年,县中医院引进TCT、HPV检测、LEEP刀手术活检技术。

2016年,县医院产科开始独立成为二级学科,进行产房流程合理改造,开展产后女性盆底肌功能评估及康复治疗,以及子宫复旧、乳腺疏通、中药熏蒸、产后瑜伽等项目,促进产妇的康复,减少产后并发症的发生,提高妇女的生活质量。

2017年,开展椎管内麻醉分娩镇痛、导乐分娩仪分娩镇痛。

2018年,开展疤痕子宫妊娠阴道再分娩、无保护分娩、全程陪伴分娩、双腔气囊导尿管代替传统水囊引产、新生儿智护等技术。引进使用"腹腔镜下阴道骶骨固定术"新技术。县妇幼保健院开设妇产科病房。

2019年,开展经阴道超声测量宫颈长度预测早产、自由体位分娩、脐带剪断器断脐法。

2020年，开展胰岛素样生长因子结合蛋白检测胎膜早破、导乐分娩球的应用等新技术。产科常规开展遗传咨询、产前筛查等技术，高危妊娠监护及处理各类剖宫产及难产、计划生育手术，无痛分娩、导乐陪伴分娩，母婴保健、产后康复等。

2021年，常规开展各种妇科恶性肿瘤的手术治疗和规范化疗，女性盆底重建术、女性压力性尿失禁治疗、腹腔镜下骶骨韧带悬吊术以及各类腹腔镜、宫腔镜四级手术。县中医院首批获得省内腔镜四级手术定点医院资格准入，能开展宫颈癌、子宫内膜癌等恶性肿瘤行腹腔镜下广泛子宫切除术及盆腔淋巴结清扫术等。县医院设立宫颈疾病诊治中心，为宫颈疾病患者进行液基细胞学检查（TCT）及人乳头病毒（HPV）规范筛查、阴道镜检查及宫颈LEEP刀锥切、宫颈癌手术等综合治疗。

四、儿科

50年代，县医院儿科隶属大内科。60年代初，有2名儿科医生。1969年，江苏医院下放至盱眙，设立儿科病床，与内科一起称内儿科，门诊设有小儿科专科。主要收治小儿肺炎、败血症、腹泻、肾炎等患儿。

1981年，独立建科后，主要收治小儿肺炎、败血症、腹泻、肾炎等患儿，还收治颅内出血、新生儿硬肿症、急性出血性坏死性肠炎、化脓性肠炎、硬膜下腔积液注液等疑难疾病的患儿。其诊断与治愈率均较高。

1985年起，相继添置保温箱等医疗设备，增加收治新生儿黄疸、肾病综合征等患儿。此外，该科应用氨茶碱加普鲁卡因静脉点滴治疗婴幼儿喘憋性肺炎，应用东莨菪碱穴位注射治疗小儿散发性脑炎所致偏瘫等，均取得满意疗效。

1986年，各级医院主要对小儿常见病和多发病进行诊治，县医院开始对儿科某些疑难疾病如农药中毒、风湿热、新生儿疾病等进行初步研究探讨。

1994年，县医院儿科对早产儿进行恒温箱哺育和护理。1998年以后，长期与南京儿童医院协作。

2005～2007年，县医院开始对呼衰、心衰、肾衰、心跳和呼吸骤停、糖尿病酮症酸中毒和休克、惊厥等危重症及疑难病例抢救与治疗，对新生儿窒息复苏、儿童消化疾病应用超细电子胃镜检查技术协助诊断与治疗，在全市领先。

2008年，县医院添置新生儿暖箱和蓝光治疗箱共20台及儿童呼吸机（Bear750）1台、儿童简易呼吸机（CPAP）1台、儿童微泵输液器40余台套、便携式血气分析仪1台、微量血糖检测仪2台、经皮胆红素监测仪2台、心电监护仪12台。

2009年，与检验科合作，开展降钙素原测定、血培养、脓疱液培养、脐部分泌物培养检测等项目，为新生儿感染性疾病的诊断、治疗提供有力依据和保障。

2012年，与检验科合作，开展小儿大便轮状病毒检测、粪便培养等项目，为小儿腹泻病的病原学检测和诊断与治疗提供依据。

2014～2015年，参加淮安市新生儿出生缺陷及新生儿脓毒血症等相关流行性病学联合调查项目。

2016年，与检验科合作，开展新生儿溶血病相关检查、优生优育和输血前八项等项目，为新生儿及小婴儿高胆红素血症的病因诊断及治疗提供依据。

2018年，与检验科合作，开展呼吸道相关病原学检测项目，如肺炎三项、呼吸道抗原抗体五项检测等。

2019年，开展过敏原检测等项目，为呼吸道疾病患儿的诊断与治疗提供有力依据。

2021年，开展矮小和性早熟的诊断和治疗。

五、五官科

1969年，江苏医院下放到盱眙，建立五官科。诊治范围包括眼科、耳鼻喉、口腔等科疾病。70年代，该科开展气管切开，气管、食管异物取出，乳突根治、上颌窦肿瘤切除等手术，还能进行眼角膜移植，人工晶体植入，各类白内障、青光眼、眶肿瘤摘除等高难复杂手术。口腔科能治疗各种牙病，进行口腔畸形的矫正、镶牙等。1984年，县医院眼科主任秦察言首次做"后房丁型人工晶体植入"手术，1名白内障患者获有效的裸眼视力。此后,不断引进新设备、新技术,使五官科各专科的疾病诊治水平逐年提高。

1986年,县医院眼科能开展白内障囊内、囊外摘除术,角膜板层移植术、青光眼虹膜周边切除术、虹膜嵌顿术、泪囊鼻腔吻合术、眼球摘除术、巩膜烧灼漏术、眼内肿瘤摘除术、巩膜瓣下巩膜咬切术、球内磁性异物摘除术、提上睑肌缩短术、斜视矫正术、眼外伤修复术。

1989年,县医院眼科率先在全市开展眼科显微技术。1990年,开展白内障囊外摘除联合后房型人工晶状体植入手术。

1996年,县医院眼科开展小切口非超声乳化术、白内障摘除人工晶体植入术、白内障青光眼人工晶体植入三联手术、角膜修补+虹膜修复瞳孔成形+外伤性白内障摘除+人工晶体睫状沟缝线固定术、球内非磁异物摘除联合人工晶体睫状沟缝线固定术、多种双垂睑手术、眼袋形成术、羊膜移植在翳肉切除术应用、下睑轮匝肌部分切除治疗先天性下睑内翻。

2001年,县医院眼科列为全市县级综合医院标准重点学科。开展眼科非穿透性小梁切除术治疗开角型青光眼。

2005年,李林新《小切口白内障摘除人工晶体植入术》获市科技进步和科技引进奖。

2007年,开展白内障超声乳化法。

2010年7月,县医院口腔科与南京医科大学附属医院江苏省口腔医院合作,口腔正畸修复专业组建立,填补县域牙列不齐矫正、牙列缺失(损)修复的空白,为淮安地区县级医院首创,开展牙列缺失(损)的烤瓷修复、支架修复以及隐形义齿等引申项目。

2012年,县医院口腔科与江苏省口腔医院合作,开展口腔种植诊疗技术,开创盱眙县口腔种植先河。

2017年,县中医院眼科成功开展县域首例基底细胞癌根治术,引进美国产准分子激光治疗仪,在苏北县级医院中开展准分子激光屈光性角膜手术。

2018年,县中医院引进使用"低温等离子体手术系统在耳鼻咽喉科手术中的应用"新技术。

2021年,县医院口腔科设有口腔颌面外科、口腔综合治疗、口腔修复、口腔正畸、口腔种植等专业。能开展除常规的龋病、牙体牙髓病、根尖周病、牙周病、义齿修复及畸形矫治外,还能开展口腔颌面良、恶性肿瘤切除及肩胛舌骨上淋巴清扫术、腮腺、颌下腺、舌下腺切除术;各种复杂颌骨骨折开放复位+坚固内固定术;无痛拔牙、心电监护下拔牙手术;口腔颌面先、后天畸形整复术、种植牙技术、无痛拔牙术、三叉神经撕脱术等手术;且多项技术在市同级别医院领先,主要有口腔种植治疗技术、直丝弓矫治技术、ART辅弓临床应用技术、热牙胶充填技术、微创拔牙在口腔中应用、改良术式治疗腮腺良性肿瘤。

六、感染科

1961年,县医院建传染科,担负着全县的传染病预防、流控、救治工作。在此之前,传染病都在内科进行诊治。设立专科病房后,主要收治白喉、流行性脑脊髓膜炎、伤寒、病毒性肝炎、细菌性痢疾、肺结核、百日咳等传染病患者。

1969年,发现境内有钩端螺旋病。1970年,在县卫生主管部门重视下,科内设钩端螺旋病研究组。

1981年11月,传染科主任张亚文在盱眙发现首例流行性出血热病人,并连续收治7例,其中危重型3例、重型3例、中型1例,5例治愈,2例死亡。1982年,该科开展1秒钟肝穿刺诊断慢性肝炎技术,在运用中西医结合治疗病毒性肝炎、重症肝炎、抢救处理肝性昏迷等方面取得较大进展。1987年,相继开展肝穿刺、无水酒精治疗原发性肝癌、血光量子治疗肝炎和肺结核等省级先进技术。运用中西医结合的方法抢救治疗乙型脑炎取得成功,提高治愈率。

1988年,春,上海甲肝流行,波及盱眙。传染科根据卫生部公布的防甲肝方,结合县甲肝临床特征,治疗经验和药源情况,科学配方,精心组织,聘请专业药师把关,利用原江苏医院中药加工炮制设备,全科医护人员日夜加班,煎制"防甲肝汤剂"供应全县机关、学校,大部分工厂企业工作人员服用,有效控制甲肝流行。夏,洪涝,盱眙及周边地区霍乱流行,最多一天收治20例重症患者,全科医护人员夜以继日抢救病患,抢救成功率在淮阴和周边地区及省内最高,病死率最低,得到县委、县政府及上级卫生主管部门表彰。

1995年,县内连续出现60余名流行性出血热病人,经全科医护人员抢救、治疗,病员转危为安,抢救率100%。

2003年4月28日12时,收治淮安市首例"非典"临床诊断病例,安排专用的隔离病区、专人治疗护理。传染科主任李传生在隔离病区为病人治病,护士长王玲承担护理任务。联合救治小组成员冒着随时被感染的危险,不分昼夜进行抢救。病人于5月26日上午康复出院。其间,市委书记丁解民、县委书记王友富到医院慰问一线医护人员。经个人申请、院部审查、组织考察、县委特批,5月9日,隔离病区5位抗非勇士李传生、王玲、杨全、李艳、纪庆霞光荣地加入党组织。

2004年4月,传染科更名为感染性疾病科。

2007年3月,收治第1例AIDS患者,患者云南籍女子,21岁,自幼吸食毒品,因"反复发热半月",收治内科,经查抗HIV阳性,转入感染性疾病科,患者全身抵抗力极差,并发口腔、肠道多部位真菌感染,以及肺部细菌感染,经主任崔正霞、主治医师赵庆、护士长张琳等全力抢救以及护工田泽萍等精心护理,患者10余天后好转出院。

2008年,全国多个省份出现手足口病流行,逐渐波及盱眙县。5月3日,科室收治第一例手足口病患者,此后手足口病流行,感染科作为全县唯一定点收治科室,设立独立的手足口病诊室,每年收治手足口病患者约1000余人次。

2010年10月27日,收治第1例恙虫病病例。

2015年,开展肝病治疗仪治疗病毒性肝炎、脂肪肝、酒精性肝炎。

7月,县医院感染科搬至新区6号楼,设立独立诊疗区,医患双方三区两通道,一楼设立门诊,分为呼吸道传染病门诊和消化道传染病门诊,二楼收治消化道传染病患者,三楼收治呼吸道传染病患者。

2017年3月15日,收治第1例发热伴血小板减少综合征病例。

2018年11月13日,收治第1例登革热病例。

2020年,新冠肺炎疫情暴发,感染科迅速设立隔离病区收治疑似病人,并改造4间病房为负压病房,准备用于收治确诊病例。

2021年,县医院发热门诊被省卫健委确认为"省第二批示范发热门诊"。

七、麻醉科

1969年6月,县医院设麻醉组,承担全院各种手术麻醉工作。

1986年、1989年,县医院、县中医院在外科分别设麻醉小组,进行局麻、腰麻、骶麻、硬膜外麻、小儿气管插管全麻的手术麻醉。

1990年起,中心卫生院开展局部麻醉、硬膜外麻醉、腰麻和全麻。

1992年,县医院成立麻醉科,进行颈丛神经和臂丛神经的阻滞麻醉、多功能麻醉机吸入麻醉等。

1996~2002年,先后进行全凭静脉麻醉、椎管内联合麻醉。

2003年起,进行急症高血压病人的麻醉、各种腔镜手术麻醉。

2005~2008年,先后进行胃管、牙垫在麻醉中应用的研究和骶管治疗腰腿痛、清醒状态下气管插管、改良法颈丛阻滞等麻醉新方法。

2010年,县中医院麻醉科在胸腔镜下肺大泡切除手术中首次采用双腔支气管导管行单肺通气,动脉有创测压,呼气末二氧化碳监测等先进技术,填补盱眙此项技术空白。2012年,骨科手术术中开始应用控制性降压技术,降低手术出血风险。

2013年,开展"麻醉深度监测在老年患者全麻期间的应用"新技术。2014年起,先后开展无痛胃肠镜,无痛支气管镜。

2015年,开展自体血液回收技术,提高医院做大手术及抗诸多风险的能力。11月8日,南京都市圈中医医院合作发展联合体手术麻醉学术交流会在盱眙县中医院举行。

2016年,开展"神经阻滞用于带状疱疹神经痛的治疗"新技术。

2017年,开展超声引导下动静脉穿刺置管技术,超声引导下外周神经阻滞等。

2021年,麻醉科配备有全进口高级麻醉机、多参数生命体征监护仪、微电脑控制注射泵、进口心电除颤起搏仪、麻醉用超声等一批先进的设备和器械。常规开展支气管麻醉、静脉吸入复合全身麻醉、腰麻-硬膜外复合麻醉、外周神经阻滞麻醉、围手术期超声技术、可视化麻醉等技术,还开展动静脉有创穿刺测压、单肺通气、麻醉深度监测等多项新技术、新项目,完成各种危重疑难手术的麻醉。

八、重症监护病房（ICU）

2008年1月,县中医院成立重症监护病房(ICU),填补苏北地区县级中医院设置ICU的空白。

2009年3月,县医院重症医学科(ICU)成立,为东南大学附属中大医院ICU合作科室。开展静脉穿刺术、CVP监测、有创动脉血压监测、呼吸支持治疗、亚低温治疗,独立开展气管插管及胸腔闭式引流术、连续血液净化技术、连续心排监测技术、支气管镜检查与治疗技术、微创气管切开术。成立3个月,即救治危重病人100余人次,主要为感染性休克、多脏器功能衰竭、多发性复合性外伤、呼吸心跳骤停、严重内环境紊乱及破伤风等。开展机械通气有创到无创序贯治疗、深静脉置管和动脉置管术、中心静脉压监测和亚低温治疗、经皮微创气管切开术、连续性血液净化技术等多项新技术新项目。

2012年、2013年、2015年,分别购买德国德尔格Evita4呼吸机、德尔格carina大无创兼转运呼吸机、德尔格Savina呼吸机,以及输液泵、监护仪、心电图机、空气消毒机、脉氧仪、排痰机、亚低温治疗仪、肠内营养泵、可视喉镜等小设备,开展肠内、肠外营养支持技术、胸部震荡排痰技术、输液加温技术。

2015年,开展局部枸橼酸抗凝在床旁CRRT应用,增加对脑出血、外科术后及凝血功能障碍合并肾功能衰竭患者抢救成功率。与呼吸科合作开展床旁支气管镜检查及治疗。

2016年,率先在淮安市县(区)级医院开展超声引导下深静脉穿刺置管技术、超声评估下腔静脉宽度判断患者容量情况、床旁心脏超声检查,开展三级医院一般专科技术100%,重点专科技术开展80%以上。

2017年~2021年,特色开展有创、无创机械通气技术、床旁血液净化技术、床旁支气管镜技术、重症床旁超声、有创血流动力学监测(PICCO)、俯卧位通气技术、微创经皮气管切开术、肢体气压泵及电动脚踏康复仪预防深静脉血栓形成等。

第二节　医技科室

一、检验科

1953年,县医院设化验室,开展血、尿、粪三大常规检验及康氏反应、肥达氏反应等血清试验。

1961年,县医院最早在苏北县级医院开展肝功能检查。

1969~1979年,江苏医院下放盱眙时期,设检验科,增加转氨酶、光电比色、血糖、非蛋白氮、血浆蛋白测定、二氧化碳结合力测定、肝功能试验、电解质、蛋白电泳等检测项目,同时开展多种细菌培养和药物敏感试验、基础代谢功能测定和分析。

80年代,除正常的临床检验、细菌培养、药敏试验外,又开展免疫球蛋白、胎甲球、HBsAg测定,类风湿因子测定,免疫复合物、总补体、分补体测定,妊娠试验等生化项目及多种酶试验,肝肾功能试验,血清和醋酸电泳等。

1986~1990年,县医院检验科设有临床检验、生化检验、细菌学检验,开展"三大常规"、部分肝功能、血脂检验、细菌培养、药敏血型鉴定、交叉配血。中心卫生院能够开展"三大"常规、血沉、大便隐血试验等。

1990年,县医院检验科率先在淮阴地区开展甲胎蛋白、癌胚抗原定量分析(酶标法),编码鉴定菌种、小儿血培养增菌液、动物(羊、兔)血液制作新鲜血平板等。

1993年,县医院开展血、尿多项目的全自动分析。

1995～2000年,添置血液、尿液、生化分析仪,开展许多新项目。其中,1997年,县医院开展血液细胞的全分析。

2000年,县医院检验科从单一检测走向配套检测。

2005年,再次通过省卫生厅委托省临检中心对检验科的检查验收,获省卫生厅颁发的"医院检验科建设规范管理合格单位"铜牌。通过市疾控中心艾滋病初筛实验室验收。

2007年,县中医院规范化检验科建设通过市卫生局临床检验专家组检查验收。

2008年,检验项目有心、肝、肾功能检测,各种体液常规分析,细菌培养及鉴定,血液细胞形态学、骨髓涂片及组化染色、性病鉴定论断,开展厌氧菌培养、基因诊断、血液流变、甲状腺素、生殖激素、胰岛素检测、C-肽、肿瘤标志物定量检测等新技术。

2009年,开展轮状病毒抗体测定、肺炎支原体抗体和肺炎衣原体抗体测定,以及血清载脂蛋白E和血清肌红蛋白测定。

2010年,引进1台美国贝克曼全自动微粒子化学发光仪用于检测叶酸、维生素B12、铁蛋白、促红细胞生成素、胰岛素、皮质醇、甲状腺球蛋白和甲状腺球蛋白抗体等项目,1台法国进口半自动微生物鉴定及药敏分析仪和1台美国进口全自动血培养仪用于微生物的培养和鉴定。

2011年,引进1台罗氏411型全自动电化学发光分析仪用于检测抗胰岛素抗体、皮质醇、甲状旁腺素和促甲状腺受体抗体(TRAb)等项目,1台UF500i日本进口全自动尿沉渣分析仪用于尿沉渣分析检测,1台型号CA7000日本进口全自动血凝分析仪用于血凝项目和D-二聚体检测。

2012年,引进1台美国进口糖化血红蛋白仪用于糖化项目检测,美国进口LH750全自动血细胞分析仪实现五分类血细胞分析快速检测,新开展尿乳糖试验、肠道病毒71型lgM抗体和肌钙蛋白I(cTnI)定量检测。

2013年,引进1台日立7600模块式全自动生化分析仪,提高生化项目的检测速度,患者取报告时间由下午4点提前到下午2点半。新开展降钙素原、脑利钠肽前体和神经元特异性烯醇化酶检测。

2014年,引进国产尿沉渣分析仪、北京科美全自动化学发光免疫分析仪和迈克全自动化学发光测定仪,提高标本检测速度;开展谷草线粒体同工酶、视黄醇结合蛋白、EB病毒抗体三项和人呼吸道气胞病毒抗体检测。

2015年,挂牌美国Beckman库尔特示范实验室,配备1条SeaStar600L-TP6全自动采血流水线,采用自助叫号,6个采血窗口同时运行可节约每个患者采血时间约1～2分钟。安装1条贝克曼库尔特(Backman Coulter)全自动生化免疫流水线,每小时可同时检测生化、发光约5000项。苏北地区首家引进希森美康(Sysmex)全自动血细胞分析流水线,自动涂片染色功能的应用使常规检验工作更加规范,提高血细胞分类结果的准确率。完成国家"863"计划子课题1项,并获得国家"863"计划《人体营养素检测关键技术与产品开发

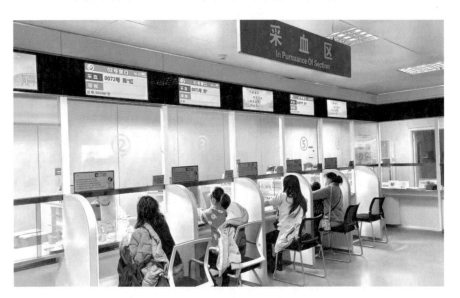

县医院医学检验中心

主题项目》的临床研究实验室,引进免疫印迹分析仪,开展自动化检测自身免疫肝病六项、自身抗核抗体十二项、血管炎三项和皮肌炎五项等项目。

2016年,县中医院检验科开展"心脑血管病危险因子筛查"新项目。

2017年,新开展纤维连接蛋白(FN)、小而密低密度脂蛋白胆固醇(sd LDL-C)、游离脂肪酸(NEFA)、真菌培养+药敏、人附睾蛋白4、骨钙素、总Ⅰ型胶原氨基端延长肽、Ⅰ型胶原降解片断、25-羟基维生素D、阴道炎等检测项目;对检验科LIS系统进行全面升级,实现所有温湿度登记、仪器维护保养、临床沟通记录、台面消杀记录实行无纸化记录。

2018年,引进全自动标本分拣系统,自动进行血液标本核对、签收、入库;所有检验试剂耗材均采用条码出、入库,并且能够进行效期语音提醒。开展吸入、食物过敏原检测19项,甲型流感病毒抗原检测,乙型流感病毒抗原检测,微量元素锌、钙、镁、铁、铜等项目检测。

2019年,县医院检验科获得盱眙县临床重点学科、江苏省人民医院紫金医检联盟成员单位资格,并完成中关村国家自主创新示范区重大前沿原创技术成果转化和产业项目子课题1项并挂牌临床研究实验室。开展新项目结核感染T细胞检测、全血微量元素铅测定、胃泌素释放肽前体检测、SCC、谷胱甘肽还原酶检测、A族链球菌和B族链球菌检测。

2020年,县医院检验科为盱眙县临床检验中心,所有检验报告实现信息化推送,利用微信、LIS消息平台推送发布危急值,其通报与接收率均为100%;区域LIS的实施,使乡镇外送标本的检测和报告的发布达到无缝对接,实现检验资源共享。参加国家室间质量评价21大项142小项。引进法国梅理埃全自动细菌培养鉴定系统用于微生物的培养和鉴定。开展纤维蛋白(原)降解产物检测、钙卫蛋白检测、新冠抗体检测、生长刺激表达基因2蛋白(ST2)检测。

2021年,县医院检验科设临床生物化学、临床免疫、临床微生物、临床基础、急诊检验五个专业实验室。急诊检验安装叫号系统,规范急诊检验秩序。配备有海星600L全自动采血流水线、全自动标本智能分拣系统、美国贝克曼库尔特全自动生化免疫流水线、日本希森美康全自动血细胞分析流水线等先进仪器设备。在淮安市感染性疾病临床检验诊断知识竞赛中,县医院代表队以总分第一名荣获团体特等奖;在第三届华东地区临床微生物工匠"微梅杯"艺术大赛中获"潜力奖"。县中医院建成PCR实验室,取得临床基因扩增检验实验室技术验收合格证书。

二、中心实验室

2016年10月,县医院中心实验室成立,设有临床基因扩增实验室、蛋白生物学实验室、分子生物学实验室、细胞培养室、动物实验房,是集科研、教学与临床诊疗为一体的综合性实验室。中心实验室负责人应杰,具有博士学位,科研人员及临床检测工作人员6名,其中硕士学位4人、学士学位2人。拥有流式细胞仪、荧光定量PCR仪、倒置荧光显微镜、凝胶成像系统、超纯水系统、超微量分光光度计、台式高速冷冻离心机、细胞培养箱、超低温冰箱等近40台先进仪器设备。

实验室主要开展临床检测项目与基础科研项目,并作为全院科研基地,为全院科研课题提供试验场地、仪器设备、技术支持与培训等。主要科学研究方向为

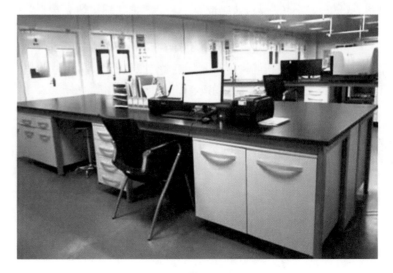

县医院中心实验室

消化道肿瘤筛查/诊断技术、消化道肿瘤分子分型与应用、消化道肿瘤发生、治疗抗性及转移机制以及抗肿瘤治疗新药物的开发。其中临床基因扩增实验室于2012年通过江苏省临床中心基因扩增实验室的评审,获得临床基因感染性病原体基因类检测项目的检验资质,开展乙型肝炎病毒核酸定量、人乳头瘤病毒分型、结核杆菌等多种感染性病原体核酸检测。

2017年2月,中心实验室开始承担部分临床检测工作。9月,基因扩增实验室通过江苏省临检中心5年一次的复评审,再次获得临床基因感染性病原体基因类检测项目的检验资质。11月,中心实验室获批为淮安市消化道肿瘤精准筛查与诊疗重点实验室,成为淮安市县区首家重点实验室。实验室挂牌东南大学消化疾病研究所盱眙分中心、东南大学肝胆外科研究所盱眙分中心、肿瘤学专家陈锦飞教授工作站、上海市骨科内植物重点实验室苏北工作站,与多家医院的重点临床科学研究所建立良好的合作关系。是年起,中心实验室拓展现有的检测项目,开展T淋巴细胞亚群分析检测。

2018年,中心实验室着手实验动物房的建设。年底,获得省二级生物安全实验室资质。

2019年4月,实验室与南京迪安医学检验所合作,开展肿瘤易感基因、肿瘤个性化用药指导、血液肿瘤基因等多类别基因检测项目。参加江苏省临检中心组织的各类基因上岗证培训,工作人员均持有感染性病原体、生殖遗传学、肿瘤基因检测以及代谢病基因检测四大类基因扩增上岗证。相关工作人员取得生物安全实验室管理操作合格证。开展血管内皮生长因子检测项目。

2020年,新型冠状病毒肺炎疫情暴发后,基因扩增实验室具有基因扩增与生物安全双证的实验室,开辟新的空间,增加仪器和设备,建立起新型冠状病毒(2019-nCOV)核酸检测的平台,承担全县新冠病毒核酸检测工作。2月,顺利通过江苏省实验动物中心验收,获得普通动物和屏障动物的使用许可证。

2021年,主要开展PCR相关的临床基因检测项目和基础科研项目。

三、放射 影像

1959年6月,县医院设放射科,主要进行胸部透视和摄片。60年代末,开展胸、骨、胃肠道的透视、摄片、造影等特殊检查。70年代末,乡镇卫生院相继装备X光机,开展胸透、摄片。

80年代,引进2台较先进的大型X光机。1984年,成功地进行食道气钡壶法双重造影。开展肾盂逆行造影,子宫输卵管、胆囊、瘘管、膀胱、支气管等造影和摄片。1986年,县医院放射科开展胸部透视、摄片,四肢摄片。

1991年起,开展胃肠造影、电视透视。

1993年,县中医院投入300MAX光机1台。

1994年,县医院设CT室。开展正常全身扫描、动态扫描和三维重建、多平面重组等项目。

1997年,开展肝癌、肺癌、盆腔肿瘤等介入放射治疗。

1998年,县中医院投入日本岛津CT一台,开展骨三维成像、血管三维成像、肿瘤介入治疗等。

2003年,开展胃肠摄片和胃肠造影、四肢及腹部大血管检查、口腔全景摄片。

2004年,县中医院添置东软数字胃肠机、影美克斯直接数字化X光机(DR)、西门子2排螺旋CT等多台大型医疗设备。

2005年9月,县中医院购置县内第一台0.35T核磁共振(西门子品牌)。开展动态扫描、三维重建、多平面重组、心脏冠状动脉成像、全身血管成像、仿真内镜成像等新技术、新项目。

2008年,县医院引进直接数字化X光机(DR),通过PACS系统可在院内、院外进行远程会诊。购置飞利浦Brilliance 16排螺旋CT,利用容积扫描,大大缩短扫描时间,成像质量较高,能够开展全身各部位CT平扫、增强扫描及骨关节三维重建技术,满足临床常规诊治、肿瘤定位定性,骨折患者术前诊断、手术方案选择及术后效果分析等。与呼吸科合作,开展肺部占位性病变穿刺活检。

2009年,胃肠造影进入数字化,开展十二指肠镜胆总管取石术、逆行胰胆管造影术。

2010年,县中医院添置飞利浦16排CT。县医院投入300万元从美国GE公司引进全新数字化乳腺X线机,新型数字化乳腺X线机可以执行常规诊断检查。可以独立完成三维立体定位(含活检、术前定位),经术后病理证实,检查诊断准确率100%,开展腰椎及髋关节双能X线骨密度检测。

2011年,购置西门子Avanto 1.5T磁共振,常规开展全身各部位MR平扫、增强、血管成像、水成像等技术。购置CE数字化血管造影机,联合普外科开展肝癌血管内栓塞技术。

2012年11月,引进深圳和佳肿瘤治疗系统,在中大医院介入科专家指导帮助下陆续开展肝癌热灌注化疗栓塞、经皮肝穿刺胆道引流术,肿瘤射频消融、粒子植入等介入诊疗手术。

2014年3月,新开展下腔静脉滤器置入及回收术、血管内溶栓术,盆腔肿瘤及瘢痕妊娠经子宫动脉栓塞术,经皮肝穿刺脓肿/囊肿引流术,肿瘤穿刺活检术,痔疮的介入微创治疗,血管狭窄球囊扩张术等。

2015年,购置移动DR,开展床边检查。引进岛津Sonialvision Safire Plus数字化大平板电视透视系统,开展单部位断层融合摄影、全脊柱及双下肢摄影等新项目,新购德国Kavo口腔CT开展口腔全景及口腔CT检查,配置西门子双源CT、3.0T高场强磁共振,开展全身各部位CT及MR血管成像、灌注成像,双能量痛风石成像,双能量泌尿系结石成分分析及MR乳腺成像等先进技术。

2016年,县中医院添置飞利浦64排128层高速螺旋CT机。7月,县中医院放射科与脑病科联合,在64排CT下成功开展院内首例脑血管CTA检查技术。9月,县医院投入使用金士达卫宁PACS系统,放射科全面进入数字化时代。

2018年,县医院与江苏省人民医院放射科结成影像联盟,每月2次派遣专家到医院进行业务培训及授课;与中大医院放射科结成医联体会员单位并建立远程会诊平台,及时将疑难病例上传,由其出具会诊报告。

2020年,县医院放射科开展全身各部位X线常规及特殊位置的摄影检查及诊断,胃肠道系统的造影检查及诊断,口腔全景与CT检查,乳腺X线检查及诊断,泌尿系统造影、下肢血管肾静脉造影、T管造影、窦道造影等。

2021年,县医院医学影像科新引进飞利浦3.0T磁共振,科室配备的先进诊疗设备已达8台,其中德国西门子1.5T、3.0T和荷兰飞利浦3.0T高场磁共振及德国西门子光子双源CT分别达到千万元级别。还有美国GE 62排、荷兰飞利浦16排高速螺旋CT各1台,国产联影16排高速螺旋CT2台。县中医院配置数字化血管造影机1台、1.5T磁共振1台、64排128层CT机1台、乳腺钼靶成像系统1台、16排CT机1台、DR数字化X线成像系统3台。常规开展全身各部位常规CT、磁共振检查,CT引导下穿刺活检,心脏及全身血管CT检查,双能量CT痛风石成像,双能量CT泌尿系结石成分分析,颅脑及其他部位CT、磁共振灌注成像等先进技术。马坝、旧铺、管镇、桂五中心卫生院均配有1台CT,镇街卫生院全部配备DR。

四、超声　心电图

60年代末,县医院开始使用心电图、A型超声波等诊断仪器,开展心、肝、胆、脾等脏器常规检查。

70～80年代,乡镇卫生院相继使用心电图、超声诊断仪。

80年代,引进B型超声波诊断机、超声心动图机、扇超、12导心电图机、动态心电图机等新型设备,检查项目不断增加,提高脏器疾病的诊断水平。

1991年,开展动态血压、动态心电图。1994年,黑白超开展常规腹部、泌尿、产科、妇科检查,彩超开展心脏、血管、介入超声检查。1998年,开展心脏超声检查。

2000年,设备更新为美国GE公司生产的黑白超声仪,开展肝胆胰脾、肾输尿管、膀胱、前列腺、子宫附件等检查项目。

2006年,开展全身浅表器官(甲状腺、乳腺、腮腺、睾丸、附睾等)超声检查。

2007年,常规开展心脏、四肢及大血管检查,独立进行超声引导下肝肾囊肿的穿刺抽吸并无水酒精硬化治疗术。

2012年,县医院配备GE公司彩超3台,常规开展腹部大血管、颈部血管、四肢血管的超声检查以及临床超声引导多项穿刺、引流技术。

2015年,配置四维彩超,开展中孕期胎儿系统筛查。

2018年,独立开展超声引导下组织活检术及细针活检术,开展超声引导下胸腹腔置管引流。

2019年,开展超声造影技术。

2020年,开展盆底超声技术。

2021年,新增开展上肢动静脉内瘘术前和术后血管评估、部分肌骨关节疾病超声检查。

第二章　护　理

第一节　护理发展

一、新中国成立前护理

民国12年(1923),健民医院有1名医生和2个徒工,帮助打针、换药。

民国28年(1939),新四军进驻盱眙后,随之入境的军医院、医疗所、疗养所等医疗单位,都配有护理人员,一般可收容100~200名伤员的院、所,配有护士26名,照护员(护理员)24~26名。军部直属休养所和二师医院、淮南后方医院均建立较完整的医疗护理制度、护理规则、消毒规则、换药规则等。护理除为伤病员洗脸、擦澡、翻身、喂饭等生活护理外,还按照医嘱给病人打针、送药、检查伤口、换药、灌肠、导尿等。

新四军军部驻黄花塘期间,军卫生部每年5月12日,都举行"国际护士节"纪念活动。代军长陈毅和政委刘少奇曾参加一次"国际护士节"纪念会。陈毅在会上说:"护士工作是整个革命工作不可分割一部分,护士工作又是医务工作的主要组成部分。我们要尊重护士和爱护护士,切实解决她们的困难"。并号召:新四军的白衣战士要用科学的医学技术,全心全意地为伤病员服务,为部队服务,涌现出更多的我们时代的南丁格尔。

民国35年(1946),盱眙县卫生院成立,没有病房,只有护士2名,负责打针、换药等门诊护理。

二、新中国成立后护理

1950年6月,县人民卫生院成立。至1955年8月,该院只有护理员5名,均未接受过正规训练,只能负责病员的一般治疗和生活照料。9月,耿淑华、戴德明、王志萍3名护士,首批由徐州市护士学校毕业分配到盱眙。

1956年,县医院设有内、外科病床,只有护理组。护理工作提倡"五轻、五好、五勤、五对","五轻"即说话轻、走路轻、操作轻、开关门轻、放物轻;"五好"即服务态度好、工休关系好、说服解释好、卫生宣传好、接受意见及时改进好;"五勤",即腿、手、眼、脑、耳勤;"五对"即操作时对床号、对姓名、对药名、对用量、对时间。护理技术操作有肌肉注射、小儿皮下注射、成人静脉注射、灌肠、换药、消毒、灭菌等,推行以病人为中心的功能制护理,初步建立起各种护理制度和排班制度,使护理工作步入正轨。

1961年,县人民医院护理人员增至20余名。成立3个护理单元,即大内科单元、大外科单元和传染病区单元。每个单元设护理班长1名,负责病区护理工作。

1962年,县医院设护理干事,负责全院护理工作。

1964年,制订护士操作程序,学习并开展分级护理和特别护理工作,开展护理基本技术操作训练,派员到南京市儿童医院学习小儿静脉输液技术,回盱眙后,组织护理人员进行操作练习及临床应用。

1969年,江苏医院下放到盱眙,设有护理部,配备总护士长1名,直属院部领导,负责全院的护理工作。护理部下设门、急诊及病区护士长若干名。各病区护士分办公、治疗、护理三种功能进行排班。

70年代后,健全各项护理制度,如"三查七对"制度、交接班制度、消毒隔离制度、药品物品登记管理制度等。逐步完善各专科护理技术操作常规,开展专科病人护理工作。1979年,江苏医院返宁,县人民医院恢复。是年,首次组织全院护理人员开展基础操作技术岗位练兵。

1980年,县医院举办为期20天的护士长学习班1期。制定并实行护士长工作程序,组织护理人员开展"服务良好百日红"活动。县医院护理部首次组队参加淮阴地区护理技术操作比赛,护士陈永光获静脉输液操作第一名,肌肉注射操作第二名;护士张建国获无菌技术操作第三名。

1981年,建立健全危重病人的护理记录,卧床病人翻身卡,严格交接班制度和巡视制度,降低褥疮发生率等。

1982年,在县医院内科病区建立示范病区,加强晨间护理,统一护理文件的书写格式,严格执行"三查七对"制度,并购买《护理科学管理制度》,人手一册,组织学习贯彻落实。

1984年5月,县医院组织8名护士长到常州市第一、第二医院学习责任制护理。回盱眙后,先在内科、外科、传染科实行晨间护理包干责任制。9月,派内科、儿科护士长参加淮阴医学会举办的责任制护理学习班,在内科开展责任制护理试点,组织全院护理人员学习责任制护理的内容。统一护理病情记录的格式,增加特殊用药疗效及病情发展变化记录内容。同年,管理制度实行岗位目标责任制。

1985年,县医院总结内科病区开展责任制护理试点工作,在全院推广护理工作由单一的功能护理步入全方位的责任制护理轨道。

1986年,县医院建立10个责任制护理单元,若干家庭护理点,按病区床位数配备护士。明确各单元护士长和责任护士工作职责、工作程序,每周有工作计划。通过举办护理计划、病历书写、心理学、心电图等学习班和专题讲座,提高责任护士业务能力。"5·12"国际护士节,县卫生局、县医学会举办护理知识竞赛活动。县卫生局和县医院联合举办全县护理知识学习培训班。乡镇卫生院护理工作,根据门诊和病区工作需要配备护理人员。县级医院、乡镇卫生院开始执行《护理文件书写规范》。

1987～1992年,护理工作重点规范责任制内容,扶持基层卫生院护理工作。县医院实行分级护理,重点加强危重病人护理,各科护士填报护理质量检查表。其中1987年,县医院各护理单元,均配备具有中级技术职称护士长,产房配备助产长。门诊部设立咨询服务台,由1名主管护师负责咨询服务。内窥镜检查室、心电监护室、营养室、婴儿室、新生儿室、脑外科开展无菌技术和手术洗手等培训,配备1～2名护士。形成总护士长、病区护士长、责任护士长三级管理体制,健全控制系统和信息反馈系统,护理文件书写达到规范要求,各项护理指标和技术操作合格率均达市卫生局标准要求。

1993年,县医院制定410种疾病护理常规并装订成册,完善11种药物过敏试验方法并张贴上墙,开展创建"舒心病房"活动。

1994年,县卫生局举办第三届"白求恩杯"护理技术操作竞赛,组织全县护理"三基"(基础理论、基础知识、基本技能)训练,县医院3名护士代表盱眙县参加淮阴市"天使杯"护理"三基"竞赛,获第三名。

1995年,护理工作纳入医疗质量考核,占总分的四分之一。

1998年,县医院实行护理模式改革,推行系统化整体护理。全县8名护士被淮阴市卫生局评为优秀护士,钟开芳等15名从事护理工作30年以上的老护士获卫生部颁发的荣誉证书,9名护士通过全国执业护士考试,取得资质。

1999年起,县医院制定疾病健康教育手册和标准护理计划,完善基础护理、病区管理、消毒隔离、危重病人护理文件书写等考核细则和住院病人护理服务流程。

2002年起,全县建立健全护理管理制度、差错事故和登记制度、"三查七对"制度(操作前查、操作中查、操作后查,对床号、姓名、药名、剂量、浓度、时间、方法)、护理文件书写制度,做到事事有人管、人人有职责、工作有程序、检查有标准。

2005年，县医院护理部制定服务规范和开展"舒心病房"的具体措施，制定健康宣教评估表、术前访视评价表等，完善对患者的人文关怀和整体护理。定期组织全院护理人员进行"三基"理论考核。对新分配、新调入人员全年培训技术操作22项。"5·12"国际护士节，组织全院护理技术操作大比武活动。9月，全市护理技能竞赛中，县医院护理代表队获操作技能第二名、团体三等奖，参赛选手王璐、沈掩瑜、汤丽丽被授予"临床护理岗位能手"称号。

2006年，县医院开展每周护士长夜查房制度。4月，在全院开展星级服务活动，将护理行为各个环节纳入星级服务考评中，护士挂星上岗。6月，县中医院成立"空姐式服务病区护理组"，该护理组以身着"空姐式服饰"和"微笑和温馨"为服务理念，坚持以病人为中心，开展整体护理。

2008年，全县统一换发护士执业证书，实行两证（正、副本）合一。县医院护理工作向责任制整体护理模式转变，落实患者十大安全目标内容，制定住院病人压疮、跌倒防范措施及登记报告制度，对危重、大手术术后、昏迷病人、新生儿等采用腕带识别身份，确保患者安全；对输液室输液病人设计输液牌号，每一个号码对应有2个，病人手上1个，输液瓶上1个，在更换输液时输液牌号和姓名双重核对，保障护理安全；规范高危药品管理，对精、麻药等高危药品实行专柜上锁分开放置；抢救车做到"四定"（定人管理、定点放置、定量、定期检查）。在全院推广表格式护理文件书写。

2009年8月，县中医院骨伤科开设免费"无陪护病区"，是全国首家二级医院免费无陪护理服务病区。

2010年起，全县卫生系统开展"优质护理服务示范工程"活动，县医院开展以"患者满意、社会满意、政府满意"为目标的满意护理服务活动，率先在脑外科、内一科开展优质护理服务示范病房。当年，该院被江苏省卫生厅列为"优质护理服务示范工程"先进单位。

2011年，对新进护理人员开始系统化的岗前培训，内容包括服务礼仪、业务讲座和技术操作培训等。6月28日，县医院成立新生儿无陪病房。

2012年，县医院、县中医院将所有病区全部扩展为优质护理服务示范病区。县医院、县中医院被推荐为优质护理服务先进单位；两所医院分别推荐1个优质护理服务先进病房和2名优质护理服务先进个人。4月底，评选出8名市优秀护士、24名县优秀护士，县医院邢云被评为市十佳护士。县医院每周组织开展"年轻护士讲堂"，进行护理业务讲座，内容主要为各专科疾病的护理、健康教育、疑难病例讨论、护理新技术新项目的交流等。

2013年，县医院护理部实行"护理部—科护士长—护士长"三级垂直管理体系，设护理部主任、副主任和科护士长各1人。

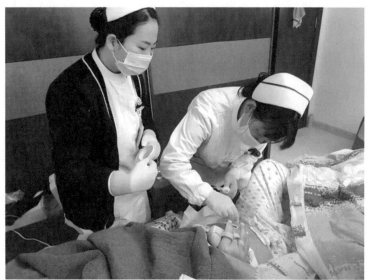
开展"互联网+护理服务"

2014年，县医院根据"江苏省年轻护士素质提高行动"方案，制定《护士规范化培训手册》，采取培训与考核相结合的办法，通过基础护理量化、技术操作量化，鼓励新进护理人员利用业余时间至输液室进行静脉输液练习，不断夯实护理人员的基本功。

2015年，县医院护理部探索护士分层管理的工作模式，指导科室根据护士层级、能力合理分组，将危重患者分配给年资高、能力强的护士负责，体现能级对应，为病人提供优质护理服务。

2016年，县医院设立护理质量与安全管理组、护理行政管理组及护理教育科研信息管理组。在全院推广PDCA循环管理模式。启动护理理论考核系统和不良事件上报系统,运用信息化管理。是年,该院被确定为江苏护理职业学院的驻点教学医院。

2017年,县医院在全院开展品管圈活动,增强科室持续改善质量意识,提高全员发现并解决问题的能力,使专科内涵质量稳步提升。盱眙县中医院成立由5名护士长组成的"蒲公英爱心服务队",每月两次到各乡镇敬老院为孤寡老人进行免费健康体检,进学校、进工厂为群众普及疾病防治健康知识。

2018年,县医院护理部全面落实护士长管理能力建设,护理部品管圈在第二届江苏省医院品管圈大赛获二等奖。县中医院试点开展"领班式"护理服务新模式,通过在医院各临床科室挑选1名沟通能力强、专科知识丰富、富有亲和力的护理人员,专职从事出入院病人接待和健康宣教工作。

2019年,全县注册护士2231人,每千人常住人口拥有护士3.32人,二级以上医院创建市级优质护理单元,优化服务流程31项。县医院护理部成为县级临床重点专科,参加国家卫健委要求组织的护理临床学院"交叉实操考核",考核成绩在驻点医院中名列第一,在江苏省护理学会"消化专科护理质量指标改善项目"竞赛中获二等奖。

2020年,落实《江苏省"互联网+护理服务"信息系统基本功能规范(试行)》的通知精神,开展"互联网+护理服务",以"手机预约服务、护士上门护理"的方式,进行居家护理服务。开展"优质护理服务推进年"活动,确定品牌名称:五"心"级护理服务;品牌内涵:用护士的"爱心、耐心、责任心、细心、诚心"换取患者的"舒心、开心、信心、放心、安心"。新型冠状病毒感染的肺炎疫情暴发,强化预检分诊、发热门诊及隔离病房护理人员的工作要求,保证人人掌握穿脱防护服流程,监督保洁员掌握消毒液配置及使用规范,确保护理人员零感染。抽调县医院张妍、姚会、戚明、孙月明、贾必菲、孙涛、余金凤和县中医院徐玲玲8名护理人员支援湖北、淮安等地。

2021年,落实疫情防控工作及医疗护理质量安全管理,召开每季度护理质量与安全管理委员会会议。县医院护理部对护理人员进行心肺复苏操作培训与考核,加强护理人员对急危重症患者的管理,提高对急危重症患者的抢救能力及抢救成功率,提升护理队伍急救水平。县中医院开展"大众圈""携手共进圈"等各具特色的护理品管圈活动,全年共成立12个品管圈项目,解决护理临床工作中存在的各种问题,提升护理品质。

第二节　护理技术

一、西医护理技术

(一)县级护理

民国时期,护理工作仅为肌肉注射、消毒换药。

50年代,护理以肌肉注射为主,同时进行生活护理。后期,医院增加氧气瓶,护理人员不会输氧操作。有危重病人需用氧气,由手术室人员帮助输氧操作。

60年代,护理以输液、输氧、灌肠、导尿、消毒隔离及血压、脉搏、呼吸、体温等生命体征测量、记录为主。中期,县医院派护士外出进修麻醉技术,手术室护士开始兼做麻醉工作。后期,手术病人用上胃肠减压器,输氧从手术室普及到病房,所有护理人员都会输氧操作。

70年代初期,护理业务扩大到上腹部、脾、胃胆囊等术前准备和术后观察护理。病区护士做晨间护理及口腔、褥疮等基础护理,生活护理范围也逐渐增加。针对新开展的手术,设立相应专科护理。

80年代,急救技术广泛应用,护理业务范围迅速拓展。开展各项护理业务教育和培训,不断提高业务水平和护理技能,以适应新技术需要。如急诊科护士必须掌握气管插管技术、洗胃术,熟练掌握简易呼吸机应用。内科护士必须掌握气管插管的护理,熟练操作心电图机,看懂心电图单等。

90年代,各种高精护理设备引进,使护理业务范围向高、精、尖发展。随着各专科相继设立,护理人员专科护理知识相应提高。

2000年,随着新技术不断拓展,病房开展深静脉留置和外周静脉置管,方便静脉给药病人;开展肠内肠外营养治疗,如三升袋使用、糖尿病人胰岛素泵的应用及低负压吸引操作等,妇产科开展新生儿抚触,眼科开展激光治疗近视眼,感染科开展腹水回输术,急诊科护士开展血液透析技术等。

2005年,县医院新病房大楼启用,护理人员很快熟练掌握中心吸氧、中心吸引、传呼系统和各种抢救仪器使用;掌握各种危重病人抢救措施,各时期危重病人的病情观察和记录。护理部安排未满5年护士到各临床专科轮转,熟悉各专科病人护理技能。整体护理使护理业务范围向深度发展,护士不仅要做好各种治疗、制订护理计划,还要向病人及家属进行心理护理、卫生宣教等,实施全方位护理。

2009年,县医院在淮安市首届"中国·淮医"文化节护理理论及技能大赛获得团体三等奖,王璐获静脉输液单项二等奖、朱琳获无菌操作单项三等奖、冼昌艳获心肺复苏单项三等奖。

2010年,外科系统护士熟练掌握危重病人抢救,掌握普外科肝胆胰疾病、胃肠疾病、甲状腺疾病、乳腺疾病等各项手术病人的护理,及烧伤病人、腹腔化疗护理业务。胸外科护士掌握食道癌、肺大泡切除、肺癌、胸部损伤病人的护理。泌尿外科护士掌握肾切除、全膀胱切除、经尿道手术、前列腺手术、腹腔镜手术病人的护理。内科护士掌握心脏病、心血管疾病、肾病、内分泌系统疾病等各种护理治疗,掌握血糖测定、心电监护仪、胰岛素泵、无创呼吸机、输液泵、糖尿病治疗仪等护理设备的使用。骨科护士掌握显微外科手术,尤其是断指再植等手术病人的护理,掌握磁疗仪、心电监护仪、上下肢功能锻炼仪的使用。神经内科护士能掌握脑电治疗仪的使用。产科助产士掌握胎儿监护仪、心电监护仪、胎心多普勒的使用。急诊科、ICU护士掌握呼吸机、监护仪、脉氧仪、输液泵、注射泵、心肺复苏机、除颤仪、洗胃机、血糖仪的使用。儿科护士掌握暖箱、蓝光灯、心电监护仪、注射泵、脉氧仪、经皮测胆仪使用。护理人员在市级以上核心期刊上发表论文245篇,获得国家实用新型专利3项。

2011年,县医院开展PICC置管技术,唐洁取得国际造口师证书,开设伤口、造口护理门诊。

2013年起,加强专科护士的培养,不断引进新技术。县医院汤丽丽、邱艳取得江苏省危重病人管理、急诊急救护理专科护士合格证书。4项护理成果获得国家实用新型专利。

2014年,县医院鲁敏、孟祥慧取得江苏省肿瘤护理、糖尿病护理专科护士合格证书。鲁敏率先开展输液港维护技术,倪春玲护士长引进"外周静脉置入中心静脉导管(PICC)",肖艳护士长引进"3%高渗盐水雾化治疗毛细支气管炎"等。

2015年起,成立各种专科护理小组,取得各种护理专科证书的护士不断增多。是年,县医院护理部成立伤口造口专科护理小组、糖尿病专科护理小组、危重症专科护理小组,各小组通过开展活动、组织护理会诊等,为患者提供更专业、更细致、更具特色的护理服务。朱琳、叶霞取得江苏省静脉输液治疗护理、血液净化护理专科护士合格证书。

2016年,县医院成立静脉治疗专科护理小组、血液透析专科小组,首次举办市级基层护理继续教育"基层医院伤口、造口护理知识学习班"。县医院蒋娜、付世裕取得江苏省心血管、江苏省手术室专科护士合格证书。

2017年,县医院护理部成立疼痛管理、危重症及导管护理、气道管理、约束管理、深静脉血栓护理专科护理小组,开设PICC门诊,落实专科护士资格准入,开展各类培训考核,一批专科护士成为科室骨干力量,为患者提供护理服务。借助静疗专科护士优势,举办第二届市级继续教育培训班。护理人员共发表论文34篇,其中统计源期刊6篇。引进新技术、新项目1项,申报护理科研课题1项。县医院护理部主任高宏申报的《二级向三级医院转型升级中护士长管理能力提升方法的研究》获得江苏现代医院管理研究中心课题立项。黄琴引进的"目标管理对老龄食管癌开胸手术患者呼吸功能锻炼依从性的影响"获淮安市医学新技术引进二等奖。贾必菲取得江苏省消化科护理专科护士合格证书。县中医院邱宝珊获国际伤口治疗师资质。

2018年,县医院王杰、俞超取得江苏省骨科护理、神经外科护理专科护士合格证书,梁文华、许静、胡静、黄改丽取得淮安市危重症护理、精神卫生护理、急诊急救护理、骨科护理专科护士合格证书。护理人员共发表论文59篇,引进新技术、新项目3项。

2019年,县医院成立8个院级专科护理小组,开设伤口造口、PICC专科门诊,开展静疗工作坊、糖尿病健康沙龙等活动。伤口造口专科小组深入家庭、社区、养老院等地为患者换药,宣传伤口造口知识,全年接诊10526人次;疼痛专科小组致力于肿瘤患者的癌痛管理,探索安宁疗护模式,为晚期肿瘤患者提供全方位的服务需求。建立特色专科护理服务,如产科"新生儿智护",肿瘤科"无痛抗癌",呼吸科"畅通无阻—正确呼吸功能锻炼指导"等。

2020年,县医院共有专科护士35人,其中:省级(含省级)以上19人、市级16人。县中医院有省级专科护士5名、市级专科护士14人。县医院护理部申报课题《"互联网+护理服务"模式下基层医院护患安全管理的研究》获江苏省医院协会2020年医院管理创新研究课题立项。引进开展护理新技术新项目16项,获得国家实用新型专利2项。

2021年,普及手卫生知识,专科护理技术精细化。11月30日,县医院举办第一届都梁基层医院血液净化护理知识培训班。省、市、县等多位护理专家,围绕《血液净化中心护理人力资源及绩效管理》《等级医院评审理念在血液净化中心护理中的应用》《血液净化中心危重患者护理管理》《新规范下血液净化中心感染防控管理》《血液透析病人矿物质和骨代谢异常》《血液净化中心护理团队建设》等内容进行授课,推广血液净化技术的新理论、新技术和新经验。

(二)乡镇(街)护理

60～80年代,各乡镇卫生院的护理工作,随着医疗业务的开展,护理工作项目亦逐年增加,从单纯门诊治疗,发展到对住院病人实施各项护理,各种操作亦按照医疗护理常规执行。

自90年代起,健全一系列护理工作规章制度,随着护士学校毕业生充实基层,乡镇(中心)卫生院护理技术、质量逐年提高。其中1993年,乡镇卫生院逐步建立责任制护理单元;1994年,马坝卫生院新建病房楼落成并投入使用,建立内科、外科、妇产科三个病区和手术室、急诊室5个护理单元。

2000年起,鼓励乡镇卫生院护士到高校参加函授学习,参加护理专业自学考试,护理人员学历层次逐步提高。

2018年,马坝卫生院护理人员78人,其中:本科26人、大专37人、中专14人。副主任护师5人。

2020年,天泉湖卫生院入选省基层特色护理孵化机构,由江苏省人民医院护理部提供护理技术精准帮扶。

2021年,加强护理质量管理,做好消毒隔离工作,开展护理适宜技术,乡镇护理人员的学历专科层次达到90%。

二、中医护理技术

县域内中医护理同中医一样有着悠久的历史,针灸、拔罐、按摩、刮痧、耳针、中药熏洗等20余种常用中医传统技术,简便易行,行之有效,中医护理内容丰富。

1989年,县中医院成立,加强培养中医护理人才,开展中医内科辩证施护。

90年代,县中医院选派护士长陶红梅、张平、张其华到江苏省中医院进修中医护理管理;刘艳、张琴、赵玉琴参加中医护理大专脱产学习并取得证书。学成回到中医院后,在全院护理人员中培训推广中医护理理论和中医护理技术,中医护理内涵得到丰富提高。

2010年起,县中医院开展中医护理适宜技术,建设中医护理管理体系及操作标准。在各临床护理单元实施27种中医护理方案,不断加强中医知识宣教,从情志调理、生活起居、饮食指导、用药指导、康复训练等方面对患者及家属进行指导,讲解中药膏方、中药泡茶饮、中药熏洗等在疾病治疗、慢病管理、养生保健中的重要作用。推广耳穴埋籽、艾灸、拔罐、刮痧、中药熏洗、中药敷贴、三伏贴、三九贴等中医适宜技术14项。

2011年5月,县中医院邀请南京中医药大学中医教授进行现场授课,主要对中医基础理论、常见穴位、常

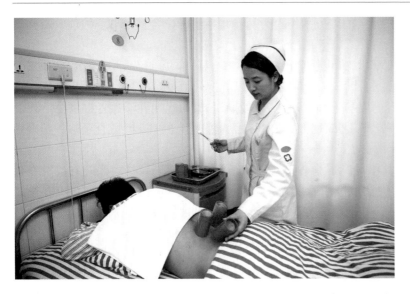

中医适宜技术——拔罐　　　　　（傅　敏/摄）

见病、多发病的中医护理技术和穴位按摩、耳穴疗法、拔罐疗法、刮痧疗法等知识进行系统教学。现场演示教导：针刺、耳穴埋籽、艾灸、火罐、刮痧、穴位、熏洗、湿敷等常见中医护理的基础操作。与南京中医药大学开办护理专业本科班。

2017年5月，县中医院护理人员刘晶、徐新、包聿桃在淮安市中医院组织的"淮安市中医医疗集团中医穴位知识竞赛"中获全市团体二等奖。

2018年，县中医院肺病科护士长岳馥莉引进"中医定向透药疗法"。

2019年，组织开展全市范围的市级护理继续教育项目"基层医院急危重症护理暨中医护理技术临床应用"培训班。县中医院内分泌科护士长田青秀开展"中药灌肠"项目。

2021年，加强中医护理质量控制，开展中医适宜护理技术14项，中医护理30余万人次。

第三章　医疗急救

第一节　医疗急救体系建设

1963年，省卫生厅调拨给县医院救护车1辆。

1969年，江苏医院带来救护车1辆。全县有2辆救护车，车上仅配有担架、氧气瓶，没有固定出诊医生、护士，遇有急诊，临时安排医师出诊，病人接到医院后由急诊科先行救治，然后根据病情转至相关科室。

1971年，县医院设急诊观察室。

1986年，县医院成立急诊科，马坝、桂五、管镇中心卫生院成立急诊室。1987年，有22个乡镇卫生院成立急诊室。1989年，县中医院建立急诊科。

1998年2月，县医院正式开通"120"急救电话。

1999~2001年，新添置2辆普通型救护车，配备折叠式担架4套，县中医院、第二人民医院急诊科分别装备心电监护仪、人工呼吸机、血气分析仪等。

2004~2005年，县、乡（镇）医院成立急救医疗小组，县医院、县中医院设有急诊抢救室、观察室，初具医疗急救和监护雏形。

2006年4月，经淮安市卫生局批准，县医院成立"120"急救医疗站。位于盱眙县淮河东路3号门诊一楼。

2008年，全县医疗急救网络全覆盖，19个乡镇卫生院配备救护车辆、急救设备和器材，实行24小时值班制度。县医院、县中医院、县第二人民医院、管镇中心卫生院在县内主要交通干道上设立10余处急救报告点，实行"120""110"联动机制，医疗机构设立急救绿色通道。

2010年，新指挥中心调度系统全面升级启用，指挥中心采用电子地图、卫星定位、电脑指挥等方式，进行统一呼救受理、统一指挥、统一调度。工作人员实时观察到电脑屏幕显示急救动态信息、救护车列表和电话接听情况。每辆车上装配有车载终端，调度派出急救车的同时，会将病人姓名、住址、电话等详细信息发送到车载终端。县医院急诊科专用抢救设备有心电图机2台、呼吸机2台、心肺复苏仪1台、微量输液泵10台、心电监护除颤仪2台、全自洗胃机3台等。县医院、县中医院设有ICU病房。

2012年7月28日，经县编制办公室批准成立处理突发公共事件、重大灾害伤亡事故和日常医疗急救工作的调度指挥机构。

2013年1月22日，正式成立盱眙县120急救调度指挥中心，隶属县卫生局。120急救电话由县医院移交县120指挥中心。严格按照病人自愿、就近救急的原则，做到处理及时、转诊迅速、分流有序、操作规范，遇有突发事件，及时上报，确保120急救电话24小时畅通。

2017年，全县有县医院、县中医院2个急救分站，7个急救点，医生17名，护士20名，驾驶员24名，调度员11名，担架员11名。

2019年，建成覆盖城乡、院前院内无缝衔接的急救服务网络体系。

2020年，全县配备救护车60辆，其中：县"120"急救中心配备21辆。急救人员71人。

2021年，规范全县急救网络系统运行管理，重点对新冠肺炎疫情防控情况、院前急救质量管理情况、急救病历书写情况、救护车外观标识落实情况等内容进行督查。32名急救人员参加岗前培训。县二院建成市级标准化院前急救站。县"120"急救中心配备28辆救护车，其中负压救护车3辆。

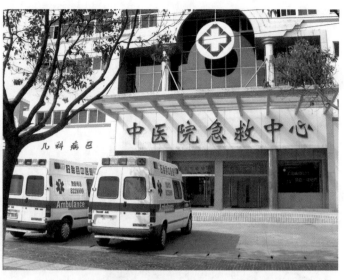

90年代县中医院急救中心　　　　（杨礼宝/提供）

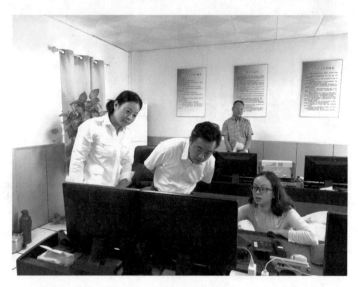

县卫健委党组书记、主任葛云督查指导120急救中心工作

第二节　医疗急救工作

50年代~60年代，县医院开始执行24小时接诊制度，病人随到随诊，对乡镇急、重症病人随时出诊。

70年代，急诊病人白天由门诊医生诊治，夜间由病区医生负责。

80年代，由急诊室负责处理中毒和一般急诊病人。其中1989年，县中医院成立后，救护范围划片管理。急诊室对各种急、危、重症患者进行抢救治疗。

1992年，县医院以脑血管意外、各种中毒等疾病抢救和治疗为主，采用光量子疗法治疗卒中患者。

2000年起，每年做好盱眙龙虾节各项活动的医疗保障工作。

2003年4～9月，"非典"防控期间，县医院作为"非典"收治医院，成立联合抢救小组，成功抢救1名重症非典型肺炎病人。

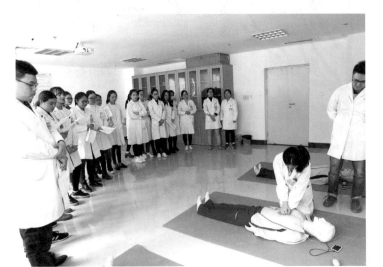

县医院开展心肺复苏等急救技能考核

2007年8月16日，一辆满载乘客的大客车在盱眙二桥翻到桥下，造成5人死亡多人受伤。"120"急救医疗站接到呼救后，4辆救护车全部赶赴现场，县医院组织相关科室骨干力量抢救、治疗伤员，"120"急救医疗站因此受到县委、县政府及上级卫生主管部门嘉奖。年急救约1200余人次。

2010～2013年，县急救调度中心位于县医院，调度模式是县医院每周一、三、五，县中医院是每周二、四、六，周日平均分配。其中：2012年，县医院在第四届"中国·淮医"文化节医护配合急救技能竞赛中，获得团体二等奖，护士杨洁获得个人三等奖。

2015～2021年，组织代表队参加全市院前急救技能竞赛活动，在历届院前急救技能竞赛活动中均取得优异成绩。其中：2018年，县医院代表队在淮安市第四届院前急救技能竞赛获得团体冠军；2021年，县医院代表队在淮安市第七届院前急救技能竞赛获团体亚军和个人赛一、二、三等奖。

第三节　急救数据

2013年，成立盱眙县"120"急救调度指挥中心，接到"120"求救电话32349次，总急救派车7201次，救治病人6105人。其中：县医院急救派车3380次，救治病人2881人；县中医院急救派车2766次，救治病人2218人。

2015年，接到"120"求救电话36076次，总急救派车8608次，救治病人7277人。其中有效受理电话10101次。

2017年，全年出车8721台次56万公里。

2019年，"120"中心严格按照病人自愿，就近救急的原则，确保"120"急救电话24小时畅通。共接到急救电话30031人次，出车8606台次。其中：县医院出车3869台次，占45%；县中医院出车3580台次，占41.6%；乡镇卫生院出车1157台次，占13.4%。

至2021年，"120"中心共接到120求救电话308100人次，全县有效出车76008台次。其中：县医院出车34050次，占44.7%；县中医院出车28513台次，占37.5%；乡镇卫生院出车13445台次，占17.8%。处置伤病人68496人次，救治处置率85%以上。

第九篇　中医中药

　　盱眙中医遗产丰富,历代名医辈出,杨介、镏洪、蔡维藩闻名于世,在学术上各有建树。清代以前县域内疾病治疗全靠中医、草药。民国时期,盱眙医疗仍以中医为主。

　　50年代,乡村卫生所和联合诊所,主要以中草药为主,为广大居民诊疗。县医院设立中医科,吸收地方知名中医加入。每个公社卫生院均设立中医科。60~70年代,赤脚医生主要运用"一根针""一把草"为群众治病。80~90年代,制定《盱眙县农村中医工作发展规划》。成立县中医院,中医骨伤科、肛肠科、针灸推拿科、煎药室等专科特色初步形成。顾克明被命名为"江苏省名中医"。

　　2000年以后,中医施诊,吸纳利用现代科技和先进设备为临诊服务。开展中医临床路径试点和"治未病"服务,每年举办"膏方节",获批"顾克明全国基层名老中医药专家传承工作室"项目。县域镇街卫生院中医馆建成率100%,提供10种以上中医药适宜技术。

　　2021年,县中医院建成三级中医医院,脾胃病科、肺病科、内分泌科、骨伤科、心病科通过淮安市中医临床重点专科评审。马坝中心卫生院、铁佛卫生院建成四级中医馆。盱眙县代表队获市"山阳杯"中医药和针灸知识技能竞赛团体一等奖。

　　盱眙境内丘陵多山,中药材资源丰富。经普查,主要有野生药用植物780个品种,蜈蚣、灵芝、黄精等珍稀名贵药材和丹参、山楂、桔梗、柴胡等常规药材,全省销量位居之首。

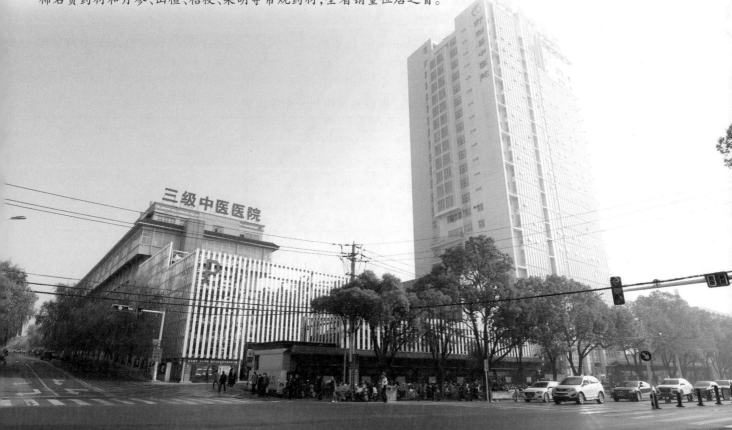

第一章　中医传承发展

第一节　中医溯源

盱眙中医遗产丰富,北宋时期,杨介(1068～1143)医术超人,善治伤寒,著有《四时伤寒总论》六卷、《存真环中图》一卷、《伤寒脉诀》《明堂针灸经》等书。《存真环中图》,实体绘制,乃真正之解剖图,是解剖史上之名作。据史料记载,宋徽宗脾疾久治不愈,遂召介进宫诊治,果然用药灵验,介名扬海内。

金元时,盱眙名医镏洪潜心研究《伤寒论》,著《伤寒心要》一卷,附于《河江六书》之末。明朝蔡维藩善治痘疹,著有《痘疹集览》和《小儿痘疹袖金方论》,在中医史上具有重要影响。

清代光绪年间,盱城中医有杨益斋、刘厚之、刘舜清、刘楚清等。清代刊印《牛痘新书》,记录盱眙人预防天花所做的贡献。

从清末到解放前夕40多年中,盱眙医界仍以中医为主,分布各乡,一般多为内科。名望较高的中医有唐鹤卿、李海门、刘吉人,其后有杨淑涵、张子珍、杨庆堂等;针灸主要有王象铮、郑德全等。中医外科有李秀章、张竹亭,儿科有蔡泽彬,喉科有朱恒甫。

民国二十一年(1932年),盱城霍乱大流行,回民马耀宗、理发师郑德全、菜农刘尚义等,以针灸抢救患者,夜以继日,不取分文。民国二十八年(1939年),盱城霍乱再次大流行,城内中医杨淑涵、王干卿等发起向各界人士捐款救济,在财神庙前开设急救门诊,张子珍、杨庆堂、宋孝先等参加值班,对贫苦患者免费救治,危重病人到药店取药,轻病人随诊给予服藿香正气散、霹雳散、六一散、益元散、五苓散,并辅针灸,进行抢救,挽救不少生命。

民国三十五年七月二十日(1946年7月20日),县建立"中医公会",参加的中医者82人。据不完全统计,解放前夕全县有中医60余人。

新中国成立前盱眙县中医分布情况表

地　址	姓　名	地　址	姓　名	地　址	姓　名
盱城	杨淑涵	观音寺	汤星善	古桑	李永淮
	杨庆堂		刘　予	高庙	陈海清
	宋孝先	东阳	周夕瑕		朱梦璞
	王达方		郑耀山		李少亭
	陈德文	穆店	吕长泰		曾传信
	张晶亚		李济生	古城	方志中
	张竹庭	岗村	吉瑞周		冯　鼎
	万幼斋		朱恒普		刘明章
	刘舜清		顾绣芝		蔡锐成
	唐鹤卿		祝　三	河桥	郑兴兰

（续表）

地　址	姓　名	地　址	姓　名	地　址	姓　名
	邢淑元		李芳峰		黄万顺
	李海门		钱耀山		宗去楠
	王沛霖		夏海珊	官滩	韩克华
维桥	陆道元	旧铺	夏耀堂		钱士进
	高　庸		陈国恩		仲继经
	龙万和		何建儒	仇集	仲兆银
高桥	陈步峰	张洪	何继汉		
	龙海山		邵文明		
马坝	黄耀庭	古桑	李永江		

第二节　中医发展

　　50年代，乡村卫生所和联合诊所，主要以中草药为主，为广大居民诊疗。其中：1956年，全县联合诊所有中医68名，在联合诊所负责人中有半数以上是中医中药人员。县人民政府卫生科成立中医中药研究委员会。县医院设立中医科，吸收地方联合诊所知名中医宋孝先、顾克明参加工作。1958年，每个公社办1所卫生院，盱城、马坝、桂五、旧铺、龙山卫生院等均设立中医科。王沛霖在盱城中医门诊坐诊。

　　1962年秋，县人民医院开办中医学徒班，顾克明、宋孝先、张仁宇、曾继训等医师担任教员，以中医院校教材为课本，采用理论教学与临床实践紧密结合的方式，培养出全县首批中医药人才，1984年淮阴市卫生局、人事局批准这批学员为中专学历。

　　1969年，县医院设针灸、推拿科，类属中医科。

　　1971年，县医院麻醉医师宋景兰，为证实后汉名医华佗所创麻沸汤开展麻醉效果，经动物实验后，试用于临床。她分别以口服、灌肠、肌肉注射、静脉注射施行头、颈、胸、腹、四肢等部位，大、中、小手术14种158例，均获得较满意的麻醉效果。

　　1972年，宋景兰和外科医师合作，采用"华佗夹脊"穴位与体针配合，针刺麻醉、施行胸腹部手术63例，成功率98.4%，先后4次出席全国针刺麻醉会议。

　　1976年，马坝公社九里荒农场丁向群、渔沟公社许嘴大队高维国、顺河公社衡西大队田晓勤3名赤脚医生应用中草药和针灸治病成绩显著，被选为代表出席省卫生厅在南京召开的赤脚医生代表会议。

　　1977年，县医院外科医师朱继荣在援藏期间，为一位贲门癌患者做根治手术，用中药麻醉获得成功，并撰文介绍经验，发表于《西藏医学》。

　　1978年，县医院开设中医病房。

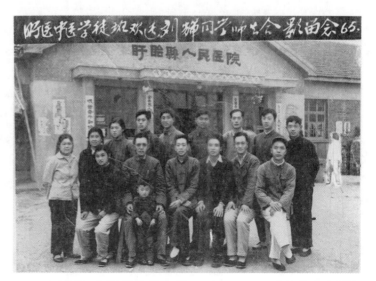

1965年，中医学徒班合影　　　　（宋冀平/提供）

1986年，筹建县中医院。乡镇卫生院都配有中医和常规中草药。全县有中医人员45人，其中：中医师12人、中医士33人。县医院有中医师6人，设中医病床30张。

1989年6月，县中医院开业，县医院停止中医诊疗，全部中医药人员和中药调至县中医院，调拨给县中医院一批医疗仪器、设备。

1991年，县医院恢复中医门诊，不设病房。

1992年，县卫生局举办一个全脱产中医培训班一年，县中医院陶春祥、高耀华、江卫平等授课，为盱眙培养一批中医人才。

1993年，制定《盱眙县农村中医工作发展规划》。县中医院中医骨伤科、肛肠科、针灸推拿科、煎药室等专科特色初步形成。县卫生局荣获省中医药系统先进集体。

1994年，顾克明被命名为"江苏省名中医"。

1997年6月，观音寺卫生院更名为盱眙县中西医结合医院，医院以中西医结合治疗为特色。

1998年，所有乡镇卫生院设置中医科，建立中药房，三分之一左右的村卫生室开展中医配方、针灸等中医药服务。

2000年，陶春祥评为"淮阴市十大名中医"。

2001年，县卫生局成立创建中医工作先进县办公室。全县做到乡乡有中医、有中药房、有中医台账。有条件的村卫生室医生开始运用中药、针灸、火罐等为病人治疗，初步建立全县中医药医疗保健网络。

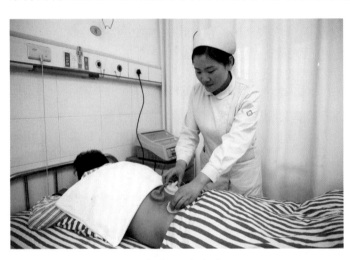

干扰电治疗疼痛

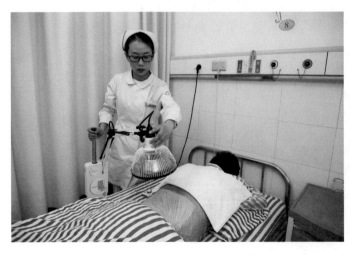

中医适宜技术——中药塌渍

2007年，县中医院建成二级甲等中医院。

2008年，县医院和县中医院设有中医科和中药房，配有中医药人员22人，全年中医诊治病人8550人次。全县年诊疗3.5万人次。旧铺、古城、仇集、盱城设有个体中医诊所，有中医人员6人，年诊疗3000余人次。县中医院通过南京中医药大学教学医院评审，在全市县级中医院中率先成为南京中医药大学教学医院。

2009年，县中医院引进20名中医硕士研究生。

2010年，县中医院脑病科、肝病科、骨伤科、妇科通过市级中医临床重点专科评审。

2011年，县中医院与洛阳正骨医院合作成立"颈椎腰腿痛科"，并成为安徽中医药大学教学医院。举办"第一届盱眙膏方节"，邀请南京中医药大学博士生导师顾武军教授、马健教授、王旭教授到盱眙开展大型义诊活动，购置多台膏方制作设备，根据医生处方，为患者精心熬制个性化膏方。

2012年起，每年开展"中医药就在你身边"中医药文化科普巡讲活动。是年，马坝中心卫生院中医科被评为江苏省乡镇卫生院示范中医科。

2013年，县中医院副院长、消化科主任何占德，脑病科主任王伟、妇产科副主任刘玉清、肝病科主任孙刚等，在为期3年的"江苏省农村优秀中医临床人才培养项目"中圆满结业,被江苏省中医药局授予"江苏省农村优秀中医临床人才"称号。管镇卫生院创建成江苏省示范乡镇卫生院示范中医科。

2014年,县中医院成为南京都市圈中医医院合作发展联合体成员单位,江苏省中医药协会高级专家服务站。桂五中心卫生院中医科建成省乡镇卫生院示范中医科,成立淮安市首批中医馆。

2016年,"顾克明全国基层名老中医药专家传承工作室项目"获批,国家中医药管理局到盱眙现场指导,省、市相关领导为工作室揭牌。马坝卫生院与"互联网+中医"网络平台合作,开展淮安市首家互联网全国名中医专家远程会诊。5个乡镇中医馆服务能力建设通过省绩效考核。新建穆店中医馆。观音寺卫生院邀请省中医院专家在中医馆定期坐诊,中医收入占比25%左右。全县所有乡镇卫生院提供10项以上中医药技术服务,90%的村卫生室提供5项以上中医药技术服务。

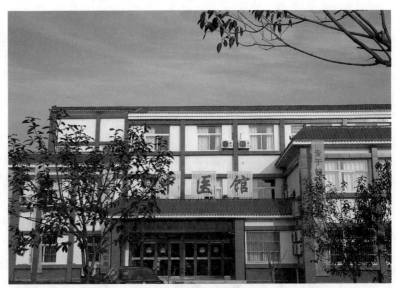

天泉湖镇卫生院中医馆

2017年,全县共有中医执业(助理)医师182人,其中:县中医院98人、县人民医院25人、乡镇(街道)卫生院43人、村卫生室16人。拥有中医类别全科医生数19人。每千人中医执业(助理)医师数0.28人。基层中医诊疗量8.3万人次,占全县基层总诊疗量7.68%。

2018年,"胡铁城江苏省名老中医药专家传承工作室盱眙县中医院工作站"在县中医院揭牌。"江苏省名老中医药专家邵名熙传承工作室基层工作站"落户县医院。县中医院跻身艾力彼"2017年非公立医院竞争力排行300强医院"。

2019年,县中医院被国家卫生健康委医政医管局授予"2019年度改善医疗服务创新医院"称号,中医院院长何占德获淮安市吴鞠通医师奖。4月,淮河中医馆顺利通过省中医药管理局评审验收。

2020年,县中医院高分通过二级甲等中医医院复核评价,并创建三级中医院;脾胃病科、肺病科、内分泌科、骨伤科、心病科通过淮安市中医临床重点专科评审。与江苏省第二中医院脾胃病科结成技术协作联盟,卒中中心通过国家卫生健康委脑防委防治卒中中心专家组现场评审。中医馆达到县域基层卫生院全覆盖,全县建成中医馆73家。

2021年,县中医院被省中医药管理局确认为三级中医医院,开展中药膏方、中药浓煎剂、中药药枕、中药熏洗、穴位贴敷、艾灸、耳穴压豆等中医药治疗和正骨复位、针刀诊疗、拔罐、刮痧等中医非药物疗法72项。推进标准化中医馆建设,11个三级中医馆通过市级验收,其中马坝、铁佛建成四级中医馆。县代表队获市"山阳杯"中医药和针灸知识技能竞赛团体一等奖。

2015～2021年中医药人员数情况

年　份	2015年	2016年	2017年	2018年	2019年	2020年	2021年
中医药人员总数	204	190	232	218	250	274	302
其中:设有中医类别执业(助理)医师	155	141	182	163	187	223	247
见习中医师	1	1	1	1	6	18	22
中药师	48	48	49	54	57	33	34

第二章　中医技术

第一节　特色科室

一、中医科

1956年7月，县人民卫生院中医科，聘请宋孝先、顾克明等中医名家，诊治常见疾病，对一些疑难杂症治疗有其独特良方。

1972年，县医院张宗良主编教学教材，将人体10个系统78个病种运用中医理论辨证施治并附草方、验方、内服外治等法编成《张氏临症宝典》，用于西医学习中医培训班教学。

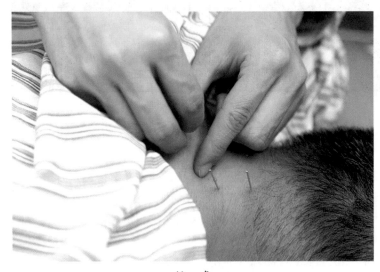

针　灸

1980年起，县医院先后接收医学院中医专业毕业生高耀华、刘建跃、毛学根、魏群利，调入范晓丽、陆梅芳，并分批外出进修。其时，中医科形成专科特色，对内、外、妇、儿、骨伤科等慢性疾病，风湿、类风湿性疾病，免疫功能失调性疾病，肿瘤以及老年病采用中医独特疗法，年门诊量万余人。

1989年6月，县中医院成立，组建中医内科及病房，王逸华任主任，医生有陆梅芳、姚政权、高耀华、程晓东等中医师。坚持"突出中医特色，先中后西，能中不西"学术思想，中医辨症论治得到振兴和提高。

1994年，县医院开展《癌症患者化疗后副作用的中医中药治疗》等新技术、新项目4项。管镇中心卫生院对一些常见病、多发病的诊断如慢性萎缩性胃炎、慢性咽炎、中风后后遗症的康复治疗都取得满意效果。

2000年，市名中医陶春祥，倡导老年病从肾虚论治的观点，认为老年的多种疾病和病变，均有肾虚血瘀的症状，肾虚必血瘀，瘀血必归肾，补肾需活血，活血肾易变，都可以用补肾活血法治疗，已被临床和研究所证实。

2004年起，观音寺卫生院中医科聘请江苏省中医院著名中医专家、主任中医师闵锋，每周定期到院坐诊，他擅长利用中草药对肿瘤及内、外、妇、儿等疑难杂症的中医治疗。病人来源跨两省，涉及南京、扬州、金湖、盱眙、洪泽、天长等多个地方。

2016年，县中医院坚持中医特色，扩大中医综合治疗区，开展中医临床路径试点和"治未病"服务。

2019年，明祖陵卫生院中医科聘请县中医院医学博士、主任中医师王振国定期坐诊，对卫生院医师传帮带，开展颈椎病、肩周炎、腰椎间盘突出、骨质增生腰关节炎、中风后遗症康复、风湿病治疗与康复、慢性胃肠功能不全的针灸推拿、拔罐、刮痧等特色疗法。

2021年，县中医院中医科拥有省、市名老中医各1人，有全国基层名老中医顾克明专家传承工作室，江苏省名老中医胡铁城、周珉工作室盱眙工作站。在工作室内，江苏省名中医顾克明、淮安市名中医陶春祥、盱眙县知名中医专家陆梅芳、葛成树，带着他们的弟子们，采用传统医学望、闻、问、切四诊合参，结合现代设备检查技术，开展全新的诊疗模式，在诊治内科病、老年病和妇科杂症等方面发挥重大作用。医院中医优势病种53种，临床路径41项，围手术期中医诊疗方案21项，中医特色服务72项。发挥中医药在新型冠状病毒肺炎疫情防控中的作用，向各隔离点和疫情防控一线配送袋装中药煎剂1万余袋。

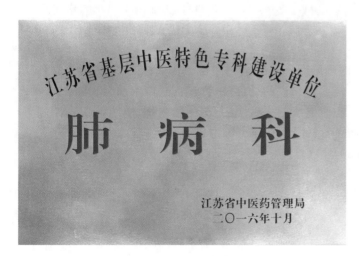

2016年12月，县中医院脑病科获省中医重点临床专科

二、脑病科

2011年7月，县中医院脑病科独立建制。

2012年，科室形成中风病、眩晕病、头痛病等中医优势病种，被评为省级中医临床重点专科建设单位。

2015年，脑病科住院病区扩增为2个，设置床位98张。运用中西医结合开展脑血管病急性期和恢复期的康复治疗。

2016年，通过江苏省级中医重点专科评审。

2020年，被江苏省卫生健康委员会确认为"江苏省2020年第一批防治卒中中心"。

2021年，病区扩增至3个，设置床位146张，有医师18人，其中副主任(中)医师5人、主治(中)医师6人，下设脑血管病介入组、眩晕头痛组、失眠焦虑组、癫痫痴呆组、神经电生理组等亚专科。科室与江苏省中医院联合开展脑血管疾病中医药诊疗技术，打造卒中多专业一体化诊疗模式，不仅包含急性期中医药辨证施治、手术、溶栓、介入等现代医疗技术，还将针灸、推拿、康复等手段纳入，形成完整的诊疗规范，提高中医整体疗效，在总结临床经验的基础上，研发院内中药制剂。开通卒中急救绿色通道，联合神经外科、急重症医学科、放射科、检验科等开展多学科协作模式，开展血管内药物溶栓及DSA下取栓技术，显著提高卒中患者救治成功率，在苏北各县级脑病科中处于领先地位。

三、肺病科

2016年11月，县中医院肺病科获省基层中医特色专科建设单位

2006年，县中医院肺病科独立建制。

2016年，入选江苏省基层中医特色专科建设单位。张雷成为"顾克明全国基层名老中医专家传承工作室"学术传承人。

2017年，开展中医定向透药疗法，通过淮安市中医临床重点专科评审。

2018年，举办市级继续教育项目《慢性咳嗽中西医结合诊治学习班》。建成"江苏省中医特色专科建设单位"，获艾力彼"中国中医医院优秀区县临床专科"。

2019年，加入江苏省中医呼吸专科联盟。举办省级中医继续教育项目《肺癌中西医诊治基层学习班》。建成睡眠呼吸监测室，开展睡眠呼吸监测诊疗服务。

2020年,科室被淮安市卫生健康委确认为"市级中医临床重点专科"。再次获评艾力彼"中国中医医院优秀区县临床专科"。张雷赴湖北省阳新县逆行抗疫。

2021年,科室下设呼吸介入、急危重症、气道炎症性疾病3个诊疗小组和质控小组,床位40张,有主任医师1人、副主任中医师2人、主治中医师2人,硕士研究生3人、本科生8人。配备耳穴埋籽、穴位贴敷、穴位按摩、中医定向透药疗法等专科中医诊疗所需设备。

坚持中医及中西医相结合,形成风温肺热病(肺炎)、喘证(慢阻肺)、咳嗽(感冒后咳嗽)优势病种诊疗规范,对于慢性咳嗽,运用"喉源性咳嗽""风咳"理论,制定慢咳、风咳两大系列方,先后制定协定方13张,临床疗效显著。运用传统中医药、中医协定方配合中药穴位敷贴、中药湿敷、耳六埋籽、中药足浴、穴位按摩、冬令膏方调治等中医药诊疗手段,提高临床治疗效果。在风温肺热病(社区获得性肺炎)等发热疾病中,强调清解化痰、中药内服,缩短发热天数,退热效果明显;针对喘证(慢阻肺)发病特点,总结"在肺为实、在肾为虚",标本兼治,泄实补虚,肺肾同治,配合中药穴位敷贴、中药膏方,同时指导患者进行八段锦、保肺功等锻炼,达到培元固本。

四、脾胃病科

1997年,县中医院中医内科设立脾胃病专业组,顾克明、陶春祥在中医脾胃病诊治方面进行坐诊查房和教学指导。

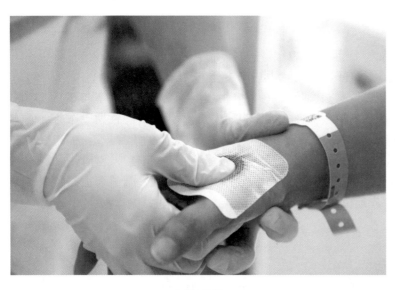

穴位贴敷

2011年,县中医院脾胃病科独立建科,何占德任脾胃病科主任。

2014年4月,脾胃病科设立独立病区,设置床位45张。

2016年,被评为市级中医临床重点专科。

2017年,在全市重点专科评优中获得"优秀专科"称号。

2018年,获得"艾力彼中国医院竞争力"中医医院优秀区县临床专科。

2019年,通过市中医临床重点专科复核评审,被评为"盱眙县重点学科"。

2021年,设置床位47张,医生9人,其中:主任中医师1人、副主任中医师1人、主治中医师3人、住院医师3人、住院中医师1人,硕士研究生3人,经过消化内镜专科医师培训合格6人。

脾胃病科在传承中医名家临证经验的基础上,与西医先进的诊疗技术接轨,采用中西医相结合的多元化治疗手段,常规开展消化系统肿瘤、反流性食管炎、食管贲门失弛缓症、消化性溃疡、慢性胃炎、消化道出血、功能性消化不良、溃疡性结肠炎、十二指肠壅积症、急慢性胰腺炎等消化系统疾病诊治和中医药调理。县中医院院长何占德兼脾胃病科主任,他运用脾胃病"内病外治、内服外治疗法相结合""经方与中医外治疗法结合"的防治模式,在"内病外治疗法"的临床应用实践中,他的"以俞调枢中医外治法""五行藏象中医外治法"等学术观点,被广泛应用到脾胃病科常见病中,尤其是在"功能性胃肠病""胃食管反流病"的治疗中,其临床疗效尤为显著。

五、糖尿病科(内分泌科)

2005年7月,县中医院糖尿病科设立。

2012年,被授牌"蓝色县域"项目实践基地。

2016年,科室被评为市中医临床重点专科。

2018年,获得"艾力彼中国医院竞争力"中医医院优秀区县临床专科。

2019年,举办省级继续教育项目"糖尿病并发症中西医诊治进展学习班"。

2021年,设有糖尿病、甲状腺两个专病门诊;设置床位45张,医护人员20人,其中:主任中医师1人、副主任(中)医师1人、主治(中)医师3人;医学博士1人、硕士研究生2人。

科室采取中西医结合模式,逐步形成以消渴病、消渴病肾病、消渴病痹症为主的优势病种和临床路径。在糖尿病急性并发症的抢救、糖尿病慢性并发症(糖尿

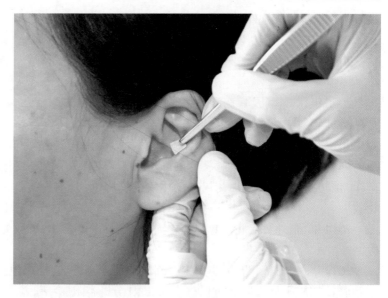

耳穴埋籽

病肾病、糖尿病足、糖尿病性神经病变、糖尿病视网膜病变、糖尿病并发心脑血管疾病等)的控制及延缓病变进展方面具有一定特色。如通过活血通络中药口服及足浴治疗消渴病痹症(糖尿病周围神经病变)、补肾化瘀中药口服配合通腑泻浊中药灌肠治疗消渴病肾病(糖尿病肾病)等。学科带头人中医学博士王振国,有效运用一些常规口服中药,开展单纯中药治疗糖尿病前期,中药外敷治疗亚急性甲状腺炎,为糖尿病足的病人进行中药熏洗,为非透析的糖尿病病人进行中药灌肠等。采用院内名老中医葛成树的学术思想及实践经验,制定协定处方近10个。陶钧带领同事将中医适宜技术与中医护理服务相互融合,开展中药足浴、中药贴敷、刮痧、拔罐、艾灸等多项中医护理项目。

六、心病科

2014年,县中医院心病科成立。

2021年,科室被评为市级中医临床重点专科,有专科诊疗医护人员18人,其中主任医师1人、副主任(中)医师2人。

科室擅长中西医结合治疗心血管疾病,如高血压病、冠心病、慢性心力衰竭、心律失常、肺源性心脏病等,在中医辨证施治基础上,开展介入、溶栓、急诊PCI治疗、缓慢性心律失常的起搏器植入治疗,在淮安市县区处于领先地位。

七、中医外科

1989年6月20日,县中医院外科成立,床位12张,有医生5名,朱启忠任科主任。运用中西医结合开展外科疾病治疗。

1991年起,相继派出医师到省中医院、省人民医院、南京市鼓

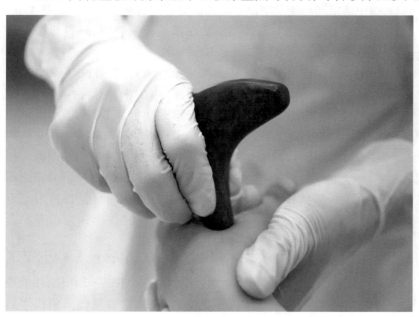

穴位按压

楼医院进修学习先进外科技术。

　　1999年，外科床位40张，医生8人。

　　2004年，科室为综合外科，包括普外科、胸外科、泌尿外科、骨科、神经外科、烧伤科等专业组，专科手术技术逐步完善。

　　2006年，脑外科及骨伤科独立建科。

　　2011年，普外科、胸外科、泌尿外科独立建科。

　　2012年，加大中医药对泌尿系统疾病和男科疾病的治疗和研究，开展加味黄柏败酱汤超声电导中药滴灌前列腺，治疗慢性前列腺炎、前列腺增生等取得良好效果；泌尿系结石术后选择利湿通淋颗粒，促进碎石排净，预防泌尿系感染；加味风灵汤用于前列腺电切术后者，改善尿频、尿急、尿痛等症状，取得很好临床治疗效果。

　　2014年，脑外科疾病治疗，处方均由中医科医师会诊开具，并开展针灸、耳穴埋籽、中药封包、推拿等中医治疗。

　　2019年，脑外科开展头痛病中医临床路径诊疗方案，推广中医药辨证论治，如中风肝阳上亢患者使用天麻钩藤饮加减平肝潜阳、镇肝熄风，头部内伤病瘀阻脑络证患者使用血府逐瘀汤加减祛瘀生新、通窍活络等。

　　2021年，科室引进中医专业人员，优化中医临床路径，如去除病例较少的气闭清窍证型，提升中医药使用率和临床路径入组率，降低临床路径变异及退出率。开展耳穴埋籽、艾灸疗法、穴位按摩贴敷等传统中医适宜技术辅助手术治疗，还将中医药方剂充分融入专科疾病的临床治疗中。

八、骨伤科（颈肩腰腿痛科）

　　2006年，县中医院单独设立骨伤科，设置床位45张。成为"市级中医临床重点专科"。

　　2011年8月，县中医院与河南洛阳正骨医院开展深度合作，设立骨伤二科（颈肩腰腿痛科），洛阳正骨医院王奇、赵金风、郭云鹏等多位专家进驻医院进行技术指导。开展中医治疗项目有牵引、复位、针灸、推拿、艾灸、刮痧、拔罐、中药塌渍、中药熏洗等。

　　2013年~2015年，相继引进小针刀、钩刀、松筋针、神经阻滞治疗（侧隐窝注射），复位技术上增加弹压复位、冯氏正骨复位，开展中频、干扰电等非手术治疗技术40余项。

　　2016年，引进"中药药枕"特色技术，采用中药定向药透及温热疗法辅助治疗颈肩部、胸腰背部、膝关节、足跟部等全身肌肉、筋膜劳损引起的病痛。

　　2021年，骨伤科设立2个病区，设置床位110张，配置医师23人，被淮安市卫生健康委确认为"市级中医临床重点专科"，开展中医非药物疗法和传统中医手法治疗颈腰部和四肢关节急慢性疼痛。颈肩腰腿痛病区建成中医经典病房，被国家卫生健康委评为"改善医疗服务示范科室"。

　　科室配有中医熏蒸机等多台专科诊疗设备。主要采用中医传统特色疗法为主，结合现代微创技术形成独具特色的治疗体系。洛阳正骨

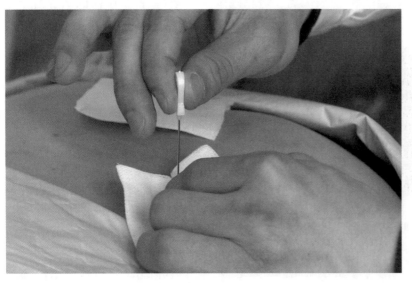

颈肩腰腿痛科——针刀疗法

医术结合小针刀、中药熏蒸等方法,诊治颈椎病、腰椎间盘突出症等病症,为颈肩腰腿疼痛患者的诊治开辟新途径。洛阳正骨医术具有200多年的历史,其中"正骨大复位技法"可以治愈颈椎病和腰椎间盘突出症,通过"特效中药熏洗治疗、正骨牵引松解治疗、正骨推拿治疗、保护神经功能针灸治疗、保护神经脱水活血化瘀治疗"等方法进行核心大复位,实现颈肩腰腿痛患者的身体康复。

九、肛肠科

2006年7月,县中医院肛肠科独立建制,江卫平任主任,设立肛肠专科病区。

2010年,成为淮安市中医临床重点专科。

2017年11月,与中国初级卫生保健基金会、美中慈善基金会开展合作,设立肛肠科康复培训基地。

2018年10月,取得国家中医药管理局名医验方评价与转化重点研究室开放课题"经典名方临床循证评价研究",课题编号NZTJDMF-2018002,参与江苏省中医院科研课题《凉血地黄汤治疗痔疮出血临床研究方案》。

2021年,有医护人员20人,其中:副主任中医师1人,中医专业硕士研究生1人。科室既拥有祖国传统中医药学治疗特色,又拥有现代化的诊断及治疗水平。开展肛肠疾病的常规检查,下消化道电子内窥镜检查大肠癌、结肠息肉、结肠炎、克罗恩病等肛肠科系列疾病,并结合中药熏洗治疗内痔、外痔、混合痔、肛裂、肛瘘等各类肛肠科疾病,疗效显著。与省中医院肛肠科结对,开展低位直肠癌保肛、高位复杂性肛瘘的手术治疗,在术后镇痛、微创手术方面走在本地区的前列。

十、肝病科

2006年,县中医院与南京市二院进行技术协作,开设肝病专科门诊。

2007年,成立肝病科病区。

2010年,被评为淮安市中医临床重点专科。

2021年,开设病床41张,拥有肝病专科医师6人,其中:副主任医师1人。科室配备肝病治疗仪、腹水回输机、肝纤维化治疗仪等多台先进诊疗设备。以中西医结合治疗为主,突出中医特色,在病毒性肝炎、肝纤维化、肝硬化的临床诊疗方面具有独特优势,能进行肝癌射频消融治疗及粒子植入,与省传染病医院合作开展"苦参素治疗后肝穿刺病理改变"新技术。

十一、妇科

1995年,县中医院开设中医妇科门诊。开展中西结合方法治疗手术后低热、不孕症、盆腔炎、月经病、子宫内膜异位症、产后关节痛等妇科多种疑难杂症。

2005年,设立妇科专业组。

2010年,被评为淮安市中医临床重点专科。

2018年,妇科独立建制。

2021年,科室设妇科膏方门诊、有医生9人,开放床位31张。常规开展妇科系列疾病及妇科各类良性、恶性肿瘤的手术和化疗、滋养细胞肿瘤的中西医综合治疗。擅长运用中医治疗不孕症、女性腹痛等中医特色疾病。在学科带头人刘玉清的带领下,运用中医中药、中西结合治疗月经失调、闭经、痛经及更年期疾病方面具有显著效果。刘玉清多年潜心研究探索不孕症的发病原理,临床表现,为诸多婚后不孕的妇女带来福音。

十二、儿科

2005年4月,县中医院儿科独立建科。

2016年,被确认为市级中医重点专科建设单位。

2017年,被评为淮安市中医临床重点专科。

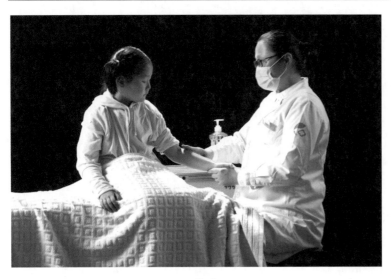

小儿推拿

2018年,获"艾力彼中国医院竞争力"中医医院优秀区县临床专科。

2020年,成为江苏省儿科专科联盟成员单位,在县内率先开展矮小和性早熟的诊断和治疗。

2021年,设置普通床位30张、新生儿无陪护床位15张。开设常规门诊、儿童保健门诊及小儿推拿门诊,儿科医师7人,其中主任医师2人、副主任医师2人。

科室制定肺炎喘嗽、过敏性紫癜、泄泻三个优势病种的中医诊疗方案,实施肺炎喘嗽、过敏性紫癜的中医临床路径。运用中西医结合治疗过敏性紫癜、新生儿黄疸、小儿肺炎、反复呼吸道感染、哮喘、肾炎、腹泻、腹胀、便秘、厌食、遗尿、免疫力低下等方面彰显优势和成效。将"中药外治"灵活运用于儿童疾病治疗中,如自拟中药外敷神阙防治红霉素胃肠道反应,在提高治疗效果的同时减轻患儿痛苦。运用中医独特的草药、针灸、推拿、穴位贴敷、刮痧以及刺四缝疗法等辅助治疗技术,治疗厌食、咳嗽、泄泻、哮喘、遗尿等诸多疾病。

十三、康复疼痛科

2016年,县中医院设立疼痛科门诊,主要开展各种难以治愈的慢性疼痛诊疗。

2019年8月,县中医院康复疼痛科成立,成为"正清风痛宁三联序贯疗法"全国培训基地。万翠红任主任。

2021年,开放床位41张,下设1个专科门诊、2个无痛中心(无痛胃肠镜中心和无痛妇科诊疗中心)、2个疼痛治疗室,病区设置康复治疗1厅4室(PT治疗大厅、综合理疗室、言语治疗室、作业治疗室、中医综合治疗室);配备医生8人,康复治疗师13人。

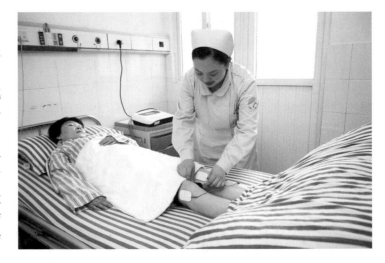

中频治疗疼痛

科室以"中西结合,全面康复"为理念,开展疾病康复与疼痛诊疗。运用正清风痛宁三联序贯疗法结合中医针灸、理疗、蜡疗等,治疗风湿、类风湿性等疾病,开展带状疱疹后遗神经痛、癌痛等慢性疼痛治疗,同时运用现代康复技术与中医传统技术结合治疗脑卒中、脑外伤等病变后遗症及心肺疾病后的康复。先后开展正清风痛宁三联序贯疗法培训班5期,有来自全国各地近200名医师参加培训与交流。

第二节　中西医结合(西学中)

1956年,县卫生院中西医首次结合,治愈破伤风1例。

1957年,根据卫生部指示,县卫生科组织西医学习中医,并制订学习制度,开展"西学中"教育。

1960年,选派周云方、吴榴英到淮阴医学专科学校中西医进修班学习半年。

1970年,举办首期西医学习中医班,学员16人。

1972年,举办第二期西医学习中医班。由县医院张宗良主任编写教材和主讲。

1980年,县医院中医科形成中西医结合独特疗法治疗慢性炎症、免疫器官功能失调、营养代谢障碍、肿瘤等疑难杂症。

1989年,县中医院成立后,采取激励机制,倡导西医人员学习中医诊疗思想、诊疗理论和诊察技术。

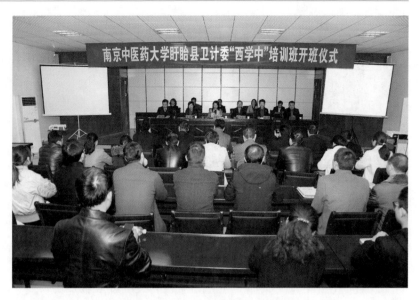

2018年11月24日,西学中开班仪式

90年代,县中医院全面开展中西医双重诊断,辨病辨证,发挥中医中药的作用,运用中西医结合治疗各科疾病。

2000年起,加强中医特色科室建设,形成独具特色中西医综合治疗体系。

2011年,南京中医药大学和县中医院联合举办中医护理本科班。

2017年10月29日,县中医院承办省级继续教育项目"糖尿病并发症中西医诊治进展学习班",来自省内内分泌科代表150余人参加。市卫计委副主任俞伟男、上海市五院内分泌科主任刘军教授、江苏省人民医院内分泌科主任马向华教授、江苏省中医院内分泌科主任余江毅教授等开展授课,与会代表还就各自发表的论文进行交流分享。

2018~2020年,加强中医药人才培养,通过与南京中医药大学、扬州大学医学院联合举办西学中班、中医护理本科班,鼓励医护人员参加学习,西医124人参加;不断规范院内继续教育,组织高年资中医人员开展中医理论专题讲座,吸引西医人员参班学习。

2021年,举办市级医学继续教育项目"中西医骨伤微创治疗及中医保守治疗进展学习班",以骨伤科中西医结合治疗、微创治疗为出发点,探讨骨伤科中西医治疗的发展之路。江苏省中西医结合学会乳腺病工作站在县中医院挂牌成立。

第三节　中医药适宜技术

2006年,国家中医药管理局制订第一批中医临床适宜技术推广计划项目,盱眙县组织相关人员认真学习。中医适宜技术是祖国传统医学的重要组成部分,包括针法、灸法、按摩疗法、中医外治疗法、中医内服疗法、中药炮制适宜技术等,安全有效、成本低廉、简便易学、适用人群及适应症广,深受群众的青睐。

2009~2010年,贯彻落实国家中医药管理局办公室印发《基层常见病多发病中医药适宜技术推广实施方案(2009-2010年)》,开展全县中医适宜技术培训。

2012年,举办中医药适宜技术培训班,全县乡镇卫生院50多名中医药人员参加培训。

2013年10月15日,县中医院组织骨干医护人员带着火罐、艾条等中医诊疗器具及常见中草药标本赴鲍集镇卫生院,为当地群众免费提供拔火罐、艾灸、耳穴埋籽、刮痧等中医适宜技术体验活动。

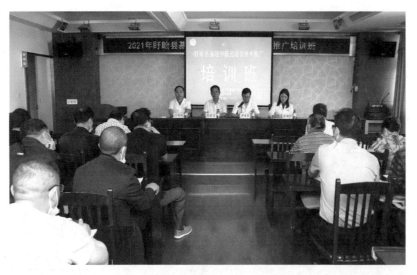

2021年6月4日,举办盱眙县基层中医药适宜技术推广培训班

（严　倩/提供）

2016年6月,县中医院对全县24名乡村医生开展为期3个月的中医实用技能免费脱产培训。

2018年起,县中医院作为盱眙县中医药适宜技术培训推广基地,定期组织中医药专家对基层医师开展中医药适宜技术培训与考核,每年推广中医适宜技术10类30项。在临床广泛开展中医护理适宜技术,全县常规开展拔罐、艾灸、耳穴压豆、中药足浴等中医护理技术24项。

2020年,对全县基层医疗机构人员开展中医适宜技术培训400余人次,各镇街卫生院普遍开展针灸、推拿、火罐、熏洗、牵引、埋线、穴位注射、按摩、热熨、敷贴等10种以上适宜技术。

2021年6月4日,举办盱眙县基层中医药适宜技术推广培训活动,县中医院专家重点围绕中医适宜技术的中医基础理论知识和临床应用实例进行讲解,并现场演示艾灸、拔火罐和推拿等中医适宜技术的操作要领。全县各基层医疗机构医护人员110余人参加培训。

第三章　名老中医药专家传承工作室

第一节　顾克明全国基层名老中医药专家传承工作室

2016年,国家中医药管理局在县中医院实施"全国基层名老中医药专家传承工作室项目",建设顾克明基层名老中医药专家传承工作室。工作室由全国基层名老中医顾克明领衔,主要整理、传承基层名老中医药专家学术经验,培养基层中医药人才,提升基层中医药服务能力,满足人民群众对中医药服务的需求。建设周期3年。12月,省级预算拨付资金50万元,用于补助名老中医药专家传承工作室建设,改善工作室功能区域、开展名老中医药专家学术继承工作、进行临床资料的整理分析和推广应用以及名老中医药专家信息网络系统建设。

2017年6月30日,"顾克明全国基层名老中医药专家传承工作室"项目在县中医院举办启动仪式。江苏省中医药学会副会长、秘书长黄亚博,江苏省中医药发展研究中心副主任、省中医药学会秘书长费忠东,南京中医药大学教务处副处长徐俊良,淮安市卫计委副主任俞伟男,县委常委、宣传部部长张晓红,恒康医疗集团领导以及县内各医院和乡镇卫生院负责人参加活动。

根据全国基层名老中医药专家传承工作室建设方案,制定盱眙县中医院名老中医药专家顾克明传承工作室具体实施方案和管理制度。成立以赵娟为负责人,尤晓溪、张雷、耿自上为学术继承人,岳瑾、高玉柱、薛德才、许宝忠、陈金宝等共同参与的工作室团队。薛德才、岳瑾、陈金宝为乡镇卫生院医师,许宝忠、高玉柱为村医。

2018年,工作室配备名老中医临床经验示诊室16.2平方米、示教观摩室66.2平方米、中医技能室16.2平方米、藏书百余册,计算机、网络宽带、声像采集系统、实时记录设备,具有同步传送接受系统,能够实时观摩顾师看诊实况。有工作人员13人,副主任医师2人,主治医师7人,外单位医师6人,皆以临床跟师学习为主要方式,收集整理老中医专家医案、处方等原始材料,每月完成学习笔记2篇、读书临证心得1篇。建立顾师诊疗的医案汇总及处方库,完成700余人次诊疗信息的整理工作。出版顾师专著一部《诊余摭谈》。整理胃脘痛肝胃气滞证诊疗方案,选用顾师自拟方公英益胃汤加减,用于临床患者的治疗,取得成效。制定心悸、心脾两虚证诊疗方案,选用顾师自拟方固本养心汤加减,已用于临床。在宣化村卫生服务站、淮河镇卫生院开展中医诊疗工作,开展巡诊巡讲活动,为近万人次提供义诊、健康咨询、健康教育及"治未病"宣传。建立名中医工作室药用植物培育基地及道地药材体验园,基地种植2000多亩,品种50余种。

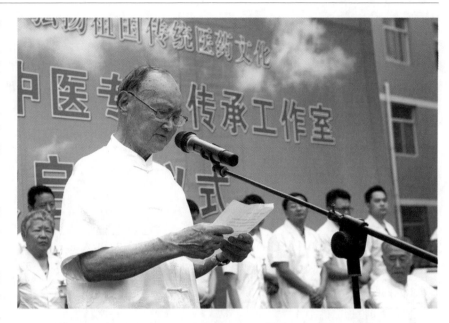

2017年6月30日,顾克明在"顾克明全国基层名老中医药专家传承工作室"项目启动仪式上讲话　　　（杨礼宝/摄）

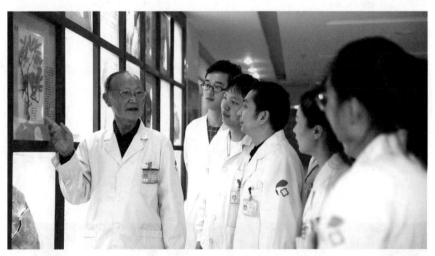

全国知名老中医顾克明为青年医生讲解中草药　　　（杨礼宝/摄）

2018年4月,举办"全国基层名老中医药专家顾克明学术思想传承研讨会",顾克明亲自授课,将其学术经验在全县中医人群中推广。副县长雍梅参加。组织参加省级中医药管理部门举办的江苏省针灸推拿学术大会、江苏省中西医结合生殖医学会议以及中国医疗保健交流促进会中医学分会2018年年会暨中医药传承高峰论坛等培训。举办市级继续教育活动一次。

至2019年,县中医院共投入82.67万元,其中:省级预算安排江苏省名老中医药专家传承工作室建设项目专项资金50万元,中医院自筹32.67万元。主要用于改善工作室功能区域49.1万元,出版专著2.5万元,购置电脑、投影仪、摄像等办公用品20.05万元,人才培养5.1万元,举办市级中医药继续教育5.92万元。

2020年,出版顾克明专著《证治偶记》,书中详细收录顾老在心系病证、肺系病证、消化系病证、妇科及皮肤外科等方面经典医案以及经验体会。建立老中医传承文化展区及文化长廊,展示药具历史迁延、中草药标本、手写处方和书籍、医院制剂、中医中药文物等。与维桥卫生院、洪山卫生院、宣化村卫生室、穆店卫生室成立医联体,专人负责中医药适宜技术工作推广站或中医馆建设指导工作。

12月19日,顾克明全国基层名老中医药专家传承工作室项目验收组组长、淮安市中医院副院长周兴武一行8人莅临盱眙县中医院对相关工作开展评审验收。专家组对照《全国基层名老中医药专家传承工作室建设项目验收评分表》细则内容,对工作室条件建设、传承建设、人才培养、项目资金、制度建设等情况进行分组验收,认为工作室目标明确、管理规范、团结协作,周期内圆满完成传承工作室的各项建设任务。

2017~2020年全国名老中医药专家传承工作室经验传承情况

整理优势病种诊疗方案(种)	2种(胃脘痛、心悸病)
发表名老中医药专家学术经验相关论文(中文)	发表论文3篇 《自拟方公英益胃汤治疗肝胃不和型痞满的临床观察》等
出版专著(部)	1部(《诊余撷谈》)　1部《证治偶记》
继承人的月记(次,每半月为1次)	72篇/人
继承人整理总结名老中医药专家的医(验)案(篇)	36篇/人
继承人的经典专著学习心得(篇)	36篇/人
工作室成员巡诊巡讲(次)	36次
市级继续教育项目	1次
省级继续教育项目	1次

2021年7月6日,国家中医药管理局公布全国基层名老中医药专家传承工作室建设项目验收结果,顾克明全国基层名老中医药专家传承工作室通过验收,是江苏省2016年项目成功通过验收的4个传承工作室之一。

第二节　胡铁城江苏省名老中医药专家传承工作室盱眙工作站

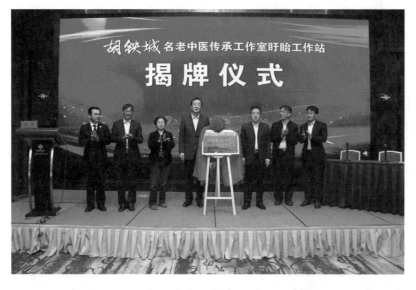

2018年10月28日,胡铁城名老中医传承工作室盱眙工作站落户盱眙县中医院
（傅　敏/摄）

2018年,江苏省中医药管理局开展全国和江苏省名老中医药传承工作室工作站建设项目,盱眙县中医院获批成立"胡铁城名老中医传承工作室盱眙工作站",项目建设周期为3年。10月28日,"胡铁城名老中医药传承工作室盱眙工作站"揭牌仪式在盱眙隆重举行。胡铁城是江苏省名中医,江苏省中医药学会老年医学专业委员会首届主任委员,南京中医药大学教授,江苏省中医院名医堂主任医师。外祖师传内、儿、妇、外大方脉,擅长中医诊治眩晕、冠心病、心绞痛、心悸、心功能不全等心脑血管病;失眠、便秘、浮肿、出汗症;月经不调、

更年期病综合征；各种肿瘤；"三高"（血压、血脂、血糖）代谢综合征以及其他内科疑难杂症。从1982年开始先后编著专业书籍近10部、撰写文章数十篇。先后承担"降脂类"及"止痢类"课题，获江苏省科技奖。工作站确定继承人3人，其中主治中医师2人、中医师1人，成立师承教育管理，围绕胡铁城教授的学术思想、技术专长开展传承教育工作，培养基层中医药人才，提升医院中医药服务能力。

2019年12月25日，江苏省中医药管理局"全国和省名老中医药专家传承工作室基层工作站"年度考核专家组，到盱眙县中医院对"胡铁城江苏省名老中医药专家传承工作室基层工作站"项目建设情况进行年度考核，从工作站条件建设、团队建设、人才培养、专科建设等方面进行全面评估并予以肯定。

2020年，工作站整理形成不寐、咳嗽、胃脘痛等疾病的优势病种诊疗方案3个，特色诊疗技术耳穴埋籽、穴位贴敷2项，并推广运用于临床；发表名老中医药专家胡铁城学术经验论文2篇，收集名老中医药专家工作室医案15篇，整理并总结名老中医药专家学术经验总结5篇，3名继承人共书写跟师笔记80余篇。组织开展省、市级继续医学教育2项。

第三节　淮安市名老中医陶春祥工作室

淮安市名老中医陶春祥工作室由淮安市名老中医陶春祥领衔，2021年1月，在县中医院成立。2000年起，先后带教陶钧、韦勇等医生10余人。

2000年，陶春祥被评定为淮安市十大名中医，从事中医工作50余载，擅长中医内科、妇科及老年病等治疗，较早提出老年病从肾虚血瘀论治的观点，在脾胃病方面临床诊治和研究中，善于应用中医药去辨证治疗胃食管反流病、十二指肠壅积症、肝源性胃病、肠易激综合征、慢性结肠炎等。补肾活血法治疗胸痹（冠心病）。

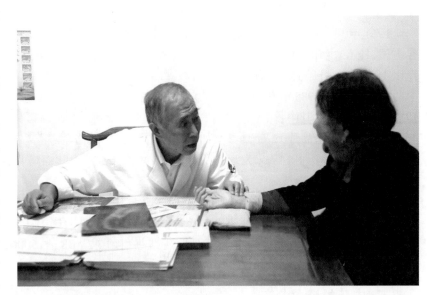

淮安市名老中医为病人望闻问切　　　　　（杨礼宝/摄）

2018年，陶春祥获首届盱眙名医特别贡献奖。

2019年，出版中医药专著《壶天散墨》，总结从医治病心得。补肾活血法在老年病中的应用：例1　俞某，男，63岁。胸闷而痛半月余，每日发作3～4次，3年前曾患急性广泛性前壁梗塞。诊见胸痛向左臂内放射，恶心多汗，腰酸耳鸣，心悸失眠，舌暗红舌边有瘀点，脉细数。心电图示：陈旧广泛性梗死，Ⅱ、Ⅲ、ST段压低，T波倒置。证属心肾阴亏，脉络痹阻，治宜益肾养心滋阴，活血化瘀通痹。经中药服用后，心绞痛缓解。继续服20剂，查心电图ST、T改变消失。再以原方加减治疗2个月痊愈。治疗癃闭（前列腺增生症）。例2　张某，男，59岁。小便淋漓月余，且加重一周，小腹胀痛，面色黧黑，头晕耳鸣，腰酸膝冷，舌质淡边有齿印，有小瘀点，脉细沉。B超示：前列腺Ⅱ度肿大。辨证属肾气虚弱，血瘀阻滞，治宜温补肾阳，活血散结，通调解癃。服药5剂，小便能自行排出，但不通畅。原方加黄芪25g，又服8剂而愈。后随访1年未复发。

第四章　中　药

第一节　中药材资源

一、中药材生长环境

盱眙地处东经118°11′~118°54′、北纬32°43′~33°13′之间,是亚热带向北温带过渡地带。盱眙为丘陵地带,整个区域呈现出东平、西川、南山、北水,地理环境优越,生态环境优良,历史文化厚重,自然资源丰富,是江苏重点药材产区之一,野生药材资源多,蕴藏量丰富,主要有野生药用植物780个品种,药用动物42个品种,蜈蚣、灵芝、黄精等珍稀名贵药材和丹参、山楂、桔梗、柴胡等常规药材,全省销量位居之首。

二、中药材资源普查

1961年,下半年,开展第一次普查,全县有药材388种,其中植物药材366种、动物药材22种。主要分布在古城、桂五、龙山、河桥等西南部低山区。据测算,总蕴藏量4200万公斤。其中18个品种蕴藏量在50万公斤以上。编写《盱眙县药物志》。

1984年秋~1985年春,开展第二次普查,在1961年普查基础上又发现392个品种,全县达780种,分属172个科、497属。其中:裸子植物、蕨类、种子植物738种,分属133科、457属;动物类药材42种,分属39科、40属,澄清易混淆品种12对、24种,如葶苈子、播娘蒿、败酱草、薤蓑、白前、白薇、石龙芮与苘苘蒜等。新发现品种中,有8种历史上从未发现的品种,即知母、土栾儿、小叶锦鸡儿、石见穿、透茎冷水花、白裳栾子树、苦树、乌饭树。

1985年,全县野生药材总蕴藏量2600万公斤,其中:植物类药材2597.5万公斤、动物类药材2.5万公斤。蕴藏量在50万公斤以上的有侧柏叶、老鹳草、黄花蒿等9种(比第一次普查减半),25万公斤以上的有龙牙草、稀莶草等9种,5万公斤以上的有石见穿、漏芦、茵陈等38种,5000公斤以上的有玉竹、山楂、柴胡等88种。常年收购的不足200种,仅占整个品种三分之一。

三、中药材资源分布

1984年秋至1985年春,第二次普查制作药物标本3600多个,绘制普查路线图、药物分布图及蕴藏量详图各1份。盱眙中药材基本分布全县,以西南山区较为集中,详见《盱眙县重要中药材资源蕴藏量分布图》。

2008年,中药材品种、蕴藏量未变。在西南低山区,蕴藏量占全县总量85%,中部丘陵地区约占8%,滨淮、滨湖水面药材约占7%。

2021年,中药材品种780个,丘陵山区中药材种植规模扩大。

四、中药材资源评述

在全国普查的360个植物类药材普查品种中,盱眙有153种,占42.5%;属省定的35个品种中,盱眙有24种,占68.6%。现分类如下:

珍稀名贵药材有:蜈蚣、灵芝、猫爪草。

地道药材有:知母、桔梗、白头翁、芫花、丹参、徐长卿、百部、柴胡、龙胆草、白鲜皮、夏枯草、槐米、酸枣

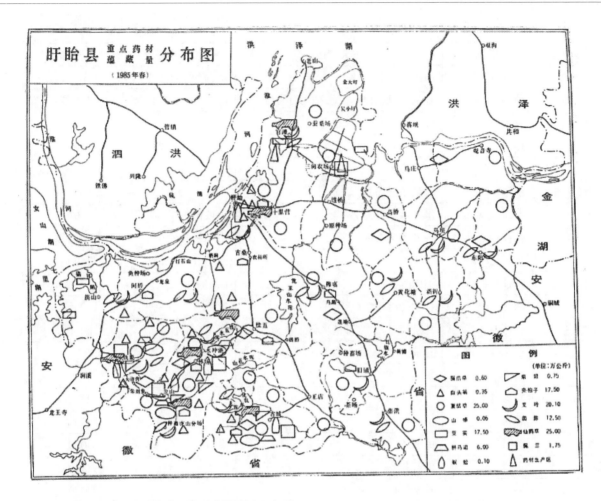

仁、半枝莲、龟板、鳖甲、茜草、戚灵仙、茵陈等20余种。

大宗药材有:野菊花、艾叶、仙鹤草、一年蓬、夏枯草、野马追、地榆、苦参、白茅根、壳柏子、益母草、苦树、麦李、白蕊草、金粟兰、玉竹、丝穗、茵陈、百部、佩兰、山楂等40余种。

家野兼有药材有:桔梗、丹参、酸枣、银花、芡实、皂角、山栀、杏仁、槐米、野马追、佩兰等11种。

家种药材有:薏米、决明子、望江南、大力子、山药、板蓝根、川芎、紫菀、紫苏、白扁豆、干姜、薄荷、白苏等20余种。

引种栽培药材有:杜仲、黄柏、杭菊、红花、连翘、白芍、山栀、丹皮、生地、银花、太子参等10余种。

1984～1985年盱眙县第二次中药材资源普查情况一览表(国家普查品种)

品种	科属	主要产区	生长环境	蕴藏量(公斤)
南山楂	蔷薇科	盱眙山区各乡	荒山草丛中	6000
槐米	豆科	盱眙各乡	四旁	4000
皂角	豆科	盱眙各乡	四旁	1500
槐花	豆科	盱眙各乡	四旁	3500
龟板	龟科	盱眙沿淮各乡	河流水库	50
鳖甲	鳖科	盱眙沿淮各乡	河流水库	50
地丁	堇菜科	盱眙各乡	山区和平原	27500
山栀	茜草科	甘泉药材场	家种	100

（续表）

品种	科属	主要产区	生长环境	蕴藏量（公斤）
泽兰	唇形科	山区水沟和湖滩	水沟和湖滩	30000
佩兰	菊科	甘泉、三河有种植，水冲港有野生	山洼	17500
薄荷	唇形科	盱眙各乡有种植，也有野生	水沟洼地	55000
虎杖	蓼科	盱眙山区各乡	沟边和竹林边	45000
旋覆花	菊科	盱眙各乡	山洼水沟边	17500
山茱萸	山茱萸科	甘泉药材场	家种	50
射干	鸢尾科	水冲港乡杨窝腊	山坡树林中	250
桔梗	桔梗科	古城乡等山区	山坡树林中	1000
丹参	唇形科	盱眙山区	野生，部分家种	3500
芡实	睡莲科	洪山等乡	湖泊沟塘	175000
牛蒡子	菊科	甘泉药材场、穆店乡	家种	100
桃仁	蔷薇科	甘泉药材场、水冲港乡等	野生、家种	50
枣仁	鼠李科	甘泉药材场、龙山乡等山区	野生、家种	300
杏仁	蔷薇科	甘泉药材场	家种	1750
郁李仁	蔷薇科	山区各乡	野生	250
何首乌	蓼科	山区各乡	野生	6000
夜交藤	蓼科	山区各乡	野生	4000
葛根	豆科	山区各乡	野生	7500
白苏子	唇形科	甘泉药材场	家种	2000
白苏梗	唇形科	甘泉药材场	家种	3250
干姜	姜科	古城乡	家种	50000
大青叶	蓼科	盱眙卫东药材场	家种	1000
知母	百合科	官滩乡小獭山	山坡树林中	100
皂角芽	豆科	龙山乡陡沟、盱城宣化	山坡	50
皂角刺	豆科	龙山乡陡沟、盱城宣化	山坡	50
皂角子	豆科	龙山乡陡沟、盱城宣化	山坡	50
杜仲	杜仲科	甘泉、三河、山孔等地	家种	100
黄柏	芸香科	甘泉药材场	家种	50
银花	忍冬科	甘泉山区	家种	1500
银花藤	忍冬科	甘泉山区	家种	5000
白芍	毛莨科	甘泉药材场	家种	750
杭菊花	菊科	甘泉药材场	家种	1000
红花	菊科	甘泉药材场	家种	500
丹皮	毛莨科	甘泉药材场	家种	250
紫菀	菊科	甘泉药材场	家种	200
板蓝根	十字花科	卫东、甘泉药材场	家种	1250

（续表）

品种	科属	主要产区	生长环境	蕴藏量（公斤）
枳壳	芸香科	甘泉药材场	家种	50
木瓜	蔷薇科	甘泉药材场	家种	50
香橼	芸香科	甘泉药材场	家种	50
太子参	桔梗科	仇集乡蒋湾村	家种	1000
决明子	豆科	甘泉药材场	家种	1500
紫苏叶	唇形科	盱城卫东药材场	家种	500
紫苏子	唇形科	盱城卫东药材场	家种	150
白头翁	毛茛科	龙山乡等山区	荒山草丛中	3500
萱草根	百合科	水冲港乡等山区	荒山草丛中	2500
女贞	木犀科	甘泉、果园场	家种	2500
寻骨风	马兜铃科	仇集乡等山区	荒山草丛中	4000
鹅儿不食草	菊科	桂五乡等山区	山区平地田间	2500
瞿麦	石竹科	古城乡等山区	荒山草丛中	4000
石见穿	唇形科	古城乡林铁村、水冲港乡杨窝腊	山坡林草丛中	2500
半枝莲	唇形科	盱眙各乡	山洼平地	2500
芫花	瑞香科	盱眙各乡	荒地路旁	4000
远志	远志科	仇集乡牛山村等山区	荒山草丛中	500
夏枯草	唇形科	盱眙各乡	山洼平地	25000
大戟	大戟科	龙山乡等山区	山坡草丛中	7500
连翘	木犀科	甘泉药材场	家种	100
南沙参	桔梗科	水冲港乡等山区	荒山草丛中	8500
白薇	萝藦科	仇集乡横山等地区	荒山草丛中	500
白蔹	葡萄科	水冲港乡等山区	荒山草丛中	7250
玉竹	百合科	水冲港、古城乡等山区	树、竹林中	600
黄精	百合科	古城乡铁山寺	山坡树林中	100
前胡	伞形花科	水冲港、古城乡等山区	山坡林草丛中	20000
香附	莎草科	盱眙各乡	荒山田间	500
防风	伞形花科	甘泉药材场	家种	250
鱼腥草	三白草科	盱眙二山、水冲港乡杨窝腊	山沟水边	200
灯芯草	灯芯草科	盱眙各乡	水塘水沟边	3000
排草	报春花科	仇集乡棋盘山等山区	荒山草丛中	200
半边莲	桔梗科	盱眙各乡	山沟、平原、洼地	7500
蒲黄	香蒲科	洪山乡等湖塘	湖塘水沟边	100
松花粉	松科	盱眙各乡林场	家种	1000
五加皮	五加科	水冲港乡杨窝腊	竹林、山坡	2250
白鲜皮	芸香科	龙山乡等山区	荒山草丛中	2500

（续表）

品种	科属	主要产区	生长环境	蕴藏量(公斤)
多花勾儿茶	鼠李科	龙山乡等山区	山沟边上	3500
木通	木通科	龙山乡等山区	山沟竹林中	2500
络石藤	夹竹桃科	龙山乡等山区	山沟竹林中	32500
天仙藤	马兜铃科	穆店乡八仙台和莲塘山	荒山草丛中	1000
海金沙	海金沙科	水冲港乡等山区	木竹林中山地	55
苦参	豆科	仇集等山区	山坡平地	17500
常山	马鞭草科	河桥乡大港村	荒山草丛中	15000
商陆	商陆科	盱城等山区	山坡草丛中	5000
王不留行	石竹科	盱城等山区平地	田间荒地	10000
苍耳子	菊科	盱城等山区平地	田间荒地	1250
透骨草	凤仙花科	甘泉药材场	家种	1750
旱莲草	菊科	盱眙各乡	山洼平地田间	60000
老鹤草	拢牛儿苗科	盱眙各乡	山洼平地路旁	250000
萹蓄	蓼科	盱眙各乡	荒地路旁	20000
蛤蟆草	唇形科	盱眙各乡	荒地路旁	15000
翻白草	蔷薇科	龙山乡等山区平地	荒山草丛中	10000
马勃	灰包科	龙山乡等山区平地	潮湿草地	25
水红花子	蓼科	洪山乡等沿淮一带	湖泊水沟中	750
合欢花	豆科	古城乡等山区	荒山杂木林中	100
合欢皮	豆科	古城乡等山区	荒山杂木林中	2000
艾蒿	菊科	河桥乡等山区	荒山草丛中	200000
防已	防已科	河桥乡等山区	荒山草丛中	100
龙胆草	龙胆科	维桥乡等平原地区	湖地沟边	50
南星	天南星科	水冲港乡长港防火道	山坡石缝中	50
枇杷叶	蔷薇科	甘泉药材场	家种	250
椿根皮	苦木科	盱眙各乡	家种	22500
冬葵子	锦葵科	盱眙各乡	家种、部分野生	3500
桑白皮	桑科	盱眙各乡	家种、部分野生	2000
柏子仁	柏科	盱城、水冲港、古城、龙山	山区栽培	1750
侧柏叶	柏科	盱城、水冲港、古城、龙山	山区栽培	675000
蟾酥	蟾蜍科	盱眙各乡	水边草丛中	50
桑螵蛸	螳螂科	龙山乡林区等地	树枝上等	50
珍珠母	蚌科	洪山乡等沿淮一带	河塘、湖泊中	225
百部	百部科	盱城等山区	荒山草丛中	6750
茜草	茜草科	盱城等山区	荒山草地、菜园地	2000
土茯苓	百合科	盱城等山区	荒山树林中	13000

（续表）

品种	科属	主要产区	生长环境	蕴藏量（公斤）
威灵仙	毛茛科	官滩乡等山区	荒山树林草丛中	3500
山豆根	防己科	水冲港乡杨窝腊		2500
猫爪草	毛茛科	桂五、穆店等地区		1600
地榆	蔷薇科	仇集乡等山区	荒山草丛中	15000
石苇	水龙骨科	水冲港乡杨窝腊、河桥乡	石头山或树洞下	50
蒲公英	菊科	盱眙各山区	荒山草丛中	7250
贯仲	麟毛蕨科	古城乡铁山寺	山坡阴湿地	500
薤白	百合科	盱眙各乡	山区荒地、田间	600
楮实子	桑科	仇集乡山区	荒山和家前屋后	700
仙鹤草	蔷薇科	仇集乡山区	荒山草丛中	250000
急性子	凤仙花科	甘泉药材场	家种	650
益母草	唇形科	盱眙各乡	荒山和家前屋后	375000
茺蔚子	唇形科	盱眙各乡	荒山和家前屋后	4250
蜂房	胡蜂科	古城乡和各乡林区	树上、屋檐	50
刺猬皮	刺猬科	盱眙各乡	田野、村庄	50
石花	梅花衣科	古城乡各山区	石头上面	200
野菊花	菊科	水冲港乡等山区	荒山树丛中	22500
柴胡	伞形花科	龙山乡等山区	荒山树丛中	7500
天冬	百合科	龙山乡等山区	竹树林丛中	750
三棱	黑三棱科	古桑乡高洼村水塘	水沟塘坝中	400
茵陈	菊科	龙山乡山区	荒山草丛中	12500
瓦松	景天科	龙山乡山区	山上砂石地	300
蛇床子	伞形花科	古桑乡高洼村	平地湖滩	1500
地肤子	藜科	古城乡民建村	家种较多	100
南鹤虱	伞形花科	河桥乡各山区	荒山草丛中	25000
青相子	苋科	龙山乡等地	田间	500
刀豆	豆科	甘泉药材场	家种	150
紫荆皮	豆科	山洪林场等	家种	200
苦楝皮	楝科	盱眙各乡	家种	2250
海桐皮	海桐科	山洪林场等	家种	1000
秦皮	木犀科	盱眙各乡	家种	900
稀莶草	菊科	龙山乡各山区	荒山和家前屋后	27500
马鞭草	马鞭草科	盱眙各乡	家前屋后	9500
乌蛇	游蛇科	古城乡各山区	荒山石缝中	50
全蝎	钩蝎科	甘泉药材场后山	石缝中	25
蜈蚣	蜈蚣科	龙山乡等山区	石头堆中	1000

第二节 中药材种植与饲养

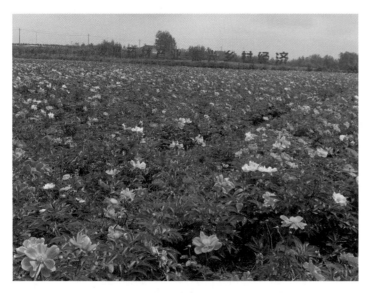

桂五镇种植的中药材——芍药

桂五镇种植的中药材——黄菊

桂五镇种植的中药材——黄精

盱眙四季分明，无霜期长，春季回温早，5～9月光热水同季，气候条件优越，且山区地形小气候资源丰富，有利于药材生长。从中草药种植文化看，盱眙历史上就是中草药大县，很早就有种植中草药的良好习惯，如都梁香兰（泽兰）、野马追、薄荷等。

1958年，在甘泉山西麓建立"县药材场"，拨地48亩以及大片山坡地，对甘草、黄柏、生地、桔梗、沙参、银花等20余品种试种成功。

1959年，药材场又引种南方的枇杷、穿心莲，北方的知母、黄芪等栽培成功，为境内南药北移、北药南栽，逐步驯化，开创良好的先例。

1961年，开展"一把草药、一根银针防病治病"活动，中药材种植1200亩，其中：甘草235亩、泽泻207亩、菊花72亩、薏仁107亩、连翘90亩，还有玄参、防风、何首乌、山栀、草决明子、银花、苏子、生地等389亩。7月，马坝公社老庄林场改为"老庄药材种植场"，种植生姜、泽泻、白芍等30多种药材。

70年代初，盱城、马坝、东阳、桂五、古城、龙山、穆店等地普及试钟白芍、丹皮、山药、透骨草、南沙参、丹参、半夏、玉竹、首乌、桔梗、银花、佩兰、党参、太子参、北沙参、生地、当归、知母、黄芪、防风等80多种。县内多地饲养地鳖虫、蜈蚣等，作为科研项目，试验成功后予以推广。

1976年，全县药材种植1200亩，家种有白芍、丹皮、丹参、半夏、玉竹、首乌、桔梗、银花、佩兰等，引种有党参、太子参、北沙参、生地、当归、知母、黄芪、防风等品种。

1990年8月，盱眙县"绞股蓝"培植推广会议在县中医院召开。

1999年，根据县委、县政府农村产业结构调整的要求，县卫生局负责全县中药材种植产业结构调整任务，成立中药材产业指导办公室，调研论证盱眙县适宜中药材种植的土壤、环境、品种、气候，组织人员到亳州、安国等地考察，落实适合本县中药材种植的品种、面积和分布区域，与科研单位挂钩，落实种植1.22万亩，种植25个品种，分布10个乡镇。

2003年12月3日，"盱眙县野马追规范化种植基地"被确定为全省6个地道、地产中药材规范化种植基地之一。13日，王店乡承担的"野马追标准化种植技术推广"项目接受省科技厅的委托验收。

2015年，全县种植各类中药材2.5万多亩，药材原料年销售额1.1亿元，中草药年产值4.7亿元。

2017年，县中医院在铁山寺建立名中医工作室药用植物培育基地及道地药材体验园，种植2000多亩，栽种50余种。

2021年，推动天泉湖、仇集、桂五、旧铺、古桑等丘陵山区农业开发项目区乡镇规模化种植，加快中药材种植基地生态化、标准化、规范化建设。全县发展地道中药材种植3万亩。县内饲养的动物，可以入药的部分有鸡内金(鸡砂囊内壁)、狗肾(狗的干燥阴茎带双睾丸)、马宝(马胃肠道中所产生的结石)、驴皮胶(驴皮去毛后，熬制成的胶块)、龟板(龟的腹甲)、鳖甲(鳖的背甲)、蜂蜜等。

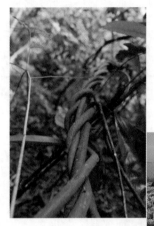
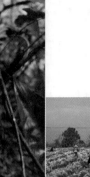

葛根

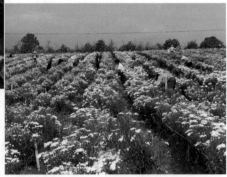

桂五镇种植的中药材——七月菊

第三节　中药材经营

清光绪29年(1869年)到民国38年，县内先后有61家开业药店，多为自兴自衰，有的毁于战争炮火。

民国期间，盱眙药品的经营与收购，在正常情况下，每年到药材收获季节，盱城永寿堂、泰山堂、大生堂、种德堂等7个大药店便在大小集镇张贴收购广告，公布收购药材的品种、规格、价目，进行收购。盱城泰山堂于1929年开业，店主朱瑞卿，是盱眙最大的一家药店，经营药品有800多种，批零兼营，并收购地产药材，主要品种有柴胡、桔梗、沙参、地骨皮、何首乌、白头翁、丹参、紫银花、芡实、蒲黄、莲子、龙胆草等。该店除将药材加工用于门市外，主要转销到南京(水西门太和生药店)、镇江(打索街义昌润药草行)等地，年营业额近万块银元。此外，县城内新泰山药店、仁寿堂药店也有数百担药材购销量。西高庙大生堂和汪兴吾药店，年均各收购丹参200余担，茵陈和金银花100余担。山东滕县叶崇德药店到盱专收龙胆草，年均收购200余担。马坝的黄天顺药店经营药材600多种，何文仲药店经营药材400多个品种，姚永红药店经营药品300多种。旧铺的长春堂药店，年营业额在250块银元左右。

新中国成立前盱眙县中药房分布情况表

地　址	中药房名	店主名	地　址	中药房名	店主名
盱城	仁寿堂	秦玉田	高庙	高志清药店	高志清
盱城	种德堂	汪种德	高庙	陈海清药店	陈海清
盱城	新泰山堂	朱锡培	高庙	大生堂	朱梦璞
盱城	大生堂	毛振海	马坝	天顺堂	黄耀庭
盱城	鑫记药店	王干卿	岗村	益寿堂	朱恒甫
盱城	泰山堂	朱子亭	岗村	新民堂	顾秀之
盱城	太和药店	秦幼斋	岗村	民生堂	韦海山
盱城	厚德堂	刘厚德	岗村	耀山药店	钱耀山

（续表）

地　址	中药房名	店主名	地　址	中药房名	店主名
盱城	寿春堂	赵寿春	穆店	李氏诊所	李树声
盱城	大德生	冯乐甫	古城	济远堂	蔡镜成
盱城	厚德药店	程厚德	古城	同春药店	戴同春
盱城	道兴奎药店	道兴奎	观音寺	汤星吾药店	汤星吾
盱城	颐寿药店	刘颐寿	观音寺	刘予药店	刘　予
盱城	济康药店	秦济康	官滩	宗云衡药店	宗云衡
盱城	大生药店	王沛林	官滩	韩克华药店	韩克华
盱城	保康药店	周敬石	官滩	钱士进药店	钱士进
盱城	永寿培记	刘永寿	东阳	瑕龄堂	周夕瑕
盱城	德大药店	李秀章	旧铺	夏海珊药店	夏海珊
穆店	王锡珍药店	王锡珍	旧铺	永和堂	周立齐
穆店	济生堂	李济生	旧铺	聂耀堂	聂××
穆店	刘小海药店	刘小海	旧铺	永寿堂	陈国恩
穆店	乔氏药店	乔以俭	旧铺	长春堂	黄　建
穆店	保健堂	张子珍	旧铺	延寿堂	陈玉龙
穆店	长泰堂	吕长泰			

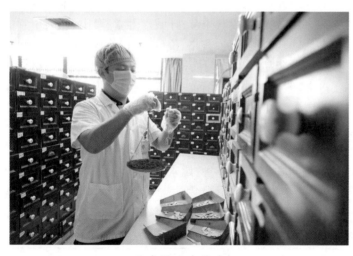

县中医院中药房

1953年，县供销合作社设立收购药材的网点，全年收购中药材1.41吨。

1956年，县医药公司成立，负责中药材经营。除医药公司与各供销合作社定点收购外，还在古城、仇集设点收购。全县年收购量一般约20万~25万公斤，野生药材占90%以上，品种130种左右。

60年代初，三年经济困难时期，商品经济发展受阻，药材收购亦受影响。直到"文化大革命"后期，才按不同等级购销中药材。

1969年，县医院建立中药房、中药库。中草药千余种，中成药百余种。

1976年，县医药公司收购地产药材159多个品种，约56.5万公斤，其中：全国紧缺的名贵中药材蜈蚣115万条、猫爪草1.05万公斤。

1983年，收购108种地产药材计517.5吨，收购额33.6万元，其中：植物性84.2%，余为动物性药材。

1985年，全县收购中药材150种，收购总额38.8万元

1987年，全县收购中药材754种，收购总额32.67万元。

1989年6月，县中医院设立中药房、中药库。

1997年5月，县医药公司销售蜈蚣800公斤55.5万元。

2001年，药品经营划归县药品监督管理局管理。

第十篇　医疗设施

民国以前,盱眙医药行业,房屋使用与建造,多为医药一体的私人连家店。民国期间,国民政府设立的一些卫生医疗机构无专业用房,医生看病就是使用听诊器、体温表、血压计。

50年代起,县人民政府加强卫生基本建设,逐步建立各级医疗卫生机构,新建门诊、病房等,配置先进的医疗仪器设备。60年代,医疗卫生基础设施逐步完善,县人民医院有门诊部、住院部,开始装备放射、手术、检验等仪器和设备。70年代,江苏医院下放盱眙带来大中型医疗设备百余台(套)。80年代后,新建县中医院,全县23个乡(镇)卫生院基本拥有门诊、病房等医用建筑,添置诊断、治疗等设备和仪器。90年代,县乡医疗机构基础设施明显改善,各乡镇卫生院陆续建立门诊楼、病房楼和防保楼。

2000年以后,加大卫生基础设施投入,县域医疗卫生机构面貌焕然一新。县医院投入8亿元建成新院区,县中医院投入2.1亿元创建三级中医医院。2018年起,以"1246 +100"为抓手,实施"强基层·卫生健康工程"三年行动。投资5亿元启动县公共卫生服务中心建设。落实投资4.5亿元,异地新建马坝、黄花塘、河桥3个区域医疗卫生服务中心;落实投资0.88亿元,提档升级3个重点镇街卫生院;落实投资0.41亿元,异地迁建县精神康复医院;投入3000万元,建成51个省示范村卫生室和58个市家庭医生工作站。累计投入近2000万元建设"互联网+健康医疗",完善全民健康信息平台和移动支付平台。

2021年,全县共有大中型仪器设备包括CT机、核磁共振、直线加速器、彩超、全自动生化分析仪等2600台(套)。总价值5亿元。

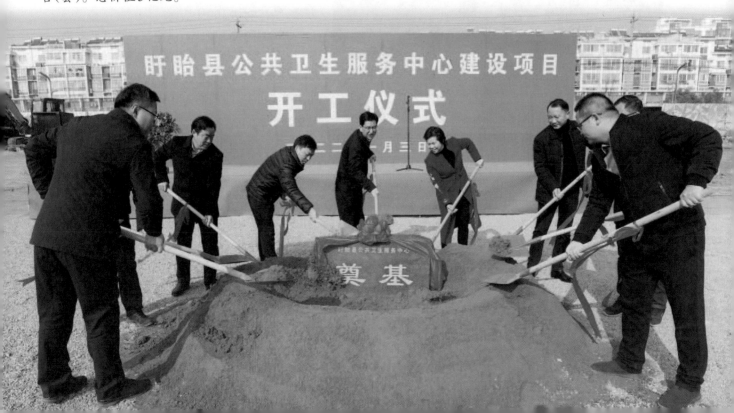

第一章　基础设施建设

第一节　县属医疗卫生单位基础建设

一、盱眙县人民医院

1950年6月,盱眙县人民卫生院在盱城黄牌街成立,有砖木结构民房7间,只开门诊,没有病房。10月,该院迁至玻璃泉,有寺院式砖木结构平房47间。1953年,安徽省卫生厅拨款2.2亿元(旧币,1万元=新币1元人民币),在玻璃泉新建砖瓦结构门诊部245平方米、住院病房14间280平方米。

1956年11月,在胡家巷新建一排门诊用房460平方米,一排病房420平方米,均为砖瓦结构,中间通道,两边医疗用房。是年,在崇圣殿南侧新建住院病房22间280平方米。

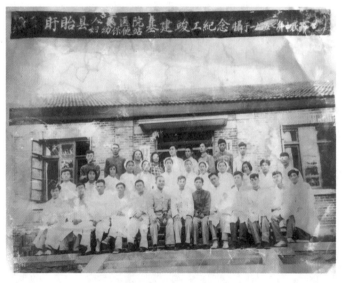

1957年,县人民医院、妇幼保健站基建竣工,职工合影纪念

1961年,在盱城淮河东路(汪家花园)新建门诊部760平方米、住院部910平方米、食堂290平方米、职工宿舍1183平方米。1962年5月竣工,9月迁至新院区。

1963年,在新院区建妇产科病房17间瓦房340平方米。

1964年,新建砖瓦结构2层病房楼、手术室1450.2平方米;在食堂西侧建传染科病房360平方米,结核病房100平方米。

1966年,新建血库、供应室各220平方米。

1969年,在食堂东侧建1吨锅炉房2层小楼60平方米,分别新建职工宿舍680平方米和128平方米,建中、西药库380平方米,建中药加工厂176.58平方米。

1970年,在枣林大队蔬菜园征地2.33公顷,建新门诊楼、宿舍楼。在东院新建发电机房58平方米,建电工房、车库楼380平方米。1971年,建新门诊楼1547平方米。1972年,建2层砖木结构职工宿舍1160平方米。1974年、1976年,先后在西院建2幢3层砖瓦结构职工宿舍楼3480.75平方米。在东院新建一幢局部4层病房楼,2层妇产科、手术室,建筑面积3282.7平方米。

1983年,在西院新建1幢3层砖混结构主治医师宿舍楼780平方米。1985年,建成老干部病房楼1幢,为2层混合结构,面积656平方米。

1990年,新建污水处理站并安装一套污水处理系统,新建一幢局部5层门诊楼4820平方米。1995年,新建高知宿舍楼一幢1280平方米。1999年,在东院新建高知楼827.6平方米,新建综合服务楼一幢1613平方米。

2004年,根据城建规划,县政府对医院路西院区全部拆迁,拆迁7880.3平方米。同期拆除急诊楼、辅助用房1726平方米及中药加工厂176.58平方米。

2005年,新建一幢局部7层框架结构急诊医技楼7300平方米,其中负一层为放疗中心,建筑面积480平方米。

2006年,拆除局部4层病房楼及2层妇产科、手术室、老干部病房楼和辅助用房4800平方米,新建一幢17层病房大楼22000平方米,装有中央空调、消防报警、自动喷淋、三个中心、办公智能化、层流净化手术室等先进设备。2008年,该病房楼启用,设病区16个,床位400张。

2009年3月,县医院在县工业园区新征土地10.7公顷,规划、筹建医院整体迁建项目,总建筑面积128548平方米。12月破土试桩。

2010年,县医院占地13.77万平方米,其中老院区占地3.1万平方米,已办理土地使用证。3月15日,医院整体迁建项目桩基工程开工庆典仪式在新址举行。9月,县人民医院迁建项目动工。其中新区急诊医技楼、1#病房楼、门诊楼、感染性疾病病房楼开工建设,总建筑面积70143.1平方米,投资总额25932.67万元,2015年4月竣工。

2013年7月,新区医教研行政综合楼、辅助楼、污水处理池开工建设,总建筑面积31993.4平方米,投资总额8623.3万元,2015年9月竣工。

2014年8月,新区2#病房楼开工建设,建筑面积36802.6平方米,投资总额12789.91万元。2015年,总投资8亿元,按照三级医院标准新建的县医院新区医院,一期、二期项目于6月8日投入使用。

2017年12月,2#病房楼竣工并投入使用;新区新建垃圾处理用房,总建筑面积1157.5平方米,投资总额670万元,2018年5月竣工。

2018年5月,老区改造项目开始启动,四个部分总投资6000万元,分为老病房改造项目、食堂改造项目、污水管网改造项目和室外工程改造项目。整体项目于2020年9月竣工。

2019年,县医院成功晋升三级医院。实行"一院两区"管理,总占地209.3亩,其中新院区占地160.6亩,老院区占地48.7亩。

2020年10月,新区在原有感染楼基础上启动发热门诊改造,面积约3750平方米,总投资3000万元,其中土建改造费用约500万元。年底,新区启动急诊平台项目改造,包括3号楼1层和2号楼1层、2层改造,主要涉及急诊平台流程、检验、输血科、影像科改造,面积约4400平方米,项目总投资6000万元,其中土建改造费用约2000万元。

2021年,急诊平台及配套设施设备升级改造工程竣工,成立急危重症医学中心。

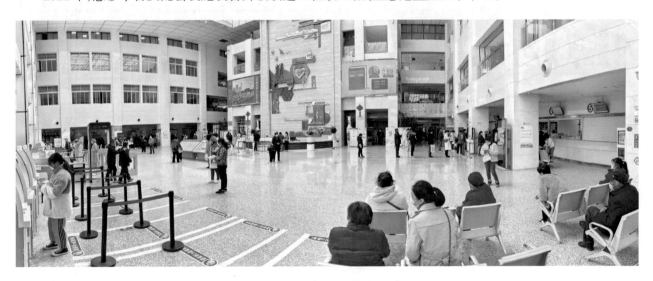

县医院新院区宽敞明亮的门诊大厅

2011～2021年盱眙县人民医院基础设施建设一览表

基建项目名称	基建性质	建筑面积（平方米）	总投资（万元）	资金来源（万元）				开工日期	竣工日期	备注		
				中央	省、市	县	自筹			在用	拆除	危房待拆
急诊医技1#病房楼	新建	38563.4						2010.9.8	2015.4.28	√		
门诊楼	新建	28009.7	25932.67	1000	—	2000	22932.67	2010.9.8	2015.4.28	√		
感染性疾病病房楼	新建	3570						2010.9.8	2015.4.28	√		
医教研行政综合楼	新建	29176	8623.30	—	—	—		2013.7	2015.9.16	√		
辅助楼、污水处理池	新建	2817.4					8623.30	2013.7	2015.9.16	√		
2#病房楼	新建	36802.8	12789.91	1450	—	—	11339.91	2014.8	2016.9.10	√		
垃圾处理用房	新建	1157.5	514.50	—	—	—	514.50		2017.5.26	√		
老区病房楼装修改造	改建	21920.8	6000	—	4000	—	2000	2018.5.1	2019.4.30	√		
急诊平台改造	改建	4400	6000	—	4000	—	2000	2020.9.25	2020.12.5	√		
发热门诊改造	改建	3750	3000	—	2000	—	1000	2021.4.1	2021.9.20	√		

二、盱眙县中医院

1986年3月,县卫生局筹建县中医院,占地9.7亩,建三层楼房一栋,门诊病房集于一体,总建筑1833.4平方米,总投资72万元,资金来源于县财政局和省、市、县卫生主管部门支持。1987年初,正式破土动工。1989年6月,建成并投入使用。

2005年5月,新建框架结构住院大楼,地上7层,局部8层,总建筑面积10821平方米,建筑高度30.2米,总投资1200万元。2006年6月,建成并投入使用。

2006年8月,对原病房楼进行改扩建,并新建500平方米候诊大厅成为一体,作为新门诊楼,总投资200多万元。

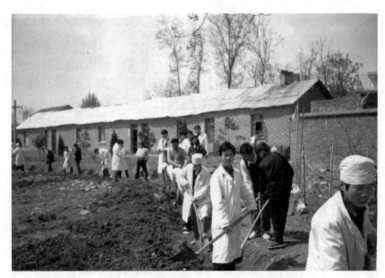

1987年,县中医院职工在建设工地平整土地

（杨礼宝/提供）

2009年2月,23层医疗综合楼开工建设,占地1832平方米,总建筑31554.8平方米,建筑高度87.9米。

2011年7月,县中医院23层新综合大楼正式投入试运行。新综合大楼的门诊部设在1~4层,一楼大厅设立一站式服务台、挂号、收费处、西药房和中成药房、出入院办理处等。4楼门诊打造成颇具中国古典中医风格的"国医堂"、中药房、中药煎药处和内科、口腔科,以及针灸、推拿、理疗科门诊,诊室里全部配置中式古典实木家具。新综合大楼5楼为药品管理和物资供应中心,6楼为医院全新血液透析中心,7楼为健康体检中心,8楼为行政办公区,9楼为消毒供应中心。10~22楼为住院病区,病区的分区初步实现精细化分科。

2016年,外科楼升级改造,全面竣工并投入使用。

2017年12月15日,苏北首家县级肿瘤医院——盱眙恒山肿瘤医院综合体项目在国有建设用地使用权挂牌出让交易中,竞得淮河东路与兴府路交叉口西北角地块,缴纳土地出让金1.2355亿元,缴纳土地契税376.8275万元。盱眙恒山肿瘤医院综合体项目由县卫计委引资,由恒康医疗集团和盱眙县中医院共同投资兴建,项目按照三级综合医院标准设计,占地36.5亩,建筑面积13.8万平方米,计划总投资5亿元。

2019年10月29日,盱眙恒山肿瘤医院综合体项目基坑支护工程开工。至2020年8月,已投入完成造价4000余万元的地下工程四周基坑支护工程第一阶段的施工。

2020年10月20日,核酸检测实验室开工建设,建筑面积120平方米,总投资300余万元;12月30日完成基础设施建设。

2021年2月1日,核酸检测实验室获得江苏省临床检验中心批准,正式投入运行。

三、盱眙县妇幼保健院

1952年2月,成立县妇幼保健站,与县卫生院合署办公;有一间10平方米的办公室。8月,在盱城堆(对)宝巷租用砖木结构民房开展业务工作,设病床10张。

1955年12月,县妇幼保健站迁至胡家巷县卫生院门诊部1间约20平方米的办公室内。1956年,由上级拨款与县卫生院门诊部合处基建,建筑面积315.12平方米;县妇幼保健站有两间业务用房28平方米。

1962年,县医院南迁后,县卫生院门诊部一半房屋给县妇幼保健站使用。1966年下半年,县妇幼保健站在门诊部设2间50平方米的手术室、2间40平方米的办公室;有8间宿舍,其中职工宿舍6间,2间为药检所职工居住。1975年,县妇幼保健站有两间20平方米的门诊室、辅助用房20平方米,宿舍40平方米。

1976年,县妇幼保健站为防震迁至小平山防疫站院内,有2间办公室、1间保管室。临时在院内搭造2间40平方米的简易防震棚作病房,开展妇科小手术。1977年,原胡巷门诊出让给计生办作宿舍,给一部分资金。县卫生局出资一部分，县妇幼保健站自筹一部分，县财政拨款 3.2 万元，在县防疫站院内建一幢 3 层职工宿舍楼 480 平方米。1978 年竣工并启用。其中 2/3 房屋为县妇幼保健站使用，1/3 房屋给县药检所和县卫生局使用。

1981 年，县妇幼保健站将盱城镇东风巷房屋出售给县计划生育办公室。1984 年，在小平山县防疫站院墙外建设业务大楼。1986 年竣工并启用，总面积 960 平方米，4 层总造价 27 万元。

90 年代，在县妇幼保健所院前建立 1 间 30 平方米的简易辅助用房作为传达室。1999 年 4 月，投入 30 万元对业务楼加层、改造，面积从 960 平方米增加到 1200 平方米。

2004 年，投入 5 万元对所内卫生间、消毒室、收费室改造，对内外墙壁、门窗、桌椅重新粉刷和油漆。2006 年 10 月，投入 20 多万元装修改造隔壁县种畜场 3 层楼，用于开展产科，租期 10 年。2008 年 7 月，投入 3.5 万元，重新装修 2 楼妇女保健科，工期 20 天。

2016 年，县妇幼保健所租用位于盱城街道淮河东路 3 号的县医院老院区，包括急诊楼（负 1 楼除外）、门诊楼 3～5 层、住院楼 2 楼部分手术间及部分公共通道，总建筑约 1.28 万平方米，按二级院标准进行装修改造。5 月 5 日，经县行政审批局批复立项，9 月破土动工，历时 2 年。

2017 年 5 月 12 日，县妇幼保健所和县医院正式签订医疗集团合作协议，房屋按 1.1 万平方米计算，使用期限 5 年，2017 年 4 月 1 日起计算，包括承担县医院首次附属设施建设费用及合作经费 1200 万元，签订协议时预付 200 万元。2018 年 8 月底，装修改造工程完工。投入使用的新院区建筑总面积 7997.5 平方米，包括临床门诊 2293.7 平方米、住院用房 5703.8 平方米。

2019～2021 年，因新冠疫情防控需要，投入 200 多万元进行房屋内部改造，设立发热门诊，调整临床科室、职能科室、行政办公用房，优化就诊流程，方便服务对象。

1952～2018 年盱眙县妇幼保健院房屋变化情况一览表

单位：平方米

年份	地　址	业务用房	宿舍用房	备　注
1952	第一山玻璃泉下	10	—	—
1956	盱城镇胡家巷	28	—	—
1962	盱城镇胡家巷	258	—	县医院南迁，原门诊一半用房给保健站使用
1966	盱城镇胡家巷	315	—	文革时期，胡家巷改名为东风巷
1976	盱城镇小平山	60	40	
1979	盱城镇小平山	100	320	新建一幢 480 平方米宿舍，三分之一为卫生局和药检所使用
1986	盱城镇淮河南路 22 号	960	320	新建业务大楼一幢 960 平方米
1999	盱城镇淮河南路 22 号	1200	320	业务大楼加一层 240 平方米
2006	盱城镇淮河南路 22 号	1200	—	宿舍已房改给个人
2018	盱城街道淮河东路 3 号	11000	—	—

四、盱眙县疾病预防控制中心

1956 年，建立县卫生防疫站，地址在盱城玻璃泉，建房 6 间，建筑面积约 150 平方米。1960 年，随县卫生科迁至盱城前街祖家小楼。1962 年，在前街建平房 6 间。1968 年，该站并入县人民医院。

1972 年，恢复建制。1973 年，于城南小平山建综合楼 1 幢，混合结构 2 层，局部 3 层，面积 550 平方米。1978 年，建办公楼 1 幢，混合结构 3 层，面积 700 多平方米。

1999年,新建办公楼一栋,混合结构三层580平方米。

2018~2021年,县疾控中心建筑面积1831平方米,其中实验室438平方米。

五、盱眙县卫生监督所

2004年,组建盱眙县卫生监督所。在县防疫站院内办公,建筑面积300平方米左右。

2006年8月,县卫生监督所整体搬迁至金源南路18号,与盱眙县卫生局合署办公,办公用房及附属用房1958.8平方米。

2015年10月,卫生监督所整体搬迁至县斩龙涧小区原计生委办公楼内,办公区域为3楼至5楼,房屋面积为2000平方米。

2021年12月,房屋外观面积无变化,局部改造。

六、盱眙县皮肤病性病医院

1967年,麻风村建于渔沟公社圣人山。内分清洁区、半污染区、污染区。计有房屋82间,建筑面积2000平方米,设床位70张。

1970年,更名为红卫山医院(县麻风病防治院),病区扩建400平方米。到1984年,病区用房1356平方米。总面积2426平方米。

1985年10月,更名为盱眙县皮肤病防治所。迁至淮河乡城根村。1987年2月,建门诊部230平方米,不设病房。

1999年,整体搬迁至淮河东路45号,自筹46万元买下原农业局3层小楼,面积约400平方米。

2004年,更名为盱眙县皮肤病性病医院,房屋无变化。

2017年8月,在斩龙涧小区原计生委办公楼内新建制剂室,建筑面积980平方米,总投资119.85万元,10月投入使用。

2018年~2021年,房屋外观无变化,内部进行局部改造。

七、盱眙县精神康复医院

1985年,成立"盱眙县精神病院",与十里营乡卫生院合署办公。有瓦房6间,约150平方米;小平房1间,约18平方米。

1992年,新建病区医疗用房284平方米。新建3层砖混结构782.2平方米的门诊楼一幢,1993年9月正式投入运行。

1996年,新建130平方米的妇产科用房,以及650平方米的职工宿舍用房。

2009年,为顺应县政府总体战略规划要求,医院整体拆迁,租用远方物流约1400平方米的仓库,投资23万元装修改建作为医院业务用房。

2014年3月,对原第三中学两栋教学楼进行加固和改建,改建门诊楼1800平方米,住院楼2200平方米,总投资730万元。

2018年,因城北棚户区改造,经县政府研究同意将原穆店乡政府用地及建筑设施划转县精神康复医院改造使用。2019年4月10日,整体搬迁至原穆店乡政府院内,花费80余万元搭建临时过渡用房1600平方米彩钢瓦房,改建210平方米食堂用房,配置4.2万元食堂用具。是年,改建门诊楼5900平方米。

2020年7月,完成原办公大楼改造并投入使用,设置门诊、医技、病房等。

2021年11月26日上午,新建病房楼项目奠基仪式举行,项目总建筑面积5000平方米,设置床位240张,总投资2500万元,预计2022年10月投入使用。

第二节　乡镇(街道)卫生院基本建设

1952年,全县6个区卫生所有28间草房。

60年代,国家及地方财政对分社卫生基本建设投资甚少,各分社卫生院均维持原有的陈旧房屋。

1972年起,县卫生局有计划、无偿地加强公社卫生院(包括中心卫生院)的基本建设。1977年,全县17个社镇卫生院已有16个健全化验室,9个健全X光室,11个健全手术室,12个初建制剂室。1979年,盱城镇卫生院建门诊楼1幢,为混合结构3层1200平方米。

1983年,全县23个乡(镇)卫生院基本上拥有门诊、病房等医用建筑。

1986年底,马坝、桂五、管镇3个中心卫生院均建成混合结构2层的门诊楼,总面积3488平方米。

1987年起,每年从统筹经费中固定划拨出20万元,约占统筹经费15%,专门用于乡(镇)卫生院基本建设。当年,拨款21.4万元用于各乡(镇)卫生院基本建设。

1993年,投资187万元,为乡镇卫生院改建医疗用房3820平方米,其中省15万元、市25万元、县33万元、乡镇21万元、乡镇卫生院自筹93万元。

1994年1月8日,马坝卫生院2480平方米造价近150万元的4层综合病房楼正式启用。是年,县卫生局完成3个卫生院危房改造,新建2幢门诊大楼和14间平房,总竣工1892平方米,工程总投资95万元。

1996年,县卫生局投入129万元改造乡镇卫生院危房850平方米,新建门诊楼3幢,竣工面积2302平方米。其中仇集新建2层门诊楼,总造价33万元。

1999年,新建官滩卫生院病房楼934平方米。通过地方政府出一点、县卫生局向上争取一点、乡卫生院筹一点的办法,新建王店卫生院门诊楼800平方米,造价48.6万元;龙山卫生院门诊楼500平方米,造价24万元;洪山卫生院门诊楼一栋。

2002年,投入100万元新建管镇卫生院病房楼。

2004年,投入50万元新建仇集卫生院,投入10万元改造鲍集卫生院病房,投入10万元建设淮河卫生院防保所。按"六位一体"要求,新建马坝镇、明祖陵镇、河桥镇、官滩镇4个社区卫生服务中心。

2005年,全县公共卫生体系建设投入5754万元,新建改建防保、医疗用房2.3万平方米。

2007年,维桥、兴隆、淮河、王店等卫生院投入500万元,新建门诊楼、病房楼5幢近6000平方米。

2010年,开展30个社区卫生服务站、3个示范化乡镇卫生院等新改扩建工程。

2011年,省财政下拨经费300万元,用于盱眙县精神病院、管镇卫生院、桂五卫生院、马坝卫生院的新建、改建。精神病院迁建项目,建筑面积3000平方米,总投资350万元,其中省补75万元;管镇新建病房楼一栋,建筑面积3450平方米,总投资300万元,其中省补75万元;桂五卫生院病房楼改扩建,建筑面积3200平方米,总投资300万元,其中省补75万元;马坝卫生院新建门诊楼、预防保健部及门诊楼改造,总建筑面积3827平方米,总投资300万元,其中省补助75万元。

2012年,省财政补助惠民医院建设,下拨资金120万元,用于穆店卫生院、古桑卫生院病房楼建设。其中穆店卫生院新建病房楼一栋,建筑面积1658平方米,总投资261.95万元(中央资金60万元、省补助101.95万元、县财政补助100万元);古桑卫生院新建病房楼一栋,建筑面积1580平方米,总投资285.49万元(中央资金80万元、省财政补助100万元、县财政拨款180万元)。

2013年,省财政补助惠民医院建设,下拨资金130万元,用于铁佛卫生院门诊楼、病房楼、防保楼改造以及管镇卫生院中医服务能力提升工程建设。

2014年,70%以上的乡镇卫生院实现门诊、病房、防保三栋楼以上。全县共建成省级示范乡镇卫生院5个、省乡镇卫生院示范中医科2个、省级示范村卫生室2个、市级标准化乡镇卫生院19个、标准化村卫生室246个。省财政补助100万元用于铁佛、马坝业务用房改扩建,其中铁佛新建、改扩建门诊楼、病房楼、防保楼及附属工程项目,建筑面积3340平方米,总投资580万元(省补助50万元);马坝业务用房改扩建900平方米,总投资110万元(省补助50万元)。

2015年,投资1500万元,对乡镇卫生院的门诊、病房和防保用房进行新建、维修和改造。省财政拨专项资金135万元,用于王店卫生院、官滩卫生院病房楼建设,及明祖陵镇项魏村、桂五镇水冲港村、管镇叶岗村、古桑乡季安村、铁佛镇铁佛村、穆店乡肖桥村、维桥乡维才村7个村卫生室改建、扩建。王店卫生院新建病房楼2000平方米,总投资508万元,其中省补助50万元。官滩卫生院新建病房楼2000平方米,总投资400万元,其中省财政补助50万元。

2016年,中央预算内投资安排270万元,地方配套638万元,用于天泉湖卫生院、官滩卫生院基础设施建设。天泉湖卫生院新建病房楼一栋,建筑面积2000平方米,总投资508万元,其中中央资金150万元、地方配套358万元;官滩镇卫生院新建病房楼附属楼及病房楼改扩建,总建筑面积2000平方米,投资总额400万元,其中中央资金120万元、地方配套280万元。省扶持村卫生室基础设施建设,安排40万元,用于兴隆乡刘岗村、马坝镇东阳村、桂五镇四桥村、维桥乡维才村、鲍集镇大嘴村、明祖陵镇沙岗村、穆店乡穆店村、古桑街道季安村8家村卫生室新建、改建。

2017年,省财政拨专项经费200万元,用于观音寺镇、黄花塘镇卫生院基础设施建设。安排45万元,用于偶傥村、杨岗村、霍山村、雨山村、象山村、召五村、沙坝村、堆头村、龙泉村9个卫生室新建、改建。马坝医院投入200余万元建成血液净化室,总建筑面积350平方米。

2018年,省财政拨专项资金40万元,用于天泉湖卫生院、黄花塘卫生院、官滩卫生院、仇集卫生院、淮河卫生院中医馆建设。安排100万元用于穆店卫生院基础设施建设。安排40万元用于穆店乡莲塘村、天泉湖镇天泉小镇、明祖陵镇伏湖村、明祖陵镇仁和村、河桥镇黄龙村、淮河镇黄岗村、维桥乡桥东村、管镇崔岗村等9个卫生室新建、改建。兴隆卫生院投资50万元,新建陡北村卫生室家庭医生工作站。

2019年,中央财政下达20万元,用于河桥镇卫生院、明祖陵镇卫生院改善中医诊疗环境,提高中医药技术水平。省财政补助45万元用于黄花塘镇千柳村卫生室、河桥镇洪山村卫生室、淮河镇费庄村卫生室、古桑街道高郢卫生室、桂五镇六桥村卫生室、鲍集镇肖嘴居委会卫生室、官滩镇陈庄村卫生室、鲍集镇铁佛村卫生室、马坝镇顺河村卫生室9个卫生室新建、改扩建达省级示范标准。建成黄花塘镇黄花塘村卫生室、天泉湖镇范墩村卫生室、官滩镇侍涧村卫生室等18个市级家庭医生工作站。

2020年,省财政补助45万元用于黄花塘镇旧铺村、河桥镇幸福村、马坝镇兴隆村、穆店镇团结村、马坝镇朱楼村、穆店镇桃园村、管仲镇牌坊村、天泉湖镇陡山村、黄花塘镇时集村9个卫生室改扩建达家庭医生工作站标准。

2021年,马坝镇、河桥镇、黄花塘镇三个区域医疗卫生服务中心异地新建项目奠基,鲍集镇卫生院新建病房楼、穆店镇(维桥)卫生院综合楼、桂五镇中心卫生院公共卫生服务综合楼先后开工建设,总建筑面积9万平方米,总投资5.38亿元,其中已落实政府专项债券2.65亿元。同年,省财政补助45万元用于鲍集镇沈集村、古桑街道磨涧村、河桥镇淮峰村、黄花塘镇大字营村、穆店镇大圣村、鲍集镇邹黄村、黄花塘镇华塘社区、穆店镇七星村、盱城街道严岗社区、管仲镇姬庄村10个卫生室改扩建达家庭医生工作站标准。

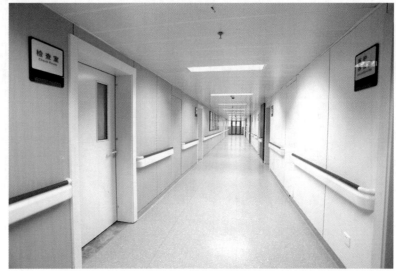

2017年,乡镇卫生院新病区

2011～2021年盱眙县乡镇卫生院基础设施建设一览表

单位名称	基建项目名称	基建性质	建筑面积（平方米）	总投资（万元）	资金来源（万元） 中央	省、市	县	卫生局	自筹	开工日期	竣工日期
兴隆乡卫生院	刘岗卫生室	改建	260	7.35	—	—	—	—	7.35	2015.08	2015.01
	门诊楼、住院处	改建	780	36.67	—	—	—	—	36.67	2016.09	2017.02
	陡北村卫生室	改扩建	280	35	—	—	—	—	35	2018.09	2018.11
	牌坊村卫生室	改扩建	130	16	—	—	10	—	6	2021.05	2021.07
	张洪病房楼	改建	460	85.46	—	—	—	—	85.46	2011.05.05	2012.08.25
	张洪附属工程	改建	500	33.62	—	—	—	—	33.62	2011.06.08	2012.08.25
	旧铺医院办公楼、门诊楼	改建	960	69.22	—	—	—	—	69.22	2011.07.08	2012.04.05
旧铺镇卫生院	张洪分院门诊楼	改建	400	19.31	—	—	—	—	19.31	2015.01.08	2015.10.20
	张洪病房楼	改建	500	6.29	—	—	—	—	6.29	2015.10.27	2015.11.20
	防保大厅、门诊部及住院部	改建	1146	103.64	—	—	—	—	103.64	2016.07.04	2016.10.20
	千柳村卫生室	新建	250	34.99	—	5	10	—	19.99	2019.07	2019.09
	桃园小镇卫生室	新建	280	13.95	—	—	10	—	3.95	2020.06	2020.08
观音寺镇卫生院	门诊楼	新建	865	80	—	50	10	—	20	2008.7.10	2008.11.9
	综合楼	新建	2244.84	500	—	100	150	—	250	2017.4.21	2017.12.16
	朱楼村卫生室	改建	420	17.03	—	—	10	—	7.03	2020.08	2020.09
盱城街道卫生院	门诊楼	改建	1400	236,989.22	—	—	—	—	236989.22	—	1985.10
	住院部业务用房	改建	410	568,940.54	—	—	—	—	568940.54	—	2008.12
	防保所	改建	400	60,000.00	—	—	—	—	60000.00	—	—
明祖陵镇卫生院	沙岗卫生室	改建	220	7	—	—	—	—	7	2019.01	2019.10
	新华卫生室	改建	240	9.2	—	—	10	—	—	2020.10	2020.11
	严岗卫生室	改建	240	9.3	—	—	10	—	—	2021.08	2021.10
	防保楼及其附属工程	新建	700	118.9	—	—	—	—	118.9	2013.04.10	2015.04.10
	项魏村卫生室	改建	120	9.77	—	—	—	—	9.77	2015.05.26	2015.08.26
	费庄村卫生室	新建	300	17	—	5	10	—	2	2019.07	2019.09

（续表）

单位名称	基建项目名称	基建性质	建筑面积（平方米）	总投资（万元）	资金来源（万元）						开工日期	竣工日期
					中央	省、市	县	卫生局	自筹			
	六桥服务站	新建	130	9.9	—	—	—	—	9.9	2011.10	2011.12.23
	防保楼	新建	420	102.8	—	—	—	—	102.8	—	2011.09.23
	病房楼	新建	2400	479.8	—	—	—	—	479.8	—	2011.06.23
桂五中心卫生院	防保楼（放射用房）	新建	180	24.47	—	—	—	—	24.47	—	2014.06.23
	中医科	改建	200	10.42	—	10.42	—	—	—	—	2014.11.05
	水冲港门诊部	改建	200	16.57	—	—	—	—	16.57	—	2016.12.27
	水冲港门诊部	扩建	730.5	20.4	—	—	—	—	—	2017.7	2009.09.30
	四桥卫生室	改建	130	6.05	—	—	—	—	—	—	2017.09.30
	新防保楼	新建	560	55	—	—	—	—	—	2009.05	2009.12
	门诊楼	改建	656	24	—	—	—	—	—	1996.06	1997.01
	病房楼	改建	896	44	—	—	—	—	—	2003.12	2004.09
	输液大厅	改建	200	36.9	—	—	—	—	—	2015.01	2015.04
仇集镇卫生院	龙山门诊	改建	260	18	—	—	—	—	—	1988	1988
	凤山村卫生室	改建	120	8.4	80	100	180	—	—	2003.03	2003.09
	朱刘村卫生室	改建	120	8.6	—	—	—	—	—	2004.01	2004.05
	明山村卫生室	改建	120	6.2	—	—	—	—	—	2002.06	2002.11
	长港村卫生室	改建	220	17	—	—	25	—	—	2019.06	2019.07
	病房楼	—	1,580	285,474.79							2013.09.24
	房屋	—	516.5	213,054							2014.05.27
古桑街道卫生院	石龙村卫生室	—	121.26	52,615							2015.06.22
	磨涧村卫生室	—	147.16	65,556							2015.06.23
	关帝村卫生室	—	100.92	41,367							2015.06.23
	伏黄村卫生室	—	147.16	53,516							2015.06.23

（续表）

单位名称	基建项目名称	基建性质	建筑面积（平方米）	总投资（万元）	资金来源（万元）					开工日期	竣工日期
					中央	省、市	县	卫生局	自筹		
古桑街道卫生院	高郢卫生室	新建	240	30	—	5	20	—	5	2019.05	2019.06
	白虎村卫生室	新建	260	20	—	—	10	—	10	2020.08	2020.10
	磨涧村卫生室	新建	330	16	—	5	10	—	1	2021.10	2021.12
	膜结构车棚	新建	—	2.13	—	—	—	—	2.13	2017.06.23	2017.07.10
	防腐木凉亭	新建	—	4.86	—	—	—	—	4.86	2017.08.27	2017.09.11
	杨岗卫生室	改建	270.9	35.9945	—	5	—	—	30.9945	2017.05.16	2017.07.15
官滩镇卫生院	病房楼附属楼	新建	970	152.94	100	省:50	—	—	76.29	2015.08	2016.04
	门诊楼病房楼	改建	—	263.35	—	市县配套:190	—	—	—	2016.04	2016.12
	都管村卫生室	改建	240	43.61	—	—	—	—	43.61	2018.05.03	2018.07.12
	侍涧村卫生室	改建	250	27.38	—	10	—	—	17.38	2019.07	2019.08
	门诊楼一楼	改建	480	32.5	—	—	—	—	32.5	2012.06.20	2012.10.20
	防保楼	新建	856	154.58	—	—	—	—	154.58	2013.03.30	2013.11.28
	病房楼	改建	1300	98.47	—	—	—	—	98.5	2013.10.18	2014.03.20
	附属工程	改建	2774	90.82	—	—	—	—	90.82	2013.10.25	2014.06.20
	门诊楼及厕所	改建	1200	29.8	—	—	—	—	29.8	2013.12.20	2014.08.20
铁佛镇卫生院	绿化工程项目	新建	780	23.01	—	—	—	—	23.01	2013.12.2	2014.01.20
	化粪池及中医科	改建	560	13.83	—	—	—	—	13.83	2014.06.11	2014.10.20
	赵圩村卫生室	新建	380	20.9	—	—	—	—	20.9	2016.05.26	2017.06.20
	铁佛村卫生室	改建	500	19	—	—	10	—	9	2019.09	2019.10
	仙墩村卫生室	改建	360	9	—	—	10	—	—	2020.09	2020.10
	邓圩村卫生室	改建	420	9.5	—	—	—	—	9.5	2020.09	2020.10
	邹黄村卫生室	改建	420	9.3	—	—	10	—	—	2021.09	2021.10

（续表）

单位名称	基建项目名称	基建性质	建筑面积（平方米）	总投资（万元）	资金来源（万元）					开工日期	竣工日期
					中央	省、市	县	卫生局	自筹		
淮河镇卫生院	门诊楼	新建	878	87.80	—	—	—	—	87.80	—	2010.06.26
	建城根服务站、修缮黄岗服务站	改建	308	10.20	—	—	—	—	10.20	—	2010.12.11
	围墙、地坪	扩建	3,000	29.40	—	—	—	—	26.70	—	2011.08.25
	病房楼、防保楼	新建	2,238	310.90	—	—	—	—	310.90	—	2015.04.21
	防保大厅	改建	900	8.50	—	—	—	—	8.50	—	2016.06.06
	院内业务用房	改建	3200	260.00	—	—	120.00	—	140.00	—	2017.02.20
	黄岗村卫生室	新建	220	56.65	—	—	45	—	11.65	2019.08	2019.11
天泉湖镇卫生院	病房楼	新建	2000	508	150	—	—	—	358	2015.08.25	2017.01.19
	门诊楼	改建	1800	148.73	—	—	—	—	148.73	2016.09.02	2016.12.30
	中医馆	改建	1200	23.41	—	—	—	—	23.41	2017.02.14	2017.05.21
	院内绿化	改建	5000	95.65	—	—	—	—	95.65	2017.08.20	2017.10.15
	围墙及下水道工程	改建	80	8.9	—	—	—	—	8.9	2017.08.25	2017.11.01
	范墩卫生室	新建	260	49.64	—	—	40	—	9.64	2019.06	2019.08
	陡山村卫生室	新建	240	21	—	—	10	—	11	2020.12	2021.01
鲍集镇卫生院	防保楼	新建	750	91	—	—	—	—	91	2012.02.23	2012.03.23
	厕所和输液大厅	新建	378	58	—	—	—	—	58	2013.10.17	2013.11.30
	辅助用房	新建	170	38	—	—	—	—	38	2013.08.28	2013.09.28
	大嘴村卫生室	新建	248	42	—	—	—	—	42	2016.10.08	2016.12.08
	肖嘴分院厕所及道路	新建	—	18	—	—	—	—	18	2017.08.15	2017.09.28
	道路及地坪	新建	—	32	—	—	—	—	32	2014.10.15	2014.11.15
	门诊楼、病房楼	改建	300	83	—	—	—	—	83	2013.05.21	2013.08.21
	肖嘴分院病房	改建	300	5	—	—	—	—	5	2015.05.12	2015.05.27
	西巷村卫生室	新建	240	10.18	—	—	10	—	0.18	2020.12	2021.01

（续表）

单位名称	基建项目名称	基建性质	建筑面积（平方米）	总投资（万元）	资金来源（万元）					开工日期	竣工日期
					中央	省、市	县	卫生局	自筹		
鲍集镇卫生院	肖居卫生室	改建	300	35.97	—	5	10	—	20.97	2019.5	2019.07
	沈集卫生室	改建	240	14.2	—	5	10	—	—	2021.7	2021.08
	门诊楼改造	改建	937	14.56	—	—	—	—	14.56	2012.8	2012.10
	莲塘村卫生室	新建	120	11.92	—	—	—	—	11.92	2012.12	2013.01
	公共卫生间	新建	60	9.47	—	—	—	—	9.47	2013.10	2013.10
	围墙及下水道	新建	1	18.39	—	18.05	—	—	0.34	2014.6	2014.06
	防保所改造	改建	469	24.05	—	—	—	—	24.05	2014.12	2015.01
穆店乡卫生院	肖桥村卫生室	新建	408	25.91	—	—	—	—	25.91	2015.1	2015.02
	穆店村卫生室	新建	360	62.18	—	—	—	—	62.18	2014.11	2014.12
	病房楼	新建	1,658	261.95	60	101.95	100	—	—	2014.5	2014.12
	莲塘村卫生室	改建	80	9.03	—	—	—	—	9.03	2017.5	2017.06
	马湖村卫生室	改建	360	13.1	—	—	5	—	8.1	2019.8	2019.10
	团结村卫生室	改建	300	12.8	—	—	10	—	2.8	2020.8	2020.09
	七星村卫生室	改建	320	13.6	—	—	10	—	3.6	2021.9	2021.10
管镇中心卫生院	新病房楼	新建	4,300	711	—	711	—	—	—	—	2011.06
	门诊楼	改建	1800	60	—	—	60	—	—	—	2014.01
	防保楼	新建	562	49.6	—	—	—	—	49.6	—	2011.08
	叶岗村卫生室	改建	300	14.04	—	—	10	—	4.04	2019.9	2019.10
	姬庄卫生室	改建	240	9.63	—	—	10	—	—	2021.10	2021.11
第二人民医院（马坝中心卫生院）	病房楼及附属设施	新建	5,860	1,376.01	—	—	—	—	1,376.01	—	2010.01.01
	新门诊楼	新建	2,448	237	—	—	—	—	237	—	1992.09.13
	门诊楼新建	新建	1,200	214.55	—	—	—	—	214.55	—	2013.01.01
	广场景观及路面工程	新建	1,000	84.78	—	—	—	—	84.78	—	2013.01.01

（续表）

单位名称	基建项目名称	基建性质	建筑面积（平方米）	总投资（万元）	资金来源（万元）					开工日期	竣工日期
					中央	省、市	县	卫生局	自筹		
	绿化费	新建	1,000	1.49	—	—	—	—	1.49	—	2013.01.01
	广场设计费医疗改前在建工程	新建	1,000	2	—	—	—	—	2	—	2013.01.01
	防保楼	新建	934.48	110.85	—	—	—	—	110.85	—	2007.09.01
	高桥门诊部	新建	394.78	29.45	—	—	—	—	29.45	—	2010.11.01
	医养中心改扩建	扩建	200	72.79	—	—	—	—	72.79	—	2015.11.27
	医养中心大厅吊顶	扩建	200	4.56	—	—	—	—	4.56	—	2016.01.27
	医养中心装修	扩建	200	5.6	—	—	—	—	5.6	—	2016.01.27
	医养中心外观玻璃安装	扩建	200	4.55	—	—	—	—	4.55	—	2016.01.27
	医养中心消防工程	新建	200	7.8	—	—	—	—	7.8	—	2016.02.19
	医养中心工程款	扩建	200	1.77	—	—	—	—	1.77	—	2016.04.21
	医养中心塑胶地板	扩建	200	1.22	—	—	—	—	1.22	—	2016.06.23
	过道扶手	扩建	200	1.48	—	—	—	—	1.48	—	2016.04.21
第二人民医院（马坝中心卫生院）	水井及深水泵	新建	185	11.7	—	—	—	—	11.7	—	2009.10.01
	防保楼新建	新建	150	57.35	—	—	—	—	57.35	—	2013.01.01
	供应室及洗衣房	新建	133.33	9.6	—	—	—	—	9.6	—	2007.01.01
	厕所改建	改建	100	6.32	—	—	—	—	6.32	—	2013.01.01
	药库	新建	88.86	6.58	—	—	—	—	6.58	—	2011.06.01
	洗衣用板房	新建	48	2.27	—	—	—	—	2.27	—	2016.04.21
	DR机房改造费用	改建	20	1.3	—	—	—	—	1.3	—	2013.01.01
	DR机房改造	改建	20	2.19	—	—	—	—	2.19	—	2013.01.01
	院内沥青路面	改建	4500	34.48	—	—	—	—	34.48	—	2018.01.01
	儿童预防接种示范门诊	改建	1000	33.1	—	—	—	—	—	2020.05	2020.05
	蔡庄卫生室	改建	200	10	—	—	—	—	10	2019.06	2019.10
	兴隆卫生室	改建	250	20	—	—	10	—	10	2020.06	2020.10

第三节 "强基层·卫生健康工程"三年行动

2018年,盱眙县政府印发《盱眙县强基层卫生健康工程三年行动实施方案(2008—2020)》,提出利用3年时间,加快完善县、镇、村三级卫生健康服务体系。

一、"1246+100"卫生健康服务体系

2018年起,全县总投资20亿元,从县、镇、村层面建设"1246+100"卫生健康服务体系。

县级层面,新建公共卫生服务中心,将疾病预防控制、妇幼保健、卫生监督、卫生应急、卫生信息化、教育培训和120急救等融为一体,为全县居民提供更加优质的公共卫生服务;县医院要深入推进公立医院改革,提升公益性,提高核心竞争力和基层带动力,创成三级综合医院;县中医院坚持特色发展方向,探索并建立防、治、养融合的综合性中医服务模式,创成三级中医医院;妇幼保健院创成二级妇幼保健院;新建县精神康复医院,并争创二级专科医院。

镇级层面,按二级综合医院标准,新建马坝、黄花塘、管仲和河桥4个区域医疗卫生服务中心;提升鲍集、淮河、天泉湖、官滩、穆店、桂五6个镇卫生院综合服务能力。

村级层面,建成100个以上省示范村卫生室和家庭医生工作站,村卫生室全部达到省定标准。

二、卫生健康工程建设

2018年,加大投入、建强队伍、务实举措,盱眙被授予"省基层卫生十强县"称号。全县共创建成全国群众满意卫生院8个。

2021年,县人民医院、县中医院创成三级医院,县妇幼保健院创成二级保健院,马坝卫生院、旧铺卫生院创成二级综合医院,建成省示范卫生室51个,全县21家预防接种单位全部建设成为数字化预防接种门诊。共落实1.4亿元政府债券用于黄花塘区域中心、维桥卫生院综合楼、精神康复医院新建病房楼、桂五中心卫生院公共卫生服务综合楼4个项目建设。

(一)盱眙县公共卫生服务中心 项目占地86亩,总建筑面积约54960平方米,总投资5亿元。2020年,安排1.8亿元政府债券用于项目建设,完成投资53万元。项目完成备案、可研评审、规划方案初步设计和方案审查工作,项目建设用地征收拆迁涉及97户民房,征收补偿协议签订62户。2021年底,项目完成施工招标,监理招标,施工单位进场施工。

(二)马坝区域医疗卫生服务中心 项目占地约56亩,总建筑面积4.3万平方米,设置床位350张,总投资约1.8亿元。2020年,安排6500万元政府债券用于项目建设。2021年2月9日上午,马坝中心卫生院异地新建项目奠基仪式隆重举行,县政府副县长雍梅出席奠基仪式并讲话,马坝镇党委书记夏嫣、项目建设相关单位负责人等参加仪式。县卫生健康委员会党组书记、主任葛云主持活动。年底该项目整体出"正负零"。

(三)黄花塘区域医疗卫生服务中心 项目占地约58亩,总建筑面积2万平方米,设置床位300张,总投资1.5亿元。2021年,争取政府专项债券8000万元用于项目建设。12月8日,黄花塘镇区域医疗卫生服务中心项目举行奠基仪式。

(四)河桥区域医疗卫生服务中心 项目占地约41.9亩,总建筑面积1.5万平方米,设置床位200张,预计总投资1.2亿元左右。2020年,争取4000万元抗疫特别国债用于项目建设。2021年6月28日,河桥镇中心卫生院异地新建项目奠基仪式举行,年底整体出"正负零"。

(五)管仲区域医疗卫生服务中心 项目占地约59亩,总建筑面积2万平方米,设置床位300张,预计总

投资1.6亿元左右。已完成项目备案、红线图和规划条件审批,项目建设方案获县政府审批。

(六)鲍集镇卫生院新建病房楼项目　新建一幢约5000平方米的病房楼及附属用房约600平方米,总投资3000万元。2019年,安排城乡建设专项债券2000万元用于项目建设。2021年8月28日,新建病房楼项目举行奠基仪式,年底完成4层结构施工。

(七)穆店镇(维桥)卫生院新建综合楼项目　新建一栋综合楼,建筑面积约5400平方米,设置床位100张,总投资约3000万元。2021年,争取政府专项债券2000万元用于项目建设。9月26日,举行奠基仪式,年底出"正负零"。

(八)桂五镇中心卫生院公共卫生服务综合楼及配套设施项目　新建公共卫生服务综合楼4000平方米(其中附属用房约300平方米),改造病房楼、防保楼、中医馆约3700平方米。2021年,争取政府专项债券2000万元用于项目建设,年底完成规划审批及施工图审。

(九)县精神康复医院迁建项目　2020年,对原穆店镇政府办公用房约7000平方米进行改造,用于门诊、医技、住院等医疗用房改造工程已竣工,完成整体搬迁投入使用;二期新建病房楼5层,建筑面积5000平方米,设置床位240张。总投资4100万元。2021年,争取政府专项债券2000万元用于病房楼建设,11月开工建设,年底完成3层结构施工。

第二章　病床与医疗设备

第一节　病床设置

新中国成立前,盱眙中西医治病均以门诊为主,不设病床。

1950年11月,县卫生院始设病床5张,简易病床25张。1953年4月,经华东局批准县卫生院扩充病床至30张。

1958年,公社卫生院成立,各公社卫生院开始有病床。

1960年,县医院床位发展到50张,加上简易病床达到72张。每张病床配1床棉被、1床垫被、1条芦席、1只枕头。

1965年,全县病床207张(正规病床90张),县医院100张(正规病床80张),马坝地区卫生院20张(正规病床10张),公社卫生院病床167张。

1979年,县医院病床250张。

1987年,全县病床771张,其中乡镇卫生机构床位336张。

90年代,开始淘汰旧病床,普通病床逐渐改为钢板床、不锈钢床,病房品种有普通床、手摇床、翻身床等。1996年,全县病床数925张,其中县级医院病床340张。

2015年,全县卫生机构拥有床位总数3215张,每千人口病床4.8张。

2019年底,全县共有病床3788张,县医院病床增至800张,县中医院病床达到700张,每千人口病床5.56张。

2021年,全县共有病床4035张,每千人口病床6.6张,其中县级公立医院床位1057张、镇(街)卫生院1460张、民营医院1518张。

2015～2021年盱眙县医疗卫生机构床位数

年份	合计	医院	综合医院	中医医院	专科医院	基层卫生机构	社区卫生服务中心(站)	乡镇卫生院	专业公共卫生机构	妇幼保健院(所、站)	专科疾病防治院(所、站)	其他机构
2015	3370	2366	1562	804	—	984	—	984	20	15	5	0
2016	3607	2461	1502	832	127	1141	—	1141	5	0	5	0
2017	3785	2561	1599	832	130	1219	—	1219	5	0	5	0
2018	4029	2590	1540	832	218	1309	—	1309	130	60	0	0
2019	3788	2458	1540	700	218	1200	—	1200	130	60	0	0
2020	4035	2628	1268	700	347	1600	—	1600	130	47	0	0
2021	4035	2628	1268	700	347	1600	—	1600	130	47	0	0

2021年盱眙县医疗机构床位数一览表

序号	单位	床位(张)	序号	单位	床位(张)
1	县人民医院	800	16	铁佛镇卫生院	80
2	县第二人民医院	200	17	穆店乡卫生院	75
3	县妇幼保健院	47	18	古桑街道卫生院	40
4	县皮防所	10	19	维桥乡卫生院	70
	县级医院合计	1057	20	河桥镇卫生院	80
1	管镇中心卫生院	95	21	县第三人民医院	110
2	旧铺镇卫生院	95		乡镇医院合计	1460
3	县旧铺镇卫生院分院	30	1	县中医院	700
4	兴隆乡卫生院	60	2	楚东医院	180
5	黄花塘镇卫生院	60	3	北大医院	90
6	观音寺镇卫生院	70	4	众健医院	99
7	淮河镇卫生院	60	5	瑞康医院	99
8	明祖陵镇卫生院	55	6	洪山医院	80
9	天泉湖镇卫生院	80	7	泰岳医院	90
10	县天泉湖镇卫生院分院	30	8	东方康复医院	80
11	盱城街道卫生院	50	9	金诺医院	50
12	桂五中心卫生院	90	10	三河农场医院	50
13	官滩镇卫生院	90		民营医院合计	1518
14	仇集镇卫生院	55		全县医院总计	4035
15	鲍集镇卫生院	85			

第二节　医疗设备

一、县直医疗单位设备配置

(一)县人民医院

1950年6月,组建县卫生院,设备简陋,购买的医疗器械和药品是用担子挑回来的,故有"一担挑医院"之称。年底,该院外科购置一些阑尾切除、疝修补和剖腹产等手术器械;手术室的照明是用汽油灯代替。1953年,购置一般的常用化验器具。1959年,该院门诊部配有1台200毫安X光机。

1960年,添置麻醉机、冰箱、电热恒温箱等设备。1969年,购置1台200毫安X光机。10月,江苏省江苏医院从南京下放至盱眙,接替县医院,该院的设备、装备物资也带到盱眙,医疗设备除有检验、放射、病理、心电图、超声波等科室的有关仪器、设备外,还有心脏监护仪、自动呼吸器等。此后,该院设备逐年添置。

1986年,医疗设备主要是原江苏医院遗留的,拥有500毫安、200毫安X光机和A超、B超、M超、心电图机、心电监护仪、双目显微镜、婴儿培养箱、超声雾化器、纤维结肠镜、高频大电刀、SCY-140扇超、病理切片机、超声波治疗仪、生化分析仪、霉菌培养箱、纤维胃镜、病理脱水机、紫外分光光度计、自动洗胃机、自动呼吸机、负离子发生器、B超去湿器、体外反搏器、胃电图、脑电图、慢活肝治疗仪、微波针灸仪、牙科综合治疗机、高速涡轮机、技工打磨机、五官、眼科检查等万元以上设备79台(件),价值250万元。

1993年,投资168万元,购置美国GE8800型全身CT(电子计算机控制下的断层X线扫描)和500MA摇控摇篮X光机,购置美国RA1000全自动生化分析仪、尿液分析仪、法国NS9血球分析仪。

1997~1998年,购进MZ.ESWL-V型体外冲击波碎石机、高压氧舱。购置德国西门子公司生产的SO-MATO.AR.Star CT,配备Kodak190激光相机和Kodak全自动选片机。

1999~2008年,先后配置彩色多普勒超声诊断仪、专业拍片机、数字化胃肠机、血液流变仪、口腔全景X光机、全自动生化分析仪、关节镜等先进设备54台(件)。

2010~2014年,投入6100余万元,购置双能X线骨密度测量仪、乳腺钼钯、核磁共振、DSA、CR系统、肿瘤介入热疗仪、放射性粒子计划系统、冷极射频肿瘤治疗机、体外高频热疗机、椎间孔镜、手术显微镜、电子鼻咽喉镜、钬激光系统、内窥镜系统、海博刀系统、全自动生化分析仪、胶囊内镜、心脏彩超等医疗设备270余台(套)。

2015年,投资7700余万元,购置口腔CT、双源CT、磁共振成像系统(3.0T)、彩色超声波诊断仪,全自动生化免疫流水线等医疗设备230台(套)。

2016~2017年,投资2700余万元,购置血透机、医模、彩超、皮肤治疗系统、16排CT、移动式C型臂X射线机、磨钻、染色封片一体机、转运呼吸机、眼底相机、放大胃镜、消化道动力监测系统等医疗设备157台(套)。

2018~2019年,投资8380余万元,购置DR、CT、直线加速器、流式细胞仪、消化内镜系统、电子输尿管镜、SPECT、钬激光、C型臂X光机、关节镜、排石床等医疗设备380台(套)。

2020年,投资965余万元,购置DR、呼吸机、负压救护车、肺功能仪、全自动微生物及药敏鉴定系统等医疗设备289台(套)。

2021年,投入4682万元购置发热门诊专用CT、呼吸机、血细胞分析仪、生化仪、血凝仪、PCR仪、负压救护车和急诊平台3.0T核磁共振仪、DSA等先进诊疗设备。该院共有三台磁共振。

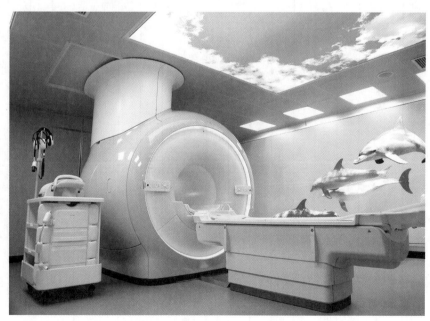

2021年10月25日,盱眙县人民医院3.0T飞利浦磁共振投入使用

2000～2021年盱眙县人民医院20万元以上装备统计表

品名	规格型号	产地	数量（台、件）	单价（万元）	金额（万元）	使用科室	购进时间	设备现状 在用
手术显微镜	OMS-110	日本	1	20.2	20.2	眼 科	2000.07	√
800MA数字胃肠机	XVD150-3B	日本	1	161.595	161.595	放射科	2000.09	√
呼吸机	Drager	德国	1	21.5	21.5	ICU	2004.11.04	√
呼吸机	Drager	德国	1	21.5	21.5	老年科	2004.11.04	√
B超	TH400B	天惠华	1	23.8	23.8	妇科门诊	2005.08.31	√
电梯	HOPE—Ⅱ	上海三菱	1	22.57985	22.57985	全院	2005.12.16	√
电梯	HOPE—ⅡB	上海三菱	1	31.07985	31.07985	全院	2005.12.16	√
关节镜		美国	1	45	45	胃科	2006.08.21	√
超声刀	GEN 300	美国	1	33.8	33.8	普外科	2006.11.29	√
电梯	LEHY	上海三菱	1	29.8	29.8	全院	2007.06.20	√
电梯	LEHY	上海三菱	1	42.78	42.78	全院	2007.12.26	√
电梯	LEHY	上海三菱	1	40.78	40.78	全院	2007.12.26	√
电梯	HOPE—ⅡB	上海三菱	1	45.48	45.48	全院	2007.12.26	√
电梯	HOPE—ⅡB	上海三菱	1	40.78	40.78	全院	2007.12.26	√
腹腔镜	STORZ	德国	1	48.24	48.24	普外科	2007.03.22	√
彩色多普勒诊断仪	HD11	荷兰	1	175	175	B超室	2007.08.10	√
气压弹道碎石机、输尿管肾镜		瑞士、德国	1	26.5	26.5	麻醉科	2007.12.06	√
呼吸机	PB840	美国	1	27.5	27.5	ICU	2008.11.08	√
内窥镜系统	CV-260	日本	1	111	111	内窥镜中心	2009.01.12	√
中央监护仪	CNS-9701K	日本	1	34.8	34.8	心内科	2009.04.21	√
DR	Digilal Diagnsot VR	飞利浦	1	180	180	放射科	2009.04.23	√
16层螺旋CT	Brilliance	飞利浦	1	470	470	CT室	2009.04.23	√
内镜清洗系统	NQG-2000	无锡	1	29.8	29.8	耳鼻喉科	2009.08.03	√
电子胃镜	GIF-Q260	日本	1	24.6	24.6	内窥镜中心	2009.09.07	√
彩超	ANTARES	西门子	1	140	140	B超室	2009.11.02	√

（续表）

品名	规格型号	产地	数量（台、件）	单价（万元）	金额（万元）	使用科室	购进时间	设备现状 在用
彩超	X300	西门子	1	66	66	体检中心	2009.11.02	√
微生物鉴定及药敏分析仪	ATB1525Expression	德国	1	27	27	检验科	2010.07.23	√
手术显微镜	Carl zeiss	德国	1	63	63	脑外科	2010.09.02	√
双能骨密度仪	Explorer	美国	1	71.6	71.6	放射科	2010.09.17	√
乳腺X射线机	GE Senographe DS	美国	1	298.5	298.5	放射科	2010.10.11	√
连续性血液净化系统	MultiFiltrate	德国	1	35	35	ICU	2010.11.16	√
肿瘤介入热疗机	HGC-3000	珠海	1	163.8	163.8	肿瘤治疗中心	2010.06.15	√
放射性粒子计划系统	HGGR-2000	珠海	1	28	28	肿瘤治疗中心	2010.06.15	√
冷极射频肿瘤治疗机	HGCF-3000	珠海	1	48	48	肿瘤治疗中心	2010.06.15	√
体外高频热疗机	HG-2000	珠海	1	38	38	肿瘤治疗中心	2010.06.15	√
眼底照相机	TRC-NW7SF	日本	1	53.8	53.8	眼科	2011.03.23	√
臭氧治疗仪	MEDOZONCompact	德国	1	22	22	骨科一	2011.04.25	√
彩超	ACUSONX300	德国	1	82.3	82.3	妇科门诊	2011.06.20	√
核磁共振系统	MAGNETOM Avanto	德国	1	1004.06	1004.06	核磁共振	2011.06.20	√
快速冰冻切片机	CM1950	德国	1	26.98	26.98	病理科	2011.09.20	√
等离子手术系统	ATLAS	美国	1	36.9	36.9	骨科共	2011.12.05	√
尿沉渣分析仪	UF_500i	日本	1	45	45	检验科	2011.12.29	√
血凝分析仪	CA7000	日本	1	32.98	32.98	检验科	2011.12.29	√
糖化血红蛋白	D-10	美国	1	24.8	24.8	检验科	2012.02.27	√
呼吸机	Evita4	德国	1	25.8	25.8	ICU	2012.03.01	√
胶囊内镜	MiroCam	韩国	1	26.8	26.8	内窥镜中心	2012.05.02	√
吸入镇痛装置	AII5000C	深圳	1	24.6	24.6	内窥镜中心	2012.05.19	√
椎间孔镜	FS64342181C	德国	1	102	102	骨科共	2012.05.21	√
电子鼻咽喉镜	奥林巴斯	日本	1	50.6	50.6	耳鼻喉科	2012.07.27	√
等离子电切镜	UES40	日本	1	24.6	24.6	泌尿外科	2012.08.16	√

（续表）

品名	规格型号	产地	数量（台/件）	单价（万元）	金额（万元）	使用科室	购进时间	设备现状 在用
血球分析仪	MEK－8222K	日本	1	30	30	检验科	2012.08.27	√
腹部彩超	Mylab60	意大利	1	88	88	B超室	2012.09.04	√
心脏彩超	VIVIDE9	美国	1	249	249	B超室	2012.09.06	√
手术显微镜	Lumerai	德国	1	75.9	75.9	眼 科	2012.10.09	√
钬激光系统	SRM－H3B	上海	1	50.6	50.6	泌尿外科	2013.03.02	√
内窥镜系统	CV180	日本	1	133.6	133.6	内窥镜中心	2013.04.09	√
全自动生化分析仪	7600－120E+ID	日本	1	226	226	检验科	2013.06.03	√
全自动生化分析仪	7600－120E+ID	日本	1	226	226	检验科	2013.06.03	√
全自动干式生化分析仪	FDC－7000i	日本	1	24.9	24.9	检验科	2013.07.15	√
内窥镜系统	CV－260SL	日本	1	60	60	内窥镜中心	2013.07.29	√
肌电图机	Viking Quest	美国	1	35.6	35.6	脑电图	2013.08.19	√
海博刀系统	VIO300D+APC2+JET2	德国	1	215	215	内窥镜中心	2013.09.08	√
电子阴道镜	89006A	美国	1	28.6	28.6	妇科门诊	2013.11.07	√
内窥镜系统	CV－260SL	日本	2	60	120	内窥镜中心	2014.04.03	√
LED手术无影灯	Polaris550/750	上海	11	24	264	麻醉科	2014.05.26	√
数字化手术室	Infinity OR	上海	2	40	80	麻醉科	2014.05.26	√
彩超	X300PE	德国	1	79.5	79.5	体检中心	2014.06.04	√
能量平台	FORCETRIAD	美国	1	70	70	妇科	2014.07.22	√
胆道碎石机	iMES－I－C	西安	1	36.9	36.9	普外科	2014.08.05	√
腹腔镜系统	CV－180	日本	1	100.4969	100.4969	普外科	2014.10.11	√
电子胃镜	GIF－2T260	日本	1	45.0008	45.0008	内窥镜中心	2014.10.11	√
电子肠镜	CF－Q260AI	日本	1	38.1915	38.1915	内窥镜中心	2014.10.11	√
电子肠镜	PCF－Q26JI	日本	1	39.5792	39.5792	内窥镜中心	2014.10.11	√
荧光支气管镜	BF－F260	日本	1	40.7376	40.7376	呼吸科	2014.11.24	√
微创手术器械	72201181	美/德	1	48	48	骨科共		√

（续表）

品名	规格型号	产地	数量（台、件）	单价（万元）	金额（万元）	使用科室	购进时间	设备现状 在用
耳鼻喉动力系统	OSSEODUO	瑞士	1	29.8	29.8	耳鼻喉科	2014.12.03	√
彩色超声波诊断仪	LOGIQ E9	美国	1	240	240	B超室	2015.03.25	√
四维彩色超声波诊断仪	Voluson E8	奥地利	1	153	153	B超室	2015.03.25	√
吸入镇痛装置	AII5000C	深圳	1	24.6	24.6	口腔科	2015.05.28	√
全自动生化免疫流水线	PP、AU5821、DX1800	美国	1	880	880	检验科	2015.06.08	√
SYSMEX 血球流水线	XN-3000	日本	1	430	430	检验科	2015.06.08	√
体外冲击波碎石机	HK.ESWL-V	深圳	1	53.9	53.9	泌尿外科	2015.06.17	√
结石红外光谱分析系统	LII-20型	天津	1	35.9	35.9	泌尿外科	2015.06.17	√
口腔CT	Kavo exam i	德国	1	119.8	119.8	放射科	2015.06.23	√
超声诊断系统	ACUSON OMNII	上海	1	35	35	普外科	2015.06.26	√
移动武C型臂X射线机（小C）	SIREMOBIL Compact L	上海	1	61.924	61.924	麻醉科	2015.06.26	√
X射线诊断系统（双板DR）	Ysio	德国	1	275	275	放射科	2015.06.26	√
移动式摄影X射线机（移动DR）	Mobliett Mira	德国	1	155	155	放射科	2015.06.26	√
数字胃肠机	SONIALVISION safire Plus	日本	1	317.1845	317.1845	放射科	2015.06.26	√
双源CT	SOMATOM Definition Flash	德国	1	1480	1480	CT室	2015.06.26	√
彩超	X300	德国	1	75	75	妇科门诊	2015.07.01	√
麻醉系统	Aespire	美国	2	20.8	41.6	麻醉科	2015.07.01	√
磁共振成像系统（3.0T）	Magnetom Verio	德国	1	1420	1420	核磁共振	2015.07.01	√
超声诊断系统	X300	德国	1	75	75	B超室	2015.07.01	√
脉动真空灭菌器	MZQ.JDM-1.2A	武汉	3	37.5	112.5	供应室	2015.07.14	√
全自动清洗消毒机	ME-YQ570	杭州	3	22	66	供应室	2015.07.14	√
动态心电分析系统	DMS	美国	1	23.8	23.8	心电图	2015.07.20	√
血滤机	Dialog+Online	德国	2	22.5	45	血透室	2015.10.12	√
电子结肠镜	CF-Q260AI	日本	1	43	43	普外科	2015.12.05	√
腹腔镜	OTV-S7A	日本	1	46	46	普外科	2015.12.05	√

（续表）

品名	规格型号	产地	数量（台、件）	单价（万元）	金额（万元）	使用科室	购进时间	设备现状 在用
等离子电切镜	ESG-400	日本	1	36	36	泌尿外科	2015.12.05	√
电子结肠镜	CF-Q260AI	日本	1	43	43	内窥镜中心	2015.12.05	√
电子结肠镜	CF-Q150I	日本	1	33	33	内窥镜中心	2015.12.05	√
十二指肠镜	TJF-260V	日本	1	43	43	内窥镜中心	2015.12.05	√
电子支气管镜	BF-1T260	日本	1	31	31	呼吸科	2015.12.05	√
听觉诱发电位检测系统	Audera	美国	1	21	21	耳鼻喉科	2015.12.29	√
电梯	LEHY-MRL	上海三菱	1	33	33	全院	2015.08	√
电梯	LEHY-MRL	上海三菱	1	33	33	全院	2015.08	√
电梯	LEHY-II	上海三菱	1	32	32	全院	2015.08	√
电梯	LEHY-II	上海三菱	1	27	27	全院	2015.08	√
电梯	LEHY-II	上海三菱	1	23.8	23.8	全院	2015.08	√
电梯	LEHY-II	上海三菱	1	23	23	全院	2015.08	√
电梯	LEHY-II	上海三菱	1	23	23	全院	2015.08	√
电梯	HOPE-IIB	上海三菱	1	27.5	27.5	全院	2015.08	√
电梯	NEW VBF-II	日本	1	40.1086	40.1086	全院	2015.06	√
电梯	GLVF-II	日本	1	26.746	26.746	全院	2015.08	√
电梯	NEW VBF-II	日本	1	39.5492	39.5492	全院	2015.06	√
电梯	NEW VBF-II	日本	1	39.5492	39.5492	全院	2015.08	√
电梯	NEW VBF-II	日本	1	40.1086	40.1086	全院	2015.06	√
电梯	GLVF-II	日本	1	26.9812	26.9812	全院	2015.06	√
电梯	GLVF-II	日本	1	26.9812	26.9812	全院	2015.06	√
电梯	GLVF-II	.日本	1	27.4060	27.4060	全院	2015.08	√
电梯	NEW VBF-II	日本	1	27.4352	27.4352	全院	2015.08	√
电梯	NEW VBF-II	日本	1	25.8072	25.8072	全院	2015.08	√
电梯	NEW VBF-II	日本	1	25.8072	25.8072	全院	2015.06	√

（续表）

品名	规格型号	产地	数量（台、件）	单价（万元）	金额（万元）	使用科室	购进时间	设备现状 在用
自动扶梯	GS8000-NX	日本	1	25.1270	25.1270	全院	2015.06	√
自动扶梯	GS8000-NX	日本	1	25.1270	25.1270	全院	2015.06	√
自动扶梯	GS8000-NX	日本	1	25.1270	25.1270	全院	2015.06	√
自动扶梯	GS8000-NX	日本	1	24.5770	24.5770	全院	2015.06	√
自动扶梯	GS8000-NX	日本	1	24.5770	24.5770	全院	2015.06	√
自动扶梯	GS8000-NX	日本	1	24.5770	24.5770	全院	2015.06	√
呼吸机	PB840	爱尔兰	2	24.6	49.2	ICU	2016.01.20	√
呼吸机	Evita V300	德国	1	29.5	29.5	ICU	2016.01.21	√
便携彩超	M-Turbo	美国	1	26.5	26.5	ICU	2016.02.29	√
移动式C型臂X射线机	Cios Alpha	德国	1	295	295	放射科	2016.02.29	√
便携彩超	M-Turbo	美国	1	26.5	26.5	B超室	2016.02.29	√
16排CT	uCT510	上海	1	280	280	CT室	2016.03.14	√
医用高压氧舱	WYC3.8D2424	上海	1	128	128	高压氧	2016.03.25	√
彩超	MyLabSeven	意大利	1	85	85	体检中心	2016.09.12	√
皮肤治疗系统	M22（IPL+ResurFX）	以色列	1	145	145	皮肤科	2016.12.07	√
磨钻	Microspeeduni	德国	1	29.8	29.8	骨科	2016.12.19	√
荧光定量PCR等	stepone plus	美国	1	193	193	中心实验室	2017.01.04	√
体腔热灌注治疗系统	RHL-2000A	吉林	1	47.5	47.5	普外科	2017.01.05	√
眼底激光治疗系统	Novus Spectra	美国	1	33.8	33.8	眼科	2017.01.12	√
超声刀	GE11	美国	1	50	50	普外科	2017.01.23	√
OCT	CirrusHD5000	美国	1	92	92	眼科	2017.02.17	√
膀胱镜、输尿管镜	NP-3、SNJ-1	沈阳	1	21.8	21.8	泌尿外科	2017.02.21	√
电子宫腔镜	CV-190	日本	1	136.5	136.5	妇科	2017.03.02	√
眼底相机	DSR	意大利	1	23	23	内分泌	2017.03.17	√
喉镜	ENF-V2	日本	1	28.8	28.8	耳鼻喉科	2017.03.18	√

（续表）

品名	规格型号	产地	数量（台、件）	单价（万元）	金额（万元）	使用科室	购进时间	设备现状 在用
放大胃镜	GIF–H2602	日本	1	43.7	43.7	内窥镜中心	2017.03.18	√
术中监护	NIM–Eclipse16	美国	1	59.8	59.8	骨科	2017.04.05	√
消化道动力监测系统	XDJ–S8,PDY–L,YM–W	合肥	1	39.6	39.6	消化科	2017.04.07	√
染色封片一体机	Leica CV5030\ST5020	德国	1	76	76	病理科	2017.07.24	√
彩超	EPIQ5	荷兰	1	199	199	体检中心	2017.09.12	√
彩超	1200	美国	1	74.8	74.8	泌尿外科	2017.09.13	√
彩超	MyLab 65	意大利	1	90	90	B超室	2017.10.25	√
彩超	MyLab 65	意大利	1	85	85	体检中心	2017.10.25	√
洗浴池	MLQ–BB	杭州	1	26.4884	26.4884	产科	2017.11.18	√
流式细胞仪	Navios 3 激光十色	美国	1	139.98	139.98	中心实验室	2018.01.05	√
直线加速器	CLINAC IX	美国	1	2277.614	2277.614	放疗	2018.01.15	√
3D腹腔镜	3DV–190	日本	1	163	163	普外科	2018.01.28	√
电子输尿管镜	URF–V	日本	1	32	32	泌尿外科	2018.01.28	√
消化内镜系统	CV–290	日本	1	169	169	内窥镜中心	2018.01.28	√
超声内镜系统	EU–ME2	日本	1	121	121	内窥镜中心	2018.01.28	√
DSA	UNIQ FD20	荷兰	1	630	630	DSA	2018.01.29	√
血管内超声	H749ilab220c270	美国	1	110	110	DSA	2018.01.29	√
电生理射频消融	7000C/75F	四川	1	46	46	DSA	2018.01.29	√
球囊反搏泵	IAP–0400	美国	1	45	45	DSA	2018.01.29	√
CT	uCT510	上海	1	232	232	体检中心	2018.01.31	√
DR	uDR550i	上海	1	68	68	体检中心	2018.01.31	√
分拣系统	HAS3000	上海	1	55	55	检验科	2018.09.27	√
骨密度仪	Lunar IDXA	美国	1	175	175	核医学	2018.10.24	√
中央监护系统	远望六\IPM10/IMEC10	深圳	1	23.8	23.8	心内科	2018.11.22	√
荧光显微镜	BX53	日本	1	28.9	28.9	检验科	2018.12.17	√

（续表）

品名	规格型号	产地	数量（台、件）	单价（万元）	金额（万元）	使用科室	购进时间	设备现状 在用
自动扶梯	KS-SB	上海三菱	1	26.5750	26.5750	全院	2018.01	√
自动扶梯	KS-SB	上海三菱	1	27	27	全院	2018.01	√
电梯	LEHY-III	上海三菱	1	31	31	全院	2018.01	√
电梯	LEHY-III	上海三菱	1	31	31	全院	2018.01	√
电梯	LEHY-III	上海三菱	1	31	31	全院	2018.01	√
电梯	LEHY-IIB	上海三菱	1	36.3	36.3	全院	2018.01	√
电梯	LEHY-IIB	上海三菱	1	36.3	36.3	全院	2018.01	√
电梯	LEHY-IIB	上海三菱	1	36.3	36.3	全院	2018.01	√
电梯	LEHY-III	上海三菱	1	29.8	29.8	全院	2018.01	√
电梯	LEHY-IIB	上海三菱	1	19.1616	19.1616	全院	2018.01	√
电梯	MEF	德国	1	19.6	19.6	全院	2018.02	√
病理质控与信息管理系统	V3.3	江苏	1	35.8	35.8	病理科	2019.03	√
排石床	HK VT-300	深圳	1	44	44	泌尿外科	2019.04.16	√
关节镜系统	IM8000	美国	1	90.8	90.8	骨科	2019.05.24	√
C型臂X射线机（移动）	Ziehm Vision FD	德国	1	124.98	124.98	骨科	2019.08.22	√
视频脑电及睡眠监测仪	NicoletEEG	美国	1	39.8	39.8	神经内科二	2019.09.30	√
钬激光	DHL-1-F	无锡	1	65	65	泌尿外科	2019.11.26	√
天轨系统	SKY TRACK 600 等	广州	1	60	60	康复中心	2020.01.02	√
负压救护车	SZD5043XJHJ6	苏州	1	64.58	64.58	120	2020.02.03	√
呼吸机	PB840	美国	2	23.9	47.8	ICU	2020.02.03	√
便携彩超	M-Turbo	美国	1	26.1	26.1	隔离病区	2020.02.08	√
全自动微生物及药敏鉴定系统	COMPACT60	美国	1	40	40	检验科	2020.02.12	√
肺功能仪	MasterScreen	德国	1	39.9	39.9	呼吸科	2020.02.20	√
荧光定量PCR	7500	美国	1	42	42	中心实验室	2020.03.13	√
步态训练系统	GR-A1	天津	1	85	85	康复中心	2020.04.14	√

（续表）

品名	规格型号	产地	数量（台、件）	单价（万元）	金额（万元）	使用科室	购进时间	设备现状 在用
经颅磁刺激仪	Magneuro60	南京	1	28	28	康复中心	2020.04.14	√
失语症治疗仪附经颅直流电刺激	IS200	四川	1	28	28	康复中心	2020.04.14	√
宫腔电切镜	WA2T43WA等	日本	1套	340000	340000	妇科	2020.06.01	√
DR	C5065	苏州	1	1390000	1390000	放射科	2020.06.01	√
水处理及中央供液系统	ZYRO-XT12	山东	1	86.7	86.7	血透室	2020.08.10	√
内窥镜系统	CV-290/CLV290SL	日本	1	771500	771500	内窥镜中心	2020.10.13	√
电子胃镜	GIF-260	日本	2	315000	630000	内窥镜中心	2020.10.13	√
电子胃镜	GIF-290	日本	1	385000	385000	内窥镜中心	2020.10.13	√
电子肠镜	GIF-290Z	日本	1	492000	492000	内窥镜中心	2020.10.13	√
内窥镜系统	CV-290/CLV290SL	日本	1	771500	771500	呼吸科	2020.10.13	√
射频控温冷凝仪	R-2000BA1	北京	1	290000	290000	疼痛科	2020.11.25	√
麻醉机	Aelite NXT	无锡	1	229800	229800	麻醉科	2020.12.09	√
CT	LOGIQ E9	北京	1	1450000	1450000	B超室	2021.01.27	√
超声诊断仪	LOGIQ V2	美国	1	350000	350000	肾内科	2021.01.27	√
CT	OPTUMA CT620	北京	1	4100000	4100000	CT室	2021.01.27	√
磁共振成像系统（3.0T）	Ingebia 3.0T	荷兰	1	15620000	15620000	核磁共振	2021.01.28	√
彩超	EPIQ7	荷兰	1	2000000	2000000	B超室	2021.01.28	√
彩超（便携）	vinno5pro	苏州	1	380000	380000	麻醉科	2021.01.28	√
DSA	Azurion 7 M20	荷兰	1	6980000	6980000	DSA	2021.07.06	√
C臂X线机	KD-C5800A	浙江	1	920000	920000	麻醉科	2021.07.06	√
荧光定量PCR仪器	7500	美国	4	395000	1580000	中心实验室	2021.08.02	√
低温等离子灭菌器	PS-200X	山东	1	210000	210000	供应室	2021.08.02	√
负压救护车	V348pro		1	650000	650000	120	2021.08.07	√

备注：1，2011年～2021年购入的设备。

2，含2000～2010年购买目前正在使用的设备。

(二)县中医院

1989年6月,县中医院开业,投资28万元购买50MAX光机1台,A超、B超各1台,生化设备1套。

1993年,投入300MAX光机1台。1998年,医院投入日本岛津CT1台,800MA电视X光机1台。

2004~2008年,县中医院投入2000多万元,添置和更新一批国内外先进医疗设备。其中百万元以上的设备有德国西门子磁共振、西门子双排螺旋CT、德国原装大型直接数字化X光机、日本东芝7080全自动生化分析仪、荷兰飞利浦800毫安数字胃肠机、美国GE彩色B超等一类设备。二类设备有美国史赛克腹腔镜、日本奥林巴斯纤维支气管镜、肺功能测定仪、V70电子胃镜、意大利C型臂X光机等。还有多参数心电监护仪、肛肠治疗仪、微波治疗仪等30多台中小型先进设备。

2009~2010年,投入700余万元购置岛津DR、彩超、全自动血凝仪、化学发光、阴道B超、A/B超、麻醉机等一批医疗设备。

2011年,投入1600余万元购置X线骨密度仪、热化疗灌注机、心血管成像系统、血液透析滤过装置、骨质疏松治疗仪、腹腔镜等一批医疗设备。

2012年,投入2100余万元,配置1.5T核磁共振、乳腺钼靶机、电磁波体外碎石机、透视机、彩超、血细胞分析仪、微生物分析系统、全自动血培养仪、可视人流设备、血凝分析仪等一批医疗设备。

2013~2014年,投入1000余万元,配置DK手术动力装置、超声高频外科集成系统、C型臂、纤维输尿管镜、全影及头颅X射线系统、血液净化系统、电子胃肠镜、关节镜、呼吸机、麻醉机等一批医疗设备。

2015年,投入810余万元,配置医用诊断X射线透视摄影系统、钬激光手术系统、激光光凝仪、激光治疗仪、纤维输尿管肾盂镜、C型臂、内窥镜摄像系统等一批医疗设备。

2016年,投入2500余万元,购置美国瓦里安Clinac23EX直线加速器、飞利浦64排微平板CT、椎间孔镜微创手术系统、四维彩超、全自动组织脱水机、消化道动力检测仪等一批先进医疗设备。

2017年,投入1000余万元,购置西门子16排CT、全高清腹腔镜、耳鼻喉科摄像系统、数字化医用X射线摄影系统、自体血回收机、脑外科手术显微镜、彩色超声诊断仪等一批医疗设备。

2018年,投入500余万元,购置激光脉冲光工作站、半导体激光治疗仪、数字切片扫描与应用系统、宫颈病变新型冷冻治疗枪、超乳波切一体机、低温等离子手术系统、非接触广角手术系统、眼压计等一批医疗设备。

2019~2021年,投入2000余万元,购置舌脉象、经穴、体质辨识采集分析仪、电子胃肠镜、电子胃镜、彩色超声诊断仪、血滤机、等离子双极电切电凝系统、移动式C型臂X射线机、全自动化学发光测定仪等一批医疗设备。

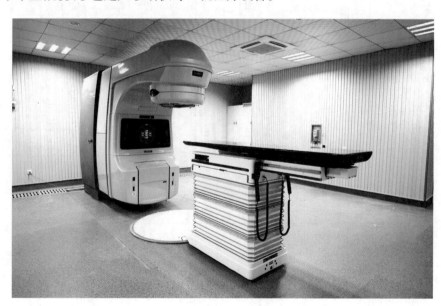

直线加速器

2005～2021年盱眙县中医院20万元以上装备统计表

品名	规格型号	厂家	数量(台、件)	单价(元)	金额(元)	使用科室	购进时间	设备现状 在用
全自动生化仪	7080(1747-20)	日本日立	1	712000	712000	检验科	2005.06	√
支气管镜	IT40(7555868)	奥林巴斯	1	212600	212600	肺功能室	2005.07	√
麻醉机	AEON7400A(060702)	北京谊安	1	203082.9	203082.9	病区手术室	2006.09	√
结肠镜	CF-V701	奥林巴斯	1	216580	216580	胃肠镜室	2007.01	√
宫腔镜	CLH-250(7645357)	奥林巴斯	1	260610	260610	病区手术室	2007.01	√
呼吸机	SAVINA(ARXJ-0007)	德尔格	1	315868	315868	脑病科	2007.01	√
超声乳化治疗仪	PULSAR(651AV)	上海科林	1	221692	221692	病区手术室	2008.02	√
呼吸机	VIASYS(BAT04092)	鸟牌	1	343910	343910	重症监护室	2008.02	√
便携彩超	LOGIQE(110317WX5)	美国GE	1	470000	470000	超声科	2008.12	√
阴道B超	SA8000CSE(07022007)	麦迪逊	1	357000	357000	门诊妇科	2009.06	√
化学发光	UnicelDxI800	美国贝克曼	1	420000	420000	检验科	2009.06	√
A/B超	UD-6000(013907)	日本多美	1	240724	240724	眼科	2010.01	√
岛津DR	DRRADSPEEDM(61H70)	日本岛津	1	1367820.4	1367820.4	放射科	2010.01	√
麻醉机	FABUSPLUS(USDH1066)	德尔格	1	284492	284492	病区手术室	2010.08	√
彩超	LOGIQ7(08243612O642)	美国GE	1	716223	716223	超声科	2010.08	√
胃镜	CLV-260(7052672)	奥林巴斯	1	831592	831592	胃肠镜室	2011.01	√
血透机	4008B(0V5AQT44)	费森尤斯	1	226100	226100	血液透析室	2011.06	√
低温等离子灭菌器	LK/MJQ-100(11030903 1010)	成都老肯	1	231508.99	231508.99	病区手术室	2011.06	√
血透制水	ME4-1000	武汉启程	1	237537.87	237537.87	血液透析室	2011.06	√
血滤机	4008B(9VCARK75)	费森尤斯	1	321651.73	321651.73	血液透析室	2011.06	√
清洗机	LK/QX-500A(11041301 0003)	成都老肯	1	368967.46	368967.46	供应室	2011.06	√
心血管成像	INNOVA3100-1(599104BU7)	美国GE	1	3456641	3456641	病区手术室	2011.06	√
灭菌器	XG1.D	山东新华	2	214628.13	429256.26	供应室	2011.07	√
X线骨密度仪	DPXBRARO(400217)	美国GE	1	677646	677646	骨密度检查室	2011.08	√
制氧机	HG045	珠海和佳	1	1792651.9	1792651.9	特种设备科	2011.09	√

（续表）

品名	规格型号	厂家	数量（台、件）	单价（元）	金额（元）	使用科室	购进时间	设备现状 在用
腹腔镜	STRYKER	美国史赛克	1	390000	390000	病区手术室	2011.11	√
电磁波体外碎石机	JDPN-VB(110903)	上海卡姆	1	541520	541520	TCD检查室	2012.02	√
乳腺钼靶机	SENODSPT	美国GE	1	3153787.6	3153787.6	放射科	2012.02	√
血细胞分析仪5分类	BC5800(RW-22001579)	深圳迈瑞	1	324000	324000	检验科	2012.03	√
彩超	LOGIP6(08243712 1089)	美国GE	1	732963.47	732963.47	超声科	2012.03	√
彩超	730PRO(A44743)	美国GE	1	1489180	1489180	体检中心	2012.03	√
全自动血培养仪	BACT/ALERT(111CR4094)	法国梅里埃	1	473830	473830	检验科	2012.04	√
微生物分析系统	VITEK2COMPA(VK2C8590)	法国梅里埃	1	541520	541520	检验科	2012.04	√
核磁共振	Siqua(Hdi1.5T)	美国GE	1	8113070.5	8113070.5	放射科	2012.12.30	√
麻醉机	FABIUSPLUS(USBB-1008)	德尔格	1	217039.68	217039.68	病区手术室	2013.01	√
C型臂	DEC7900(79-C4866PD)	美国GE	1	300000	300000	病区手术室	2013.01	√
全自动生化分析仪	TBA-2000FR(SNCAA1262028)	日本东芝	1	1380638.8	1380638.8	检验科	2013.03	√
呼吸机	savina300(ASEL-169)	德尔格	1	217039.68	217039.68	重症监护室	2014.02	√
呼吸机	SAVINA300(ASEL-0156)	德尔格	1	315868	315868	脑外科	2014.02	√
心肺复苏	1007CCV(CCV-1824)	美国萨勃	1	214339	214339	急诊内科	2014.06	√
关节镜（全套）	AAE1187	施乐辉	1	306823.05	306823.05	病区手术室	2014.06	√
麻醉机	FABIUSPIUSXL(USEC-0025)	德尔格	1	341228.6	341228.6	病区手术室	2014.06	√
血滤机	4008S(2VCAZK24)	费森尤斯	1	343646.16	343646.16	血液透析室	2014.06	√
全影双头颅X射线系统	ROTOGRAPHEVOD(930700001)	意大利villa	1	389194.5	389194.5	口腔科	2014.06	√
血液净化系统	PRISMAFIEX(PA11927)	瑞典金宝	1	417360	417360	重症监护室	2014.07	√
超声高频外科集成系统	GEN11(1111416197)	强生（上海）医疗器械	1	400000	400000	病区手术室	2014.09	√
胃镜奥林巴斯	GIF-Q260J	奥林巴斯	1	769063.06	769063.06	胃肠镜室	2014.09	√
眼科Nd.YAG激光治疗仪	OPTTIMIS II(5408071)	法国光大	1	375481.6	375481.6	眼科	2015.01	√
眼科激光凝仪	Vitra(2402)	法国光大	1	410683	410683	眼科	2015.01	√
钛激光手术系统	AURIGAXL(3022-0-614)	StarModTec GmbH	1	821366	821366	病区手术室	2015.01	√

（续表）

品名	规格型号	厂家	数量（台、件）	单价（元）	金额（元）	使用科室	购进时间	设备现状 在用
医用诊断X射线透视摄影系统	UNI-VISION（CM6F3B045017）	日本岛津	1	3050788	3050788	放射科	2015.01	√
数字眼底照相机	CX-1（400065）	佳能	1	417397	417397	眼科	2015.03	√
冷冻切片机	C0274A1305FE	Trermo fisher	1	282000	282000	病理科	2015.06.30	√
内窥镜摄像系统	storz	STORZ	1	938704	938704	病区手术室	2015.08.20	√
调强验证系统	德国IBA	德国	1	1200000	1200000	放疗科	2016.03.31	√
椎间孔镜微创手术系统	TESSYS N19847 SHRIII	德国joimax	1	640000	640000	病区手术室	2016.04.27	√
全自动组织脱水机	ASP300S	徕卡	1	265000	265000	病理科	2016.05.19	√
彩色超声诊断系统	Affiniti 70	飞利浦	1	1337600	1337600	超声科	2016.11.30	√
消化道动力检测仪	XDJ-S8	合肥凯利光电	1	225000	225000	脾胃科	2016.12.28	√
飞利浦微平板CT	ingenuity64	飞利浦	1	6480000	6480000	放射科	2016.12.31	√
直线加速器	Clinac23EX	美国瓦里安	1	11925500	11925500	放疗科	2016.12.31	√
全高清腹腔镜	22202020	STORZ	1	720000	720000	病区手术室	2017.03.24	√
电子胃镜	GIF TYPE Q260J	奥林巴斯	1	246000	246000	胃肠镜室	2017.08.21	√
电子上消化道内窥镜	GIF-H260	奥林巴斯	1	246000	246000	胃肠镜室	2017.08.21	√
电子结肠镜	CF TYPE H260AI	奥林巴斯	1	348000	348000	胃肠镜室	2017.08.21	√
彩色超声诊断仪	VOLUSON S8Pro	美国GE	1	672000	672000	门诊妇产科	2017.08.26	√
西门子16排CT	SOMATOM Eaction16-slice configuration	西门子	1	2310000	2310000	放射科	2017.09.25	√
手术显微镜	M525F40	徕卡	1	705000	705000	病区手术室	2017.11.11	√
自体血回收机	C.A.T.S	费森尤斯	1	220000	220000	病区手术室	2017.12.18	√
数字化医用X射线摄影系统	DRX-Ascend 新尚	锐珂	1	1000320	1000320	放射科	2017.12.18	√
数字切片扫描与应用系统	EASYSCAN	麦克奥迪	1	250000	250000	病理科	2018.01.31	√
半导体激光治疗仪	Soprano ICE	Alma	1	600000	600000	医疗美容科	2018.01.31	√
激光脉冲工作站	Harmony XL	Alma	1	700000	700000	医疗美容科	2018.01.31	√
低温等离子手术系统	EC8001-01	施乐辉	1	205000	205000	病区手术室	2018.07.16	√
电动液压手术台	SMART P2000Plus	美迪兰	1	230000	230000	病区手术室	2018.07.16	√
超乳波切一体机	Pulsar2	意大利OPTIKON	1	470000	470000	病区手术室	2018.07.16	√
手术显微镜	Oms-800 Standard	日本拓普康	1	360000	360000	病区手术室	2018.10.01	√

（续表）

品名	规格型号	厂家	数量（台、件）	单价（元）	金额（元）	使用科室	购进时间	设备现状 在用
全自动化学发光测定仪	AutoLumoA2000PLUS	安图生物	1	200000	200000	检验科	2019.03.26	√
电子胃肠镜	CV−290	奥林巴斯	1	1598856	1598856	胃肠镜室	2019.04.23	√
等离子体手术系统	RF12000	施乐辉	1	205000	205000	病区手术室	2019.10.25	√
舌脉象经穴体质辨识采集分析仪	LOGIQ S8	通化海恩达	1	260000	260000	治未病科	2019.10.25	√
彩色超声诊断仪	LOGIQ S8	美国GE	1	890000	890000	体检中心	2019.10.25	√
超声诊断设备	APLIO 500 TUS−A500	日本东芝	1	1500000	1500000	超声科	2019.10.25	√
刨削系统	JSDC25000	JoimaX	1	350000	350000	病区手术室	2019.12.18	√
宫腔双极电切镜	26105FA	STORZ	1	400000	400000	病区手术室	2019.12.18	√
电子输尿管软镜	11278VS	STORZ	1	490000	490000	病区手术室	2019.12.18	√
内窥镜系统	IMAGE 1 S	STORZ	1	795000	795000	病区手术室	2019.12.18	√
移动式C型臂X射线机	OEC 9900 Elite	美国GE	1	1840000	1840000	病区手术室	2019.12.27	√
磁场刺激仪	CCY−II	武汉依瑞德	1	200000	200000	康复科	2019.12.28	√
超声诊断系统	SONIAGE HSI	柯尼卡美能达	1	285000	285000	康复科	2019.12.28	√
乳腺旋切机	AX−700	美国BD	1	245000	245000	病区手术室	2019.12.31	√
电子胃镜	GIF−H290	奥林巴斯	1	290000	290000	胃肠镜室	2019.12.31	√
电子肠镜	CF−H260AI	奥林巴斯	1	330000	330000	胃肠镜室	2019.12.31	√
医用分子筛制氧机	DYO−10Y	鼎岳	1	285000	285000	设备科	2020.04.28	√
等离子双极电切电凝系统	SM10	司迈	1	225000	225000	病区手术室	2020.07.30	√
移动式C型臂X射线机	Brivo OEC 785	美国GE	1	430000	430000	病区手术室	2020.09.27	√
肌电诱发电位仪	MEB−9404C	儒奥医疗	1	275000	275000	脑病科二组	2020.11.17	√
电子鼻咽喉镜	VME2800	奥林巴斯	1	280000	280000	耳鼻喉科	2020.11.17	√
光学相干断层扫描仪	ivue 100	美国OCT	1	475000	475000	眼科	2021.04.09	√
彩色多普勒超声诊断仪	versana Active	GE	1	250000	250000	超声科	2021.11.29	√
电子胃镜	GIF−H290/2156544	奥林巴斯	1	310000	310000	胃肠镜室	2021.12.15	√
电子胃镜	GIF−XP290N/2149837	奥林巴斯	1	316000	316000	胃肠镜室	2021.12.15	√
电子结肠镜	CF−H290I/2147788/2147802	奥林巴斯	2	415000	830000	胃肠镜室	2021.12.15	√

（三）县妇幼保健院

1954年，添置手提式高压锅1只、接生箱1个。1956年，添置多功能产床1张，以及中型高压消毒锅、骨盆测量器、产钳、穿颅器、婴儿秤等产科器材。

1984年，有15毫安手提式X光机1台、显微镜2台、电冰箱1台、无影灯、手术台及妇产科手术器材等。

1988年，省妇幼处、联合国儿童基金会赠与县妇幼保健所手提式X光机1台、显微镜2台、客货两用小汽车2辆，一辆留自己使用，一辆给县卫生局使用。

1990年，增购1台万能产床、1台龋齿防治仪、1台胎心监护仪、1台儿童电脑评分仪、电冰箱、双光电比色计等设备。1993年，购进斜视弱视同视机1台，价值1万元。1996年，购进海鹰B超1台，价值5.9万元。

2000年，投入4万元，添置电脑微波治疗仪和乳腺诊断仪TY-2501C。

2001年，购入1台价值1.1万元的B超彩色显示仪DPC-879以及听力筛查仪、红外乳腺诊断仪等设备。

2002年，投入26.8万元，引进美国通用公司GEB超1台；妇儿保各配备电脑和打印机1台；药检科配备半自动生化分析仪1台、大容量冰箱1台。

2003年，投入14万元，配备全自动血球计数仪、多普勒胎心监护仪、激光打印机、传真机等。

2005年，投入近20万元，保健所添置台式B超及医用阴道探头、医用气体吸入器、更新X光机、全自动尿液分析仪、心电图仪等仪器设备。

2006年，投入70多万元，新配备电子阴道镜数码诊疗系统、微量元素检测仪、彩超、救护车以及产科相关医疗器械。

2009年，投资近100万元购置电子阴道镜、利普刀、麻醉机、听力筛查仪、视力筛查仪、妊高筛查仪、全自动生化分析仪、西门子彩超等仪器设备。

2010年，投资30多万元，购置酶标仪、洗板机、生物操作安全柜、全自动血球计数仪、超声骨质分析仪、超声诊断系统等仪器设备。2012年，添置超声诊断仪、YZ23B同视机、超声多普勒胎心监护仪，以及两台价值60多万元的超声骨质分析仪。2014年，投入百万元引进钼靶机器，配备CR、高端电子显微镜等设备。

2017年，投入500多万元，购置可视人流机、多参数监护仪、彩色超声诊断系统、彩色超声诊断仪、超声骨质分析仪、迈瑞五分类血球仪等仪器设备。投入19.5万元，新开设婴儿沐浴系统1套。

2018年，投入300多万元新增钼靶、高清宫腹腔镜、双目筛查仪、儿童多参数监护仪、输液泵、注射泵等仪器设备。

2020年，投入60余万元，购置DR等医疗设备。

2021年，投入107.93万元，购置万元以上设备8台。

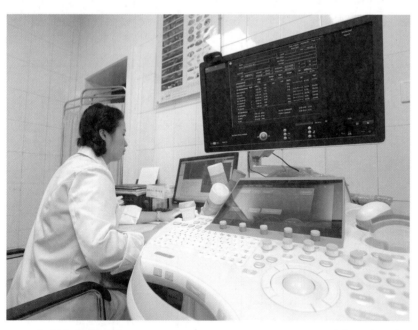

彩色超声诊断仪 （凌红梅/摄）

2006～2021年盱眙县妇幼保健院1万元以上医疗设备统计表

品名	规格型号	产地	数量（台/件）	单价（万元）	金额（万元）	使用科室	购进时间	设备现状 在用	设备现状 报废
微量元素分析仪	BH5100S	北京	1	3.5	3.5	检验科	2006.07	√	
乳腺X线机	MCR-6000	广东深圳	1	48	48	影像科	2007.09	√	
迈瑞牌心电监护	PM-7000	深圳	1	1.93	1.93	妇产科	2008.01	√	
血细胞分析仪	BC-5100	迈瑞	1	1.39	1.39	检验科	2008.08	√	
视力筛查仪（1）	美国伟伦14011	美国	1	9.8	9.8	儿保科	2008.11	勉强使用	
飞利浦心电监护	YZB/USA 1525-2006	美国	1	7	7	妇产科	2009.08	√	
西门子彩超机	SONOLINE	上海	1	32	32	婚孕检科	2010.09	√	
视力筛查仪（2）	美国伟伦14011	美国	1	9.6	9.6	儿保科	2010.12	勉强使用	
酶标仪	ST-360	上海	1	2.3	2.3	检验科	2010	√	
生物操作安全柜	BSC-1100-A2-X	济南	1	2.58	2.58	检验科	2010	√	
超声骨质分析仪（便携）	BMD1000B	河北	1	10	10	儿保科	2011.04	√	
同视机	YZ23B	苏州	1	2.95	2.95	儿保科	2012.09	√	
超声诊断仪	Voluson.730 Prov	奥地利	1	98	98	影像科	2012.12	√	
微量元素分析系统	BH2200SWE	北京	1	11.6	11.6	检验科	2012.12	√	
多道心电图机	SE-300B	深圳市	1	1.4	1.4	影像科	2013.07	√	
超声多普勒胎心监护仪	F2	深圳	2	1.75	3.5	妇产科	2014.08	√	
听力筛查仪	TYPE 1077	丹麦	1	9.8	9.8	儿保科	2014.09	√	
精密体检秤（台式）	TJ-120S	上海	1	1	1	儿保科	2014.12	√	
奥林帕斯显微镜	CX31	日本	1	1.39	1.39	检验科	2014	√	
儿童精密体检仪（立式）	FSG-100-RT	上海	1	2	2	儿保科	2015.04	√	
电子阴道镜	理邦C3A	深圳	1	4.5	4.5	妇产科	2016.03	√	
儿童全功能体检仪	BG-A30	上海	1	4.4	4.4	儿保科	2016.09	√	
医用全自动电子血压计	HBP-9020	大连	1	2.8	2.8	妇产科	2017.01	√	
胎儿监护仪	F3	深圳	4	1.7	6.8	妇产科	2017.01	√	
麻醉机	CWM-302	南京	1	10	10	妇产科	2017.01	√	

（续表）

品名	规格型号	产地	数量（台、件）	单价（万元）	金额（万元）	使用科室	购进时间	设备现状 在用	报废
产后康复数控治疗仪	WD3300	山东青岛	2	1.42	2.84	妇产科	2017.01	√	
经皮黄疸仪	JH20-1C	南京	1	2	2	儿保科	2017.02	√	
超声骨质分析仪	BMD1000C	河北	1	15	15	儿保科	2017.05	√	
利普刀	LEEP System 1000	美国	1	7	7	妇产科	2017.07	√	
高频电刀	POWER-420D	常州	1	1.58	1.58	妇产科	2017.07	√	
心脏除颤仪	TEC-5602	南京	1	3.49	3.49	妇产科	2017.07	√	
抢救床	HILL-ROM	北京	1	2.62	2.62	妇产科	2017.07	√	
新生儿可视喉镜	斯美特SMT-II	江苏	1	2.7	2.7	妇产科	2017.07	√	
分娩镇痛仪	RZ-1	武汉	1	16.2	16.2	妇产科	2017.07	√	
无影灯（双头）	JHLEDM7/5-I	南通	1	3.6	3.6	妇产科	2017.07	√	
婴儿辐射台	HKN-90	宁波	1	1.3	1.3	妇产科	2017.07	√	
成人可视喉镜	SMT-I-B	泰州	1	2.2	2.2	妇产科	2017.07	√	
超声多普勒围产期管理系统	TZ-WD-II	北京	1	3.6	3.6	影像科	2017.07	√	
多导心电图机	迈瑞R12A	广东深圳	1	1.8	1.8	影像科	2017.07	√	
彩色超声诊断仪	Voluson E8	美国	1	185	185	影像科	2017.07	√	
迈瑞五分类血球仪	深圳迈瑞BC-5390CRP	深圳	1	22.3	22.3	检验科	2017.07	√	
尿沉渣分析仪	URIT-1280	桂林	1	13	13	检验科	2017.07	√	
自动化生化仪	深圳迈瑞BS-880	深圳	1	41.3	41.3	检验科	2017.07	√	
电解质仪	康 立 AFT-500	常州	1	1.5	1.5	检验科	2017.07	√	
血型离心机	长春博研TD-3A	长春	1	2.6	2.6	检验科	2017.07	√	
凝血分析仪	CA54	广东深圳	1	1.08	1.08	检验科	2017.07	√	
母乳分析仪	MR-0700	泰安	1	2.36	2.36	检验科	2017.07	√	
欧姆龙电子血压计	HBP-9020	辽宁大连	1	2.8	2.8	婚孕检科	2017.08	√	
JH20-1C经皮黄疸仪	C1709007	南京	1	2.2	2.2	妇产科	2017.09	√	
多参数监护仪	M8003A	上海	1	12.5	12.5	妇产科	2017.12	√	

（续表）

品名	规格型号	产地	数量（台、件）	单价（万元）	金额（万元）	使用科室	购进时间	设备现状 在用	设备现状 报废
监护仪	Im70	深圳	1	1.8	1.8	妇产科	2017.12	√	
无影灯（单头）	JHDZF700	南通	2	1.2	2.4	妇产科	2017.12	√	
产床	JHDC-99B-II	南通	1	2.6	2.6	妇产科	2017.12	√	
手术床	JHDS-99C-I	南通	1	3	3	妇产科	2017.12	√	
儿童智能体检仪（台式）	上海智高 FSG-25-YE	上海	1	1.5	1.5	儿保科	2017.12	√	
三分类全自动血球分析仪	URIT-3080	广西桂林	1	3	3	婚孕检科	2017.12	√	
呼吸机	3020B	南京	1	3.2	3.2	妇产科	2017.12	√	
多参数心电监护	M98	深圳	1	4	4	妇产科	2017.12	√	
可视人流仪	DW-460	徐州	1	4.98	4.98	妇产科	2017.12	√	
彩色超声诊断系统	ClearVue 650	江苏苏州	1	95	95	影像科	2017.12	√	
全能体检仪（立式）	FSG-100A-RT	上海	1	2	2	儿保科	2017.12	√	
胎儿监护仪	OSEN 9000E	广东	1	0.96	0.96	妇产科	2017.12	√	
新生儿辐射台	Q-5A	泰州	1	1.36	1.36	妇产科	2017.12	√	
胎儿/母亲监护仪	TY5001	广东	1	2.15	2.15	妇产科	2017.12	√	
空气压力治疗仪	IPC1200	北京	1	7.1	7.1	妇产科	2018.03	√	
听力筛查仪	ECHO SCREEN T PLUS	德国	1	3.5	3.5	儿保科	2018.07	√	
洗板机	ST-36w	上海	1	1.45	1.45	检验科	2018.07	√	
口腔综合治疗机	MZ-3200	安本	1	2.3	2.3	儿保科	2019.4.2	√	
营养软件	HY-EY600	卓马	1	2.38	2.38	儿保科	2019.5.5	√	
病人监护仪	SVM7524	上海	1	4.7	4.7	麻醉科	2020.2.11	√	
移动DR	7200C	深圳	1	55	55	发热门诊	2020.11	√	
阴道镜	TR6000C	徐州	1	9	9	妇产科门	2021.01	√	
麻醉机	Fabiu splus	德国	1	23.6	23.6	麻醉科	2021.02	√	

(四)县疾控中心

1.冷链设备(内容见第四篇第一章第三节)

2.检验设备

1974年6月,检验科拥有第一台仪器——三杯风向风速表。9月,购置电热恒温水浴锅。70年代中后期,逐步装备显微镜、比色计、水浴箱、冰箱等。

80年代起,配备721分光光度计、水质分析等设备。

90年代,购置气相色谱仪、低温冰箱、半自动生化分析仪等。

2004~2005年,江苏省集中采购并向县疾控中心配发原子吸收分光光度计、原子荧光光度计、离子色谱仪、气相色谱仪、可见分光光度计、电子天平、浊度仪、pH计、电导率仪、酶标仪、洗板机等设备。

2009年,投资5.5万元购置郑州安图斯酶标仪和洗板机。

2011年,投入16.2万元,购置血球分析仪、电位溶出分析仪、空气采样器、造模流量计、风速计、辐射热计、照度计等仪器设备。

2012年,自费20.4万元,购置无菌均质器、石墨消解仪、B超、心电图、枪式气体检测仪等仪器设备。

2013年,投入38.5万元,购置日本进口的气相色谱仪和意大利进口的顶空进样器。

2014年,购置价值17.5万元的微波消解仪、智能电热消解仪、高压灭菌器、生化培养箱、霉菌培养箱、听力计、肺功能仪等仪器设备。

2016年,投入3.9万元购置便携式红外线一氧化碳、便携式红外线二氧化碳分析仪和甲醛检测仪。

2017年,自费45.9万元购置美国PE公司的原子吸收分光光谱仪。

2018年,投入20万元购置全自动生化分析仪。

2019年,投入45万元购置原子荧光分光光谱仪、酶标仪、洗板机以及纯水处理器。

2020年,因新冠病毒疫情原因,政府投入314万元建成疾控中心PCR实验室,其中包括核酸提取仪、核酸扩增仪、掌上离心机、平板离心机、生物安全柜、超净工作台、医用超低温冰箱、医用冷冻冷藏冰箱等价值约280万元的仪器设备。

2021年,投资46.8万元购置瑞士万通离子色谱仪、可见分光光度计、1/万电子天平、1/10万电子天平、电热板等仪器设备,省疾控配发价值约70万元的全自动核酸提取仪和核酸扩增仪。

2004~2021年盱眙县疾病预防控制中心1万元以上设备统计表

品名	规格型号	产地	数量（台、件）	单价（万元）	金额（万元）	使用科室	购进时间	设备现状	
								在用	报废
荧光显微镜	BX41	日本	1	8.7	8.7	检验科	2005.01		√
离子色谱仪	ICS-1000	美国	1	21.3	21.3	检验科	2005.11	√	
原子吸收分光光度计	AA7003	北京	1	11.9	11.9	检验科	2005.11		√
多功能透视摄影系统	F52-8C	北京	1	23.2	23.2	门诊部	2005.12		√
X光机	F30-11G	北京	1	5.2	5.2	门诊部	2005.03		√
气相色谱仪	GC-4009A	北京	1	5.1	5.1	检验科	2005.07	√	
一氧化碳测定仪	GXH-3011A	北京	1	1.3	1.3	公共卫生科	2005.07		√
二氧化碳测定仪	GXH-3010D	北京	1	1.3	1.3	公共卫生科	2005.07		√
生物安全柜	BSG-4	珠海	1	2.1	2.1	检验科	2005.08	√	
原子荧光分光光度计	AFS-230E	北京	1	8.6	8.6	检验科	2005.08		√
纯水系统	Mul900(B)-h-20	美国	1	1.2	1.2	检验科	2006.01		√

（续表）

品名	规格型号	产地	数量（台、件）	单价（万元）	金额（万元）	使用科室	购进时间	设备现状 在用	设备现状 报废
微波消毒器	MDS-2002A	上海	1	1.9	1.9	检验科	2006.01		√
1/万电子天平	XS225A-SCS	瑞士	2	1.2	2.4	检验科	2006.01	√	
防护级X、R射线计量仪	451B	北京	1	2	2	公共卫生科	2006.01		√
环境级X、R射线计量率仪	452B	北京	1	2	2	公共卫生科	2006.01		√
甲醛测定仪	Fob-60	北京	1	1.4	1.4	公共卫生科	2006.01		√
臭氧测定仪	Z-1200XP	美国	1	1.1	1.1	公共卫生科	2006.01		√
酶标仪及洗板机	M2000GF-W20	山东	1	3.4	3.4	检验科	2006.01		√
全自动生化分析仪	BS-320	深圳	1	19.8	19.8	检验科	2006.01		√
生物安全柜	AC2-4S1	新加坡	1	8	8	检验科	2008.12	√	
酶标仪	Anthos2010 Antho	郑州	1	3.5	3.5	检验科	2009.12		√
洗板机	Antho	郑州	1	1.5	1.5	检验科	2009.12	√	
溶出分析仪	MP-2	山东	3	2.4	7.2	检验科	2011.11		√
血球分析仪	BC-3200	深圳	1	6.8	6.8	检验科	2011.06	√	
枪式气体检测仪	C16	美国	1	3.2	3.2	公共卫生科	2012.12		√
拍打式无菌均质器	JYD-400N	上海	1	1.2	1.2	检验科	2012.12	√	
恒温石墨消解仪	proD60	长沙	1	2.4	2.4	检验科	2012.04	√	
B型超声波诊断仪	DP-9900plus	深圳	1	10.8	10.8	门诊部	2012.05	√	
数字式心电图机	ECG-1200	深圳	1	1.8	1.8	门诊部	2012.05	√	
气相色谱仪	GC-2014	日本	1	20	20	检验科	2013.03	√	
顶空进样器	丹尼HSS86.50	意大利	1	18.5	18.5	检验科	2013.03	√	
肺功能仪	HI-101	日本	1	2.8	2.8	门诊部	2014.01	√	
微波消解仪	WX-6000	上海	1	6.2	6.2	检验科	2014.11	√	
智能电热消解仪	莱伯泰克ED36	美国	1	3	3	检验科	2014.11	√	
听力计	XETA	丹麦	1	2.7	2.7	公共卫生科	2014.11	√	
高压灭菌锅	LDZX-75KBS	上海	1	1	1	检验科	2014.11	√	
原子吸收分光光谱仪	PinAAcle900H	美国	1	45.9	45.9	检验科	2017.06	√	
全自动生化分析仪	BS380	深圳	1	20	20	检验科	2018.12	√	
酶标仪	DNM-9606	北京	1	3.5	3.5	检验科	2019.12	√	
洗板机	DNX-9620A	北京	1	2	1.5	检验科	2019.12	√	
纯水系统	Direct-Q3UV	美国	1	9	9	检验科	2019.04	√	
原子荧光光谱仪	AFS-9560	北京	1	31	31	检验科	2019.05	√	
荧光定量PCR仪	LightCycler 480Ⅱ	美国	1	46.9	46.9	检验科	2020.01	√	
全自动核酸提取仪	EVO100-8	美国	1	68.9	68.9	检验科	2020.01	√	
酶标仪	SUNRISE	新加坡	1	4.5	4.5	检验科	2020.11	√	
洗板机	hydro FLEX	新加坡	1	2	2	检验科	2020.11	√	

（续表）

品名	规格型号	产地	数量（台、件）	单价（万元）	金额（万元）	使用科室	购进时间	设备现状	
								在用	报废
全自动血液细胞分析仪	BC-5180CRP	深圳	1	6	6	检验科	2020.05	√	
正压呼吸器电动送风套装	TR-315+	美国	4	1.4	5.6	检验科	2020.07	√	
8道手动移液器	/	德国	3	1	3	检验科	2020.07	√	
立式压力蒸汽灭菌器	LDZM-80KCS-Ⅱ	上海	1	2	2	检验科	2020.07	√	
超净工作台	ACB-4E1-CN	新加坡	1	3	3	检验科	2020.07	√	
医用冷藏冷冻冰箱	HYCD-290	青岛	1	1.5	1.5	检验科	2020.07	√	
医用超低温冰箱	DW-86L338J	青岛	1	3	3	检验科	2020.07	√	
荧光定量PCR仪	QuantStudio 7Flex	美国	1	68.9	68.9	检验科	2020.07	√	
医用冷藏冷冻冰箱	HYCD-290	青岛	1	1.5	1.5	检验科	2020.07	√	
生物安全柜	AC2-6S8-CN	新加坡	1	8	8	检验科	2020.7	√	
纯水系统	Direct-Q3UV	美国	1	9	9	检验科	2020.7	√	
低温高速离心机	A-14C-1EU	德国	1	5	5	检验科	2020.7	√	
荧光定量PCR仪	QuantStudio 5	美国	1	48	48	检验科	2021.1	√	
核酸自动提取仪	SSNP-9600A	江苏	1	25	25	检验科	2021.1	√	
可见分光光度计	T6新悦	北京	1	1.1	1.1	检验科	2021.11	√	
恒温电热板	400*600	天津	1	2.3	2.3	检验科	2021.11	√	
1/十万电子天平	ES225SM-DR（E）	上海	1	2.7	2.7	检验科	2021.11	√	
1/万电子天平	XB220A	上海	1	1	1	检验科	2021.11	√	
离子色谱仪	/	瑞士	1	37.5	37.5	检验科	2021.11	√	
核酸自动提取仪	MagNA Pure 24	美国	1	46.9	46.9	检验科	2021.02	√	

（五）县卫生监督所

2008年，省卫生厅调拨数字声级计、数字式测尘仪、射线测定仪等一批设备。

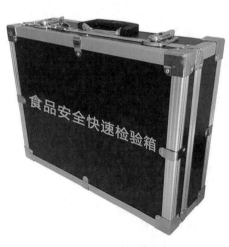

食品安全快速检测箱

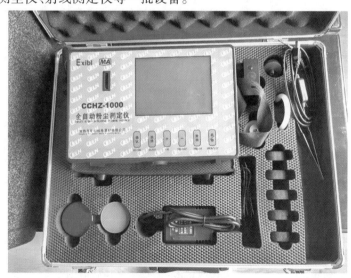

全自动粉尘测定仪

2009年,省厅分两批调拨70万元计83件套仪器设备,其中ATP荧光检测仪5件、酒醇速测箱3件、Qust-Temp32 1件、便携式农药残毒速测仪3件、腕式γ射线剂量仪1件、食品安全快速检测箱(小)2件、食品安全快速检测箱(大)2件、数字式湿温度计TY-9700 4件、食品快速检测仪ProfilE-135601X 1件、食品检测采样箱4件、微生物采样器10-890 1件、赛能冷链箱2件、臭氧检测仪HL-210-03 1件、余氯测定仪2件等,以及数码相机4台、摄像机2台、录音笔4台、暗访机2部。可以快速检测食品、环境、水质、射线等。

2010年,执法车辆4辆,现场快速仪器、设备39类97件。

2014年8月,采购执法记录仪12部,卫生监督执法工作走向全过程执法记录时代。2015年3月,采购空气净化检测仪1台,可以快速检测公共场所微小气候。

2019年7月,采购水质快速检测仪,主要用于快速检测游泳池水的水质情况。

2020年,新配备1辆执法车,用于疫情防控监督执法。配置12个执法记录仪,手持移动执法终端20部。

2021年,新增执法记录仪14台,新增现场快速监测设备18件(套)。

2008～2021年盱眙县卫生监督所万元以上设备统计表

名　称	检测项目	数量(台、件)	单价	金额	购进时间	使用科室
数字声级计	噪声	2	42400	84800	2008.10	监督二科
数字式测尘仪	粉尘	1	39600	39600	2008.10	监督二科
TY-9600A声级计	噪声	2	42400	84800	2008.10	职业健康科
多参数水质测定仪DREL2800带试剂	水质	1	78000	78000	2008.10	监督三科
水质速测箱CEL890带试剂	水质	1	35800	35800	2008.10	监督三科
射线测定仪B20-ER高级辐射污染探测仪	射线测定	1	22500	22500	2008.10	职业健康科
900型多功能数字核辐射仪	射线测定	1	22500	22500	2008.10	职业健康科
PDR1000AN测尘仪	粉尘	1	19600	19600	2010.06	职业健康科
多参数水质测定仪DREL2800带试剂	水质	1	78000	78000	2010.06	监督三科
水质速测箱CEL890带试剂	水质	1	35800	35800	2010.06	监督三科
腕式r射线剂量仪	r射线	1	38696.5	38696.5	2010.06	职业健康科
PDR1000AN测尘仪	粉尘	1	19600	19600	2012.08	职业健康科
执法车辆		1	115900	115900	2020.02	全所
联想彩色复印机	打印、复印	1	28888	28888	2021.11	全所

二、乡镇(街道)卫生院设备配置与更新

50年代,盱眙农村区、乡卫生所和联合诊所仅有少量的听诊器、注射器、手提式高压锅以及一些外伤缝合、脓肿切开等手术器械,显微镜只有几个区卫生所使用。

60年代初,有5个卫生院配备简易的手术床、高压蒸汽锅和显微镜,还购置一些外科手术器械。60年代中期,马坝公社卫生院上升为地段医院,设有手术室及下腹部手术器械。各公社卫生院已普及显微镜。1969年,马坝与桂五公社卫生院同为江苏医院的分院,承担对周围公社卫生院业务辅导,并增设手术、放射、检验、妇产等科室及其有关的医疗、诊断设备。

70年代初,县卫生局加大对公社卫生院(包括中心卫生院)医疗设备的投入,特别注重加强"四室"(手术室、检验室、X光室、制剂室)的设施配套建设和管理。1975年,县卫生局装备大队合作医疗卫生室听诊器、血压计和各种刀包等器械156套,占全县288个大队54.16%。至1977年,全县17个公社(中心)卫生院,已有

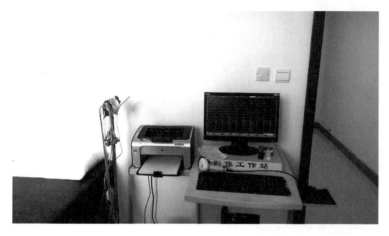

B超机

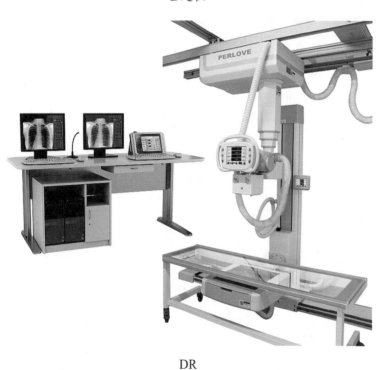

DR

16个健全检验室设备;有9个健全X光设备;11个健全手术室设备。

1978年,社镇(中心)卫生院继续装备医疗器械:有手提式高压消毒器19个、离子交换器5台、万能手术床4张、电动吸引器8台、脚踏吸引器11台、产床2张、胃肠减压器2台、蒸馏器2台、牙车1台、真空泵1台、超声波2台、分析天平1台、五官科刀包2套、电动离心机3台、手摇离心机5台、烤箱2台。

1980年以后,县卫生局按乡镇(中心)卫生院所需医疗器械计划,统一购买、调拨,满足业务开展。当年马坝中心卫生院,自筹资金购置1台国产B型超声波诊断仪。1986年,乡镇(中心)卫生院医疗器械配套价值80万元,配备设备有X光机、比色计、A超、心电图仪、手术无影灯、三大常规检测仪器等。村卫生室有听诊器、体温表、注射器。1987年,全县用于乡镇(中心)卫生院医疗器械配套投资5万元,并建立医疗器械档案。有A超、B超、100~200毫安X光机、心电图等。

90年代,创建甲级村卫生室,村卫生室逐渐配备消毒锅、血压器,做到一人一针一筒。2000年起,少数有条件的村卫生室自行配备显微镜。

2001~2003年,全县乡镇卫生院投入180多万元,增添B超、721比色计、200毫安X光机等设备,县卫生局购置心电图、X光机、B超、半自动生化分析仪分配给古桑、新街、淮河、观音寺、仇集等10个卫生院。

2005~2006年,省、市、县共投入1332.4万元,购置彩超、X光机、救护车等仪器设备下发乡镇卫生院。

2007~2008年,马坝中心卫生院(第二人民医院)装备美国GE螺旋CT、彩超、B超、德国艾克松腹腔镜、日本奥林巴斯胃镜、全自动生化分析仪等大中型设备50余台件,投入近600万元。

2011年5月,河桥卫生院购买LOGIQC5PRO型彩色B超。6月,职工集资购买数字化医用X线摄片系统(DR)。

2012年,省财政厅下拨300万元,用于王店、黄花塘、仇集、观音寺、古桑卫生院设备配置。

2014年,乡镇卫生院投入1000余万元,购置医疗设备282台(件)。

2015年,省财政下拨360万元用于穆店、维桥、兴隆、盱城、马坝卫生院设备配置。对管镇镇叶岗村卫生室进行改建及设备购置,购置设备11台,投资金额5万元。

2016年,省财政下拨资金采购医疗设备45件,价值300万元。

2017年,桂五卫生院购置16排螺旋CT。旧铺卫生院建消化内科,购置奥林巴斯高清260+NBI(电子染色)胃肠镜一套、高频电刀、全自动内窥镜洗消机、麻醉机及辅助设备。省财政下拨200万元采购医疗设备20件,分配给乡镇卫生院。

2018年,省财政下拨100万元用于鲍集卫生院设备配置。管镇卫生院投入357.69万元,新增1台CT,更新原有DR。铁佛卫生院更新800毫安DR 1台。

2019年,官滩镇卫生院购置DR 1台。马坝镇中心卫生院购置超细胃肠镜、腹腔镜等医疗设备。省财政补助300万元,采购DR(平板)、牙科综合治疗台、高端彩色B超等医疗设备75台(套),以实物形式配置给河桥镇卫生院、马坝镇中心卫生院、旧铺卫生院。

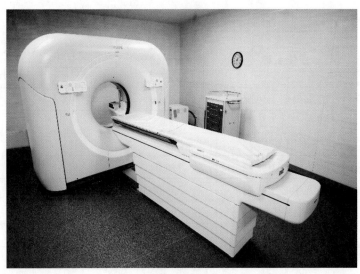

西门子16排CT

2020年,县财政预算180万元用于基层医疗机构设备更新补助,其中穆店卫生院购置DR 1台、马坝镇中心卫生院购置MRI 1台、旧铺卫生院购置CT 1台。仇集卫生院购置便携式彩超1台,兴隆卫生院购置心电图机、心电监护仪等设备,天泉湖卫生院购置心电图机、胎心监护仪等设备,淮河卫生院购置心电图机、尿液分析仪等设备。购置健康一体机25台,配置给基层卫生室。省财政补助300万元,采购DR(平板)、高端彩色B超、救护车等34台(套)设备,以实物形式配备给淮河、维桥、盱城街道卫生院,增强医疗服务能力。

2021年,马坝、旧铺、管镇3个中心卫生院分别添置1台百万元以上的医疗设备。仇集卫生院获省扶持价值35.9万元的DR1台。镇街卫生院万元以上设备1117台,总价值7537.288万元。马坝卫生院添置负压救护车1辆,用于新冠疫情防控。

1977年社镇(中心)卫生院装备医疗器械统计表

医院类别	单位个数	乙种刀包	丙种刀包	腹部刀包	计生器械	X光机	显微镜	高压消毒器	手术床	无影灯	冰箱	压片机	粉碎机	切片机	糖衣机	氧气瓶	干燥箱	温箱	麻醉机
中心卫生院	2	2	—	6	26	2	2	3	3	3	2	—	—	—	—	4	2	3	1
社镇卫生院	15	10	6	12	120	13	21	20	19	4	1	4	2	1	1	15	—	1	7
合计	17	12	6	18	146	15	23	23	22	7	3	4	2	1	1	19	2	4	8

2021年乡镇(街道)卫生院万元以上设备统计表

单位名称	万元以上设备总价值(万元)	万元以上设备(台)			
		合计	50万元以下	50~99万元	100万元及以上
马坝中心卫生院	2566.00	240	231	4	5
鲍集镇卫生院	300.00	45	44	1	0
仇集镇卫生院	254.49	37	37	0	0

（续表）

单位名称	万元以上设备总价值（万元）	万元以上设备（台）			
		合计	50万元以下	50～99万元	100万元及以上
古桑街道卫生院	132.00	34	34	0	0
观音寺镇卫生院	71.45	13	13	0	0
官滩镇卫生院	239.70	51	51	0	0
管镇中心卫生院	746.07	54	51	1	2
桂五中心卫生院	336.00	240	239	0	1
淮河镇卫生院	196.79	38	38	0	0
黄花塘镇卫生院	151.15	26	26	0	0
旧铺镇卫生院	706.53	67	65	1	1
明祖陵镇卫生院	167.00	22	22	0	0
穆店乡卫生院	306.75	44	44	0	0
精神康复医院	117.89	12	11	1	0
天泉湖镇卫生院	271.00	62	62	0	0
维桥乡卫生院	316.00	22	22	0	0
盱城街道卫生院	150.00	22	22	0	0
铁佛镇卫生院	88.62	14	13	1	0
河桥镇卫生院	301.45	42	41	1	0
兴隆乡卫生院	118.398	32	32	0	0
合　计	7537.288	1117	1098	10	9

第十一篇　农村卫生和公共卫生服务

新中国成立以前，一些中医在乡间开诊，人数很少，农村普遍缺医少药。50年代，在农村建立区卫生所、联合诊所和公社卫生院，至1958年每个公社组建一所卫生院，在生产大队建立卫生室，形成县、公社、大队三级医疗网。60～70年代，按照毛泽东提出"要把医疗卫生工作重点放到农村去"的指示，建立农村合作医疗制度和赤脚医生队伍，赤脚医生成为农村卫生工作的主力军。80～90年代，开展初级卫生保健工作，全面进行初级卫生保健达标先进县和先进乡镇创建活动，提前实现2000年人人享有初级卫生保健的目标。

2000年以后，按照"保基本、强基层、建机制"的要求，加强基层卫生服务体系建设，继续做好初级卫生保健工作，实施公共卫生服务项目，开展家庭医生签约服务，创新家庭医生"点单式"服务模式，合理设置个性化签约服务内容，做到"五到位"(上门服务到位、集中服务到位、按需服务到位、体检服务到位、预约专家服务到位)，推进基本公共卫生服务均等化，2018年盱眙县创成"江苏省基层卫生十强县"。

2019～2021年，巩固创建成果，推进"强基层卫生健康工程"，开展"优质服务基层行"活动。规范基本公共卫生服务项目管理，建设"慢病小屋""健康驿站"，建立居民电子健康档案。健全基本公共卫生服务绩效评价制度，做好老年人健康体检、老年人意外伤害保险等工作。

至2021年底，全县有20个镇(街)场卫生院(医院)，村卫生室236个，创成全国群众满意卫生院8个、省示范卫生院12个、省示范村卫生室51个、市家庭医生工作站58个。

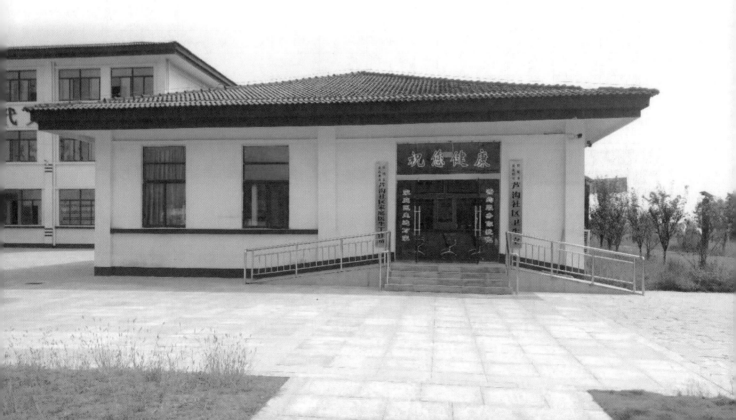

第一章　农村基层卫生组织

第一节　乡镇(街道)卫生院

一、区卫生所

1951年,马坝、旧铺、西高庙、圩老、仇河5个区设立卫生所。次年7月增设城区卫生所,两年后撤销。

1953年,老子山区成立卫生所,1956年划归洪泽县。

1958年,人民公社化后,经过调整,全县建立马坝、旧铺、桂五、维桥、龙山、河桥、渔沟、穆店8个卫生所,与所在公社卫生院合署办公。

1965年,马坝卫生所和马坝公社卫生院升格为马坝地段医院。

1954年、1965年盱眙县卫生所医护人员一览表

单位:人

所名	1954年						1965年					
	合计	西医	西药	防疫	助产	护理	合计	西医	西药	防疫	助产	护理
马坝	4	2	1	1	—	—	—	—	—	—	—	—
旧铺	5	1	1	1	1	1	3	2	—	—	1	—
桂五	4	1	1	—	1	1	6	4	—	1	1	—
维桥	5	1	1	1	1	1	3	2	—	—	1	—
仇河	4	1	1	1	1	—	3	3	—	—	—	—
老山	5	2	1	1	1	—	—	—	—	—	—	—
渔沟	—	—	—	—	—	—	4	2	—	—	1	1
穆店	—	—	—	—	—	—	3	2	—	—	1	—
河桥	—	—	—	—	—	—	3	2	—	—	1	—

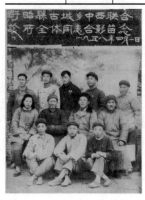

二、联合诊所

1952年8月,高庙区古城街道办起全县第一个联合诊所。负责人陈泽民、蔡镜成,有1名中医、4名西医。嗣后,城关、旧铺、岗村、仇集等地陆续兴办联合诊所。

1956年,在农业合作化高潮中,全县联合诊所达28个。参加的中西医药人员186名,占全县乡村医药人员总数94%以上。据不完全统计,入所的资产约2.75万元。实行高级农业生产合作社后,农村的联合诊所改为联合保健站,私人投资,由农业社分期付还。人民公社化后,集镇上的联合保健站并入公社卫生院,私人投资

由卫生院分期付还。1965年,全县联合保健站53所,医务人员218名。

1956年盱眙县联合诊所基本情况一览表

所　名	成立时间	人员组成				资产(元)		
		合计	中医	西医	其他	合计	物资折价	流动资金
古城联合诊所	1952.08	6	1	2	3	790	—	790
城关第一中西联合诊所	1954.04	14	9	5	—	10000	3000	7000
城关第二联合诊所	1954	7	2	4	1	2900	1200	1700
城关第三联合诊所	1954	8	—	—	—	1300	1000	300
旧铺第一联合诊所	1954.04	8	7	1	—	900	250	650
旧铺第二联合诊所	1956.01	9	6	3	—	970	720	250
岗村联合诊所	1954.02	8	3	5	—	760	210	550
仇集联合诊所	1954.04	4	2	1	1	770	370	400
河桥联合诊所	1956.01	4	2	1	1	540	250	290
穆店联合诊所	1956.02	5	2	3	—	600	120	480
仁仓联合诊所	1956.02	4	3	1	—	200	20	180
莲塘联合诊所	1956.02	8	3	4	1	—	—	—
泥沛联合诊所	1956.02	11	2	8	1	670	150	520
王店联合诊所	1956.02	5	2	3	—	454	28	426
张洪联合诊所	1956.02	7	3	4	—	95	15	80
四桥联合诊所	1956.04	7	4	2	1	175	—	175
黄集联合诊所	1956.04	5	2	2	1	178	78	100
东阳联合诊所	1956.04	7	4	1	2	950	300	650
高桥联合诊所	1956.04	12	3	3	6	1650	350	1300
观音寺联合诊所	1956.04	9	2	2	5	640	290	350
马坝联合诊所	1956.04	3	1	1	1	707	300	407
马坝第二联合诊所	1956.04	6	1	2	3	400	80	320
永丰联合诊所	1956.04	10	4	2	4	1000	300	700
季庵联合诊所	1956.05	4	4	—	—	230	30	200
高庙联合诊所	1956.05	6	3	2	1	760	210	550
石龙联合诊所	1956.09	3	—	2	1	100	20	80
龙山联合诊所	1956.09	3	—	1	2	200	50	150
裂山联合诊所	1956.09	3	1	1	1	60	20	40

三、卫生院

1958年9月,全县人民公社化。将23个集体性质的联合诊所和5个公办卫生所调整合并为规模较大的公社卫生院。调整后有盱城、马坝、顺河、维桥、渔沟、红旗、穆店、河桥、桂五、龙山10所公社卫生院。

1959~1962年,先后增设古城、东阳、岗村、林业、十里营、高桥、张洪营7个公社卫生院。

1965年,撤销林业公社卫生院,成立古桑公社卫生院。马坝公社卫生院上升为地段医院。

1969年,马坝卫生院和桂五卫生院同设为县人民医院分院,1974年为中心卫生院,隶属县卫生局。

1980年,新设王店、青山2个公社卫生所,次年增设水冲港、洪山、马庄、新街4个公社卫生所。全县有公社卫生院(所)23所。

1983年,全县16所公社卫生院、6所公社卫生所都更名为乡卫生院,加上盱城镇卫生院,计23所。

1985年12月,泗洪县的管镇、兴隆、鲍集、铁佛和洪泽县的淮河5个乡卫生院划入盱眙,其中管镇乡卫生院设为中心卫生院。

1989年,新增设肖嘴、仁集2所乡卫生院。全县共有乡镇卫生院(中心)30个。

2000年,先后撤销马庄、东阳、新街、古城、龙山、肖嘴、张洪、水冲港、高桥等11个乡镇卫生院。

2021年,全县有镇(街道)卫生院19个,分院2个,其中全国群众满意卫生院8个、省示范卫生院12个。

第二节　村卫生室

一、大队保健室

1958年,人民公社化后,大队均建立卫生室,举办统筹或半统筹医疗。经过整顿,卫生室改为3～5人组成的联合保健站,自负盈亏,多劳多得。

1960年,一些分散开业的医生,以就地开业为基础,建立生产队保健室。70%以上的生产大队有医疗保健机构,保健室达112个。

二、大队卫生室

1968年底,穆店公社首先办起"队办院参"(近似社队联办)形式的合作医疗。不久,全县农村普遍推广合作医疗制度,有社办、队办、社队联办3种方式,统称大队合作医疗卫生室。经费来源,大部分是从生产队和社员中筹集,每人全年缴1元至数元不等,县里酌情予以补贴。在已办合作医疗的164个大队中,统筹116个,半统筹5个,自负盈亏43个。1970年,全县兴办合作医疗大队178个。

1975年,288个大队卫生室有集体性质医务人员224名,因不能满足医疗防疫保健需求,县和公社多次举办培训班,培训"赤脚医生"764名。"赤脚医生"半医半农,误工补贴。

1980年,农业联产承包责任制开始后,大队卫生室大多解体。

三、村卫生室

1983年起,陆续恢复村卫生室。

1986年,全县有村卫生室409个,其中集体94个、个人308个、卫生院下伸点7个。

1987年,实行乡镇卫生院体制改革,县、乡分级管理。全县有335个村卫生室,有乡村医生888名,其中男644名、女244名。

1992年,县委县政府将建成甲级村卫生室列入当年目标管理。

1993年,全县共有村卫生室407个,覆盖面97%;创建甲级村卫生室216个,甲级率53%;集体办医率83.5%。

1995年9月,省政府办公厅、省卫生厅联合组织农村卫生工作调研组,到盱眙对乡村卫生组织一体化管理进行调研,对盱眙县探索出的乡村组织一体化管理模式予以充分肯定,并把盱眙县农村卫生改革情况写成报告,上报省委、省政府。

1996年,推行乡村一体化,实行"三级办医,二级管理",全县创甲级卫生室139个。

2000年,全县有村级卫生室418个,其中集体372个、达到甲级村卫生室标准299个。并村联组后,保留377个村卫生室。

2002年,全县设置村卫生室259个,采取集体办、乡村医生联办或个人承办。

2007年,全县201个村卫生室改为社区卫生服务站。

2008年,建成标准村卫生服务站124个,通过省级验收。

2010年,全县有村卫生室201个,实施社区卫生服务机构提升工程,加强乡村卫生机构一体化管理,打造农村"15分钟健康服务圈"。

2014年,完善乡村卫生机构一体化管理,推行乡镇卫生院领办村卫生室。穆店乡肖桥村卫生室、管镇镇大杨庄村卫生室、开发区友法村卫生室建成省级示范村卫生室。2015年,维桥乡维才村卫生室、马坝镇大众村卫生室、明祖陵镇项魏村卫生室、铁佛镇赵圩村卫生室、穆店乡穆店村卫生室、桂五镇水冲港村卫生室、兴隆乡刘岗村卫生室获"省示范卫生室"称号。

2018年,全县村卫生室246个,其中省示范村卫生室39个、市家庭医生工作站24个。

2019年底,省示范村卫生室达51个,市家庭医生工作站42个。

2020年底,创成市家庭医生工作站16个。

2021年底,村卫生室236个,市家庭医生工作站58个。盱城街道严岗、穆店镇七星、鲍集镇铁佛、淮河镇黄岗4个村卫生室建成甲级村卫生室。

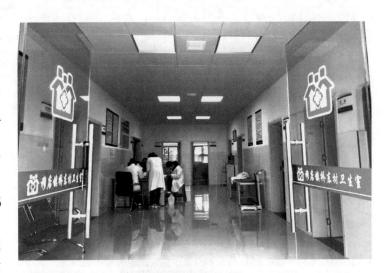

2018年,维桥乡桥东村卫生室创建成为省示范卫生室
(朱晓波/摄)

2019年盱眙县乡村卫生室一览表

序号	镇(街道)卫生院	数量	卫生室名称
1	盱城街道卫生院	18	严岗、雨露、赵岗、新华、新湾、五墩、城中、城南、石牛、宣化、沙岗、果园、八岔、工业园区、城北、毛营、太和、友法
2	仇集镇卫生院	9	演法、霖治、克贵、明山、象山、朱刘、长港、龙山、凤山
3	观音寺镇卫生院	12	衡西、高坝、龙墩口、顺河、丁塘、九里、朱楼、周集、堆头、马庄、桥北、三官
4	桂五中心卫生院	13	四桥、林山、东园、藕塘、六桥、高庙、星星、合心、山洪、水冲港、高平、桂五、方港
5	铁佛镇卫生院	13	铁佛、新圩、赵圩、邓圩、邹黄、河洪、仙灯、召六、召五、杨滩、李圩、西巷、召四
6	黄花塘镇卫生院	16	岗村、枣园、何圩、黄花塘、张庵、耿公、五星、偶偬、芦沟、泥沛、五里、常庄、新街、瓦屋、杨庄、绿化
7	马坝中心卫生院	25	马坝、大众、双马、蔡庄、楚东、石桥、同兴、黄洋、黑泥、腊塘、沙坝、南阳、东阳、云山、山北、兴隆、梁桥、高桥、欧湖、白鹤、永兴、旧街、万斛、塘坝、卧龙
8	穆店乡卫生院	10	穆店、龙王山、团结、仁昌、越李、肖桥、莲塘、马湖、七星、范楼
9	官滩镇卫生院	16	戚洼、金圩、王桥、杨岗、都管、霍山、陈庄、侍涧、新桥、渔沟、圣山、古河、李庄、三墩、甘泉、许嘴
10	淮河镇卫生院	8	黄岗、杨嘴、腰滩、花园、蛤滩、沿河、大洲、城根

（续表）

序号	镇（街道）卫生院	数量	卫生室名称
11	明祖陵镇卫生院	11	沿淮、种咀、伏湖、仁和、费庄、龚庄、沙巷、明祖陵、俞桥、渡口、项魏
12	兴隆乡卫生院	10	金陵湖、双河、陡北、黄庄、晓庄、张庄、刘岗、牌坊、红旗、祖尧
13	管镇中心卫生院	12	管仲、分金亭、叶岗、梁巷、双黄、耿赵、崔岗、大杨庄、姬庄、芮圩、宗岗、北周
14	鲍集镇卫生院	16	铁营、徐岗、大嘴、谢庄、洪新、邵灯、观音、朱巷、梁集、沈集、肖居、新迁、引河、淮西、唐刘、何岗
15	古桑街道卫生院	9	龙潭、伏窝、高郢、石龙、磨涧、季安、白虎、三塘、关帝
16	天泉湖镇卫生院	16	甲山、杜山、王店、凡岗、良郢、范墩、范桥、杨山、西湖、化农、北山、古城、陡山、安乐、民建、天泉小镇
17	旧铺镇卫生院	12	大字、焦山、马桥、民田、新铺、人民、时集、好汉、千柳、郑盘、张洪、旧铺
18	河桥镇卫生院	12	黄龙、龙泉、三元、蒋郢、大港、石港、淮峰、临湖、茅湖、幸福、洪山、大莲湖
19	维桥乡卫生院	8	漫岗、桃园、维才、桥东、大桥、永华、大圣、车棚

附：

镇街场卫生情况简介

盱眙县第二人民医院（马坝中心卫生院）

1958年，成立马坝公社卫生院，由当地卫生所（全民性质）和卫生院（集体性质）组成。1965年，更名为马坝地段医院。

1969年，江苏医院下放盱眙，该院为其分院。仍承担地段医院任务，继

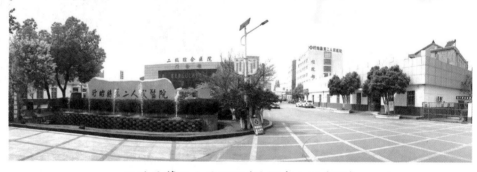

盱眙县第二人民医院（马坝中心卫生院）

续承担对高桥、黄花塘、东阳、顺河4个公社卫生院业务辅导。

1974年，撤销马坝分院，成立马坝地区医院，为全民单位，归县卫生局领导。

1982年，成立马坝中心卫生院，新建局部三层（建筑面积836平方）造价近20万元的门诊楼一幢，添置黑白B超1台、分光光度计、100毫安和300毫安X光机各1台等医疗设备。

1985年，新建14间外科病房及手术室。医务人员48人，病床45张。

1987年，全院有职工65人，其中卫技人员57名。设有内科、外科、中医科、妇产科、五官科、检验科、放射科等科室。病床45张，心电图、200毫安X光机、A超、B超等设备。业务范围除盱眙东部地区外，还有洪泽、金湖县及安徽天长县等毗邻乡镇。全年住院1398人，门诊48723人次。

1994年1月8日，新病房楼落成，医院更名为"盱眙县第二人民医院"。当年通过一级甲等医院评审验收。

2004年，启动社区卫生服务工作，建服务站10个，每个服务站面积均超过80平方米。

2007年，建成1000平方米防保楼。2008年，建成6000平方米病房楼，服务周边乡镇15万人以上。

2012年，该院中医科被授予"江苏省乡镇卫生院示范中医科"称号，是淮安市首批获此殊荣的中医科

之一。

2015年5月,设立"马坝镇医养结合中心",医养结合床位50张,由原县二院1000平方米综合楼改扩建而成,新建医养结合活动大厅200平方米。组建6支健康服务队,定期下村为全镇近8万居民提供14类55项基本公共卫生服务。12月,创成国家级"群众满意的乡镇卫生院"。

2016年,通过淮安市卫计委二级综合医院等级评审验收。

2017年,投入200余万元建成血液净化室,总建筑面积350平方米,填补盱眙东片地区血液透析项目空白。建成淮安市首家互联网中医诊疗工作室。

2018年,双马村、卧龙村卫生室创建成市级家庭医生工作站。

2019年,添置超细胃肠镜1台。双马村卫生室通过省示范卫生室验收。

2020年,该院被确认为二级乙等综合医院。建成"淮安市十强乡镇卫生院""江苏省首批农村区域性医疗卫生中心建成单位""江苏省社区医院"。9月,院长赵兵被授予"全国乡镇卫生院优秀院长"称号。

2021年,医院占地1.2万平方米,房屋面积1.2万平方米,其中医疗用房1.1万平方米。在岗职工244人,其中卫技人员192人(高级职称51人)。开放床位200张。设立内科、外科、儿科、妇产科、中医科、医养结合中心、血透室等22个科室。配备磁共振、16排螺旋CT、彩超、DR、数字胃肠镜、电子胃肠镜、腹腔镜、膀胱镜等设备60余台(件)。年门急诊20.34万人次,收治住院病人4136例,开展各类手术3千余台。业务收入4877.07万元。有25个村卫生室,注册乡村医生72名。建成江苏省老年友善医疗机构。

历任院长

姓　名	职　务	任职时间	姓　名	职　务	任职时间
邵维清	院长	1978.01～1978.08	王军虎	院长	1999.03～2003.09
陈从贵	院长	1978.09～1981.03	干文武	院长	2003.09～2009.09
侯　锦	院长	1981.04～1982.03	朱定荣	院长	2009.11～2015.09
严登海	院长	1982.08～1984.01	赵　兵	院长	2015.09～2021.11
高家璜	院长	1984.02～1985.02	毛　懋	院长	2021.11～
许开江	院长	1985.03～1999.03			

盱城街道卫生院

1952年8月,成立县城区卫生所,院址在城区民乐镇后街,为公立医院,职工5人。1954年撤销。

1953～1954年,城关镇相继成立3个联合诊所。

1958年7月,成立盱城卫生院,院址在城北前街祖家小楼。由3个联合诊所(城关第一中西医联合诊所、第二联合诊所、第三联合诊所)和4个中药店(老泰山堂、太和药店、大德生药店、保康药店)合并而成,分设3个门诊所:一门诊(设在黄牌街,租用泰山堂的房子4间约60平方米),二门诊(设在前街祖家小楼,县房管科房5间约80平方米),三门诊(设在土街,租用单家的房子3间约45平方米)。中医科领头人:名中医王沛霖。员工26人。年底,城关镇11个大队全部成立卫生室。

1959年,成立"妇产院",同时建药剂坊,制剂坊由朱连富领办。

1963年,购买土街单家房屋和地基,自建瓦房7间,建筑面积约300平方米,称盱城镇卫生院第二门诊。

1968年,在城区淮河北路经济饭店北侧、天使宫前面、沿街面向西自建瓦房9间,约300余平方米,同年搬迁至新建瓦房。

1979年,在淮河北路西侧、北门街南侧,建1幢3层门诊大楼,建筑面积1200平方米。

1980年8月,搬迁至新门诊大楼。11月,建立A超室,年底建立放射科。设置科室10个。

1990年,设内科、外科、中医科、妇产科、化验、放射、口腔镶牙、防保、中西药房、制剂室、心电图、A超、儿

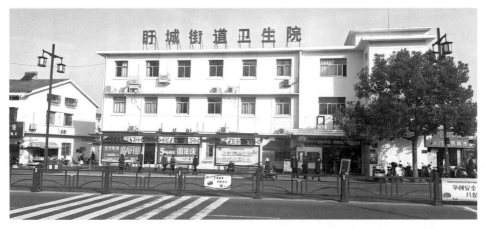

盱城街道卫生院

保科13个科室,医疗用房1362平方米。1993年,建立B超室。

2000年2月,十里营卫生院防保业务划归盱城镇卫生院管理。是年,村卫生室增加到24个,覆盖人口8.6万人。盱城镇卫生院委托给县医院管理。

2002年,添置数字化化验设备。

2007年,取消县医院委托管理。

2012年,在门诊大楼后面,建1幢三层楼。设15个科室,拥有彩超、进口电子腹腔镜、全自动生化分析仪、500毫安透视机、麻醉机、心电监护仪大型设备6台。

2015年,建立预防接种门诊部,面积约500平方米,设置接种台8张,卡介苗接种台专用,一、二类苗分台接种,配置接种台小冰箱8台。17名工作人员,均持证上岗。

2018年,五墩村卫生室创建成市级家庭医生工作站。

2019年,沙岗村卫生室通过省示范村卫生室验收。

2021年,医院位于盱眙县盱城街道淮河北路68号,医疗用房1810平方米。在岗职工99人,其中卫技人员78人(高级职称2人)。开放床位20张。设全科、外科、中医科、体检科、放射科、口腔科、B超室、化验科等15个科室。配备X线诊断设备、腹腔镜、DR、彩色B超、全自动生化仪、微量元素测定仪、心电图机等设备9台(件)。年门急诊10.6万人次,业务收入696万元。辖区下设村级卫生室18个,覆盖防保人口13万人。村级医务人员60人。建成江苏省老年友善医疗机构。

历任院长

姓　名	职　务	任职时间	姓　名	职　务	任职时间
季　岗	院长	1958.09～1959	张刚金	院长	1997.04～1999.04
李　新	院长	1959～1968.09	吕志勇	副院长(主持工作)	1999.04～2000
江　平	院长	1968.10～1973	任玉祥	院长	2000～2003
张凤林	副院长(主持工作)	1973～1982	余保荣	院长	2003～2007(县医院委派)
陈长庚	院长	1982～1987.07	郑树军	院长	2007～2018.10
杨庭春	院长	1987.08～1993.02	黄成鼎	院长	2018.10～2021.09
孟继荣	院长	1993.02～1994.02	王新国	院长	2021.09～
张德训	院长	1994.02～1997.04			

管镇中心卫生院

1985年12月,管镇由泗洪县划归盱眙县,卫生院更名为盱眙县管镇中心卫生院。医务人员48人,病床50张。负责对淮河、兴隆、鲍集、铁佛乡卫生院的业务辅导。

1994年6月,撤乡建镇,乡卫生院改为镇卫生院。

2002年,更名为盱眙县第四人民医院,外科可开展前列腺、四肢关节及微创手术。

2003年,设有23个科室,70张病床,医务人员110人。

2005年,更名为管镇社区卫生服务中心。

2006年,添置全自动生化仪、GE心电图、德国西门子-100彩超、婴儿培养箱、AMT型微波手术治疗机各1台。通过标准化卫生院验收。2008年配置腹腔镜1台。

2009年,投资60万元,防保大楼建成投入使用。

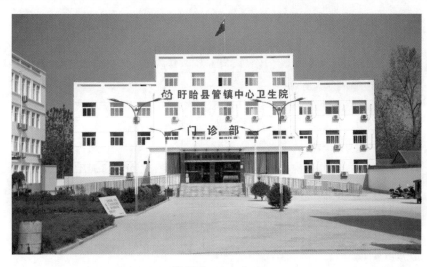

管镇中心卫生院

2011年,投资800万元的新住院大楼投入使用。

2013年,创建成江苏省示范乡镇卫生院,中医科创成"江苏省乡镇卫生院示范中医科"。

2014年,组建5支健康服务队,定期下村为辖区居民提供基本公共卫生服务。投资60万元,改造门诊楼。

2015年,设立管镇镇医养结合中心,总面积600平方米,医养结合床位20张。

2016年,县医院托管管镇中心卫生院,成立盱眙县人民医院管镇分院。建成中医馆。

2017年,创成国家级"群众满意的乡镇卫生院"。

2018年,有职工104人,其中卫技人员78人(副主任医师6人、副主任护师1人、中级职称19人)。配置16排螺旋CT。

2020年7月,与县医院解除托管关系。年底,崔岗村卫生室通过市级家庭医生工作站、省示范卫生室验收。

2021年,医院占地12446平方米,房屋面积9400平方米,其中医疗用房8200平方米。建有门诊楼、病房楼、防保楼各1幢。在岗职工74人,其中卫技人员52人(高级职称5人)。开放床位90张。设立内科、外科、妇产科、检验科、放射科等26个科室。拥有16排螺旋CT、DR、进口腹腔镜、电子胃镜、彩超、全自动生化分析仪等检查设备20余台件。年门急诊5.27万人次,住院人次1519例。业务收入763.45万元。辖区内有12个村卫生室,注册乡村医生52名。建成江苏省老年友善医疗机构。

历任院长

姓　名	职　务	任职时间	姓　名	职　务	任职时间
许尔珠	院长	1985.03 ~ 1987.02	许　军	院长	2009.12 ~ 2011.01
杜学元	院长	1987.03 ~ 1988.02	陆艳琴	院长	2011.02 ~ 2012.08
陈宗堂	院长	1988.03 ~ 1992.07	赵文龙	院长	2012.09 ~ 2016.03
张　干	院长	1992.08 ~ 1993.02	邓善平	院长	2016.03 ~ 2018.02 (县医院委派)
冯国生	院长	1993.03 ~ 1995.02	王国青	院长	2018.02 ~ 2020.07 (县医院委派)
孟继荣	院长	1995.03 ~ 2000.02	刘晓阳	院长	2020.08 ~ 2021.12
许宝国	院长	2000.03 ~ 2009.11			

桂五中心卫生院

1951年，成立高庙区卫生所，征用梅姓地主家8间瓦房，有4名工作人员。卢亚洲任所长。

1956年，成立高庙联合诊所，有6名工作人员，其中中医3人、西医2人、其他人员1人，总资产760元。范玉孟任诊所负责人。

1958年，卫生所（全民性质）和卫生院（集体性质）合并成桂五公社卫生院。

1965年，开始建病房20间（瓦房），附属4间手术室、妇产科和放射科。

1969年，江苏医院下放盱眙，该院为其分院，承担地段医院职责。

1974年，江苏医院归省管，撤销桂五分院，设立桂五地区卫生院，床位50张，为全民单位，隶属县卫生局领导，党政关系由所在公社代管。负责对古城、古桑公社卫生院进行业务辅导。

1982年，更名为"桂五中心卫生院"。

1983年12月，投资75万元建成798平米门诊楼1幢，设内科、外科、中医科、妇产科、五官科、检验科、放射科等。

1987年，职工39人、床位45张，拥有心电图、200毫安X光机、黑白B超各1台。

1996年，实行乡村一体化管理。

1997年，爱婴医院通过省市验收。

1998年，投资82万元建成病房楼，总面积1200平方米。

2003年3月，进行院长经营责任承包制改革，由院长承包经营。投资26万元，购进半自动生化仪。同年，盱眙第五人民医院和桂五中心卫生院公章并列使用。桂五镇被评为市级初级保健合格乡镇。桂五医院防保所与水冲港防保所合并，水冲港医院其他科室实行承包。

2005年，通过一体化管理合格乡镇市级评审。

2006年，更名为"桂五镇社区卫生服务中心"，公章依旧沿用"桂五中心卫生院"公章。村卫生室更名为"村服务站"。

2007年，通过市标准化卫生院验收。

2008年，实行院长托管制度。县卫生监督所在该院设立分支机构。

2009年，投资127.3万元，建成防保楼420平方米和影像中心平房180平方米。成立HIV初筛实验室。投入38.56万元，购买DR1台。建成规范化防保所。

2010年，投资48万元，改造门诊楼，加盖第三层和内环境改造，拓展面积300平方米。

2011年，院长托管制结束。投资499.3万元，建成2083.1平方米的新病房楼。建成淮安市惠民医院。

2012年，创建成江苏省示范乡镇卫生院。

2014年，创建成江苏省示范中医科。

2017年，购置16排螺旋CT。

2018年，固定资产1519万元，其中设备资产910万元、房屋资产593万元。建成影像中心，安装运行CT。

2020年，高庙村卫生室创成市级家庭医生工作站。

2021年，该院位于桂五镇桂五北路147号，占地10319平方米，房屋面积8613.8平方米，其中医疗用房5909.98平方米。在岗职

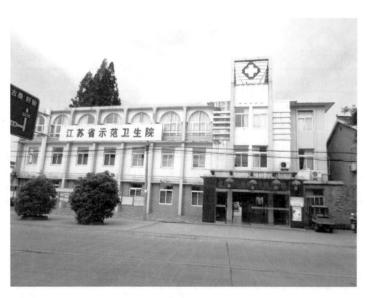

桂五中心卫生院

工71人,其中卫技人员62人(高级职称4人)。设床位80张,开放床位60张。内设内科、外科、妇产科、儿科、中医馆、放射影像中心、B超、心电图、化验、预防保健等15个科室。配备16排螺旋CT、DR、全自动生化仪、彩超、电子胃镜等设备50台(件)。年门急诊50457人次,收治住院病人602例。业务收入563万元。有13个村卫生室,注册乡村医生40名。建成江苏省老年友善医疗机构。

历任院长

姓　名	职　务	任职时间	姓　名	职　务	任职时间
范玉孟	院长	1958～1962	王　伟	院长	1994.02～1996.09
吴宝玉	院长	1969～1975	梁绪成	院长	1996.11～1998.11
郑　兴	院长	1975～1982	朱定荣	院长	1999.01～2009.09
邓　云	院长	1982~1984	许宝国	院长	2009.09～2016.06
潘保汇	院长	1984～1986	谢庆林	院长	2016.08～2021.09
张正祥	院长	1987～1991	张小勇	院长	2021.09～
张德训	院长	1992.03～1994.02			

旧铺镇卫生院

1951年,旧铺区设卫生所。

1958年8月,成立红旗公社卫生院,由当地全民性质的卫生所和集体性质的联合诊所合并而成。四合小院,总面积约220平方米,无病床。

1959年,红旗公社卫生院更名为旧铺公社卫生院。

1965年,搬迁至新建卫生院。新建内走廊大病房13间、手术室2间(更衣室、器械室、洗手间)、门诊2间、化验室1间、中西药房、行政用房、宿舍等20多间。病床33张,配备X光机。

1967年,县医院十几名医护骨干下放到卫生院,技术力量得到加强。

1983年,建新门诊部。更名为旧铺乡卫生院。1985年,新建门诊楼768平方米。

1987年,旧铺撤乡建镇,卫生院更名为旧铺镇卫生院。作为全县试点之一,卫生院按照县、乡分级管理,实行乡镇卫生院体制改革。卫技人员41人,床位30张。1989年,添置B超、心电图,建立防保所。

1990年,配备全自动生化仪。

1993年,投资43万元,新建1幢3层病房楼。有医务人员57人,病床50张。

1995年,通过一级甲等医院验收。

1996年,投资50万元,新建800平方米4层门诊楼。

1997年,更名为盱眙县第三人民医院,位于旧铺镇南首,职工70人,其中主治医师8人、医师15人。病床50张。设有内、外、妇、儿、五官、骨伤等18个临床科室及放射、检验、心电图、B超等8个医技科室。年门诊量7.2万人次,住院病人820人次。

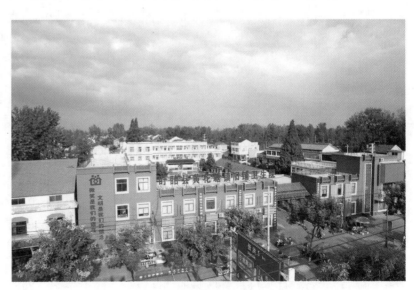

旧铺镇卫生院

2000年2月,张洪乡卫生院并入旧铺镇卫生院。

2006年,配备彩超。

2010年,引进DR机。

2017年8月,组建消化内科,朱建祥为学科带头人。购置奥林巴斯高清260+NBI(电子染色)胃肠镜一套、高频电刀、全自动内窥镜洗消机、麻醉机及辅助设备。

2018年,焦山村卫生室创建成市级家庭医生工作站。

2019年,该院通过省示范卫生院验收。千柳村卫生室创成省示范卫生室。

2021年,医院创成二级综合医院,占地1.2万平方米,房屋1.1万平方米,其中医疗用房1万平方米。在岗职工110人,其中卫技人员90人(高级职称6人)。设床位145张。设置内科、外科、妇产科、中医科、骨科、肛肠科、消化内科、耳鼻喉科、口腔科、检验科、放射科、心超室等16个临床科室和7个医技科室。中医馆、消化内科为特色科室。新批护理院1所。配备16排螺旋CT、进口彩超、电子胃肠镜、腹腔镜、数字化摄影系统、无创呼吸机、除颤仪等大型先进诊疗设备50余台件。年门急诊10余万人次,收治住院病人2800余例,业务收入2200余万元。辖区下设12个村卫生室,注册乡村医生36名。建成江苏省老年友善医疗机构优秀单位。

历任院长

姓 名	职 务	任职时间	姓 名	职 务	任职时间
王振华	院长	1958～1959	朱发光	院长	1989.05～2001.02
石养安	院长	1959～1960	于志祥	院长	2001.03～2004.10
高 瑛	院长	1960～1961	张 平	院长	2004.10～2009.04
李云桥	院长	1961～1963	陆艳琴	院长	2009.04～2011.04
谢 均	院长	1963～1978	岳朝本	院长	2011.04～2012.04
卢光华	院长	1979～1984	王 成	院长	2012.05～2016.05
杜学元	院长	1984～1986	朱建祥	院长	2016.05～2018.10
卢光华	院长	1986～1989	谭晓梅	院长	2018.10～

河桥镇卫生院

1951年7月,成立仇河区卫生所,有职工4人,其中中医2人、西医1人、防疫1人。

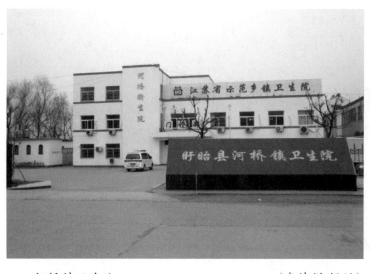

河桥镇卫生院　　　　　　　　　　　　　　(李诗祥/提供)

1956年1月,成立河桥联合诊所,后改为联合保健站,并入公社卫生院。

1958年9月,成立河桥公社卫生院,由河桥村迁至镇街道银山路1号,建青砖瓦房9间约240平方米。12月,公社卫生所和公社卫生院合署办公。

1962～1963年,分配1名医疗专业大专生到卫生院工作。

1965年,公社卫生所和公社卫生院合并为卫生院。

1968年,分配1名医疗专业本科生。

1973年～1974年,县防疫站吴守仁、毛俊生借住河桥营业所内房屋,饲养家兔、荷兰鼠200余只,进行钩端螺旋体病的基础研究。

1975年，开展三土四制，建立自制小药室，生产注射小针剂"莒炎灵"等品种。

1980年，新建门诊12间320平方米。

1983年，更名为河桥乡卫生院。

1996年，在旧门诊原址新建750平方米的门诊楼，于1997年3月投入使用。

2000年，河桥乡卫生院更名为河桥镇卫生院。

2001年11月，卫生院实行公有民营，以个人租赁承包方式运行，协议期10年。购买第一台CHISON600B推车式黑白B超。

2003年8月，购买JP2000型胎心监护仪。全面推广新型农村合作医疗工作。

2004年3月，添置RY-11M麻醉呼吸机。新建670平方米病房楼，2005年1月8日投入使用。

2008年，完成卫生院向社区卫生服务中心转型。添置ECG-9803型数字式心电图机。卫技人员23人。

2009年11月，盱眙县卫生局提前两年终止公有民营运营方式。河桥镇卫生院回归公立乡镇卫生院。

2011年5月，购买彩色B超。6月，职工集资购买数字化医用X线摄片系统（DR）全面启动新医改，药品统一招标并实施药品零差价销售。

2013年，省财政扶持多导心电图机、多参数监护仪、全数字超声诊断仪和全自动生化分析仪。3月26日，新建1720平方米住院楼投入使用。

2014年，将原病房楼（670平方米）改建为防保综合办公楼。

2015年10月，通过江苏省示范乡镇卫生院评审验收。

2017年，门诊治疗62218人，住院治疗1354人次，病床使用率82%，业务总收入674.08万元。建成200平方米消毒供应室。通过"建设群众满意的乡镇卫生院"评审验收。龙泉村卫生室通过省级示范村卫生室验收。

2018年，河桥镇卫生院位于河桥镇街道银山路1号。门诊楼750平方米、住院楼1720平方米、防保楼670平方米、附属用房330平方米。黄龙村卫生室通过市家庭医生工作站验收。

2019年，洪山村卫生室通过省示范卫生室验收。

2021年，医院占地6723平方米，房屋3470平方米，其中医疗用房2470平方米。在岗职工54人，其中卫技人员46人（高级职称3人）。设床位90张，开放床位70张。设立内科、儿科、外科、妇产科、中医科、康复门诊、预防保健、新农合等13个科室。配备彩超、DR数字化摄影系统、全自动生化仪、全自动五分类血细胞分析仪、可视人流检查仪等设备65台（件）。年门急诊10.42万人次，收治住院病人1619例。业务收入842万元。辖区下设12个村卫生室，注册乡村医生39名。建成江苏省老年友善医疗机构。

历任院长

姓　名	职　务	任职时间	姓　名	职　务	任职时间
吴守仁	联合诊所负责人	1956.01～1958.09	王明甫	院长	1981.10～1985.02
陆　云	卫生院+联合诊所	1958.09～1981.09	卓振华	院长	1985.02～1986.02
王恒辉	院长	1986.03～1989.07	岳朝本	院长	2001.11～2011.02
张　俊	院长	1989.07～1991.04	赵　峰	院长	2011.02～2013.04
赵玉俊	院长	1991.05～1993.02	岳朝本	院长	2013.04～2013.09
葛存树	院长	1993.03～1995.02	王春卫	院长	2013.09～2018.10
张正祥	院长	1995.03～1998.06	马　军	院长	2018.10～
李学宝	院长	1998.07～2001.10			

官滩镇卫生院

1958年,建立渔沟公社卫生院,由当地联合卫生诊所和公社卫生院组成,院址渔沟大队小军庄,草房前后3间,东厢屋2间,计8间,职工9人。

1964年,迁到圣山西路18号。

1982年,更名为官滩乡卫生院。

1986年7月,撤乡建镇,改为镇卫生院。有卫技人员23人,门诊、病房楼1200平方米。

1987年,镇卫生院设床位15张,职工16人。

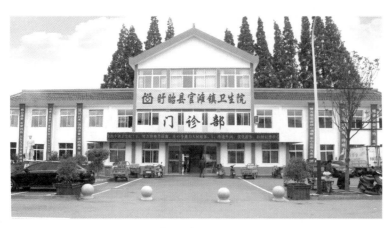

官滩镇卫生院

1989年,建成1栋13间局部三层1060平方米的门诊楼。

1995年,建成1栋9间三层1390平方米的病房楼。

1996年,评定为一等甲级卫生院,被授予"爱婴卫生院"称号。

2004年10月,官滩镇卫生院由院长卓佳租赁承包。

2006年,更名为官滩镇社区卫生服务中心。

2010年4月,县卫生局收回医院经营管理权,租赁中止。转制期间,卫生院职工由2004年的88人逐渐减少到2010年的42人。官滩镇社区卫生服务中心更名为"盱眙县官滩镇卫生院"。

2016年,新建综合楼1栋9间三层927平方米,获批"江苏省示范化乡镇卫生院"。

2017年,通过"国家级群众满意的乡镇卫生院"考核验收。

2018年,都管村卫生室创成市级家庭医生工作站。新建侍涧村卫生室,通过市级家庭医生工作站验收。

2019年,购置DR一台、熏蒸治疗器、牵引系统、超声诊断仪、口腔科设备1套。

2021年,医院位于镇圣山西路18号,占地6821平方米,房屋5419平方米,其中医疗用房3845平方米。在岗职工52人,其中卫技人员46人(高级职称3人)。开放床位70张。设立内科、外科、妇产科、儿科、中医科、放射科、B超、心电图、预防保健等16个科室。新批护理院1所。配备全自动分析仪、多普勒B超机、DR、等设备58台(件)。年门急诊5.23万人次,收治住院病人838例。业务收入607万元。辖区下设16个村卫生室,聘用注册乡村医生44人,全部实行一体化管理。建成江苏省老年友善医疗机构。

历任院长

姓　名	职　务	任职时间	姓　名	职　务	任职时间
邢振帮	院长	1958.04~1960.08	付健昌	院长	2000.10~2004.03
葛善才	院长	1960.09~1964.04	卓　佳	院长	2004.04~2010.05
鲍　明	院长（业务院长）	1964.04~1968.12	黄中权	代理院长	2010.05~2011.03
孙贯杰	院长（行政院长）	1969.01~1984.10	赵文龙	院长	2011.04~2012.08
吉志锐	院长	1984.11~1987.05	马　军	院长	2012.08~2018.10
金旭东	院长	1987.06~1994.03	朱建祥	院长	2018.10~2020.06
赵玉俊	院长	1994.03~1997.02	蔡伟伟	院长	2020.06~
卓　佳	院长	1997.02~2000.10			

明祖陵镇卫生院

1989年,管镇乡划建为管镇、仁集2个乡,仁集乡卫生院开始成立。初建门诊及病房瓦房20间400平方米。有职工8人。设床位5张,拥有医疗设备15毫安X光机1台、显微镜1台等。

1998年,投资67.8万元新建门诊楼1000平方米,设病房16间308平方米,床位10张。有医务人员21人。设置内科、外科、中医科、妇产科、手术室、放射科、化验室、病房、治疗室、防保所等科室。

2001年,仁集乡卫生院更名为明祖陵镇卫生院。

2006年,购置100毫安X光机1台。

2008年,投资76.36万元新建病房楼949平方米及辅助用房120平方米。卫技人员25人。

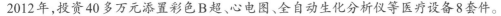

明祖陵镇卫生院

2012年,投资40多万元添置彩色B超、心电图、全自动生化分析仪等医疗设备8套件。

2014年,新建防保楼700平方米。

2018年,仁和村、龚庄村卫生室创成市级家庭医生工作站。

2019年,费庄村卫生室通过省示范卫生室评审验收。

2021年,医院位于明祖陵街道洪武东路58号,占地4000多平方米,其中门诊楼一幢1000平方米、住院部一幢949平方米、防保楼700平方米、辅助用房428平方米。配置彩色B超机、心电图机、DR摄片机、全自动生化分析仪、麻醉机等万元以上医疗设备30台(件)。职工44人,其中卫技人员41人(高级职称1人)。开设床位40张。设内科、儿科、外科、妇产科、检验室、B超室、心电图室、脑血流图室、放射科等科室。年门诊业务量3.9万余人次,住院病人523人次,医疗业务收入368.1万元。辖区下设12个村级卫生室,其中省示范化卫生室5个。在岗村医34人,均具有乡村医生资格证。

历任院长

姓　名	职　务	任职时间	姓　名	职　务	任职时间
陈宗亚	院长	1989.05～1997.02	王春卫	院长	2007.11～2009.11
龚显球	院长	1997.03～2001.03	马　军	院长	2009.12～2012.04
张刚金	院长	2001.04～2002.06	俞　军	院长	2012.05～2018.10
王　波	院长	2002.07～2003.11	王庆坤	院长	2018.10～
孙邦旭	院长	2003.12～2007.10			

淮河镇卫生院

1985年12月,淮河乡由洪泽县划归盱眙县管辖,卫生院更名为盱眙县淮河乡卫生院。职工15人,医疗用房16间,设备有显微镜1台、心电图机1台、10毫安X光机1台。

1988年,添置50毫安X光机。

1989年,添置721分光光度计、心电图机等医疗设备,开展拍片、肝功能、心电图等检查项目。

1991年7月中旬,特大暴雨来袭,卫生院被淹,蛤滩村、沿河村大堤被冲毁,洪水持续50多天。卫生院在

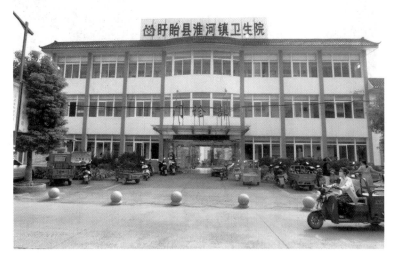

淮河镇卫生院

市第一人民医院支援下,做好灾后防疫措施,属地无任何疫情发生。

1992年,王春卫、张召丽、屠玉娟、张海泓等专业院校毕业的医护人员统分到乡卫生院,医技人员增加,医疗水平得以提升。

2001年2月,撤乡建镇,更名为淮河镇卫生院。

2003年,医院实行院长经营责任承包制,投资28.9万元对淮河大桥头门诊部进行改造,建4间病房、产房。5月,卫生院整体搬迁到淮河大桥头原皮防所,面积不足180平方米,勉强开诊。

2007年,自筹资金36万元,建成918平方米三层门诊楼。职工25人,设15个科室。

2012年,开工新建住院部楼1540平方米、防保所楼680平方米,2013年3月建成投入使用。是年,省财政扶持多导心电图机、多参数监护仪、全数字超生诊断仪和全自动生化分析仪各1台。自购彩色B超1台。

2017年11月,通过江苏省示范乡镇卫生院评审验收。

2018年,在职职工43人,卫生技术人员41人,其中副主任医师3人、中级职称16人、初级职称13人。开放床位30张。

2019年,该院中医馆顺利通过省中医药管理局评审验收。新建黄岗村卫生室,建筑面积280平方米,创建成市级家庭医生工作站。

2021年,医院占地5050.5平方米,房屋面积3200平方米,其中医疗用房2700平方米。在岗职工48人,其中卫技人员42人(高级职称3人)。开放床位60张,设立内、外、妇、儿、口腔、中医等16个科室。配备DR、彩超、生化分析仪、麻醉机、心电监护仪等设备50台(件)。年门急诊46013人次,收治住院病人262例。业务收入830.5万元。辖区下设8个卫生室,在职注册乡村医生23名。建成江苏省老年友善医疗机构。

历任院长

姓 名	职 务	任职时间	姓 名	职 务	任职时间
陆士奎	院长(代理)	1958.08 ~ 1959.03	孟继荣	院长	1987.07 ~ 1991.03
徐学东	院长	1959.04 ~ 1961.03	薛启凡	院长	1991.04 ~ 2005.04
陈广熙	院长	1961.04 ~ 1962.04	汤玉龙	院长	2005.05 ~ 2007.11
徐 仁	院长	1962.05 ~ 1963.02	许 军	院长	2007.12 ~ 2009.11
陈德选	院长	1963.03 ~ 1979.10	王春卫	院长	2009.12 ~ 2013.08
陈序贵	院长	1979.11 ~ 1982.07	徐孝义	院长	2013.09 ~ 2020.04
李广汉	院长	1982.08 ~ 1984.05	王 成	院长	2020.04 ~ 2021.11
蒋文彬	院长	1984.06 ~ 1987.07	田宝如	院长	2021.11 ~

鲍集镇卫生院

1985年12月,鲍集乡由泗洪县划归盱眙县管辖,卫生院更名为盱眙县鲍集乡卫生院。卫技人员26人,床位30张。

1987年,鲍集卫生院拆除原门诊,投资近20万元,新建1幢局部三层约760平方米门诊楼。

1989年,鲍集乡划分为鲍集乡和肖嘴乡,同时成立肖嘴乡卫生院,鲍集卫生院部分卫技人员调到肖嘴乡卫生院。新引进中专毕业生3人。

1992年,新建120平方米的手术室。

1995年,创建一级甲等卫生院。

2003年,投资20多万元添置彩色B超仪、心电图机、X光透视机各1台。

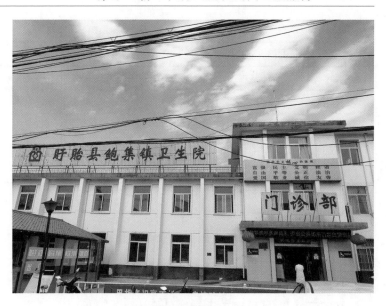

鲍集镇卫生院

2005年,投资50多万元新建1380平方米的病房楼一幢。按照省卫生厅的统一标准模式,新建5个社区卫生服务站,改建6个社区卫生服务站。

2006年,先后购置彩超、腹腔镜、500毫安X光机、麻醉机、心电监护仪等先进的仪器设备;从安徽医科大学等高校引进护理、全科医学大专生充实医疗一线。

2007年,通过市规范化防保所的评审验收。创建合格卫生服务站7个。2008年,医院拥有德国西门子彩超、日本奥林巴斯电子纤维胃镜、300毫安X光机、半自动生化分析仪等大型仪器设备20台套。

2000年2月,肖嘴乡、鲍集乡合并为鲍集镇。医院更名为鲍集镇卫生院。

2012年,新建750平方米的防保楼一幢。

2014年,通过江苏省示范乡镇卫生院的评审验收。

2016年,新建大嘴村卫生室248平方米,成功创成省示范卫生室。

2017年,通过国家级群众满意的乡镇卫生院评审验收。

2018年,何岗村卫生室通过市级家庭医生工作站验收。

2021年,医院位于鲍集镇街道,占地16768平方米,房屋5450平方米,其中医疗用房4250平方米。在岗职工73人,其中卫技人员61人(高级职称2人)。开放床位65张。设立内科、外科、妇科、儿科、放射科、检验科、彩超、心电图、脑血流图等20余个科室。配备DR、彩超、腹腔镜、全自动生化分析仪等设备45台(件)。年门急诊1.26万人次,收治住院病人1000余例。业务收入940万元。辖区下设16个村卫生室,注册乡村医生33名。建成江苏省老年友善医疗机构。

历任院长

姓　名	职　务	任职时间	姓　名	职　务	任职时间
俞成森	院长	1958.07～1960.12	孙　荣	院长	1984.09～1986.05
藏庆林	院长	1961.01～1962.12	张　干	院长	1986.05～1991.03
张　忠	院长	1963.01～1964.12	仇以才	院长	1991.03～1993.05
顾　凯	院长	1965.01～1967.12	王心乔	院长	1993.05～1998.03
许修银	院长	1968.01～1971.12	蔡士洪	院长	1998.03～1999.03
周舜舫	院长	1972.01～1974.12	邹仁慈	院长	1999.03～2002.04

（续表）

姓　名	职　务	任职时间	姓　名	职　务	任职时间
马永年	院长	1975.01～1978.03	赵文龙	院长	2002.04～2011.02
宋云路	院长	1978.03～1981.08	徐福顺	院长	2011.02～2018.10
藏庆林	院长	1981.08～1982.07	毛懋	院长	2018.10～2021.09
赵德纯	副院长（主持工作）	1982.07～1984.09	王波	院长	2021.09～

铁佛镇卫生院

1985年12月，铁佛乡从泗洪县划归盱眙县，铁佛乡卫生院更名为盱眙县铁佛乡卫生院。职工25人，床位10张。

1987年，设立妇产科。

1993年7月，投资50万元新建门诊楼投入使用。

1995年，被评为一级乙等卫生院，拥有B超、心电图、X光机。

2009年，病床增至50张。

2012年，医护人员43人，新建门诊楼、药房1200平方米，购置数字化X射线摄影系统。

2013年，新建856平方米防保楼。

2014年，新建1300平方米的病房楼，建成省级示范乡镇卫生院。

2015年，创国家群众满意卫生院。

2016年，赵圩村建成省示范卫生室。

2017年，召五村建成省示范卫生室、市家庭医生工作站。中医科创市级特色科室。

2018年，新建西巷村卫生室，建筑面积220平方米，创成省示范卫生室、市级家庭医生工作站。

2019年，铁佛村、邓圩村卫生室创成省示范卫生室、市级家庭医生工作站。

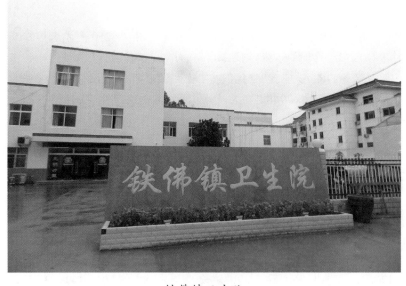

铁佛镇卫生院

2021年，医院占地6500平方米，房屋4500平方米，其中医疗用房3800平方米。有门诊楼、病房楼、防保楼各1幢及辅助用房。在岗职工48人，其中卫技人员42人（高级职称3人）。开放床位50张。设有内、外、妇、儿、中医、B超、检验、放射、心电图等科室，中医科为省级特色科室。拥有彩色B超机、DR、麻醉呼吸机、全自动生化分析仪、多参数心电监护仪等大中型医疗设备30台（件）。年门急诊9.6万人次，收治住院病人800例。业务收入560万元。辖区下设13个村卫生室，注册乡村医生40名。

历任院长

姓　名	职　务	任职时间	姓　名	职　务	任职时间
王成武	院长	1958.10 ~ 1962.07	吴永凤	院长	1992.07 ~ 1993.06
杨志宏	院长	1962.08 ~ 1964.12	张刚金	院长	1993.07 ~ 1994.02
周继才	院长	1965.01 ~ 1970.06	卓　佳	院长	1994.02 ~ 1997.06
魏金钊	院长	1970.07 ~ 1975.02	王心乔	院长	1997.07 ~ 2002.11
丁运奎	院长	1975.03 ~ 1976.06	蔡士洪	院长	2002.12 ~ 2003.09
陈俊友	院长	1976.07 ~ 1978.06	徐福顺	院长	2003.10 ~ 2012.01
马永年	院长	1978.07 ~ 1980.02	毛　懋	院长	2012.02 ~ 2018.10
陈忠堂	院长	1980.03 ~ 1982.10	王　波	院长	2018.02 ~ 2021.09
张　干	院长	1982.11 ~ 1985.11	王灵芝	院长	2021.09 ~
王心乔	院长	1985.12 ~ 1992.06			

兴隆乡卫生院

1985年,区划调整,兴隆乡卫生院由泗洪县划归盱眙县管理。工作人员13人,床位10张。

1991年,新建13间门诊大厅。

1995年,开设内、外、妇、五官、放射、生化和B超等科室,在双河村开设分院1所,村级卫生室17个。

1996年,改造门诊楼,加盖第二层14间360平方米。

1997年,投资30万元,新建720平方米的门诊楼投入使用,增添新的医疗设备,科室设置渐趋齐全。

1999年,首次引进1名护理专业毕业生。

2003年,医院实行院长经营责任承包制,至2006年承包经营结束。

2005年,建成刘岗、陡北、金陡湖、双河、张庄、晓庄、红旗、黄庄、祖尧、牌坊10个社区卫生服务站。

2006年,投资23万元对病房、产房进行改造。

2009年,投资85.6万元,兴建1191平方米住院部。卫技人员23人,床位10张,建成9个社区卫生服务站。

2015年,筹资20余万元扩建改造刘岗村卫生室,通过省示范化村卫生室验收。

2016年,投入50余万元对卫生院门诊楼、输液大厅进行改造和设备更新。引进护理、全科医学大专毕业生充实医疗一线。

2018年,陡北村卫生室建成市级家庭医生工作站。

2021年,医院占地3782平方米,房屋面积4389平方米,其中医疗用房3265平方米。在岗职工38人,其中卫技人员22人(高级职称2人)。设床位40张,开放床位40张。设立内科、外科、儿科、妇科、

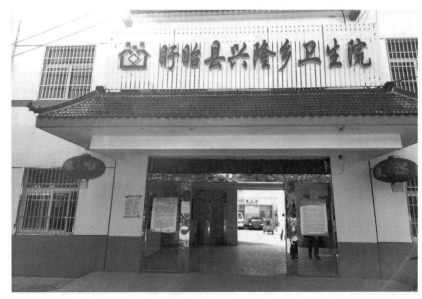

兴隆乡卫生院

中医科、检验科、影像科等12个科室。配备彩超、全自动生化分析仪、DR、麻醉剂、心电监护仪等设备25台（件）。年门急诊4.08万人次，收治住院病人871例。业务收入401万元。承担辖区内基本医疗、基本公共卫生服务等任务。下设10个村卫生室，注册乡村医生37名。

历任院长

姓　名	职　务	任职时间	姓　名	职　务	任职时间
陈金甫	院长	1962～1965	陈宗堂	院长	1987～1989
刘宗南	院长	1965～1967	仇以才	院长	1989～1991
朱华风	院长	1967～1971	蔡士洪	院长	1991～1995
沈　浩	院长	1971～1975	陈宗亚	院长	1995～1996
付金良	院长	1975～1978	俞　军	院长	1996～2012
周茂金	院长	1978～1980	蔡丰太	院长	2012～2020.04
俞雪亚	院长	1980～1985	田宝如	院长	2020.03～2021.11
沙在良	院长	1985～1986	孙　锦	院长	2021.11～
张　干	院长	1986～1987			

古桑街道卫生院

1962年，林业公社卫生院成立，院长保民。

1965年，更名为古桑公社卫生院。1983年，更名为古桑乡卫生院。

1993年，有医务人员32人，配置心电图、X光透视机等设备。建村卫生室16个。

1999年，被命名为爱婴医院。

2002年，门诊楼正式开工建设，建筑面积790平方米。

2011年，病房楼正式开工建设，建筑面积1580平方米。床位38张。

2012年，购进DR一台。

2013年，改名为古桑社区卫生服务中心。

2015年，更名为古桑街道卫生院。

2018年，三塘村卫生室建成市级家庭医生工作站。

2021年，医院占地8233平方米，房屋2718平方米。在岗职工53人，其中卫技人员41人（高级职称2人）。开放床位40张。设立内科、外科、妇产科等12个科室。配备DR、全自动生化分析仪、彩色B超、心电监护仪、多功能麻醉机等设备20台（件）。年门急诊4.5万人次，收治住院病人662例。业务收入406.86万元。辖区下设8个村卫生室，乡村医生20人。建成江苏省老年友善医疗机构。

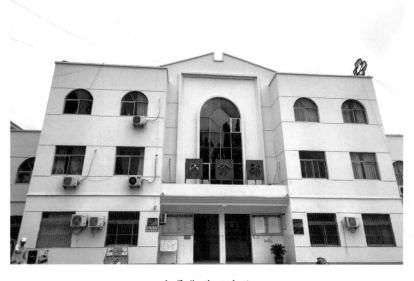

古桑街道卫生院

历任院长

姓 名	职 务	任职时间	姓 名	职 务	任职时间
保 民	院长	1962.05 ~ 1965.06	顾志鸿	院长	2007.09 ~ 2013.09
熊永仲	院长	1965.06 ~ 1966.06	谢庆林	院长	2013.09 ~ 2016.09
陈 功	院长	1966.06 ~ 1978.03	王 成	院长	2016.09 ~ 2020.04
陶仕敬	院长	1978.03 ~ 2000.09	张其军	院长	2020.05 ~ 2021.09
陈 强	院长	2000.09 ~ 2005.09	黄 卓	院长	2021.09 ~
郑树军	院长	2005.09 ~ 2007.09			

观音寺镇卫生院

1955年11月,观音寺联合诊所成立,工作人员6人,床位2张。

1958年9月,成立顺河公社卫生院。业务用房5间,职工8人,床位4张。

1981年3月,顺河人民公社划分为观音寺乡、马庄乡。卫生院为观音寺卫生院、马庄医务室。

1983年12月,马庄医务室改为马庄乡卫生院,设12个卫生室。

1992年,迁址到205国道西侧新建门诊部。设内、外、妇产、中医科、防保所、治疗室、病房、检验、放射等科室。医务人员31人。

1995年底,观音寺乡卫生院与省中医院签订合作协议,成立"盱眙县中西医结合医院"。建综合楼1幢。

1996年,与省中医院联合开设肝胆、肛肠、泌尿、肿瘤等专家门诊,省中医院专家长期坐诊。添置病床8张、麻醉机、高频电刀等新型医疗设备。甲级村卫生室13所。

1997年6月18日,观音寺卫生院更名为盱眙县中西医结合医院。

1999年,观音寺乡建成初保合格乡镇。

2004年4月,观音寺、马庄两所卫生院合并,命名为观音寺镇卫生院,实行租赁制改革,租赁期5年。

2007年初,改为社区卫生服务中心。病床15张。

2009年初,恢复为镇卫生院。新建门诊楼1幢。

2012年,职工31人,床位25张。

2017年12月,建成1幢2244平方米集数字化防保大厅、中医馆、住院部于一体的综合楼。开放床位72张。堆头村卫生室通过省示范化卫生室和市家庭医生签约服务工作站验收。

2018年,中医科为县级临床重点专科。江苏省中医院专家、主任医师闵锋每周到院坐诊,开展针灸治疗、中医理疗、康复训练、中医推拿、中药熏蒸等中医特色诊疗服务。

2019年,改扩建观音寺村卫生室,通过省示范卫生室验收。

2021年,医院占地4000平方米,房屋3919平方米,其中医疗用房3120平方米。门诊楼865平方米、病房楼810平方米、综合楼2244平方米。在岗职工32人,其中卫技人员

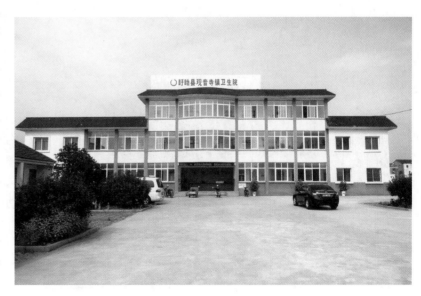

观音寺镇卫生院

27人(高级职称2人)。开放床位50张。设立门诊、住院部、放射科、B超室、检验科、中医科、防保所等8个科室。拥有全自动生化仪、DR、彩超、心电图机、洗胃机等设备。年门急诊2.69万人次,收治住院病人758例。业务收入398.84万元。辖区下设12个村卫生室,在编乡村医生52名。

历任院长

姓　名	职　务	任职时间	姓　名	职　务	任职时间
黄开金	院长	1958.05 ~ 1960.12	周其礼	院长	2001.05 ~ 2001.09
赵可洪	院长	1961.01 ~ 1962.12	万　群	院长	2001.10 ~ 2002.03
郭仕胜	院长	1963.01 ~ 1963.12	李家俊	院长	2002.04 ~ 2004.04
陈保果	院长	1964.01 ~ 1965.12	张义鹏	院长	2004.04 ~ 2006.10
郭仕胜	院长	1966.01 ~ 1969.12	李家俊	院长	2006.10 ~ 2012.09
严登海	院长	1970.01 ~ 1975.07	黄成鼎	院长	2012.09 ~ 2018.10
许开江	院长	1975.07 ~ 1985.07	徐　亚	院长	2018.10 ~ 2019.12
陈家选	院长	1985.08 ~ 1999.01	张小勇	院长	2020.01 ~ 2021.09
干文武	院长	1999.02 ~ 1999.11	吴仁军	院长	2021.09 ~
许仁顺	院长	1999.12 ~ 2001.04			

维桥乡卫生院

1949年11月,成立桥联合诊所,主任张保生。

1951年,改为圾老区卫生所,所长张保生。

1954年11月,圾老区分为圾桥区、老子山区,老子山区成立卫生所,圾老区卫生所改名圾桥区卫生所,有房屋4间,职工4人。

1958年,成立维桥公社卫生院,与卫生所合署办公。

1970年,新建业务用房10间,设置内科、外科、妇产科、药房等科室。

1971年,新建门诊部。

1976年,增设检验科,购置显微镜。

1983年,更名为维桥乡卫生院。

1985年,新建住院部,设置内科、外科、妇产科、检验科、放射科、B超室等。卫技人员32人。

2001年,村村建有甲级卫生室。

2007年,新建门诊楼投入使用,建筑面积1032平方米。创成江苏省标准化社区卫生服务中心,完成卫生院向社区卫生服务中心转型。

2008年,新建三层病房楼投入使用,设内科、外科、妇产科、病区、手术室、产房、病案室等。维桥卫生服务中心建成市级示范化社区服务中心。购进彩超、胃镜。

2009年,恢复为维桥乡卫生院。防保楼建成并投入使用,总面积568.7平方米,内

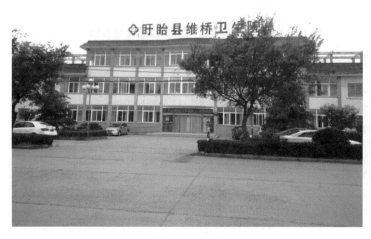

维桥乡卫生院

设预防接种大厅、儿童保健大厅、办公区、多功能会议室等。

2012年,创建成省示范卫生院。

2016年,建成中医独立诊区——中医馆,设置中医诊室、理疗室、康复室、中药房。

2017年,创建成为"国家群众满意的乡镇卫生院"。

2018年,打造独立"中医小区",开展中医特色诊疗。门急诊50768人次,收住病人695人次,业务收入501.7万元。总资产1000余万元,其中设备资产265.4万元、房屋资产384.7万元。桥东村卫生室创建成为省示范卫生室、市标准化家庭医生签约服务工作站。

2021年,医院位于维桥盱马路26号,占地11346平方米,房屋3975平方米,其中医疗用房1850平方米。在岗职工48人,其中卫技人员39人(高级职称5人)。开放床位50张。设立外科、内科、急诊室、中医科、妇产科、护理部、B超室、化验室、放射科、防保所等24个科室。配备彩超、数字化摄影系统、全自动生化仪、呼吸机、除颤仪等先进诊疗设备90多台(套)。年门急诊5万人次,收治住院病人1300例。业务收入600万元。辖区内设8个村卫生室,注册乡村医生19名。建成江苏省老年友善医疗机构。

历任院长

姓 名	职 务	任职时间	姓 名	职 务	任职时间
张保生	院长	1954～1958	喻家田	院长	1991.09～1994.05
关少青	院长	1958～1964	吉志锐	院长	1994.05～2005.02
王正华	院长	1964～1971	陆艳琴	院长	2005.02～2010.03
李树清	院长	1971.05～1980.05	王新国	院长	2010.03～2018.10
张华中	院长	1980.05～1984.05	王春卫	院长	2018.10～2020.01
赵玉俊	副院长(主持工作)	1984.05～1985.01	徐 亚	院长	2020.01～
葛成树	院长	1985.01～1991.09			

天泉湖镇卫生院

1952年8月,高庙区古城街办起全县第一个联合诊所。有1名中医,4名西医。

1959年9月,成立古城公社卫生院。

1980年,新设王店公社,成立王店公社医务室。

1983年6月,古城人民公社卫生院、王店人民公社医务室更名为古城乡卫生院、王店乡医务室。12月,王店乡医务室改为王店乡卫生院,属集体性质,坐落于西湖村境内,只有几名职工、十几间瓦房,两台显微镜。

1987年,古城卫生院新门诊室建成,投入使用。

1993年,王店乡卫生院拥有病床10张,村医疗点15个。

1995年,王店乡卫生院添置肝功能分析仪。

1999年,王店乡12个村卫生室达到

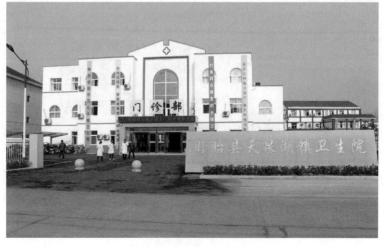

天泉湖镇卫生院

甲级卫生室标准。古城乡卫生院拥有医务人员25人,配有心电图、X光机、B超等设备,11个村卫生室。

2001年,古城卫生院和王店乡卫生院合并成立王店乡卫生院。古城卫生院为分院,改为古城社区卫生所。

2006年,建设中医楼三层约900平方米。

2011年,新建古城病房。

2015年,更名为天泉湖镇卫生院。投资295万元新建约2000平方米三层病房楼,配备电梯、呼叫系统等。

2016年,投资200万元,改造升级天泉湖卫生院门诊楼和内外环境。

2017年12月,被确认为江苏省示范乡镇卫生院。

2019年,范墩村卫生室创建市级家庭医生工作站。

2021年,医院占地6996平方米,房屋面积4297平方米,其中医疗用房4297平方米。在岗职工60人,其中卫技人员51人(高级职称2人)。开放床位60张。设立内科、外科、妇科、中医科、预防保健科、儿童保健科、急诊医学科、医学检验科、影像科等9个科室。配备全自动生化分析仪、DR、彩超、心电诊断仪、心电监护仪、B超机、尿液分析仪、血球分析仪、电解质分析仪、健康一体机、电子光学阴道镜、多参数监护仪、十二导联心电图机、碳光治疗仪等设备36台(件)。年门急诊5.3万人次,收治住院病人690例。业务收入645.76万元。辖区下设15个村卫生室,注册乡村医生33名。建成江苏省老年友善医疗机构。

历任院长

姓 名	职 务	任职时间	姓 名	职 务	任职时间
朱 华	院长	1983.02 ~ 1983.05	于志祥	副院长(主持工作)	1997.06 ~ 2000.07
谢友端	院长	1983.05 ~ 1984.02	朱向阳	院长	2000.07 ~ 2011.02
钱先义	院长	1984.02 ~ 1993.03	张其军	院长	2011.02 ~ 2020.04
冯国生	院长	1993.03 ~ 1994.04	徐孝义	院长	2020.04 ~ 2021.09
倪善祥	院长	1994.04 ~ 1997.06	谢庆林	院长	2021.09 ~

黄花塘镇卫生院

1954年2月,成立岗村联合诊所,有工作人员8人,其中中医3人、西医5人,由钱耀山负责,所址在岗村街道。

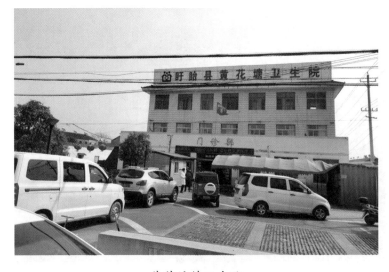

黄花塘镇卫生院

1964年,成立岗村公社卫生院。有医用房屋12间,开展一般农村常见病诊疗工作。

1965年,岗村公社卫生院更名为黄花塘公社卫生院。

1968年,黄花塘公社卫生院更名为反修公社卫生院。

1975年,新建大病房8间,科室有内科、外科、中医科、妇产科、护理室、检验科、放射科。医务人员22人。

1979年,更名为黄花塘公社卫生院。

1981年,建新街公社卫生所。

1983年,黄花塘公社卫生院和新街公社卫生院分别更名为黄花塘乡卫生院和新街乡卫生院。

1986年,黄花塘乡辖12个村卫生室,其中甲级卫生室8个;新街乡辖10个村卫生室,其中甲级卫生室3个。

1987年,建立黄花塘乡卫生院防保所。

1994年,新街乡卫生院投资28万元,兴建一幢680平方米的门诊大楼。

1995年,黄花塘乡卫生院新建门诊楼860平方米,添置200毫安X光机、B超等设备。1997年,医务人员有31人。

2003年,黄花塘乡卫生院和新街乡卫生院合并,称为黄花塘镇卫生院,地址设在镇政府所在地新街。有医务人员32人,医疗设备有手术床、X光机、B超等。核定床位20张。黄花塘乡卫生院更名为黄花塘镇岗村分院。

2004年,实行院长经营责任承包制,至2008年底结束。

2009年,新增添全自动血液分析仪、半自动生化分析仪。卫技人员42人,村卫室16个。

2010年,新建1幢1200平方米的病房大楼,床位20张。

2012年,购置妇科治疗仪、心电图、心电监护仪、彩色多普勒超声波、DR等医疗设备。病房手术室升级改造,建成标准化手术室1间。

2015年,购置(电子染色)胃肠镜一套。

2016年,该院被县医院托管,医务人员有36人。

2018年,芦沟村卫生室创建成市级家庭医生工作站。

2019年,改造建成标准化预防接种大厅,配置儿童预防接种数字化门诊系统,通过市示范乡镇卫生院防保所验收。芦沟村卫生室通过省示范卫生室验收。

2021年,县医院托管结束。医院占地6103.15平方米,房屋2740平方米,其中医疗用房1700平方米。在岗职工37人,其中卫技人员27人(高级职称3人)。核定床位40张,开放床位20张。设立内科、外科、妇科、中医科、放射科、心超室、检验科等13个科室。配备心电图机、DR、彩超、全自动生化分析仪、微量元素测定仪、电子胃肠镜、呼吸机、麻醉机、无创呼吸机、多参数监护仪等设备35台(件)。年门急诊3.11万人次,收治住院病人160例。业务收入279.73万元。辖区下设16个村卫生室,注册乡村医生51名。

历任院长

姓　名	职　务	任职时间	姓　名	职　务	任职时间
万金胜	院长	1964～1975	贾后军	院长	2002.02～2006.03
李会仁	院长	1975～1978	谢庆林	院长	2006.03～2011.03
王汉同	院长	1978～1994	黄中权	院长	2011.03～2016.11
邵开友	院长	1994.02～1999.02	王万伟	院长	2016.11～2017.12（县区院委派）
张正祥	院长	1999.03～1999.09	王　军	院长	2017.12～2021.11（县区院委派）
冯书鼎	院长	1999.09～2002.02	张楠楠	院长	2021.11～

穆店乡卫生院

1958年,成立穆店公社卫生院,由穆店街道联合诊所和莲塘街道联合诊所组成,院长陈国才,设备为听诊器、血压计、体温表。人民公社化后,穆店卫生所成立,两家合署办公。

1961年,开展大小便、血常规检查。

1963年,县财政拨款新建病房、手术室,职工20人。

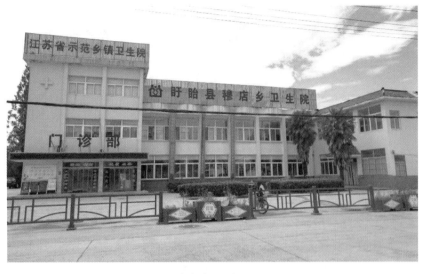

穆店乡卫生院

1967年，卫生院下放医疗骨干到各生产大队。

1976年，卫生院迁到穆店公社湾塘大队顾庄小队，新盖门诊楼，内外科室齐全。

1989年，建立防保所。新建门诊楼1幢，面积938平方米。

1993年，床位23张，村卫生室17个。1994年，11个村卫生室通过甲级卫生室验收。

1995年，引进黑白B超机和简易透视放射设备。

1996年，新盖医技楼，与原门诊楼相接连体。

2005年，实行院长经营责任承包制。

2007年，业务用房升级改造，建标准化手术室1间，改造病房，硬化院落及修建花园。

2012年，投入540多万元，建成1650平方米病房楼，配有中央供氧、空调、电梯、宽带网络、有线电视、卫生间等相关配套设施。

2013年，改造现代化预防接种大厅和院内绿化休闲广场，重新布局门诊楼，通过省示范乡镇卫生院验收。

2018年，防保楼设有现代化接种大厅和接种叫号系统。越李村卫生室创建成市级家庭医生工作站。

2019年，卫生院建成江苏省健康促进卫生院。越李村卫生室通过省示范卫生室验收。

2021年，医院占地10099平方米，房屋5207平方米，其中医疗用房3759平方米。在岗职工54人，其中卫技人员45人（高级职称4人）。开放床位75张。设立内儿科、外科、妇产科、中医科、康复理疗科、五官科、放射科、防保科等13个科室，其中妇产科为省级特色专科。配备全自动生化分析仪、彩超、胃镜、DR、脑血流图机、24小时动态心电监护工作站、多功能麻醉机、高频电刀、全自动手术床等设备。年门急诊70179人次，收治住院病人1466例。业务收入802万元。辖区下设10个村卫生室，注册乡村医生24名。

历任院长

姓 名	职 务	任职时间	姓 名	职 务	任职时间
陈国才	院长	1958～1959	吴 平	院长	1996～1999
孙太兵	院长	1959～1961	郑树军	院长	1999～2005
陈 功	院长	1961～1963.03	茆习成	院长	2005～2009
谢 军	院长	1963～1964	王新国	院长	2009～2010
李云桥	院长	1934～1970	谭晓梅	院长	2010.03～2018.10
董祥绪	院长	1970～1974	蔡伟伟	院长	2018.10～2020.06
陈 功	院长	1974～1993	黄 晓	副院长（主持工作）	2020.06～2021.05
梁绪成	院长	1993～1996	黄 晓	院长	2021.05～

仇集镇卫生院

1957年1月，成立仇集联合诊所，地点设在大邱郢。

1958年，成立龙山公社卫生院，由当地全民性质的卫生所和集体性质的联合诊所合并而成。有8名工作人员，开展一般常见病的诊疗，做一些地方防疫工作。

1962年，卫生院由仇集搬迁到龙山公社街道。

1969年10月，县医院下放到龙山人民公社的医生有：刘国庆、董阿英、林立昌、周英、叶世英、王光如、廖承志等。医疗技术提高。

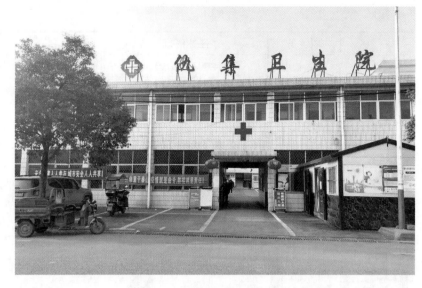

仇集镇卫生院

1976年，医疗组长朱志雄，外科医生刘国庆，内科医生董阿英，医护职工14人。开设内科、外科、中医科等。

1980年，龙山公社卫生院改称青山公社卫生院，有职工16人。新组建龙山公社卫生所，有职工5人，业务用房5间。

1981年，青山公社卫生院更名为仇集公社卫生院。

1983年，仇集公社卫生院更名为仇集乡卫生院；龙山公社卫生所更名为龙山乡卫生院。

1993年，仇集乡卫生院医务人员增至26人，病房11间、病床20张，设有手术室、生化室等，添置四头无影灯1台。龙山乡卫生院投资8万元，新建门诊室、病房，添置X光机等设备。

1996年，投资33万元，新建二层门诊楼。

1999年，新建7个甲级村卫生室。

2000年2月，龙山乡与仇集乡合并保留仇集乡卫生院，龙山卫生院更名为仇集乡卫生院龙山分院。

2001年，仇集乡卫生院更名为仇集镇卫生院。投资20万元引进X光机、彩超等设备，建成1800平方米病房楼1幢。

2013年，投资60万元，建成120平方米的输液大厅和药品库房，扩建防保所的接种大厅。

2019年，长港村卫生室经改扩建，创成市级家庭医生工作站。

2021年，医院坐落于河桥镇仇集街道育才路1号。占地4800平方米，房屋2800平方米，其中医疗用房1600平方米。在岗职工38人，其中卫技人员24人（高级职称1人）。开放床位30张。设门诊、住院部、防保所、针灸推拿科、放射科、B超室、检验科、医保办、签约室等32个科室。拥有B超、心电图、DR、生化分析仪、健康一体机、心电监护仪等设备53台（件）。年门急诊6.92万人次，收治住院病人425例。业务收入413.9万元。辖区下设9个村卫生室，注册乡村医生14人。

历任院长

姓　名	职　务	任职时间	姓　名	职　务	任职时间
胡正才	院长	1958～1962	赵广胜	院长	1972～1975
何泽勤	院长	1962～1965	孙维兵	院长	1976～1979
姚永太	院长	1965～1968	赵广胜	院长	1980～1991
包　明	院长	1969～1971	陈　强	院长	1992～2000

(续表)

姓　名	职　务	任职时间	姓　名	职　务	任职时间
王新国	院长	2001～2010	曹传友	院长	2013～2018
赵　峰	院长	2011～2012	黄　卓	院长	2019～2021.09
谢庆林	院长	2012～2013	宋时丰	院长	2021.09～

江苏省三河农场医院

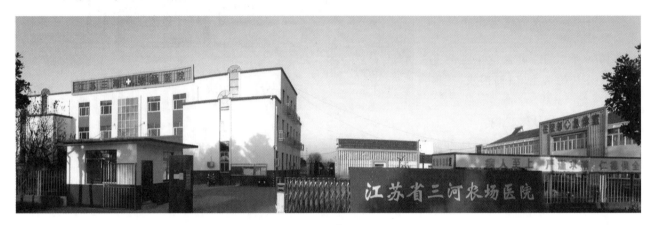

江苏省三河农场医院

1955年,建三河农场卫生所。

1957年,三河农场分设两个医务室,分别位于场部东区和原三河中学地址。有5名医务人员,由建设兵团农四师转业军医及社会医生组成。

1961年,建立三河农场医院,10名医务人员,病床14张,有1台普通显微镜。以生产大队(1962年改为管理区)为单位,下设9个门诊室。

1966年,农场医院共有16名医务人员,其中中专生4人。

1969年,县医院下放部分人员和设备到该院,病床增至30张。设有内科、外科、中医、检验、放射、手术室、中西药房等科室。医务人员中有本科5人、大专3人、中专8人。

1971年,购置1台30毫安X光机。

1976年,新建局部两层门诊楼1幢,建筑面积520多平方米。内设病房11间、床位25张,配备万能手术台、万能产床、A型超声波诊断仪等设备。1979年12月,农场管理区合并为5个分场,门诊室由9个改为5个,每个分场设1个门诊室。

1981年,分配2名医疗专业大专生到医院工作。

1982年,张太宏(中医)、王学前、纪向红、朱海明、朱玲等8名淮阴医专大专生分配到医院工作。由于人才流动,大专生都陆续调走。

1984年底,购进高性能心电图机1台。

1987年,放射科购200毫安双床双管X光机,价值4万余元。职工62名,病床45张。

1992～1993年,先后分进丁永广、郭维军2名南京医学院临床医学本科生。

1994年,各类卫技人员68人,床位40张,购入价值8000元的日本产心电图机1台。

1995年,三河农场医院被批准为正科级单位。医院为一所综合性医院,设内科、儿科、外科、五官科、妇产科、中医科、理疗科、防疫科、财务科、医保办、检验科、放射科、B超室、心电图室、护理部等,核定床位40张。

1997年,投资207万元新建一幢三层2200余平方米门诊楼。1998年5月启用。原门诊楼改为住院部。

1998年,医院对内进行优化组合,竞聘上岗,原有56人,经改制保留44人;分场门诊室6个,保留3个。

2003年,第二次改制,撤销所有分场门诊室,人员转岗,由44人保留34人,将五官科和外科合并,内科和儿科合并。

2004年,投资10万元改造旧门诊楼。

2009年,第三次改制,医院全体职工出资实行模拟股份制改革,自负盈亏,自主经营。

2010年,添置全自动生化分析仪、血细胞分析仪、尿液分析仪各1台。

2013年,添置西门子彩超1台。

2017年,收归农场管理。

2019年,根据国务院和江苏省委、省政府关于农垦社会事业改革方案的要求,将医院从农场剥离,独立经营。

2021年,医院位于江苏省盱眙县三河农场,占地7480平方米,房屋3240平方米,其中医疗用房2240平方米。在岗职工33人,其中卫技人员27人(高级职称1人)。开放床位40张。设立内科、外科、妇科、检验科、放射科、彩超室、心电图、理疗等8个科室。配备全自动生化分析仪、血细胞分析仪、DR、彩超等设备6台(件)。年门急诊2.8万人次,收治住院病人约700例。业务收入400余万元。

历任院长

姓　名	职　务	任职时间	姓　名	职　务	任职时间
黄东升	院长	1961 ~ 1965	黄东升	院长	1988 ~ 1993
顾元吉	院长	1966 ~ 1971	侍克俭	院长	1993 ~ 2005
黄金永	院长	1971 ~ 1976	贾绪忠	院长	2005.12 ~ 2017.07
卞立英	院长	1976 ~ 1980	孙剑波	副院长（主持工作）	2017.07 ~ 2019.01
胡振家	院长	1980 ~ 1985	王　慧	院长	2019.01 ~
王学前	院长	1985 ~ 1988			

第二章　基层卫生人员

第一节　"赤脚医生"

1965年6月26日,毛主席发出"把医疗卫生工作重点放到农村去"的号召,盱眙县卫生局开办"赤脚医生"培训班,培训半农半医、误工补贴的"赤脚医生",亦农亦医的"赤脚医生"375人。

1968年,全县农村开办合作医疗,"赤脚医生"队伍快速发展,大队卫生室配备不脱产的卫生员。

1970年,各大队卫生室建立妇产室,并配备1名女赤脚医生,查治妇女病、产前检查、常规分娩等可以不出大队。1976年,赤脚医生增至795人。

1979年,全县"赤脚医生"约1000人(含卫生员),其中马坝公社38人、东阳公社36人、十里营公社41人、穆店公社48人、张洪公社26人、维桥公社24人、渔沟公社30人、河桥公社49人、高桥公社31人、古城公社43

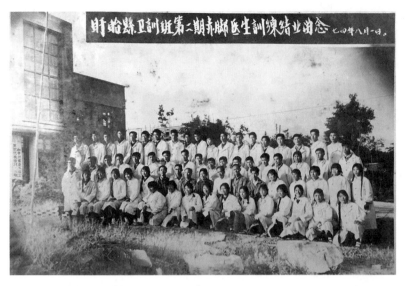

70年代,"赤脚医生"培训学员合影　　　　（傅　敏/提供）

人、桂五公社50人、顺河公社39人、龙山公社38人。

1980年,各大队专门配备1名儿保"赤脚医生",负责村里儿童的健康检查、病缺矫治、科学喂养指导、儿保知识宣传咨询、预防接种等工作,以保障儿童的身心健康。

1981年,盱眙县人民政府下发《关于进一步办好农村合作医疗的意见》,合理解决"赤脚医生"报酬,稳定"赤脚医生"队伍。每个大队卫生室要保证有2名"赤脚医生",其中有1名女"赤脚医生",两千人以上大队可以配3人,每个生产队要配1名不脱产卫生员,其误工冲销义务工,超过义务工日者,实行误工补助。

1985年初,卫生部作出停止使用"赤脚医生"这一称呼的决定,对原来的"赤脚医生"进行考核,合格的被认定为乡村医生,取得从医资格后可以继续行医。

第二节　乡村医生

1986年,全县乡村医生888人,取得省发乡村医生合格证书174人,市、县发乡村医生或乡村保健员证书329人。

1993年,根据市卫生局的部署,选择马坝等10个乡镇开展乡村医生技术职称评定工作,311名乡村保健医生参加理论考试和实践考核,190人通过评审,其中获得乡村保健医师资格63人、医士资格75人、保健员资格52人。

2003年,国家颁布《乡村医生从业管理条例》,重建农村初级卫生保健服务体系。8月5日以后进入村卫生室从事预防、保健、医疗服务的人员,应当具备执业医师或执业助理医师资格,在村卫生室从事护理等其他服务的人员也应具备相应的合法执业资格。首次评定乡村医生技术职称,全县1073名乡村医生中有843人参加乡村医生执业资格理论和实践技能考核,合格672人(不含免考人员),有890人获得乡村医生执业资格证书。

2004年,开展乡村医生中专补偿教育,全县乡村医生中有151人获得中专学历,经考试873人获准注册。

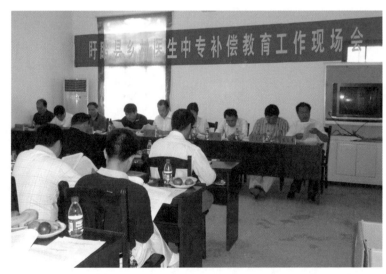

2008年,盱眙县乡村医生中专补偿教育工作现场会

（吴忠芝/提供）

2006年,县卫生局与县劳动保障局协调为乡村医生参加职工养老保险,有300多人参加,占乡村医生总数40%。

2008年,全县有302名乡村医生通过考试并予以注册,有1175名取得执业资格并注册的乡村医生。374名乡村医生参加江苏省在岗乡村医生中专学历补偿教育。

2011年,《盱眙县乡村医生管理办法(试行)》经县政府研究通过,实行乡村医生上岗认证制度。县人社局、县卫生局、县财政局联合印发《盱眙县乡村医生养老保障的实施意见》,对乡村医生养老保障工作开始实施财政补助。

2014年,全县有246个村卫生室,在岗乡村医生957人。其中男性708人(45岁以下274人、45～60岁357人、60岁以上77人)、女性249人(40岁以下114人、40～55岁112人、55岁以上23人)。中专及以上学历499人、高中224人、初中及以下234人。执业医师9人,执业助理医师37人,护师(士)6人,乡镇执业助理医师230人。

2018年,乡村医生825人,参加养老保险588人,缴费标准为每人7050元,缴费总额为414.54万元,其中县财政补贴248.724万元。有32名基层医生被评为"江苏省优秀基层卫生骨干人才"。

2020年,乡村医生788人,参加养老保险531人,缴费标准每人8083.2元,缴费总额428.48万元,其中财政补贴257.09万元。

2021年,乡村医生788人,参加养老保险494人,缴费标准每人8601.6元。健全在岗培训制度,鼓励乡村医生参加学历教育。

第三章　农村公共卫生服务

第一节　初级卫生保健

1977年,第30届世界卫生大会提出"2000年人人享有卫生保健"全球战略。初级卫生保健指:居民最基本的必不可少的;居民团体、家庭、个人均能获得的,费用低廉、群众乐于接受的卫生保健。1986年,中国政府明确表示对WHO倡导的全球战略目标的承诺。1987年,江苏省开始试点。

1988年9月12日,成立盱眙县初级卫生保健(PHC)委员会(简称"初保委"),下设办公室(简称"初保办"),全面开始实施初级卫生保健,加强农村卫生机构基本建设和内涵建设。

1993年,县卫生局在东阳等4个乡镇扩大初级卫生保健工作试点,对照《初级卫生保健规划目标》组织实施。

1994年初,县卫生局确定古桑等4个乡镇为本年度初级卫生保健扩大试点乡镇。年底,黄花塘、东阳、穆店、观音寺、古桑、高桥、维桥、官滩8个乡镇通过市级验收。盱眙县通过初级卫生保健基本标准评审的乡镇已达10个。

1996年,县卫生局把初级卫生保健工作作为全年工作的重中之重,调整县初保委组成人员,健全组织机构,开展初保基本情况调查,在东阳、旧铺两乡(镇)进行试点。县政府召开2次专题会议,动员、布置初保基本达标工作。全年围绕初保13项指标,抓村卫生室建设,在管理、集资医疗、防保投保率、乡村卫生组织一体化管理、改革卫生管理体制、健康教育、普及卫生知识、提高卫生行为形成率、资料整理规范化。全县初级卫生保健工作于12月中旬通过市初保基本达标评审验收。

1998年,盱眙创成初级卫生保健工作合格县,提前2年实现目标。

2000年,县委、县政府与马坝等12个乡镇签订初级卫生保健目标管理责任状。年底,马坝、管镇、铁佛、官滩、黄花塘、旧铺、仁集、观音寺、古桑9个乡镇被市政府命名为初保合格乡镇,市委、市政府下达的初保合格乡镇50%目标如期实现。

2002年,全县农村卫生工作继续以初级卫生保健为龙头。3月,县初保办安排初保资料评审。8月,安排各乡镇组织自评。10月,组织抽查。11月6日,初保创建工作接受市级评审,管镇、官滩被确认为初保先进乡镇,桂五、仇集、王店、淮河被确认为初保合格乡镇。年底,全县共创建初保先进乡镇6个、初保合格乡镇8个,初保乡镇合格率74%。完成初保创建工作指标。

2003年初,县卫生管理部门制定初保工作计划,将初保先进、合格乡镇创建指标分解到乡镇。明确桂五镇、仇集镇、明祖陵镇年内通过初保先进镇评审验收,穆店乡、河桥镇、盱城镇、鲍集镇、兴隆乡年内通过合格乡镇评审验收,马坝镇、旧铺镇、官滩镇、古桑乡、管镇镇、铁佛镇继续巩固初保先进乡镇成果,年内通过一体化管理合格乡镇评审验收。10月28日,县卫生局组织有关乡镇进行初保创建工作自查评审。11月26日,初保创建工作接受市卫生局评审,盱眙县有8个乡镇通过市卫生局评审验收。年底,全县共创建初保先进乡镇9个(马坝、旧铺、官滩、古桑、管镇、铁佛、桂五、仇集、明祖陵),其余乡镇为合格乡镇。

2005年12月,盱眙县通过省初保委的评审验收,建成省级初级卫生保健先进县。

第二节　社区卫生服务

2002年,根据国务院办公厅《转发国务院体改办等部门关于城镇医药卫生体制改革指导意见的通知》和国家卫生部等部门《关于发展城市社区卫生服务的若干意见》精神,盱眙县出台《盱眙县社区卫生服务实施意见》,提出发展社区卫生服务的总体目标:发展社区卫生服务要以《中共中央、国务院关于卫生改革与发展的决定》精神为指导,围绕城市卫生服务体系体制创新和模式转变,从满足居民卫生服务需求出发,适应卫生改革与发展的形势,并与全县社会、经济发展相协调。

2003年,制定《盱眙县社区卫生服务机构设置规划(2003—2010)》。

2004年,新建马坝镇、明祖陵镇、河桥镇、官滩镇4个社区卫生服务中心,下设36个社区卫生服务站。全县建立5个社区卫生服务中心、39个社区卫生服务站。

2007年,盱眙县社区卫生服务机构设置分布图

（陶红梅/提供）

2005年,县政府印发《盱眙县社区卫生服务实施意见》,县卫生局印发《盱眙县社区卫生服务中心(站)建设规范》(试行)。按照为群众提供"六位一体"(预防、治疗、保健、康复、健康教育、计划生育)式卫生服务功能要求,坚持"先过渡、后规范、重在恢复集体办医"的指导思想,采取先易后难、分类指导和强行入轨的办法大力推进。县卫生部门对社区卫生服务中心(站)建立情况进行督查和验收,并将社区服务中心(站)与新型农村合作医疗制度结合起来,达到群众看病便捷目的。11月底,全县19个乡镇卫生院全部按社区卫生服务中心(站)要求设置"三部一室",

有8个乡镇开展合作医疗村级补偿。全县新建14个社区卫生服务中心、161个社区卫生服务站,社区卫生服务普及率72%。逐步建立社区卫生服务网络,实现社区卫生服务机构网络化、工作制度化、服务规范化、评审标准化。

2006年,县政府出台《关于加快推进社区卫生服务建设的实施意见》,计划用4年时间完成标准社区卫生服务机构建设任务。要求乡镇每年完成2~3个标准化社区卫生服务机构建设任务。在上年完成"两个过渡"基础上,各乡镇卫生院不断加强内涵建设,转变服务模式,拓展服务功能;按照"六位一体"要求,增设功能科室,加强慢性病管理,建立健康档案。有3个创建标准化社区卫生服务机构通过市卫生局验收。新申报验收社区卫生服务站54个。8月,盱眙县全面开展实施农民健康工程,成立组织,制定方案,狠抓落实。

2007年,全县建成标准化卫生院5个(维桥、淮河、兴隆、王店、十里营)、示范化社区卫生服务中心6个(马坝、官滩、旧铺、古桑、穆店、鲍集),标准化社区卫生服务站81个。深入推进农民健康工程实施,全县有48.86万人参加新型农村合作医疗。县卫生医疗单位对60岁以上老人进行一次系统的健康检查,建立健康档案。

2008年,以创建农民健康工程先进县为切入点,推进乡村卫生机构标准化、示范化建设,完成市政府下达的农民健康工程先进县目标。

2008年盱眙县社区卫生服务站一览表

乡 镇	社区卫生服务站名单
盱城镇	毛营社区、友法社区、八叉社区、太和社区、五墩社区、沙岗社区、宣化社区
马坝镇	万斛社区、蔡庄社区、山北社区、沙坝社区、白鹤社区、马坝社区、楚东社区、石桥社区
官滩镇	戚洼社区卫生服务站、金圩、王桥、杨岗、都管、霍山、侍涧、新桥、渔沟、圣山、古河、李庄、三墩、甘泉、许嘴(许明社区)、陈庄社区
旧铺镇	好汉社区、郑盘社区、民田社区、千柳社区
桂五镇	高庙社区、藕塘社区
管镇镇	崔岗社区、北周社区、宗岗社区
河桥镇	黄龙社区、茅湖社区、淮峰社区、洪山社区、临湖社区、幸福社区
鲍集镇	肖居社区、观音社区、淮西社区、何岗社区
黄花塘镇	芦沟社区、五星社区、新街社区、瓦屋社区、五里社区、黄花塘社区、枣园社区、岗村社区
明祖陵镇	种嘴社区、费庄社区
铁佛镇	召五社区、杨滩社区、召四社区
淮河镇	大洲社区、黄岗社区、沿河社区、城根社区
仇集镇	朱刘社区、风山社区、龙山社区
观音寺镇	龙敦口社区、桥北社区
维桥乡	车棚社区、大圣社区
王店乡	杨山社区、西湖社区、民建社区、安乐社区
古桑乡	佛窝社区、磨涧社区
兴隆乡	晓庄社区、张庄社区、红旗社区、牌坊社区

2009年,全县有社区卫生服务站221个,各乡镇卫生院把标准化社区卫生服务站建设纳入卫生院整体发展规划,结合"一体化"管理的推进,加快推进标准社区卫生服务站建设。全县有24个标准化社区卫生服务站通过验收,超额完成市下达目标任务。

2010年,建成市级示范化社区卫生服务中心3个、社区卫生服务站27个。到年底,建成网络多层次、覆盖全社区、政府信赖、居民满意的社区卫生综合服务体系,基本满足城镇居民的健康卫生需求。

第三节 基本公共卫生服务

2006年,按照省卫生厅要求,盱眙县开始实施基本公共卫生服务项目,主要包括直接面向农村居民与农村流动人口的基本公共卫生服务、重点人群卫生服务、基本卫生安全保障服务等3大类8个项目。项目专项资金农村常住人口每人每年6元。

2007年,马坝、管镇、桂五、鲍集4个卫生院建成公共卫生服务"三优"单位。

2008年,按照农村基本公共卫生服务工作规范要求,按项目清单将农村基本公共卫生服务的项目内容、工作要求、补助标准、考核标准精算细化,提高项目实施的可操作性,提升工作质量。项目专项资金提高到人均8元,其中省财政补助5元。县疾病预防控制中心和旧铺、维桥、穆店、古桑4个卫生院建成公共卫生服务"三优"单位。

2009年起,盱眙县每年制订《基本公共卫生服务项目实施方案》。向城乡居民统一提供疾病预防控制、妇幼保健、健康教育等基本公共卫生服务。当年在全县常住人口中实施9类22项国家基本公共卫生服务项目,项目人均经费15元。鲍集卫生院、马坝中心卫生院、维桥卫生院、黄花塘卫生院、旧铺卫生院获年度基本公共卫生服务项目工作先进单位,每个单位奖励2000元。

2011年,各级政府基本公共卫生服务经费补助标准为人均25元,规范实施11类43项基本公共卫生服务项目。

2013年,规范实施11大类43项基本公共卫生服务项目。人均经费30元。举办"江苏省农民健康百村工程"启动仪式暨大型义诊活动。全县累计建立居民健康档案513450份,建档率79.85%;建立电子健康档案494216份,电子化率76.86%;完成60岁以上老年人体检82814人,体检率92.86%;管理高血压患者61196人、糖尿病患者25361人、重性精神疾病患者4258人。创成"江苏省亿万农民健康促进行动示范县"。

2014年,推进公共卫生服务均等化工作,组织医务人员深入村居、家庭,开展公共卫生和基本医疗服务。全县共设置259块符合标准的公共卫生宣传栏,开办健康教育讲座881次,项目人均35元。自基本公共卫生服务和重大公共卫生服务项目实施起,累计为28万名60岁以上老人免费健康体检,为101573名农村妇女进行免费"两癌"筛查,有22329名农村妇女享受住院分娩补助,新生儿访视人数26964人,0～6岁儿童健康管理数175328人,3岁以下儿童系统管理数78255人。全县累计建立居民电子健康档案608357份,建档率94.6%。累计规范管理66387名高血压患者、18604名2型糖尿病患者、3012名重性精神病患者。

2016年,基本公共卫生服务项目经费人均50元,县级财政按20元/人标准纳入预算,资金拨付及时足额,全年分四次拨付3262.5万元。3月,接受市2016年度基本公共卫生服务项目绩效考核,根据绩效考核结果制定年度基本公共卫生服务项目实施方案、绩效考核方案和资金管理办法。

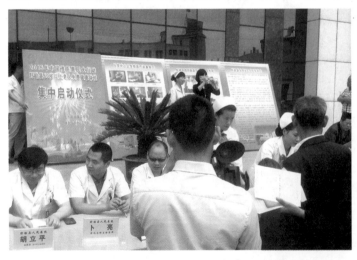

2015年5月26日,中国淮医惠民行动盱眙县60周岁以上老人健康体检集中启动仪式 (吴忠芝/提供)

2017年,基本公共卫生项目增至14大类55项,项目资金实际到位3942.4万元,人均60.37元。居民电子健康档案建档率89%,管理高血压患者30077人,糖尿病患者22002人。重点加强严重精神障碍患者管理,患者检出2853人,检出率4.37‰;管理患者2784人,管理率97.58%。

2020年,严格按照《国家基本公共卫生服务规范(第三版)》要求开展项目服务,健全基本公共卫生服务绩效评价制度,制定印发项目绩效评价办法和资金管理办法等配套文件。基本公共卫生服务项目补助经费提高至人均80元。

2021年,下发《盱眙县2021年基本公共卫生服务项目实施方案》,组织开展季度绩

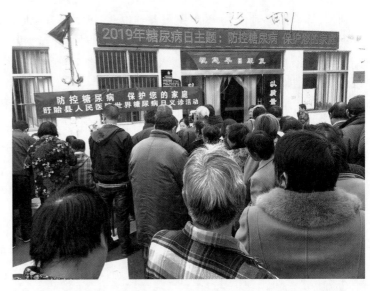

2019年,启动世界糖尿病基金会省级创新试点项目

效评价,及时下发评价通报,督促落实问题追踪与整改。项目经费调整为人均93元(新增5元用于疫情防控),按照"先预拨,后结算"方式,资金拨付及时、足额,达序时进度。共拨付5779.62万元。

第四节　家庭医生签约服务

2014年,全县推行健康管理团队和乡村医生签约服务,全县组建79个健康管理团队。累计下村工作1750次;在9个乡镇66个村开展乡村医生签约服务,累计签约5748户13915人。

2015年,全县20个乡镇(街)开展签约服务,累计签约226个村31431户97213人。做好健康管理团队服务工作,79个健康管理团队下村工作2037次。

2016年8月30日,举行家庭医生签约服务启动仪式,实现老百姓拥有自己的"家庭医生"。县政府下发《盱眙县家庭医生签约服务实施方案》,成立盱眙县家庭医生签约服务领导小组,副县长雍梅任组长,县卫计委主任王晓力任副组长,领导小组下设办公室在县卫计委,由许军兼任办公室主任。下半年,每个乡镇(街)选择2个以上基础条件较好、群众信任度较高的村卫生室先行试点开展个性化签约服务工作。

2017年,全县各乡镇(街)全面推进家庭医生签约服务工作,家庭医生签约服务覆盖率30%以上,重点人群签约服务覆盖率60%以上。

2018年,家庭医生签约服务,常住人口覆盖率36.12%,重点人群签约率71.69%,建档立卡低收入农户和计生特殊群体实现全覆盖,个性化签约75367人。

2019年,创新家庭医生"点单式"服务模式,合理设置个性化签约服务内容,做到"五到位"(上门服务到位、集中服务到位、按需服

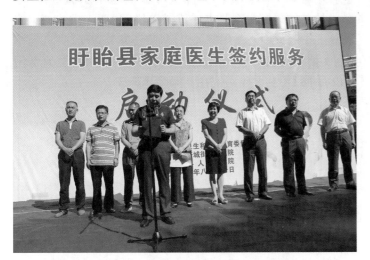

2016年8月30日,举行家庭医生签约服务启动仪式

务到位、体检服务到位、预约专家服务到位）。巩固提升家庭医生签约服务率,完善签约服务激励约束、考核管理机制,规范签约服务程序,做好老年人、孕产妇、儿童、残疾人、建档立卡户患者、计生特殊家庭等重点人群及高血压、糖尿病、重症精神病人等病种签约人群服务工作。常住人口覆盖率35.55%,重点人群签约率71.14%,个性化签约99489人。

2020年,调整家庭医生签约服务实施方案,加强家庭医生团队建设,持续做好建档立卡低收入人口签约服务,个性化签约做到应签尽签,个人自付费用由县财政兜底。县医院继续做好全县离退休老干部家庭医生签约服务工作。常住人口签约覆盖率38.02%,重点人群签约率75.52%,个性化签约100392人,其中建档立卡个性化签约404029人。

2021年,持续优化家庭医生签约服务,组建家庭医生服务团队93个,常住人口签约覆盖率37.28%,重点人群签约率76.16%,个性化签约率13.24%。

第四章　老年健康

第一节　组织机构

2019年2月,根据中共淮安市委办公室、淮安市政府办公室《关于印发〈盱眙县机构改革方案〉的通知》,保留县老龄工作委员会(简称"县老龄委"),下设办公室(简称"县老龄办"),县老龄办从县民政局划入县卫生健康委员会。郭永余任主任,王立红任副主任。县老龄工作委员会于1985年4月成立,下设办公室,是县政府职能单位。负责拟定全县老龄工作相关政策,起草有关地方性法规、规章并协助组织实施;督促、检查县老龄工作委员会决定事项的落实情况;指导协调老龄宣传工作;负责联系、协调县老龄工作委员会各成员单位。配合县卫健委推进医养结合、老年健康管理等工作。

2020年1月10日,完成县老龄工作组织机构调整工作,下发《关于调整县老龄工作委员会组成人员通知》《关于调整县直部门老龄工作委员会领导成员的通知》《关于调整镇(街道)老龄工作委员会领导成员的通知》等文件。先后调整县老龄工作委员会成员单位,调整镇(街道)老龄工作委员会组成人员,调整县直机关各部门老龄工作委员会组成人员,成立县卫健系统老龄工作委员会,调整县老龄协会和县直部门、镇(街)、村三级老龄协会。印发全县老龄工作委员会成员单位规则。全县老龄成员单位72个,老龄协会组织68个。2月,县老龄工作委员会办公室更名为"县老龄工作服务中心",编制4人,参照公务员管理。

2021年9月28日,重新成立盱眙县老龄协会,毛文博当选名誉会长、葛云当选会长。各镇街、县直部门也相应完善老龄协会,建立健全县老龄组织网络。12月15日,县老年医院在县医院挂牌成立。

第二节　健康管理

一、老年健康宣传

(一)"老年健康宣传周"活动

2019年,县卫健委、县老龄办联合下发《关于组织开展2019年老年健康宣传周活动的通知》,印发老年健康宣传册300余份，利用广播、电视、报纸、微信公众号等媒体，广泛宣传老年健康知识。县卫健委联合县中医院开展老年病健康咨询及义诊，各镇卫生院、村（居）卫生室开展义诊、大走访等活动，各机关、部门结合工作开展宣传，县老年大学专门开设健康讲座课程。全县范围内开展以"懂健康知识　做健康老人"为主题的健康知识宣传和义诊送健康活动。

2020年8月24~30日，全县开展全国第二个老年健康宣传周活动，宣传主题是"提升健康素养　乐享银龄生活"。县老龄工作委员会下发《关于组织开展2020年老年健康宣传周活动的通知》，制定活动方案，创新工作方式，采取线上线下相结合形式，利用盱眙新闻网、盱眙

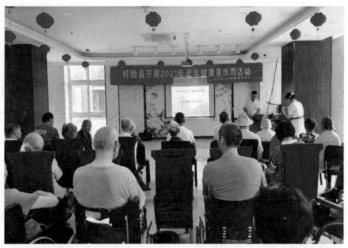

到养老院开展老年健康宣传周送医送健康活动
（王立红/提供）

日报、盱眙电视台、盱眙发布、掌上盱眙等媒体，分别设置专门栏目，开展丰富多彩的宣传活动。线上组织名医专家开展老龄健康专题培训和健康咨询活动。线下组织医务志愿者开展"六进"送医送健康活动，宣传老年健康政策、健康管理、健康知识、常态化疫情防控老年人防护要点等，倡导健康生活方式，增强老人健康意识和健康素养。组织家庭医生走进家庭、养老机构、医养结合中心、敬老院等场所，开展义诊、中医养生、康复指导等健康服务。全县发放各种健康宣传册2万余份、宣传口号18条，悬挂条幅50余条，电视专题宣传7场次，新媒体宣传6期，健康讲座12次，印发《老年健康政策》《老年健康核心信息20条》2000余份，健康咨询服务老人1200余人次。8月27日，县卫健委联合县中医院18名医学专家团队走进"皇家养老康复护理服务中心"，开展送医送健康活动，为43名在院老年人免费体检。

2021年7月12~18日，是全国第三个老年健康宣传周，宣传周以"关注口腔健康，品味老年幸福"为主题。县老龄工作委员会下发《关于组织开展2021年老年健康宣传周活动的通知》，对活动做全面部署。全县利用广播、电视、宣传单、新媒体等宣传媒介进行宣传，组织开展进社区开展义诊、进机构开展健康讲座、进乡村送医送健康"三进"活动。发放各种健康宣传资料2010余份，组建宣传队伍25个，悬挂条幅44余条，利用电子屏27块，新媒体宣传8次，网络宣传35次，组织健康讲座12次，制作展板34块，服务老人785人，宣传专家24名，义诊咨询服务464人，志愿者102人，走进机构21个，智能手机宣传1560人。

（二）"敬老月"活动

2019年10月7日（农历九月初九），是全国老人节，10月是全国第十个"敬老月"。县老龄委下发《关于开展2019年全县"敬老月"活动的通知》，围绕"孝老爱亲　向上向善"活动主题，认真部署，精心策划，组织开展"敬老月"系列活动。制定活动计划，开展宣传活动，悬挂"敬老月"宣传标语，县委县政府领导分别慰问百岁老人67人，县财政拨付慰问金6.7万元。报送"老年春晚"节目13台，10月15日盱眙分会场海选，11月6日参加市老年春晚汇演，盱眙报送《不忘初心》节目获三等奖。

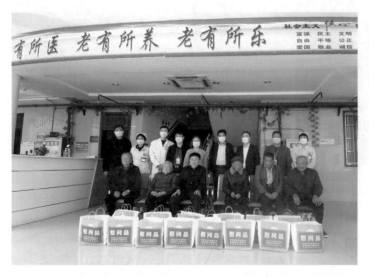

2021年10月，到马坝医养结合中心开展"敬老月"慰问活动

2020年,县老龄工作委员会下发《盱眙县2020年"敬老月"活动实施方案》的通知,着力从人财物三个方面给予保障。活动开展有计划、有图片、有成效、有总结,敬老爱老氛围浓厚。在重阳节期间开展高龄老年人慰问活动,县委县政府慰问80位百岁老人,慰问金每人1000元,发放慰问金8万元。10月21日,县委副书记、代县长孙志标到盱城街道沙岗社区走访慰问2位百岁老人。县各部门开展形式多样的走访慰问活动,慰问资金和物品约17万元。11月16日,开展第九届"中国人寿杯老年春晚"盱眙站海选工作,8个节目得到市老年春晚专家组较高的评价,盱眙报送《情暖一家》节目获三等奖。

2021年,县老龄工作委员会下发《盱眙县2021年"敬老月"活动实施方案》,明确"敬老月"活动宗旨、活动内容、时间要求,以"实施积极应对人口老龄化国家战略,乐享智慧老年生活"为活动主题,组织开展走访慰问、文艺汇演、健康大讲堂、志愿服务等系列尊老敬老活动。10月10~14日,开展重阳节系列慰问活动53场,活动参与9364余人,慰问5827人,共送去慰问金8.5万元,发放慰问品2846份。县委书记邓勇,县委副书记、县长孙志标,县委常委、政法委书记高辉,副县长张远涵等县领导分别对全县86名百岁老人进行慰问,慰问金每人1000元。10月13日,在县卫健委一楼会议室举行老年健康大讲堂。10月14日,在县大剧院举行"敬老孝亲 情暖重阳"盱眙县2021年重阳节文艺演出。全县各医疗卫生机构组织党员志愿者走进养老院、敬老院开展健康义诊活动,发放健康宣传手册,讲解疾病注意事项。盱眙县报送16个节目参加老年春晚海选,其中《映山红》《一个念念难忘的地方》获市三等奖。

二、老年健康体检

2019年,完成65岁以上老年人体检56499人,建立健康档案55211份。免费健康体检率100.35%。贯彻落实《医养结合机构服务指南(试行)的通知》,做好医养结合监测平台系统操作培训。

2020年,根据《关于印发〈2020年全县老龄健康工作要点〉的通知》《关于做好2020年度65岁以上老年人健康体检工作的通知》要求,开展65岁以上老年人健康体检。按季度组织开展绩效评价工作。年底,由卫健委老龄办牵头组织开展检查验收,抽调县内相关部门的临床专家与公共卫生人员联合采取资料集中会审与电话访谈相结合的方式,开展综合绩效评价。全年65岁以上常住老年人88826人,体检任务62178人,完成体检62651人,体检完成率100.76%,建立电子健康档案80162份,共减免费用864.58万元。

2021年,老年人健康管理指导中心职能由县疾病预防控制中心划转到县卫健委老龄健康科,县卫健委对县老年人健康管理领导小组、专家指导组、技术指导组组成人员进行调整。部分卫生院抽调专人,带着相关诊疗仪器,到村指定体检地点进行体检。委老龄健康科对项目执行单位按季度进行检查,对照问题列表,深入剖析原因,查缺补漏,跟进整改。抽查200份老年人健康档案,开展专项绩效评价。全县65岁以上常住人口104898人,体检任务73428人,共开展65岁及以上老年人免费健康体检74524人,老年人健康管理率71.04%,体检

2021年盱城街道卫生院开展65岁及以上老人免费体检

任务完成率101.49%,建立电子健康档案100381份。

三、推动"安康关爱行动"

2019年2月1日,召开全县"安康关爱行动"工作会议,全面部署工作。以乡镇为单位建立服务工作群,实时宣传保险责任、理赔案例,解答理赔问题,打通理赔服务末端通道。对超过10000元的理赔案例联合保

险公司进行联合慰问。鼓励各镇集体出资为老年群体、特殊群体统一购买老年人保险。全县35326名老年人参保,保额176.63万元,参保率23.55%,全市第四名。

2020年,按照县政府《关于加快推进社会养老服务体系建设的意见》文件中"建立养老机构综合责任保险和老年人意外伤害保险制度,县级福利彩票公益金50%以上要用于养老服务,在福彩公益金中给予适当补贴"内容,根据实际情况,向县财政申请对自愿参保的老人给予每人10元的财政资金补贴。官滩、古桑、穆店等乡镇部分村、社区集体出资为老年群体、特殊群体统一购买老年人保险。全县4231名老年人参保,保费为21.165万元。

2021年,县卫健委、县老龄工作服务中心、县人寿保险公司联合下发《关于深入推进2021年度"安康关爱行动"的通知》,召开全县"安康关爱行动"启动会,全面部署工作。县卫健委主动联系乡镇,服务基层。中国人寿盱眙支公司加强与县融媒体中心合作,录制"安康关爱行动"专题宣传片,在镇街便民服务大厅投放宣传展架30个,发放宣传单页7万余张。全县60岁以上老年人146276人,共有70504人承保,保费316.09万元,参保覆盖率48%。县卫健委"安康关爱行动"工作分别荣获淮安市"县区级典型单位优胜奖"和江苏省"先进单位",郭永余获省先进个人。

四、老年人疫情防控

2020年,贯彻落实习近平总书记关于新型冠状病毒感染的肺炎疫情防控工作的重要指示精神,加强宣传《老年人新型冠状病毒肺炎防护问答》,发放《致全县老年人的一封信》,县卫健委、县民政局、县老龄办联合开展养老机构的疫情防控工作,对全县47家养老机构进行地毯式的巡察、登记,其中2家查封、1家关闭、3家未入住老年人,41家养老机构实行封闭式常态化管理。

2021年,印发《关于进一步加强全县养老机构和医养结合机构疫情防控工作的通知》《关于开展全县养老机构新冠肺炎疫情防控工作督查的通知》《致老年朋友的一封信》《养老机构新冠肺炎疫情常态化防控指南》《养老服务机构疫情防控督查表》等文件,转发省《关于进一步加强全省老年人新冠肺炎疫情防控工作的通知》,传达重要指示精神。对全县42家养老机构进行全面督查,其中公办敬老院19家、民办养老院23家(含9家医养结合机构)、入住老年人1932人、在院工作人员305人、老年人核酸检测872人、疫苗接种1581人、未接种352人,覆盖面81.84%。全部实行封闭管理,各养老机构门口均张贴"健康码""行程码"、外来人员禁止入内标识,院内各项管理制度有记录、有台账。

第三节 医养结合

2015年,启动医养结合试点工作,在马坝、管镇、桂五3个中心卫生院先行试点,投入资金约210万元,占地面积1500平方米。马坝医养结合中心新建康复活动大厅200平方米,开设床位90张,分设两人间、三人间、多人间,均配备独立卫生间、洗浴间、空调、网络电视、无线网等家居设施,有专业医护人员及护工10余人。新建民办盱眙泰岳康复医院1所,床位90张,设置内科、外科、急诊医学科、中医科、康复医学科、医学检验科、医学影像科等。

2017年,盱眙东方康复医院注册,床位50

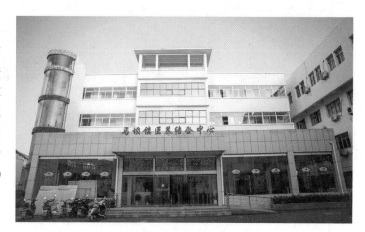

马坝镇医养结合中心

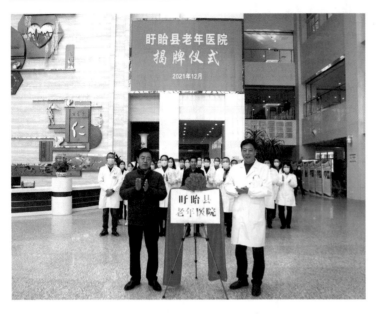

2021年12月,在县医院举行盱眙县老年医院揭牌仪式

张,设置内科、外科、急诊医学科、康复医学科、医学检验科、医学影像科、中医科等。

2018年4月,天泉湖养老社区取得养老机构许可证。5月,县人民医院老院区病房楼改造项目开工,设立盱眙县养老护理院,一期项目建筑面积2.1万平方米,二期面积1.2万平方米,总投资约2亿元,开设护理床500张。依托县级综合性医院的优质医疗资源,开展医疗养老、康复等服务。8月,天泉湖养老机构取得医疗机构许可证。

2019年,新批皇家养老康复护理服务中心、振兴养老院2家医务室,实现医养结合。

2020年9月12日,县人民医院设立的养老护理院正式运营,该院设置养老床位300张,配备有活动室、用餐间、淋浴间、康复训练室、中央空调、无线网络、数字电视、应急呼叫系统等设施,是集医疗、护理、疗养、照护、养生、康复为一体的专业化养老护理院,具有慢病科学规范管理、危急重症及时有效救治等优势,能够让老年人在享受养老服务的同时,得到专业的医疗保障。10月14日,县卫健委召开医养结合服务提升行动工作会议。

2021年,制定《关于开展全县医养结合机构服务质量提升行动工作》的通知,全面开展工作。举办1期医养结合机构业务培训班、2期安全生产培训班、2期医养结合监测平台培训,组织人员到外地学习医养结合机构先进经验,开展医养结合机构质量服务提升行动工作督查。全县相关医疗机构均按照规范与42家养老机构签订合作协议,签约率100%。

至年底,全县医养结合床位2520张,医养结合机构9家,其中公办医养结合4家(县医院养老护理院、县第二人民医院、管镇卫生院、桂五卫生院),民办医养结合机构5家(东方养老康复护理院、泰岳康复护理院、天泉湖养生养老社区服务中心、皇家养老康复护理服务中心、振兴养老服务中心)。有康复医院2家(东方、泰岳),均为民办;开设老年病科、老年医学科医院有3家(县人民医院、县中医院、马坝卫生院在建);市级安宁疗护医疗机构试点单位1家(县中医院),设有安宁疗护病区(肿瘤科),内设床位2张;养老护理院4家(县医院、皇家、旧铺、官滩),其中新批护理院2家(旧铺、官滩)。建在养老机构内(旁边)卫生室8家(古城分院、马坝镇高坝村、桂五镇高庙村、穆店镇桥东村、黄花塘镇焦山村、河桥镇幸福村、黄花塘镇绿化村、三河农场医院),实现嵌入式医养结合。

第四节　其他工作

2019年,开展老龄健康底数调查,明确具体填报人员,确保数据准确详实。根据国务院机构改革方案,调整县老龄工作委员会成员单位、镇(街)老龄工作委员会组成人员、县直机关各部门老龄工作委员会组成人员,成立卫健系统老龄工作委员会,调整县老龄协会和县直部门、镇(街)老龄协会会长。

2020年,回复县人大《关于完善养老机构老年人健康管理功能的建议》提案,配合县民政局回复政协《医护养老机构设置和养老护理队伍建设》议案。做好市、县巡察整改工作,县卫健委、县民政局、县市场监督局联合出台《关于做好养老机构老年人健康的指导意见》,对老年人健康问题进行指导,联合下发《关于开展全县养老机构营养健康工作专项督查工作的通知》,确保老年人的营养健康及膳食均衡。8月6日,县卫健委、县民政局、县市场监督局组成联合督查组,对部分养老机构健康饮食的配置情况、营养健康工作日常的规范性等进行督查,对存在的问题提出整改意见和建议。盱眙县振兴养老服务中心被评为全国"敬老文明号",县人民医院胡鹤本被评为全国"敬老爱老助老模范人物",县预防老年艾滋病作品获省"老年艾滋病"优秀奖。

2021年,开展老年友善医疗机构创建工作,举办老年友善医疗机构建设培训班,邀请淮安市清江浦区钵池山社区卫生服务中心专家2人,结合具体案例分别对《老年友善医疗机构建设》进行详细讲解。全县17家卫生医疗机构创成江苏省老年友善医疗机构,其中旧铺卫生院创成江苏省老年友善医疗机构优秀单位。做好全国示范性老年友好型社区创建及申报工作,申报"金陵天泉湖翡翠谷养生养老社区""古桑街道磨涧村"2个社区。按照《盱眙县老年人运用智能技术专项普及培训工程实施方案》要求,成立工作领导小组,制定培训实施方案,开展老年人运用智能技术困难专项培训行动,完成5145人次的培训。做好老年精神关爱项目,完成全国"积极应对人口老龄化"征文2篇,江苏省第二届老年书画展作品征集16幅。完成国家战略调研,6月18日,国家卫健委组织专家组一行到金陵天泉湖翡翠谷养生养老社区开展实施积极应对人口老龄化国家战略工作调研,详细了解养生养老社区的经营模式、服务设施以及目前运营状况,认为盱眙县养生养老产业布局早、定位高,发展势头良好。做好医养结合课题调研,6月26日,由省老年学学会医养结合专业专委会、县卫健委、县老龄工作服务中心共同举办的"后疫情时代医养结合面临的机遇和挑战"调研会在盱眙金陵天泉湖养生养老社区举办,调研人员着重围绕医疗机构开展医养结合情况及存在问题、如何发挥医疗机构在医养结合中的作用等方面进行座谈。牵头回复县人大、政协代表共5个议案及提案,回复均得到代表们的认可。

第五章　创建"省基层卫生十强县"

第一节　组织建设和创建成效

2017年起,省卫生健康委在全省开展"基层卫生十强县(市、区)"建设工作。盱眙县印发《盱眙县基层卫生十强县创建工作方案》,把"省基层卫生十强县"创建工作纳入县委、县政府重要议事日程,列入年度目标考核。成立由县长任组长、副县长任副组长的创建工作领导小组,各乡镇(街)相应成立领导小组。

2018年12月26日,全省基层卫生十强县(市、区)评估结果在南京揭晓。经核心指标数据采集评价、笔试、现场汇报等环节,盱眙县被评为"2018年度江苏省基层卫生十强县(市、区)"。

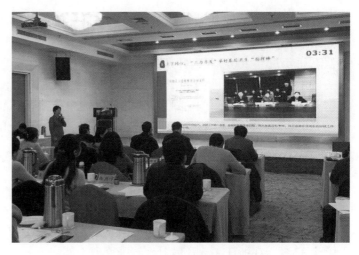

省基层卫生十强县评估汇报现场

2019~2021年,巩固创建成果,推进"强基层卫生健康工程",开展"优质服务基层行"活动。县医院、县中医院创成三级医院,县妇幼保健院创成二级甲等专科医院,马坝、旧铺卫生院建成二级综合医院、区域性医疗卫生服务中心,达到全国优质服务基层行推荐标准。2021年,全县全国群众满意卫生院8个,省示范卫生院12个,省示范村卫生室51个,市家庭医生工作站58个。

第二节　基层卫生财政投入

2015～2017年,盱眙县按照"巩固村、发展镇、提升县"统筹发展思路,不断加大基层卫生财政投入,持续完善医疗卫生服务体系。基层卫生机构开放床位1959张。县财政对基层卫生投入3.5亿元,用于改善办医条件。每年投入较上年增长3000多万元,人均财政投入177.4元。投入2000余万元购买、更新271套医疗设备。新建和改造房屋5万余平方米,新增医疗用房6500平方米。乡镇卫生院DR、彩超、全自动生化分析仪全覆盖,中心卫生院配有CT,部分还有磁共振、费森尤斯血液滤过机。按照二级标准,建设4个区域医疗卫生中心,提升6个镇卫生院,辐射引领2个街道卫生院和12个卫生院分院。累计投入1000多万元补助村级卫生室建设,新(改扩)建51家。投资8亿元,新建1000张开放床位的县医院新区。投入2.5亿元新建县中医院病房楼。投资6000万元,改扩建县妇幼保健院。

2021年,全县9个重点项目总建筑面积15万平方米,总投资10.65亿元,获政府债券资金4.45亿元。其中总投资5亿元、建筑面积5.5万平方米的县公共卫生服务中心启动建设;投资1.8亿元、面积3.6万平方米的县二院,投资1.5亿元、面积2.2万平方米的黄花塘中心卫生院,投资1.2亿元、面积1.6万平方米的河桥中心卫生院共3个区域卫生服务中心;鲍集卫生院投资0.3亿元、面积5600平方米病房楼,穆店镇维桥卫生院投资0.3亿元、面积5400平方米综合楼,县三院投资0.25亿元、面积5000平方米病房楼等一批重点项目相继开工;桂五中心卫生院4000平方米公共卫生服务综合楼、古桑街道卫生院520平方米防保大厅即将开工。全年获得中央、省市县各级财政补助资金5.13亿元,设备扶持500万元。县医院投资9000余万元改造发热门诊和急诊平台。全县医疗卫生单位新采购单价50万元以上大型设备13台件,设备总投入5185万元。

第三节　基层卫生人才建设

2015～2017年,盱眙县实施卫生人才强基工程,招聘引进152名医学人才,双创博士1名。两次遴选59人为省级骨干人才,48人为基层骨干人才。2017年,出台《盱眙县高层次卫生技术人才引进与培养工作实施办法》,每年设立200万元人才发展基金。在马坝中心卫生院试点备案制,与在编人员同考核、同待遇,实现同工同酬。完善基层卫生医疗机构绩效考核意见,绩效考核向基层倾斜,临床一线骨干人员绩效工资可达230%。对质效较好的单位,按照本地其他事业单位绩效基准线的150%标准提高绩效工资总量水平。评选盱眙名医25名,每人奖励2万元。评选"三好"医务工作者60名(好医生、好护士、好村医各20名),每人奖励5000元。组织开展住院医师规范化培训和全科医师转岗培训,实施乡镇卫生院临床医师务实进修和乡村医生实用技能进修。

2018年,共开展医院干部管理、医疗质量管理和村医业务等12大类培训,受训2000余人次。

2020年,遴选32名省级基层卫生骨干人才。

2021年,开展基层卫生人才专项招聘工作,5人充实到村级卫生室工作。录取2021年度农村订单定向医学生33名。在浙江大学开展卫生健康管理干部能力提升培训60人。

第十二篇　医疗保障

　　医疗保障制度是社会保障体系的重要组成部分。50~60年代,实行工人劳保医疗、干部公费医疗,其经费列入县财政预算,由县财政拨款。农村举办统筹或半统筹形式的合作医疗。70年代,对享受公费医疗的人员名册进行清理审核,进一步明确就诊、转诊和药品报销等规定。全县乡村实行合作医疗。80~90年代,进行公费医疗改革,公费医疗经费实行包干使用。农村联产承包责任制开始后,合作医疗逐渐解体。

　　2000年以后,随着社会经济的发展,医疗保障制度不断完善。2001年,盱眙县开始实施城镇职工基本医疗保险制度。2003年,全面推行新型农村合作医疗制度。2018年1月1日起,将城镇居民医保和新农合两项医疗制度整合为统一的城乡居民医保制度,城乡居民看病基本告别"自费时代"。

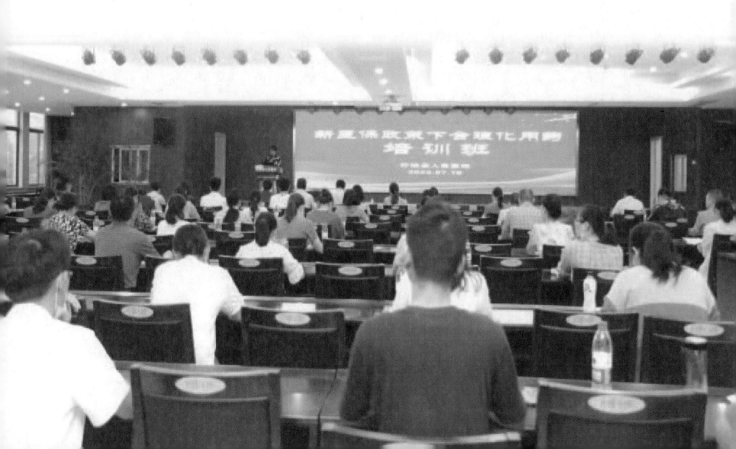

第一章　机　构

第一节　公费医疗机构

1952年11月12日,盱眙县人民政府颁发《关于国家工作人员实施公费医疗的实施细则(草案)》和《公费医疗医院住院规定》,成立盱眙县公费医疗预防实施管理委员会,成员单位有县委组织部、民政科、财政科、教育科、卫生科等。不单设办事机构,日常工作由县卫生科代为办理(承担公费医疗办公室职能)。

1987年10月3日,调整县公费医疗管理委员会成员,主任:副县长姚福茂,副主任:财政局副局长朱大桂、卫生局副局长周坚。成员由县委组织部、县人事局、县劳动局、县政府办公室、县卫生局等单位负责人担任。县公费医疗管理委员会下设办公室,县卫生局副局长周坚兼任办公室主任,配备1名专职人员负责日常工作。办公室设在县卫生局内。

1998年,县公费医疗办公室更名为县职工医疗保险处。地点在县卫生局。

2000年11月,在县劳动局设立盱眙县社会医疗保险管理处,县职工医疗保险处职能由县卫生局划入县劳动局。

第二节　新型农村合作医疗机构

2003年,盱眙县把农村合作医疗工作纳入社会发展总体规划,县乡分别成立合作医疗管理领导小组,负责做好组织、管理、协调和指导等相关工作。领导小组下设新型农村合作医疗管理委员会、监督委员会和办公室,负责日常工作及其有关部门配套政策的制定和基金的使用管理工作。制定出台《试行办法》《管理规定》等规范性文件,使政府组织、引导、支持的作用得到充分发挥。

2004年9月,成立"盱眙县新型农村合作医疗管理委员会办公室",为县卫生局下属股级全民事业单位,核定事业编制6名。职能为:筹集和管理合作医疗基金;具体经办补助兑现业务;对定点医疗服务机构进行评审确认和管理;接受相关咨询、投诉等工作。

2017年7月,撤销盱眙县社会医疗保险管理处和盱眙县新型农村合作医疗办公室,成立盱眙县社会医疗保险基金管理中心,隶属盱眙县人力资源和社会保障局。

第二章　公费医疗

第一节　医疗管理

1952年,实施公费医疗制度后,对享受公费医疗人员发给公费医疗证,凭证就医。公费医疗证每年进行一次验证工作。

1957年12月,县人民委员会制定颁发《盱眙县公费医疗预防实施管理暂行办法》,明确公费医疗实施范围、对象等问题。

50年代~60年代,享受公费医疗的范围有各级人民政府、党派、团体内编制人员;各级文化、教育、卫生及经济事业单位的工作人员;中、小学校的教职员工及高等学校的学生,经过批准享受此待遇的革命残废军人。

公费医疗经费开支有门诊、住院医药费、手术费、化验费、材料费、输血费、补牙费、经批准的体格检查费及X射线摄片费、医生根据病情开的处方在指定医院供应的部分营养滋补药品费等。不予开支的有挂号费、自行购置的营养滋补药品、装假肢、配眼镜、镶牙、装假牙、软质腰围、钢甲背心、拐杖、残疾人车等费用。

70年代,按照江苏省财政厅、卫生厅发布《江苏省公费医疗管理办法》,对享受公费医疗的人员名册进行清理,核对、验证和发证工作,明确就诊、转诊和药品报销等规定。

80年代后,对公费医疗中存在的经费超支、管理制度不健全等问题,提出改革措施,实行公费医疗经费主管部门和享受单位分级管理的办法(试行),并在指定的医疗单位设立公费医疗门诊和建立公费医疗病历卡。享受公费医疗人员,一律凭公费医疗证和病历卡在公费医疗门诊部就诊。同时加强对医疗单位医务人员的教育,选派高年资、技术熟练、服务态度好、责任心强的医师负责公费医疗工作。

1993年6月11日,召开县四套班子扩大会议,讨论《盱眙县公费医疗管理暂行规定》和公费医疗改革中的有关问题,加强管理,杜绝浪费,改"一挂钩"为"四挂钩"。7月9日,召开县四套班子会议,讨论通过公费医疗改革方案,确定定额包干、超支分担的原则。7月16日,盱眙县第二套公费医疗改革方案正式施行。实行定点医疗,定额包干,结余留用,超支分担(享受单位20%,医疗单位20%,县财政60%)。个人现金就诊,费用部分自付。改革后公费医疗门诊经费得到有效控制,但住院费用尤其是离(退)休干部、精神病人、烈性传染病患者、癌症病人"四种人"的门诊、住院费用仍居高不下,甚至失控。

1994年7月10日,盱眙县第三套公费医疗改革方案正式试行。该方案通过调整公费医疗承办医院、享受单位和个人的经济利益关系,初步形成医、患、管相互联系的费用制约机制。具体办法为核定标准,限额包干;发放医疗备用金,建立个人明细帐,使用复式处方;提取公费医疗合作统筹经费,超限部分根据不同享受对象,按不同比例由县公费医疗办公室、享受单位和承办医院分担报销。

1997年,公费医疗深化改革。1998年,实行职工医疗保险制度。

第二节 医疗经费

1952年起,公费医疗经费列入县财政预算,由县财政拨款。享受公费医疗人员,每年医药费12元,人均每月仅1元。

1953年起,每年财政拨款12.38万元。随着国民经济发展,在享受人员不断增加、新的医疗项目开展、新药品使用、收费标准提高等因素影响下,公费医疗支出逐年加大。

1980年以后,由于享受公费医疗人员增加,医疗和药品价格上涨,经费超支情况越来越严重。1981~1985年,累计超支53.8万元。

1993年,全县公费医疗财政预算额180万元,实际支出306万元,超支126万元,超过地方财政承受能力。

1994~2000年,公费医疗经费实行包干使用。

2001年1月1日,盱眙县开始实施"城镇职工基本医疗保险制度"。

盱眙县若干年份公费医疗情况统计表

单位:人、元

年份	享受人数	支出金额	人均金额	年份	享受人数	支出金额	人均金额
1955	1415	22512	15.91	1977	3471	87220	25.13
1956	1427	26476	18.55	1978	3781	93413	24.71
1957	1482	37900	25.57	1979	4281	110000	25.69
1958	—	32178	—	1980	4250	111000	26.12
1959	—	42048	—	1981	4445	124000	27.90
1967	2398	44982	18.76	1982	4332	184000	42.47
1971	3044	49629	16.30	1983	4553	237000	52.05
1972	3101	78852	25.43	1984	4713	278000	58.99
1973	3145	42620	13.55	1985	4600	334000	72.61
1974	3179	73866	23.24	1986	5840	350000	59.93
1975	3249	73150	22.51	1987	5800	348000	60.00
1976	3396	73125	21.53				

注:1.空白栏因无资料。2.1985年为老区划数字。

第三节　劳保医疗和统筹医疗

50年代起,盱眙工商企业职工享受劳保医疗,由于条块管理不同,各单位经济效益有悬殊,因此,医疗费用处理办法不尽相同,有的凭单据实报实销,有的有一定限额,有的门诊有限额、住院无限额,有的定额按月发给个人、包干使用,有的对于直系亲属医疗费用全部或部分报销等。同时,同一单位,各个不同时期也有不同政策,一般是先松后紧,逐步严格,以堵塞漏洞,节约开支。

1974年,县卫生局负责办理统筹医疗,城内行政、事业单位职工(限于配偶也有工作的)未满16周岁的子女可以申请参加。申请者经县卫生局核准后领取就诊证,凭证到指定的就诊医院(县医院)就诊。医疗费用每人每月按1.5元计算,私人交纳0.7元,单位负担0.8元,从福利费中列支,每年结余留用,超支补齐。因缴费标准太低,管理欠完善,钱不够用,就从干部公费医疗款项中调节,超支数额逐年增大。

1985年,有150名儿童和少年参加统筹医疗。

1987年,由于经费负担过重而停办。

第三章　合作医疗

第一节　农村早期合作医疗

1944年,共产党领导的淮南抗日民主政府发动群众在盱眙建立合作社性质的保健堂,为地方民众免费施诊,对贫苦者减费或免费施药。

1958年,人民公社化后,大队均建立卫生室,实行统筹或半统筹形式合作医疗。

1960年,全县普遍实行半统筹医疗制度。社员缴纳医药费给医疗单位,实行"吃药不要钱"。

1968年底,穆店公社首先办起"队办院参"(近似社队联办)形式的合作医疗。不久,全县农村普遍推广合作医疗制度。有社办、队办、社队联办3种形式,统称大队合作医疗卫生室。对于经费来源,县酌情补贴,大部分是从生产队和社员中筹集。每人每年缴1元至数元不等。在已办合作医疗164个大队中,统筹116个、半统筹5个、自负盈亏43个。

70年代,全县乡村实行合作医疗。其中,1970年,全县举办合作医疗大队178个,占全县大队卫生室82%。

第二节　改革初期合作医疗

1980年,农村联产承包责任制开始后,合作医疗逐渐解体。

1983年,大队卫生室重新恢复为村卫生室。

1985年,全县村卫生室402个(另有乡镇卫生院下设的7个点)。其中14个仍坚持合作医疗,其余均为"合防不合医"(即公共卫生防疫费统筹,医药费自付)、"合医不合药"(即医疗费统筹,药费自付)。

1987~1994年,由于资金不足,药品短缺,特别是管理不善,全县合作医疗基本处于停滞状态。

1995年,旧铺镇重建农村合作医疗(试点),采取大病合作风险型,以户为单位,每人每年筹款15元;制定报销办法,1000元以下报50%,封顶线为5000元。

1996年,观音寺乡实行大病合作医疗,制定本乡镇农村合作医疗章程,全乡共有1.7万人参加大病合作医疗。

1998年,县政府在东阳、马坝、黄花塘、旧铺、古桑、铁佛6个乡镇试点实行大病风险型合作医疗。11月,黄花塘乡首次为7名参加对象报销3644元医药费用,其他5个试点乡镇也相继启动运作。为配合此项工作,县政府成立盱眙县农村合作医疗管理委员会,印发《农村合作医疗管理办法》,发放《关于实施农村合作医疗致农村干部和农民群众的公开信》近万份,县卫生局2次组织卫生院长赴徐州铜山县和南京江宁县参观考察农村合作医疗工作。菲律宾"菲中发展资源中心医卫访华团"就农村合作医疗到古城进行考察。

第三节　新型农村合作医疗

2002年10月,县委、县政府抓住全省启动新型农村合作医疗试点县的有利时机,在全县推行新型农村合作医疗制度。11月,县委县政府召开全县农村合作医疗会议,推行新型农村合作医疗制度,宣传发动入户率100%,初期政府补助18元,农民交7元,共筹资金120万元。马坝、桂五开始运作。年底,县卫生局被市卫生局评为"农村合作医疗先进单位"。

2003年,全面推行新型农村合作医疗制度,有19个乡镇建立新农合制度,参保率72.4%。当年结余170.93万元。

2004年,修定《盱眙县新型农村合作医疗管理暂行办法》,出台《盱眙县新型农村合作医疗基金管理办法》,成立盱眙县新型农村合作医疗管理委员会、盱眙县新型农村合作医疗监督委员会,下设新型农村合作医疗管理办公室,编制6人,工作经费纳入财政预算。实行以县为单位统筹,参保率80%。全县新型农村合作医疗补偿总额736.89万元,其中门诊补偿171.15万元、住院补偿565.75万元,受益16.7万人次。

2005年，出台《盱眙县新型农村合作医疗管理补充意见》，扩大补偿范围，封顶线由1万元提高到2万元，10个特殊病种的门诊医药费用及住院期间的大型医疗仪器检查治疗费用纳入补偿范围。全县确定24个定点服务机构，签订服务协议，实行参保农民在县内定点医疗机构"一证通"，参保率85.25%，补偿参保农民费用889.7万元，占基金总额87.9%，受益15.99万人次。投入80多万元建立计算机网络管理系统，病人在县内任何一个定点服务机构住院，出院即可得到方便快捷的补偿。

2007年，盱眙县为60岁以上6.8万名参合农民进行一次健康体检，建立健康档案。

2008年，全县新型农村合作医疗参合47.02万人，参保率100%。省财政人均补助60元，市、县财政人均补助20元，县财政共配套856.2万元，农民人均个人筹资20元。全县人均筹资100元，共筹集资金4702.8万元。补偿参合农民4006.34万元，最高补偿6万元，有55.9万人次受益。

2009年7月，盱眙在全省率先开展医疗救助"一站式"服务平台。民政救助对象在县内定点医疗机构看病时不再需要先行垫付新农合补偿费用和医疗救助资金，可以边住院、边治疗、边报销、边救助，实现"一站式"服务，救助对象从住院到出院最多预交不超过总医疗费50%，重点优抚对象和五保对象一般只预交总医疗费10%～20%费用。

2010年10月1日，盱眙县成为江苏首批开展提高农村儿童重大疾病医疗保障水平试点县。

2012年，政府每人补助240元，农民每人缴纳60元。农民住院补偿封顶线，由2003年8000元提高到18万元。参合农民在乡、县住院费用报销比例分别为可报费用的85%、75%，县外住院平均实际补偿30%以上。全县近54万参合农民纳入保障范围，参合率100%，有382266人次享受新农合基金补偿，共补偿13074.76万元。盱眙作为淮安市新农合支付方式改革试点单位，从7月1日起，实施混合支付方式改革，在全县所有定点医疗机构实行按病种和按床日相结合的支付方式改革，实现病例和机构全覆盖。

2013年，全县参加新农合农民540214人，参合率100%，为参合农民补偿17221.54万元，住院补偿比例63.19%，县级以下政策补偿76.69%，门诊补偿40%，年度最高可补偿20万元，与市直7家医院签订协议实现即时即报。开展20类重大疾病保障工作，补偿630人次445.52万元。盱眙县被评为"江苏省新型农村合作医疗管理先进单位"。

2014年，全县新农合参保548996人，参合率100%。按人均400元标准，共筹集资金21959.84万元。全年为参合农民补偿21368.1万元，村级门诊补偿50.11%，住院补偿60.07%，县级以下政策补偿77.86%。实现新农合、重大疾病、大病保险、农村医疗救助一站式服务。简化报销程序，实行市县定点医疗机构和县内跨乡镇门诊即时结算。新农合办公室创新"一站式"服务，异地对点办结。

2016年，优化医保运行模式。全县城乡医保人均财政补助标准提高到470元/人，人均筹资水平650元/人，县级财政负担40%，增加投入近6000万元。县卫计系统组织开展新农合宣传月活动，举办新农合知识培训班，组织医务人员集中学习《江苏省新农合条例》《盱眙县新型农村合作医疗意外伤害补偿实施办法（暂行）》等新农合知识。

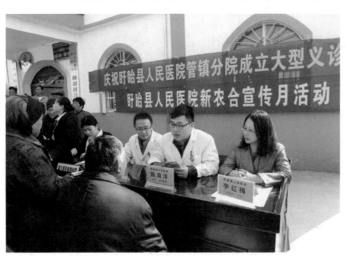

2016年4月1日，县医院在管镇镇耿赵村举办健康义诊，普及新农合知识　　　　　　（周培荣/摄）

2017～2021年，加强学习各项医保政策，做好对基层医疗卫生机构的业务指导等工作。健全医院新农合管理制度，开展基层医疗机构医保服务、控费和五合理等相关医保工作检查，发现医保违规行为，及时填写交办单并限期整改。指导、监督基层医疗机构严格掌握江苏省三目录中药品、诊疗项目服务规范，严格执行淮安市医疗服务项目价格目录清单，履行医保的各项规定。

2004～2016年盱眙县新农合政府配套资金一览表

年　度	单位	2004	2005	2006	2007	2008	2009	2010	2011	2012	2013	2014	2015	2016
实际参合数	万人	40.84	42.09	45.69	48.87	47.02	47.15	51.0781	53.278	53.3995	54.0214	54.8996	55.1749	54.4503
合计	万元	1222.9600	1012.1100	2285.3350	2443.37	4702.8	4716.0300	7667.1937	12117.0196	16019.93	18907.49	21959.84	27035.824	30764.42
1.农民个人缴费	万元	408.53	296.23	456.8947	488.67	940.4	943.03	1532.343	1598.3396	3203.969	3781.498	4391.968	6069.239	7623.042
2.乡村集体组织支持资金	万元	123.75	—	—	—	—	—	5.5077	—	—	—	—	—	—
3.县级财政补助资金	万元	200	126.27	274.1400	390.96	856.2	858.8	1448.143	3112.48	3653.765	4237.512	6942.9488	8302.3848	9172.351
4.市财政补助资金	万元	81.68	84.2	182.8000	97.74	84.2	84.2	84.2	84.2	84.2	84.2	84.2	84.2	84.2
5.省级财政补助资金	万元	409	505.41	—	1466	2822	2830	4597	7322	9078	10804.28	10540.723	12580	13884.827
6.中央财政补助资金	万元	—	—	—	—	—	—	—	—	—	—	—	—	—
1.农民个人缴费	元	—	7	10	10	20	20	30	30	60	70	80	110	140
3.县级财政补助资金	元	—	3	6	8	18.2	18.2	28.35	58.4	68.4	78.44	126.47	150.47	168.4536
4.市财政补助资金	元	—	2	4	2	1.8	1.8	1.65	1.6	1.6	1.56	1.53	1.53	1.5464
5.省级财政补助资金	元	—	12	30	30	60	60	90	140	170	200	192	228	255
6.合计	元	—	24	50	50	100	100	150	230	300	350	400	490	565
住院报销比例	%	26.00	25.00	25.90	28.04	36.44	45.85	46.00	50.10	62.81	61.41	60.18	60.88	62.29

注：表左侧标注"筹集到位资金"。

（续表）

项目	行次	单位	2004	2005	2006	2007	2008	2009	2010	2011	2012	2013	2014	2015	2016
基本情况	1														
建立新农合制度乡镇数	2	个	19	19	19	19	19	19.00	19.00	19.00	19.00	19.00	19	19	20
乡村人口数	3	万人	51.60	49.37	49.18	49.19	46.77	46.77	51.0781	53.2780	533995	540214	548996	551749	544503
实际参合数	4	万人	40.84	42.09	45.69	48.87	47.02	47.15	51.0781	53.2780	533995	540214	548996	551749	544503
应筹集资金　合计	5	万元	1161.00	1012.09	2284.49	2443.47	4702.00	4715.03	7661.7160	12253.9396	16019.8490	18907.4900	21959.8400	27035.7010	30764.4195
1.农民个人缴费	6	万元	387.00	296.23	456.89	488.67	940.40	943.03	1532.3430	1598.3396	3203.9690	3781.4980	4391.9680	6069.2390	7623.0420
2.乡村集体组织支持资金	7	万元	116.10	—	—	—	—	—	—	—	—	—	—	—	—
3.县级财政补助资金	8	万元	193.50	126.27	274.14	390.96	846.36	858.80	1448.1430	3112.4800	3653.7650	4237.5120	6942.9488	8302.3848	9172.3510
4.市财政补助资金	9	万元	77.40	84.18	182.76	97.74	94.04	84.20	84.2000	84.2000	84.2000	84.2000	84.2000	84.2000	84.2000
5.省级财政补助资金	10	万元	387.00	505.41	1370.70	1466.10	2821.20	2829.00	4597.0300	7458.9200	9077.9150	10804.2800	10540.7232	12579.8772	13884.8265
6.中央财政补助资金	11	万元	—	—	—	—	—	—	—	—	—	—	—	—	—
7.农村医疗救助补助资金	12	万元	—	—	—	—	—	—	—	—	—	—	—	—	—
筹集到位资金　合计	13	万元	1222.96	1012.11	2285.335	2443.37	4702.80	4716.03	7667.1937	12117.0196	16019.9340	18907.2100	21960.1168	27088.6238	30836.9995
1.农民个人缴费	14	万元	408.53	296.23	456.895	488.67	940.40	943.03	1532.3430	1598.3396	3203.9690	3781.4980	4391.9680	6069.2390	7623.0420
2.乡村集体组织支持资金（后来新生儿）	15	万元	123.75	—	—	—	—	—	5.5077	—	—	—	—	52.80	72.58
3.县级财政补助资金	16	万元	200.00	126.27	274.14	390.96	856.22　33.85+1.25+611.26+9.84	858.80	1448.1430	3112.4800	3653.7650	4237.5120	6942.9488	8302.3848	9172.3510
4.市财政补助资金	17	万元	81.68	84.20	182.80	84.2+13.54（县财政垫　人08年账）	84.2　42.1+42.1（县财政垫　人08年账）	84.20	84.2000	84.2000	84.20	84.20	84.20	84.20	84.20
5.省级财政补助资金	18	万元	409.00	505.41	1371.5（其中740人2007年账）（其中0.5人2008年账）	959+466+41（其中466人2008年账）（其中41人2008年账）	2822.00	111+2429+290	3678+417=4095	4707+2562.7+52.3=7322	1175+7430+369+104=9078	10738+66=10804	4214+2074+4085+40+100+28	10572+1618+390	10842+3878=含17年预拨835.1735
6.中央财政补助资金	19	万元	—	—	—			其中中央449	502（251+251）	其中中央551.8				其中中央:2886	其中中央:3920.42
7.农村医疗救助补助资金	20	万元	—	—	—									—	

（续表）

项目	行次	单位	2004	2005	2006	2007	2008	2009	2010	2011	2012	2013	2014	2015	2016
其它收入　8.其他(算滚存结余)	21	万元	—	—	3.61(账上算农民筹资)	8.76	9.36	8.28	8.5242	—	14.2480	184.9463	1095.7030	6.4800	0.5096
9.利息(算当年结余)	22	万元	—	4.86	8.52	—	—	—	0.5299	23.29	92.1304	37.0626	73.9448	200.2000	229.3518
合计	23	万元	3887.46	4164.17	7868.40	9605.43	11789.10	15271.42	21384.6561	包含重大疾病31.99	29800.65	36782.29	37236.72	40685.30	45365.79
发生医药费用　1.门诊医药费用	24	万元	1711.50	1008.90	1531.51	2173.94	2541.19	2239.31	2855.1500	2257.75	3187.46	2814.35	3210.92	2760.53	3353.74
其中:县级以上医院	25	万元	—	—	18.57	12.28	—	—	—	—	—	—	—	—	—
县级医院	26	万元	—	—	12.18	3.61	—	—	—	—	—	—	—	—	—
乡镇卫生院	27	万元	1711.50	1008.90	1013.16	1636.41	2058.64	1874.29	2499.9366	2216.42	3165.30	2684.94	2925.99	2488.97	2759.14
村级卫生机构	28	万元	—	—	487.60	521.64	482.55	365.02	353.9790	41.23	22.16	90.78	152.66	271.56	594.59
2.住院医药费用	29	万元	2175.96	3155.27	6336.89	7431.49	8750.14	13032.11	18529.5061	19420.69	26613.19	33967.94	34025.80	37924.77	42012.05
其中:县级以上医院	30	万元	761.59	1104.34	2615.24	2811.86	3548.14	4449.33	4757.1127	1732.69	2,511.23	4,333.99	10,385.80	10,766.67	11,058.06
县级医院	31	万元	979.18	1419.87	2178.21	3010.74	3476.95	5279.95	7331.3273	8378.96	11,598.87	15,331.35	16,375.33	21,860.85	21,801.92
乡镇卫生院	32	万元	435.19	631.06	1543.44	1608.89	1725.05	3302.83	4351.5572	3394.51	5329.94	7876.27	6348.36	3950.62	479.88
3.特殊病门诊		万元	—	—	—	—	299.32	533.56	1503.4365	5107.91	6257.29	6035.45	0.00	0.00	2647.46
4.正常分娩		万元	—	—	—	—	198.45	511.64	586.0724	806.62	843.82	304.88	866.91	1346.63	2024.73
重大疾病			—	—	—	—	—	—	—	含县外里面	72.04	86.00	49.40	已含在住院	—
报销支出资金　1.门诊医药费用补偿金额	33	万元	171.15	100.89	211.15	381.33	460.04	391.10	512.0622	531.1336	1054.37	1149.10	1267.03	1399.73	1683.8731
其中:县级以上医院	34	万元	—	—	3.68	2.74	—	—	—	—	—	—	—	—	—
县级医院	35	万元	—	—	3.35	0.83	—	—	—	—	—	—	—	—	—
乡镇卫生院	36	万元	171.15	100.89	156.25	323.16	408.93	352.80	476.8092	520.6100	1049.99	1080.15	1096.36	1262.79	1382.6950
村级卫生机构	37	万元	—	—	47.87	54.60	51.11	38.30	35.2530	10.5236	4.38	41.95	77.30	135.21	301.1750
2.住院医药费用补偿金额	38	万元	565.75	788.82	1641.46	2083.70	3138.73	5974.88	7974.0629	8996.3782	15080.14	19531.81	20202.08	22587.40	24820.8592
其中:县级以上医院	39	万元	141.44	197.20	641.24	730.91	1107.80	1755.75	1498.5689	792.2982	682.30	1334.87	3891.46	4488.26	4832.0700
县级医院	40	万元	226.30	315.53	550.22	791.89	1113.02	2430.48	3285.9897	3994.7400	7293.37	9735.40	10961.45	14476.48	14738.7800
乡镇卫生院	41	万元	198.01	276.09	450.00	560.89	917.91	1788.65	2383.3808	1900.8000	4234.64	5844.19	5072.38	3304.04	3686.8600
3.特殊病门诊		万元	—	—	—	—	108.97	285.20	596.1255	2001.5800	2526.22	2484.60	0.00	0.00	1098.3492

（续表）

项目	行次	单位	2004	2005	2006	2007	2008	2009	2010	2011	2012	2013	2014	2015	2016
4.正常分娩		万元	—	—	—	—	92.84	258.61	209.9980	274.9700	343.61	132.76	276.79	318.62	464.8000
报销合计	42	万元	736.89	889.71	1852.61	2465.03	3800.57	6365.98	8486.1251	9527.5118	16185.61	20741.11	21504.02	23987.13	26504.73
5.体检人数	43	人	—	—	41.26万	—	68590(2007年体检)	0.00	0.0000	0.00	—	—	—	—	—
体检支出(后来重大疾病)	44	万元	—	—	185.72	—	205.77	0.00	0.0000	31.9900	51.10	60.20	34.91	0.00	0.0000
大病保险			—	—	—	—	—	—	—	—	—	810.96	1099.64	1104.57	1090.7180
总支出合计	45	万元	736.89	889.71	2038.33	2465.03	4006.34	6365.98	8486.1251	9527.5118	16185.61	21552.08	22603.66	25091.70	27595.4503
定点机构情况 专门机构数	46	个	24	25	27	27	29	29	29.00	—	—	—	—	—	—
定点机构情况 专职人数	47	人	54	56	60	60	63	63	63.00	—	—	—	—	—	—
定点机构情况 专门机构支出	48	万元	39.00	60.00	80.00	90.00	100.00	100.00	100.00	—	—	—	—	—	—
其中:宣传费用	49	万元	—	—	—	—	—	—	—	—	—	—	—	—	—
培训费用	50	万元	—	—	—	—	—	—	—	—	—	—	—	—	—
县级经办机构情况 编制数	51	人	6	6	6	6	6	6	6.00	6.00	6.00	6.00	6.00	6.00	—
县级经办机构情况 实有人数	52	人	6	6	6	5	7	7	7.00	7.00	7.00	7.00	6.00	5.00	—
补偿人次 合计	57	人次	16.7万	159856	274894	540856	558535.00	481663.00	607081.00	—	—	—	—	—	—
补偿人次 门诊	58	人次	158500	149750	258367	521204	534849.00	445753.00	564053.00	177823	422856	716917	893063	846851	997080
补偿人次 住院	59	人次	8473	10106	16527	19652	21274.00	35910.00	43028.00	32076	44703	59610	68378	70417	78125
补偿人次 特殊病种门诊		人次	—	—	—	—	1661.00	1574.00	1741.00	3552	3852	3876	0	0	—
补偿人次 正常分娩		人次	—	—	—	—	751.00	2385.00	2202.00	2793	2383	646	1907	3217	4648
补偿人次 重大疾病		人次	—	—	—	—	—	—	—	14	22	23	16	0	—
分析指标	60														
人口参合率	61	%	79.20	85.25	92.90	99.34	100.50	100.00	100.00	—	—	—	—	—	—
资金到位率	62	%	105.34	100.00	100.04	100.00	100.02	100.00	100.00	—	—	—	—	—	—
已补偿人数(次)占参加人数比例	63	%	40.89	38.00	60.00	110.67	118.78	102.16	118.85	—	—	—	—	—	—

（续表）

分类	项目	行次	单位	2004	2005	2006	2007	2008	2009	2010	2011	2012	2013	2014	2015	2016
人均补偿金额	人均总补偿金额	64	元	44.13	55.66	67.39	45.58	68.05	132.17	139.79	—	—	—	—	—	—
	门诊	65	元	10.80	6.74	8.17	7.32	8.60	8.77	9.08	—	—	—	—	—	—
	住院	66	元	667.71	780.55	993.20	1060.30	1475.38	1663.85	1853.23	—	—	—	—	—	—
	特殊病种门诊			—	—	—	—	656.05	1811.94	3424.04	—	—	—	—	—	—
	正常分娩			—	—	—	—	1236.22	1084.32	953.67	—	—	—	—	—	—
补偿分布情况	0-5000元	67	人	—	—	—	18962	20097	33743.00	41808.00	—	—	—	—	—	—
	5001~10000元	68	人	—	—	—	479	729	1325.00		—	—	—	—	—	—
	10001~20000元	69	人	—	—	170	175	448			—	—	—	—	—	—
	20001-30000元(6000)	70	人	—	—	—	36		842.00	1091.00	—	—	—	—	—	—
	30000元以上(其中封顶多少人)	71	人	—	—	8	11	6	27.00	129(2)	—	—	—	—	—	—
当年结余	结余	72	万元	486.07	127.26	255.525	-12.90	705.82	-1641.6719	-818.4015	2612.80	-73.5456	-2607.8040	-569.5991	2197.1238	3470.9010
	占当年基金总额比例	73	%	39.75	12.57	11.18	0.00	15.00	0.00	0.00	—	—	—	—	—	—
滚存结余	结余总额	74	万元	657.00	784.26	1043.395	1030.4947	1736.3147	94.6428	-809.8773	1802.9233	1743.6257	-679.2320	-153.1281	2050.4757	5521.8863
	占基金总额比例(累计结余/上年结转+当年结余和其它+当年结余利息和其它+当年筹集)	75	%	47.13	46.85	33.86	29.48	30.24	1.46	0.00	—	—	—	—	—	—
	提取风险金	76	万元	30.57	61.07	—	—	524.98	0.00	0.00	1250.50	0.00	0.00	0.00	0.00	3109.5031
	提取后结余	77	万元	626.43	723.19	—	—	1211.3347	94.6428	-809.8773	552.42	1743.6257	-679.2320	-153.1281	2050.4757	2412.3832
	支出额占实际筹集资金的比例	78	%	60.25	87.91	89.19	100.89	85.19	134.99	110.68	—	—	—	—	—	—
医药费用补偿比例	总比例	79	%	18.96	21.37	23.54	25.66	—	—	—	—	—	—	—	—	—
	1.门诊补偿比例	80	%	10.00	10.00	13.79	17.54	18.10	17.47	17.93	—	—	—	—	—	—
	其中:县级以上医院	81	%	—	—	19.82	22.31	—	—	—	—	—	—	—	—	—
	县级医院	82	%	—	—	27.50	22.99	—	—	—	—	—	—	—	—	—
	乡镇卫生院	83	%	10.00	10.00	15.42	19.75	19.86	18.82	19.07	—	—	—	—	—	—
	村级卫生机构	84	%	—	—	9.80	10.47	10.59	10.49	9.96	—	—	—	—	—	—
	2.住院补偿比例	85	%	26.00	25.00	25.90	28.04	36.44	45.85	46.00	—	—	—	—	—	—
	其中:县级以上医院	86	%	18.57	17.86	24.52	25.99	31.22	39.46	31.50	—	—	—	—	—	—
	县级医院	87	%	23.11	22.22	25.26	26.30	32.01	46.03	44.82	—	—	—	—	—	—
	乡镇卫生院	88	%	45.50	43.75	29.16	34.86	53.21	54.16	54.77	—	—	—	—	—	—
	特殊病种门诊			—	—	—	—	36.41	53.45	39.65	—	—	—	—	—	—
	正常分娩			—	—	—	—	46.78	50.55	35.83	—	—	—	—	—	—

第四章　基本医疗保险

第一节　城镇职工基本医疗保险

1997年12月22日,县政府召开常务会议,研究深化公费医疗改革、实行职工医疗社会保险问题,制定《盱眙县职工医疗社会保险暂行规定》。

1998年,《盱眙县职工医疗保险暂行规定》出台。县委、县政府制定《盱眙县职工医疗保险暂行规定》和《盱眙县职工医疗保险实施细则》。4月1日起,实行职工医疗保险制度。凡本县及驻盱的省、市属行政事业单位(含自收自支事业单位)的国家干部、聘用制干部、工人(含劳动合同制工人、在编的计划内临时工)、退(离)休人员、在乡二等乙级以上革命伤残军人,均可参加职工医疗保险。职工医疗保险实行社会统筹医疗基金与职工个人帐户结合管理办法,医疗保险费用由单位和个人共同负担。实行以支定收、收支平衡、略有节余的办法加以管理。保险基金的筹集办法:(1)财政负担,凡原享受公费医疗待遇人员由县财政负担300元/人/年。(2)单位缴纳,原享受公费医疗待遇的人员,除财政负担部分外,在职职工由单位再缴纳170元/人年,退休人员由单位再缴纳270元/人/年;原未享受公费医疗待遇的在职人员单位负担470元/人/年;退休人员570元/人/年。(3)个人缴纳,凡在职及退休人员均按80元/人/年缴纳,由单位在年初从职工工资中一次性扣缴;原享受公费医疗待遇的离休干部、二等乙级以上伤残军人、老红军,个人缴费部分由县财政负担;原未享受公费医疗待遇的离休人员、二等乙级以上伤残军人、老红军,个人缴费部分由单位负担。当年参加职工医疗保险单位302家,参保职工9402人。

2000年12月,县政府出台《盱眙县城镇职工医疗保险制度改革实施意见》《盱眙县城镇职工基本医疗保险基金管理暂行办法》《盱眙县城镇职工基本医疗保险定点医院考核办法》,确定首批医疗保险定点医院8个、药店5个,参保职工凭医疗保险卡在定点医院和定点药店就医购药刷卡。县政府出台《盱眙县二等乙级以上革命伤残军人医疗费用管理试行办法》,建立一级至六级革命残疾军人医疗统筹专项基金,由县财政部门按伤残军人每人每年5000元标准筹集医疗费,实行定点医院就医管理制度。

2001年1月1日,盱眙县开始实施城镇职工基本医疗保险制度,职能归县人社局医疗保险处。

2006年,凡是单位给女性职工缴纳社保(即职工医保),到县保健所就诊给予报销。当孕妇到企业服务大厦医保处备案后,产前检查可以累计报销800元。符合计划生育政策和生育保险规定的住院分娩医疗费用纳入医保基金支付范围,按职工医保住院标准支付。凡是女性职工备案后,流产按照比例累计报销。其他:妇科疾病住院也按照比例累计实时报销。

2010年,医院成立医保办公室,执行医保各种政策,制定医院医保管理相关制度,控制病人医保费用。

2015~2021年,加强医疗保险基金监管,优化医保业务经办流程,加大医疗专项核查力度,保障基金安全合理使用。

第二节　城镇居民基本医疗保险

2007年,建立城镇居民基本医疗保险制度,由县医保办统一核发盱眙县城镇居民基本医疗保险病历、盱眙县城镇居民基本医疗保险证、盱眙县城镇居民基本医疗保险IC卡,并且人、证、卡必须相符,其医疗费用结算业务一律通过计算机信息系统处理。参保患者住院时,起付标准每次均为200元。县医院城镇居民住院病人114人,总金额37.56万元,其中:报销10.94万元,占29.13%。

2010年,执行相关文件,减轻困难企业城镇职工基本医疗保险缴费负担。全县城镇职工基本医疗保险参保7.22万人。

2011~2017年,加强对医疗费用支出的管理,建立医疗保险管理服务的奖惩机制。推行医疗费用按病种付费、按总额预付等结算方式。规范医疗服务行为,逐步建立和完善临床操作规范、临床诊疗指南、临床用药规范和出入院标准等技术标准。

2018年1月1日起,全县城镇居民医保和新农合两项制度整合为统一的城乡居民医保制度。

第三节　城乡居民基本医疗保险

2018年,全县城乡居民医保实行应保尽保,实现"六统一"既统一覆盖范围、统一筹资政策、统一保障待遇、统一医保目录、统一定点管理、统一基金管理。实行"先诊疗、后付费"和"一站式"即时结算服务政策。

2019年,城乡居民基本医疗保险由新成立的县医疗保障局管理。县医疗保障局整合医保经办资源,做好基金结算、清算工作,确保资金及时足额拨付。

2021年,城乡居民基本医疗保险中央及省补资金1.89亿元。城乡居民医保保险费由政府财政补助和个人缴费组成,一般居民个人筹资标准每人310元,人均财政补助标准610元。完善医保信息系统建设,做好医保电子凭证激活使用。大力推进基本医保、大病保险、医疗救助"一站式服务、一窗口办理、一单制结算"。

第五章　健康扶贫

第一节　先诊疗后付费

2017年7月,根据《国家卫生计生委办公厅关于印发农村贫困住院患者县域内先诊疗后付费工作方案的通知》要求,印发《关于在全县实施贫困患者住院先诊疗后付费制度的通知》,正式启动全县贫困患者住院"先诊疗后付费"工作,要求所有公立医疗机构对县域内低收入人口住院提供"先诊疗后付费"服务,入院时不需缴纳住院押金,出院时结清个人自付费用。

2018年1月1日起,全县各医疗机构全部实行"先诊疗后付费"服务。

2019年2月,印发《关于进一步落实好建档立卡户住院"先诊疗后付费"制度的通知》,进一步明确实施区域,加强组织保障工作。

2021年,县城内所有定点医疗机构全面实施"先诊疗后付费"政策,设立"先诊疗后付费""一站式"结算服务窗口,在医保信息系统中已设立建档立卡低收入人口身份标识,办理入院手续刷卡时自动识别,取消住院预缴金。将基本医疗保险、大病保险、医疗救助、补充保险全部纳入"一站式"结算。全县有17391人次享受"先诊疗后付费"政策。

第二节　大病专项救治

2017年10月,县卫计委下发《关于做好2018年农村低收入人口20种大病专项救治工作的通知》,县医院作为县级定点救治医院。11月8日,县医院制定具体疾病的诊疗方案、救治路径和流程,确定各疾病治疗指导专家名单。梳理出适合医院救治的14种疾病,有乳腺癌、宫颈癌、耐药结核菌、终末期肾病、唇腭裂、肺癌、食道癌、胃癌、1型糖尿病、甲亢、急性心肌梗死、脑梗死、结肠癌、直肠癌。唇腭裂手术为省红十字会免费救助项目,病人均转至上级医院诊治。先天性心脏病介入及手术治疗、儿童白血病、重度精神病、艾滋病机会感染、血友病、慢性粒细胞白血病等疾病诊治项目,目前尚不具备救治条件。

2018年11月,省卫生健康委联合省民政厅等五部门下发《关于进一步加强农村低收入人口大病专项救治工作的通知》,在原20种疾病的基础上,将肝癌、肝硬化、慢性阻塞性肺疾病、白内障、尘肺、神经母细胞瘤、儿童淋巴瘤、骨肉瘤、地中海贫血、尿道下裂10个病种纳入专项救治范围。县医院明确各疾病治疗指导专家名单,会同相应临床科室制定诊疗方案,建成一站式结算平台,将多部门的政策和救助一站式集成。

至2020年,全县建档立卡低收入人口罹患30种大病人群中,通过建立救治台账、定点医院救治、细化诊疗方案、专家疑难会诊、组织医疗救治、推行"一站式结算"等措施,有2367人次获得定点救治医院治疗,减免医疗费用473.64万元。

2021年,县医院作为定点救治医院,各医疗机构通过电子屏、宣传折页等方式对30种大病救治进行宣传。各卫生院针对30种大病建立动态更新台账。建档立卡低收入人口30种大病累计救治38478人次。

第三节　西南岗片区帮扶

2015年起,落实盱眙县西南岗区片基层卫生院及村卫生室的基础设施建设及设备更新,全面改善基层群众就医环境、提高基层医疗机构服务水平。是年,管镇镇叶岗村卫生室进行改建及设备购置,投资15万元,其中:投资10万元改建业务用房200平方米,投资5万元购置设备11台。向上争取省基层医疗卫生机构能力建设专项资金5万元。

2016年,黄花塘卫生院争取省设备扶持补助资金100万元。管镇镇中心卫生院投资约20万元,改建中医诊疗区约200平方米,其中单位自筹10万元,争取省基础医疗卫生机构中医诊疗区服务能力建设项目专项资金10万元。鲍集镇大嘴村卫生室,新建220平方米,投资50万元,其中镇卫生院投资10万元、单位自筹35万元、争取省基层医疗卫生机构能力建设补助资金5万元,创建成"省示范村卫生室"。

2017年,扩建黄花塘镇侧偿村卫生室198平方米,投资15万元,其中单位自筹10万元、争取省基层医疗卫生机构能力建设补助资金5万元。省下达"基层医疗卫生机构能力建设补助资金"100万元,用于黄花塘镇卫生院基础设施建设。

2018年,黄花塘卫生院创建"省级示范中医馆",投资约30万元,其中争取省中央财政中医药公共卫生补助资金8万元。管镇镇崔岗村卫生室创建成"省示范卫生室",改扩建240平方米,投资25万元,其中:单位自筹20万元、争取省基层医疗卫生机构能力建设补助资金5万元。鲍集镇卫生院争取省基层医疗卫生机构能力建设补助资金100万元,用于医疗设备购置。

2019年,鲍集镇肖嘴居委会、黄花塘镇千柳村、鲍集镇铁佛村3个卫生室创建成"省示范卫生室",争取省基层医疗卫生机构能力建设补助资金15万元。县财政安排2000万元政府专项债券,用于鲍集镇卫生院病房楼建设。

2020年,管仲镇牌坊村卫生室创建市级家庭医生工作站,改扩建240平方米,投资20万元,其中:争取省基层医疗卫生机构能力建设补助资金5万元、县财政补助10万元。

第十三篇 卫生健康信息化

　　90年代,县域卫生信息化建设开始起步。"远程多媒体医院专家会诊系统"在县人民医院投入临床应用。县计生委建立育龄妇女管理信息系统。2000年以后,以基于居民健康档案的区域人口健康信息平台建设和基层医疗卫生信息管理系统为重点,构建县、镇、村一体化的医疗卫生信息服务体系,促进全县卫生健康事业发展。先后建立儿童预防接种信息管理系统、传染病防治网络直报系统、妇儿保信息平台、医保信息平台、在线卫生监督监测管理平台等。

　　2021年,基本建立覆盖县域内医疗卫生机构的信息化服务体系,实现全县互联互通、数据共享。初步建立起全县"互联网+医疗健康"服务新模式。健康盱眙App实现在线签约、在线咨询、健康档案查询、检查检验结果查询等线上服务,改善群众的就医感受。

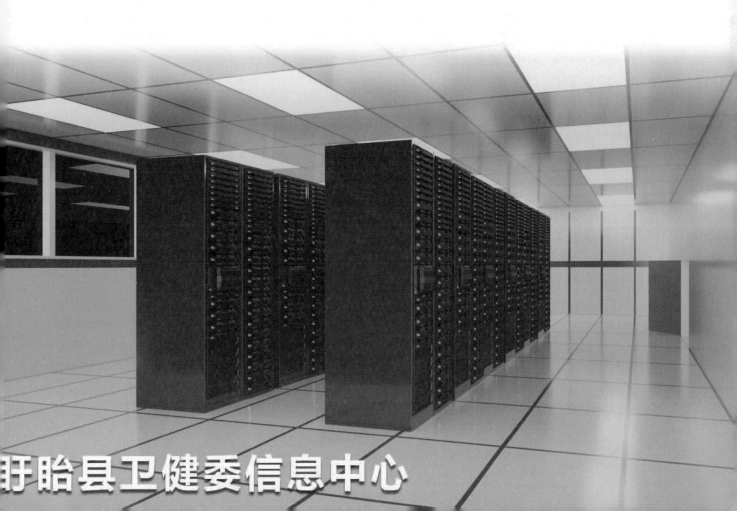

盱眙县卫健委信息中心

第一章 盱眙县区域卫生健康信息化建设

第一节 硬件设备与网络运行

一、硬件设备

1992年,县卫生系统购置第一台美国产IBM电脑。

1996年,县卫生局开始配置电脑,财务管理电算化。之后,全县各医疗卫生单位相继配置电脑。

2004年,全县乡镇卫生院配置计算机设备,实行疫情网络直报。

2009年,推进综合医改,加快信息化建设步伐,全县基层医疗卫生单位按要求配备信息化硬件设施。

2013年,县卫生局将中心机房建设在县人民医院,建设区域卫生信息平台。

2015年,整合全县卫生和计划生育信息化基础设施。

2019年,县卫健委依托县人民医院机房综合布线、抗静电地板铺设、UPS电源、恒温恒湿空调等资源,既缩减开支、节约成本,又满足机房建设标准。至年底,硬件设备共投入288万元。有天融信防火墙1台7.8万元、天融信网闸1台9.7万元、入侵防御(IPS)9.5万元、天融信上网行为管理1台5.2万元、华为核心交换机2台、array VPN设备1台9.76万元、盈高终端准入设备1台15万元。博科光纤交换机4台共12万元,array负载均衡1台13.98万元。服务器有中科曙光A840r-G 6台60万元、中科曙光A640r-G 4台32万元。存储有中科曙光4台DS600-G10共60万元、HIS存储netapp 2台约53万元。

2021年,按照省、市及三级等保建设要求,增加网闸、态势感知、WAF、备份一体机等安全设备。

二、网络建设

2018年,县卫计委与电信、移动两家运营商合作,村级主要采用移动专网,县、乡镇级采用移动电信双网并行机制。其中移动卫生专网提供带宽为县乡级100兆、村级10兆。

2019~2021年,县卫健委与广电、移动两家运行商合作,村级主要采用移动专网,县、乡镇级采用移动广电双网并行机制。其中全县县乡村级医疗机构接入1000M移动网络以上光纤,乡镇卫生院数据专线备纤为广电网络。

三、信息安全

2010~2015年,成立信息科,健全标准规范系统和信息安全保障体系,对信息系统的建设、运行、维护以及医疗健康大数据实行有效管控,保护个人隐私和信息安全。

2017年,投入25.5万元,与江苏巨鸿有限公司签订数据库备份、维保合同,为期3年。开展网络安全保障工作日常监督、定期和不定期检查,协调解决网络安全保障工作中发现的重大问题。

2019年,成立县卫健委网络安全保障工作领导小组,统筹管理全县卫生健康网络安全保障工作,明确各医疗机构使用卫生专线和互联网应履行的安全管理责任,规范上网行为,组织县内各医疗机构签署相关责任状及网络安全知识培训。7月,投入5万元,进行三级等保测评。制定信息安全机制,维保厂家配合,实行2天一次网络巡检、5天一次现场巡查,发现问题及时解决。

2021年,对马坝HIS、马坝PACS、卫健委财务科等服务器进行迁移和备份,保障信息系统及数据的安全。针对各医护人员使用系统过程中的误操作、系统报错、流程不熟悉等问题,信息科每天及时跟踪响应,通过电话、QQ、远程工具等方式解决到位。至年底,共解决需求问题2007件。

第二节　卫生信息系统建设

一、全民健康信息平台

2013年,县卫生局投入308.8万元,建设区域卫生信息平台,实现与3家县级医院和20家乡镇卫生院的对接,信息共享。建设方为万达信息股份有限公司。有居民健康信息共享系统、双向转诊系统、医疗业务监管分析系统、卫生绩效考核系统、居民检验检查报告查询系统、医疗服务一卡通系统。

2016年按照省《区域健康信息平台分级评价标准(2015版)》,投入297万元,对统一单点登录扩展、数据交换功能、注册服务、数据互联互通、数据质量控制、数据安全及权限管理等升级改造。

2017年,区域卫生信息平台通过省三级标准测评。

2019年,县卫健委对健康信息平台进行升级改造。

2020年,完成搭建盱眙县区域卫生信息平台一期工程。通过县级数据中心支撑平台建设,解决全县卫生信息化建设中存在的数据交换困难、信息孤岛等问题,公共卫生和基层医疗实现互联互通和数据共享。

2021年,依托市级全民健康信息平台,促进信息数据互联互通,推动各级各类医疗卫生机构、信息系统与市平台规范对接,实现资源信息共享。平台可整合展现医疗数据、公卫数据,达到国家互联互通成熟度评测四级甲等。

二、基层医疗卫生信息管理系统

2012年,县卫生局与重庆中联信息产业有限责任公司合作,建设基层医疗卫生信息管理系统,2013年初正式运行。

2016年底,基层医疗卫生信息管理系统改由杭州创业公司的HIS系统,共投入100万元,采用Oracle数据库。

2017年1月,完成上线工作。系统包括挂号、收费、门诊药房、门诊医生、住院管理、住院医生站、住院护士站、住院药房、药库管理、查询系统、LIS、电子病历等功能模块。

2019年5月,投入9.9万元,增设病案首页上传模块。7月,投入24万元,与创业惠康有限公司签订为期一年的工程师驻点系统维保合同。8月,投入6万元,与省妇幼健康信息平台接口对接。

2021年,对基层医疗信息管理系统进行升级改造,完成电子发票模块建设,县域内所有医疗卫生机构在线开具医疗收费财政电子票据,实现医疗收费电子票据在查验平台一站式查询、真伪查验和报销入账。

三、区域远程医疗系统

(一)区域影像系统

2015年,县卫计委依托县医院,投入208万元,与上海金仕达卫宁软件股份有限公司合作建设区域影像系统,采用Oracle数据库,当年正式运行。在各镇卫生院设有终端,乡镇影像数据上传至影像中心,中心给予审核阅片。

2020年,县医院为基层卫生院出具CT和DR报告14295份。

2021年,区域影像系统发布报告25673份,县医院为基层书写报告3448份。

(二)区域 LIS 系统

2017年,县卫健委依托县医院检验中心,建设区域 LIS 系统,系统由基层 LIS 系统与县医院 LIS 系统对接。12月,正式上线,系统稳定运行。

2019年,全部完成区域 LIS 安装培训工作。

2021年,区域内各医疗机构互联互通,检验报告共享。

(三)远程视频及会议系统

2014年底,县卫生局投入80万元,建设远程视频及会议系统,采用中兴公司视频设备。

2015年1月,完成各乡镇卫生院、县医院、县中医院与县卫生监督所等医疗卫生机构部署工作,实现远程会议和远程会诊等功能。会诊中心设在县人民医院,提升乡镇卫生院医疗水平。

2019年,县卫健委对视频会议系统进行升级改造,统一由移动公司搭建云视讯视频会议系统。各乡镇均已完成建设,系统运行稳定。

2021年,县卫健委投资148万元用于县公共卫生突发事件信息化建设。应急高清视频会议系统,覆盖县卫生监督所、县疾控中心、县医院、县中医院等县直医疗机构和各镇(街)卫生院视频会议系统,实现会议预约、召集、管理等功能,打通各级开会壁垒,纾解疫情期间开会难问题。

四、家庭医生签约管理系统

2017年1月,县卫计委投入113万元,建设家庭医生签约管理系统。3月21日,家庭医生签约管理系统建设完成并召开家庭医生签约管理系统培训会。系统包括签约服务项目的信息维护、家庭医生及团队信息维护、居民签约、续约、解约、签约协议打印、签约服务录入等功能。全县签约服务包分为基础包、儿童型、孕产妇型、老年人型、慢阻肺型、高血压型、糖尿病型、高血压糖尿病复合型、脑卒中型、保健型等。

盱眙县全民健康信息平台系统架构图

2020~2021年,升级改造家庭医生签约管理系统,完成与 his 系统、健康盱眙 App、健康档案对接,实现一体化签约服务平台。

五、健康盱眙 App

2017年1月,县卫计委开始建设健康盱眙 App。

2018年10月15日,完成健康盱眙 App 开发工作,通过健康盱眙 App,向居民端提供个性化健康管理与咨询等服务,面向居民提供就诊、用药、检验检查报告、健康档案等信息查询,让居民主动参与健康档案管理和维护。家庭医生端可以实现签约管理、我的居民服务管理、服务记录、通知居民、健康档案、健康随访、健康咨询管理等功能服务。

2019年,通过健康盱眙 App,面向4个乡镇签约居民开放档案近万份。

2020~2021年,系统与 his 系统、健康一体机、居民电子健康档案对接。

六、健康一体机

2017年9月,为便于开展血压、血氧、血糖、血脂、体温、心电图、尿常规等基础公共卫生服务,县卫计委从江苏康尚科技有限公司借用1台健康一体机测试运行,运行结果良好。

2019年1月,完成健康一体机与电子健康档案系统对接,测试运行后,符合公卫需求,各镇(街)卫生院共采购一体机48台,每台1.2万元。

2020～2021年,各镇(街)卫生院通过健康一体机实现老年人随访、家庭医生签约体检等功能。

七、移动支付平台

2019年8月,县卫健委与县农行合作建立移动支付平台,对内面向支付提供统一扫码付,面向财务管理提供全面账务处理,对外连接银行、支付宝、微信第三方支付机构,保证系统可扩展性和安全性。患者可以通过扫描支付宝、微信等方式,代替传统现金、银联等付款方式,方便患者就医。

2020年,在县妇幼保健医院、马坝卫生院部署自助挂号缴费一体机、壁挂机。

2021年,二级以上医院全部实现自助挂号、缴费、打印检验报告等一站式服务。

八、中医馆信息平台

2018年,省拨款10万元,建设中医馆信息平台。

2019年,全县19家镇(街)卫生院,建成中医馆信息平台13个,未建成6家。

2020～2021年,19家镇(街)卫生院中医馆信息平台全部建设完成,实现互联互通。

九、医保信息平台

2004年,职工医保通过计算机实行医保联网。

2010年,投入近15万元,依托省新农合信息平台,推行新农合IC电子信息卡取代纸质新农合证件,每人一卡,达到参合农民信息化管理目标,实现就医诊疗、报销补偿"一卡通",保证农民看病网上审核报销高效性。

2013年,全县所有定点医疗机构建立刷卡系统,参保农民持卡结算,即时结报。

2014年,全县村卫生室实现新农合管理系统全覆盖,即时报销。

2021年5月底,全县基层医疗机构全面完成医保编码贯标工作,实行医保疾病、药品等编码管理,医保业务信息编码全国互认、信息互联互通、数据共建共享等。

第三节　计划生育信息化建设

1996年,县计生委建立育龄妇女管理信息系统,将乡(镇)计划生育信息输入微机。

1997年,县乡两级筹措资金40多万元,新购置康柏品牌机29台,"育龄妇女管理信息系统"开展试点、信息录入及试运行,实现微机、操作员、微机房三到位。

2001年,组织21名微机员参加省计算机等级培训及考试,乡镇计生人员微机中级证书持证率80%以上。

2003年6月底,全县19个乡镇全部完成育龄妇女信息系统升级工作。运用网络版育龄妇女信息系统服务模块提供避孕节育全程服务信息。按照生殖健康系统要求,录入、传输相关信息。信息服务工作完全网络化运行。

2004年，全县19个乡镇全部配备高素质的微机员，开展微机员岗位练兵活动，提高计生工作信息化管理水平。

2009年，高标准完成新中心机房建设。全县乡镇、单位按要求配备信息化硬件设施。完成与乡镇连接、开通，进行相关数据更新。全县补录育龄妇女及丈夫身份证76412人，补录率99.5%；修改身份证与出生日期不匹配118730人，修改率99.67%。全县"两员系统"建设工作达省、市要求。

2010年，与县公安、县卫生部门共同出台出生实名制，实现信息资源共享。加大对人口计生统计数据质量监测和检查力度，按时按质完成人口基础信息清理核实工作。配合搞好第六次全国人口普查，确保计生管理人口与县公安、县人普办的数据统一，利用人口普查成果，完善WIS平台数库。坚持每月核对数据库入库信息，做好人口、已婚育妇女、出生等相关信息的核对和清理，使两个系统匹配率由上年53.1%上升到98.88%。

2012年，联合电信部门，对全县村(居)人口和计划生育VPDN专网联网专项调查，确保县乡两级数据专项网络传输畅通。对全县39名乡级统计微机员和262名村级计生专干(信息员)进行培训和考核，提升信息化运用水平。开展与县公安、县民政、县卫生、县统计等相关部门基础数据比对工作，保证数据库质量。10月，在省人口计生阳光统计示范单位评估会上，通过省市县(区)评估，成为淮安市唯一一家省"阳光统计示范单位"。

2016年，开展"信息化建设年"活动和"一键通"行动，抓好流动人口网络信息交换和核实，坚持流动人口计生信息平台应用情况通报制度，确保信息协查反馈率100%，通报接收率100%，及时率98%以上。

2017年，清查清理流动人口3000多条，全部登记录入系统，流动人口入库率99.5%，流动状态占比72.05%。

2018年，完善流动人口卫生计生服务管理信息系统数据库，为2314名留守儿童建立信息数据库。

2020～2021年，及时全面更新全员人口系统的各类信息，人口信息录入率、准确率均达100%。妇幼健康服务系统推送至全员人口信息系统，出生信息以每7天为1个周期，与县公安局、县疾控中心实行信息共享，每月反馈全县出生婴儿户籍登记名单、死亡名单。各镇街计生机构、卫生院、派出所共享人口基础信息。人口信息数据进行集中互审互查，全县干部职工计划生育信息登记建档，每半年一次对全县人口形势进行分析。

第二章 "互联网+医疗健康"工作

第一节 医疗互联网资源整合

2015年，县卫计委在原有区域卫生信息化建设基础上，对区域人口信息平台进行升级改造，主要包括统一单点登录扩展、数据交换功能升级等区域卫生信息平台升级，以及疾病控制、家庭医生签约、居民健康档案、医疗服务统计、机构用血信息、计划生育服务、卫生计生管理、健康门户建设、移动应用建设等基于区域卫生信息平台的应用扩展和基于各乡镇卫生院的基层医疗管理信息系统。

2017年，基层医院HIS系统在全县乡镇村完成医疗机构上线工作，完成与区域PACS、区域LIS系统的对接，居民健康档案慢病管理与HIS系统对接并试运行。做好新农合系统、基层医疗服务系统、区域卫生信息平台、卫生应急系统、视频会议系统的日常维护。

2018年,家庭医生签约管理系统正式运行,基层医疗信息系统和健康档案系统互联互通,人口健康信息平台与市平台按序时进度正常对接,对接完成医疗主表和子表18张,公卫主表和子表8张,省中医馆信息系统对接完成。

2020年,基本建立覆盖县域内医疗卫生机构的信息化服务体系,实现全县互联互通、数据共享。依托县医院建立消毒供应、临床检验、病理诊断、医学影像、临床技能培训"五大服务中心",初步建立起全县"互联网+医疗健康"服务新模式。

2021年,建成医疗废弃物在线监督监测系统、结构化门(急)诊电子病历系统,二级以上医院建成医院感染管理信息系统。完成居民电子健康档案系统、家庭医生签约管理系统、区域体检系统升级改造,业务系统实现互联互通和数据共享,公共卫生信息化水平显著提升。覆盖卫生健康各业务领域的信息系统、平台建设更加完善,"互联网+医疗健康"服务基本开展。

第二节　卫生信息化培训

2010年起,举办各类卫生健康系统信息化培训,学习最新信息技术,将信息技术与业务条线需求紧密结合,提高全县卫生健康信息化建设和管理水平,提升从业人员信息技术能力。

2017年9月,组织卫生系统信息化工作部分人员到金坛区卫健委学习观摩家庭医生签约信息化建设。

2018年3月,县卫计委对全县防保所及村医就家庭医生签约管理系统进行培训。7月,举办2018年度卫生计生信息化大讲堂,南京医科大学教授黄学宁就基层信息化与改革创新问题进行授课。

2019年5月,全市卫生健康系统信息化培训在盱眙召开,邀请淮阴工学院、易云科技有限公司等单位专家授课。11月,开展健康一体机使用技术培训。

2020年4月,邀请系统工程师对县疾控中心及全县各镇(街)卫生院就健康一体机使用技术进行培训。6月,举办全县医疗废弃物管理系统培训班,进行医废系统的手持终端培训。7月,邀请淮安市卫生信息中心主任黄磊开展全县卫生健康系统网络安全培训。

2021年,在全县举办省核酸检测信息系统登记人员培训,开展盱眙县大规模核酸检测手机App培训。组织基层医疗信

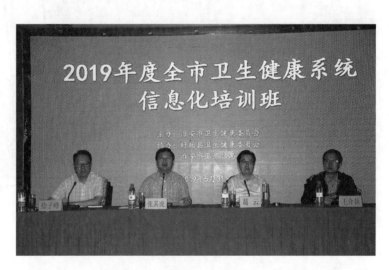

2019年举办全市卫生健康系统信息化培训班

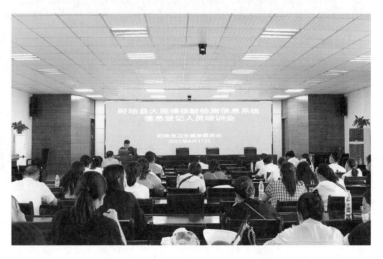

2021年8月17日,召开盱眙县大规模核酸检测信息系统信息登记人员培训会

息化业务系统培训,针对中医馆、医疗收费电子票据、医保贯标等业务系统操作步骤、规范流程、注意事项等内容对基层医疗机构相关人员集中培训。8月,举办盱眙县大规模核酸检测信息系统信息登记人员培训班。9月,召开医院信息系统国家医保上线培训会和全县医疗卫生信息化网络安全培训班。10月,组织全县19家卫生院和三河农场医院系统应用人员对升级后的居民电子健康档案系统使用进行培训。

第三节 "互联网+医疗健康"服务新模式

2018年,探索多种形式的"互联网+医疗"模式,实现远程医疗乡乡通,马坝"互联网+中医"模式,实现全国名中医专家远程会诊,打造"网上医联体"。居民健康档案做到三级医疗机构实时调阅。

2019年,"智能终端+移动医疗"医生服务体系可提供家庭医生服务快速签约,全县家庭医生手机签约6800余人。

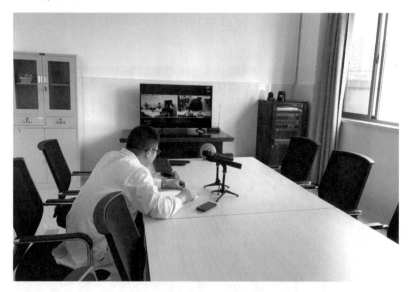

医疗远程会诊

2020年4月12日,县医院获得互联网医院许可证,成为江苏省淮安市首家县级互联网医院。医院将现有服务线上化,内分泌科、心内科、消化内科、神经内科等科室专家在线上为群众提供各专科常见病、多发病的诊断及治疗等方面咨询。开通在线复诊、图文视频咨询、"互联网+护理"、用药咨询、慢病管理、预约诊疗制度等多项服务。"健康盱眙"App包含家庭医生签约及互动咨询服务、健康档案、智能导诊、门诊缴费、便捷寻医、健康资讯、症状自查、健康百科、健康监测、移动随访等功能。

2021年,县级医院建设区域体检系统,提供对大量体检数据的管理、统计、分析与利用的功能,为受检者提供安全、优质、快捷的服务。县医院互联网医院进程加快,开展线上问诊173人次、名医直播间17次、云义诊18次、线上培训34次、院内直播会议7次、健康咨询1895人次。"互联网+护理服务"提供PICC护理、伤口造口等护理服务项目,以"线上下单,上门服务"新模式,开启护理服务"网约时代"。

第三章 县直医疗卫生单位信息化建设

第一节 盱眙县人民医院信息化建设

1992年,县医院购置第一台美国产IBM电脑,用于发工资。

1993年,购置第二台IBM电脑与上海中山医院建立远程会诊中心。

1994年,购置第三台康柏牌电脑,用于财务软件使用。

1995年,门诊挂号、收费、划价全部由电脑系统操作。

1996年3月11日,"远程多媒体医院专家会诊系统"在县人民医院投入临床应用。

1998年,增设中心机房,安装服务器1台,购置联想电脑1台、兼容机1台、无盘工作站4台,引进和二次开发局域联网软件,后台数据库为"FOXBASE",用于门诊收费、住院处记账和门诊药房划价、发药等,形成医院局域网雏形。

2002年,与县医保处联网,实行医保刷卡。

2003年起,医院通过信息化建设整体解决方案,陆续上线很多系统和相关产品。由最初的4.0HIS系统、LIS系统、RIS系统,到区域PACS、区域LIS、手麻系统、财务管理、绩效评价等系统,到5.5医生工作站,以及即将上线的移动医疗与移动护理、数据中心与信息集成平台等系统。通过分步建设,使医院信息化从无到有,从弱到强,从运营到临床再到管理,使信息化建设与管理成为医院基础设施和重要组成部分。

2009年,启用新的医院管理信息系统,实行电子病历,住院系统基本无纸化办公。

2019年,新建现代化机房、自动化采血及生化免疫流水线等信息化设施24项。

2020年,创建国家电子病历应用五级水平,开展体检自助打印机、健康证打印服务、信息机房运维服务等相关服务项目。信息化采购636.5万元。

2021年,通过国家电子病历应用水平评价五级标准省级评审,推进国家信息互联互通标准化建设。

附:

2021年县医院信息化系统简介

一、现代化机房

该机房拥有先进的服务器设备,完善的应急和容灾机制,保障全院信息系统安全流畅运行,同时为地区信息化建设提供服务。

二、自动化采血及生化免疫流水线

该系统采用标准化管理,智能软件操控流水线中各个环节,减少人为因素,确保检测质量,提高检验效率,高效快速为病人提供检验结果。

三、区域PACS系统

该系统从区域卫生信息化建设大局出发,通过构造区域内部的医学影像信息交换平台,以实现区域内医院的医学影像资源的共享与整合,为病人提供高质量的医疗服务。

四、自助报告及胶片打印系统

该系统充分利用和拓展HIS系统功能模块,改善患者就诊流程,检查过程速度加快,环节减少,提高效率,使医患关系更加和谐,在缓解看病难过程中发挥有效作用。

五、自助挂号和缴费系统

自助挂号让患者选择方便就诊时间,有针对性、有目的性地去医院就诊,可以直接在线预约挂号自己要选的医生,可以使医院门诊流量更合理,资源配置更科学。

六、手麻及重症管理系统

该系统覆盖从患者入院,经过术前、术中、术后,直至出院的全过程。通过与相关医疗仪器设备集成,与医院信息系统信息整合,实现围术期患者信息自动采集与共享。

七、出院随访及满意度调查系统

出院后随访是提高出院患者满意度的重要手段。数字化随访系统专注于提高患者满意度,方便医院随访工作,提高医院随访效率,多手段随访相结合,多维度统计,使随访工作切实有效帮助医院行风建设。

八、抗菌药物管理系统

该系统的应用实现抗菌药物管理网络化、信息化、智能化,为管理部门有效监管与决策支持提供强大支撑,滥用抗菌药物情况得到有效遏制。

九、不良事件上报系统

通过对上报信息研究分析,向医疗机构提出医疗安全警示和改进建议,以增强医院识别、处理安全隐患和预防不良事件发生的能力,从而实现安全医疗的目标。

十、院感系统

利用医院感染系统可以解决医院感染实时监测问题,实现感染病例智能化识别与预警,并进行实时干预反馈,提高监测效率,全面提升预防控制水平。

十一、门诊自动发药与住院摆药系统

为降低管理成本,提高药品发放的效率,缩短病人的取药时间,降低药师的工作强度,医院将自动化发药设备引入医院药房,采用信息技术手段进行高效率配药发药。

十二、病人费用明细查询系统

病人可以通过门诊大厅、住院各病区设备自主查询药品目录及收费价格,医院常用收费耗材名称、规格及价格等信息,医院提供的特需服务项目及收费价格,病人门诊或住院医疗费用明细项目,做到明明白白消费。

十三、远程会诊系统

与南京中大医院以及上海白玉兰医院远程医疗的开展,使医院患者享受到医疗专家高水平、高质量的医疗服务,方便患者,为患者节约看病时间和往返费用,赢得宝贵就诊时间。

十四、日常统计学评价系统

该系统在对数据进行预处理后,运用工具的数据钻取、报表和图表灵活地将数据呈现给用户,医院等级评审系统为医院管理者提供及时、准确、量化的数据,帮助管理者制定相应决策。

十五、医学培训中心

该系统能够帮助医院构建一个技能考核与培训平台,也可以帮助医院建立一个开放性的知识管理和学习系统。实现内部知识完整定义及分类规划,促进医院知识的累积与发展,加速人员学习、创造、运用知识能力,提高整体医学水平,提升综合竞争力。

十六、区域临检中心

该系统的引入旨在解决医联体内各医疗机构在医学检验方面存在的困难,意图通过规范化的标准、信息化的手段链接起跨隶属关系、跨资产所属关系的区域医疗联合,满足区域医联体将力求达到统一,实现基层首诊、分级诊疗、双向转诊制度的目的。

十七、信息发布子系统

该系统以前瞻性、拓展性、先进性、实用性为设计思路,采取集中控制、统一管理的方式将视音频信号、图片和滚动字幕等多媒体信息通过网络传输到显示终端,以高清数字信号播出,有效覆盖医院大厅、住院部、候诊区、就诊区、药房、电梯间等通道人流密集场所。

十八、一卡通系统

该系统既满足医院现代化管理需要,又满足员工、病人、照看病人的亲属以及其他访客的多种需求,其电子管理功能块将使医院实现电子化管理,提高工作效率,加强院务管理;其电子认证功能将使大家享受"一卡在手,通行全院"的便利;其电子钱包功能更会使医院成为一个"真正无现金的医院",这是未来现代化医院的趋势。

十九、健康体检系统

该系统是一个集成度与包容性很高的体检系统,通过和检查、检验系统做的接口,形成数据的互联,让

体检报告调取各种检验检查数据更加方便快捷。通过使用彩色自助打印、头像采集等辅助功能,提高病人对医院就诊环境的好感度,有效地缓解病人取报告慢的现状,提高医生工作效率。

二十、微信支付宝网上服务

基于微信服务号、支付宝服务窗给医院提供预约、微挂号、排队、支付、互动、服务等全流程掌上医疗平台。

二十一、急诊系统

到医院需要急诊的患者首先在护士站进行预检分级,根据分级情况进入不同诊疗区;对于情况特别严重的病人,护士可以直接进行入区申请;其次,对于留观入区和抢救的病人,护士对其进行医嘱审核,护理单、抢救单、转运单的记录和查询;医生根据护士分级情况患者进入不同诊疗区对其进行不同的操作。系统主要根据急诊科的特殊情况设置一个特殊流程,根据患者不同紧急程度做出不同的抢救措施。

二十二、处方点评系统

CIS处方点评是在医院管理系统中发展起来的用药监管模式,是医院将医生处方用药过程中对临床处方进行综合统计分析,从不同层面和不同角度反映医疗机构处方工作的整体和细分情况,为医疗机构管理层进行决策提供科学的数据支持,达到合理用药,用药监测、管理的目的。通过处方点评系统可以对门急诊处方点评、住院医嘱点评和专项点评。

二十三、移动查房

在医院无线局域网覆盖的任何地方,医护人员在手持PDA上实时查看核对病人基本信息,通过PDA在病人床旁实时进行下医嘱,查看医嘱、审核医嘱等相关操作并实时传送至服务器进行处理;同时可以查看是否欠费、是否领药、是否手术等状态;执行医嘱时,记录医嘱执行时间、执行护士等信息,为日后医嘱执行记录查询提供有效数据。保证顺畅无延误的病房管理,减少病人等候就诊的时间。

二十四、HRP系统

通过建立面向合理流程的扁平化管理模式,最大限度发挥医院资源效能,可有效提升传统HIS的管理功能,从而使医院全面实现管理可视化,使预算管理、成本管理、绩效管理科学化,使医护分开核算、三级分科管理、零库存管理、顺价作价、多方融资、多方支付以及供应链管理等先进管理方法在医院管理中应用成为可能。

第二节　盱眙县中医院信息化建设

1996年6月,开展财务电算化。

2005年5月,组建信息科,收费处实现电脑收费。

2007年6月,在原"电脑收费"基础上增设"住院护士站"模块。

2009年,开发"住院病人出院小结",方便住院医生使用。

2011年5月,正式运行医院信息系统(含LIS、EMR)。

2012年6月,正式运行中医体质辨识系统。

2016年1月,正式运行移动护理系统、医院信息管理平台。12月,正式运行PACS系统

2017年5月,正式运行和信云桌面。10月,正式运行临床用药管理系统、院感系统。

2018年10月,正式运行合理用药信息支持系统。11月,正式运行移动查房系统。12月,正式运行动力环境监控系统。

2019年4月,正式运行今创病案系统、病案无纸化管理系统。9月,正式运行IT运维管理系统。

2020年8月,正式运行前置审方系统和运行思杰云桌面。

2021年1月,正式运行纳龙心电系统,单病种监测上报系统,云净血透系统。11月,正式运行阳途桌管运维系统,银医通自助机系统。

附:

2021年县中医院信息化系统简介

1.中医体质辨识系统

通过科学算法,软件智能化判断,自动生成体质报告。软件从形体特征、常见表现、心理特征、发病倾向、对外界环境适应能力等方面进行体质特征表述,采纳全国名中医中医调理建议,其中包括调理要点、运动养生、饮食养生、起居调理、用药参考、保健按摩、风险评估等建议。

2.PACS系统

该系统通过构造集团内部的医学影像信息交换平台,由集团组成的医学影像小组参与阅片,以实现不同区域内医院的医学影像资源的共享与整合,为病人提供高质量的医疗服务。

3.自助报告及胶片打印系统

该系统充分利用和拓展HIS系统功能模块,改善患者就诊流程,检查过程速度加快,环节减少,提高效率,使医患关系更加和谐,在缓解看病难过程中发挥有效作用。

4.掌上医疗系统

实现在线挂号和缴费功能,分时段预约挂号让患者选择方便的就诊时间,有针对性、有目的性地去医院就诊,可以直接在线预约挂号自己要选的医生,使医院门诊流量更合理、资源配置更科学。

5.手麻及重症管理系统

该系统覆盖从患者入院,经过术前、术中、术后,直至出院全过程。通过与相关医疗仪器的设备集成,与医院信息系统的信息整合,实现围术期患者信息的自动采集与共享。

6.传染病管理系统与院感系统

利用医院感染系统可以解决医院感染实时监测问题,实现感染病例智能化识别与预警,并进行实时干预反馈,提高监测效率,全面提升预防控制水平。

7.自助查询系统

病人可以通过门诊及住院自助查询设备,自主查询病人门诊或住院实时医疗费用明细,做到明明白白消费。

8.远程会诊系统

肿瘤科与南京中大医院远程医疗的开展,使医院患者享受到医疗专家高水平、高质量的医疗服务,方便患者,为患者节约看病时间和往返费用,赢得宝贵就诊时间。

9.健康体检系统

该系统是一个集成度与包容性很高的体检系统,通过和检查、检验系统做的接口,形成数据的互联,让体检报告调取各种检验检查数据更加方便快捷,缓解病人取报告慢的现状,提高医生工作效率。

10.临床路径管理系统

临床路径管理系统以患者为中心,从入患者从入径到出径,整个诊疗过程的科学化、标准化、规范化管理。实时监控临床诊疗过程行为,实现诊疗过程的全息管控,变异信息的电子化收集,为医疗质量改进提供数据基础。

11.处方点评系统

CIS处方点评是在医院管理系统中发展起来的用药监管模式,是医院在医生处方用药过程中对临床处方进行综合统计分析,从不同层面和不同角度反映医疗机构处方工作的整体和细分情况,为医疗机构管理层进行决策提供科学数据支持,达到合理用药,用药监测、管理的目的。通过处方点评系统可以对门急诊处方点评、住院医嘱点评和专项点评。

12. 移动查房、移动护理

在任何地方，医护人员在手持移动终端通过电信4G网络，实时查看核对病人的基本信息，通过移动终端在病人床旁实时进行下医嘱、查看医嘱、审核医嘱等相关操作并实时传送至服务器进行处理；同时可以查看是否欠费、是否领药、是否手术等状态；执行医嘱时，记录医嘱的执行时间、执行护士等信息，为日后的医嘱执行记录查询提供有效数据。保证顺畅无延误的病房管理，减少病人等候就诊时间。

13. OA系统

OA系统的信息传递、日程安排、公用文档、公共信息等功能模块，提高员工之间的协作效率与沟通能力，员工可通过OA系统及时了解全院的最新信息，有利于部门之间的沟通与合作。OA系统上强大的条件检索功能为员工快速查找文件资料提供极大的便利，解决过去花费大量时间翻查纸质文件的问题，提高搜集文件资料的效率。

14. 病案管理

规范病案日常管理流程，提高工作效率，分析各项指标，监测与检查双向保护。无纸化病案以数字化和无纸化为基础，融合病案示踪、微病案、终末质控、微信预约复印、病案自助打印等，完成病案信息资源电子存储，实现病案存储数字化、病案检索网络化、病案管理信息化的"3合1"，让病案管理更省心。

第三节　盱眙县疾控中心信息化建设

一、免疫规划网络直报系统

2007年底，全县计免信息管理人员培训、软件、硬件设备到位。将所有在册0～3岁儿童免疫接种历史资料信息输入电脑，建立儿童免疫接种基础数据库。儿童预防接种信息管理系统国家信息管理平台正式开通，县级免疫规划用户和各乡镇免疫规划用户充分利用信息管理系统，定期对辖区儿童预防接种数据进行统计和分析。

2008年9月，形成市、县、乡三级监测网络体系并与省实现联网。无锡金卫信网络工程有限公司负责为全县基层预防接种单位和县疾控中心提供儿童预防接种信息管理系统客户端软件及软件安装、人员培训、不同系统数据转录、软件升级等服务。

2011年8月，县疾控中心联网中国免疫规划信息管理系统并上线运行，包含疫苗管理、预防接种管理、冷链设备管理、AEFI监测管理等内容。联网江苏省疫苗管理系统并开始运行，包含疫苗出入库管理、注射器出入库管理等内容。11月，全面上线运行"疫苗管理子系统"。12月，上线运行"成人预防接种服务子系统"。

2019年3月，上线运行"冷链监测子系统"。6月，上线运行"儿童预防接种服务子系统"。9月底，实现五大系统上线运行。开发并运行"狂犬门诊接种子系统""产房接种子系统"等。

2020～2021年，"冷链监测子系统""儿童预防接种服务子系统"等五大系统正常运行并进行升级完善相关功能。

二、传染病防治网络直报系统

1999年起，全县疫情汇总、统计、分析等在传染病报告信息系统单机操作平台上进行，将传染病报卡信息录入传染病报告信息系统单机平台汇总每旬上报。

2004年1月，全县传染病疫情通过国家"中国疾病预防控制信息系统"上报，实行疫情网络直报。

2021年1月起，启用省突发急性传染病接触者追踪管理系统，进行重点风险人群（相关协查人员）的信息交流及后续追踪管理工作。

三、江苏省学生健康监测系统

2011年,县疾病预防控制中心在县教育局协助下推进学生健康监测系统使用。9月20日,对全县中小学校的卫生分管校长及系统负责人进行专门培训,建立全县学生健康监测网络。

2012年,全县各类学校62所,有49所开展学生因病缺课监测工作,上学期有46所开展上报工作,下学期有33所开展上报工作。监测学生39673人,因病缺课400人次,因病缺课率1.01%。

2013年~2016年,该系统运行基本处于停滞状态。

2017年,省卫生计生委、省教育厅联合下发《江苏省学校卫生监测工作方案》。9月28日,县疾病预防控制中心组织对全县中小学校卫生工作负责人进行培训。12月7日,召开全县学校卫生工作会议,对学生缺课监测工作提出要求。全县54所中小学校,全部在"江苏省学生健康监测系统"设立账号,开展学生因病缺课监测工作。大部分学校都能做到每日上报,共监测学生82653人。

2021年,全县66所学校共监测学生71877人,系统分现预警信息161条,均督促学校进行处置,通知相关科室安排人员进行处置指导。

2018～2021年盱眙县学生健康监测情况统计表

年份(年)	监测学校数(所)	学生人数(人)	上报率(%)	非零上报率(%)	分现预警信息(条)
2018	54	82653	97.79	46.58	20
2019	57	85306	96.84	53.52	312
2020	64	76943	97.06	65.38	93
2021	66	71877	99.59	61.49	161

四、职业病监测报告系统

2006～2010年,负责审核域外单位对盱眙县企业职工开展职业健康体检报告卡。

2013年起,县疾控中心职业健康体检810人,未发现疑似职业病及职业禁忌症人员,体检数据均网络报告。

2019年,县疾控中心职业健康体检810人,发现疑似职业病16人并通知复查,查出职业禁忌症人员23人。年底,县疾控中心因资质到期,暂停职业病健康体检工作。

2013～2021年盱眙县职业病体检监测统计表

年份(年)	体检人数(人)	疑似职业病(人)	职业禁忌症(人)	网络报告(是否)	年份(年)	体检人数(人)	疑似职业病(人)	职业禁忌症(人)	网络报告(是否)
2013	810	0	0	是	2018	6569	0	105	是
2014	10100	0	0	是	2019	810	16	23	是
2015	6035	0	0	是	2020	6343	1	78	是
2016	2333	0	9	是	2021	9177	2	87	是
2017	7614	0	60	是					

五、食源性疾病监测系统

2014年,江苏省疾控中心建立食源性疾病监测系统,盱眙县开展监测上报工作。

2016年,哨点医院覆盖县内所有二级及以上医院,县医院作为省级哨点医院、县中医院和第二人民医院作为市级哨点医院开展食源性疾病病例信息监测上报工作。

2018年,食源性疾病病例监测哨点医院覆盖到所有镇街卫生院。

2021年,22家哨点医院共采集上报食源性疾病病例信息752份,县医院作为省级哨点医院采集食源性疾病病例信息239份,县中医院采集食源性疾病病例信息74份,县第二人民医院采集病例信息52份,19家镇街卫生院采集食源性疾病病例信息387份。接报食源性疾病事件8起,其中县中医院报告2起、县人民医院报告6起。县疾控中心对此8起事件均进行现场流调,并及时上报国家食源性疾病事件监测系统。

六、其他

2014年,使用江苏省肿瘤网络登记报告系统。当年起,使用中国疾控中心开发的中国疾病预防控制系统中死因监测登记子系统,开始死因监测信息网报工作。使用国家疾控中心开发的艾滋病防治工作信息系统平台,进行艾滋病检测实验室基础信息管理,样品检测量上报,能力验证成绩管理,HIV职业暴露事故报告等。

2015年,使用国家市场监督管理总局开发的检验检测机构综合管理服务平台,上传疾控中心检验检测报告编号和检验检测活动年度报告。使用江苏省危险化学品治安管理信息系统,用于易制爆、易制毒、剧毒化学品的管理,包括化学品出入库记录、使用记录、销毁记录等。

2017年,使用江苏省疾控中心慢性病管理信息平台,用于死因监测信息登记。

2019年4月起,在原有平台基础上,开发肿瘤登记及心脑血管事件模块,实现网络报告,有效减少重卡、信息不全等现象,提高报告质量,监测系统的整合,减少多系统来回切换带来的不便,工作效率提高。6月,全县实现重点慢性病监测报告分析全覆盖。使用江苏省药品(医用耗材)阳光采购和综合监管平台,用于医用试剂和耗材的采购。

2021年8月起,使用淮安市疫情防控指挥调度信息平台,用于每日人员核酸检测结果上传,便于市卫健委了解人员检测结果及频次等信息。11月起,使用江苏省核酸检测结果上报与查询系统平台,用于每日人员核酸检测结果上传,核酸检测结果链接苏康码,便于检测人员自行查询检测结果。使用新冠病毒核酸检测信息平台,用于每日人员新冠核酸检测信息的上报,包括样本数量、样本类型、样本来源等。

第四节　盱眙县妇幼保健院信息化建设

2008年10月,开始使用妇幼信息系统,建立以孕产妇、婴幼儿健康档案为中心的全程贯穿的妇幼保健信息平台,通过全市数据的集中管理,实现由报表上报转向个案管理,通过个案信息,自动形成各种统计分析报表。

2009年起,开始使用江苏省儿童计划免疫系统,对在县妇幼保健所内接种的儿童计划免疫情况进行录入,所有接种信息均录入该系统,上传至省平台。

2013年,建立妇儿保信息平台,在全县儿童保健模块中先后录入儿童健康体检、儿童体检预约、儿童入园体检、儿童听力筛查等数据信息。

2018年,通过妇幼信息平台对出生医学证明、孕产妇健康管理、0~6岁儿童健康管理、0~36个月儿童中医药健康管理、新生儿疾病筛查、产前筛查、农村孕产妇住院分娩补助等工作进行网络化管理。启用数字化预防接种门诊,通过语音呼叫、LED液晶屏提示、信息告知等,引导儿童家长按照服务流程完成预防接种。接种完成后,儿童留观30分钟,显示屏提醒每个儿童的留观结束时间。家长通过出门时扫描接种本上二维码,记录每名儿童离开时间以及提前预约下次接种时间和疫苗。至年底,系统录入计划免疫接种1.22万人次。

2020年,部署自助挂号缴费一体机、壁挂机,实现自助挂号、缴费、打印检验报告等一站式服务。

2021年,增加服务器和网络安全等保三级要求的堡垒机、网闸、入侵防御、漏洞扫描、备份一体机等安全设备,保障信息系统、数据等安全性。实现在线开具医疗收费财政电子票据,医疗收费电子票据在查验平台一站式查询、真伪查验和报销入账。

第五节　盱眙县卫生监督所信息化建设

2004年,开始配置办公用电脑。

2005年,开始用电脑统计、分析、上报卫生监督数据和资料。

2008年起,应用网络传送各类信息、数据等。

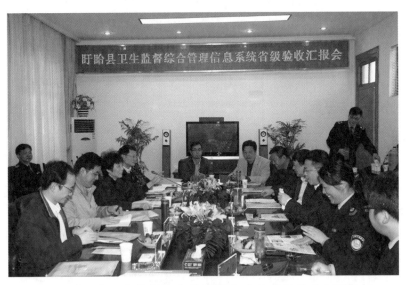

2012年,县卫生监督综合管理信息系统省级验收汇报会

(司金燕/摄)

2010年11月,县卫生监督综合管理信息系统建设启动,为全省卫生监督综合管理信息系统首批上线单位。

2012年,按照省三级平台二级架构的部署方式和省卫生监督综合管理信息系统县级基本配备标准,投入33.2万元,设置专用机房1间,完善系统的档案管理、行政许可、行政处罚、投诉举报及日常监督等模块所产生数据准确性,开通VPN专线,实现与省平台对接和信息传输。办公信息化设备158台件,建立门户网站、内部局域网、全省卫生监督综合管理信息系统平台和行政权力网,公开透明运行及电子监察系统,通过省级验收为"达标示范"等级。盱眙作为淮安市第一家全省卫生监督综合管理信息系统首批上线单位,被卫生部确定为"全国卫生监督员网络培训平台推广单位(江苏省唯一一个县)",被省卫生厅表彰为"江苏省卫生监督综合管理信息系统建设达标示范单位"。全年举办业务知识培训6次,实践技能操作2次。与宜兴市监督所建立信息互通共享机制,互派人员参观学习指导。

2013年,对机构、科室、人员信息进行录入并配置相应的账号;对许可、处罚、投诉举报等工作流程进行配置;对案由与相对应的法律依据、自由裁量做全面配置。

2020年~2021年,建成统一的在线监督监测管理平台,开展线上卫生监督工作,医疗废物、饮用水、餐具集中消毒3项在线监督监测成为省级试点并被推广。推进一体化在线政务服务平台建设,实现申请行政权力事项等"一网通",建立信息互通机制,及时传达省市工作。

第十四篇　计划生育

　　50年代初,盱眙县计划生育工作开始起步,主要开展计划生育宣传,号召群众晚婚和计划生育。60年代,盱眙人口快速增长,间断开展计划生育工作。

　　1971年起,根据中共中央和国务院的部署,全县全面开展计划生育工作,经历起步推广、全面推行、快速推进、稳步发展、统筹发展、均衡发展6个阶段。50多年来,盱眙县各级党委、政府站在经济社会发展全局的高度,坚决贯彻落实国家的人口和生育政策,坚持物质资料生产和人类自身生产"两种生产"一起抓,将人口和计划生育工作纳入经济社会发展总体规划,纳入改善民生总体部署,实行人口与发展综合决策、协调推进,全县人口和计划生育工作实现稳步发展,人口结构和素质持续提高,促进经济发展、社会进步和民生改善。

　　2016年,全面落实两孩政策,实现生育政策的历史性调整,人口和家庭发展工作提质增效,盱眙县被省政府授予"江苏省人口协调发展先进县"称号。

　　2021年,依法实施三孩生育政策,取消社会抚养费等制约措施。提倡适龄婚育、优生优育,发展普惠托育服务。

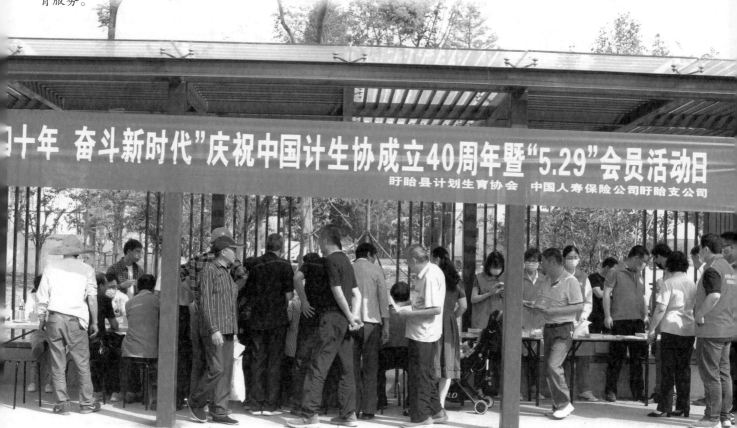

第一章 计划生育服务体系

第一节 服务体系建设

50年代后期～70年代初期,计划生育工作由县卫生部门和县妇联负责,县妇幼保健站进行技术指导。县、公社、大队三级医务人员,经常深入到户,免费服务。

1973年,县计划生育领导小组成立。3月5日,成立县计划生育办公室,设在县卫生局。

1979年,成立县计划生育技术指导组。

1983年,县计划生育委员会成立,宣传计划生育方针政策,全面开展计划生育工作。张洪乡建立计划生育服务站。

1984年9月,维桥乡进行避孕药具发放工作改革,村、组两级配备避孕药具发放员和宣传员。年底,25个乡、镇、场均配备有计划生育专职干部,建立乡、镇计划生育服务站(办公室)24个,配置药具发放员和宣传员2922人,全县计划生育网络基本形成。

1986年5月,成立县计划生育宣传指导站(简称"县计生站")。

1987年,成立县计划生育协会(简称"县计生协")和乡镇计划生育协会。

1993年,全县30个乡镇均建立计划生育服务站(办公室)。能进行孕情监测和环情检查,能开展上环取环及人流手术。

1995年,根据省机构编制委员会、省计生委、省财政厅《关于建立乡镇计划生育服务机构及核定人员编制的通知》精神,县、乡(镇)计划生育服务机构统称为"××乡(镇)计划生育服务站",其性质为全民事业单位,由乡镇人民政府领导,业务上接受县计生委和县计生站指导,人员编制2万人口以下的乡镇定编2人;2万人口以上的乡镇定编3～4人,开展B超服务的计生站可增编1人。所需经费以技术服务收入为主,地方政府比照乡镇卫生院的补助办法实行差额补贴。

1997年,成立县城区计划生育管理办公室和盱城计划生育办公室,兼顾县直机关单位和城区流动人口管理服务工作。村计划生育服务室与卫生室合署办公,配有必备的检查、检测和手术器械。

1998年,全县开展服务站达标升级活动,新改建计生服务楼20幢。

2001年,全县19个乡镇计划生育服务站,10个通过省甲级站验收、9个通过省乙级站验收,全部领取《执业许可证》。

2008年,成立盱眙县流动人口计划生育管理办公室。完成县计生指导站、马坝镇计生站、管镇镇计生站等5个"世代服务"品牌化改造,对其他14个乡镇计生站进行"世代服务"品牌化建设。总体改造和新建5500平方米,总造价480万元。

2009年,全县村计划生育服务室有一类室35个、二类室129个、三类室88个,均按村级世代服务室标准建成。

2010年,建成宫颈细胞学筛查基地和免费孕前优生检测基地,县乡两级世代服务中心通过省级验收,7个乡镇计生服务站被省人口计生委命名为"全省人口和计划生育优质服务示范站"。

2012年,县、乡两级政府投入140万元,在县、乡镇、村(居)三级原"世代服务"平台基础上,以县计划生育指导站为龙头,6个乡镇站,52个村(居)为试点,建成人口家庭公共服务中心。

2013年,全县255个村(居)计划生育服务室全面完成改造任务,完成率100%。

2014年,制定《盱眙计生协关于基层计生协评估工作方案》和《全县计生协评估认定标准细则》,评估认定全县19个乡镇和三河农场共264个村(居、场)计生协会。

2016年,县政府将由计生站负责实施的计划生育技术服务工作调整至乡镇卫生院,由卫生院妇产科承担,整合村卫生室和计划生育服务室职能。

2017年6月,县妇幼保健所与县计划生育指导站整合,成立县妇幼保健院。

2018年,全县乡镇计生站由14个镇、3个乡、3个街道优化为10个镇、3个街道人口和家庭公共服务中心。

2020年,人口和家庭公共服务中心撤销并入农村工作社会事业局。

2021年,农村工作社会事业局分设为农村工作局和社会事业局,人口家庭工作列入社会事业局管理。

第二节　队伍建设

1960年,全县有13名助产士,其中只有少数人能从事单项妇科手术。

1964～1970年,县卫生部门培训(包括进修)助产士22人,女"赤脚医生"84人。

1971年起,县卫生部门对社镇助产士和"赤脚医生"采取"送上来"(社镇选送到县医院和县保健站临床学习)、"派下去"(县组织技术小分队到社镇边工作、边传授有关技术)、"师带徒"(由水平较高并有实践经验的医生下乡指导临床操作)的办法进行培训。到1985年底,全县有合格计划生育技术人员65人、大中专院校分配医生和助产士58人。有计划生育技术人员123人,其中县级医院38人、乡级卫生院82人、村级卫生室3人。

1978年,县计生办在全县录用21人,到公社、街道和大的厂矿企事业单位专职从事计划生育工作。

1981年,全县25个公社、场均配备计划生育专职干部。先后有5名专职干部被提拔到公社领导岗位。1984年,从基层不脱产的村干部中招聘合同干部10人。

1986年,各乡镇设1名计划生育助理,配设1～3名计划生育专职人员。各行政村由妇女主任负责村级计划生育工作。

1987年,各村、居委会有专兼职干部、药管、宣传员、管理员等。

1993年,全县32名乡镇计划生育服务站技术人员中有31人通过市级计生部门组织的业务培训,并领到市计生委颁发的上岗证书。

1994年,县委为45名乡镇计划生育专职干部办理"农转非",县委组织部、县人事局为27名乡镇计划生育服务站站长及副站长办理聘用干部手续。

1996年4月,县计生委举办B超操作人员培训班,33人获上岗资格。

1997年,乡镇计划生育服务站招聘技术、宣传、统计人员70人,定编定岗计生专职干部117人。

1998年,全县计生站选送25名专业技术人员到有关医院培训,聘请6名退休医生到计生站工作。

2000年,全县在明祖陵镇开展村级

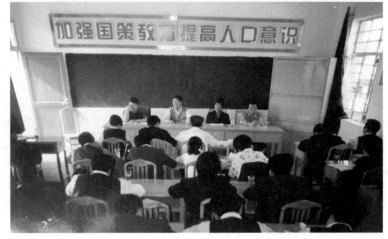

2002年7月20日,盱城镇计生站组织计生专干学习计划生育知识

（戴昌军/提供）

计划生育专干竞聘上岗试点,11人通过竞聘上岗。12月,城区30多个县直机关、企事业党委、物业小区的计划生育工作依据属地管理原则交由盱城街道负责。

2001年,举办村级计划生育干部培训班,264名村级计生干部参加培训。组织21名微机员参加省计算机等级培训及考试,中级证书持证率80%以上。乡镇47名计生执法人员参加乡镇政府举办的法制培训班,取得执法许可证。

2007年,全县村(居、街道)配齐计划生育专职人员,落实计划生育干部责任和报酬,村计生干部享受村"三大员"经济待遇。

2008年,全县乡镇机构改革,核定乡镇计划生育岗位工作人员102人。

2011年,县政府对全县255个村级(不含省属三河农场)计生干部全部实行"县管乡聘村用"两年一聘,持证上岗,享受村级正职待遇。

2017～2020年,每年加强计生队伍培训,开展"强素质　树形象"十大技能竞赛活动。

2021年,举办全县人口监测与家庭发展工作业务能力提升培训班,市卫健委党委委员、副主任赵国强作专题授课,各镇(街)计生机构分管领导、计生机构负责人,负责奖励扶助、人口监测管理具体业务人员,各村(社区)计生主任,三河农场计生机构分管领导、计生办主任共212人参加培训。

第二章　计划生育管理

第一节　目标管理

1960～1970年,计划生育工作管理时紧时松,全县人口出生率高达29.1‰～46.1‰。人口密度由解放初每平方公里104人,增加到1970年224人。

1971年以后,县委、县革委把计划生育列入党委的重要议事日程,做到制定农业生产计划时有人口生育计划,召开各种大型会议有计划生育议程,评比先进时有计划生育的条件。

1979年,县委建立公社、镇、场干部两种生产齐抓的岗位责任制,公社建立大队、生产队干部"两种生产"一齐抓的岗位责任制。

1980年,县计划生育办公室印发《关于1980年计划生育的意见》,强调计划生育工作由书记挂帅,全党动手,坚持"两种生产"一起抓,"两个计划"一起订。

1986年起,县委、县政府与各乡镇政府签订计划生育目标管理责任状,要求党政一把手亲自抓、负总责,纳入精神文明建设考核。农村和城镇基层单位制定计划生育村规民约、厂纪厂规。

1993年,县乡村均成立人口与计划生育领导小组。县委书记陈伟任县人口与计划生育工作领导小组组长。县委、县政府召开计划生育"三级干部"大会,签订计划生育工作责任状。

1994年,县计生委、县委宣传部、县妇联等10个部门联合下发《关于在农村计划生育实行"三为主""三结合"的决定》,将"三为主""三结合"工作任务分解到各乡镇,签订目标管理责任状。县计生委创立的"不打招呼,不要陪同,不在检查点食宿,以点带面"计划生育核查制度被省、市计生委表彰和推广。在全县树立少生快富奔小康示范村40个、少生快富示范户100个。县分管领导县委副书记吴永林被国家计生委授予"全国优秀计划生育工作者"。

1995年,建立健全育龄妇女档案和基础管理账册,全县统一推广使用《村级计划生育工作手册》。"双月查、当月清"在全县形成制度。计划生育工作逐步由孕后补救型向孕前服务型转化。

1996年,盱眙县被省人口计生领导小组评为计划生育先进县。

1997年,官滩镇计生服务站被省计生委确定为全省首批50家甲级示范服务站之一。

1998年,完善人口与计划生育管理责任制,落实1998~2000年三年奋斗目标。

1999年,县委、县政府建立季度检查考核通报、诫勉谈话、黄牌警告、责任追究和考核复查五项制度,对未完成年度计划生育责任目标的乡镇实行"一票否决"。全县推行村级计划生育政务"五公开",即生育计划公开、双月服务对象公开、节育措施落实公开、计划外生育费征收情况公开、党员干部计划生育情况公开。

2002年,县委、县政府制定《关于在全县推行计划生育"村民自治"工作的意见》,建立计划生育自我教育、自我管理、自我服务工作格局。

2005年,推行育龄妇女服务公示制、外出务工人员服务跟踪制、卫技人员岗位责任制、主要领导负责制、负责人员责任追究制、计划生育例会制。

2007年,县政府与乡镇、县直职能部门签订年度人口和计划生育目标管理责任状。将人口和计划生育经费在年初预算的基础上人均增加1元,把农村部分家庭奖励扶助和独生子女父母奖励金列入县级财政预算。县财政拿出3.9万元对执行计划生育国策的先进单位和个人进行奖励。

2008年,明确村党支部书记为计生工作第一责任人,推进计划生育村民自治、政务公开、民主评议;开展党员干部责任区管理,实行目标考核保证金制度,乡镇党委书记、乡镇长交纳保证金3000元,村、居委会书记交1000元,主任交800元,年终按照目标考核规定退还或处罚保证金。年底,全县综合避孕率98.64%。盱眙县被江苏省人口和计划生育领导小组评为计划生育科技工作先进集体、计划生育先进县。

2009年,全县乡镇、村居及三河农场划为示范、先进、合格和重点管理4个档次,其中实施重点管理的村居19个。

2010年,开展创建"十一五"省人口协调发展先进县工作,先后7次召开全县性的动员会、推进会、交办会等。7月,省市"十一五"人口计生目标管理责任制终期评估组一行24人对盱眙县进行考核,在听取工作汇报、查阅资料、现场调查后,对盱眙县创建工作给予肯定。

2011年,开展"人口计生进步奖"二类进一类创建活动,县级财政投入1462.69万元,人均19.77元;乡级财政投入人均超过18元。实行出生、生育、婚姻、户口迁移、劳务输出等计生信息交换制度。盱眙县被省政府表彰为"江苏省人口协调发展先进县"。

2014年,全年核查635名党员发展对象、拟提拔对象、"盱眙好人"、"师德之星"、"优秀教师"、"优秀教育工作者"的计划生育情况,其中18人因计划外生育被"一票否决"。

2015年,县委、县政府出台《关于加强计划生育工作的意见》《关于县级领导挂包乡镇计划生育工作的通知》,县计生领导小组出台《2015年人口计生目标考核细则》,与乡镇、县直相关部门签订《人口和计划生育目标管理责任书》,将2个乡镇、10个村居纳入重点管理范围,1个村居纳入重点帮促范围,257个村(居)纳入重点关注范围。

2016年,围绕新国优创建工作,推进全面两孩政策平稳有序实施。全年对1874名人大代表、政协委员、先进党员、先进工作者、盱眙好人、拟发展党员、师德之星等人员计划生育情况进行核查,建议"一票否决"103人。盱眙县被江苏省人民政府授予"江苏省人口协调发展先进县(市区)"称号。

2018年,制订《2018年盱眙县乡镇(街道)划生育工作目标考核办法》,与各乡镇(街道)签订人口和计划生育目标责任状。开展"生育登记散快优(分散登记、快速办理、优质服务)"行动,全面推行婚育情况承诺制、首接负责制,推行委托办理、村级代理办理、上门办理、预约办理、一站式办理等便民利民举措。

2019年,确认新增和退出计划生育家庭奖扶对象,开展4~14周岁独生子女父母奖励金提标及开展幸福家庭创建工作,完善婴幼儿照护机构服务规范。

2020年,制订《盱眙县镇(街)计划生育工作目标考核办法》,与县民政、县教育、县人社、县公安等20个部门组成人口和计划生育领导小组,在3月29日召开的县卫生健康大会上,与镇街社会事业服务站签定计划生育目标管理责任状,将人口家庭工作与卫生工作一同考核,全面落实计划生育目标管理责任制。

2021年,印发《2021年全县计划生育工作要点》,与镇街社会事业局签定计划生育目标管理责任状,全面落实计划生育目标管理责任制。

第二节　已婚育龄妇女管理

1986年,建设县、乡、村三级技术服务网络,确立以避孕为主和经常性工作为主的计划生育服务方针,重点管理已婚至49周岁期间的育龄妇女,实施孕前服务。各乡镇计生服务站做好育龄妇女"双月检"工作。

1990年起,推行控制人口数量、提高出生人口素质、改善出生人口结构并重的举措,围绕生育、节育、不育开展优质系列化服务。

1998年,全省已婚育龄妇女纳入育龄妇女信息管理系统,实行微机化管理。实现计生部门之间、计生部门与县公安、县民政、县卫生等部门之间信息互通,资源共享。

1999年,东阳乡、黄花塘乡、高桥乡、观音寺乡、旧铺镇、官滩镇、仇集乡由"双月服务"过渡到"季度服务""半年服务",其他乡镇根据实际情况及不同对象,按以上标准进行分类。

2004年,开展生殖保健系列服务和"情系老妈妈、健康百村行"活动,为全县农村已过育龄期妇女和县工业园区育龄妇女提供上门服务,定期为企业职工开展环情、孕情监测及生殖保健服务。年底,40388名已婚育龄妇女享受生殖保健服务,18980名患病妇女得到治疗。

2005年,全面推进育龄妇女RTI综合防治、避孕节育知情选择、避孕节育随访服务、出生缺陷干预等优质服务系列工程。对检查出各种疾病的育龄妇女,及时给予治疗和转诊;对检查出意外怀孕和无措施对象,及时采取补救措施。7月,全县开展"情系千万姐妹,共建和谐盱眙"为主题的计划生育优质服务月活动,上门随访服务62648人次,随访服务率89%。

2007年,下发《关于规范计划生育合同管理的指导意见》,就不断健全完善计划生育合同管理制度、推进计划生育合同管理等方面作出要求。

2008年,启动"江苏省已婚妇女宫颈癌免费筛查"项目,全县1.28万名已婚育龄妇女得到免费检查。春节期间,对全县已婚育龄妇女开展"订一份合同、看一次录像、送一份宣传品、做一份知识答卷、进行一次随访服务、征求一次意见"服务活动。

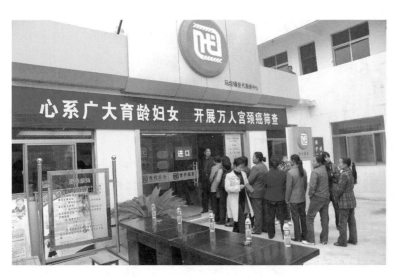

2008年,开展已婚妇女宫颈癌免费筛查　　（朱守伟/提供）

2011年,根据农村和城市社区管理的不同特点,在农村实行以户籍地管理为主,在城区实行从业地、户籍地和居住地各负其责、共同管理的人口计生统计管理体制。

2013年,制定《关于加强育龄妇女管理服务工作的意见》,要求各镇街对持《计划生育服务手册》、生育证人员进行双月跟踪随访,村计生专职主任、查访员每半年上门随访一次,做好随访记录,做到底子清、情况明。

2014年3月28日起,全省单独两孩政策正式实施。符合单独两孩生育政策的夫妻要求生育第二个子女的,县人口和计生委审批发放"批准再生育一个孩子生育证"。

2016年1月1日，江苏省全面实施一对夫妇可生育两个孩子政策。全年发放生育服务证明7605份，其中一孩3439份、二孩4166份。

2017年，制订盱眙县全国生育状况抽样调查工作实施方案，对管镇、铁佛2个镇4个村80人展开样本抽样调查工作。

2018年，县卫计委制发《关于在全县医疗卫生机构推进母婴设施建设的通知》，在全县医疗卫生机构推进母婴设施建设，按照"谁管理、谁建设、谁维护"要求，做好日常管理和维护。

2019年11月，县卫健委组织实施国家人口与家庭动态监测调查，挑选10名调查员组成工作调查组开展入户调查。

2020年，全面推行婚育情况承诺制、首接负责制，推行委托办理、村级代理办理、预约办理等便民利民举措。优化办事流程，简化证明材料。全年共发放生育服务证明3586份，其中：一孩1704份，占47.52%；二孩1882份，占52.48%。办理再生育审批259件。

2021年，严格执行生育登记服务制度，大力推进计划生育行政服务事项网上办理、跨省通办。共发放生育服务证明2756份，其中一孩1419份，占51.49%；二孩1274份，占46.23%；三孩63份，占2.28%。办理再生育审批186件。

第三节　流动人口计生服务管理

1986年，农村剩余劳动力向外转移，流出县外从事务工、经商、建筑、运输、服务等行业人员逐年增多。盱眙与外县、外省交界的一些边远乡分别与友邻单位签订计划生育协议书，县内各乡镇之间签订协议书，互通信息，加强合作，外出躲生和外来躲生得到遏制。流入人口1051人，流出人口900人。

1991年，县政府将外地流入盱眙人口的计划生育管理作为乡镇考核指标，建立流动人口育龄妇女信息联系卡，开始发放、查验流动人口计划生育证明，进行属地化管理。流入人口2194人，流出人口6000人。

1992年起，对全县流入人口实行"谁用工谁管理、谁受益谁管理、谁的地盘谁管理"制度，对属本单位管理的流动人口一律视同本单位正式人员纳入管理。对流出外地经商、务工人口，采取定落实节育措施、定流出地点和从事职业、定担保联系人、定回家妇检时间和定保证金的方式进行管理。

1993年起，做好流动人口计划生育证明发放和查验工作，及时了解和掌握流动人口怀孕、生育情况，为流动人口提供避孕药具和节育技术服务。

1997年，制定《盱眙城区流动人口计划生育管理暂行规定》，规定流动人口实行流入地、流出地双向管理，各乡镇、各单位与流入人口育龄妇女签订计划生育合同，通过合同的条款规范婚育行为。

2000年，全县启用全国统一的流动人口婚育证明。盱眙县印发《关于加强城区计划生育工作的意见的通知》，县计生委、县公安局联合下发《关于做好查验流动人口婚育证明和统一收取流动人口计划生育管理费的通知》。县公安、县工商、县劳动等部门凭"流动人口婚育证明"办理"暂住证""就业证"和"营业执照"。

2001年，全县突出抓好"流动人口婚育证明"查验工作，以及流动人口生育、节育情况。先后对350户1235人计划生育情况进行调查登记。

2002年4月1日，盱眙县启用"江苏省流动人口避孕节育情况报告单"。

2003年，按照生育健康系统要求，将流入、流出的育龄妇女信息录入微机，实行网络管理。出台《盱眙县向实行计划生育的育龄夫妻免费提供避孕节育技术服务经费管理办法》，规定流入人口中已婚育龄妇女同样作为免费技术服务对象。

2004年，实行流动人口目标考核管理，落实"属地管理、单位负责、村民自治、社区服务"城市社区计划生育管理体制。

2007年,盱眙县与周边县区签订流动人口管理合作协议,实现流动人口管理资源互动。

2008年,县计生委在流动人口较为集中的苏、锡、常、宁、沪、杭等地建立8个流动人口管理服务站和党支部,依托人口信息平台网络做好流动育龄妇女计生管理。对在盱眙境内常住6个月以上的外地流入的育龄妇女,发放"亲情服务一卡通",凭卡可在盱眙境内免费享受计划生育基本项目技术服务。全年发放流动人口"亲情服务一卡通"3000余份、婚育证明20173份,流动人口计生管理服务率90%以上。

2009年,出台《流动人口计划生育工作"一盘棋""三年三步走"实施细则》。3月,盱眙县流动人口计划生育管理办公室先行运作,对流动人口登记、造册,分一般对象和重点对象建立管理服务档案,做到乡村有总账,户户有资料。

2010年,全县开展"流动人口计划生育服务管理规范年"活动,建立以内网严谨外网延伸、互联网联动和局域网相融的"四网互补"流动人口计生网格化管理新模式。马坝镇为招商引资企业开通"计生服务绿色通道",为流动育龄妇女提供101%满意服务。

2011年,与全国46个县区签订流动人口服务管理双向协议,在全国范围内对盱眙县所有流动育龄妇女平台信息进行交换,信息接收率、反馈率95%以上,区城间交换平台信息16410条。全县清查流出人口7860人,流入人口213人,登记流动育龄妇女32430人,录入流动人口36326人,查处违法生育案件17起。

2014年,开展流动人口清查工作,进村到组,逐户清查登记、录入,发放流动人口婚育证明2345份。盱眙县首次被列为国家流动人口动态监测点。6月底,完成问卷调查、数据录入以及报告撰写等流动人口动态监测工作。

2015年,全县完成跨省流动人口20339人核查工作。为流入已婚育龄妇女免费技术服务1014例,免费服务落实计划生育手术89例,免费服务率100%。

2017年,开展关怀关爱流动人口专项行动,做好流动人口动态监测工作,完成盱城街道流动人口动态监测样本,全县流动人口电子健康档案建档95%,达市目标。

2019年,全县流动人口104176人,开展流动人口健康讲座、义诊咨询31场,发放宣传材料6500份,留守儿童健康体检1500余人。

2020年,加强流动人口信息管理系统应用,全县乡级应用率100%、村居级应用率97.6%、协查反馈率99.38%、通报接收率94.9%。

2021年,流动人口计划生育基本公共服务均等化已实现,相关管理机制运行有效,基本实现流动人口和当地户籍人口同服务、同管理。废止《流动人口计划生育工作条例》。

第四节　依法行政

1995年,根据省计生委、财政厅、审计局、物价局、监察厅联合通知精神,开展计划外生育费征收、管理、使用专项治理。成立以副县长徐传琛为组长的清理领导小组,清理范围是1990年11月1日~1994年12月31日的计划外生育者。清理内容包括依法征收;查清1990年11月1日以来计划外出生人数及应征收、已征收、待征收的人数及金额;支出项目,是否按规定开支范围使用,有无严重违纪;计划外生育费有无专人管理,使用审批手续是否符合制度规定。

1996年,县计生委办理行政执法证54份,坚持依法行政。建立健全来信来访登记制度、领导阅办批办制度和领导接待日制度等,实行一信一档。在高桥、十里营、古城等乡开展信访规范化管理试点工作。

1998年,各乡镇健全"六个统一"管理制度,即统一征收手续、统一报账程序、统一使用范围、统一会计科目、统一账簿设置、统一会计报表,完善计划外生育费"乡收县管、财政监督"管理体制。

1999年,根据县委、县政府的统一部署,对"九五"以来计划外生育对象全部建卡。

2001年,乡镇47名计生执法人员参加乡镇政府举办的法制培训班,取得执法许可证。对兴隆等3个乡镇统计弄虚作假、瞒报漏报行为进行通报批评,并对责任人进行经济处罚。

2002年9月1日,正式施行《人口与计划生育法》,全县完善行政执法制度,明确行政执法责任,规范行政执法程序,坚决执行"八个不准"。

2005年,对领取独生子女父母光荣证、子女在14周岁以下的,按照每年40元的标准兑现独生子女父母奖励金。

2006年,举办依法行政培训班3期,签订计划生育实施合同21923份,办理"流动人口婚育证明"31589份,批准照顾生育二胎801人,组织33名病残儿童参加市医学鉴定。

2007年,出台《盱眙县人口计生系统便民维权规范化服务细则》,县人口计生委、19个乡镇、262个村(居)(含省属三河农场)全部设立公示栏,主动接受社会监督。

2009年,对经县人口计生委批复的、符合再生育一孩条件的对象户,按各乡镇批复总数20%进行抽查,并将抽查结果进行通报。全年接受各类信访98件,与上年相比下降60.12%。未发生赴京、去省、到市集访的信访事件。

2011年,建立健全行政执法责任制、过错追究制、案卷评审核查制、重大案件报告制等11项制度,出台《便民维权规范化服务细则》。聘请育龄群众代表和社会知名人士238人,担任县乡两级行风监督员,开展"请农民兄弟姐妹评计生""请流动人口评计生"的"双评"活动。

2012年,建立"政府诚信、计生户守信、村民互信双向承诺、充分自愿、依法自治"诚信计生模式。落实"以村为主、村民自治"措施,建立村(居)党组织书记、主任负总责、计生专干具体抓落实管理体制。全县申报全国村民自治示范村(居)1个、省级村民自治示范村(居)2个。开辟阳光计生专栏,利用阳光计生热线,接受社会监督。完成上报省"阳光计生示范单位"。

2016～2020年,依据《国家卫生计生委办公厅关于印发中共中央国务院关于实施全面两孩政策改革完善计划生育服务管理的决定学习宣传提纲的通知》及江苏省全面两孩政策十二问的精神,对2015年12月31日之前的违法生育,已经依法处理的,不再改变;尚未处理或者处理还不到位的,依法妥善处理。

2021年,根据十三届全国人大常委会第三十次会议通过的关于修改人口与计划生育法的决定,依法实施三孩生育政策,取消社会抚养费等制约措施。办理再生育审批186件。

第三章　宣传教育

第一节　推广时期

1957年,为落实中共中央节制生育要求,在县总工会举办一期计划生育图片展,提倡计划生育。

1963年,全县将计划生育宣传推向农村,以卫生部门为主,组织医务人员到各公社巡回举办避孕知识图片展览,放映有关节育避孕知识的电影和幻灯,号召群众晚婚和计划生育。

1964年,在召开县人代会、共青团书记大会以及四级干部会议期间,县妇幼保健站组织规模较大的"计划生育展览会",邀请每个到会代表参观和讨论,赠发"计划生育手册"。全年培训计划生育骨干500余人,受教育干群18万人次。

1973年,在全县范围内进行"三普及"(普及人口理论、普及节育避孕科技知识、普及优生优育知识)教

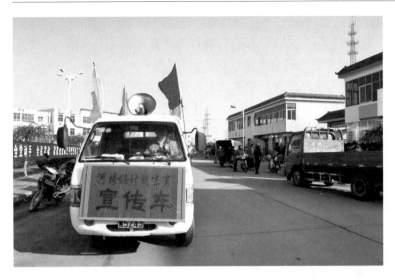

计划生育宣传车　　　　　　　　　　　　　（朱守伟/提供）

育,倡导晚婚晚育。

1980年9月25日,中共中央发出《关于控制我国人口增长问题致全体共产党员、共青团员的公开信》。全县重点突出"晚、稀、少"到"最好只生一个"政策转变的宣传和培训。

1983年,元旦至春节,在全国第一个计划生育宣传月活动中,全县共组织352个宣讲团(组)16599人,宣传计划生育基本国策。组织254个文艺宣传队和50辆宣传车,各地宣传队以本地的好人好事为题材,自编自演,深入到村庄进行宣传。广播宣传2048次,宣讲2516场次,图片展览92期,文艺演出1121场次。

1984年11月~1985年3月,对全县23个乡、镇的基层网络人员进行以乡为单位的培训,共培训3195人次,培训内容为"计划生育政策""人口基层理论""节育避孕原理""优生优育基本知识""避孕药具的性能及使用方法"5课。

1995年,盱眙县被评为省级"计划生育合格县",省电视台专门到盱眙拍摄制作关于县计生委主任杨德国的专题片《县计生委主任的一天》,在《人口与家庭》栏目播放。

1997年,全县33个乡(镇、场)建成61块永久性国策宣传牌,在村组显要位置上建立1块国策宣传墙,户发1本宣传手册。在县委党校开设人口理论课,培训乡镇计生干部6次,受训人数138人次。党员冬训安排有关计划生育内容。

1998年,为庆祝《公开信》发表18周年,全县组织36部宣传车深入城镇和乡村宣传计划生育工作。在《盱眙报》设立专版,先后刊登马坝、官滩等8个乡镇争创计生先进乡镇的典型事迹。

2000年,《盱眙日报》开设《人口与计划生育》专版,县电视台和广播电台开设"人口之窗""四季谈人口"专题节目。制作完成电视专题片《咬定青山不放松》——盱眙县创建省计划生育先进县工作纪实。8月18日,由县人口与计划生育领导小组主办《创建计划生育先进县》大型文艺晚会。9月22~28日,开展计划生育宣传周活动,组织宣传彩车19辆、计生成果展板牌40块,县领导发表电视讲话。

第二节　转型期

2001年,《计划生育技术服务管理条例》实施之际,组织开展计划生育宣传周活动,在城区及部分乡镇设立咨询台,为群众提供避孕节育、生殖保健、优生优育知识咨询服务,累计发放宣传单1.5万多份。拍摄电视专题片《水乡育龄妇女的知心人——张全美事迹介绍》,在江苏卫视一套节目播出。举办村级计划生育干部培训班、法制培训班等,80%的计生人员取得执法许可证。

2002年9月1日,《人口与计划生育法》正式施行,组织电视台、报纸、电台等新闻媒体,宣传人口和计划生育法律法规,传播避孕节育生殖保健知识。

2003年,对计生工作人员进行"一法三规"和省《人口和计划生育条例》专题培训。

2004年10月,县政府出台《盱眙县"关爱女孩行动"实施意见》,在管镇举行"关爱女孩行动"启动仪式,宣传关爱女孩行动。

2006年,全县19个乡镇通过建起国策街和国策墙、制作婚育新风广告牌、印发宣传材料等方式,推动全县婚育新风进万家活动的深入开展。集中开展宣传咨询40余场次,现场发放宣传材料2万余份,免费发放避孕药具6000余元,有3万多人次接受宣传教育。

2010年,铁佛等10个示范乡镇的人口文化公园、104个示范村人口文化公园、一条街、宣传栏、图书角全部高标准建成。依托"关爱女孩行动""婚育新风进万家"活动以及"三新"计划实施工作,对育龄群众进行"关爱女孩,综合治理出生人口性别比偏高问题"等内容的宣传教育,累计发放宣传单5000余份。

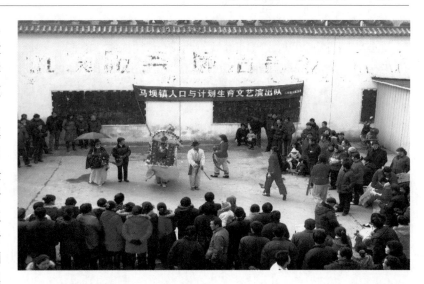

马坝镇计划生育文艺演出活动　　　　　　　　　（朱守伟/提供）

2011年,投入100余万元,建起家庭人口文化书屋10个、人口文化宣传长廊19个、家庭人口文化宣传栏262个和计划生育中心户书屋92个,创建新农村新家庭建设示范点3个,全县共创建"人口文化示范村"38个、"人口文化模范户"500户。

2012年,各乡镇对所有18周岁以上青年恋情、婚情进行摸底排查、造册,发放有关宣传资料。投入70万元,全县免费发放4000份"幸福家庭通",为计生家庭提供优孕、育婴、育儿、少儿、青春婚恋、中年、老年等不同年龄段健康知识,进行生命全过程健康指导。

2014年,开展"两非(非医学需要的胎儿性别鉴定和非医学需要的人工终止妊娠行为)宣教活动。全县每个村居刷写或张挂严禁"两非"固定标语2条以上,所有B超室和妇产科张贴严禁"两非"警示标志,所有卫生、人口计生卫技人员签订承诺书。

2015年,以"建设幸福和美盱眙"为主题,在全县开展纪念"9·25"公开信发表35周年系列活动。结合"十二五"省人口协调发展先进县创建评估,做好宣传发动工作。在党员冬训中,做好"单独两孩"新政实施宣传,畅通"单独两孩"办证绿色通道。

第三节　全面二孩、三孩时期

2016年,做好"全面二孩"有关法律法规的宣传、咨询工作,第一时间对全县计生人员进行政策培训,印制和发放"全面二孩"新政策以及政策解读等相关内容宣传单。通过召开专题会议、刷写标语、电视插播、发送手机微信、各乡镇(街)LED电子显示屏流动播放、文艺演出等形式,让群众及时了解新的计划生育国情国策。

2017年,围绕"为爱坚守"关爱农村留守妇女和"有福童享"关爱农村留守儿童两个项目,利用电视、民俗表演、横幅标语、宣传折页等形式宣传,切实维护流动人口的合法权益。

2018年,以家庭健康和生育关怀为重点,提供生殖健康咨询优质服务,普及优生优育、避孕节育、性与生殖健康知识,倡导新型婚育观念和健康生活方式。

2019年5月29日,是中国计生协会成立39周年纪念日,组织全县各镇(街道)计生协开展"共奋进建新功 喜庆新中国成立70周年"主题宣传活动,计生协会会员在盱城五墩广场为居民提供量血压、测血糖、建立健康档案等服务。协会志愿者为居民宣讲有关二孩全面放开、计划生育奖励扶助、免费婚前孕前健康检查、国家基本公共卫生服务项目等惠民政策,服务群众800余人,发放宣传资料1000余份、避孕药具500余盒。

2020年5月29日,开展"壮阔四十年 奋斗新时代"庆祝中国计生协成立40周年暨"5.29会员活动日"宣传服务活动。共发放宣传单500余份，避孕药具100余盒，免费义诊200余人次，健康咨询80余人次。

2021年，通过印制人口家庭政策指南、悬挂横幅、电子屏、展板、标语及微信公众号等多种方式，广泛宣传三孩生育政策。全县新张贴宣传标语350余条，悬挂横幅260余幅，发放宣传资料10000余份。工作人员深入镇街、社区开展宣讲活动，使群众全面了解三孩新政策、读懂新政策。

第四章　家庭发展

第一节　实施奖励扶助制度

2005年，盱眙县正式推行农村部分计划生育家庭奖励扶助制度。县计生委坚持"统一政策，严格把关，公开透明，公平公正，直接补助，到户到人"原则，建立"资格确认、资金管理、资金发放、社会监督"四个环节相互衔接、相互制约的管理运行机制，严格执行"三级公示"，按照"专户管理、封闭运行、直接到人"的方式对奖励扶助资金实行统一拨付。10月26日，县政府在马坝镇举行全县计划生育奖励扶助金首发仪式。对符合奖励扶助条件的计生户708人，每户发放扶助金600元，共发放奖励扶助金42.48万元。

2007年，将农村计生家庭每人每年600元的奖励扶助资金，通过农村金融机构"一折通"，直接落实到户到人。实施独生子女伤残和死亡家庭扶助制度、确认扶助对象105名。县人口计生、劳动保障、民政、妇联等部门联合举办独生子女家庭成员就业培训班，免费培训324人。开展"关爱女孩"行动，39名计划生育贫困家庭的辍学女孩重返校园。全年帮扶计划生育困难家庭247户，落实帮扶贷款90余万元。

2008年，市计生委工作简报第96期介绍盱眙县奖励扶助政策的规范做法。该县与县人寿保险公司联合开展计划生育"国寿母婴安康"保险工作，在淮安市属首创。

2009年，全县帮扶计划生育困难人员612名，发送钱物10.4万元；慰问留守儿童419名，发放学习用品价值4万余元。审核确认持独生子女父母光荣证退休企业职工对象1600人，首批符合条件1243人，一次性奖励全部兑现到位。

2010年，盱眙县被国家人口计生委列为"三项制度"管理综合调查项目县，是全省仅有5个县（区）之一。

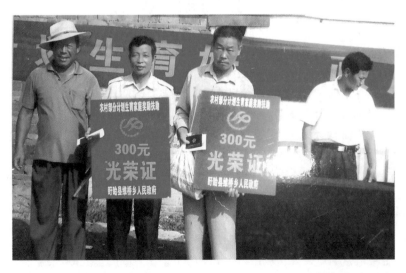

计划生育奖励扶助金发放现场　　　（朱守伟/提供）

2012年，县计生委核对奖励扶助对象花名册和个案资料，对不符合奖励扶助条件或因条件发生变化，不再给予奖励对象，均按程序退出。

2014年，为191户260名计生特殊家庭按最低档缴纳城乡居民社会养老保险，开展计生特殊家庭人员盱眙、宿迁景观一日游、集体过生日、万达影城观3D电影等活动，免费提供家政、陪护、导医、心理疏导等服务。

2015年，为全县87户失独家庭送一份500元的家庭综合保险和100元意外伤害保险。为双方均无业的失独家庭送去2000元节日慰问金。年满

60周岁失独老人进住养老院免收床位费。

2016～2020年,按照"老人老办法、新人新办法"规定,落实计划生育家庭奖励扶助制度和特别扶助制度。做好全面两孩政策实施前后的政策衔接,切实保障计划生育家庭的合法权益,对政策调整前的独生子女家庭,继续实行现有各项奖励扶助政策。

2021年,落实特殊家庭"双岗"联系人制度,印制健康盱眙亲情关爱联系卡及联系人制度卡,为特殊家庭提供家庭医生签约服务,发放"就医绿色通道"服务证,落实落细"三项制度"。创新开展"暖心小棉袄"志愿服务项目,全方面开展暖心关爱行动,不断提升计生特殊家庭的获得感和幸福感。

第二节　出生人口性别比治理

2004年,按照"关爱女孩行动"实施意见,规定凡是领取准生证的育龄妇女,严禁利用超声技术和其他技术手段进行非医学需要的胎儿性别鉴定和非医学需要的人工终止妊娠。

2006年,县计生委联合县卫生、县药监、县工商等部门对全县销售终止妊娠药品情况进行检查,开展"两禁止"宣传和整治"两非"活动,全县出生人口性别比升高趋势得到遏制。

2007年1月15日,中共淮安市委书记丁解民在盱眙县第二人民医院调研时,强调要高度重视治理出生人口性别比升高的问题,严格执行B超使用管理制度,严禁非医学胎儿性别鉴定。

2010年4月,由县政府办牵头,县人口计生、县公安、县卫生、县药监部门组成执法检查小组对全县医院、个体诊所、药店进行落实B超管理和妊娠药品管理的拉网式检查,未发现一起违规违法现象。

2011年9月25日～10月25日,开展打击"两非"宣传月活动,多部门联合执法,对全县医疗机构、医药门店和个体诊所进行集中清理清查,发动群众提供"两非"线索,查实1例,奖励1万元。与安徽天长市建立区域间"两非"查处机制,加大流动人口"两非"打击力度。

2012年,实行出生婴儿统计和婴儿死亡登记报告制度。与全县56名B超管理人员和146名从事妇产科临床服务及计生技术服务人员签订责任书,在全县开展整治"两非"专项行动,公安部门负责查处。

2013年,严格按照《关于实行出生登记实名制的实施意见》要求,实行住院分娩实名登记制度、引流产监管制度,建立数据共享机制。

2014年,出台《关于进一步明确部门职责建立综合治理性别比长效机制的意见》,县人口计生、县卫生、县公安、县民政、县统计、县教育部门相互通报人口、结婚、出生、性别、入托等信息。联合县公安、县卫生、县药监部门检查24家医院、35家个体诊所、2个药品批发企业和171家药店。安徽省全椒县石沛镇枣岭村俞长福、王庆夫妇在盱城镇雨露村个体诊所沈明燕处进行胎儿性别鉴定,并在诊所进行引产手术。县计生委依法查处此案,没收该诊所B超机1台,医疗器械18件,没收药品830克。

2016年,县卫生计生、县公安、县市场监管等部门加强工作联动,开展专项整治行动,不定期开展明察暗访活动,对实施"两非"行为的单位和人员进行公开曝光,依法打击。

2017年～2021年,先后出台《盱眙县出生人口性别比治理工作(暂行)规定》《关于贯彻落实〈禁止非医学需要胎儿性别鉴定和选择性别人工终止妊娠的规定〉的通知》。召开性别比治理工作专项会议,部署性别比治理工作,与各医疗卫生机构院长、妇产科、B超室负责人签订严禁"两非"行为承诺书。

第三节　幸福家庭创建

2010年,淮河镇在蛤滩村成立蔬菜种植计生协会帮扶基地,组织实施系列关爱活动,救助困难女孩家庭

105户。明祖陵镇实施"新农村新家庭"计划,在天源服饰有限公司成立非公有制企业计生协会,协会在天源服饰开展"正行风、优服务、促发展"优质服务活动。该镇计生站站长孙春雷被评为全国婚育新风进万家活动先进个人。

2011年5月,按照"项目带动、全面发展、典型示范、整体推进"的思路开展幸福家庭创建工作。

2012年,把幸福家庭"113工程"五年规划作为全县一项重要工作来抓,在全县范围内开展计划生育幸福家庭模范评选活动,授予50位农民"幸福家庭"称号,有20个幸福家庭户受到市级表彰。

2014年,围绕家庭发展这一主题,开展"幸福胎音""幸福花朵""幸福快车"等幸福家庭创建活动。

2015年,县委、县政府出台《盱眙县幸福家庭建设指导意见》,成立盱眙县创建幸福家庭活动领导小组,把"创建幸福家庭"活动纳入责任部门和单位工作职责。在全市第四届幸福家庭表彰大会上,马坝中学郭侍兵老师作为幸福家庭示范户代表作交流发言。

2016年,拓展生育关怀项目帮扶基地建设。各乡镇根据自身特点,建立1~2个计划生育家庭帮扶项目,帮扶10户以上计生困难家庭成员到基地务工,切实增加家庭经济收入,提高抗风险能力。官滩镇威盛电源市级生育关怀基地,用工农户85人,帮扶计生困难户23户,每户月增1700~2000元收入。穆店乡龙诚农业市级生育关怀基地,帮扶计划生育困难对象18人,工人最高月工资达2600元。

2017年,在全县范围内开展"健康·幸福"家庭服务年活动。5月25日,纪念中国计生协会成立37周年暨关爱农村留守妇女项目启动仪式在盱眙举行。旧铺镇关爱留守妇女创业点(张洪宋娟服装厂)、穆店项目点(银河帽业)接受中国计生协国际联络处处长王丽娟一行调研,受到好评,作为中国计生协"为爱坚守"关爱农村留守妇女示范项目,在全国宣传推广。

2018年5月15日,开展全县"和美·幸福家庭"表彰活动,对201个幸福家庭示范户进行表彰,4位先进代表进行典型发言。马坝镇政府在石桥村创建"连心家园"项目,作为年度践行新时代社会文明实践活动创新创优工作的亮点工程,建成市级项目示范点。

2019年9月7日,县计生协联合县心理咨询师协会开展以"花好月圆,情满中秋"为主题的团体心理关爱活动。在都梁广场,为盱城街道40多户计生特殊家庭及其他困境家庭开展心理援助及中秋慰问活动。110名参加活动人员现场齐声同唱《我和我的祖国》,庆祝新中国成立70周年,把活动推向高潮。县计生协会还为计划生育特殊家庭送去中秋慰问品。

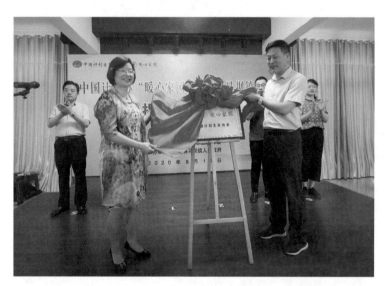

2020年8月,中国计生协"暖心家园"马坝镇项目点在石桥村举行揭牌仪式

2020年,端午节前夕,县卫健委、县计生协联合县中医院、马坝镇人民政府走进该镇石桥村党群服务中心,开展"'粽'情'粽'意,爱在端午"关心关爱计生特殊家庭系列活动。内容有惠民义诊服务、健康知识讲座、心理关怀疏导、爱心接力包粽子等,增强特殊家庭人员节日幸福感。8月,中国计生协"暖心家园"马坝镇项目点在石桥村揭牌。

2021年,开展"健康·幸福家庭"创建提升工程,举办""健康盱眙·家庭同行"主题知识竞赛,以赛促学,促进家庭健康幸福;开展健康·幸福家庭示范户评选活动,共表彰140户幸福家庭;马坝镇"暖心家园"被评为省级"暖心家园示范点"。

第五章 技术服务

第一节 优生优育

1979年，县计划生育办公室和县妇联、县卫生部门向青年、群众宣传优生优育和提高民族素质的关系，宣传优生优育、妇幼保健基本知识。

1980年，组建儿童保健队伍，县、社两级培训儿童保健医生和保教人员330人。

1984年，全县有22个乡镇卫生院，配有儿童保健医生，定期开设儿童保健门诊，开展优生优育的咨询服务。到县医院和乡卫生院进行矫治疾病和咨询1.3万人次。

1985年，全县对43121名7周岁以下儿童进行体格检查，有病占7.2%，有缺点占9.9%，病缺率由1979年的39.34%下降为17.1%。

1998年，县计生委在官滩、古桑等乡镇开展妇女病检查试点，做到早发现、早治疗。在全县推广母婴平安保险。

2000年，将计划生育服务人群延伸到青春期、更年期和男性育龄人群，服务内容拓展为避孕节育全程服务和生殖保健服务，实现育龄夫妇享有初级生殖保健目标。

2002年，县计生委与县卫生、县妇幼保健等部门协作，开展生殖道感染综合防治和出生缺陷一级干预工程，投入185万元为农村实行计划生育的育龄群众提供免费服务。

2004年，全县19个乡镇全面开展生殖保健、优生优育知识咨询，40388名已婚育龄妇女享受生殖健康服务，18980名患病妇女得到及时治疗。开展"情系老妈妈、健康百村行"活动，为全县农村已过育龄期妇女免费查病治病。

2008年，启动"江苏省已婚妇女宫颈癌免费筛查"项目，全县1.28万名已婚育龄妇女得到免费检查。

2010年，投入200余万元，建成宫颈细胞学筛查基地和优生检测基地，县乡两级世代服务中心通过省级验收。在马坝和盱城对3201名参加过2008年宫颈癌筛查的育龄妇女进行随访检查，完成650名阳性人员的活检和细胞学复查工作。免费为怀孕妇女进行检查，对胎儿进行定期监测。联合卫生部门对全县农村围孕期育龄妇女免费发放叶酸和营养素，实现由孕后、育后消极补救向孕前预防转变。

2011年，全县实施"助您好孕"工程，开展免费孕前优生健康检查。县乡两级均成立领导小组，制订实施方案，先后召开4次专题会议，开展检查指导工作。县财政安排96万元，为4066对符合政策计划怀孕的夫妇提供免费孕前优生健康检查，超额完成市对县目标任务。与南京中西医结合医院合作，建立"盱眙县不孕不育筛查基地"。

2012年，与县民政部门建立联动机制，在民政婚姻登记大厅设立优生优育咨询台，宣传孕前优生知识，发放"服务卡"，定期向19个乡镇反馈新婚名单。盱眙县作为免费孕前优生健康检查国家试点县，按照要求改造孕前优生健康检查实验室，减小检查数据误差。成立孕前检查结果评估工作小组，对检查结果定期评估。为3133对符合政策计划怀孕的夫妇提供检查，超额完成国家试点2500对目标任务。开展孕前筛查、为农村育龄妇女免费发放叶酸工作。为流入已婚育龄妇女免费技术服务1882人次，免费落实计划生育手术46例。

2014年，将免费孕前优生健康检查工作列入为民办实事工程，纳入县对乡镇考核重点指标，定期督导孕检进度并进行通报。全年为4042对符合政策计划怀孕的夫妇提供检查。其中查出有高危风险因素1444人,检查覆盖率95.6%,完成率100%。免费孕前优生健康检查工作报评"县十佳亲民服务品牌"。5月,孕前优生健康检查实验室在全省室间质控活动中获优秀等次。

2019年,完成免费孕前优生健康检查3368对,目标人群覆盖率105.25%,对筛查出的高风险人群一对一进行个性化指导。

2020年,开展走村入户送健康,宣传免费婚检及孕前优生健康检查,目标人群知晓率百分之百。全年共完成免费孕前优生健康检查3218对,目标人群覆盖率100.56%。

2021年,利用电子流动屏幕、电视、微信、小红书、网站等多种形式,宣传免费婚孕检相关政策,目标人群知晓率达100%。提倡适龄婚育,优生优育,一对夫妻可以生育3个子女。全年共完成免费孕前优生健康检查2324对,目标人群覆盖率达101.04%。

第二节　避孕药具管理

60年代,避孕药具由县卫生部门发放与管理,发放对象为机关、学校和厂矿企事业单位的女职工,农村没有得到广泛推广。1964年1月,省计生委在《关于计划生育工作情况和当前几项工作意见的报告》中,提出切实做好节育用品用具和器械生产供应工作要求。县妇幼保健站全年出售阴茎套1128只、避孕药片77盒、药膏102袋。

1972年,县计生和卫生部门共同对省分配药具进行发放与管理,全县服用药具1500人左右。

1974年1月,在全国实行免费供应避孕药和避孕药具,有口服避孕药I号、II号、十八甲(短、效)和炔雌醇片,避孕套、子宫帽、避孕栓、避孕膏、避孕膏注入器、外用避孕药、上海探亲药片I号,1号长效避孕针,天津探亲药片等。并要求把避孕药具送上门,方便群众,注意节约,反对浪费。

1984年,全县建立避孕药具效果考核制度。9月,淮阴市计生委在维桥乡试行避孕药具发放改革,在发放渠道、发放方法、管理制度与效果考核4个方面进行改革,取得一定经验,在全县全面推开,实现工作重点由孕后向孕前转移。

1985年,调查组对维桥乡避孕药具效果进行全面调查。在319名服用避孕药具对象中,服长效药221人、打长效针17人、服短效药63人、探亲药2人、避孕套16人,因避孕失败31人(其中:生11人、做引流手术20人),该乡避孕药具有效率90.28%。

90年代,全县计生药具管理工作走上规范化、制度化轨道。

2006年,县、乡(镇)药库和药具室都达标,做到账物、账情相符,摆放整齐,无过期、失效、霉变避孕药具。县药具库存周转量达4~6个月,乡药具库存周转量达1~3个月。

2012~2013年,在城区人口集中地方增设避孕套自取箱,形成布局合理、网点众多药具免费发放渠道,为育龄群众提供避孕药具和技术服务。

2014年,在人群相对集中的商业集中地、公共活动场所,设置7台二代身份证自助发套机,确保群众获取药具方便易得。

2017年,在城区原有12个免费药具发放网点上新增14个避孕药具免费发放网点。县人民医院门诊大厅、县中医院住院大厅、新湾快捷酒店大厅、城北社区、五墩社区、宣化社区分别安装智能二代身份证自助发放机,形成城区15分钟药具发放服务圈。在各乡镇卫生院新增19个避孕药具免费发放网点,全县246个村(居)卫生室或社区卫生服务站(计划生育服务室)均设立免费药具发放网点。在马坝卫生院住院大厅、桂五卫生院门诊大厅、管镇卫生院门诊大厅增设安装智能二代身份证自助发放机,畅通计生药具免费发放渠道,全县药具发放服务覆盖率95%以上。

2018年,成立盱眙县避孕药具管理工作领导小组,组长由县卫计委分管领导担任。各镇(街道)卫生院也按照要求成立相应的领导小组,县乡两级均配备具有医学专业的专、兼职药具管理人员。城区有26个免费药具人工发放网点,11个自助发放网点;镇(街道)、村(居)有265个免费药具人工发放网点。

2020年9月19日,淮安市计划生育药具管理站联合县妇幼保健院组织计生人员走进江苏忆美电器有限公司,开展"国家免费提供避孕药具,健康服务惠及育龄群众"主题健康服务活动。活动有讲座、咨询台、发放宣传资料、赠送礼品等,共发放免费避孕药具宣传材料1000余份、宣传包200余个,免费发放避孕药具1000余盒。

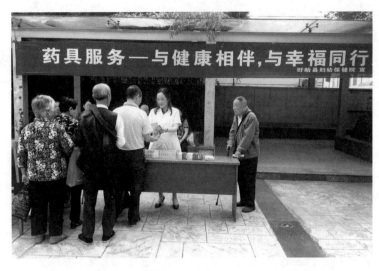

2018年,开展药具免费发放活动　　（杨福玉/提供）

2021年5月20日,县妇幼保健院在天源服装厂、民政局婚姻登记处、盱城镇"两癌"检查活动现场开展以"关爱女性,呵护健康"为主题的志愿服务活动。在天源服装厂同时进行生殖健康知识讲座,走进车间向育龄群众免费发放避孕药具,详细讲解和指导药具的使用方法和注意事项。此次活动共发放避孕套1000余盒,避孕栓100多盒,避孕凝胶200多盒,各类宣传册500余册,妇女保健知识培训40多人次。

2008～2021年盱眙县避孕药具使用情况汇总表

年份	各类避孕药具总人数	长期使用人数	临时使用人数	服用短效药人数	长效针人数	皮埋人数	口服针剂	外用药人数	使用避孕套人数	避孕药具有效率	药具应用率	占措施总数
2008	110408	110307	101	628	112	53	740	64	2661	100%	96.03%	2.17%
2009	111973	111867	106	601	132	28	733	67	2982	100%	96.89%	2.41%
2010	106547	106455	92	401	67	38	468	10	3622	100%	98.94%	2.87%
2011	106986	106964	22	231	40	29	271	6	3445	100%	98.25%	2.71%
2012	110157	110129	28	177	36	27	213	5	3639	100%	96.01%	1.52%
2013	110764	110697	67	151	10	19	161	20	1894	100%	96.47%	1.66%
2014	123192	123112	80	114	21	12	212	46	1633	100%	96.07%	1.26%
2015	132352	132267	85	108	79	62	85	0	1387	100%	78.26%	1.11%
2016	125152	125037	115	101	0	7	69	42	1426	100%	71.29%	1.23%
2017	121437	121395	42	81	0	6	88	0	1527	100%	76.72%	1.33%
2018	115383	115345	38	70	35	5	79	0	1776	100%	78.11%	1.61%
2019	105703	105666	37	53	0	10	74	18	2198	100%	80.01%	2.17%
2020	101382	101347	35	110	0	50	110	230	1397	100%	84.49%	1.38%
2021	93893	93863	30	50	0	6	50	6	2421	100%	75.51%	3.19%

第三节　节育技术服务

20世纪50年代，县妇幼保健站引进节育技术。

1960年，全县有13名助产士，其中只有少数人能从事单项计划生育手术。

1963年，引进节育环避孕技术，选派人员到省、市培训，开展人工流产、引产技术。

1964年，县妇幼保健站组织2个上环组，先后到东阳、马坝、岗村、木店、桂五等11个公社进行上环和人工流产两项手术。

1966年，开展水囊引产技术。

1974年，江苏医院外科主治医师周鑫官研究设计一种较先进的输精管固定钳，由红旗医疗器械厂生产，在全县进行临床试用。1975年，淮阴地区在计划生育技术经验交流会上推广此种固定钳，然后全地区各县在做男扎手术时普遍采用这种手术钳。全县开始节育手术并发症、后遗症的鉴定、治疗和处理工作。

1978年，县改进输卵管结扎手术，近端包埋法临床试用效果好，具有安全、永久、可靠等优点。全县大力推广并一直使用。

1979年，县卫生局成立计划生育技术指导组。淮阴地区行政公署卫生局和计划生育办公室联合下文，统一计划生育技术的操作规程。

1985年，节育技术分避孕药具、上环、人工流产、引产、结扎等，全县有合格的计划生育技术人员123名。其中：县级医院38名、乡级卫生院12名、村卫生室1名。引进TCU220C型宫内节育器，解决带环怀孕和脱环怀孕的问题，增强节育避孕效果。

1993年，全县彻底淘汰0型环，普遍采用节育效果较好的T铜环和宫型环，推广产后42天上环经验，降低计划外怀孕比例。1995年，全县有25个乡镇计划生育服务站配备14台小型B超、45台妊娠检查仪，施行计划生育手术，淘汰不锈钢单圈宫内节育环，废除重复使用X光机进行妇检。

2001年起，推广使用高支撑铜165宫内节育器。

2005年，在全县育龄妇女中开展知情选择节育措施，知情选择节育措施率90%以上，基本取消硬性节育措施做法。

2008年，对实行节育手术的育龄夫妻，落实多项奖励政策。

2012年起，实施计划生育四项手术前需签订知情同意书。

2014年，县政府免费向农村特殊家庭居民提供取环输卵（精）管复通等计划生育手术服务，并给予住院分娩补助。

2015年起，开展无痛人流术后即醒，无痛引产，B超、X线引导无痛取环，腹腔镜下输卵管结扎术等计划生育手术。

2016年，县政府对乡镇（街道）计划生育技术服务职能进行调整，将原由计生站负责实施的计划生育技术服务工作调整至卫生院，由卫生院妇产科承担。

2017年6月，县妇幼保健所与县计划生育指导站整合，成立县妇幼保健院，承担计划生育技术服务指导等工作。

2020年3月，印发《盱眙县免费基本避孕手术补助方案（试行）》。全县基层医疗机构及县妇幼保健院按资质要求实行免费基本避孕手术服务，包括放置宫内节育器、取出宫内节育器、放置皮下埋植剂、取出皮下埋植剂、输卵管绝育术、输卵管吻合术、输精管绝育术、输精管吻合术。

2021年4月，执行省卫生健康委《关于加强基本避孕手术服务项目管理的通知》文件。以公平竞争方式选取辖区内具备计划生育技术服务资质的妇幼保健机构和其他医疗卫生机构，签订协议，为辖区没有基本医疗保险制度保障的育龄夫妻提供基本避孕手术服务。

第十五篇 医学教育与科研

盱眙早期的医学教育,以祖传、拜师和自修为主。科研方面,除中医中药领域少数名家有所建树外,西医西药均无记载资料。1939年~1945年,新四军进驻盱眙期间,开创盱眙现代医学教育与科研之先河。

20世纪50年代,涉及一些临床总结为主的科研工作。60~70年代,开始推广应用新技术、新项目,研制成功一些专用医疗器械。80年代,坚持"科教兴卫"方针,医务人员职称晋升正常化,推动科研工作进一步发展。90年代起,成立科研领导小组,建立在职人员继续教育制度,科研人才及成果逐年增多。

2000年以后,县卫生系统把人才培养和医学科教研放在卫生工作重要战略地位,设立专项基金,加大人才培养和科技创新投入,加强等级医院创建和重点特色专科建设,开展各级院校教育、形式多样的继续医学教育以及师承教育,引进医学新项目、新技术,鼓励卫生技术人员撰写论文、论著和医学科研,整体素质和科教水平持续提高。至2021年,据不完全统计,全县卫健系统共引进新技术、新项目1600多项;在国家、省、市级医学期刊上发表医学学术论文2000多篇;获省、市级科研成果奖50多项;国家专利30项。

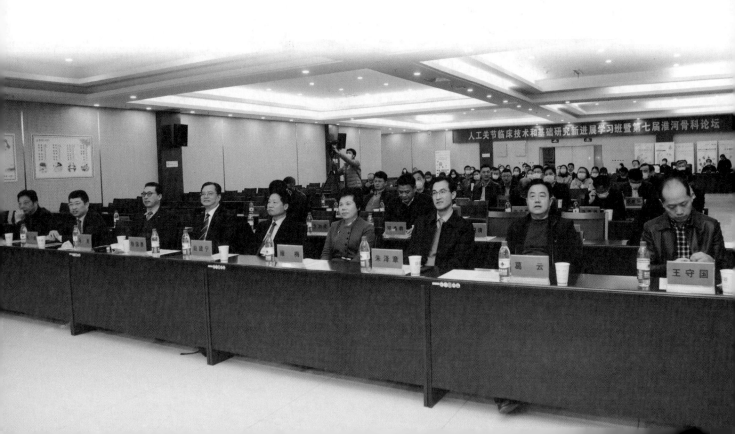

第一章 医学教育

第一节 中医师承教育

新中国成立以前,中医传承一般采用祖传、拜师、自学等方式,学徒者要向教师叩拜行礼,师者口传心授,手把手教给诊脉、观察舌苔、针灸穴位。学者随医侍诊,临证抄方。

1956年,县卫生科和南京中医学院在县卫生院门诊部举办社医针灸培训班,学员50人,历时40天。全县联合诊所中医带徒14人。

1962年,县人民医院和马坝、桂五、穆店等公社卫生院老中医分别带徒25人。同年秋,县医院在玻璃泉开办中医学徒班。宋孝先、顾克明、张仁宇、曾继训担任教员,学员9人,学制3年。先后开设中医概要、内经、方剂、中药学、针灸学、诊断学、伤寒、温病、金匮要略等课程,以中医院校教材为课本,采取理论教学与临床实习相结合的方式,培养出盱眙县首批中医药专业人员。1984年,淮阴市卫生局、人事局批准这批学员为中专学历。

1989年,县中医院成立以后,制定完善的师带徒传承制度,认真挑选中医药专业人才跟随临症经验丰富的高年资中医专家跟师学习。中医内科顾克明、陶春祥、王逸华都有徒弟跟班学习。

2006年,卫生部发布第52号令《传统医学师承和确有专长人员医师资格考核考试办法》,师承教育制度化,中医药人才培养模式多样化。

2009年9月,县中医院举行隆重的中医拜师仪式,江苏省中医药学会、淮安市中医药学会、淮安市中西医结合学会等有关部门领导参加中医拜师仪式。

2017年6月30日,江苏省盱眙"全国基层名中医专家传承工作室"项目建设启动仪式在县中医院举行。举行拜师仪式,徒弟们向顾克明、陶春祥、葛成树、江卫平、刘玉清5位老师献花,拜师学习,传承医术。

2018年,县卫计委联合县中医院,依托南京中医药大学的教学师资力量,成立师承教育班,有38名师承人员参加。

2019年起,县中医院选派7

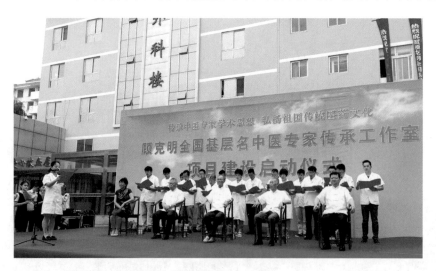

2017年,县中医院举行拜师仪式　　　　　　　　(杨礼宝/摄)

名青年中医师跟随顾克明、陶春祥、胡铁城、周珉等名老中医药专家抄方学习。

2021年,县中医院成立顾克明学术思想研究所和5个院级名老中医工作室,开展主治中医师及住院年轻中医师跟师学习,将师承教育融入中医药人才培养全过程,进一步推动医院中医内涵建设。

第二节　学校教育

一、盱眙县卫生学校

1960年8月,盱眙县卫生学校成立,校长叶少亭,教导主任高英。有专职教工9人,外聘盱眙县中学教师4人,到校兼任文化课。校址设在盱眙县城玻璃泉。次年迁至枣林大队,后又迁至五里墩。当年,设医士专业1个班,学制3年,招收盱眙、沭阳、淮阴等县学生47人,该班提前1年结业,学员自寻出路,学校于1963年停办。1985年,根据国家有关文件规定,为该校学员补发毕业证书,并正式安排在乡镇以上医疗卫生单位工作。

二、江苏医院卫生学校

1974年,江苏医院下放盱眙期间,开办卫生学校,校长钱洪顺,党支部书记罗甫成。设护理专业1个班,学制2年,第一届招收学员24名,为国家认可中专学历。

1975~1976年,改为全省统一招生。其中,1975年,招收学员31人;1976年,招收学员30人。

1979年1月,改称盱眙县人民医院卫生学校,校长单玉庭,校址在医院内。同年,学制改为3年,列入国家统一招生,学员51人。

1980年8月,受淮阴地区卫生局委托,开办大五官专业1个班,学制2年,学员来自淮阴地区各市、县医疗单位在职人员,计60人,毕业后仍回原单位工作。该校于1982年下半年停办。

三、盱眙县卫生进修学校

1984年,盱眙开办卫生进修学校,隶属县卫生局,校址在县人民医院,首任校长赵培文。有专职教师2人,兼职教师多为县直医疗卫生单位中级以上技术职称的医(技)师担任,基础课教师聘请盱眙县中学教师兼任。

1985年9月,首次开设医士专业1个班,学制2年,招收学员60人,学员大多数为乡镇卫生院退休顶替子女,在校学习期间,由县卫生局为每人每月补助生活费15元。1987年,该批学员结业,由县卫生局、县劳动局统一分配到乡镇卫生院工作。

1987年10月,县卫生局、县文教局联合招生开办一期医士专业职业培训班,招收统考初中毕业生40人,另择优录取卫生系统内职工子女中考落榜生23人,学制3年,参照国家中等专业教育标准,毕业后,分别由有关部门颁发高中毕业证书、医士专业毕业证书,由县卫生局负责分配。高英任校长。

1990年9月,县卫生进修学校开办一期护理班,招收学员73人,学制3年,毕业后由县卫生局分配到乡镇卫生院工作。罗芳任校长。

1991~1997年,县卫生学校在开设医疗、护理班的基础上,举办6期乡村医师合格证书班,学制1~2年,招收学员392人。

1997~2007年,与洪泽卫校、楚州卫校联合办班9期,开展国家正规学历培训,招收学员477人。校长陆一。

2007年,独立举办一期社区护士转岗培训班,33人参加培训,省统考合格27人。

2008~2011年,开展在岗乡村医生中专学历补偿教育。2012年,停业培训。

2020年,县卫生进修学校(全额拨款股级事业单位,标定编制5名,实有在编人员2人)人员及编制整体划转至县疾病预防控制中心。

1991～1997年盱眙县卫生学校开设乡村医师合格证书班情况

期　别	办班时限	学员人数(人)	期　别	办班时限	学员人数(人)
第一期	1991.09～1992.01	50	第四期	1994.03～1995.01	70
第二期	1992.03～1993.01	50	第五期	1995.03～1997.07	71
第三期	1993.03～1994.01	70	第六期	1997.09～1999.07	81

1997～2001年与洪泽、楚州卫校联合办班情况

联办学校	办班名称	办班时间	招收学员人数(人)	联办学校	办班名称	办班时间	招收学员人数(人)
洪泽卫校	卫生环保	1997.09～2000.07	72	楚州卫校	乡村医生	2001.09～2004.07	33
楚州卫校	社区保健	1999.09～2001.12	75	楚州卫校	乡村护理	2002.09～2005.07	44
楚州卫校	社区保健	2000.09～2003.07	40	楚州卫校	乡村医生	2003.09～2006.07	33
楚州卫校	乡村医生	2000.09～2003.07	103	楚州卫校	乡村护理	2004.09～2007.07	58
楚州卫校	社区保健	2001.09～2004.07	19				

第三节　医学继续教育

一、专业培训

1950年,南京防疫大队在盱眙首批培训新法接生员。

1952～1959年,加强社会知识青年和社会医生的培训。每年举办2～3期培训班,以教授新法接生技术、产时、产后护理知识为主要内容,先后改造旧法接生产婆200人,培训新法接生员1000余人。

1960～1969年,盱眙多次举办医士、针灸、检验等专业培训班,计培训107人。

1970～1979年,短期专业培训工作受到重视,在县医学会的组织下,每年举办多期不同类型的专业培训班。

1980～1989年,在医疗护理方面,举办医疗组长、护士长、护士、内儿科、内科急诊、皮肤科、妇产科、超声波、心电图、临床医生读X射线片等培训班。其他方面的有业务管理、防疫、检验、药政药检、统计、妇幼保健、结核病防治、计划生育技术等培训班。其中,1986年,县医学会组织学术讲座活动2次,请省、市专家和本地高年资医生主讲,120名医生参加。

1990年,建立医技护在职人员继续教育制度。

1992～1995年,县卫生学校举办在职培训班7期,参加培训人员188人;举办学术讲座3期,参训人员165人。

1996年,县卫生局举办内科知识更新等医学理论短期培训班6期,其他类型培训班16期。县卫生局印发《盱眙县继续医学教育证书制度实施细则》,发放医学教育证书1200份。

1998年,举办不同类型的医学培训学习班8期,参加人数384人次。

2000年,全县举办主治医师规范化培训班3期,参训150余人。

2001～2002年,举办医学巡回讲学等培训11期,500余人接受相关专业培训,组织884名卫技人员进行"三基"培训。

2009年,举办初保、《江苏省病历书写规范》(第三版)、医学巡回讲学3期培训班,开设"急救知识与护理

病历书写规范"讲座,开展学校卫生、劳动卫生业务培训工作。

2010年,全年组织参加省和市举办的卫技人员、院长及乡村医生全科医学知识转岗培训68人。对全县1000余名卫技人员继续教育证书进行验鉴证。医技人员继续教育合格率85%以上。承办"全国泌尿男科学术峰会"。

2015年,举办肺部感染抗生素合理应用、心力衰竭诊治进展、压疮的预防与护理等学术讲座12次。承办市医学会继续医学教育巡回讲学2期。7月24~26日,第一届淮河骨科论坛暨江苏省继续医学教育项目"老年骨折临床干预进展与适宜技术推广学习班"在盱眙县举办。

2016年7月8日,举办"第二届淮河骨科论坛暨江苏省骨科继续医学教育学习班",有京、沪、苏等地的10多位著名专家应邀到盱眙做专题讲座,内容涉及创伤、脊柱、关节及小儿骨科等热点问题。

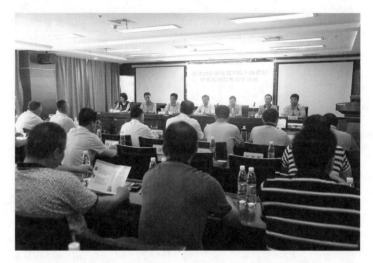

2017年,举办苏北地区消化道早癌干预论坛暨省级继续教育学习班。"江苏省苏北地区基层医院麻醉科医师应急处理能力培训班"在盱眙举办,江苏省麻醉学科领域专家、学者以及苏北地区二级以上医院230余名临床麻醉医师参加培训;举办省级继续教育项目"糖尿病并发症中西医诊治进展学习班";举办市级继续医学教育项目"心律失常诊断与治疗进展培训班"等。启动全县基层医院康复岗位理论与技能培训工作,各乡镇医疗卫生机构康复岗位医护人员83人参加培训。

2017年,苏北地区消化道早癌干预论坛暨省级继续教育学习班开班仪式

2018年,组织"十大技能竞赛"、"西学中"、乡村医生轮训等12大项培训,受训2500人次。申报市级继续教育项目17项。5月,举办第三届都梁内分泌论坛暨糖尿病基层医师培训班。

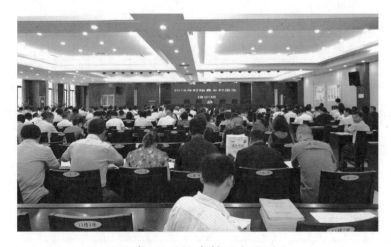

2018年,盱眙县乡村医生培训班

2019年,举办省市级以上学术活动22次,参加3000人次。组织县级医院基层医生培训6期。承办市级继续医学教育巡回讲学活动4期。承办市医师协会大型医学人文知识巡回讲学活动。首次在马坝卫生院开展市级继续教育项目"基层糖尿病进展学习班"。

2020年,县医院举办"第六届淮河骨科论坛暨江苏省骨科继续医学教育学习班"。7月8日,县医院举办市级继续医学教育巡回讲学1期,集中完成上半年安排的《医护人员礼仪与行为规范》《医护人员压力和情绪管理》2个专题。省级继续教育项目"以问题为导向的麻醉与围术期处理"、市级继续教育项目"普外科胃肠及肝胆疾病诊治进展学习班"、市医学会巡回讲学"慢阻肺的诊治进展,呼吸系统疾病预防和治疗"在县中医院举办。受到新冠肺炎疫情影响,增加线上培训项目,举办各类培训100多场。

2021年,县医院举办省级继续教育项目"淮安市人工关节临床技术和基础研究新进展学习班暨第七届

淮河骨科论坛"、市级继续教育项目"淮安市第六届都梁内分泌论坛暨糖尿病基层医师培训班""第一届都梁基层医院血液净化护理知识培训班""第三届都梁检验论坛暨基层检验自动化系统临床应用学习班"等。

1950~1987年盱眙县部分年份短期医疗专业培训情况

主办单位	办班年份	培训专业内容	培训人数(人)	培训时间(天)
南京防疫大队	1950	新法接生	—	—
县卫生院	1952	医务	15	—
江苏省中医学校、县卫生科	1956	针灸技术	50	40
县卫生科	1958	医士业务		260
县人民医院	1961	检验业务	12	30
县卫生局	1964	医士业务	30	120
	1970	中医技能	16	120
	1972	西医学中医	33	120
县人民医院	1979	医训、护训	98	60
	1980	医训	48	30
	1984	生化	10	30
		A型超声波诊断	12	10
	1985	责任护理	60	2
县医学会	1986	防疫业务	56	10
		结核病防治	28	2
		妇幼保健	28	6
县医学会	1986	检验业务	40	4
		护理业务	45	4
县卫生局	1986	医院管理	30	3
		医疗组长业务	28	3
县医学会	1986	急诊业务	30	3
	1987	西药药剂	28	3
		皮肤病防治	30	2
		防疫技术	58	6
		医疗组长业务	30	2
		护理组长业务	50	4
		妇产技术、计划生育	42	1
		X射线读片技术	40	3
		超声波、心电图	10	60

二、"赤脚医生"培训

1969年,经过县和公社培训赤脚医生375人。

1970年,县妇幼保健站为大队合作医疗室培训一批女"赤脚医生"。至1980年,县妇幼保健站每年举办

1期女"赤脚医生"学习班,每期7~15天,学员40~50人。

1971年,县办"赤脚医生"、卫生员培训班47期,培训"赤脚医生"125人,卫生员2000余人。

1973年,县成立"赤脚医生"学校,校址设在县城小平山县卫生防疫站内,配有专职教师3人,课程以基础理论和农村常见病、多发病的诊治为主,学员在校学习期间,县卫生局给每人每月补助生活费14元,另由所在大队按同等劳力给予工分补贴。学习结束后,回原公社卫生院进行实习。该校成立后,先后办班4期,其中1期为女"赤脚医生"培训班,学习内容以妇幼保健、计划生育等专业技术知识为主。

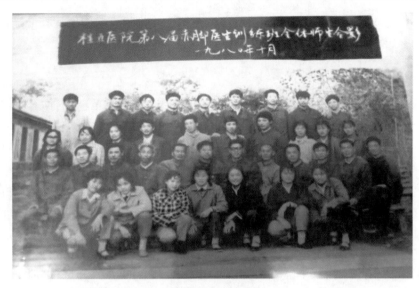

1980年,盱眙县"赤脚医生"培训班结业时学员留影

1977年,办复训班1期。每期培训时间为半年到一年不等。1978年,赤脚医生学校停止培训。

1980年,县卫生局继续加强"赤脚医生"队伍培训,举办各种训练班,考试考核合格者,颁发"赤脚医生"证书。

三、乡镇卫技人员培训

50年代起,为提高乡镇卫技人员的技术水平,分期安排乡镇联合诊所、公社卫生院的医护人员到县级医院相关临床科室进行进修。90年代,县卫生局以县卫生进修学校为基地,对乡镇卫生院的医护人员开展各种在职培训。1992~2000年,共举办9期基层医务人员培训班,参加培训人员501人。

1992~2000年盱眙县乡镇卫生院卫技人员培训情况

培训起始日期	培训内容	参加培训人数(人)	培训起始日期	培训内容	参加培训人数(人)
1992.06~1993.08	五官科业务	26	1995.03~1995.04	检验业务	26
1993.02~1994.01	中医知识	40	1995.05~1995.06	护理技术	30
1994.03~1994.04	急诊抢救	30	1996.09~1997.12	护理技术	72
1994.04~1994.05	心电图	35	1999.09~2000.12	专业证书	242
1994.05~1994.06	药剂知识	27			

2006~2007年,对全县618名乡村医生进行岗位培训,其中进行全科医学培训101人。培训村卫生室、社区卫生服务站卫技人员383人。

2008年,全县374名乡村医生参加江苏省在岗乡村医生中专学历补偿教育,共设置14个教学点。2011年7月,372人毕业,相继有262人取得乡村执业助理医师资格,42人取得执业助理医师资格。

2012年,开展乡镇卫生院临床医师务实进修和住院医师规范化培训。组织8名优秀院长参加江苏健康职业学院培训,时间3个月,选拔4名医护人员到市二院(省属全科医师培训基地)进行培训。

2014年,组织100名乡村医生参加乡村医生药学知识培训。开展乡村医生在岗培训,为全县所有乡村医生统一购置培训教材。

2016～2021年,每年举办全县乡村医生培训班。组织实用技能进修学习。县中医院对乡村医生每年开展中医实用技能免费培训,为期1～3个月。

四、在职学历教育

1980年起,进行在职学历培训,主要针对"文化大革命"后期参加医务工作的不具备相当学历或未经正规培训的知识青年、子女顶替人员等,一般通过报考卫生部门举办的各类内招班、职工大学、职工中专等参加培训。此外,每年都有医护人员,通过自学考试形式取得大专及本科学历。

1986年,参加成人高校学习5人,参加职中学习22人,内招中专定向生51人。

1987年,参加成人高校学习3人,参加职中学习5人,参加内招中专学习53人。

2009年,县中医院与南京中医药大学联合举办首届中西医结合研究生班开班。办班地点设在县中医院。

2011年,县中医院与南京中医药大学联合举办中医护理本科班开班。

2018年,南京中医药大学"西学中"盱眙培训班正式开班,培训班由南京中医药大学、县卫生健康委、县中医院三方联办,设在县中医院,培训周期为2年,培训学员51名,开设中医基础理论、中医诊断学、中药学、方剂学、中医内科学、中西医结合等多门中医学科课程。

2019年,扬州大学医学院在职研究生盱眙班共录取54人,其中县医院42人、县中医院及金湖县人民医院12人。9月30日,扬州大学医学院在职研究生班在县医院开班。扬州大学医学院"西学中"盱眙培训班正式开班,培训班设在县中医院,培训周期为2年半,培训学员72名,开设中医基础理论、中医诊断学、中药学、方剂学、中医内科学、中西医结合等多门中医学科课程。

2020年,南京中医药大学成人教育护理本科班盱眙教学点在县中医院开班,招录67名学员。

五、进修学习

20世纪50年代起,各医疗卫生单位根据业务发展需要,制定进修计划,选送医务人员到省、市、县以上医疗卫生单位进修学习。

1986～1987年,派出31名临床医生到省、市级医疗单位进修。县医院接收安排乡镇卫生院医生进修26人。

1988～1994年,县医院每年选派1～2人到上级医院进修学习,乡镇卫生院常年在县级医院进修学习约8～10人。

1995～2007年,各级医院外出进修学习人员增多,县医院、县中医院共派出434人次在北京、上海、南京等三级医院进修学习;乡镇卫生院在县级医院进修约180余人,有15个乡镇卫生院选派36人到上海、南京、苏州、淮阴等地医院进修学习。

2008～2010年,全县83人到三级以上医院进修,科技水平明显提高,涌现出一批在县内外知名医务人员。其中2008年,全县有59名卫技人员赴省、市、县级医疗机构进修(乡镇卫生院19人、县医院26人、中医院14人);2009年,乡镇卫生院医生到二级以上医院进修19人。

2014年,全年落实进修人员24人,选派77名管理人员和医务人员参加省市组织的专项培训以及到三甲医院进修学习。

2015～2017年,县医院派出145名医师到北京、上海、天津、南京、无锡等地进修。

2018年,县级医院共派出43名医师到北京、上海、南京等地进行长期进修,要求外出人员进修前有明确的学习目标,返院后能开展1～2项新业务。县医院接收"务实进修"10人,接收乡镇卫生院进修人员18人;县中医院接收进修医生65人,其中村卫生室54人、乡镇卫生院11人。

2019年,全县卫健系统共选送228名骨干人才到上级医院进修。

2020年,县医院选送10名医生到省级医院进修学习;县中医院接收到医院进修医生共13人,其中乡村卫生室5人、其他卫生院8人。全系统共选送87名医务人员到上级医院进修。

2021年,县医院选送30名医生到省、市级医院进修学习,接收镇街卫生院进修医生13人;县中医院选送29名医务骨干到上级医院进修学习,接收镇街卫生院进修医生35人。加强外出进修和培训学习人员管理。

1995～2021年盱眙县卫生系统卫技人员外出进修统计表

年份	地市级医院（人次）	省级医院（人次）	年份	地市级医院（人次）	省级医院（人次）	年份	地市级医院（人次）	省级医院（人次）
1995	12	10	2005	11	26	2014	22	36
1996	8	16	2006	16	63	2015	30	30
1997	12	25	2007	8	63	2016	43	19
1998	14	21	2008	14	22	2017	43	32
1999	11	9	2009	14	10	2018	19	29
2000	15	35	2010	13	10	2019	36	50
2001	8	23	2011	15	7	2020	40	37
2002	12	21	2012	31	12	2021	31	28
2003	8	19	2013	22	18	合计	520	701
2004	12	30						

第四节　住院医师规范化培训

2008年,县医院成为住院医师规范化培训基地,全县新招聘18名医学类大中专毕业生,其中5名新招聘大学生参加市卫生局组织的住院医师规范化培训。

2009～2015年,县医院有165人取得住院医师规范化培训一阶段合格证书。其中2010年,县医院对新引进的本科生全部组织开展住院医师规范化培训,培训合格率超过全省平均水平;2015年,县医院成为国家住院医师规范化培训基地东南大学附属中大医院协同基地,全科、儿科、骨科和眼科4个专业为独立培养的专业基地。

2016年,县中医院根据住院医师规范化培训细则,对住院医师117人继续在培,有15人通过江苏省中医住院医师规范化培训考核,9人通过江苏省临床住院医师规范化培训考核。

2018年,县医院组织召开培训医师会议5次。检查病历600余份、读书笔记近180人次、轮转手册90人次,审核上报市卫健委手册36份。9月,东南大学附属中大医院对该院住院医师规培工作进行专项检查,对骨科和心内科的教学查房和住院医师带教给予肯定。县中医院将3名西医、3名中医住院医师分别送往江苏省人民医院、东南大学附属中大医院、淮安市第二人民医院、江苏省中医院和淮安市中医院进行住院医师规范化培训。

2019年,县医院对参加规培结业人员进行7次模拟考试,组织召开培训医师会议4次。12人参加规培结业考试,11人通过。9人参加执业医师考试,8人通过。县医院通过省卫健委对助理全科医生培训基地的验收。

2020年,县医院对参加规培结业人员进行多次模拟考试,组织召开培训医师会议4次。共9人参加规培结业考试,7人通过,通过率78%。招收6名助理全科学员,根据省厅文件要求严格管理。

2021年,县医院共8人参加规培结业考试,通过率100%。招收6名助理全科学员,根据省厅文件要求严格管理。

第二章　医学科研

第一节　科研活动与成果

1960年，县医院周云方采用维生素B1注射穴位方法治疗神经衰弱，效果显著。

1962年，医师张正宇（民国中央大学毕业）《白头翁汤在妇科带下中的应用》《小球藻提炼蛋白治疗营养不良》等多篇论文在全国《中医杂志》发表。

1971年，江苏医院宋景兰医师为证实后汉名医华佗所创麻沸汤的麻醉效果，经动物实验后，用于临床进行麻醉获得成功。县慢性气管炎防治小组经过研究发现，草药野马追对慢性气管炎有一定的疗效。

1972年，宋景兰运用针刺"华佗挟背"穴位，并与外科医师合作，进行胸腹部手术共63例，针灸麻醉成功率达到98.4%，宋景兰先后4次出席全国针刺麻醉会议。

1973年，县卫生防疫站吴守仁、毛俊生等在河桥乡借用信用社房屋开展钩端螺旋体病的研究，自己饲养小白鼠（豚鼠），建立动物感染钩端螺旋体的实验，探索钩端螺旋体病的传播途经。

1975年，县医院吴维继与省属红旗医疗厂施金荣合作，研制成功SWWH-3型食管胃吻合器，1978年获全国科技大会嘉奖。

1979年，倪菊泉研制出治疗肺结核等疾病特效药——蟾酥水溶性总成分制剂，获市科技成果一等奖。

1981年，县医院眼科主任秦察言、医师徐新淮首次成功地进行"后房丁型人工晶体植入术"。《新华日报》报道这一消息。

1985年，县医院引进经食道心房起搏对室上速治疗及发病机理进行电生理研究，在淮阴地区处于领先地位。

1994年，周云方因科研成果突出享受国务院特殊津贴，成为淮阴市最早获此殊荣的医务工作者。

1996年，县医院成功开展经后路颈椎多节段双开门椎管形成术，填补淮阴市技术空白。周云方研制的"一次性膀胱灌注器"和"一次性双腔引流管"获得国家专利。

1997年，周云方发明的"张力带外固定治疗关节内骨折、上勾倒撑取棒法"成功应用于临床并申报省科技成果。县医院成功为10例病人进行断指再植，填补盱眙县显微外科空白。

2002年，县医院心脏内科成功为患者施行心脏双控永久起搏器安装术，填补技术空白。

2004年，马坝楚东医院申报的"腔镜下经胆道行胆总管括约肌顺行切开术"获市科技进步二等奖，获省卫生厅医学新技术引进一等奖。

2006～2010年，通过鉴定的科技成果4项，其中县医院"微波联合美容膏治疗鼻内镜术后粘连"和"小切口超声乳化人工晶体植入术"分别获得市政府科技进步三等奖和四等奖。县医院"痒痛灵冻疮膏"获国家发明专利。2010年，耳鼻喉科赵鹏"纤维鼻咽镜引导下氩气刀治疗难治性鼻出血"获淮安市科技进步三等奖。

2012年，加强科研立项、科技成果和技术推广活动，获淮安市新技术引进一等奖、科学技术成果奖、科学技术进步三等奖。

2013～2014年，县医院有2个项目获得省卫生厅科研立项，全年发表论文138篇，引进新技术新项目152项。

2015年，县医院获批1项淮安市科技局课题、1项江苏省卫生厅科研课题。发表论文103篇，统计源以上期刊29篇，其中SCI2篇、中华1篇、核心3篇、统计源23篇。

2018年,县医院获批1项淮安市科技局科研课题,2项淮安市科技局科技计划项目,获得1项淮安市卫生健康委员会医学新技术引进奖二等奖。

2019年,县医院慢性心衰项目获得省卫健委科研立项、获批2项江苏省医院协会医院管理创新研究课题、2项江苏省药学会课题、1项淮安市医学新技术引进二等奖、1项淮安市卫健委科研课题。

2020年,县医院3个项目通过省级科研立项,5个项目通过市级科研立项。

2021年,县医院1个项目通过省级科研立项,4个项目通过市级科研立项。

1974～2021年盱眙县市级以上医药科研成果一览表

年份	获奖项目名称	获奖人	获奖级别
1974	钩端螺旋体防治研究	县卫生防疫站	淮阴地区表彰
1978	野马追中成药的研制及治疗急、慢性气管炎,肺炎的临床效果观察	姚杏明	全国科技大会嘉奖
	SWWH-3型食管胃吻合器的研制及临床应用	吴维继	全国科技大会嘉奖
1979	SWWH-3型食管胃吻合器的研制及临床应用	省属红旗医疗厂	省科技大会嘉奖
	治疗肺结核药物——蟾酥水溶性总成分制剂	倪菊泉	市科技成果一等奖
1983	新解痉药溴丁东莨菪碱的应用	县医院周云方	省科研进步四等奖
1984	溴丁东莨菪碱	邢学凡、张效联,郭晓东	省政府科技成果四等奖
1986	膑骨加压器研制和临床应用	周云方	淮阴市科技进步四等奖
1987	闭式钢针内固定治疗肱骨外颈骨折	周云方	市科技成果三等奖
	经食道心房电刺激对室上速发病机理及终止方法研究	曹承吉	淮阴市科技进步四等奖
1988	膑骨加压器研制和临床应用	周云方	省卫生厅科技进步一等奖
	中医脉象的血流动力基础研究	曹承吉	淮阴市科技进步三等奖
1989	中药直肠点滴治疗乙型脑炎	张三川、陆为民张亚文	淮阴市科技进步四等奖
1990	闭式钢针内固定治疗肱骨外科颈骨折	周云方	省卫生厅科技进步一等奖
1993	开放性骨折骨缺损的治疗	周云方	国家学术团体三等奖
1995	一次性使用双腔管	周云方、马大年	国家科委、省政府银奖
1996	一次性膀胱灌注器	周云方、马大年	省人民政府金奖
1999	应用小切口经上端哈氏棒取出术	周云方	淮阴市科技进步三等奖
	抗生素灌注加内固定治疗感染性开放性骨折	周云方	中华全国总工会优秀成果奖
2002	疏密波治疗肩周炎临床应用	欧长怀	淮安市科技成果四等奖
2002	牙颌畸形固定矫治过程中牙龈保护的设计及临床应用。	王万伟	淮安市科技成果四等奖
2003	复方亚甲兰治疗带状疱疹后遗神经痛的临床效应	欧长怀	淮安市科技成果二等奖
2004	小切口非超声乳化人工晶体植入术	李林新	淮安市科技成果四等奖
	腹腔镜下经胆道镜行胆总管括约肌顺行切开术	赵长松	省卫生厅医学新技术引进一等奖、市科学技术进步二等奖
	微波联合湿润烧伤膏治疗鼻内镜术后粘连	赵　鹏	淮安市科技成果三等奖

（续表）

年份	获奖项目名称	获奖人	获奖级别
2008	胃肠起搏器治疗功能性胃肠疾病	董静武、李训平、纪惠玲	淮安市新技术引进项目二等奖
	麻醉胃管的研制及其临床应用的研究	欧长怀	淮安市科学技术进步三等奖
2010	纤维鼻咽镜引导下氩气刀治疗难治性鼻出血	赵 鹏	淮安市科学技术进步三等奖
2011	根治重症复发性嵌甲症的术式探讨	李红玲	淮安市科学技术进步四等奖
2012	保留钛制基托的旧全口义齿人工牙的翻新技术	王万伟	淮安市科学技术进步三等奖
2013	关节镜下膝关节前交叉韧带损伤后重建术	张 峰	淮安市新技术引进奖二等奖
2017	目标管理对老龄食管癌开胸手术患者呼吸功能锻炼依从性的影响	黄 琴	淮安市新技术引进奖二等奖
2018	血清超敏C反应蛋白联合MicroRNA-363-3p对肝癌患者术后预后的预测研究	应 杰	淮安市新技术引进奖二等奖
2019	氧化酶法检测sdLDL-C在高脂血症患者心脑血管事件发生和预后中的应用	谢 军	淮安市新技术引进奖二等奖
2020	抑制炎症反应对糖尿病肾病的保护作用	刘新亮	淮安市新技术引进奖一等奖
	基于miR-135的治疗方案对食管癌患者治疗及预后效果评价研究	应 杰	淮安市新技术引进奖二等奖
	弹性髓内钉微创治疗成人锁骨中段骨折	张 峰	淮安市新技术引进奖二等奖
2021	右美托咪定联合帕瑞昔布钠在全膝关节置换术后多模式镇痛中的应用及患者认知功能的影响	夏道林	淮安市新技术引进奖二等奖
	局部枸橼酸钠抗凝在连续性肾脏替代治疗中效果分析	海 花	淮安市新技术引进奖二等奖

第二节　新技术、新项目引进

1950年，南京防疫大队专家到盱眙举办"新法接生培训班"，在全县推广新法接生。

70年代起，县卫生系统开展科技创新和新方法、新技术引进应用。

1987～2008年，县医院各个科室分别引进新技术项目507项，医学科技水平得到提高。

2011年，脑外科张占英"幕上高血压脑出血微创钻孔抽吸术"项目申报新技术引进奖；消化科董静武"超细胃镜在儿童上消化道疾病诊治中的临床应用"项目申报新技术引进奖。

2012年，县医院脑外科张占英开展的"幕上高血压脑出血微创钻孔抽吸术"获得淮安市新技术引进一等奖。

2015年，县医院修定"新技术、新项目奖励办法"，调动医护人员科研积极性。

2016年，县中医院引进新技术、新项目32项。

2019年，县医院引进新技术新项目达到70项。县中医院引进新项目、新技术15项。

2020年，县医院获市级新技术引进奖一等奖1个、二等奖2个，开展新技术、新项目64项。

2021年，县医院获市级新技术引进奖二等奖2项，开展新技术、新项目44项。县中医院开展新技术、新项目16项。

第三节　医学论著、论文

一、医学论著

1.《四时伤寒从病论》《伤寒论脉诀》六卷,《存真图》一卷。宋代杨介著。据《宋史》《盱眙县志稿·人物》载:杨介(约1060~1130年),字吉老。《舆地纪胜》作杨玠老。杨介工医,举孝廉不就。徽宗饮冰,困苦脾疾,国医治以理中丸不效,诏介视之,仍用理中丸,以冰煎服,立愈。创"都梁丸"。著有《四时伤寒从病论》《伤寒论脉诀》六卷,《存真图》一卷。(《本草纲目》、《宋史·艺文志》、明万历《帝里盱眙县志》、清康熙《盱眙县志》、清光绪《盱眙县志稿》)

2.《伤寒心要》一卷。宋代镏洪著。《四库全书》子部医家类存目。镏洪,泗州人。《四库总目提要》云:"旧本题'都梁镏洪编'。所列方凡十八,又有病后四方。"本书以伤寒为名,实际以温热病为主,其理论依据及所用方药,大体上属于刘完素一派,后人将此书附刊于《河间六书》之后(现存上海千顷堂书局石印本)。(清光绪《泗虹合志》)

3.《地理说》《痘疹方论》《训蒙》。明代蔡维藩著。蔡维藩,明盱眙贡生,弘治中任庆云县,调东安县。勤于抚字,甚得民心,以忧归居乡,有行谊。著《地理说》《痘疹方》《训蒙》诸书。子尊周,任霍州州同,著《患立录》。(清乾隆《盱眙县志》、清光绪《盱眙县志稿》)

4.《性学源流》《易学》《卜筮》等。明代赵儒著。旧志云:赵儒,著有《性学源流》《易学》《卜筮》《宾淮遗老文集》《医书》《数书》。(清乾隆《盱眙县志》,清光绪《盱眙县志稿》)

5.《伤寒辨论》《幼科集要》。明代吴天挺著。吴天挺,善医,著有《伤寒辨论》《幼科集要》。(清乾隆《盱眙县志》,清光绪《盱眙县志稿》)。

6.《避水集验要方》四卷。明代董炳著。《四库总目提要》子部医家类存目。《四库总目提要》云:"《避水集验要方》四卷,明董炳撰。炳字文化,泗州人。是编以常用有验之方,分类哀辑,无所阐发。其所用之药,有'积雪草'者,《本草》所未详。特为具其图形,述其功效。然药类多,唯在善用,正无取乎搜罗新异,自夸秘授也。其以避水名者,盖隆庆丙寅淮水决,炳避居楼上,以成是书。末附柳应聘撰《玉鹤翁传》一篇,备载炳父相治医事。"(《国史经籍志》《钦定续文献通考》皆著录)

7.《青谷草堂集》。清代宋武著。宋武,字汝南,泗州人,入武庠,家世业医。武聪颖兼知,其学有治,以奏功。周季总兵调任凤道,急病求医,投以剂乃益,笃时在弥留间,武入视之,曰:事急,乃命剉葱一束,置脐上,以火斗熨之,须臾,目间乃启,其口一药而愈。周拜泣酬以朱提五十,辞不受。复赠以题额,时人神异之。武性慈悯,贫者乞药,不取值。每设局施药数载,远近趋如市。生活者千余人。又好贤敦谊,能诗文,未可以一艺称也。所著有《青谷草堂集》,乃医学验方集。(清康熙《泗州通志》卷二十八《方技》)

8.《集方便览》二卷。清代金朝秀著。金朝秀,精岐黄,著《集方便览》二卷。(清光绪《泗虹合志》卷十一《人物志下》)。

9.《牛痘新书》一卷。清代程学诜著。程学诜,字小江,盱眙人。清同治间在盱眙行医,医术精湛,尤精诊痘之术。尝与江苏丹徒王悖甫新吾、安徽歙县许佐廷乐泉、江苏山阳丁寿恒叔居等于兴化县之积善堂重叙,重印编校王刊《牛痘新书》,于同治二年癸亥(1863年)刊行,目录设牛痘原起、审穴秘考、引胎毒惟牛痘最捷、种牛痘法最善、牛痘无致死之理、牛痘随时可种、牛痘取浆与小儿无碍、留浆养苗法、审儿癣疥疾病法、审苗法、取浆法、刺种法、度苗法、敢买牛痘浆法、种痘须知、痘后须知、痘疹方药,设局条规等18个章节。介绍牛痘接种方法和相关须知,言简易懂,方便实用。

新中国成立以后盱眙县卫健系统人员出版的部分著作一览表

著作名称	作者	出版社	出版时间
《诊余撷谈》	顾克明	江苏人民出版社	1998年
《葛成树临床经验集》	葛成树	江苏凤凰科学技术出版社	2016年8月
《医学科研方法理论探讨》	应 杰	吉林大学出版社	2016年11月
《壶天散墨——陶春祥医文集》	陶春祥	江苏凤凰科学技术出版社	2019年4月
《临床麻醉与重症医学》	秦 勇	云南科技出版社	2019年
《证治偶记》	顾克明、赵 娟、顾志鸿	江苏凤凰科学技术出版社	2019年4月
《中医临床》	葛成树、何占德	江苏凤凰科学技术出版社	2019年4月

二、医学论文

新中国建立以来,盱眙县卫生系统的医护人员积极开展学术研究,写出一大批医学论文,发表在市级以上刊物,在省以上医学会议交流的医学论文就有数千篇,其中1957~1987年,全县医疗卫生技术人员先后撰写出学术论文168篇。

1988年,县医院首次汇编《盱眙县人民医院论文集》,收录全院职工在各类杂志上发表的论文97篇。

20世纪90年代,全县医务工作者发表论文开始增加,平均每年都在50篇。

1997年,全年发表医学论文51篇。

1998年,周云方、马大年合著的论文《灌注引流治疗开放性骨折术后感染》,经省科委推荐获全国总工会优秀成果奖。

2008年,县卫生系统在市级以上发表论文62篇,获市科技成果奖1项。

2013~2014年,县中医院全年发表论文40篇,其中核心论文17篇、中华期刊1篇。

2015年,县医院发表论文103篇,统计源以上期刊29篇,其中SCI2篇、中华期刊1篇、核心3篇、统计源23篇。县中医院发表论文31篇。其中核心论文12篇、中华期刊1篇。

2016~2018年,县医院发表论文308篇,统计源以上期刊65篇,其中SCI30篇、核心1篇、统计源34篇。县中医院发表论文122篇。其中核心论文12篇、中华期刊4篇。

2019年,全系统发表论文350余篇。县医院发表248篇,统计源以上期刊17篇,其中SCI7篇、中华期刊1篇、核心3篇、统计源6篇。县中医院发表64篇,其中核心论文6篇、中华期刊2篇。

2020年,县医院全年发表论文267篇,其中SCI4篇、核心期刊12篇、中华期刊5篇。

2021年,县医院全年发表论文201篇,其中SCI9篇、核心期刊12篇、中华期刊4篇。县中医院发表科研论文30篇。

2007~2020年盱眙县卫生专业市级优秀论文获奖情况一览表

年份	论文名称	作者	获奖名称
2007年	线粒体DNAA1555G位点突变与氨基糖苷类抗生素致聋遗传易感性的研究	罗觉纯、陈大卫	淮安市预防医学学术论文三等奖
2010年	线粒体DNAA1556G位点突变与氨基糖苷类抗生素致聋遗传易感性的研究	罗觉纯	淮安市预防医学会2010—2011年度优秀学术论文三等奖
2010年	盱眙县农村妇女乳腺癌和宫颈癌筛查结果	罗觉纯、李从娥、倪 凤	淮安市预防医学会2010—2011年度优秀学术论文三等奖

（续表）

年份	论文名称	作 者	获奖名称
2014年	后腹腔镜肾蒂淋巴管结扎术治疗乳糜尿（附13例报告）	周文贵、李刚琴、程华刚	淮安市第十六届（2014—2015年度）自然科学优秀学术论文三等奖
2016年	老年患者后牙残冠钛合金成品桩和树脂核修复的临床效果观察	王万伟、陈渊华	淮安市第十六届（2014—2015年度）自然科学优秀学术论文三等奖
2016年	时间位点管理在护理质量控制中的作用	黄　琴、高　宏	淮安市第十六届（2014—2015年度）自然科学优秀学术论文三等奖
2016年	CBCT三维重建在单侧唇腭裂二期鼻整形应用中的近期效果评价	吴建中、万林忠、钱小洁	淮安市第十六届（2014—2015年度）自然科学优秀学术论文三等奖
2016年	肝细胞癌患者肝切除术前血清Hs-CRP水平升高作为预后因子的研究	应　杰、刘玉斌、匡素娟	淮安市第十六届（2014—2015年度）自然科学优秀学术论文二等奖
2018年	电针联合中药熏洗治疗糖尿病痛性神经病变	刘富群、陶　钧	淮安市第十七届（2016—2017年度）自然科学优秀学术论文二等奖
2018年	MiR-363-3p在肝细胞癌中被下调并通过直接靶向特异性蛋白1来抑制肿瘤发生	应　杰、余学春、马朝建	淮安市第十七届（2016—2017年度）自然科学优秀学术论文三等奖
2018年	9种非手术方案治疗脊髓损伤的疗效和安全性一个网络荟萃分析	马大年、张夏琦、应　杰	淮安市第十七届（2016—2017年度）自然科学优秀学术论文三等奖
2020年	The Potential of Herb Medicines in the Treatment of Esophageal Cancer（中草药在食道癌治疗中的潜力）	应　杰、张苗苗、仇晓艳	淮安市第十八届自然科学优秀学术论文三等奖
2020年	血浆Hcy及sdLDL对冠心病合并高脂血症患者心血管事件发生预测价值	谢　军、褚　玲、刘　娟	淮安市第十八届自然科学优秀学术论文三等奖
2020年	L5~S1椎间融合术对腰椎矢状位参数参数和临近节段退变的影响	王福兵、张夏琦、彭庆辉	淮安市第十八届自然科学优秀学术论文三等奖

第四节　专　利

　　1985年，县医院骨科医生周云方研制成功"髌骨加压器"，用于临床效果显著，申请专利获得批准，评为"国家实用新型专利成果"，这是盱眙首例专利成果。

　　20世纪90年代以后，全县医疗卫生技术人员推进技术创新，取得一大批医疗器械专利。2020年，获专利5项。据不完全统计，盱眙卫健系统共获批专利成果30项。

1985～2020年盱眙县卫健系统专利成果情况一览表

年份	专利项目名称	专利人	专利类型	专利证号
1985	髌骨加压器	周云方	国家实用新型专利	—
1996	一次性膀胱灌注器	周云方	国家实用新型专利	—
1996	一次性双腔引流管	周云方	国家实用新型专利	201912
2005	麻醉胃管	欧长怀	国家实用新型专利	679286
2006	人工口腔简易吸引器	欧长怀	国家实用新型专利	758289
2006	医用器官插管牙齿防护垫	欧长怀	国家实用新型专利	758101
2007	痒痛灵冻疮膏	欧长怀	国家发明专利	304696

（续表）

年份	专利项目名称	专利人	专利类型	专利证号
2007	野马追种子的发芽方法	陆梅芳	国家实用新型专利	348130
2010	助产无痛分娩泵	赵建梅	国家实用新型专利	1551056
2010	引流计量袋	唐洁	国家实用新型专利	1507034
2010	气管切开套管固定带的保护套	黄琴	国家实用新型专利	223001
2012	一次性静脉采血套管针	倪春玲	国家实用新型专利	2204955
2012	静脉肾盂造影分体式压迫器	王友林	国家实用新型专利	2656879
2013	折叠式支被架	朱琳	国家实用新型专利	3104241
2013	改进型口咽通气管	朱琳	国家实用新型专利	3102760
2013	偏瘫患肢牵拉带	朱琳	国家实用新型专利	3179238
2013	多功能护理治疗车	朱琳	国家实用新型专利	3178939
2013	X线气钡双重造影灌肠管	王友林	国家实用新型专利	3238783
2013	胃肠X线双重造影气钡瓶	王友林	国家实用新型专利	3180608
2013	食道造影浓稠钡剂管状助推器	王友林	国家实用新型专利	3239025
2013	医用成品钡剂恒温震荡箱	王友林	国家实用新型专利	3239224
2016	一种麻醉用药盘	秦勇	国家实用新型专利	6364059
2017	一种用于胃镜的口腔液导流套管	韩娟	国家实用新型专利	8736034
2018	一种中药房用自动称药取药装置	陈中英、何孝银、王玲	国家实用新型专利	9168146
2019	一种智能护理管理仪	邱朝红	国家实用新型专利	10607494
2020	一种手外科术用手臂支撑架	黄改丽	国家实用新型专利	10060438
2020	一种便于快速拉紧的止血带	李艳	国家实用新型专利	11346886
2020	一种便于拉紧的止血带装置	李艳	国家实用新型专利	11778598
2020	一种具有消肿作用的多功能护眼贴	王玲、沈掩瑜、金香	国家实用新型专利	10274357
2020	一种带有吸引管的手术解剖器	杨芝、俞中勤、张阳	国家实用新型专利	9923932

第十六篇　卫生团体和医药产业

　　1941年初,淮南抗日民主根据地建立,盱眙成立"淮南行署医务工作者协会盱眙分会"。新中国成立后,盱眙先后成立县医务工作者协会、县医学会、县红十字会等卫生团体。各卫生团体不断健全组织,充分发挥职能,开展募捐赈灾、救护培训、学术交流、爱心济困等活动。2021年,县红十字会换届,选举产生新的理事会和监事会,县红十字会、县医学会、县医师协会等卫生社团组织在疫情防控中发挥着应有的作用。

　　民国期间,中药材经营活跃。20世纪50～60年代,县制药厂生产中西药品150余种。70年代,江苏红旗医疗器械厂迁入县域,主要生产医用器械,销往全国20多个省、市、自治区及国外。80年代,技术革新,医药产业规模扩大。90年代,国有医药企业改制,转变经营方式。2000年以后,不断创新,药品经营品种和数量大幅增加,医药产业得到持续发展。

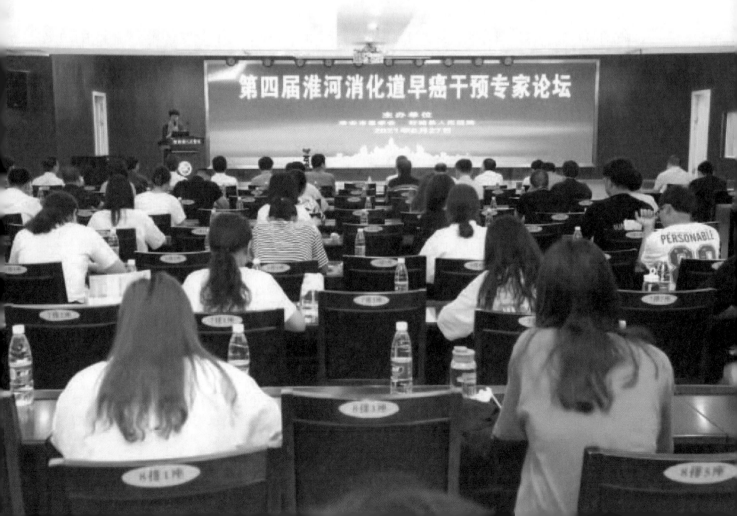

第一章　盱眙县红十字会

第一节　组织机构

1988年9月28日,盱眙县红十字会成立。10月5日,召开成立大会,选举会长、副会长,理事、正副秘书长,办事机构设在县卫生局。县文教局、县邮电局、各乡镇文教办、400多个中小学相继成立红十字分会。全县有会员4500人。

1989年2月21日,核定县红十字会事业编制1人,基层团体会员单位461个。28日,县人民医院被确定为红十字医院。

1991年6月5日,县政府调整县红十字会成员,有14个理事单位。发展乡镇红十字会18个,基层红十字会20个。

1995年5月17日,成立县红十字会诊所,为自收自支集体事业单位,编制5人。

1996年10月18日,成立县供电、县邮电、县水利、县公安、县农行红十字会,古城乡、淮河乡在28个村成立红十字会。

1999年,成立县中医院、县第二人民医院红十字医院。

2006年7月27日,县红十字会召开二届三次常务理事会,副县长张晓红当选会长。

2007年9月29日,县红十字会由县政府领导联系,不再由县卫生局代管,设专职副会长兼秘书长1名(副科级),机关党的工作由县机关工委领导,干部按县委组织部有关规定管理,经费纳入县财政单列预算,从县卫生局财政预算中划拨。

2008年9月,盱眙县红十字会正式挂牌,有基层红十字会组织23个,会员5500人,志愿者113人。

2009年5月16日,县红十字会召开第三次会员代表大会,选举产生第三届理事会,基层组织23个,会员8020人。

2013年,召开县红十字会三届二次理事会,补选会长、专职副会长,更换、增补理事。

2015年,建立学校红十字工作委员会,创建省级示范学校1所,市级示范学校2所。

2020年,全县红十字基层组织达到80个,会员近3万人,冠名红十字医疗机构2个,省红十字示范学校4所,市级红十字示范学校16所。

2021年12月,县红十字会召开第四次会员代表大会,成立新一届领导班子,选举产生理事会和监事会。指导新建博爱家园4个。建立红十字志愿服务队5支,建设志愿服务基地3个,红十字注册志愿者100多名。县卫健委获得省红十字会基层组织工作先进集体,仇集中学获得省级红十字会示范学校。

第二节　募捐赈灾

1991年8月20日,接收香港红十字会捐赠大米1.6万公斤、食品76箱,台湾红十字会捐赠食品357箱,香港各界捐赠救灾款300万元人民币、大米10万公斤及药品、服装等救灾物资,先后发放到淮河乡、仁集乡、肖嘴乡、铁佛乡灾民手中。9月13日，接收省红十字会拨发台湾红十字会捐赠粮食105万公斤，发放重点向台胞、台属、重灾缺粮户、特困户、五保户倾斜。县红十字会联合县卫生局组成全县抗洪救灾、防病治病领导小组，下设医疗救护、卫生防疫、环境卫生、药品供应、宣传检查小组，抽调县乡红十字会会员7000余人次，组建45支防疫小分队和49支流动医疗小分队，调集防病治病专用车6辆、巡回医疗船3艘，赶赴灾区乡镇，分设15个红十字临时医疗点，及时为乡、村灾民和抢险队员查病治病。配备专兼职卫生监

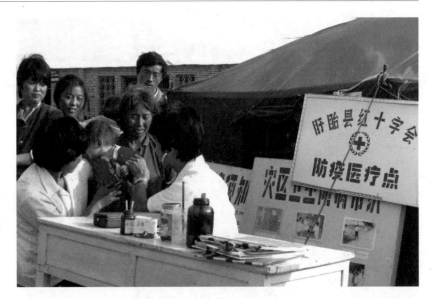

1991年，县红十字会开展救灾防病工作 （吴 坤/摄）

督员、粪便管理员、饮水消毒员460余人，佩戴红十字袖章，进入灾民集中居住点，宣传、检查救灾防护措施落实情况，基本保证大灾之后无大疫。

1992年，省、市红十字会及社会各界捐赠棉被1020条、棉毯550条、棉衣700件、灯芯绒套服400套、面粉1000多公斤，分两次下发至仁集乡、肖嘴乡等6个重灾区。

1993年5月，境内突遭狂风、骤雨、冰雹袭击，县红十字会接收台湾红十字会捐赠救灾大米10万公斤、棉大衣20件、诺静药品2箱，发往受灾较重的水冲港乡。5月23日，副县长兼县红十字会长徐传琛带领红十字会及卫生部门工作人员赶赴灾区，慰问灾民20余户，安置灾民11户，向伤亡灾民家中送去慰问金1200元。5月29日，安徽阜南3条百吨煤船在淮河盱眙段沉没，县红十字会主动为沉船灾户安排旅馆，垫支住宿费400元，赠送棉毡6床、草席7条，协助联系沉船打捞、修复事宜。受灾船民一个月后离开盱眙县时，向县红十字会赠送"雪中送炭，情深似海"锦旗一面。县红十字会这一事迹被市精神文明委评为"文明新事"。

1996年，境内遭受暴雨袭击，县红十字会接收淮阴市红十字会拨发省红十字会转赠国际联合会赈灾大米5000公斤、云丝被100条，接受省、市红十字会拨发香港红十字会捐赠救灾大米6600公斤，接收市红十字会拨发救灾大米9800公斤，将救灾物资及时发放灾区。

1998年，境内连续遭受低温、龙卷风、洪涝等灾害。3月13日，县红十字会成立抗灾防病领导小组，组建红十字会救灾应急小分队赶赴灾区王店乡，下发漂白精片50万片、敌敌畏150公斤、84消毒液200瓶。县红十字会接收淮阴市红十字会下发盱眙县救灾捐赠大米2万公斤，及时下拨灾区。

1999年3月16日，接收并下发淮阴市红十字会救灾捐赠药品56箱，价值11万元。

2003年，盱城镇居民王双丽由北京务工返盱眙，被诊断为传染性非典型肺炎（重症型）。县红十字会向中国红十字总会和省、市红十字会反映灾情和"非典"病例，申请救援。分别接收省红十字会拨发香港红十字会捐赠关怀受难者基金2000元人民币，淮安市红十字会拨发台湾红十字会组织捐赠喷雾器4台，价值1469元人民币。淮安光华公司捐赠药皂80箱，省红十字会、财政厅、卫生厅联合拨发新加坡华侨陈江和先生捐赠的抗击"非典"救护车1辆。

是年，盱眙县遭受特大洪涝灾害，省红十字会拨发盱眙援助水灾群众"关爱组合"2000套，价值19.88万元；拨发救灾矿泉水100桶，价值5000元；拨发中国红十字总会和红十字会国际总会广威消毒净水片224箱，价值12.72万元；拨发强生感冒冲剂等药品68箱，价值954万元；拨发国际联合会救助棉被1372床、蚊帐5000顶，总价值21.09万元，捐助灾民帐篷、大米、衣服、被褥、救生艇、药品、食品、用品等物资价值100多万元。淮安市红十字会拨发救灾大米1000袋。县红十字会协助转移安置群众17.41万人，设置灾民安置点126个，集

中安置灾民4.5万人;联合县卫生局组织县、乡红十字会会员150人次,向受灾群众宣传常见病、传染病等防病知识,及时将救灾物资发放到受灾户。

2004年,接收省、市红十字会拨发棉被998床,价值5.89万元;市红十字会拨发棉被250条、配套物资200套,价值5.2万元。发放受灾、特困家庭春节慰问棉被200床,价值5000元;大米2000公斤,价值72200元。

2005年4月和8月,境内遭受冰雹、龙卷风和洪涝灾害,县红十字会将灾情及时上报省、市红十字会。接收市红十字会拨发救灾夏被300床、大米5000公斤,总价值2.18万元;拨发元旦、春节"博爱温暖送万家"大米5吨、食油500桶、棉被300床、软糖10箱,总价值4.25万元,其中定向捐赠盱眙特殊学校大米2吨、食油200桶、棉被200床。县红十字会及时向淮河镇、河桥镇、盱城镇、兴隆乡、鲍集镇、铁佛镇、明祖陵镇等11个重灾乡镇发放各项救灾物资,要求各乡镇、村、组提前3天公布受助名单,接受群众监督,保证发放合理。

2006年6月30日,境内突降暴雨,接收市红十字会拨发盱眙县救灾饮用水消毒剂20箱、毛巾被200床、双人蚊帐100顶、先声灵、灵胜再林2箱(每箱200盒),价值2.75万元;接受省、市红十字会拨发救灾药品注射液、片剂、胶囊合计8箱,价值1.42万元。县红十字会先后向灾区灾民送去食品、药品、饮水消毒片、毛巾被、蚊帐和2000元慰问金。12月,县红十字会到仇集镇、鲍集镇,慰问特困户45户,发放慰问金9000余元。

至2008年,共接受、发放救灾款物总价值1128.39万元,组织、参与救灾10余次,慰问灾民5000余户。

2013年5月,在五墩广场举行"送温暖 献爱心"慈善一日捐现场集中捐款活动,活动期间共收到捐款124.55万元。雅安地区发生地震后,发动机关干部带头捐款,号召全县爱心人士参与,筹集募捐73530元,汇缴到省红十字会,为灾区送去温暖。

2020年,新冠疫情发生后,县红十字会第一时间发布募捐公告,及时公开银行捐款专户,安排人员24小时值班接收捐赠,做好款物收转,共募集款物204万元。疫情期间,为县内10名援鄂医务人员家庭送去价值近2万元慰问金和慰问品。

2021年,开展疫情防控和"人道万人捐"等募捐活动,定向捐赠862280元,人道万人捐303542元,物资捐赠39200元。

第三节　救护培训

1991年6月24日,县红十字会成立全县卫生救护训练领导小组,下设办公室,与县红十字会合署办公。

1992年10月,县红十字会工作人员前往宿迁市、泗阳县红十字会考察学习卫生救护培训经验。

1996年,举办机动车驾驶员红十字会法律法规、急救常识培训班26期,受培训2.6万人次。

1997~2001年,联合县卫生局、县医学会,先后举办30个乡镇红十字会、卫生院卫技骨干、部分厂(矿)企业医务室医技人员急诊救护培训班,经考试合格者发放4项急救技术合格证书。共举办培训班5期,参训600余人次,颁发合格证书420份。

2003~2005年,每年组织1次全县驾驶员心肺复苏、外伤急救等救护知识培训。共举办培训班3期,参训620人,培训收入2.79万元。

2008年,在江苏天源服装有限公司举办心肺复苏、伤害现场救护、突发事件处理等方面救护知识培训班1期,参训职工150余人。

2013年,制订救护培训实施方案,购置各种教学器材,开展"万人学救护"培训活动。5月,县红十字会派出师资人员到县机关各单位采取上理论课和手动操作演示相结合的形式,手把手教学救护知识,让机关参训学员熟练掌握救护新概念、心肺复苏操作流程、止血、包扎、固定、搬运的原则和方法。全县举办救护员培训班26期,普及培训班36期,培训9002人,占年任务数120%;完成培训救护员1327名,占年任务数147.4%。

2015年，县红十字会与县安监局合作对电工、烟花爆竹经营者进行救护员培训，参训120人；与县残联合作，在残疾人托养工作人员中开展教护员培训，参训50人；与县教育局合作，对全县各学校150名体育教师开展救护员培训；开发区企业培训特殊岗位60人；培训消防队员30人；集中培训盱眙中学高一新生600余人。

2016~2021年，将红十字应急体系建设纳入政府应急体系建设规划，主动融入政府防灾减灾救灾工作体系。开展进机关、进社区、进校园、进企业等应急救护员和应急救护普及培训，全县共培训救护员近5千人次、普及培训近6万人次，连续5年超额完成市下达目标任务。公共场所配置体外除颤仪（AED）27台。

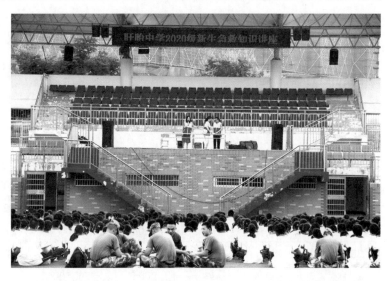

2020年8月21日，县红十字会为盱眙中学新生开展急救知识培训　　　　　　　　　　　　（陈再文/提供）

第四节　无偿献血、造血干细胞及遗体器官捐献

1997年5月30日，组织全县基层红十字会参加中国红十字会"纳达康杯"无偿献血知识竞赛活动，印发竞赛试卷3000余份。

1998年12月10日，全县第一批5名志愿者无偿献血，拉开无偿献血序幕。

2000年5月8日，与县卫生局、县中心血库、县人民医院、县中医院联合举办"五·八"世界红十字纪念日血液安全宣传活动，散发宣传资料600余份，免费义诊、血型鉴定、咨询服务500余人。至12月8日，全县无偿献血总量4.26万毫升，占临床用血总量7.1%。

2001年，县卫生局机关及县直卫生单位100余人参加无偿献血体检和献血，全县无偿献血总量12.26万毫升。

2002年，副县长兼县红十字会会长蔡莉带头献血，县卫生局机关及县直医疗卫生单位红十字会会员100余人献血。全年无偿献血20万毫升。

2003年，全县城乡开展《中华人民共和国献血法》宣传活动，散发宣传资料6000余份，为800余名群众免费义诊、鉴定血型和咨询服务。

2004年，马坝镇、维桥乡、穆店乡、河桥镇采血点无偿献血2055人次，献血总量41.1万毫升。全年参加无偿献血体检2950人，合格2880人，献血2809人，献血量56.18万毫升，占临床供血总量83%。2005年，县红十字会获市红十字会无偿献血先进集体奖。

2006年1月4日，县政府办公室印发《关于2006年度无偿献血志愿者参加无偿献血时间安排的通知》，要求各乡镇、各单位组织无偿献血志愿者，完成献血任务。5月10日，无偿献血宣传日，现场采血30人。5月27日，在县城区举办造血干细胞捐献仪式，志愿者现场采血108人。6月14日，举办大型街头义诊、咨询活动，现场采血43人。县红十字会将无偿献血逐步向农村辐射，赶集12次，现场采血420人次，献血8万毫升。全年共采血3447人次，总量85.716万毫升，其中街头献血2427人次、单位献血1020人次。供血81.019万毫升。

2007年1月12日，盱眙县第四中学学生因患脑胶质瘤医治无效去世。生前，这位年仅15岁的少女在弥留之际,决定捐献自己的眼角膜,并成功使两位患者重见光明。她是全国年龄最小的人体器官捐献者。她的感人事迹先后被中央四套、东方卫视、江苏电视台、金陵晚报等多家新闻媒体追踪报道,并拍成电影《冬日的阳光》。

2008年,动员900多人,为汶川特大地震灾区义务献血18万毫升。无偿献血140万毫升,供血90万毫升。

1998~2008年盱眙县无偿献血量统计表

单位:毫升、%

年份	采血量(毫升)	无偿献血率(%)	年份	采血量(毫升)	无偿献血率(%)	年份	采血量(毫升)	无偿献血率(%)
1998	652800	3	2002	671800	28	2006	894980	100
1999	663400	7.1	2003	687000	67	2007	1084300	100
2000	652900	9	2004	698200	100	2008	1420000	100
2001	661800	13	2005	839250	100			

2009年5月,在穆店乡组织造血干细胞捐献血样现场采集活动,70名志愿者当场接受抽血取样。

2013年5月8日,举办造血干细胞捐献知识讲座。全县再动员9人,其中进入高分辨4人、体检2人、实现捐献1人。5月17日,盱眙第二例造血干细胞捐献者沈伟老师赴南京成功进行捐献。开展捐献造血干细胞志愿者集中采样活动,采集血样120余份。县红十字会和县血站联合招募造血干细胞志愿者20余人。

2015年,招募造血干细胞志愿者115人,初配14人,再动员16人,体检高分辨4人。器官捐献2例。

2021年,宣传献血和造血干细胞捐献无损健康理念,倡导遗体及器官捐献。全年无偿献血者约7100人,献血2.4吨以上。至年底,全县近400多份造血干细胞血样进入中华骨髓库,其中5位捐献者成功捐献造血干细胞;遗体器官登记捐献者近800人,完成遗体捐献2人,器官捐献10多例。

第五节　爱心济困

1995年,相继召开各级红十字会负责人会议,启动博爱送万家工程。全年共救助五保户、特困户15人次,2000余元。

2002年,向仇集镇缺衣少被贫困户捐赠衣服1卡车、棉被100床。2003年,先后捐送淮河镇牛头村灾民棉袄200件,管镇范岗村特困户棉衣50件,鲍集乡洪新村贫困户棉被200床、棉衣161件。

2005年5月,组织红十字会专家门诊部员工赴旧铺镇敬老院为老人免费体检、看病,每人赠送一床棉被、一份食品和水果。9月16日,中秋节前夕,前往盱城镇城北社区淮河边老船塘一带看望慰问500多受灾户、特困户、低保户,送去大米、棉被等慰问品;组织盱城5个村115名红十字会会员、96名红十字志愿者,开展为特困户、孤残老人做好事送温暖活动。全年救助因病致贫户资金1.4万元。

2006年9月,盱城镇城北居委会兴办博爱超市,面向特困家庭,发放免费定额购物票。

2008年,全年共筹集32.61万元,支持特困户69家1.38万元;救助病人29人11.14万元;救助家庭贫困学生25人,资助2500元;组织救护活动3次,救护58人;为汶川特大地震募捐92.87万元、物资折款6.24万元。

2013年,贯彻落实省政府办公厅《关于做好春节期间困难群众生活安排有关工作的紧急通知》精神,成立"博爱送万家"活动领导小组,春节前为困难群众送去慰问金、棉被、毛毯、大米、食用油、棉衣等;上门看望城乡大病患者50余人,发放救助金8.6万元;看望公安系统特困大病民警39人,发放慰问金5万元;春节期间发放物资折合人民币6.57万元,发放慰问金34.75万元。全年救助因病致贫困难家庭3243户109.73万元。

2016～2020年,每年在全县党政机关和企事业单位中组织开展"人道万人捐"活动,全县共募集善款100多万元,受救助困难群众近万人。先后实施上级红十字会"博爱光明行""三下乡""三进三帮""小天使"助孤、社区帮扶、阳光扶贫等救助工程。其中:争取中国红十字基金会"小天使基金""博爱光明行"等救助项目资金10余万元,为全县500多名白血病和白内障老人带来光明、送去温暖;2019年12月4日,县红十字会与县民盟支部到仇集中学开展以"关爱留守儿童　携手奉献爱心"为主题的关爱留守儿童捐赠活动,捐赠一部"爱心电话"和价值

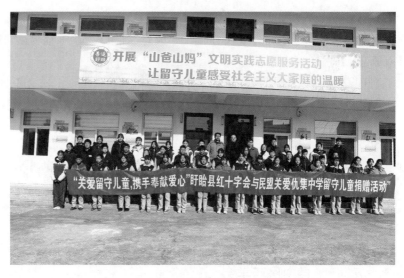

2019年12月4日,开展关爱留守儿童捐赠活动

（陶红梅/提供）

7000元的学习、体育用品,40名留守儿童获赠20000元的助学金,举行"红十会与民盟"共建活动室揭牌仪式,举办一场主题为"点亮心灯　做阳光少年"的心理健康知识讲座。

2021年,开展"博爱送万家""夏季送清凉""情暖中秋·善行盱眙""博爱家园"和"博爱光明行"等走访慰问、义诊和志愿服务活动,给空巢老人、留守儿童、残障儿童等特殊困难群体送去关爱,受益3000多人次。

第二章　卫生学术团体

第一节　组织机构

一、淮南行署医务工作者协会盱眙分会

1941年初,淮南抗日民主根据地建立,淮南津浦路东行署决定成立"淮南行署医务工作者协会",路东八县均成立分会,盱眙也相应成立"医务工作者协会盱眙分会",有张子徵、周敬石等数十人参加。

二、盱眙县医务工作者协会

1952年,盱眙成立县医务工作者协会,主任杨思义,副主任宋孝先、毛锦堂、夏万钧。协会设有组织部、学术部和总务部,配专职干事1人,办公地点在县卫生科。同时成立临城、马坝、旧铺、坝老、高庙、仇河6个区医学分会,下设小组。全县有会员196人（中医96人、西医80人、针灸师20人）、医协小组26个。1953年,更名为县卫生工作者协会。60年代末中断。

三、盱眙县医学会

1978年8月31日,盱眙县医学会成立,下设内科、外科、妇产科、五官科、卫生、药学、护理、检验、放射、麻醉、皮肤等12个学组,学会秘书由县卫生局医政科员兼任。

1983年,换届改选,吴玉川任理事长,廖成志、蔡永福为副理事长。

1987年,陈连生任理事长,周坚、廖成志、杨秉煌、蔡永福为副理事长。增设中医、中西医结合、急救、医院管理、卫生经济5个学组,医学会共有学组17个。

1993年,刘平任理事长,夏振文任秘书长。

2009年,李坚任理事长,办公地点在医政科。

2015年,王晓力任县医学会理事长,干文武任副理事长,陶红梅任副秘书长,会员568名,当年新发展会员56名。

2018年,发展新会员31人,组建外科专业分会。葛云任理事长。

2021年,加强组织建设,申报市医学会相关专业学会委员16名。发展新会员42名。

四、盱眙县卫生系统离退休卫生工作者协会

1999年,盱眙县卫生系统离退休卫生工作者协会成立,袁树清任会长,会员125人。

五、盱眙县中医药学会

2001年11月26日,盱眙县中医药学会成立。会员134人,其中中医临床86人、中药调剂40人、中医护理3人,中医大中专以上学历60人。

六、淮安市医师协会盱眙分会

2015年12月,淮安市医师协会盱眙分会成立,会员940人。县医学会副秘书长陶红梅兼任分会秘书长。

2021年,会员1100余人,申报市医师协会专科分会专业委员18人。

第二节　团体活动

1944年,淮南路东行署医务工作者协会在盱眙张洪营时家集召开大会,医务工作者协会盱眙分会派出张子徽、夏海珊、周敬石、陈泽民、蔡镜成、方志中、龙海山7位会员参加会议。会上新四军卫生部副部长、医协会理事长宫乃泉作重要讲话。盱眙会员、知名中医、穆店乡绅张子徽在大会发言。

1953年9月,县卫生科召开县卫生工作者协会会员代表大会,参加会议的正式代表56人,列席代表26人。会议传达贯彻全国卫生工作四大方针,部署当前工作,讨论并通过《卫生工作者协会章程(草案)》,改选组织。

1954～1978年,县卫生工作者协会不定期召开全体会员大会,交流经验,学习新的先进技术,表彰模范医务工作者。

1978年,县医学会每月开展一次学术活动。

1980年,县医学会联合县医院举行学术年会,特邀省工人医院、省肿瘤研究所、省医学科技情报所等单位、教授到盱眙讲学。

1984年6月,县爱卫会、县医学会、县防疫站联合创办《盱眙卫生》刊物,内部发行。1985年底停刊,共发刊18期。

1991年,洪涝灾害期间,县医学会组织全县医务工作者为灾区群众开展健康咨询及义诊活动。

1996年,县医学会开展学术交流活动,举办不同类型的大型学术讲座4期。

2003年,县医学会开展以"依靠科学,战胜非典"为主题的科普宣传周活动,组织医务工作者走上街头,深入农村,向群众发放"非典"预防资料,义诊服务1.1万人次。

2009年11月25日,市医学会在盱眙举办医学检验新技术研讨会,全国煤炭医学检验中心教授唐澄清、

苏州市二院教授杨永青做专题讲座。县医学会开展大型义诊进社区活动,组织20多名医务工作者到盱城城北社区、仇集、王店等开展义诊活动。

2014年,县医学会以甲型H1N1流感、手足口病、人感染高致病性禽流感等重点传染病防治知识培训为重点,举办师资培训班,5月中旬组织人感染H7N9禽流感防治应急演练,做好应对突发公共卫生事件技术准备。县医院配合市卫生局先后承办内分泌学科和消化学科年会。县中医院举办心血管诊疗指南培训班。

2015年,全年举办肺部感染抗生素合理应用、心力衰竭诊治进展、压疮的预防与护理等学术讲座12次。依托省医学会,举办为期4个月的基层乡村医生"糖尿病诊治"培训班。配合市医学会承办继续医学教育巡回讲学2期。承接台湾快乐医疗团惠民义诊。开展"健康走基层 名医百村行"卫生纪念日义诊活动,发放健康防病宣传材料1500份。

2016年,共举办各级各类学术活动18次,参加2000人次。组织6次卫生科普和义诊咨询活动。盱城卫生院副院长赵文龙出席江苏省医学会第十次会员代表大会。配合市医学会做好27个专科分会换届工作,推荐符合条件35名医生申报相关专业学会委员。承办市继续教育巡回讲学活动,每季度1次。

2017年9月30日,葛云、干文武、陶红梅、张卫东、胡立平、何占德、赵文龙、赵长松、赵钧当选市医学会第十次会员代表并出席大会,县卫计委主任葛云当选常务理事,县卫计委副主任干文武、县医院院长张卫东当选理事。

2018年,举办医院学科建设发展论坛暨国医名师大讲堂活动,邀请北京、上海、广州、南京等国内知名专家到盱眙讲学。举办第三届都梁内分泌论坛暨糖尿病基层医师培训班,市医学会内分泌分会委员、全县糖尿病基层医师和县医院医护人员200余人参加培训。县中医院开展"中医药健康文化就在你身边"活动。8月,组织广大医师开展庆祝首个"中国医师节"活动。推荐第四届江苏省"优秀基层医师"1人参加省卫健委医师节表彰活动。12月,北京西城区农工党专家到盱眙讲学并到天泉湖卫生院为当地群众义诊。选送优秀论文28篇参加市第17届自然科学论文评比。全年承办市级继续医学教育巡回讲学活动5期。

2019年8月,江苏省医学会到盱眙开展送医下基层活动,南京鼓楼医院李敬伟主讲《卒中中心构建与管理》。9月,承办市级医学人文知识巡回讲学活动。11月,首次在马坝卫生院开展市级继续教育项目——基层糖尿病诊治进展学习班。

2020年1月,在黄花塘新四军军部举行淮安市医师协会心身医学专业委员会成立仪式上,盱眙县陶红梅、龙元良、洪成当选为专业委员会委员。9月13日,市医学会在马坝卫生院举办"微创技术基层医院实践"研讨会,150人参加。疫情期间,陶红梅深入一线,为县中医院进驻隔离病房医护人员、国家电网特高压盱眙站隔离后勤人员、马坝镇石桥村失独家庭做心理健康辅导讲座。全年配合市医学会做好换届及新成立专科分会委员推荐工作,推荐免疫风湿、全科医学、呼吸、传染病等11个专科分会委员23人;结核病、糖尿病、脑卒中、创伤、血管外科5个新成立专科分会委员9

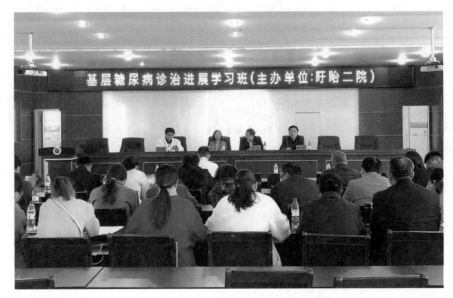

2019年11月9日,马坝卫生院首次举办"基层糖尿病诊治进展"市级继续教育项目

人;冠心病学组,高血压、心衰学组,心电学组3个新成立学组委员各1人。共举办省市级以上学术活动21次,约1500人次参加。

2021年,发挥医学科技工作者的专业能力和医学科技的力量,组织广大医务工作者抗击疫情。开展医学教育线上培训1000余人、市级继续教育项目4场。

第三章　医药产业

第一节　药品生产

一、盱眙县医药公司加工厂

1956年,盱眙县医药公司成立,内部设有中药材加工厂。初期,一边不断派员外出学习,一边开展加工业务。设备简陋,每年加工的品种仅几十种,重量不足1万公斤。

1979年起,扩大加工厂房,添置设备。

1984年,该公司中药加工厂加工的饮片在淮阴市质量评比中获第三名。

1987年,厂房200多平方米,有切药机、筛药机、粉碎机、制药机、磨刀机、炒药机等11台套设备,每年加工品种有235种,重量达8万公斤以上。

1995年,停产。

二、盱眙县制药厂

1958年,在县城南郊建立制药厂,系集体企业,主要生产仙鹤草素。

1960年,生产中西药品150余种,产值16.7万元。该厂因产品质量不过关,1962年停办。

1970年,江苏省卫生厅投资30万元,在盱城镇淮河东路筹建国营盱眙县制药厂,1972年竣工投产。生产野马追糖浆,该产品是与南京药学院、淮阴地区药检所、镇江中药厂等协作研发。野马追又名轮叶泽兰,是盱眙县地产中草药,含黄酮,有镇咳、去痰、平喘功能。

1975年,县制药厂在江苏医院、淮阴地区医院、镇江地区卫生防疫站等协作下,研制出蟾酥注射液。该产品对治疗急慢性化脓性感染、防治癌症有显著疗效。

1979年,蟾酥注射液获淮阴地区科技成果一等奖,江苏省卫生厅批准生产。野马追片剂通过国家鉴定。

1983年,县制药厂与南京药学院、江苏工人医院协作,研制出解痉新药——溴丁东莨菪碱。

1985年,县制药厂扩大生产线,生产中成药丹参注射液、柴胡注射液、板蓝根注射液、复方当归注射液、田基黄注射液、感冒退热冲剂、复方土槿皮酊、柘木糖浆、野马追片、野马追糖浆等19个品种,还生产5%葡萄糖注射液、10%葡萄糖注射液、5%葡萄糖氯化钠、盐酸普鲁卡因注射液、甘露醇注射液、苯甲醇注射液、溴丁东莨菪碱注射液、咳必清糖浆、菊明降压片等西药制剂。年生产大输液81万瓶,针剂3656万支,片剂6764万片,糖浆20吨,冲剂1吨。产值337万元,上缴国家税金16.2万元,盈利19.3万元。拥有固定资产126.5万元,生产设备92台套,全厂建筑面积8349平方米。野马追糖浆被评为淮阴市优质产品,销往全国各地,并出口新加坡、香港、马来西亚等国家和地区。

1988年,县制药厂停止生产野马追糖浆,年销售收入881万元,亏损134万元。

1993年,县制药厂生产的治疗肝炎新药茵栀黄注射液,被市政府列入开发新产品。

1994年,县制药厂投入100万元,新上一条生产线,生产茵栀黄注射液。

1995年12月1日,县制药厂划归县卫生局管理。

1996年,县制药厂生产非粉针注射剂6104万支、非缓释控片剂1140万片、大输液206万瓶、化学药品制剂7449.79万支,实现产值1038.2万元,销售收入808.3万元,利税总额负194.3万元。

1999年,县制药厂亏损严重,总负债1726万元,实行出售改制。

三、江苏安格药业有限公司

1999年,经县政府批准,县卫生局将县制药厂有效资产出售给广州安格企业发展有限公司,与总裁张航签订改制协议,县制药厂更名为江苏安格药业有限公司,职工400多人,为民营企业。12月正式运行。

2000年,公司停止生产茵栀黄注射液、大输液、针剂等。

2001年,投入50万元,恢复野马追糖浆生产线,新增复方丹参注射液、鱼腥草注射液、香丹注射液等药品,实现利润11333万元,税金689万元。

2004年,取得口服溶液剂、糖浆剂GMP证书。

2006年,公司生产的"香丹注射液"被省工商部门评为著名商标。

2008年,公司仅生产野马追糖浆,产值600万元,销售收入400万元,入库税金55万元。

2012年,采取"公司+基地+农户"模式,将全县中药材基地作为自己的材料源头,投入1500多万元用于中药水针剂车间GMP改造和中药指纹图谱研究。3月,公司成为全国首批中药注射剂新版GMP认证企业,生产的野马追止咳糖浆疗效极佳,鱼腥草注射液、香丹注射液、银黄注射液等产品在市场上成为抢手货。

四、江苏蒲金药业有限公司

2014年,盱眙江苏安格药业有限公司更名为江苏蒲金药业有限公司。到2015年,公司累计完成产值2亿元,销售1.5亿元,实现利税近2000万元,带动3000户农民致富。

2017年,江苏蒲金药业有限公司列入新增列统(规模以上)工业企业,从事中药产品生产和研究,具有小容量注射剂、口服溶液剂、糖浆剂3个剂型11个中药制剂品种规格,5个化学药品制剂品种规格,其中常年生产的品种规格4个。野马追糖浆、蟾酥注射液等产品走俏市场,蟾酥注射液纳入医保报销项目。

2019年,开票收入2.11亿元,入库税收976万元,获得国家高新技术企业称号,获批市级技术工程中心1个。

2020年,公司有职工68人,开票收入1.76亿元,入库税收671万元。主要产品有蟾酥注射液、野马追糖浆等。

2021年,公司注册地址为盱城镇淮河东路65号,主要经营小容量注射剂、口服溶液剂、糖浆剂、中药前处理及提取。树立蟾酥注射液专业品牌。批准药品16个品种。

五、盱眙县人民医院制剂室

1952年,县卫生院西药房调剂室配制红汞、紫药水、碘酒、硼酸、硫磺、衣克度软膏等外用药品。

1969年,建立制剂室,配制普通制剂和灭菌制剂。有药士1人、工人2人、瓦房10间220平方米,分洗瓶室、缓冲间、蒸馏室、灯检室。中药制剂分中草药饮片加工、丸散、糖浆、膏剂。江苏医院期间还生产野马追糖浆、乙脑合剂等,张能方还进行八角枫等中草药提取科研工作。

1985年,制剂室年生产大输液38768瓶,其他制剂1992瓶,产值51442.64元。

1987年,制剂室改造,增添洗瓶机、冲瓶器、输送带、输液灌装机、消毒柜等,配制酒精、消毒液、大输液和一般点滴、外用药等普通制剂,创产值2.6万余元。

1990年,新建制剂室520平方米,新置一套自动生产流水线。每周生产大输液2～3次,每次生产800瓶左右,基本满足临床需要。普通制剂50～60种,经市药品检验所多次抽检,合格率85%以上。

1993年,市唯一一次大输液抽检评比时,获全市大输液质量评比第一名,受到市、县卫生局和医院嘉奖。

2003年,因市场饱和,大输液停产。

六、盱眙县皮肤病性病医院制剂室

1987年,县皮肤病防治所申报医疗机构制剂室,获省级卫生行政部门审核批准。制剂室主要生产酊剂、乳膏剂、软膏剂、洗剂、搽剂、涂剂、散剂等10个品种外用制剂。

2002年底,注册品种30个。

2005年,国家药监部门政策调整,市场流通相同品种,医疗机构制剂室不再予以批准注册,仅注册复方间苯二酚酊、复方炉甘石洗剂、新霉素氢化可的松乳膏、去炎松尿素乳膏、醋酸地塞米松搽剂、痱子洗剂、醋酸去炎松维甲酸软膏、维生素E乳膏、阿昔洛韦乳膏、复方雷锁辛涂剂、雷锁辛硫磺混悬液、硫磺新霉素乳膏、复方咪康唑乳膏、三酸粉14个品种。

2010年7月～2015年12月,县皮肤病性病医院所被县中医院托管。其中2011年,在县中医院院内新建制剂室。2015年12月,县皮肤病性病医院与县中医院托管合同终止,恢复自主经营权。年底,经县卫生和计划生育委员会同意,制剂室迁址重建。

2017年,迁至盱城街道斩龙涧小区一区8幢,按GPP标准改建,投资近200万元,进行制剂室、洁净区施工,购置配制、检验、纯化水、空调净化系统(洁净度级别十万级)等设备。重建后的制剂室占二层楼房,办公区设在一楼180平方米;二楼420平方米,设配制、检验、库房等相关功能间,其中洁净区288.5平方米(配制区229.3平方米、检验区59.2平方米)。11月,一次性通过现场检查验收。12月12日,省食品药品监督管理局颁发新医疗机构制剂许可证。

2018年1月,恢复制剂生产,招编内药学专业本科生1人。

2021年,医疗机构制剂品种再注册于10月下旬经市药监检查分局审核,并报送至省药品监督管理局审批。配制制剂60多批次,制剂收入超135万元。

第二节　药品经营

一、民国时期的药品经营

民国期间,每年药材的收获季节,盱城的永寿堂、泰山堂、大生堂、种德堂等7个大药店便在大小集镇公布收购药材品种、规格、价目,进行收购。盱城泰山堂是最大的一家药店,经营药品有800多种,批零兼营,主要收购地产药材柴胡、桔梗、沙参、地骨皮、何首乌、白头翁、丹参、紫银花、芡实、蒲黄、莲子、龙胆草等。该店除将药材加工用于门市外,主要转销到南京(水西门太和生药店)、镇江(打索街义昌润药草行)等地,年均营业额近万块银元。县城内的新泰山药店、仁寿堂药店也有数百担药材购销量。西高庙大生堂和汪兴吾药店,年均各收购丹参200余担,茵陈和金银花100余担。山东滕县叶崇德药店到盱眙专收龙胆草,年均收购200余担。全县年均收购其它野生中药材达300多个品种。马坝的黄天顺药店经营药材600多种,何文仲药店经营药材400多种,姚永红药店经营药品300多种。旧铺的长春堂药店,年营业额在250块银元左右。

盱眙先后有12家西药店。经营品种主要有仁丹、济众水、万金油、磺胺、碘片、奎宁、苏打、红汞、胶布、药棉等,1938年1月,日军侵犯盱城,7家药店毁于火海,药业凋敝。

抗日战争胜利后,泰山堂重振旧业。蔡太和药店有200余种药材,年营业额近千块银元。其间,抗日根据地的区、乡保健堂(室),免费供应药品,为当地贫苦农民治病。

二、新中国成立之后的药品经营

1953年，县供销合作社设有西药零售部，全系统设立收购药材网点，收购中药材1.41吨。

1956年，县医药公司成立后，负责药品经营。收购中药方法，除医药公司与各供销合作社定点收购外，还在古城、仇集设点收购。年收购量一般约20万~25万公斤，野生药材占90%以上，品种130种左右。西药以外购为主。

1958~1960年，在药材收购方面主要是结合农业季节，大忙小搞，小忙大搞，季节性品种，采取固定、流动相结合的方法，收购各种药材239万多斤，投放资金28万余元。

60年代，三年经济困难时期，商品经济发展受阻，药材收购亦受影响。直到"文化大革命"后期，才按不同等级购销中药材，县医药公司西药销售额在38万~88万元之间。

1976年，县医药公司收购地产药材150多个品种，约56.5万公斤，其中全国紧缺的名贵中药材蜈蚣115万条、猫爪草1.05万公斤。

1983年，收购108种地产药材517.5吨33.6万元，其中植物性药材占84.2%，其余为动物性药材。

1984年，县政府转发县卫生局《关于加强中药材管理工作的意见》，强调中药材是防病治病的特殊商品，必须由县医药管理部门统一计划、统一管理、统一经营。

1985年，全县收购中药材150种38.8万元。县医药公司营业场地2000平方米，销售311.6万元。

1987年，全县收购中药材754种38.8万元。西药销售额458万元。

1993年，收购地产药材90个品种98792公斤32.5万元，销售额45.16万元。县医药公司被省药材公司授予"中药材生产收购先进单位"称号。

1995年，中药材收购达110多个品种19万公斤，销售额64.5万元。7月，在旧铺设立医药批发供应站。12月1日，县医药公司划归县卫生局管理。

1998年，县医药公司以经营药材、中成药、西药、医疗器械、化学试剂、玻璃仪器6大类商品为主。是盱眙县唯一合法的医药三级批发企业，下设4个经营批发站，7个零售药店。库存商品6000多种，拥有固定资产492万元，流动资产256万元，其中自有资金3.1万元。公司职工152人，其中各类技术人员86人。地产药材销售额70多万元。西药以外购药品为主，地产西药主要有普鲁卡因、葡萄糖氯化钠、溴丁东莨菪碱、甘露醇、田基黄、苯甲醇、磺酊、十一稀酸癣药水、咳必清糖浆、人造补血药、菊明降压片等供应。

2003年9月，县卫生局对县医药公司进行改制，以有效资产出售形式完成县医药公司改制。

2007年12月，成立盱眙百草堂医药连锁有限公司，主要经营药品零售、医疗器械、保健食品零售、预包装食品、乳制品零售、洗化用品销售、消毒用品零售等，在职员工100人。

2019年11月20日，百草堂医药连锁有限公司办理互联网药品信息服务资质证书。全县有药店212家。

2021年，百草堂医药连锁有限公司拥有零售药店50余家，员工400多名，经营品种5000余种，是该地区最大的药品零售连锁企业。开展免费会员卡办理、免费检测血压、代购药品、送药上门、医疗器械使用指导、社区义务健康咨询等。

第三节　医疗器械生产

一、省属红旗医疗器械厂

1972年，原"江苏医疗器械厂"由无锡迁至盱城镇二山，易名"江苏红旗医疗器械厂"。全厂在册职工319人，厂房1569平方米，机械总动力1711.08千瓦，拥有生产机械450台套。为全国生产医疗器械六大厂家之一，产品销往全国20多个省、市、自治区，其中水浴锅等销往国外。主要产品为各种规格注射针头、培养箱、干燥箱、阴道镜、同位素扫描仪、蒸馏箱、水浴锅、听诊器、消毒皿等10多种。

20世纪70年代,主要生产医用注射针头、针头盒、止血钳等。

80年代后,规模逐步扩大,生产干燥箱、培养箱、阴道镜、水浴锅、同位素扫描机、高频治疗机等10余个产品,其主要产品销往全国20多个省、市、自治区。其中水浴锅在1982年江苏省质量评比中获第一名,打入国际市场。

1985年,生产的医用注射针头获淮阴市优质产品证书,年生产医用注射针头3000万只、水浴锅5000余台、其他医疗器械214万件,产值216万元,占全县机械工业总产值10.6%。

1986年,该厂更名为"江苏医疗器械厂",是江苏省唯一一家医疗器械工厂。全年生产各类注射针头174.6万盒、听诊器4356万台、煮沸消毒器5000只、手术器械10000件,实现产值248万元,利税41万元。

1993年,投入50万元扩大生产线,全年生产"里可达注射针头"40.43万打,普通人用注射针头1.65万盒,兽用针头7.2万盒,听诊器3.3万台,年产值289万元,出口创汇172万元,利税62万元。

1994年,新研制生产国内新型产品"数字式电子洗胃机"用于临床。

1996年,因企业经营不善,亏损严重,全面停产。

1997年8月,江苏省医疗器械厂实行产权制度改革,成立股份制企业——江苏省环庆实业有限公司。年底,成立淮安市华东医疗制造有限公司。

2002年,环庆、华东联合成立"华强医疗器械厂"。投入1500万元,新上一条一次性输液器生产线。

2005年12月,县政府依法同意江苏省医疗器械厂进行破产保护。

2007年,华强生产的消毒器、注射器、一次性输液器等产品,80%销往南美洲和东南亚地区。

2021年,华强医疗器械厂位于县经济开发区内,主要生产一次性使用输液器、无菌注射器、无菌注射针、静脉输液针等。

二、康宁医疗用品厂

1986年底,筹建"康宁医疗用品厂",厂址盱城镇山口门村。

1987年,建成投产,为民营企业。拥有厂房34间1000多平方米,职工近百名,生产机械8台套,机械总动力30千瓦,固定资产25万余元。主要产品是医用一次性输液器,年产量3000万支,创产值97万元,上缴国家税金2.39万元,盈利9.7万元。

1995年,投资1000万元,生产一次性输液器1000万套,产值405万元,利税41万元,产品获得市优质产品奖。

1996年,一次性输液器出口东南亚。

1997年,改名为"康宁医疗用品有限公司",年生产一次性输液器160万套。

2003年,更名为"蔚百世医疗器械有限公司",迁址县工业园区。

2004年,投资3000万元,新建厂区和生产线,主要生产一次性输液器、一次性注射针及医疗器械等。

2007年,销售收入7280万元,纳税330万元,步入列统工业企业行列。

2015年,被县委县政府授予工业经济突出贡献企业。

2021年,产品有一次性使用输液器、一次性使用输血器、一次性使用无菌注射器、一次性使用齿科针、一次性使用静脉留置针、一次性使用泵用输液器等,主要销往欧洲、中南美洲、东南亚、中东、非洲等国家和地区,特别在欧洲市场得到认可。

第十七篇　卫生应急

　　1950年，全县发生严重灾荒，盱眙县组织24支医疗队，配合滁县专区和南京分别派来的医疗队深入灾区为民治病。之后，每遇重大自然灾害，县卫生部门都要派出医疗队奔赴灾区防病治病，确保灾区无疫。

　　2003年以来，盱眙县卫生应急工作经历从起步创建到稳步发展的过程，建立健全社会预警体系，形成统一指挥、部门协作、经费提供、预案完备、物资储备、运转高效的卫生应急机制，为处理、应对突发公共卫生事件提供保障，成功处置特大洪涝灾害、重大污染、传染病暴发、食物中毒等公共卫生事件。2014年建成省级卫生应急示范县。2018年成功应对"金湖疫苗事件"的影响。

　　2020年，以新冠肺炎疫情防控工作为契机，推进完善公共卫生应急管理体系、公共卫生预案体系、疾病预防控制体系和重大疫情救治体系建设，县委、县政府成立新冠肺炎疫情联防联控工作指挥部，坚持"外防输入、内防反弹"总策略，建立联防联控机制，疫情防控取得零确诊和零疑似。通过省级卫生应急示范县复评审。2021年，常态化开展新冠肺炎防控，成功处置3起疫情，未发生本地二代病例。

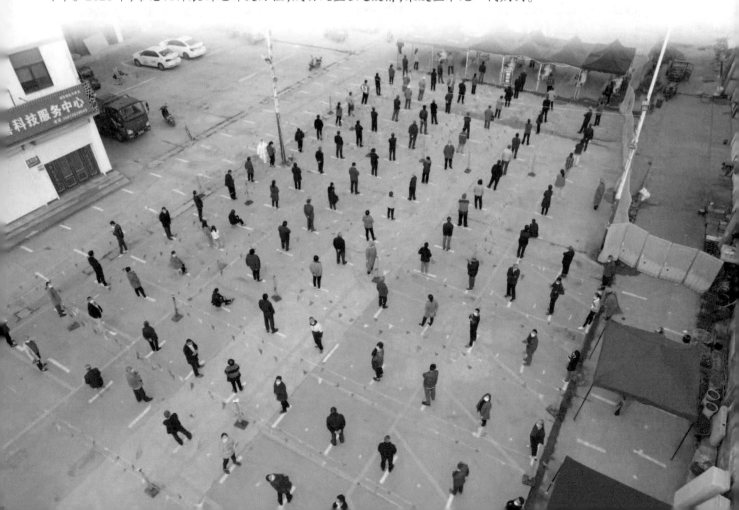

第一章　卫生应急管理

第一节　卫生应急体系

2003年以前,县域没有卫生应急机构,出现突发事件,实施临时动员。如1994年,淮河盱眙段遭受来自上游的大污染,全县成立"抗旱、抗污染、防病治病工作领导小组",组建应急小分队。

2003年,应对"非典"疫情,国务院颁布实施《突发公共卫生事件应急条例》,县政府成立突发公共卫生事件应急指挥部,县卫生局成立以主要负责人为组长,分管领导为副组长及各医疗卫生单位为成员的突发公共卫生事件应急领导小组,设立卫生应急办公室,负责全县突发公共卫生事件的预防和应对工作。各级医疗卫生机构成立预防"非典"防治组织,实行24小时卫生应急值班制度。

2004年,全县医疗卫生机构开通应急管理和传染病网络直报系统,形成覆盖全县的卫生应急管理监测网络。

2005年,全县公共卫生体系投入5754万元,新建改建防保、医疗用房,购置各种诊疗、预防、监测、卫生监督仪器设备200多台件,配备卫生监督、疾病控制、医疗救治车辆17辆,应对突发事件能力得到增强。

2007年,县卫生局设置卫生应急办公室,配备专职人员。

2008年,县医院、县中医院、县疾控中心、县卫生监督所均成立卫生应急办公室。全县完善和组建卫生应急队伍。

2011年,县政府将卫生应急体系建设列入全县国民经济和社会发展总体规划,纳入突发公共事件应急体系建设"十二五"规划和政府目标管理体系,制定、修订《盱眙县卫生应急队伍管理办法》《盱眙县卫生系统卫生应急预案管理办法(试行)》《盱眙县突发公共卫生事件风险评估工作方案》《盱眙县卫生应急培训和卫生应急演练工作计划》《盱眙县卫生应急基本物资储备目录》等一系列文件,明确卫生应急管理的目标任务、工作标准和推进措施。

2012年,成立县120急救中心,与市急救中心联网运行,院前救护车辆30部,各医疗卫生机构均储备卫生应急基础物资,制定并落实储备、物资采购、保管、领用、补充、更新、安全等制度。

2013年,各乡镇人民政府都成立卫生应急领导组织,各行政村(居)、辖区重点企事业单位都设有公共卫生信息员。辖区二级以上医疗机构、县疾控中心、县卫生监督所均有相应科室负责卫生应急管理;一级医疗机构设置应急办15个,19个乡镇(街)卫生院均有1~2名从事应急工作的专业技术人员。全县形成"分类管理、分级负责、条块结合、属地为主"的卫生应急管理体制。

2014年,建成县卫生应急指挥系统和视频会商系统。县卫生局组建由26名专家组成的卫生应急专家咨询委员会,相继成立紧急医学救援、突发急性传染病防控、食品和饮用水突发事件处置、突发中毒事件处置、核和辐射事件处置等6支专业卫生应急处置队伍,定期组织业务培训,多次开展协调联动、快速有效处置的卫生应急演练活动。县、乡镇(街)、村(居)三级卫生应急网络体系常规运行。盱眙县建成省级"卫生应急工作示范县"。

2015年起,完善全县卫生应急体系,突出决策指挥、应急处置、监测预警等关键环节,创新体制机制,建立具有自身特色的卫生应急工作模式和"一体化决策指挥、多层次应急处置、全覆盖监测预警"的卫生应急

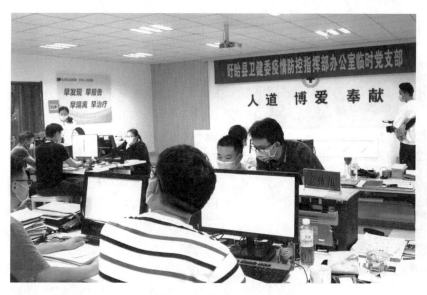

2020年，县疫情防控指挥部办公室

工作机制，提升预防和应对各类卫生应急突发事件能力。

2020年，以新冠肺炎疫情防控工作为契机，推进完善公共卫生应急管理体系、公共卫生预案体系、疾病预防控制体系和重大疫情救治体系建设，完善卫生应急处置流程，加强重大疫情应急指挥机制建设，建立预警研判评估机制，健全联防联控工作机制，推进卫生应急信息化建设，梳理更新卫生应急专家库和卫生应急专家委员会，全面提升重大疫情防控能力。

2021年，推进公共卫生应急管理体系建设，健全完善卫生应急队伍，建立健全联防联控、群防群控机制，加强培训演练，加大卫生监督执法检查，做好卫生应急物资储备，不断提升应急处置能力。

第二节　应急预案和演练

2000~2002年，全县先后制定《盱眙县突发公共卫生事件应急预案》《突发公共事件医疗卫生救援应急预案》两部专项预案和应对流感大流行、急性职业中毒、手足口病防治、人感染H7N9禽流感等单项预案。落实县医院、县中医院、县疾控中心、县卫生监督所等单位的应急工作职责，县疾控中心制定44种相应的技术方案，各乡镇、各重点单位也按要求制定符合各自实际的应急预案，为突发公共卫生事件的处置提供技术支持。定期组织开展疾病防控、食品安全等卫生应急综合防控演练，重点检验应急队伍快速响应、应急物资储备调配、事故现场调查处理等。

2003年，制定《2003—2004年度全县卫生系统传染性非典型肺炎防治工作预案》《盱眙县非典防治应急预案》《盱眙县突发公共卫生事件应急预案》等，组织卫生应急综合演练，成功处置1例传染性非典型肺炎病例。

2004年7月，县政府办公室下发《关于印发盱眙县突发公共卫生事件应急预案的通知》。

2007年7月，县政府办公室下发《关于印发盱眙县突发公共事件医疗卫生救援应急预案的通知》。

2009年5月17日，县卫生局组织医疗卫生单位开展甲型流感防控工作

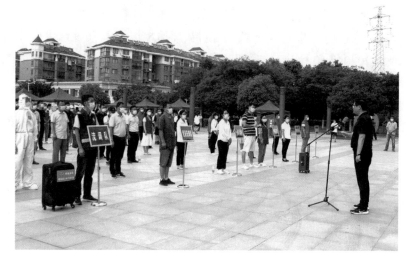

2021年8月7日，全县开展疫情应急处置演练，县委书记邓勇作动员讲话
（严　倩/提供）

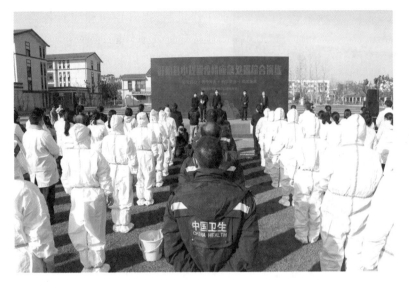

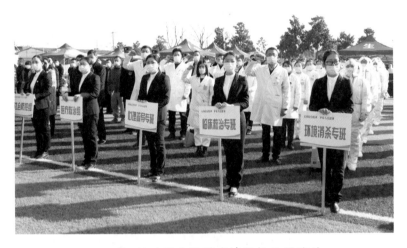

2021年,盱眙县小规模疫情防控处置演练

演练,模拟1名在美国留学生放假回盱眙出现发热、咽痛等感冒症状前往桂五镇卫生院就诊,通过预检分诊、发热门诊、疑似病例报告、流调、消毒、病人转运、定点医院收治等全过程演练,在事前不通知情况下,真实考评各单位在疫情报告、快速反应、诊疗流程规范、个人防护等方面的应急能力,演练工作取得圆满成功。

2013年,制定预案2个,技术方案、规范1个。

2014年5月,举办"盱眙县第十四届中国国际龙虾节应急保障综合演练",有10支队伍参加。组织县卫生系统"人感染H7N9禽流感重大疫情应对演练"。8月,开展"流感大流行桌面推演"。

2018年8月,县政府办公室下发《盱眙县突发事件总体应急预案及各专项应急预案》,完善《盱眙县突发公共卫生事件应急预案》和《盱眙县突发公共事件医疗卫生救援预案》内容,开展卫生应急知识"六进"宣传、卫生应急培训及演练、卫生应急培训班8期。

2019年10月,县卫健委举办诺如病毒感染暴发疫情桌面演练,针对诺如病毒感染暴发疫情不同阶段对参演小组提出问题。县卫健委、县疾控中心10余人作为受练人员组成疫情报告、流行病学调查、采样检测、消毒、评估5个小组,演练结束后评估小组进行现场点评。

2020年10月10日,县医院举办新冠肺炎疫情防控应急预案演练,演练模拟一位境外归来人员居家隔离期间,出现体温异常到医院就诊。根据《新冠肺炎疑似患者救治应急预案》,患者入院后经预检分诊筛查流行病学史,由预检分诊人员做好防护后将其带至发热门诊就诊,进行核酸检测、CT检查等流程。符合新冠肺炎诊断的疑似患者,接诊医师直接上报医院新冠肺炎防治工作领导小组办公室,将患者收入隔离病区,并进行应急预案演练总结,增强医务人员对新冠肺炎疫情应急防控处置能力,做好秋冬季疫情防控工作。全年印发转发各类防控方案指南、文件114个。开展新冠肺炎疫情防控应急演练16次。

2021年,出台《关于完善疫情防控体制机制健全公共卫生应急管理体系的实施方案》《盱眙县突发公共卫生事件应急预案》等预案。2月、8月、11月,县疫情防控指挥部办公室分别开展新冠肺炎防控综合演练,多部门积极参与,为应急处置工作打下坚实基础。做好大规模核酸检测准备,全县设置217个采样点,开展18次核酸检测实战演练。

第三节　突发卫生应急事件处置

一、救灾防病

(一)1950年严重灾荒

1950年春,全县发生严重灾荒,10个区,有7个重灾区,3个半灾区。70%农民断炊,因灾致病的占30%~40%。县委成立县、区、乡三级生产救灾指挥机构,全县组织24个医疗队,配合滁县专区派来的3个医疗队40多人和南京派来的1个医疗队21人,深入灾区为民治疗疾病。经过共同努力,安全度过严重灾荒。

(二)1959~1964年自然灾害

1959~1964年,盱眙连遭旱涝风暴等自然灾害,加之"一平二调""高征购"

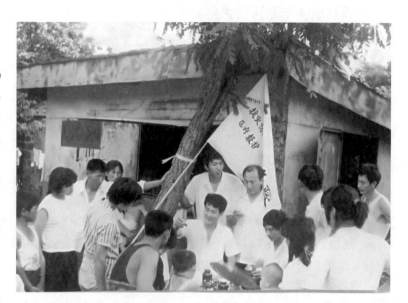

1991年,县中医院医疗小分队在灾区开展义诊

"瞎指挥"的错误影响,全县经济较为困难。1959年遭受旱灾,成灾43.8万亩,粮食比上年减产3755万公斤,减产35.7%,社员口粮下降42.5%。到1960年春季,农村有91.6%的人口缺粮,营养不良病人增加。县委和县人民委员会对患浮肿病、消瘦病、妇女子宫下垂病等病人和产妇每人每月补助0.5公斤油、0.5公斤糖,每天补助0.5公斤粮。1961~1963年,连续遭受旱灾、大风、霜冻等灾害,成灾面积分别为49.9万亩、42万亩和80.4万亩,造成粮食连年减产。1963年,粮食产量只有6509万公斤,比1960年减产26.8%,社员口粮加上返销粮人均在120~125公斤之间。县党政机关带头计划用粮,带领全县人民大种瓜菜,实行"瓜菜代"。三年间政府拨出医疗费61585元,治疗病人20171人次。1963年的灾情又造成1964年春荒,全县缺粮4万多户,18万多人,占总人口60%。4月底,发现浮肿病近万人、消瘦病5842人、妇女病2079人,其他严重病5258人。县委、县人委对上述病人补助粮食50万公斤,食油9730公斤,对产妇补助1922人次,补助粮食16750公斤。此外,组织医生治疗,发放救灾经费37.2万元。

(三)1991年洪涝灾害

1991年5月下旬~6月中旬,全县连降特大暴雨,累计降雨729.1毫米,10座圩坝破堤、倒塌,损毁民房13137间,灾民8.38万人,2人因灾死亡。县卫生系统的城区2个单位、1个乡镇卫生院、115个卫生室被淹,直接经济损失304万元。6月15日,县卫生系统成立抗洪救灾领导小组,做好物质准备,组建医疗救护、卫生防疫、后勤保障等组织。

7月9日,全县派出卫生宣传员、消毒员、卫生员计500余人,组建卫生防疫小分队45支,医疗小分队49支,坚守在灾民集中区和抗洪抢险现场,调集6辆救护车、3条机船和1辆运水车,在灾民集中区打井45口,修建临时厕所120余座。先后投入药品价值80万元,消耗漂精片230万片、漂白粉87吨、敌敌畏3.2吨。对灾区11762口水井、12894个厕所进行定时消毒,对灾区16万间民房在水退后进行消杀,诊治灾民11万人次。县医院在盱眙中学、实验小学二分校、都梁中学设立医疗救护站,配备12名医师,24小时为灾民提供医疗服务。派出4批近30人的医疗队赴肖嘴、鲍集、兴隆、淮河、明祖陵、河桥等乡镇防病治病。投入药品200余万元。至7月11日,淮河水位升至15.59米,超过警戒水位1.29米。

8月18日,中共中央政治局委员、国务委员、全国救灾防病领导小组组长、全国爱国卫生运动委员会主任李铁映和国家卫生部部长陈敏章到盱眙视察,对盱眙的救灾防病工作给予充分肯定。陈敏章还为防病救灾第一线的医疗卫生人员题词:"做好卫生防病工作,为灾区人民增进健康作贡献。"

(四)1994年淮河特大污染

1994年7月27日下午,淮河上游汇集的工业污水抵达盱眙县城。造成淮河有史以来最大的污染事故,历时55天。经监测为有机物污染,色度超过50度,COD高达18.50mg/l,氨氮为12.30mg/l,非离氨最高达1.16mg/l,水呈酱黑色,死鱼腐败,绿藻大量繁殖,水体呈现死亡状态。盱眙县城自来水厂被迫关闭,沿淮18万城乡居民生活饮用水告急。县委县政府决定,沿淮居民紧急启用老井,新打土井,严格消毒,确保安全。县卫生部门组织180人的专业消毒队伍和8支医疗队,分赴8个乡镇46个村,宣传抗污知识,实施井水、缸水、环境消毒,防治因污水引起的各种疾病。其间,共发放宣传材料2万余份,消毒水井6000余口,缸水1.5万缸次,治疗肠道和皮肤等疾病8500人次。投入经费55万元,消毒药品15吨。

(五)2003年洪涝灾害

2003年7月,盱眙遭遇特大洪水。7月3日起,淮河盱眙段水位超过警戒水位70余天。全县受灾46.45万人,汛期紧急转移13.4万人。县卫生部门在148个灾民集中安置点都派驻医疗救护、卫生防疫小分队,每天投入医护和防疫人员600人以上,及时对灾民居住区和进水村庄进行环境、厕所、饮用水消毒,免费为灾民提供服务。灾民返乡之前,指导灾民对房屋、水井、畜圈、清淤清污和消毒。免费治疗灾民3.5万人次,消毒水井7800余口,自来水厂115座,环境消毒350万平方米,投入各种消毒药品50余吨,消毒器械260台,累计投入经费380万元。成立抗洪救灾领导小组、医疗救护组、专家会诊组,在盱眙中学、实验小学二分校、都梁中学设立医疗救护站,配备12名医师,24小时为灾民提供医疗服务,免费诊疗灾民600余人次。

(六)2020年汛情

2020年7月,淮河盱眙段水位突发险情。7月21日,县卫健系统召开救灾防病工作部署会。县卫健委分管领导,鲍集、铁佛、兴隆、管镇、明祖陵、淮河的卫生院院长、医疗组长和防保所长参加会议。县卫健委制定应急预案,组建队伍,落实医疗、防疫各项工作。

7月23日上午8时,启动第一批次转移群众1.3万人,鲍集卫生院负责医疗保障。县政府在镇区小学、社区和县城中小学设置15个集中安置点,县卫健系统为近2000名受灾群众,提供疫情防控和医疗保障服务。县疾控中心、县卫生监督所各司其职,每个医院负责一处安置点,开展传染病预检、救治和消毒消杀工作。每日做好预防性消毒,做好安置人员的医学隔离观察,出现发热及其他异常,及时送指定医院就医;落实个人防护要求,对安置群众开展健康监测,每日2次体温测量、症状询问,并规范记录;发现安置人员中有体温异常、咳嗽或咽痛等相关症状,及时报告并规范转运。

二、突发急性传染性疫情应急处置

(一)暴发流行性副霍乱应急处置

1980年夏,城区暴发流行性副霍乱,15日内患者达200余人。县卫生部门组织卫生防疫人员开展大量的流行病学调查、饮用水、食品采样分析,结论为淮河水源被副霍乱弧菌污染所致。淮阴地区卫生局副局长崔连乔带领防治工作组到盱眙指导防治。严格"三管一灭"措施和在河桥、三河、渔沟、顺河和盱城镇进行定点监测等,经过10余天救治,疫情被控制。

(二)恶性疟暴发应急处置

1987年8~9月,盱眙县龙山乡长山村发生多名高热病人,治疗效果不佳,群众以人民来信向县卫生部门反映。县卫生部门立即组织传染病防治、寄生虫病防治、检验等相关人员深入乡村进行流行病学、环境卫生学调查，走访病人，采集血样检验，很快确诊为恶性疟暴发流行，共31人发病。及时向上级报告，在全乡范围内开展恶性疟防治知识的宣传教育，治疗现症病人，有1.05万居民预防服用抗疟药品，紧急组织对全乡9个村3200户的人房、畜圈进行室内"DDT胶悬剂滞留喷洒"，喷洒68万平方米，消耗DDT约2吨，疫情得以有效控制。

（三）传染性非典型肺炎的应急处置

2003年1月，县医院被确定为淮安市"非典"早期预警监测哨点医院之一，开始独立发热门诊、设置观察室和隔离病房。4月28日，从北京返乡人员王双丽被诊断为"非典"疑似病例，随后确诊。疫情发生后，县委、县政府高度重视，把患者收治入县医院隔离区治疗，严禁与外界接触。对密切接触者进行隔离医学观察14天，患者家庭成员及附近10户人家严格控制，在家中隔离，由公安人员看管，不得外出，一般接触者隔离在留验站进行医学观察，每日测量体温，未发生二代病例。对病人家庭、周围10户邻居、留验站及医院就诊等场所进行随时消毒和终末消毒。利用多种形式积极宣传非典型肺炎防治知识，提高群众自我保护意识。"非典"期间，全县在城乡交通要道设立21个留验站和5个交通卡口，对来往行人监测体温，累计留验1831人，登记劳务输出人员110016人，回乡劳务输出人员21489人。在全县各乡镇、场（厂）成立33个免费体检站，各乡镇卫生院设立留观病房，免费体检外地返乡人员1.2万人次，留观发热病人430人。对"非典"控制区和留验站的物表、空气、地面消毒达17万平方米。市委书记丁解民、县委书记王友富到县人民医院慰问一线定点救治"非典"患者的医护工作人员。

5月13日，"非典"疫情在盱眙县得到有效控制。

（四）手足口病应急处置

2008年春，安徽阜阳出现手足口病流行，多名患儿因未能及时救治而死亡。盱眙也很快出现病情，全县立即启动应急机制，采取应急防控措施，迅速开展手足口病的预防和救治工作，500余名手足口病患儿在县医院隔离治疗，全部治愈。

（五）霍乱应急处置

2008年10月，县人民医院收治1名疑似霍乱患者，县疾控中心立即组织应急小分队到县医院进行流行病学调查和采样，经实验室霍乱弧菌分离鉴定，患者被确诊为O139血清型霍乱弧菌感染性霍乱。疫情发生后，县卫生局立即采取应急防控措施，做好密切接触者追踪、医学观察和疫点疫区处理工作，全力协助病人救治工作，县疾控中心实验室从患者家井水中分离出O139血清型霍乱弧菌，结合患者家饮用的井水，流调又证实患者曾喝过灶台烫罐中温水，因此确定这是一起由饮用受污染井水引起的霍乱疫情。10月31日，患者痊愈出院，未发生其他病例。

（六）甲型H1N1流感应急处置

2009年，铁佛镇发生首例甲型H1N1流感病例报告。疫情发生后，县卫生局立即启动应急机制，组织人员及时开展流行病学调查、采样及疫点消毒处理工作。全县确诊甲型H1N1流感病例9例，县医院对甲型H1N1流感病人进行全力救治，病人均痊愈，未在人群中造成流行感染。

（七）人感染H7N9禽流感应急处置

2014年1月27日，省专家组确诊盱眙县1例人感染H7N9禽流感病例。据调查，1月20日上午，患者家住官滩镇街道，曾在官滩菜场买过菜，距离活禽摊位大概2～3米远，未接触、购买活禽，也未接触过其他人感染H7N9确诊病例。1月22日晚，患者发病，经采样检测H7N9阳性。1月27日晚9点，省专家组确诊。疫情发生后，县卫生局立即采取防控措施，患者在县人民医院感染科病房隔离治疗，定时测量体温，用"达菲"等对症治疗,开展对密切接触者排查、追踪和流行病学调查。向患者家属、医务人员及密接接触者进行防控宣教,告知正确做好个人防护。

1月28日凌晨,转至淮安市第一人民医院治疗。

1月29日起,在县医院、县中医院开展为期2周强化监测,共登记门急诊病例8143人,住院病例1943人,采样送检29例,检测出6例甲型H1N1流感、1例B型流感。责令所在乡镇街道菜市场活禽销售摊点休市1个月,对县区其他销售活禽场所定期清扫、消毒。

2月13日,患者痊愈出院。全县无续发病例发生。

(八)聚集性结核病疫情应急处置

2018年5月,盱眙县马坝中学两个校区分别发生肺结核聚集性疫情,对密切接触者筛查分别发现8例和17例学生患肺结核。疫情发生后,县应急办、县卫计委、县疾控中心迅速启动学校结核病疫情应急处置程序,第一时间进行汇报,及时通报疫情,严格落实防控责任与措施。县疾控中心按照处置规范要求进行疫情处置,开展流行病学个案调查,加强舆情监测,开展健康教育,指导学校开展消毒、通风等预防措施;对发生10例以上学校聚集性疫情,及时组织专家组对疫情进行风险评估。经多部门合作,成功处置学校聚集性疫情,未造成社会影响。

三、食物中毒事件应急处置

1989年,牛羊肉馆厨师误将亚硝酸盐当成食用盐炒饭,导致6人中毒,及时发现与治疗,未发生严重后果。

1993年10月22日,盱眙县天明化工厂及周边村民22人因食用卤菜中毒,根据流行病学调查、中毒病人症状、呕吐物检测诊断为亚硝酸盐中毒,经治疗全部痊愈出院。经营户因无证经营造成多人食物中毒被取缔,并罚款2000元。

2000年,城区一大型酒店承办喜宴,因冷菜污染沙门氏菌导致82人餐后48小时内腹痛、腹泻、呕吐。卫生行政部门给予该酒店停业整改,罚款1万元。

2002年6月6日,盱眙县城区居民因小孩10周岁庆典在餐馆就餐发生75人食物中毒,经流行病学调查、现场勘查和病人症状,确诊为沙门氏菌食物中毒,引起中毒食品为过夜盐水虾未经加热直接食用,经治疗全部痊愈出院。该餐馆受到罚款1万元,并承担病人医疗费、误工费、营养费2.2万元。

2007年9月24日,盱眙鹏胜矿业机械制造有限公司59名职工在食堂进午餐,后发生疑似食物中毒事件。县卫生局应急办迅速派出专业人员赶赴现场调查处理。从流行病学、临床特征、实验室诊断、治疗结果综合分析,认定为一起疑似钡盐食物中毒事件。医院给予紧急有效救治,全部治愈。

2008年9月,查出"三鹿"婴幼儿奶粉中含有三聚氰胺有害有毒成分后,县卫生部门成立奶粉事件应急医疗救治领导小组,组织专业队伍对婴幼儿进行全面健康筛查,共筛查婴幼儿7460例,查出有问题婴幼儿100余例,其中住院30例,经过系统治疗痊愈出院。

2010年9月6日,18时50分开始,盱眙县实验初中学生到校园内小吃部就餐,就餐后陆续有学生出现恶心、呕吐等症状,学生被护送到医院就诊(县医院103名,县中医院6名),其中在该小吃部就餐者92名、在学校食堂就餐者17名,怀疑食物中毒。接县医院报告后,县卫生局立即启动《盱眙县突发公共卫生事件应急预案》,同时向县食安委报告。县卫生监督所、县疾控中心、县医院、县中医院立即进入应急状态,经流行病学调查、现场勘查和病人症状,确诊为亚硝酸盐摄入过量所致的食物中毒,系厨师将制卤菜原料误当食盐使用。中毒学生在2小时内得到紧急救治,在10小时内事故得到妥善处置,除2名学生仍在县医院留观治疗外,其余患病学生全部治愈返校。责令县实验初中负责人向县委、县政府及教育局作深刻检查,并向县实验初中学生家长及社会各界公开道歉;没收违法所得600元,没收违法生产经营的食品、食品添加剂和用于违法生产经营的工具、设备、原料等物品;罚款7万元。

2017年7月21日,马坝镇约210人在马坝醉仙楼大酒店聚餐后,发生疑似食源性疾病暴发事件。县疾控中心接到信息后立即组织专业人员到现场进行调查、环境采样。对113人开展流行病学调查,并对醉仙楼酒店开展卫生学调查,采集病人呕吐物2份、排泄物10份、剩余食材11份。经检测,10份排泄物中有7份检出副溶血性弧菌。结合临床症状、流行病学调查、食品卫生学调查,综合判断为一起食源性疾病暴发(食物中毒)事件,致病因子为副溶血性弧菌。马坝卫生院紧急救治,经治疗全部痊愈。

8月24日,盱眙县金沃大酒店约600人聚餐后发生疑似食源性疾病暴发事件。县疾控中心立即核实信息、报告领导并组织专业人员到现场进行流行病调查和环境卫生学调查。对111人开展流行病学调查,对金沃大酒店环境卫生状况开展调查,采集剩余食材8份,在其中4份中检出副溶血性弧菌。结合临床症状、流行病学调查、食品卫生学调查,综合判断为一起食源性疾病暴发(食物中毒)事件,致病因子为副溶血性弧菌。在县医院治疗后,中毒人员全部痊愈。

2018年6月20日,旧铺镇焦山村王之海家雇佣的4名农民在自己地里做农活,在王之海家就餐后发生疑似食源性疾病暴发事件。县疾控中心接到县医院信息后立即核实信息、报告。并组织专业人员到现场开展流行病学调查。对6名病人开展流行病学调查,并对王之海家厨房、餐厅开展环境卫生学调查,采集可疑食品饮用水3份。由淮安市疾病预防控制中心对水中有机磷类农药、氨基甲酸酯类、有机氯农药和拟除虫菊酯类等四大类农药进行筛查,经重复测定及平行样测定,在送检水样和呕吐物中未筛查出可疑农药成分。根据现场流行病学调查、病例临床表现、实验室检查,依据《食物中毒的诊断标准及技术处理总则》(GB14938-94),经食品卫生专家评定该起事件为一起原因不明的食源性疾病暴发事件。经治疗后,患者全部痊愈。

四、疫苗事件应急处置

2019年1月7日,金湖县黎城卫生院发生一起口服过期疫苗事件。根据江苏省委、省政府要求,县委、县政府成立专门领导小组,全县卫生部门全面排查,彻底消除各类隐患。县政府专题召开全县防范化解卫生健康领域重大风险会议,对疫苗预防接种管理等重大风险防范和预防接种标准化门诊建设工作进行现场推进。1月中旬,县卫健委按照"四个最严"要求,通过自查、互查、督查等方式,对疫苗生产、流通、采购、接种等各环节进行彻底排查、整治,做到全链条、全过程、全覆盖,确保措施落实无死角、监管防控无死角、过期疫苗药品回收销毁无死角。制定并下发一系列工作文件,成立"三查七对一验证"制度管理领导小组和工作组,设立预防接种县卫健委领导班子联系点,实施网格化管理。对全县各预防接种单位的接种疫苗、接种区域设置、接种人员资质、门诊公示情况、信息化管理情况、"三查七对一验证"等核心制度执行情况进行巡查,针对发现的问题,责令限期整改到位。编制《盱眙县疫苗和预防接种人员汇总表》并报县纪委监委,固化责任人员,便于追责问责。

是年,全县累计投入550万元,其中省补助150万元。按照江苏省儿童预防接种门诊建设标准和填平补齐的原则,增加硬件设施投入,进行普通门诊数字化改造,完成"冷链监测子系统""疫苗管理子系统""成人预防接种服务子系统"和"儿童预防接种服务子系统"等建设,对相关工作人员进行信息化系统培训,全县21个预防接种单位全部达到标准,通过省市验收考核。

至2021年底,全县接种各类疫苗无事故发生。

第四节 省级卫生应急示范县创建

2011年,盱眙县将卫生应急体系建设列入全县国民经济和社会发展总体规划,纳入突发公共事件应急体系建设"十二五"规划和政府目标管理体系,制定、修订《盱眙县卫生应急队伍管理办法》《盱眙县卫生系统卫生应急预案管理办法(试行)》《盱眙县突发公共卫生事件风险评估工作方案》《盱眙县卫生应急培训和卫生应急演练工作计划》《盱眙县卫生应急基本物资储备目录》等一系列文件,明确卫生应急管理的目标任务、工作标准和推进措施。

2014年,市对县社会事业目标要求盱眙县建成江苏省卫生应急示范县。对照《江苏省卫生应急工作示范县(市、区)建设标准》,县卫生局召开创建工作动员会和任务交办会,从卫生应急组织体系、指挥协调、预案体系、应急准备、监测预警、应急处置、总结评估和社会动员8个方面,逐一梳理,逐条落实。县卫生局投资130万元建成县卫生应急指挥系统和视频会商系统,实现省、市与县直医疗卫生单位、120指挥中心、各乡镇(街)卫生院的互联互通,保证应急工作指挥信息通畅和资源共享。

12月17~18日,南京市卫生局副局长许民生一行5人受省卫计委委托对盱眙县卫生应急工作规范化建设情况进行评估。考评组观看卫生应急视频指挥系统演示,查阅县卫生应急工作规范化建设相关资料,现场查看县医院、县疾控中心、县监督所、马坝中心卫生院、维桥卫生院、二中、城南小学、五墩幼儿园和虹源水务公司的卫生应急工作,听取全县卫生应急工作规范化建设情况汇报并现场进行反馈。考评组认为盱眙县卫生应急工作达到江苏省卫生应急工作规范化建设标准。盱眙县成功建成省级卫生应急示范县。

2020年1月,省检查组对县卫生应急工作体系建设、制度和管理、信息化建设、队伍和装备、培训演练、社会动员、监测预警及事件处置等内容进行复审评估,给予充分肯定和高度评价,盱眙县顺利通过省级卫生应急示范县复审。

第五节　市级卫生应急规范化乡镇建设

2015年,根据《江苏省卫生应急工作规范化建设指导意见》和《淮安市乡镇(街道)卫生应急规范化建设评估工作方案》,盱眙县开始市级卫生应急规范化乡镇评审工作。根据《淮安市卫生应急体系规范化建设标准》,马坝镇顺利通过市级验收。

2016年,穆店乡、桂五镇、铁佛镇3个镇通过评审,全县达卫生应急规范化的乡镇4个。

2017年,鲍集镇、管镇镇、明祖陵镇、淮河镇、河桥镇、官滩镇、维桥乡、旧铺镇、天泉湖镇9个镇创成市级卫生应急规范化乡镇。

2018年初,观音寺镇通过市级卫生应急规范化乡镇评审,全县达卫生应急规范化乡镇14个。7月,撤并乡镇后,全县设13个镇(街道),其中,马坝镇、穆店镇、桂五镇、鲍集镇、淮河镇、管镇镇、官滩镇、天泉湖镇、河桥镇9个镇建成市级卫生应急规范化乡镇。

2021年,持续推进卫生应急规范化建设,卫生应急规范化工作实现镇街全覆盖。

第二章　新冠病毒肺炎疫情防控

第一节　组织网络

2020年1月19日,成立盱眙县新型冠状病毒感染的肺炎防控工作领导小组,组建新型冠状病毒肺炎防治临床专家组和公共卫生专家组,出台《盱眙县新型冠状病毒感染的肺炎疫情防控工作方案(试行)》。

1月21日,县委、县政府建立全面联防联控工作机制。

1月24日24时,江苏省启动突发公共卫生事件一级响应,盱眙县成立疫情联防联控工作指挥部,县委、县政府主要领导担任指挥长，县分管领导各负其责，指挥部下设"一办六组"，即办公室、医疗救治组、交通管控组、社会防控组、农村防控组、新闻宣传组、物资保障组，部门、镇、街成立相应的组织，织密疫情防控网。

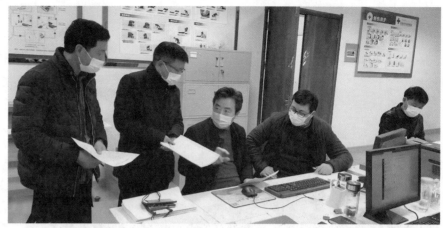

2020年2月24日晚，县卫健委党组书记、主任葛云在疫情联防联控指挥部布置工作

1月25日，县卫健委出台《盱眙县卫生健康委新型冠状病毒感染的肺炎疫情（突发公共卫生事件一级响应防控工作方案）》，成立县卫健委党组书记、主任葛云任组长，班子成员任副组长的领导小组。

1月26日，召开全县疫情防控工作会议，紧抓重点联防联控，落细落实形成合力。抽调15人组成医疗救治专家组，抽调16人组成公共卫生专家组，抽调全县1500余名医务人员投入战斗。

1月27日，建立健全"早发现、早报告、早隔离、早治疗"和"外防输入，内防扩散"的科学防控体系与机制。镇街80支村医小分队832名乡村医生，值守卡口健康检测，扎实落实"四早"防控措施。

3月4日，"苏康码"管理系统上线，盱眙县建立工作专班，对国内涉疫地区、境外、密接次密接人员开展规范化赋码。

3月10日，成立盱眙县新冠肺炎疫情联防联控工作指挥部涉外防控协调组。

3月12日，全面推行"淮上通"电子通行证。

3月底，全国疫情防控工作进入"外防输入，内防反弹"的常态化防控阶段。县疫情联防工作指挥部调整为"一办八组"，即办公室、医疗救治组、预防控制组、交通管控组、农村防控组、新闻宣传组、经济运行保障组、涉外防控协调组、督查组。

6月20日，成立盱眙县国家教育考试暨疫情防控工作领导小组，确保考试（普通高中学业水平测试必修科目考试，高职院校提前招生文化测试，初二生物、地理文化考试，普通高等学校招生考试，普通中等学校招生考试，高等教育自学考试，成人高校招生考试）工作顺利进行。

9月底，县卫健委成立中秋、国庆期间卫生应急工作领导小组，同时组建医学救援、疾病预防控制、后勤保障3个"两节"期间卫生应急工作组。

11月，联合多部门开展疫情防控实战演练，部门演练20余次。

年底，加强联防联控、群防群控，做到领导不变、组织不变、人员不变。先后印发《盱眙县新冠肺炎

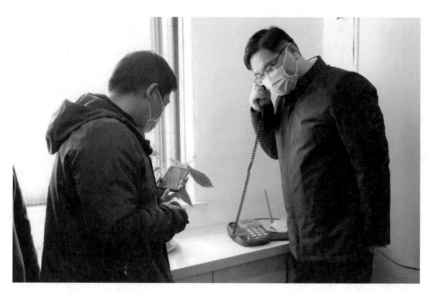

2021年1月3日，县委书记邓勇（右）到县疫情防控指挥部检查指导工作，在检查指挥部电话

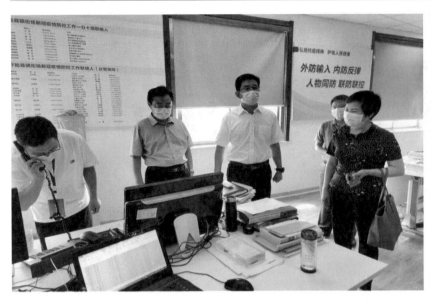

2021年8月,县长孙志标(左三)到县疫情防控指挥部办公室指导工作

疫情秋冬季防控工作方案》《盱眙县冬春季新冠肺炎疫情防控工作要点》。

2021年1月,盱眙县新冠肺炎疫情联防联控工作指挥部办公室下发《关于调整盱眙县新冠肺炎疫情联防联控指挥部办公室及专项工作组成员的通知》,县新冠肺炎疫情联防联控工作指挥部下设机构调整为"一办十组",即办公室、医疗救治组、预防控制组、交通管控组、社会防控组、新闻宣传组、经济运行保障组、农村防控组、涉外防控协调组、学校防控组、企业防控组。办公室设在县卫健委。县卫健委成立"一办十八组",明确分工职责,实施扁平化管理,提升11类防控能力,抽调5000余人组建流调溯源、环境消杀、核酸检测、心理咨询、接驳转运等工作专班。

5月,成立第二十一届中国·盱眙国际龙虾节开幕式疫情防控和医疗救护工作领导小组,组建健康查验、消毒杀虫、医疗救护、流行病学调查、采样检测、重点人群防控、重点场所防控、冷链及物流管控8个技术小组,确保活动安全开展。

7月20日,南京禄口机场疫情发生后,盱眙县第一时间召开会议研判部署,第一时间激活指挥体系,第一时间启动应急预案,第一时间升级防控措施。

7月25日,研究制定《盱眙县苏康码转码指引》《南京禄口机场经停人员解除集中隔离医学观察须知》等文件。

7月28日,处置1名赴湖南张家界旅游新冠病毒核酸检测结果阳性返回人员,为快速阻断疫情传播链条,升级全县疫情防控措施。

11月,对照11个方面180项清单,进一步补短板、强弱项,加快提升核酸检测、流调溯源、医疗救治等能力。完善应急预案,加强培训演练,强化疫情处置能力提升。

全年印发、制定各类文件16个,编辑简报6期,下发交办单4份。落实信息日报告制度,配合县纪委监委做好督查工作。

2022年1月,县委办、县政府办下发《关于成立盱眙县新冠肺炎疫情防控工作领导小组的通知》,县委书记邓勇、县长孙志标任组长,县级分管领导任副组长,相关部门领导任成员。领导小组下设疫情防控指挥部,实行合署办公。盱眙县新冠肺炎疫情联防联控工作指挥部办公室下发《关于调整盱眙县新冠肺炎疫情联防联控指挥体系的通知》,县委书记邓勇、县长孙志标任指挥长。指挥部下设"一办十一组",即办公室、预防控制组、医疗救治组、交通防控组、社会及社区防控组、学校防控组、企业防控组、进口物品防控组、涉外协调转运组、新闻宣传组、物资保障组、涉疫现场救援工作组,办公室设在县卫健委。各专项组由县委常委、县政府副县长任组长。制定元旦春节期间新冠肺炎聚集性疫情应急处置工作方案和聚集性疫情应急处置工作预案。

3月,上海疫情发生后,实行联防联控工作指挥部实体化运作,成立工作组,由县委副书记王兴国,常务副县长陈秉鑫、副县长陈俊任总调度,设立综合协调、文字材料、信息数据、职能部门、物资保障、监督检查、会务保障7个工作组,实行集中办公,地点设在县卫健委。成立应急指挥中心,实行扁平化管理,制定《盱眙县新冠肺炎聚集性疫情应急处置工作预案》,组建综合协调、流调溯源、核酸检测、隔离管控、社区防控、医疗救治、交通管控、物资保障、新闻宣传、党建保障、涉稳工作、监督检查、指挥中心保障等13个专班,确保县疫情防控指挥部迅速完成平急机制转换。

5月,成立第二十二届中国·盱眙国际龙虾节开幕式疫情防控和医疗救护工作领导小组,组建健康查验、消毒杀虫、医疗救护、重点场所防控等8个技术小组,参与疫情防控和医疗救护工作,做好健康扫码、体温检测、健康防护、现场消杀、医疗救护、"哨点"监测、人群管控、人物同防工作,确保防控措施落实到位。

7月,设立常态化疫情防控办公室,抽调3~5名专职人员,常年集中办公,专门负责指挥部日常工作。指挥部指挥长、副指挥长按照职责分工,以上率下、靠前指挥。各镇街、有关部门主要负责人履行属地和主体责任,严格落实值班值守制度,落实"日报告、零报告"、舆情管控、信息发布等各项工作制度和防控措施,指挥部各成员单位、各镇街每天按时向指挥部办公室报告当日工作进展。从境外疫情防控、人员流动管控、多渠道监测预警、重点环节管控等7类23个方面明确管理规范。县委、县政府与镇街、部门签订疫情防控责任状,定期不定期召开防控专题会议。强化"大数据+铁脚板+网格化"机制,公安、卫健大数据专班根据"平急"状态分合办公,镇村网格员"平急"转换及时。24

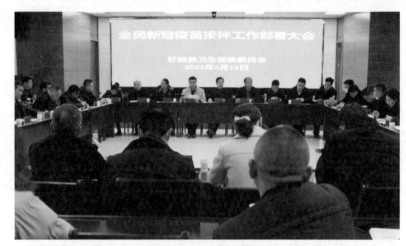

2021年3月12日,召开新冠疫苗全面接种部署大会

小时值班值守落实到位,工作专班人员到位,尤其是镇街和一办十一组。将疫情防控工作纳入2022年目标考核体系,分值设5~10分,实行季考和年考,由指挥部办公室负责。常态化开展督查,实行月督查月通报。

第二节　预防控制

一、预防接种

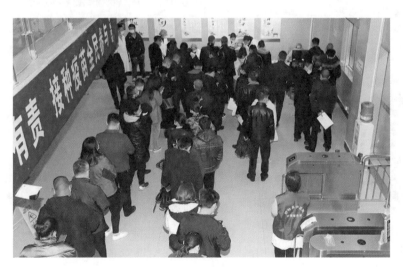

县中医院疫苗接种点

2020年12月26日,正式对重点人群开始接种疫苗。有序接种新冠肺炎疫苗5968针次。

2021年1月8日,完成第一批新冠病毒疫苗接种。1月25日,排查11类紧急实施新冠疫苗接种人员8000余人。2月5日前完成第二批新冠病毒疫苗接种。

3月19日,县疫情防控指挥部办公室出台《盱眙县新冠病毒疫苗全民接种工作方案》。3月27日,县医院新冠疫苗集中接种点启用。3~6月,先期开展重点人群新冠疫苗接种工作,此阶段约需接种全县常住人口40%,约26.2万人。4月1日,县中医院新冠疫苗集中接种点启用。至6月30日,共完成首针疫苗接种26.2万人,完成全程接种25.6万人。

7月5日,发布《关于做好第二阶段新冠疫苗接种工作的通知》,要求7月底完成18岁以上人口80%首针接种,8月底完成第二针接种,确保18～59岁人群疫苗接种率不低于85%。9～12月,对18岁以下人群和有需求的接种对象进行两剂次全程接种。

7月28日,全面启动12～17岁人群新冠病毒疫苗接种工作,县疫情防控指挥部办公室出台《盱眙县12～17岁人群新冠病毒疫苗接种工作方案》,要求12～17岁47353人,8月底完成人群首剂接种,9月完成该人群第二剂接种。

8月10日起,启动首针接种目标冲刺,各镇街(场)、相关部门精准摸排。县委组织部发挥县直机关党员干部在疫苗接种工作中"两在两同"作用,实行机关单位全面挂包责任区,确保一户不漏,不漏一人。县纪委监委组建专班跟踪督查,每日发布各镇街接种榜单。县卫健委优化服务流程,延长服务时间,做好接种安全。至8月11日24时,12～17岁人群首剂累计接种4.77万人,接种率101.14%;18岁以上人群累计接种40.07万人,接种率84.06%,全程接种率69.23%。

10月,盱眙县被授予江苏省疫苗临床试验现场单位称号。全县有疫苗接种点23个,其中集中接种点1个(县医院)、流动接种点1个(县中医院)、常规接种点21个,接种台128张,日最大接种能力2.5万剂次左右,接种人员868人。

12月底,3～11岁人群首针接种率86.46%,12岁以上人群全程接种率91.10%。全人群首针接种率92%以上,全程接种率89%以上,第三针加强针153637人。

2022年1月起,继续做好各类人群疫苗接种工作,截至4月13日24时,3～11岁人群首针接种率92.71%,全程接种率87.93%;12岁以上人群首针接种率93.27%,全程接种率91.94%;18岁以上人群加强接种353677人,全市第二。

6月21日,县疫情防控指挥部办公室下发《关于进一步做好60岁以上人群首针接种的通知》,全面启动60以上人群首针冲刺工作。到7月底,完成60岁以上老年人首针接种率91.2%的工作任务。

7月20日,新冠疫苗全人群首针接种率91.56%,全程接种率90.00%;3～11岁人群首针接种率93.98%,全程接种率91.24%;12岁以上人群首针接种率93.77%,全程接种率92.32%;60岁以上人群首针接种率89.96%,全程接种率86.78%。

二、核酸检测

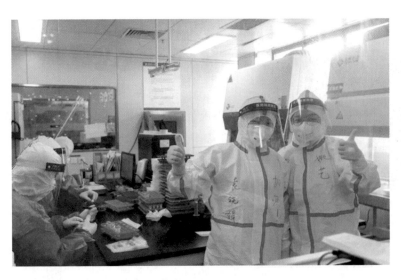

2020年,县医院PCR实验室

2020年,建成3个核酸检测实验室,日最大检测能力2500人份,累计检测90200人次,结果均为阴性。对1356名春节返乡人员进行检测。完成冷链食品、进口货物以及相关环境和从业人员新冠病毒抽样检测7127份。

2021年1月11日,开展冷链产品、外环境、冷链从业人员、外卖快递从业人员等采样937份,其中1份进口巴西"冷冻去骨牛腩"外包装检测阳性,对其及时进行科学处理。集中隔离医学观察563人核酸检测均为阴性。

1月25日,继续加大对冷链产品、外环境、冷链从业人员、快递从业人员、外卖小哥、出租车司机等人群检测频次。共采样4643份,均为阴性。县医院、县中医院、县疾控中心3个核酸检测实验室,日最大检测能力近3000人份,累计检测99266人次,结果均为阴性。

至7月1日,进口货物(非冷链食品)120份、环境58份、从业人员41份,核酸检测均为阴性;进口冷链食品971份、环境483份、从业人员7619份,核酸检测均为阴性。

7月29日凌晨,城区大明居小区1300余居民需进行核酸检测,县中医院接到指令,立即抽调10人组成的核酸应急采集队于凌晨1点44分紧急集合,进驻小区执行核酸采集任务,随后在当天相继派出3批共43名医护人员进入小区。43名医护人员分成14个组,连续奋战近5天,对小区9幢楼1000余户住宅进行逐一排查,完成核酸初筛任务。至8月3日,县中医院共为小区居民完成四次核酸筛查任务,约5200余人次。

8月12日,制定全员核酸检测工作方案,设置217个核酸采样点,抽调3376人组建8类工作专班。其中8~10日,在全县13个镇街开展核酸检测实战演练和压力测试。为园区企业员工等特殊人群开辟"绿色通道"。县医院紧急购置3台PCR扩增仪,实验室正在改造。

年底,全县有县医院、县中医院、县疾控中心、县二院4个实验室,PCR扩增仪20台,实际使用17台。协议储备第三方22台。日检测能力3万人左右。发生疫情时,24小时内能完成全员核酸检测。建设2个核酸检测应急场所,每个场所不少于400平方米,储备足够的设备、试剂、防护物资等备用外来援助之需。设置大规模核酸检测采样点217个,工作人员选配792人,每个采样点配齐信息登记、采样、环境消杀等人员,备足帐篷、隔离带、电脑、测温枪、指示牌、标贴、桌椅等物资。坚持人、物、环境同防"三必检",即进口冷链食品和货物必检、33类重点人群必检、重点场所空间环境必检,其中33类重点人群核酸"应检尽检"66.4万余人次、物品1174份、外环境9653份,均阴性。核酸检测6轮26873人次。

2022年1月~3月25日,核酸检测重点人群81万余人次,物品486份,外环境5646份。

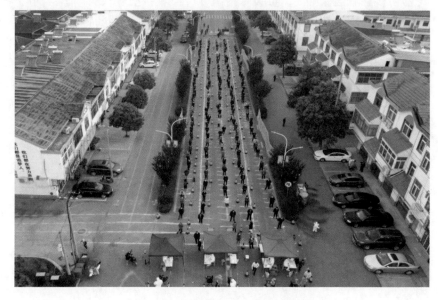

2022年,全县开展全员核酸检测

4月,开展四次区域全员核酸检测,第一轮53.4万人,第二轮53.3万人,第三轮53.3万人,第四轮53.4万人。名列全市前茅。县卫健系统开展医务人员人人会采核酸、检验人员人人会做检测培训,储备1300余名采样人员和78名核酸检测人员。对全县260个采样点"10大员"通过线上线下方式组织培训,参训人员近3000人;组织118人参加核酸检测技术人员岗位理论培训。县政府投入近900万元,按日检3万管能力建设的县级核酸检测基地建成并投入使用,地点设在县医院老院区病房楼15~16楼,配置30台PCR扩增仪,形成"1+4"格局,即1个基地、4个实验室,日最大检测约3.8万管,可实现1天完成全员核酸检测。至4月28日,对市外到盱返盱人员进行排查,在全县10个交通卡口实施"四轮三化三目标"管理机制,逢车必查、逢人必检。核酸检测9.9万人,抗原检测7.6万人。

6月初,六轮区域全员核酸检测,每次采样检测人数在54万左右,检测率全市县区领先。在已经停业的个体诊所中招募50名志愿者,招募定向医学培养的大学生参与采样;组建16支采样流动小分队,城区设置6个便民服务采样点,开展集中采样、预约采样、延时采样服务。对居家管控对象一律上门核酸采样。"47类"重点人群核酸检测199万人次,进口冷链(物品)采集样本433份,重点环境采集样本4091份,检测结果均为

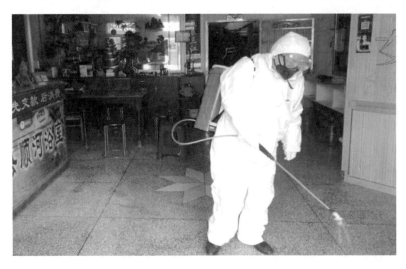

为疫区返乡人员家中隔离消毒

阴性。

7月,县级核酸检测基地取得生物安全备案证书和技术验收合格证书。基地先后承担5轮区域核酸检测任务。全县有5个PCR实验室(县医院、县中医院、县二院、县疾控中心和县核酸检测基地),有53台PCR扩增仪,日检测能力超5万管。

三、流调消杀

2020年1月26日,举办新型冠状病毒感染的肺炎疫情防控流调追踪、消毒技术系列培训,规范流调及消杀工作。围绕《新型冠状病毒感染的肺炎密切接触者居家隔离消毒技术指南(试行)》《新型冠状病毒感染的肺炎病例终末消毒技术指南(试行)》等内容进行详细讲解。授课专家结合案例对公共场所不同时期、不同情况、不同消毒对象的方法、消毒技术等进行深入讲解;对不同消毒剂在不同情况、不同对象消毒时浓度的配备进行详细讲解。1月29日,针对入境人员"后14天"管理成立督导专班,对后续防控督导工作进行培训。

2月2日,县疾控中心疫情流调、采样、消杀组联合开展"新冠肺炎"现场防控工作。

3月起,进一步完善工作机制,注重方式方法,做到大数据与流调溯源融入融合,提升疫情防控工作的科学性、精准性、有效性。

11月13日,举办疫情防控应急演练培训会,培训内容包括聚集性疫情防控指南、不同场所、不同情形新冠肺炎疫情防控应对实操指南的解读,样本采集方法和运送注意事项,疫源地终末消毒技术等方面。

至12月,全县流调溯源12人次,协查密切接触者81人次、密接的密接42人次。

2021年1月,组建流调溯源专班160人、采样检测专班120人、环境消杀专班106人、心理疏导专班30人、临床救治专班30人、人口摸排专班30人。各医疗机构开展疫情防控实战演练30余场次。对境外和国内中高风险地区到盱人员、返乡大学生、县内信教人员、冷链从业人员等重点人群,实行全方位摸排管控。大数据核查1712人,其中入境人员48人、中高风险地区14人、密切接触者26人,均实行28天集中和居家隔离观察。

5月,全县有流行病学调查溯源专班40支120人,消杀专班20支106人。加强规范化培训与应急演练,提升应急处置能力。

7月28日下午,县接到市疫情防控指挥部办公室电话,要求协查涉及洪泽区新冠病毒核酸初筛阳性人员郝某某、陈某某、潘某某3人。流调工作专班对3名协查人员行动轨迹快速进行流行病学调查,初步排查与其接触人员41人,均落实管控,撰写流调报告,对所经场所开展环境消杀,消毒面积约5000平方米,消毒车辆5车次。

8月,在原有的流调队伍基础上,优化重组县卫健、县公安、县工信协作流调溯源组10组40人、流调队58支174人。各镇街根据常住人口数成立消杀队伍,成员672人。继续加强流调和消杀规范化培训与应急演练,其中8月7日,举办盱眙县新冠肺炎疫情流调溯源能力提升培训班,县公安局、县工信局、县卫健委分管领导及相关科室工作人员、县疾控中心分管负责人及县级流调溯源队成员、县公安部门流调溯源队参加主会场培训。培训全程通过"云视讯"会议系统直播,各镇、街道卫生院和派出所流行病学调查队成员共214人同步参与培训学习。

全年,召开流调溯源专题会议8次,组织业务培训100多场次,培训6000多人次。发放《新冠肺炎医学观察人员集中隔离场所消毒指南》小册子1300本,做到每位工作人员和隔离人员人手1册。对阳性病例郝某某及其密接病例居住环境、活动场所开展终末消毒5000平方米,消毒车辆5车次。应对南京、扬州疫情,开展集中隔离场所预防性消毒和隔离人员接触隔离后消毒工作,消毒3万余平方米。完成扬州到盱隔离的泗洲酒店200余间5000平方米的预防性消杀和终末消杀工作;酒店重新布置后,再次进行全面预防消毒1万平方米,对大巴车10辆消毒。对黄花塘核酸检测阳性病例周某某家、密接者住处、阳性病例停留区域等重点区域进行消杀500平方米。新集中隔离点格林豪泰酒店预防性消毒和终末消毒6000平方米。对圆通总部阳性邮件开展消毒和环境采样,消毒2000平方米。

2022年1月24～28日,10个县级流调队采取"分片挂包"的方式对全县各镇街58支流调队116名卫生队员进行培训。培训过程中,双方流调队员结合处置案例深入讨论分析,开展实战演练,深刻掌握新冠肺炎疫情流行病学调查内容和方法,提升应急处置能力和水平。1月29日,召开全县新冠肺炎疫情流调溯源"三公(工)"联合培训演练。县卫健委、县公安局、县工信局、县疾控中心等部门和单位参加培训演练。

2月16日,县疾控中心紧急抽调王裕、刘加乐两位业务强、素质高的流调人员,支援苏州疫情防控流调溯源工作。2月18日,县市场监督管理局和县疾控中心联合举办冷链食品新冠病毒防控及消毒技术培训,各类重点公共场所消毒专员、一线消毒人员等参加培训。

至3月,县疾控中心、19个镇街卫生院和三河农场医院共组建68个流调小组214人。县级10个队,每个队由2名卫生专业人员、1名公安人员和1名工信人员组成,共40人;镇街58个队,每个队由2名卫生专业人员和1名公安人员组成,共174人。

6月底,流调溯源2例确诊新冠病例(上海返盱人员),对该病例进行调查追踪,排查出密切接触者3人,无续发病例;收到各地协查729人。共涉及密接299人,其中本地209人(含连云港闭环转运45人、宿迁闭环转运103人)、外地86人、排除4人;次密420人,其中本地321人(含连云港转运5人)、外地96人、排除次密2人、1人无法联系;参密管理5人,均在本地;一般接触者5人,均开展健康告知。本地密接、次密、参密均落实集中(居家)隔离,按规范采集核酸和赋码,县外人员均已向所在地发出协查函。红码49人,黄码163人,绿码518431人,风险人员均已核实。累计核查出入境人员108人,其中入境在外地集中隔离14天解除隔离回盱眙县87人、境外返回在上海入境实行"3+11"管控措施21人。

第三节　社会防控

一、宣传引导

2020年1月,面对突发的新冠疫情,加强社会宣传引导,盱眙县卫健委立即成立新闻宣传工作专班,办公室设在党建办(宣传科)。利用电视、电台、报纸、户外电子屏、微信微博、宣传折页、宣传栏、短信燃信、健康告知书等载体,宣传疫情防控政策、普及健康促进和个人防护知识,营造联防联控、群防群控的抗疫氛围。

2月,发出《养成文明好习惯,打赢疫情阻击战——致全县广大城乡居民的倡议书》,倡导主动注册"盱眙抗疫安心

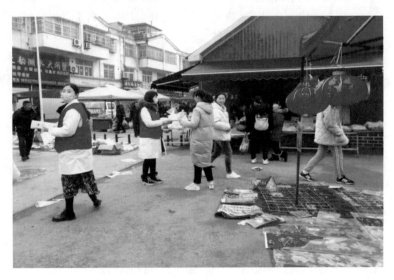

2020年,医务人员深入街头发放宣传资料

码",出入城市小区和企业主动扫码;服从管理,自觉接受体温检测;外出戴口罩、勤洗手,不串门、不聚集、咳嗽、打喷嚏要遮挡。不间断地利用报纸、电视、广播、微视频和抖音等多媒体进行防疫抗疫宣传。各医疗机构通过张贴宣传标语、条幅、公告、宣传画,通过电子显示屏24小时滚动播放新型冠状病毒感染的肺炎防控要点,宣传相关防控知识。

3月,为加强抗疫先进典型宣传,县卫健委在"盱眙卫生健康"微信公众号上开设"疫"线风采专栏,推送抗疫故事40余篇,战疫日记30余篇。

4月,为增强群众健康防护意识,在都梁公园至五墩健康一条街、中央公园、山水广场、奥体中心、沿淮风光带等区域设置疫情防控及健康知识防护宣传展板167块。

5月12日,盱眙县召开抗疫英雄事迹报告暨庆祝5·12国际护士节大会,徐玲玲、羊海峰 姚会、余金凤、赵重阳、贾必菲6位抗疫英雄代表讲述他们的抗疫故事,活动采取微信直播宣传,4万多人在线观看。县委副书记、县长朱海波出席会议并为抗疫英雄颁奖。县卫健委将抗疫故事、英雄出征、湖北战疫、英雄归来等分不同篇章编印《致敬逆行者》。

至12月,先后发布《致全县人民的一封信》、健康告知书、防控指南等45万份,通过微信短信发送提醒信息200余万条。利用"盱眙卫生健康"微信公众号推送疫情防控知识、通告公告等1000余条。对涉疫地区到盱人员发放宣传折页20余万份。

2021年1月,宣传常态化疫情防控知识,强化每个人是自己健康第一责任人的理念,宣传"六要、六不要"倡议,引导群众做好自我防护。通过线上线下相结合的方式广泛开展宣传。线上,与县融媒体合作,在电视台、电台、报纸、应急广播、江苏有线流动字幕、移动燃信等渠道,向广大公众每日推送疫情防控相关知识。在电台开设"健康早班车"每日7:00、18:30刊播疫情防控、新冠疫苗接种等相关政策、举措和健康知识,在电视台开设"卫生与健康""健康人生""健康盱眙"三个专栏,定期邀请医疗专家走进直播间开展疫情防控进行时、专家谈疫苗等专题知识讲座。线下,常态化组织志愿者开展"六进"(进企业、进学校、进机关、进社区、进村居、进军营)送健康活动,发放《致广大居民一封信》等宣传资料,开展健康咨询、疫情防控知识宣讲等。发放宣传单、公开信2万多份,发送短信、短视频1万多条,制作宣传展牌100多块。

2~6月,坚持戴口罩、勤洗手、少聚集等有效防控做法,倡导家庭注意清洁卫生和室内开窗通风,适量储备口罩、消毒液等防疫物资。广泛宣传疫苗接种的重要性,提高公众接种疫苗的主动性。

7月起,针对南京、张家界、扬州、洪泽等地疫情,做好舆论引导,倡导非必要不前往中高风险地区,以及省内涉疫地区和病例轨迹关联地。确有出行需求的,务必做好个人防护,准确记录活动轨迹。及时发布疫情、风险地区等信息,提醒风险人群自觉报告可疑接触史和旅居史,及早主动进行检测。

8月,强化宣传引导,统筹报纸、电视、广播,"盱眙发布""盱眙TV"等媒体平台及时推出疫情情况通报、重要政策解读、防疫知识普及等图文、视频报道;在全县机关企事业单位、居民小区、公共交通、人流集中区域等地,通过电子大屏、流动宣传车、应急广播等形式,广泛传播疫情防控信息、普及防护知识。及时回应群众关切,提高群众自我防护意识和能力。对盱眙县新冠疫情流调溯源能力提升培训班,培训全程通过"云视讯"会议系统直播。

10月,发布疫情防控动态30条。发放《新冠疫苗接种告知书》《常态化疫情防控要点》等宣传资料2000份,制作宣传展牌80块,设置宣传栏46块,策划电视新闻专题5个。

全年,制定疫情防控宣传引导方案、通知、要点等20余件,共制作宣传展板600余块、宣传条幅1000余条,发放宣传材料15万份。通过微信和短信向广大公众发送疫情防控科普知识300万余条,策划专题微视频10个,宣教抖音6个。设计印制《新冠疫情防控提示》折页8万张,发放《隔离点心理问题疏导》折页2500张,《新冠疫情防控》口罩篇、消毒篇、公共场所篇、中小学开学篇各1250张,《隔离点消毒指南》手册1500本,发放《新冠疫苗接种宣传海报》1500张、《疫未,庆有余》海报250张、《严阵以待,防控新冠》海报600张、《转运车辆消毒指南》海报80张,为住在沃阁泗洲酒店的扬州隔离人员制作健康大礼包300份,推送疫情防控等健康科普信息686条,上报省健康科普资源库视频素材9个,受益70余万人。

2022年1月,县疫情防控指挥部办公室通过电视、广播、微信等多种手段,发出《致全县人民的一封信》,广大市民非必须不出境、不离盱、不去中高风险地区和有本土病例疫情地区,减少跨省、跨地区流动。倡导就地过年,使用视频拜年、网络问候等方式向亲朋好友传达您的祝福。确需出行,务必遵守相关防控政策,严格做好自身防护,与他人保持安全社交距离。印发疫情防控"66问"、短信提醒等,把疫情防控最新形势、最新政策和防控要求传递给广大市民。倡导良好卫生习惯和健康生活方式。针对社会关注热点问题,及时发布权威信息,做好正面引导。

4月,利用融媒体各个平台,推出疫情防控动态、特色举措等图文、视频报道200条(次)。在央广网、人民网等主流媒体刊登《"盱眙铁军"虎力全开开启区域全员核酸检测》等新闻稿件150余篇。围绕全县上下众志成城、共抗疫情,制作推出短视频、H5、海报等新媒体产品133个,总浏览量达240万次,点赞、转发5万余次,多部作品被中国江苏网、淮安发布、无线淮安等媒体转载推送。利用盱眙发布、盱眙TV等微信公众号发布防控政策、科普知识等推文350篇(条),悬挂横幅4882条,设置展板、宣传栏等7300处,投放应急广播1849个,流动宣传车632辆。严密监测舆情,多平台、全天候做好动态监测,高效处置涉疫舆情12条,及时回应社会关切。

5月12日,县卫健委和县慈善总会联合举办首届5·12最美慈爱天使表彰暨抗疫先进事迹报告会,庆祝第111个国际护士节,激励全县卫生健康系统广大医务人员以先进典型为榜样,增强责任感和使命感,展示职业风采。

至7月,利用盱眙发布、盱眙TV、盱眙卫生健康等微信公众号发布防控政策、科普健康知识500余条,利用电子屏、条幅、展板、宣传栏、应急广播、流动宣传车、移动短信等加强个人防护、防控提醒等宣传,刊播电子屏1302处,投放宣传展板、宣传栏3537处、宣传条幅1302条,使用宣传喇叭、应急广播2657个,出动流动宣传车783辆。编写"疫情防控每日一栏",每日推送资讯速递、案例警示、防控提醒等简报内容70余期。利用融媒体平台,推出疫情防控动态、特色举措等图文、视频报道300多条(次)。在人民网、学习强国、交汇点等主流媒体刊登新闻稿件300余篇。策划制作《最美逆行,同心守'沪'》《隔离点的温情守护》等抗疫专题微视频、H5、海报等新媒体产品30余个。宣传《战疫一线显担当》等抗疫故事20余篇。制作抗疫专题片《守护春

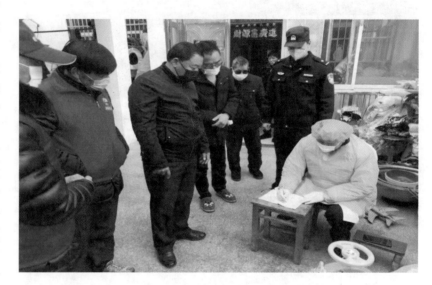

2020年2月7日,"4+1"责任制管控人员上门检测体温

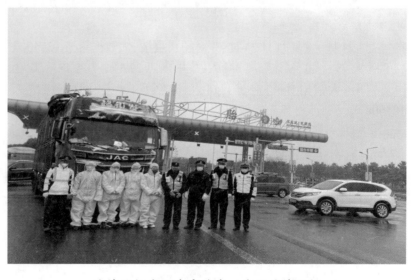

疫情防控专班在高速卡口实施疫情防控

天——致敬抗疫一线的"大白"》,致敬最美逆行者,展现卫健系统抗疫风采。

二、重点人群排查与管控

2020年1月起,全面实施社区、村居封闭管控,网格化防控和志愿者行动,全县范围内实行"4+1"挂包责任制,即"1名镇街干部、1名村干部、1名派出所民警、1名医务人员挂包1名1月8日后返盱人员",每人建立一份健康管理档案,跟踪进行14天医学观察。对入县境、入小区、入商场、入饭店人员实施"安心码""淮上通""苏康码"的防疫检测。县卫健、县公安、县交通等部门抽调人员组成工作专班,加强公路、水路交通卡口果断管制,24小时值班值守,精准摸排疫区到盱眙人员。

1月24~26日,根据市公安局提供武汉到淮安涉及盱眙县人员核查名单及通讯方式,涉及盱眙县1147人,逐一进行核查,排除感染可能。

3月25日,建立境外返盱人员联防联控工作机制,全面摸排、精准掌握从境外返盱人员情况,建立人员台账,将入境人员全部纳入疫情防控管理,落实健康监测和服务保障措施。

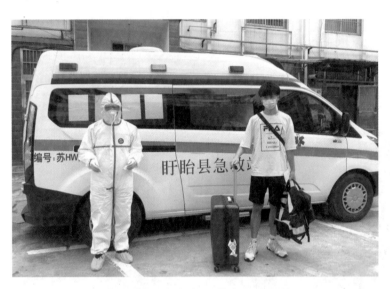

120指挥中心对境外人员进行接驳转运

至12月,排查往来武汉、北京、境外等中高风险地区33154人,落实在盱7213人,其中境外91人,均实行集中或居家隔离观察、"四包一"管控等措施。

2021年1月11日,抓好重点人群排查与管控,大数据核查598人,入境人员36人,中高风险地区1人,密切接触者28人,全部实施集中隔离医学观察,核酸检测均为阴性。

截至5月14日24时,排查国内中高风险地区到盱人员35人(云南到盱),落实在盱6人,均为低风险地区返回。累计隔离入境人员382人,境外返盱人员集中观察4人,"后14天"居家隔离10人。

7月20日~8月11日24时,南京疫情期间,全县大数据排查23569人,来自南京7882人,其中禄口机场经停人员1339人,累计隔离1105人,"五包一"234人,均超"14+7天",核酸全阴。中高风险地区59人,其中14人集中隔离、41人"五包一"居家健康监测、4人解除观察。

7月21日~8月11日24时,针对扬州疫情,大数据排查12540人,来自扬州1272人,其中"五区"1134人(超14天797人),累计隔离841人,集中隔离227人,其余均落实"五包一"居家健康监测,核酸全阴。

12月,大数据专班,常态下14人,应急下106人;网格员727人。全年从快排查涉疫地区到盱眙人员105608人。到苏返苏人员健康状况预警,核实红码6人,黄码44人,绿码441606人。核查出入境人员353人,其中:境外返回隔离七天后返盱继续隔离261人、境外返回在上海入境实行"3+11"管控措施92人、密接(次密)257人、扬州234人、五包一管控5256人、封控4个小区、集中隔离142人。

2022年3月,上海发生疫情,全县发挥"大数据+网格化+铁脚板"机制,做到应排尽排。3月13日~3月25日,从快排查涉疫地区到盱返盱人员信息94204条,落实在盱管控14937人,其中上海"7+7"60人、其他市外"3+11"10455人、境外54人、密接(次密)221人。

至4月28日,对市外到盱返盱人员进行排查,大数据交办127976条,落实在盱42336人。开展"敲门行动",累计排查3月23日起上海到盱返盱72人,4月2日起管控苏州到盱479人、徐州到盱8人、盐城到盱69人、天长到盱63人。

5月～6月，大数据交办46795条，排查6638人，其中上海到盱229人、苏州到盱25人、其他到盱6384人。对国内中高风险地区、上海等本土疫情严重地区"14+7"管控299人（上海229人）；对密接、次密"14+7+7"64人，市外到盱"7+7"2704人、"3+11"3545人、"3+4"57人，都实施有效管控。

7月起，为筑牢"外防输入"防线，斩断疫情传播链条，落地落实涉疫地区到盱眙人员处置工作，建立涉疫地区到盱人员"1·3·8"处置机制，确保1小时内完成数据交办、3小时内完成核酸采样、8小时内出具核酸检测结果。

三、重点场所及机构防控

2020年1月25日，发布系列疫情防控紧急通告：暂停餐饮服务，暂停全县个体诊所、医务室及门诊部诊疗活动，暂停生产企业节后复工，暂停各类公共资源交易及审批服务大厅事项集中办理等活动；除药店、农贸市场、日用品超市外，所有商场店铺一律关停。

2月5日，对建制小区实施封闭管控，出入人员扫码、测温、戴口罩。

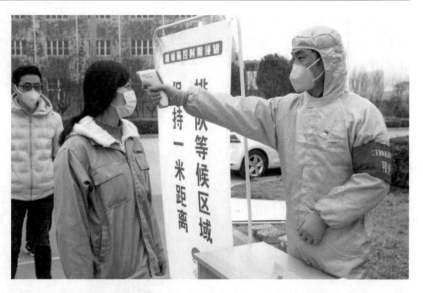

2020年2月25日，企业为复工人员检测体温

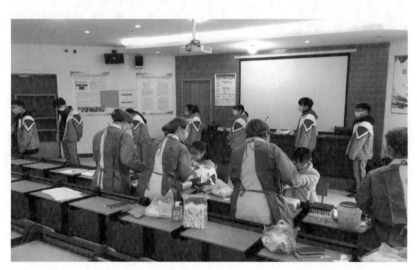

2020年，县妇幼保健院医护人员为盱眙县中学复学检查

2月8日起，在保障防疫安全情况下，盱眙企业复工复产陆续推进。

2月26日，县医院、县中医院、县妇幼保健院等医疗机构逐步恢复正常诊疗秩序。

3月10日，全县商贸服务企业复工营业。

3月30日起，全县中小学严格落实上级要求，分批次、错峰有序地开学复课。

7月，中高考期间，在各考点、住宿场所进行全程卫生巡查，24小时"在线"，严格落实各项措施，保障高考期间考生的卫生安全。

10月，精准实施"双节"疫情防控措施，县卫健委组建由带班领导率队的督导组，每天对全县各医疗机构、集中隔离点、景区景点等重点场所、重要环节、重点人群疫情防控情况进行督查指导，确保各项工作安全、高效运转。

至12月，累计为400余家企业9万余人进行健康体检和动态健康管理，指导学校复教200余所次，复学体检1.3万余人。为第二十届龙虾节、中高考等20余场重大活动和防汛行洪撤退15个集中安置点近2000名撤离群众提供疫情防控和医疗保障服务。

2021年5月,全面加强社会面防控,镇街、社区成立综合协调、稳定工作、安全保卫、疫情防控、医疗保障、生活保障、物资保障、垃圾处理8个小组,村居相应成立工作小组,形成县、镇、村(社区)三级管控网络。重点场所(学校、养老院、景区、客运站、看守所、精神康复医院等),减少人员聚集、加强环境消毒、落实测温、扫码、一米线等防控措施。

7月起,坚持"外防输入、内严管控"的总要求,进行南京、张家界、扬州三大"阻击战"。封闭管理学校、养老院等重点单位,暂停饭店堂食服务,暂停五小行业、校外培训机构

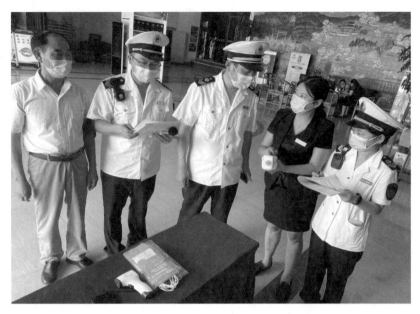

2021年,县卫生监督所对经营机构进行疫情防控监督检查

等营业活动,暂停宗教场所活动,暂停开放洗浴中心、游泳馆、网吧、电影院、健身房、图书馆、KTV等场所;重大集聚性活动,非必须,不举办。关闭汽车站、G25长深高速铁山寺出口、S49新扬高速黄花塘和盱眙北出口。在高速公路、国省干线设置查验点8个,严格落实"一停、二测、三查、四记、五放行"查验流程,严防外部疫情输入。

7月28日~8月12日,查验15万余人次,查验车辆20万辆次。农村地区落实"五有一网格"要求,抓好基层社区网格化管理,实行"县包乡、乡包村、村包户"分级包干制。暂停全县个体诊所、门诊部诊疗活动。组建2个医疗机构防控督查专班,对各医疗机构疫情院感防控等措施落实情况开展督查。县纪委监委牵头,成立4个专项督查组,加大督查频次,对督查中发现的16个方面问题,及时交办,落实整改。

8月26日,全县各类诊所、门诊部有序复诊,居民购买"四类"药品须出示健康码并严格落实实名登记。

11月,发布《关于加强快递物流行业疫情防控的通告》。加强快递物流从业人员疫情防控知识和政策的培训。

2022年3月13日起,为应对上海疫情,影剧院、KTV等休闲娱乐场所,博物馆、图书馆等公共文化场所一律暂停开放;校外教育培训行业(包含托管服务)一律停止培训教学;关停全县所有个体诊所,药店进行实名

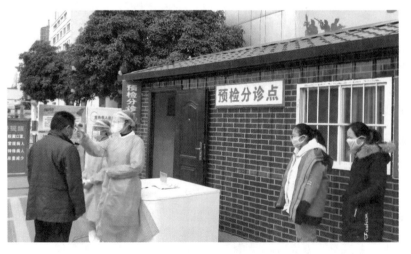

马坝卫生院预检分诊点医务人员为就诊病人检测体温

制,四类药品全部下架;理发店、美容店等场所暂停营业;养老机构、福利机构、精神卫生机构等实行封闭管理;暂停举办大型公众聚集性活动。

4月25日,相关场所陆续开放,严格执行扫码、消毒、健康管理三落实。组建"五纵四横"交通卡口战疫队伍,在全县10个交通卡口实施"四轮三化三目标"管理机制,逢车必查、逢人必检。累计投入人力18988人次,检查车辆48万辆,旅客61万人,劝返车辆5.1万辆,旅客6.3万人。

5~6月,卡口查验车辆22.25万

辆次,36.97万人次,水路巡航1907公里,查验588艘船舶。落实线下50人以上聚集性活动备案14场次。依法打击61起违反疫情防控相关规定违法行为。一律安装门磁或贴封条,一律落实"五包一"措施。

第四节　医疗救治

一、救治能力

2020年1月,县医院、县中医院、县妇幼保健院等5家二级以上医疗机构均设置24小时发热门诊、预检分诊和隔离观察室。要求各镇(街)卫生院及有条件的社会办医疗机构按照省市要求设置预检分诊点和隔离观察室。全县共设置23个预检分诊点和隔离观察室。

2月,县医院线上"发热门诊"免费咨询服务正式开通。购置1辆负压救护车,改造负压病房4间12张床位,按规范标准改建感染病区。医疗卫生监督组深入疫情防治重点医疗机构,督促严格落实预检分诊制度,规范设置发热门诊,做好疫情报告、消毒隔离、个人防护、医疗废物废水处置等传染病防控措施。

9月11日,县中医院、县妇幼保健院和马坝中心卫生院发热门诊通过市级验收,县中医院发热门诊被市卫健委推荐省级验收。投入124万元,对全县21个基层医疗机构预检分诊点进行提档升级。落实体温检测、流行病学史问询和健康码识别等措施,发热门诊出入口与普通门急诊分开。实施发热病人闭环管理,落实首诊负责制,对全部发热患者进行新冠病毒核酸和血常规检测,必要时进行抗体、CT等检查。加强重点区域、重点科室、重点环节感染防控管理,规范设置"三区两通道"。规范医疗废物管理,落实医疗机构内重点人群"应检尽检",加强环境消毒监测。

至年底,全县组织各医疗机构分级开展第1~7版《新型冠状病毒感染的肺炎诊疗方案》和第1~7版《新型冠状病毒肺炎防控方案》培训,重点培训诊断标准、生物安全、个人防护、院感控制等内容,累计培训100余期10000余人次。对全县村卫生室和个体诊所不规范医疗行为进行专项整治,发挥村卫生室的"哨点"作用,构筑乡村防疫安全线。县医院等4家发热门诊全部建成并投入使用,县医院、县疾控中心、县中医院3个核酸检测实验室相继建成使用,20家卫生院预检分诊提档升级建设全部到位,设置28个预检分诊点,全年筛查发热病人8491人。

2021年2月1日,县中医院核酸检测PCR实验室顺利通过江苏省临床检验中心专家组评审验收并正式启用,该实验室日检测能力为1000人份,混检最大可达1万人份。

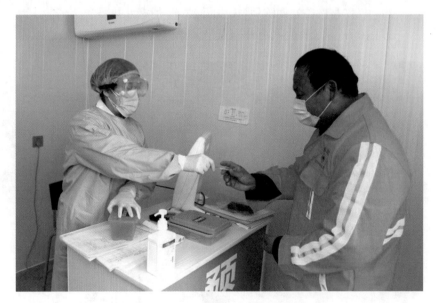

发热门诊为发热病人测量体温

5月底,建成县医院集中接种点、县中医院流动接种点、常规接种点21个、接种台128张,日最大接种能力2万剂次左右,接种人员868人。县医院有负压救护车1辆,集中隔离医学观察点有清水山庄21间21张床、格林豪泰115间115张床,临床救治专班4支33人,心理健康服务专班21支30人。

6月17日，江苏省卫生健康委专家组到县医院开展江苏省示范发热门诊现场复核。专家组一行依据《江苏省发热门诊建设标准（试行）》和《江苏省医疗机构发热门诊建设评估验收标准（2020版）》，现场查看发热门诊"三区两通道"、诊室、留观室、负压病房、CT检查室等处，详细查阅台账记录、询问工作人员，认真复核发热门诊建筑布局、管理流程、工作人员、设备配置、清洁消毒、医疗废弃物管理等方面情况，并给予充分肯定。

8月13日，马坝中心卫生院检验科临床基因扩增检验实验室通过省级验收。

年底，全县有发热门诊4个，预检分诊点28个。应急隔离病房42间86张床位，其中县人民医院16间40张床位、县中医院26间46张床位。县医院有负压病房4间12张床位。负压救护车3辆，其中：县医院2辆、马坝中心卫生院1辆。镇街卫生院改善预检分诊条件，按标准设置发热诊室和过渡病房。加强村卫生室疫情防控工作，提升村卫生室做好预检分诊。组织医务人员学习第8版《新型冠状病毒感染的肺炎诊疗方案》，落实首诊负责制，实行预检分诊和发热门诊一体化闭环管理，全年预检分诊450多万人次，筛查诊治发热病人6500余人次。县总工会会同县卫健委、县教体局组建660名心理健康咨询服务专兼职服务团队，其中有心理咨询资质的57人，开通两条心理热线。

2022年3月13～25日，医疗机构预检筛查110多万人次、发热诊疗2975人次。

4月，发挥医疗机构哨点作用，累计预检分诊筛查65万余人次，发热门诊筛查1829人次。

6月，抓好哨点预警作用，强化医疗机构预检分诊，落实首诊负责制，实行预检分诊和发热门诊一体化闭环管理，完善发热病人接诊、筛查、留观、转诊工作流程，做到及时发现、快速处置、精准管控。加强"四类"药品销售监测，药店严格执行实名制销售退热、止咳、抗病毒、抗生素类药品，做好登记上报。28日，收到密接次密协查5人，均落实集中隔离管控措施，核酸检测结果均为阴性。

二、驰援各地

2020年1月27日，从县医院选调戚明、姚会、张妍3人支援湖北抗疫。

2月6日，县医院选调杨勇、贾必菲、孙涛、孙月明4名医护专业人员支援淮安四院。

2月9日，县医院选调陈风、朱发勇2人参加湖北抗疫。

2月10日，从县医院和县中医院选调羊海峰、张雷、徐玲玲、赵重阳、余金凤5名医护骨干支援湖北疫区。

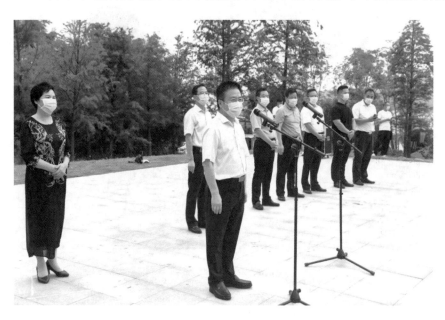

2021年9月4日，市卫健委党委书记、主任孙邦贵，副县长雍梅，县卫健委党组书记、主任葛云到盱眙金陵山庄对援宁援扬核酸检测采集医疗队凯旋隔离观察表示慰问

2月13日，县委书记梁三元上门慰问援鄂医护人员家庭成员。

2月17日，县疾控中心选调李鑫林、于本跃、李春俊3名流行病学调查人员支援淮安。

3月10日，县委书记梁三元视频连线慰问援鄂医务人员。

2021年7月20日，南京禄口机场疫情发生。7月22日，早晨6点，全县各医疗机构选调30名医护人员赶赴南京驰援雨花台经济开发区全员核酸检测工作。其中县人民医院10人（杨兵、刘邦勇、祁蓓、周盼、江晨、齐跃文、宋克娇、黄笑笑、邓芳、赵琪）、县中医院10人（赵元旭、王积义、沈帅、陈炳生、汤艳萍、丁

紫荆、沈文静、王雅雯、张烦心、刘悦)、县妇
动保健院3人(刘帅、陈如心、高雅文)、马坝
中心卫生院2人(徐燕、夏国杨)、桂五中心
卫生院1人(张文青)、管仲中心卫生院1人
(蔡翔煜)、河桥镇卫生院1人(邢耀荟)、穆
店卫生院1人(邹雪茹)、鲍集镇卫生院1人
(何伟)。

7月24日,县疾控中心张欣颖、蒋勇智
支援南京流调溯源工作。

7月27日,县医院周盼、江晨,县疾控中
心张茹、申宁婧支援南京核酸检测工作。周
盼、江晨从淮安市支援南京核酸采样队调到
核酸检测队,完成任务后于7月29日返回盱
眙。

7月29日,县中医院徐承标、丁利远、张

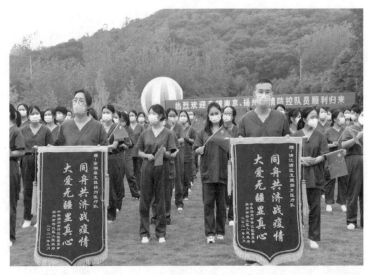

2021年9月4日,援宁援扬核酸检测采集医疗队凯旋到
盱眙金陵山庄隔离观察

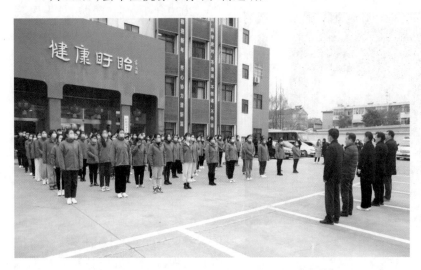

2022年4月,支援苏州市核酸采样医疗队出征

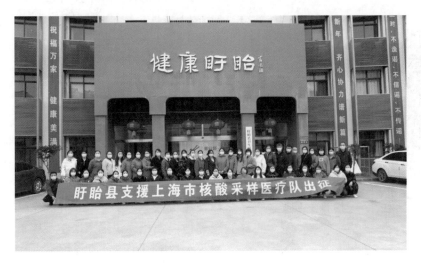

2022年4月,支援上海市核酸采样医疗队出征

倩、刘甜、侍云月,县妇幼保健院范
军、周尧、陈浩、陈二聪、李梦婷,精神
康复医院郑乐琴、刘莹、葛娟、陈喜
民、周海燕,马坝中心卫生院赵磊、沈
艳、温生霞、韩丽,观音寺卫生院俞慧
敏,支援洪泽区全员核酸采样工作。

8月3日晚,在南京奋战13天的
医疗队员们在圆满地完成南京核酸
采样任务后,又接指令马不停蹄地紧
急支援扬州市邗江区进行全员核酸
检测采样。戚明、项娟两人主动请
缨,作为感控队员参加扬州抗疫工
作。9月18日,经过45天奋战和14
天隔离休养,30位支援南京、扬州抗
疫勇士平安返回家中。

全年先后派出5批58人支援洪
泽、南京、扬州战疫情。

2022年3月31日,上海疫情发生
后,盱眙县派出第一批12人援沪医
疗队员,其中县医院6人、县中医院6
人,帮助核酸采样和检测。

4月,支援苏州172人、上海139
人、连云港92人、宿迁3人。流调支
援南京、南通各1人。其中4月3日
晚,县卫健委接到上级紧急通知,立
即从县医院、县中医院抽调80名政
治素质高、业务能力强的医护人员组

成第二批援沪医疗队,于4日凌晨,在县卫健委院内广场集合,领取防护服、尿不湿等防护物资和生活物资星夜集结出征,乘车前往上海市支援核酸检测工作。早晨7点前,队员们抵达上海浦东新区,立即赶赴采样点开展核酸采样工作。顶着30多度高温,穿着密不透风的防护服,戴着N95口罩和面屏,穿着不透气的尿不湿,连续十几个小时不吃不喝不上厕所,直到晚上8点多。当天,共采集核酸4万多人次。4月5日凌晨2点10分,回到盱眙。连续多日,核酸采样医疗队7次支援上海,完成30余万人次的采样任务。4月16日,盱眙县委书记邓勇慰问援沪医疗队员家属代表,向他们致以亲切的问候和衷心的感谢。4月19日,盱眙县援沪核酸采样医疗队收到上海市浦东新区川沙新镇人民政府赠送的一面锦旗,上面写着"疫情见真情,爱心暖人心"。4月26日1时30分,这些最美逆行者星夜兼程,踏上第9次支援上海的征程。

5月10日,盱眙县举办庆祝"5·12"国际护士节暨抗疫先进事迹报告会。活动主题是"致敬抗疫勇士 同心守护未来"。县委书记邓勇、县长孙志标出席活动,代表县政府为30名"优秀护士"颁奖,并聆听张雅丽、莫颖、曾方园、温生霞、刘丽丽、梅继双、王方圆、赵倩的抗疫先进事迹报告。

5~6月,两批次支援上海130人,服务7天,核酸采集近20万人次;40人支援江阴,服务11天,核酸采集约25万人次。

三、集中隔离

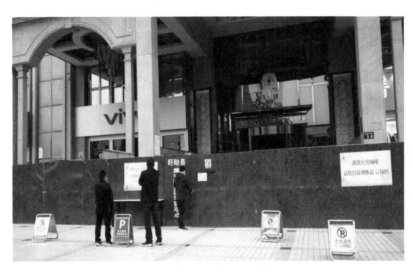

2021年,香江隔离酒店

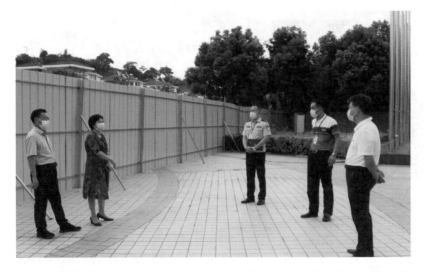

副县长雍梅(左二),县卫健委党组书记、主任葛云(左一)到隔离点指导工作

2020年1月,县医院、县中医院设置隔离观察病区。征用淮河卫生院、古桑卫生院、格林豪泰酒店、金沃大酒店和清水山庄酒店作为集中隔离医学观察点。制定《集中隔离医学观察工作方案》《集中隔离点专班工作制度》等,实行日例会制,严格落实定时体温检测、清洁消毒等措施,做好核酸检测采样工作,确保检测、隔离等全流程无缝对接。

1月28日,县医院组建隔离病区医疗队。至4月17日,先后有4批近百名医疗、护理、医技和后勤保障人员参加隔离病区医疗救治工作。

2月2日~4月1日,县中医院先后共4批31名医疗队员进驻隔离观察病房开展抗疫医学隔离救治任务并全部胜利返岗。

7月,县委、县政府落实疫情常态化防控属地责任,对来自疫情重点地区的人员,一律实行14天的集中隔离医学观察;对来自其他地区的人员,一律做好活动轨迹鉴定,一律实施健康扫码,一律进行健康状况评估。强化集中隔离医学观察点建设与管理工作,全流程梳理各个工作环节,从硬件改造、人员管理、安全保障、消毒消杀等方面,仔细排查风险隐患,落实落细集中隔离医学观察点的各项防控要求,严格防止交叉感染和疫情转播。

至12月,隔离治疗149人,集中观察626人。

2021年2月15日,县委书记邓勇到县医院、县中医院、清水山庄集中医学观察点等处慰问一线医务人员。

7月,全县征用13个酒店(启用8个、备用5个)作为集中隔离医学观察点,其中清水山庄20间20张床(境外人员使用),格林豪泰115间115张床(中高风险地等人员使用),协议备用11家隔离酒店1400间客房。共配备28辆救护车参与接驳转运,其中3辆为负压救护车。对集中隔离点实行县委常委挂包督导制,组建工作专班,各责任单位选派班子成员蹲点驻守闭环管理,形成完整的责任链条,落实落细各项防控措施;建立"一长七组"管理制,每个隔离点由镇街卫生院经验丰富的老院长担任点位长,组建防控消毒组、安全保卫组、后勤保障组等7个工作小组,各司其职,实行24小时轮班值守,对紧急情况第一时间处置。成立以县委常委、纪委书记为组长的专项督查组。县应急管理局、县消防救援大队、县市场局、县住建局加强隔离点安全隐患巡查、排查,发现问题立即整改,做好隔离点管理与服务。对老人、儿童、孕产妇及有基础病的人员,安排志愿者通过微信、"明白纸"等方式,及时掌握他们的困难诉求,第一时间协助解决,提升隔离点服务保障水平。

8月7日,淮安市副市长王红红带队到盱检查指导集中隔离医学观察场所安全管理和院感防控措施落实情况。县委书记邓勇带队到盱城街道果园社区核酸采样点、香江大酒店集中隔离点、县中医院和县医院等处,调研推进疫情处置能力提升工作。

9月,县中医院根据《江苏省关于新型冠状病毒肺炎中医辩治方案(试行第三版)》,精心选配中药材,煎制袋装中药汤剂,分为适用于预防新冠肺炎人群益气清肺汤和用于新冠肺炎密切接触者清肺解毒汤。每天定时配送到县内各隔离点和疫情防控一线工作岗位,免费向隔离点隔离观察人员和工作人员发放。

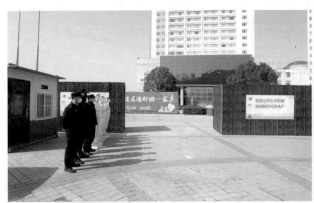
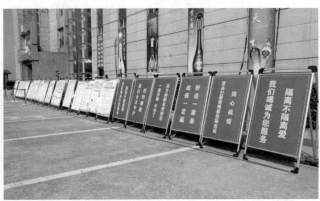
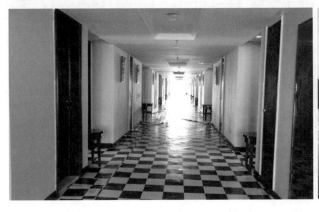
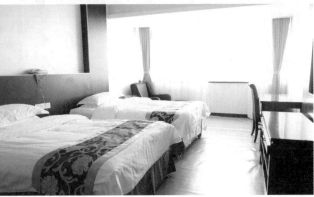

2022年,泗州隔离酒店

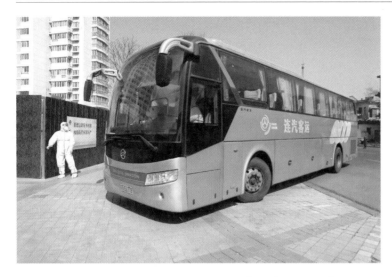

2022年3月，泗州隔离酒店安置连云港隔离人员

至12月，集中隔离3661人，其中境外203人、密接（次密）257人、扬州转盱人员234人。

2022年3月，全县共储备25个集中隔离点3017间房，实际可使用隔离房间数2423间。在用休养集中隔离点5个，清水山庄酒店隔离入境人员9人、鑫驿泗州酒店隔离连云港转盱人员83人、天泉湖金陵山庄酒店隔离连云港转盱202人、格林豪泰酒店隔离国内次密接人员36人、江苏战地黄花新四军文化园用于支援连云港采样人员返盱集中休养90人。各集中隔离点均按"三区两通道"要求改造，落实"一长七组"工作人员，严格院感防控措施。

拟启动征用3个集中隔离点377间房，实际可使用隔离房间294间，分别是全季酒店102间、香江国际酒店120间、金沃酒店72间。全季酒店已签订《临时征用意向协议书》，相关设备设施已到位。有24小时可以启用集中隔离点7个917间房、48小时可以启用集中隔离点15个1625间房、72小时可以启用集中隔离点25个2423间房。

4月，按照每万常住人口40间房间要求储备22个集中隔离场所3005间房，可用隔离房间2472间，"一长七组一感控指导员"配备到位。已启用9个集中隔离点，隔离2218人，创历史新高。其中连云港籍在盱隔离535人、宿迁籍在盱隔离497人、睢宁县在盱隔离488人，均返回。新添置3辆负压救护车，全县负压救护车达8辆。坚持24小时待命，出车208台次，接驳转运512人次。

5～6月，徐州籍在盱隔离488人、江阴籍在盱隔离336人，均返回。县发改委、县卫健委排出28个酒店和学生公寓，储备3677间房。

6月28日，《新型冠状病毒肺炎防控方案》第9版正式公布。对风险人员的隔离管控时限和方式进行优化，其中对7天内有高风险区旅居史的人员，采取7天集中隔离医学观察，在集中隔离医学观察第1、2、3、5和7天各开展一次核酸检测。6月28日～7月1日，集中隔离25人，核酸采样检测均为阴性，其中泗县4人、濉溪集中隔离1人、南京15人。

第五节　应急处置

2021年，全县突发疫情3例，包括复阳病例李某某、输入病例郝某某、无症状感染者周某某，没有造成本土传播。

复阳病例李某某　5月31日，报告1例"后14天"居家隔离医学观察人员李某某新冠病毒核酸检测阳性。李某某，男，31岁，马坝人。4月27日，从柬埔寨回国，过海关时新冠病毒核酸检测阴性，被转运到广州市增城区卡希亚酒店集中隔离，隔离期间第一次核酸检测阴性。5月5日，第二次核酸检测阳性，被转运至广州市第八人民医院隔离病区五区，被诊断为新型冠状病毒肺炎（轻型），至5月9日在隔离病区五区住院治疗，其中：5月6日、5月8日经二次核酸检测阴性，5月9日出院。5月9日～5月24日，继续在该院隔离病区二十区进行康复期隔离观察，后经5月16、21和23日三次核酸检测阴性，于5月24日解除隔离。在做好个人防护后，自行乘坐车辆，于5月25日凌晨返回盱眙马坝家中。当日，马坝镇政府落实"五包一"管控，核酸检测为阴性。

5月31日,马坝卫生院采样送至县中医院检测,19:30结果阳性,立即采用双试剂复核,22:30结果仍为阳性。6月1日凌晨1时左右,样本转送至市疾控复核,凌晨3点李某某转运至淮安市第四人民医院接受治疗。早晨6:00复核结果为阳性。对其进行CT检查,显示左肺下叶少许病灶,考虑感染性病变,其余肺叶未见明显实变影。结合该病例临床表现、流行病学调查和实验室检测结果,初步判定为新冠肺炎患者复阳。

接到阳性报告后,相关部门立即上报指挥部,并开展流行病学调查,对患者发病前2天至隔离观察期间的接触者进行排查,排查密切接触者1人,次密20人,其他35人,核酸检测结果均为阴性。采集病例居家医学观察场所环境标本16份,核酸检测结果均为阴性。消杀组对患者集中隔离的房间和环境进行终末消毒等。

输入病例郝某某 7月28日,报告1例确诊输入病例。郝某某,男,51岁,汉族,某旅行社导游,家住盱眙县三河农场。7月22日,陪同洪泽区某企业组织的67名员工到湖南张家界旅游。7月27日夜,抵洪泽区后,自行驾车返回盱眙县家中,期间未外出。7月28日下午17点,与其父母自驾车至盱眙县人民医院发热

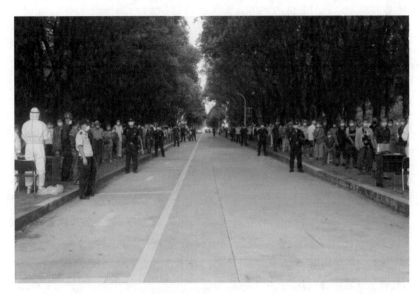

2021年8月2日,在三河农场开展全员核酸检测

门诊采样,当晚新冠病毒核酸检测阳性。7月28日晚,盱眙县收到郝某某等3人随洪泽旅游团返盱的"涉疫"协查函,县委县政府连夜召开紧急会议,启动应急预案,卫健、公安等部门迅速组建3个流调组,通过大数据、监控等方式,排查出郝某某密接12人(其父母2人、县医院共同就诊6人、医院工作人员3人、加油站工作人员1人)、次密36人(另外2人居家隔离),全部采取集中隔离医学观察等管控措施,核酸检测均为阴性。

7月29日凌晨,郝某某被转运至市定点医院隔离观察治疗。对到湖南张家界旅游返回的3人所在区域科学划分风险地区和管控区域,实施封控管理。组建应急处置"前线"工作组,县领导一线指挥。对郝某某居住的淮化生活区实行封控管理,对其居住的2幢及相邻的其他3幢宿舍楼实行封闭管理。另外2人居住的三河农场居民新区、大明居小区实行封控管理。收集居民生活所需,安排超市统一配送,由志愿者送物上门。封控区2435人按规定进行4轮核酸检测,结果全部阴性。三河农场6233人2轮核酸检测,结果全部阴性。

7月30日上午、7月31日下午,县疾控中心分别对集中隔离点46人、48人进行核酸采样,核酸检测结果均为阴性。8月1~4日,每日对隔离48人采集鼻咽拭子进行新冠病毒核酸检测,核酸检测结果均为阴性。

8月5日,郝某某被淮安市第四人民医院由新冠肺炎无症状感染者订正诊断为新冠肺炎确诊病例普通型。

8月6日12时,经属地申请并报市县指挥部同意,大明居、三河农场小区解除封控。淮化生活区2幢继续封闭管理,1、3、4幢调为封控区域,其他区域解除封控。8月7日,淮化封控区第五轮核酸检测98人,均为阴性。8月11日24时,淮化封控区第六轮核酸检测采取"双采双检"鼻咽拭子方式,104人、10份环境样结果均为阴性。

8月14日,市联防联控工作指挥部决定将盱眙县江苏淮河化工有限公司生活区宿舍楼2幢由中风险地区调整为低风险地区,解除封闭,继续实施7天过渡期管理。

无症状感染者周某某　11月3日,报告入境人员后28天跟踪健康监测时,第5次新冠病毒核酸检测阳性。周某某,男,中国国籍,47岁,职业为钢厂技术指导员,家住盱眙县黄花塘镇新街街道花园小区。

9月16日～10月7日,周某某在厦门入境(从格鲁吉亚转荷兰),在厦门集中隔离21天,其间7次新冠病毒核酸检测结果均阴性。10月8～14日,转至盱眙县清水山庄集中隔离7天,其间2次新冠病毒核酸检测结果均阴性。

10月15日～11月2日,转运回黄花塘镇新街街道花园小区家中开始后28天跟踪健康监测。其间,周某某及其同住的父母4次新冠病毒核酸检测结果均阴性。

11月3日(入境第49天),黄花塘卫生院工作人员采集周某某咽拭子送至县疾控中心。4日1点,新冠病毒核酸检测结果为阳性,其父母核酸检测结果均阴性,采集环境标本9个核酸检测结果均为阴性。自述10月15～30日,其中27日上午8点30分,自驾至黄花塘新街卫生院接种第三针加强的新冠疫苗,下午自驾至黄花塘新四军军部周边游览,全程驾车,未下车,其余时间均未外出。10月31日,下午,独自去三联超市买菜,其间戴口罩。11月1日,早上7点左右,与邻居顾某在家门口聊天。11月2日,10点～10点40分,一人自驾至黄花塘新四军军部周边游览,全程驾车,未下车;15点左右,独自至三联超市买菜,全程戴口罩。11月3日,早上7点多,与韦某在门口聊天,距离5～6米;8点,到绿良批发部买烟;9点左右,驾车带母亲到新街赶集,在菜场西大门等母亲回来,其间除下车接母亲上车5分钟左右外未下车。按规范判定有密接7人。

盱眙县立即启动应急指挥体系,迅速平战转换,市级专家第一时间赶赴现场,指导开展流调、采样、检测、消杀等现场工作,强化应急监测和风险评估。县公安、县公卫流调队第一时间启动流行病学调查,重点对阳性检出前4天接触人员开展密接排查,对发病前14天所接触的人和物以及环境开展溯源调查,排除是否本土,排查出相关人员7人。采集阳性病例家庭环境标本9份,其父母鼻咽拭子标本4份,判断其传染能力,核酸检测结果均阴性。联系省疾控中心送样,进行测序及病毒活性检测。11月4日,周某某转运至市第四人民医院进行治疗。

第六节　物资保障

2020年春节前夕,武汉新冠肺炎疫情突然暴发。县卫健委立即明确两个工作组专门负责疫情防控物资采购工作,一组负责与全省各医用物资生产厂家联系、对接,另一组负责上门采购、提货。

1月,为做好疫情防控,物资保障组购买必备应急物资,用于隔离点及乡镇各医院的疫情防控,支出32.76万元。采购一次性医用口罩7.42万只、隔离衣0.5万件、N95口罩1.06万只、外科手套1.6万双、红外测温仪125台、水银体温表0.36万只等一批应急必须用品物资。

2月,县卫健委做好防疫应急必须用品的采购和分发,向各医疗机构提供急需的防护物资N95防护口罩、外科口罩、防护服等。县医院、县中医院先后发布接受社会捐赠公告,并陆续收到社会各界爱心企业、团体和个人捐赠的疫情防护物品和生活物资。各医院依法依规公布捐赠接收和使用情况,主动接受社会监督。当月,县卫健委支出32.76万元,购买一批物资用于隔离点及乡镇各医院的疫情防控。购买一次性口罩3.9万只、医用外科口罩1.86万只、一次性隔离衣0.56万件、医用一次性防护服520件、75%浓度酒精0.57万瓶、移动紫外线车70台等。

3月,支出14.73万元,购买一次性口罩2.49万只、医用外科口罩1万只、防护服200件、医用防护口罩0.15万件等一批物资,用于疫情防控。

7月,将入境人员全部纳入疫情防控管理,落实健康监测和服务保障措施。支出57.11万元,购买医用外科口罩30万只、医用外科手套3万双、一次性无菌手术衣0.6万件、医用防护口罩0.5万件、84消毒液0.9万件、75%浓度酒精0.27万瓶、红外测温仪100只等物资。

12月,购买医用免洗消毒凝胶6.2万瓶2.2万元、智能消毒一体机3台8.1万元等一批物资。

全年,县卫健委向财政部门争取疫情防控专项资金2602万元,接受社会捐赠价值98.1万元。用于医疗机构的发热门诊改造、购买疫情防控相关的应急物资。其中一次性医用口罩外科12.32万只、医用外科口罩49.38万只、一次性医用隔离衣1.92万件、N99防护口罩1.06万只、一次性医用帽子2.02万只、一次性外科手套5.6万副、一次性医用防护服0.5万件、N95医用防护口罩1.16万只、消毒车78台、体温枪125把和各种消毒消杀物品3.07万瓶等应急物品;为县疾控中心紧急购置2辆应急处置车;建成县医院、县疾控中心、县中医院3个核酸检测实验室,日最大检测能力7000人份。县医院、中医院、县疾控中心等重点医疗卫生机构均按要求储备1个月以上的医疗救治、卫生防护和消毒消杀物资。

2021年1月,强化物资储备,投入101.77万元,购医用外科口罩20万只、一次性隔离衣1.1万件、医用防护服0.6万件、医用免洗消毒凝胶0.3万瓶、红外测温仪200只、医用隔离眼罩0.2万只、急救箱150只等。

7月,南京禄口机场新冠肺炎疫情发生后,县卫健系统连夜启动应急预案,强化防控意识,保障物资供应。至8月,投入134.8万元,采购医用外科口罩30万只、一次性医用隔离衣0.8万件、医用外科手套5万副、一次性无菌手术衣1.2万件、医用一次性防护服1.45万件、医用防护口罩2.1万只、医用垃圾袋1.14万只、84消毒液0.78万只、75%浓度酒精0.45万瓶、医用免洗消毒凝胶0.56万瓶、医用隔离眼罩0.6万只、医用隔离面屏1.85万个、医用隔离靴套0.9万双等一批防疫物资。主要用于扬州到盱眙隔离人员居住的泗州君悦、格林豪泰、清水山庄、七天酒店等隔离点。

至12月,县卫健委向各级财政部门争取疫情防控专项资金5578.37万元,其中中央直达资金1219.1万元、省级资金1685万元、县级财政资金2575.78万元、接受社会捐赠129.2933万元。启用(备用)13个集中隔离点,县医院、县二院各新增1台负压救护车,全县配置PCR扩增仪20台。县医院建设负压病房4间,配置负压救护车3辆。全年共集中采购医用外科口罩105万只、N95口罩3.7万只、一次性帽子5.52万只、隔离衣4.44万件、医用防护服0.82万套、无菌医用手套10.6万副、防护面罩1.56万个、医用防护眼镜0.95万

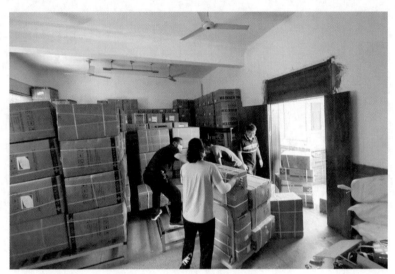

防护物资保障准备

只、移动紫外线消毒车120台、红外测温仪829把、智能消毒一体机29台、体温表7050支、各种消毒消杀物品5.21万瓶等应急物品,向上争取次氯酸钠200桶、一次性医用口罩0.76万只、隔离衣170件、空气净化器25台、护目镜60副,接受社会捐赠一次性口罩4.078万只、防护服200件、护目镜368副、红外测温仪100把、隔离衣100件、消毒液372瓶、医用手套400副、75%浓度酒精230桶及其他相关防疫物资。分40批次调拨至各级医疗机构。建立监督管理及储备动态轮换机制,按照应急状态储备,坚持"宁可备而不用,不可用而无备"的原则,始终保持30天满负荷运转库存量,备齐备足防疫物资储备,确保各类医疗物资储备数量真实、质量合格、存储良好。

2022年3月,全国疫情呈多点散发趋势,物资保障组仍是全身心地投入疫情防控后勤保障工作之中。投入140.45万元,购防护服2.19万件、N95防护口罩5.53万件、医用外科口罩10.3万只、隔离靴套0.6万只、无菌外科手套3.5万只、洗手衣260件、一次性工作帽2.62万只等一批物资。

4月,严格落实各项防控措施,投入247.69万元,购防护服3.41万件、N95口罩5.3万只、医用隔离面屏4.7万个、隔离靴套3.5万双、医用无菌手套1.97万双、医用垃圾袋3.3万个、转运箱500只等一批物资。

5月,投入21.31万元,购防护服820件、医用隔离面屏1.4万个、隔离靴套4.1万双、无菌手套2.23万双等

一批防控物资。

截至6月30日,向财政部门争取疫情防控专项资金1881.68万元。投资711.41万元,建成日检测能力达3万管的核酸检测基地。购置一次性防护服7.05万件、N95防护口罩10.99只、医用外科口罩13.35万只、医用隔离面屏7.6万个、医用隔离靴套7万副、无菌外科手套12.8万副、一次性手术/隔离衣4.4万件、洗手衣0.07万件、一次性医用工作帽9.08万只、酒精湿巾(75%浓度酒精)0.95万包、84消毒液0.86万瓶、酒精1.1万瓶、垃圾桶0.07万只、垃圾袋3万只、转运箱0.05万只、体温表0.6万支。完成8轮区域核酸检测、隔离酒店、流动、定点核酸采样队等防护物资的供应,按疫情防控第九版要求储备相应足量的物资,保证疫情防控物资的高效供应,满足重点科室医护人员和一线工作人员的医疗防护用品需求。

第三章　盱眙国际龙虾节医疗保障

第一节　组织领导

2000年7月,县政府举办中国龙年盱眙龙虾节,期间,县卫生局成立龙虾节活动医疗救护工作领导小组。2001年,举办第一届龙虾节期间,县卫生局成立龙虾节医疗卫生安全保障领导小组。

至2021年,每年举办一届龙虾节。每年龙虾节期间,县卫生部门都成立专门的龙虾节医疗卫生安全保障领导小组,由县卫生部门行政一把手亲自担任组长,下设办公室、医疗救治、卫生监督和传染病预防控制等工作组。办公室负责协调重大活动医疗卫生保障和突发公共卫生事件应急处置工作,医疗救治、卫生监督和传染病预防控制等工作组负责龙虾节的医疗卫生保障工作。对照县龙虾节活动菜单,针对龙虾节期间可能发生的问题,制定《盱眙国际龙虾节医疗卫生安全保障工作方案》,将工作具体到点,任务明确到人。围绕方案布置龙虾节医疗卫生安全保障工作,为龙虾节提供卫生安全的社会环境、优质高效的医疗服务环境、文明健康的节日环境。

第二节　预案与演练

2000年起,县卫生部门针对承担的龙虾节开幕式、文艺晚会、万人龙虾宴、闭幕式等活动,每年都依据《中华人民共和国传染病防治法》《中华人民共和国食品卫生法》《突发公共卫生事件应急条例》《国家突发公共事件医疗卫生救援应急预案》《重大活动食品卫生监督规范》《盱眙县突发公共卫生事件应急预案》等规定,制定专门医疗保障预案,做好历届中国·盱眙国际龙虾节各项活动医疗救护的应急处置及现场医疗救护工作,指导龙虾节各项重大活动的医疗卫生保障和突发公共卫生事件应急处置工作,并在龙虾节前夕进行应急维稳和应急救援演练。

2020年,盱眙县新型冠状病毒肺炎疫情联防联控工作指挥部办公室制定印发《第二十届中国·盱眙国际龙虾开幕式暨龙虾开捕仪式疫情防控及医疗救护工作方案》,县政府成立第二十届中国·盱眙国际龙虾节开幕式暨龙虾开捕仪式疫情防控和医疗救护工作领导小组,下设健康查验、消杀、医疗救护、流行病学调查和采样检测5个技术小组。在新冠肺炎疫情常态化防控时期,实行活动前演练,活动现场定岗定员防病检查和医疗救护,做好风险早发现、早报告、早处理工作,保障第二十届中国·盱眙国际龙虾节开幕式暨龙虾开捕仪式活动的顺利进行。在共20届龙虾节活动开展之前，都举行实地现场操作和急救演练，做到有计划、有安排、有准备，遇事忙而不乱，医疗卫生保障和突发公共卫生事件应急处置未出现问题。

2021年5月，县疫情联防联控指挥部成立第二十一届中国·盱眙国际龙虾节活动疫情防控和医疗救护工作领导小组，落实疫情防控和医疗救护的统一领导、指挥、调度，副县长雍梅任组长，县卫健委党组书记、主任葛云任副组长。组建健康查验、消毒杀虫、医疗救护、流行病学调查和采样检测5个技术小组，参与疫情防控和医疗救护工作，确保防控措施落实到位，顺利完成龙虾节系列活动保障任务。对参加的组织和人员进行应急演练，保证突发事件妥善处理。

第三节　医疗卫生保障

一、公共场所的卫生监督管理

2000～2021年，随着龙虾节活动形式和内容丰富创新，"万人龙虾宴"从一天到一周，直到变成"美食季"，县卫生部门严格履行卫生行业监管职责，制定和实施重大活动卫生监督保障工作方案以及相关工作制度，分行业开展卫生法律法规知识培训，安排人员派驻承担重大活动接待任务的场馆、宾馆和饭店，提前介入，全程监管。在龙虾宴的现场，卫生监督员24小时定人、定点、定岗、定责全程跟踪监管。有针对性地开展饮用水供水单位、公共场所卫生监督执法检查，切实加强节日期间饮用水、食源性疾病监测、报告和事故应急准备工作，做到卫生监督制度、人员、措施和责任全部到位。2010年6月13日，第十届龙虾节期间，官滩镇某会员店为龙虾宴提供的十三香龙虾成品，因制作时间过早，运输过程存储不当，出现变质，县卫生监督所当场销毁变质成品十三香龙虾200余斤。

二、活动现场医疗救护

2000～2021年，历届龙虾节开幕式、文艺晚会、万人龙虾宴、水上婚礼、闭幕式等活动现场，县医院、县中医院等各有关医疗机构每年都制定龙虾节重大活动医疗救治工作方案，组建医疗救治队伍，加强队伍培训和演练。做好医疗救治设备器材、药品和物资等储备，以保证医疗救治工作的需要。探索将120急救指挥中心与县110指挥中心和数字城管系统并轨，最大限度减少对经济社会发展造成的负面影响。强化24小时值班和领导带班制度，确保信息畅通。要求各医疗卫生单位在节日期间，实行领导带班制，实行24小时值班，预留床位，有效应对突发事件，提高医疗救援能力。

其中2015年6月22日，"盱眙龙虾节 感恩淮安行"龙虾宴在淮安市区大运河文化广场举办，经请示市卫计委同意，县卫生局商请淮安市急救医疗站安排人

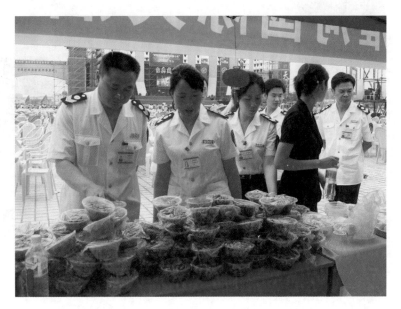

2011年6月14日，县卫生监督所开展"万人龙虾宴"卫生监督执法检查

（司金燕/提供）

员、车辆,提供现场医疗救护服务,1医1护随车进入大运河广场指定位置待命,万人龙虾宴结束后撤离。2020年5月18日,在盱眙县淮河镇明祖陵村第二十届中国·盱眙国际龙虾节开幕式现场,活动场所入口处设置健康扫码、体温检测、安全防护、现场消杀、应急处置。所有进入活动场所人员凭绿码入场,对出现黄码和红码人员首先进行信息核对,如信息核实确为黄码或红码,由医疗组带到隔离点进行隔离;对进入活动场所的人员逐个进行测体温,对现场体温超过37.3℃者带到临时隔离区由医疗组进行诊断;所有参加活动人员保持1米安全防护距离,有序进入活动场所;对活动场所进行活动前和活动后2次全面消毒;选派1辆负压救护车、2辆救护车,到指定位置待命;配备足够医护人员,保证急救药品、救援设备、器械储备,建立医疗救护绿色通道;在现场设立应急处置区,如有人员出现发热、咳嗽等不适症状,立即进行暂时隔离,必要时及时送医。

2021年,为第二十一届龙虾节系列活动,提供疫情防控和医疗保障服务,出动医护人员60余人次,救护车辆26余台次。

三、龙虾节期间疾病防控

2000~2021年,针对每年龙虾节期间,人员流动性大的特点,县疾病预防控制中心和各医疗卫生单位,做好应对突发性公共卫生事件的各项准备,全面落实综合性防控措施,做好艾滋病、结核病、疟疾、麻风病等重点传染病的防治工作。密切关注重点地区、高发人群、突发事件、聚集性疾病及不明原因疾病等,规范治疗病人,防治疫情扩散蔓延。完善《盱眙县突发公共卫生事件应急预案》,每年在龙虾节即将开展之际,组织卫生应急综合演练,增强对突发传染病疫情应急处置能力,掌握大型活动期间急性传染病处置程序及对策,展示卫生应急保障工作状况、队伍状况、机制状况。有重点、分阶段地开展好疾病防控工作,确保龙虾节出新出彩出色地完成。

2010年7月,南京等地出现横纹肌溶解症病例,有疾控学者认为,疑因食用小龙虾有关。"龙虾门"成为2010年度重大食品安全事件,盱眙龙虾遭遇一场质量和信任危机。事件发生后,国家卫生部派出工作组进驻南京。分管卫生的副县长张晓红特地去南京把工作组请到盱眙,让专家们实地考察盱眙情况,此次调查结果并未得出结论说食用小龙虾和这种病症之间有直接的因果关系。县卫生局邀请疾控、营养、药学等方面的专家,撰写关于龙虾的科普文章,普及食用龙虾的常识。南京中医药大学教授、博导毛俊同,营养学专家、教授李群等专家分别从盱眙龙虾调料药膳、营养、生长环境、食品安全等方面品质进行科学、全面、严谨的权威发布。盱眙还专门编印一本小册子《专家眼中的盱眙龙虾》。2011年,《盱眙龙虾无公害水池高效生态养殖技术规范》制定并由中国渔业协会对外发布。

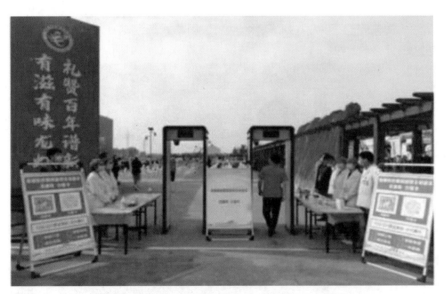

2021年,第二十一届中国·盱眙国际龙虾节医疗保障

第十八篇　新四军卫生与双拥工作

　　1939~1945年,新四军在盱眙期间,在境内建立健全部队的卫生领导机构及医疗卫生组织体系,办有各级卫生院校和军医院。一方面开展卫生保健、战地救护、教学科研等部队医疗卫生工作,一方面建立保健堂、发展地方医疗卫生事业、为人民群众防病治病。

　　1943年1月,新四军军部进驻黄花塘,与盱眙地方政府制定《拥军优属、拥政爱民十大公约》,由此拉开"双拥"工作序幕。新中国成立以后,盱眙县卫健系统立足行业特点,大力开展多种形式的拥军工作。严格做好征兵体检工作,开展"双拥共建"活动,落实军人及家属就医优先、免费体检、优惠检查等优抚政策。开展"健康进军营"活动,为驻军办实事、保健康。

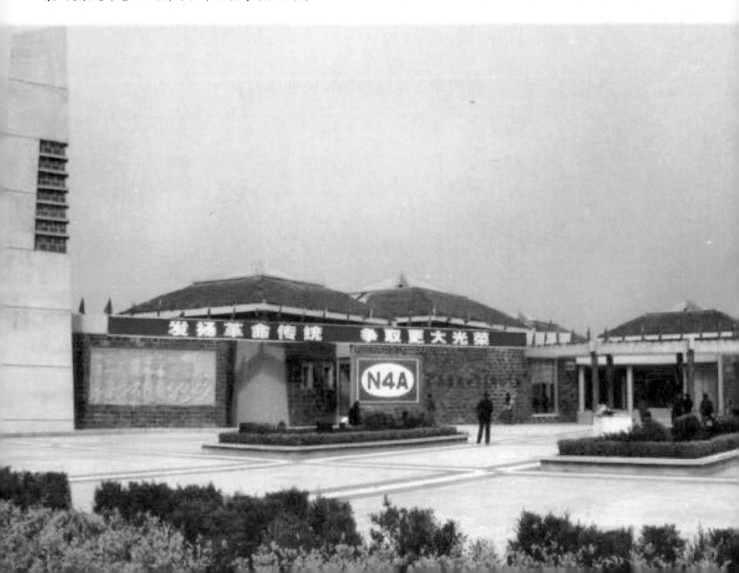

第一章　新四军卫生

第一节　机构与人员

一、机构

(一)新四军江北指挥部军医处

1940年4月,新四军江北指挥部成立淮南津浦路东、路西两个联防司令部,路东联防司令部设卫生科,副科长张良德;路西联防司令部设卫生队,队长陈寿昌。同月,江北指挥部军医处移驻盱眙古城,先后在大邓家、大何家建立医疗所。5月,江北指挥部第五支队卫生队在岗村改编为支队军医处,处长黄农,副处长杨祝民,医政科长戴锡彤,保健科长张惠新,并建立支队医院。9月,江北指挥部军医处进驻大刘郢。

新四军江北指挥部军医处有直属医院和第一、二、三分所。直属医院原为直属所。军医处长官乃泉兼院长,副院长熊忠孝。一分所先驻谢家港,后迁至蔡家港,所长倪介斌,自建四合院草房10余间,有病床100余张。二分所驻蔡家坝,所长郭光华,自建草房30余间,有病床130余张。三分所驻龙王墩,兼所长李坡,有病床150张。

1943年,组建第四、第五分所,所长傅达光、邱定。

新四军江北指挥部军医处序列表

上层单位	职务	姓名
医政科	副科长	曹明　李坡
保健科	副科长	江守默
材料科	负责人	朱光熙
医院	兼院长	官乃泉
	副院长	熊忠孝
第一分所	所长	倪介斌
第二分所	所长	郭光华
第三分所	兼所长	李坡
残废所	所长	肖振华
医训班	主任	刘球

下层单位	职务	姓名
第四支队军医处	医务主任	谢才秀
第五支队军医处	处长	阮汉清
	处长	黄农
	副处长	杨祝民
医政科	科长	戴锡彤
保健科	科长	张惠新
江北游击纵队军医处	处长	林之翰
津浦路东联防司令部卫生科	副科长	张良德
津浦路西联防司令部卫生队	队长	陈寿昌

(二)新四军军部卫生部

1942年底,新四军卫生部从盐城移驻盱眙常庄,部长崔义田,副部长戴济民,医务主任齐仲恒。卫生部下设医政科,科长薛和;保健科,科长杨光、副科长王卓;材料科,科长洪振声;总务科,科长袁序、副科长曾若定。自建用房100余间,有药房、开刀房,还有教室。

1944年11月,新四军在淮南根据地盱眙县常庄召开全军卫生工作会议。参加会议的人员是各师卫生部部长、军卫生部科长,正在军部医务干部轮训大队学习的团卫生队长以上的干部。会议于11月22日开始,由军卫生部长崔义田主持,副军长张云逸到会并讲话。军参谋长赖传珠自始至终参加会议,并作会议总结。会议用2天时间听取各师卫生部汇报,军卫生部长崔义田,副部长宫乃泉、戴济民分别发言。11月26日下午,代政委饶漱石等军首长邀请各师卫生部长召开漫谈会。会议对以后工作确定如下几点:(1)继续加强干部教育工作。(2)努力提高救治工作质量。(3)储备足够的医药卫生材料。(4)重视研究与总结工作经验。(5)加强卫生单位思想政治工作。会议历时5天,这是夺取抗日战争胜利时期卫生工作的动员、准备会。

(三)新四军军部医院

1942年底,新四军军部拟从盐城停翅港移师盱眙黄花塘,该所先于军部转移到淮南根据地盱眙县黄花塘附近的姚庄,军部于1943年1月10日到达黄花塘。军部直属休养所所长先后有宋文静、袁序、刘球、张祥,副所长有朱灵、符铭,政治指导员姚振德。该所开设床位100张,分设内、外、妇产、泌尿、口腔等科。该所先后接受一批从上海等地来的医护人员,技术力量得以加强,著名的奥地利泌尿专家、医学博士罗生特亦在该所工作。直属休养所的各项医疗、护理制度严格,技术操作比较规范,成为新四军医训班、医务干部轮训队的教学场所。同年,又组建残废所和修养连。

(四)新四军江北指挥部医院

1939年9月,新四军江北指挥部军医处组建医院,设有门诊、病房、手术室、药房等。后医院改编为指挥部直属所和一、二、三医疗分所。

1940年5月,新四军江北指挥部第五支队军医处在盱眙县岗村建立支队医院和休养连。利用祠堂、庙宇或民房等作病房,不足部分由自己营造,病床多利用当地竹木材料以麻绳编结而成,照明主要用马灯或蜡烛。手术室设在茅草屋内,用白布帘覆盖屋顶和四壁,室内是白布门窗帘,木制手术台,竹制担架,汽油灯加手电筒照明。同年,组建残废所。

(五)新四军第二师兼淮南军区后方医院

1945年10月,在盱城玻璃泉成立淮南军区后方医院,院长阮汉清,副院长林之翰、张祥;医务主任章逸,副主任李德、张良德。院下辖4个医疗所,开设床位1000张左右。

(六)华中制药厂

1941年春,陈毅代军长、刘少奇政委指示军卫生部自己开办制药厂。5~6月,军卫生部长沈其震在上海动员中法大学药学教授恽子强和助手阮学珂、孙芳琪等一起到达苏北根据地,将所带来的仪器、设备、书籍全部捐赠给新四军卫生部。成立华中制药厂,厂址设在淮南根据地大刘郢。恽子强为厂长,阮学珂为副厂长。制药厂首批生产一批酊剂、油膏等,发给部队使用。其后生产若干合剂、粉剂、针剂、片剂、生理盐水及外科使用的胶布、纱布、药棉、石膏绷带等。中药制剂有桔梗、甘草、龙胆草等酊剂、合剂。

1944年初,日军对根据地进行大规模"扫荡",为保存干部,组织上决定部长沈其震带领教授恽子强等赴延安。药厂设备、物资由军卫生部材料科制药室接收使用。

(七)新四军二师制药厂

1944年3月,新四军二师卫生部决定自制药品,在师部所在地大刘郢创办制药厂,以提供给所属部队使用。由材料科副科长马俊等负责,经短时间的筹备,由1台简易制片机起家,开始组织生产,首先制造出酵母片。在试制过程中,曾多次失败,后来制成糊精作黏合剂,解决压片的技术难题。随后生产的片剂有复方甘草片、苏打片、阿片、磺胺片等。制片机由1台增至3台。温箱、干燥箱经多次试验,以土法制成。除生产片剂外,还生产各种中药酊剂、胶纸、托马氏夹板、铁皮蒸馏器、医用大小便盆(壶)、痰杯等。日军投降后,该厂扩建为淮南人民制药厂。

二、新四军卫生工作人员

新四军中的卫生工作人员和医务干部,主要通过调干和培训两种渠道解决。拥有一批高等学历和中等专业技术水平的专业人员,他们在新四军的医疗卫生工作中起着骨干作用。曾在盱眙工作过的有:

吴之理(新四军三师兼苏北军区卫生部长,上海医科大学毕业);

宫乃泉(新四军卫生部副部长,沈阳盛京医科大学毕业);

崔义田(新四军卫生部副部长,早年就读于辽宁医学院);

齐仲桓[新四军卫生部医务主任,奉天医科大学(现沈阳医科大学)毕业];

王聿先(新四军军医处副处长兼医政科长,小河沿医学院即辽宁医学院毕业)。

南京中央高级护士学校毕业的学生:

郑素文(医训班主任)

薛　和(新四军卫生部医政科长)

唐焕玉(唐求,新四军卫生部保健科长)

戴锡彤(新四军五支队军医处医政科长)

医、护、药剂、化验人员:

刘　球(军直属医疗所长)

潘代清(安德,二师第一团卫生队长)

曹　明(二师医政科副科长)

倪介斌(二师一分所长)

李启字(化验师)

杨　光(保健科长)

李　坡(二师医政科长)

林　震(二师卫生部副部长)

徐　德(二师医疗所长)

张惠新(二师五支队保健科长)

宋文静(军直属休养所所长)

曹维礼(医训队主任)

一些国内外知名的专家、教授、学者:

罗生特,奥地利医学博士、泌尿科专家。曾于1943年初至6月在盱眙黄花塘新四军军部医院工作。

恽子强,著名药学教授、恽代英的弟弟,曾在盱眙创办新四军制药厂

江上峰,公共卫生专家,在盱眙常庄主持成立新四军军医学校并任校长。

第二节　医疗卫生活动

一、卫生保健

1939~1945年,新四军在盱眙期间,每到一处,就向群众宣传卫生防疫知识,指导群众改灶、挖井、改良厕所和畜圈。在远离厨房、水源和居室处挖坑,以便倾倒垃圾、污物;院中挖排水沟,保持干燥不存水,便于污水排放。部队在每个饭桌或每个班准备公筷两双,由班长或值日员保管使用。个人碗筷用后洗净,放入碗袋或用竹篓扣上,防止苍蝇沾污。提倡喝开水,严格禁止喝生水,喝水用自己的杯子。二师领导常利用战

斗间隙或部队整训期间,安排指战员进行健康检查,做好保健工作,部队牛痘、伤寒、霍乱疫苗的接种率和注射率达到90%,有效预防天花、伤寒、霍乱在部队流行。其中1942年3月,二师卫生部组织体检组用半年时间对全师进行系统的体格检查,并将各科检查结果汇总分析,分期矫治。共检查10951人。第二师卫生部医政科长李坡和师政治部组织科长裴先白,到该师13团1连进行调查,撰写《连队营地卫生与健康状况的调查报告》,反映部队的卫生保健状况。1943年4月,代军长陈毅等在常庄签发的《夏令卫生应有设施的规定》通令中,对卫生制度的建设和执行都作具体的规定。

二、医疗救伤

(一)收治伤病员

1941年,新四军卫生部在常庄制定下发《新四军卫生工作条例》,详细规定各级卫生机构的任务、组织和救治范围。要求连、营卫生人员完成火线伤员抢救;团卫生队在离前线较近处开设救护所,迅速将伤员转送野战医院或后方医院;师卫生部于适当地点设立野战医院,进行手术和救治工作。其中1941年,师属各医疗所共治愈出院伤病员2594名,施行各种手术560例次。至1945年9月,新四军第二师在盱眙期间,共收治5129名伤员。

(二)医德医风和制度建设

1940年起,新四军第二师在大刘郢、蔡家坝和大朱家等地建立的医疗所,除利用当地庙宇、祠堂外,还组织人力自建病房和手术室,建立较完整的医疗护理制度,重视各项医疗记录,特别重视医疗作风的培养。

1943年,师卫生部对医务道德提出8项要求:(1)态度诚恳;(2)诊病细心;(3)病人应知道的事要耐心解释,不应知道的事不讲出去;(4)对病人讲话不要太多太肯定;(5)在病人面前绝不能显出愁容、急躁、马虎和愤怒,总要心平气和,令人愉快;(6)上班穿白大衣,戴听诊器;(7)合理给病人吃药;(8)多为病人的利益和痛苦着想,任何时候都要把病人的安全放在第一位。为改善伤病员的伙食,部长宫乃泉带领医务人员开荒种菜,饲养家畜。还开展剖腹、开胸、穿颅等大手术,建立健全查房、会诊、巡诊、护理、消毒等制度。伤病员饮食有流质、半流质、大伙饭,伤病员出院前洗澡、理发、换衣服,整洁归队。

(三)伤病员的转运

1940年9月,日军进犯津浦路东根据地,在古城的江北指挥部军医处有10多名医护人员和100多名重伤员,由医疗所长李坡率领撤离古城,先隐蔽在十里长山一带,后由高庙区民运干部杨涵(女)带领转移到西高庙北边的一个大庙内,就地安排伤员,分散治疗。不久,一天夜晚,遭日军偷袭,李坡负伤,仍坚持同杨涵一起组织伤员撤离大庙,地方政府又组织几十副担架,在江北指挥部特派员陈明的组织接应下,全夜兼行,终于安全抵达指挥部所在地大刘郢。

三、发展地方医疗卫生事业

1942年,新四军第二师分别在穆店、旧铺、古城、高庙等地建立区保健堂。建立之初人员不足,每个保健堂只有2~3名中医中药人员,主要用中草药治病。

1943年2月,淮南行署设立卫生处,两个专员公署分别设立卫生科。

1944年,在二师卫生部的帮助下,淮南津浦路东专员公署举办淮南新医进修班,培训一批医务人员,充实到各区保健堂,使区保健堂人员增加到5人左右,逐步添置中药橱和加工炮制中草药的工具以及西药和器械。对一些内、外、妇、儿科方面疾病,能用中西医两种方法诊治。当各区保健堂遇到疑难杂症病员时,或转送附近部队医疗所,或请军医来保健堂会诊。盱凤嘉县在新四军的帮助下,还建立浮山渔民医疗合作社,解决渔民看病难的问题。

1945年2月,泥沛、岗村等处发生流行性脑脊髓膜炎,病死多人,新四军供给卫生部组织力量抢救。

第二师卫生部第一医疗分所在蔡家坝时期,常为当地群众治病。有一次,担架队抬着几名被日军飞机炸伤的群众,所内医务人员及时为他们清洗伤口,实施治疗。为当地1名妇女切除腹腔内重达数斤的肿瘤。旧铺农民张太原的父亲生病发高烧,张太原便送其父去常庄二师卫生部医疗所看病,路遇二师师长罗炳辉,他给张太原一封推荐信,信上写道:"宫部长、崔主任:请你们像替我看病一样,给这位老同志看病。"罗师长还从骡背上的黄布包里摸出6个黄梨,递到张太原手上说:"你父亲病得很厉害,要吃点清凉的东西。"

第三节　教学与科研

一、医务干部训练班

(一)第一期医务干部培训班

1939年11月,开办第一期医务干部培训班,学期8个月,学员中有支队军医处长、团卫生队队长、医疗所长、医官,也有新参军的男女学生,共50人,编为6个班。开学时张云逸总指挥亲自参加并讲话,处长宫乃泉提出学习任务和要求,教育主任曹维礼宣传学习计划,红军干部、江北指挥部第四支队军医处长阮汉清代表学员表态。内科学由曹维礼授课,药物学由刘球授课,卫生课由江守默授课,解剖学、外科学、手术学均由宫乃泉授课。还设有英文(教员余中石)、哲学(教员张斌)等课程。训练班学员吃粗粮和野菜,睡地铺,课堂利用稍大一点民房,只有一块黑板,自制一副人体骨骼架。白天上6节课,晚饭后上自习,互相整理笔记。第一期医务干部培训班原在淮南根据地津浦路西大邓家,1940年3月随江北指挥部军医处转移到津浦路东旧铺,后转移到古城,学习到8月,训练班结业。

(二)第二期医务干部训练班

1940年9月,在大刘郢开学。学员60余人,多数为部队的医务人员,也有少数新生。训练班学员中有老红军干部张祥、张良德、张文舟、江光权、孙运光等,学员队长刘球,指导员陈新。训练班课程设置及教员与第一期训练班相同,学习方法也相似。训练期间,自制2副人体骨骼架,供学员们学习使用。1941年5月,第二期医务干部训练班结业,学员们返回原部队,成为各部队的医疗骨干。

二、淮南卫生学校

(一)培训医务人员

第一期:1941年6月~1942年2月,学员129人,编为2个队。第一队排长朱世汉、张世煌,第二队排长赵振亚,均为红军干部。课程有内科学、外科学、生理解剖、急救、战伤外科、部队卫生、护理学、细菌学、毒气常识,此外还有政治、英语等课程。新四军二师政治部副主任张劲夫到校作时事政治报告。1942年2月,结业典礼大会上,二师参谋长周骏鸣参加并讲话。

第二期:1942年2月~10月,学员120人,编为1个队,第一队学员编6个班。课程设置与上期相似,教员方面得到加强,有好几位专家担任教学工作。如毕业于上海医学院的吴之理(病理、外科)、章央芬

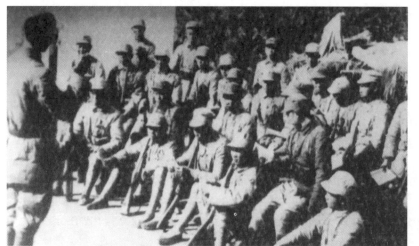

1944年,著名作曲家贺绿汀到大柳巷(时属盱眙)新四军医疗队教唱抗日歌曲　　　　　　　　　　(吴　坤/提供)

(药理、内儿科);毕业于盛京医科大学(现沈阳中国医科大学)的齐仲桓(内科)、杨光(护理学);毕业于上海中医大学阮学珂(药物学、药学助教)等。其间,作曲家贺绿汀在大刘郢治病,由齐仲桓作词、贺绿汀作曲,共同创作《淮南卫生学校校歌》。由于教学力量加强,又有办学经验,在授课时较注重理论联系实际。如部长宫乃泉亲自授课,特别讲授战伤中的早期扩创术、骨折的急救固定、破伤风与气性坏疽的防治等。部长宫乃泉对有教学意义的伤病例进行临床讲解,收到良好的教学效果。还经常组织文化娱乐活动,学校各方面工作都有加强。

第三期:1944年10月～1945年6月。学员主要来自半塔联中的学生,有少数部队医务干部和新参军的青年,共100多人。部长宫乃泉调到新四军卫生部工作。教务主任洪雪,大队长翟盛,教导员方纯,指导员卜润生。教员有纽真、余坚、郑伟、江守默等。校址在谢家港。1945年4月,津浦路西黄疃庙战斗,歼敌3000余,新四军伤亡也大,卫生学校的全体学员奉命开赴津浦路西,参加收容治疗伤员的工作,为学员们创造一次战地实习锻炼的机会。

(二)高级研究班

1942年2月、1943年2月,分别开办两期高级研究班,参加学习的都是旅团卫生队长以上医务干部,有:洪雪、许守铭、郭光华、朱直光、江光权、孙生、夏俊、章逸、俞曼影、董学余、李达夫等。高级班除完成淮南卫校一般课程外,部长宫乃泉还亲自指导,增加病理、药理等课程。两期高级班共培训旅、团卫生队长以上医务领导干部25人。

三、华中医学院

1942年10月,成立华中医学院,沈其震兼院长,宫乃泉兼副院长,教育长吴之理。院址在淮南根据地大刘郢。第一期学员选调各师及军部具有一定文化水平的卫生队长、所长以上技术骨干43人,学制2年。授课有宫乃泉、崔义田、恽自强、吴之理、章央芬、张仲林,及江淮大学韦悫、周国英教授等。开学仪式上,副军长张云逸代表军首长亲临作指示。1943年1月停办,部分学员转入第二师卫生部主办的高级研究班继续学习,直至10月结束。华中医学院的开办虽然为时很短,却标志着新四军医学教育已由初中级向高级阶段发展。

四、医务干部轮训队

1944年4月,在黄花塘姚庄开办,由新四军卫生部副部长宫乃泉主持。学员系抽调各部队现任干部,共86人。其中医训班17人,为旅(军分区)卫生部长、科长、所长、卫生队长等,由阮汉清具体负责;药训班33人,由严真负责;化验训练班16人,由尹大本具体负责。学员主要为各师具有实践经验的医务干部和老化验人员,还有江淮大学参军的学生5人。教员除尹大本担任实验诊断课外,宫乃泉担任部分医学基础课,陈化负责带教实习。每天上午讲课,下午实验操作。实验标本由直属休养所提供,以及学员相互采集。12月,医务干部轮训队结业。

五、新四军军医学校

1945年春,成立该校,校长江上峰,副校长宫乃泉(兼)。3月18日,在新铺举行入学考试,第一期招收高中毕业生和少数一、二年级大学生共120人。5月12日,在常庄开学,学制2年,由各地邀请的专家、教授10余人任教,课程均按当时高等医学院校设置,还配备和购置高倍显微镜、检验器材、医学标本、实验仪器和外文书刊;教学理论联系实际,进行多种实验。9月,该校迁淮阴,后北移山东,易名华东白求恩医学院。

六、淮南新医进修班

1944年7月,在新四军卫生部的帮助下,淮南苏皖边区行政公署于淮南根据地张洪营创办淮南新医进修班。该班由淮南苏皖边区行政公署负责人方毅兼任班主任,宫乃泉、崔义田(林震)兼任副班主任,夏俊任教导主任,主持进修班工作。该进修班有教职员20多人。第一期学员96人,来自盱眙、嘉山、天长、高邮、来安、六合、仪征、扬州等地。开学时,罗炳辉、刘顺元、方毅、汪道涵等分别为进修班题词。

罗炳辉题词是:"为大众健康耐心服务,向着新民主主义文体道路迈进,医训班全体学员共勉之。"方毅题词是:"依靠群众,服务群众。"

进修班课程设置有政治、生理解剖学、内科学、外科学、药理学、战地救护、卫生学等。政治课每周开1节,其他科目每周各开7节。学制为半年,课业完成后,学员到大刘郢新四军第二师卫生部实习,做尸体解剖,进行实验。第一期学员于1945年3月结业,方毅等正副班主任亲笔签署为每个学员颁发"结业证书"。学员由抗日民主政府分配到区保健堂、县卫生所、行署医务所工作。第二期学员入学后不久,进修班迁到半塔集鲁店,后因战争需要,集体转移到路西,编入部队。

七、在职干部医学教育

1941年9月,军卫生部发出《关于目前部队医疗卫生材料工作指示》,强调坚持在职干部教育制度,要求连、营、团前方部队着重进行战时外科和急救教育,做到战斗中不忘学习,学习时不忘战斗。各级卫生部门应根据实际情况,订出在职教育计划,选定教材,给下级以具体指导。

1943年初,新四军二师卫生部向所属部队发《战伤疗法教育计划》,要求各单位领导认真组织学习落实,严格督促检查,学习结束进行测验。具体进度如下:

新四军二师战伤疗法教育计划

时 间	内 容	时 间	内 容
第一周	创伤休克、血管与神经战伤	第六周	脊柱和脊髓战伤
第二周	破伤风的预防和治疗	第七周	胸腹部战伤
第三周	气性坏疽的预防和治疗	第八周	关节战伤
第四周	战伤治疗原则	第九周	化学战剂中毒的防治
第五周	头部战伤		

八、筹办医学图书馆

民国三十一年(1942)初,二师卫生部在宫乃泉部长亲自主持下,办起医学图书馆,千方百计地通过各种途径渠道,包括请宋庆龄等著名人士帮助,先后筹集数千册中外医学图书,如《哈氏生理学》《格氏系统解剖学》《孔氏局部解剖学》《秦氏细菌学》《罗氏卫生学》《人体解剖图谱》《西塞内科学》等等,成为当时新四军中收藏医书最多的图书馆,为开展医学教育提供很好的条件。军部明文规定,可以用药材经费的1%左右购买医学书刊。

九、出版医学杂志书籍

1941年11月1日,《医务生活》在新四军二师卫生部部长宫乃泉的领导下,于淮南根据地大刘郢创刊,由宫乃泉、李坡、刘球、江守默、余中石等组成编委会,胡田成负责蜡纸刻印和出版发行工作。创刊初期,《医务生活》为八开四版的新闻小报,每月1期。宫乃泉亲自为刊物题写刊头,红色套印。《医务生活》编委会对版面作分工,第一版:专论,宫乃泉亲自撰写;第二版:部队卫生动态报道,李坡负责编写;第三版:部队卫生保健工作指导(包括医学科学名人介绍、文化和医学知识等),江守默负责编辑;第四版:卫生文艺,余中石负责编辑。为满足需要,从第三期开始改为四开四版半月刊。从第十三期开始,改成32开的杂志形式,1944年由油印改为铅印,直到1948年。

在二师卫生部时期,《医务生活》读者主要是淮南根据地的部队医务人员。还通过军邮及托人携带等方式,发行遍及新四军各师和延安、晋察冀、冀鲁豫等根据地。宫乃泉始终关心《医务生活》编辑发行工作,打破敌人封锁,从上海购进一部分中外医学期刊和最新出版的医学书籍,经过翻译,或结合自己的临床经验撰写成专论,发表在《医务生活》上,指导部队卫生工作。

《医务生活》编辑部在淮南根据地时期还出版发行很多医学书籍。后来该刊该社成为新四军卫生部、华东军区卫生部、华东军政委员会卫生部的机关刊物和医学书籍出版社。《医务生活》为抗日战争、解放战争、华东地区的卫生工作作出贡献。1953年6月,《医务生活》出版社与《人民卫生》出版社合并。

十、淮南医学会

1943年,淮南行政公署在天长县汉涧镇召开淮南地区各县医药界代表会议,成立淮南医学会。会上选出理事会,推举行署卫生处长杨诺为理事长,李济牛(天长铜城私立诊所)、孙海波(六合竹镇私立医院)为副理事长,目的是贯彻党的统一战线政策,团结根据地内一切中西医药人员,促进中西医合作。方毅出席会议,并作重要讲话。

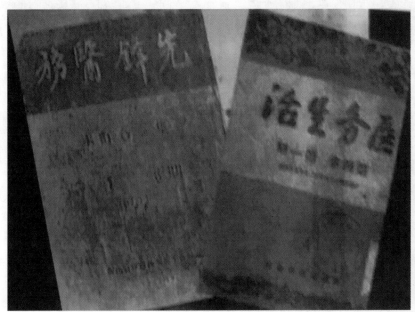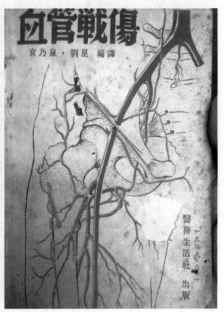

新四军在盱眙期间出版的部分医学书籍

第二章　卫生双拥工作

第一节　军民共建

一、"双拥"共建

1943年1月10日,新四军军部进驻黄花塘,与盱眙地方政府制定《拥军优属、拥政爱民十大公约》,由此

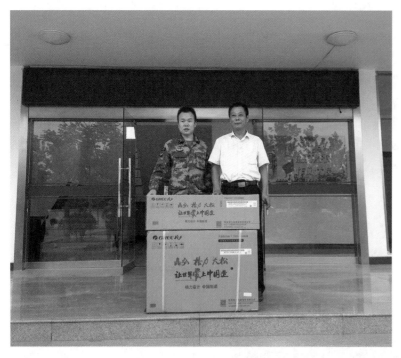

2018年,卫计委为旧铺通信站送空调一台

拉开"双拥"工作序幕。

1949年起,每年春节和"八一"建军节,县卫生部门都慰问驻军,赠送慰问品和慰问金,开展"双拥共建"活动。

1982年起,在"军民共建"活动中,从治"脏"入手,共同打扫村庄、街道,清除垃圾,填平污水沟塘,使环境卫生明显改善。

1996年,县卫生局下发《盱眙县卫生局双拥工作实施办法》,成立、调整双拥工作领导小组,主要负责人担任组长,安排双拥工作联络员,制定工作标准和工作制度,明确职责,建立主要领导亲自抓,分管领导具体抓,相关科室抓落实、专人联络促反馈的工作机制。

1998年,县卫生局根据盱眙县双拥领导小组《关于认真做好迎接省双拥模范县验收工作的通知》精神,将有关任务分解到相关医疗卫生单位,落实责任制,实施目标管理。

2010年,县卫生局把双拥共建工作列为创建文明行业和医院精神文明建设的重要内容。

2013年,县委、县政府在全县实施驻盱官兵"荣誉工程"、转业退伍军人"快乐工程"和重点优抚对象"幸福工程"。县卫生局制定《盱眙县卫生系统拥军优属工作"三项工程"实施方案》,下发各医疗卫生单位贯彻落实。

2017年,县卫计委制定双拥工作定期检查制度和工作报告制度,对全年双拥工作目标完成情况进行督查考核,结果通报全县,成绩记入"县对乡"年终考核。盱眙顺利通过省双拥模范县检查验收,实现全年"市对县"双拥工作目标任务。开展"办实事,保健康"为主题的军民共建活动。

2018年,县卫计委在"八一"前向共建单位旧铺通信站捐赠价值5000元的空调1台。

2019~2021年,县卫健委明确一把手为双拥主要负责人,把双拥工作融入健康盱眙建设,开展国防教育,落实军人及家属就医优先、免费体检等,开展结对共建,安置转业干部和退役士兵,解决实际困难,并充分发挥他们在本单位的作用。

二、优抚政策

1986年8月,维桥乡在实行统筹医疗办法时,优抚对象每人每月由政府在定补、抚恤费中提留1元,乡政府支付500元,民政支付500元,实行全乡优抚对象医疗免费。

1988年,创办优抚卫生所,对优抚对象免费医疗。1989年,全县30个乡(镇)创办20个优抚卫生所,参加统筹治病1125人,就诊5.4万人次,其中优抚对象7481人次。

1997年,优先为全县二等乙级以上伤残军人264人报销医药费87万元。

1998年,明确优惠政策,对"三老"(老残废军人、老复员军人、老军烈属)实行"两免、三减半、四优先"(免费挂号、注射;住院费、手术费、检查诊断费减半;优先挂号、就诊、住院、取药)。4月1日,公费医疗改革后,对优抚人员实行免收门诊诊疗费,住院减半收取住院诊疗费、护理费,二等乙级以上伤残军人住院费用95%由医疗保险处负责,5%费用原由自己先垫支,与民政部门协调取消自己垫支,由民政部门或所在单位协调解决。

2012年起,各医院对军人、优抚对象实行"五免"(免交挂号费、肌肉注射费、普通门诊诊查费、急诊监护费、出诊费)、"六减半"(减半收取普通针刺收费、普通灸法收费、临床检验收费、普通透视收费、B超常规收费、手术费)等优惠待遇。

2014年,凭"重点优抚对象医疗证"就诊,军人、优抚对象可享受"四优先"(优先挂号、就诊、取药、住院)、"两免"(免交挂号费、注射费)、"七减"(对住院费、手术费、特殊检查费、辅助检查费、辅助治疗费、门诊观察费、转院护送费,给予相应的减免)等优惠待遇。

2018~2021年,军人、优抚对象凭民政部门颁发的有效证件就诊,在各医院就诊时可享受"四优先""五免""六减半"等优惠待遇。

第二节　健康服务

一、军人健康绿色通道

1998年,县乡医疗机构设立优抚窗口、优抚服务台、安排导医帮助现役军人、优抚对象就诊检查等。

2012年起,县卫生局农合办特事特办,解决复员军人医保问题,对当年复员军人凭有效证件可以中途办理农村合作医疗。

2014年起,各医院实行优抚对象住院医疗费"一站式"结算服务。优抚对象住院治疗办理出院手续时,按规定享受的"医疗费用减免""医保报销""新农合补偿""政府补助"在定点医院同步核算、一次结清,有效方便优抚对象就医就诊。

2016年起,实行先治疗后结账,确保军人及重点优抚对象尽快得到救治。卫生监督机构做好军队自主择业、复、转、退军人就业的卫生准入工作。疾控机构在门诊收费处开设"军人优先窗口",为驻盱部队提供预防性健康体检、营地生活饮用水水质监测、食品检验等。计生指导机构走进军营宣传计划生育及放开二胎政策、对失独军人及重点优抚对象家庭给予关爱,为优抚对象提供优质、优惠、优先的人口和计划生育服务。

2019~2021年,建立现役军人、优抚对象就医绿色通道,对优抚对象凭有效证件可以中途办理当年农村合作医疗。县卫健委明文规定,要求各级医院设置优抚门诊和优抚病房。在门诊大厅显著位置张贴军人和重点优抚对象就医政策,对挂号、收费、取药等需排队的窗口设置"军人优先、重点优抚对象优先"醒目标识。

二、免费健康体检

2010年起,县卫生局每年组织为官兵及家属免费进行体检,建立健康档案。2011年,县医院、县中医院为驻盱部队和县人武部干部职工145人免费进行健康体检并建立健康档案。2012年,县医院、县中医院为驻盱部队和县人武部干部职工191人免费进行健康体检并建立健康档案。

2013年起,每年安排各乡镇卫生院对本乡镇的重点优抚对象、"两参"人员免费健康体检,组织健康管理服务团队,定期进村入户为重点优抚对象上门开展基本公共卫生和基本医疗服务。

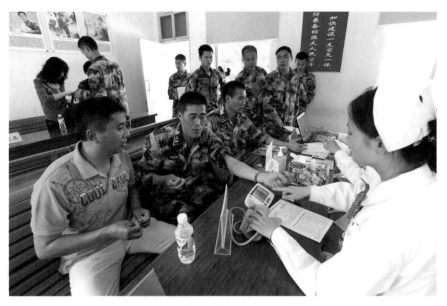

医院为驻盱部队官兵免费体检　　　　　　　　　　（吴忠芝/摄）

2014年,驻盱官兵及家属体检由县级医院承担,县医院为县人武部、73682部队及武警中队107人体检,县中医院为县消防大队和94535部队97人体检。

2015年,县卫生计生委组织各医院为200名驻盱官兵及家属免费体检,及时反馈体检结果,建立健康档案。

2018年起,驻盱官兵及家属体检逐年增加体检项目,女性增加妇科检查,县医院为县人武部、雷达站、通信站及黄龙部队81人体检,县中医院为消防大队及武警中队84人体检。

2021年,县卫健委为全县139名驻盱官兵及其家属建立健康档案,提供免费健康体检服务。

三、"健康进军营"活动

新中国成立以后,县卫生部门经常开展送医送药服务进军营,为官兵开展义诊咨询,为各驻盱部队无偿做好环境消杀,做好防疫工作。

1997年5月,县卫生局为驻偏僻山区的83418部队寻找水源,县卫生防疫站对水质进行监测。1998年"八一"前,83418部队官兵喝上干净清洁的自来水。

2012年起,每年科普宣传周期间,县卫生行政部门组织专家开展科普进军营活动,护士节期间,组织医护人员走进部队开展"天使科普行"活动,举办系列健康讲座,普及健康知识。县医院与县武警中队结成共建对子,县疾控中心把健康知识送进军营,不定期地到部队开设卫生知识、心理咨询等讲座。"八一"前夕,与县电视台专门拍摄制作卫生系统拥军优属活动专题片,到驻盱部队播放,并赠送健康卫生知识光盘。

2015年起,组织医疗、健康教育、疾病预防控制专业技术人员,以现场义诊、集中讲座、上门讲解等多种方式为军烈属送健康、送温暖。社区卫生服务机构在所辖区

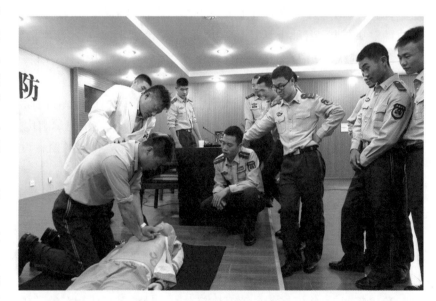

2015年5月6日,县医院为消防官兵进行心肺复苏操作技术培训

（吴忠芝/提供）

域内走访、慰问,开展免费体检和送医送药、建立健康档案、健康咨询等活动。当年捐资5000元为94535部队79分队(雷达站)修缮浴室。是年5月6日,县医院"天使科普行"活动走进消防大队,为消防官兵们进行急救知识培训,示范心肺复苏操作。

2019~2020年,继续开展送医送药服务进军营,向驻盱部队赠送健康宣传资料、常用药品,开展健康讲座,传授官兵自我急救和卫生防病知识。安排医疗业务骨干组成医疗小分队深入部队为官兵开展义诊咨询。其中2019年8月1日,县中医院医务人员走进县消防大队开展急救知识普及活动,采用现场讲解和模拟操作相结合的方式,为官兵们详细讲解常见创伤急救处理和心跳呼吸骤停的心肺复苏操作方法,并向官兵们赠送急救药箱和防暑药品。

2021年5月28日,县卫健委到武警部队开展急救训练,为武警官兵们培训心肺复苏、外伤包扎等急救技能,并捐赠急救包和防疫物资。

第三节　兵役体检

1949~1953年,盱眙兵役按国家规定,自愿报名参军青年由乡、区和县人民武装部组织目测、体检、政审,按征兵条件定兵,并办理入伍手续。全县2959名青年参加政审、体检,其中部分双合格后参加中国人民解放军和中国人民志愿军。

1955年,《中华人民共和国兵役法》颁布,实行义务兵役制,应征青年的体检工作由区卫生院承担,县医院复查。全县报名青年4728人,体检1289人。

1960~1970年,报名应征青年都在4000人以上,体检青年1000多人,体检工作采取公社目测、片区体检、县医院复检的办法,完成新兵体检的任务。

1984年,兵役体检开始走向常态化,每年冬季征兵体检工作均由县卫生行政部门组织安排。

1997年,全县征兵体检从县医院、县皮防所、盱城卫生院抽调医务人员30人,其中主治医师职称以上人员18人。全县体检1036人,符合体格检查标准648人。乙肝表面抗原检测首次改用酶标法。

1998年,征兵体检由县医院、县皮防所抽调医务人员18人,其中主治医师以上职称16人,体检应征青年739人,合格394人,对其中26名进藏新兵进行心、肺功能检查和复查。

1999年,县卫生局从县医院、县皮防所、盱城卫生院抽调医务人员29人组成体检队,主治医师以上职称人员17人。11月1日,集中培训;11月2日,开始体检,历时9天。体检应征青年918人,合格508人。

2000~2006年,参加征兵体检主检医生都来自县医院,先后分别有陆云、廖成志、陆介芳、蔡水福、吴金欣、高学才、杨秉煌、乔泽贵、曹旭、朱启忠、张卫东、胡立平、刘新亮、严才荣等。

2007年11月1日,开始冬季征兵体检工作,历时8天。体检应征青年988人,合格560人。征兵体检队伍由县医院、县中医院、县二院、县四院和县五院抽调32名有经验、技术精的医务人员组成。

2008年起,每年县卫生局从县医院、县中医院及部分乡镇卫生院抽调人员参加征兵体检,落实岗位责任制、"谁检查、谁签字、谁负责"和"交叉检查、双检双签字"工作制度。保证新兵身体质量。

2013年起,由冬季征兵调整为夏秋季征兵。即调整为7月、8月开始征兵,9月30日征兵结束。根据兵役法规定,县卫生局按照规定,完成夏季征兵体检。

2015年8月,县卫生计生委成立征兵体检工作领导小组,下设办公室、体检组和监督组,抽调近40名医务人员,组建征兵体检队伍。参与征兵体检的医务人员具有中级以上技术职称、副高以上职称人数达三分之一。对征兵体检队伍进行国防教育,强化国防意识,强化培训,执行规范。

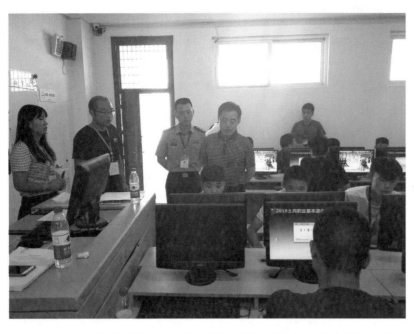

2017年，县卫生系统承担全县800余人的征兵体检工作。从8月1日到8月7日。县卫计委、县医院专门成立征兵体检小组，抽调各科室责任心强、业务精湛的专家组成体检工作小组，携带多种高精尖体检设备，全力服务征兵体检工作。严格按照《应征公民体格检查办法》《应征公民体格检查标准》要求进行体检，体检项目包括外科、内科、血压、心电图、听力、视力、色觉、五官、嗅觉、胸透、心理测试等。

2018年7月31日，应征青年在盱眙县征兵体检站进行心理测试。8月1日开始征兵，9月30日结束。

2017年，县卫计委党委书记、主任葛云到征兵检查站指导体检工作

2019年2月，健全和完善"谁主管、谁负责，谁体检、谁结论，谁签字、谁负责"的全县征兵体检工作责任制和追究制，成立征兵体检工作监督组，全程参与征兵体检工作，加大监督查处力度，公开举报电话，接受群众监督，增强征兵体检工作公开、公正、透明。

2020~2021年，国家将义务兵征集由一年一次征兵一次退役，调整为一年两次征兵两次退役。县卫健委严格按照程序要求，在常态化做好疫情防控工作的同时，对照征兵体检的标准，严格筛选、准确登记，把体检的每一个环节抓实抓细，高质量完成征兵体检任务。

第十九篇　卫生文化

50~80年代，开展社会主义教育，倡导甘于奉献，救死扶伤精神，建设社会主义先进文化。根据社会形势需要，采取印发宣传材料、张贴宣传标语等方式宣传卫生文化知识，开展职工文体活动。

90年代起，开始注重利用报纸、电台、电视等各种媒体宣传卫生健康知识及卫生工作成绩。组织各种文艺活动，并涌现出许多优秀艺术作品，其中音乐小品《红包》，在省纪念党的十一届三中全会20周年文艺新节目创作演出中获优秀节目称号。

2000年以后，做好卫生文化建设规划，明确文化建设内容，凝练文化共识，打造文化载体，开展新闻宣传和文化活动，把卫生文化培育成核心竞争力。2012年起，以习近平新时代中国特色社会主义思想为指导，坚持新时代卫生健康工作方针，以文化建设助推"健康盱眙"建设。2018年起，每年开展医师节大型庆祝活动，表彰盱眙名医、好村医、好护士，营造尊医重卫氛围。

2020~2021年，弘扬"敬佑生命、救死扶伤、甘于奉献、大爱无疆"的崇高精神，在抗击新冠肺炎战役中，用守护诠释医者仁心，充分展现白衣战士用生命守护生命的美好形象。

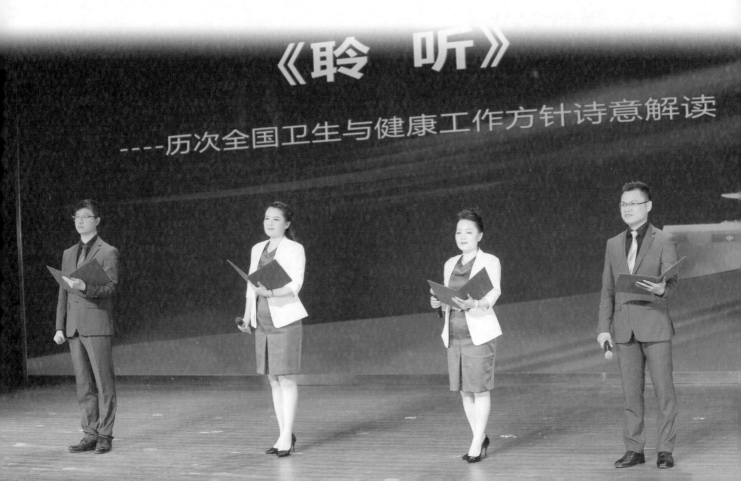

第一章　标志文化

第一节　院　徽

一、盱眙县人民医院院徽

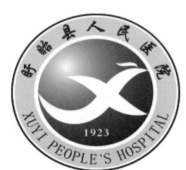

2008～2009年,县医院先后两次面向全国征集院徽标识,共收集11件作品,经专家评审,最终确定由北京诚源惠通有限公司陈万为设计的院徽方案。

县医院院徽主体采用"盱眙"和"盱医"首字母"XY"作为视觉的基础,勾画出一只优雅的凤凰造型,图形又似一颗熠熠生辉的球体,体现县医院雄厚的医疗技术力量和领先的医疗技术水平,呈现出医院不断发展壮大的美好前景,突出县医院以人为本的服务理念与无私奉献的精神。

院徽整体造型结构简洁和谐,形态典雅,内涵丰富,寓意深刻,给受众以自然清新的视觉感受,极具凝聚力和视觉张力,"1923"的字样凸显县医院成立的年号,体现医院悠久的历史,更进一步加强医院给受众的安全感和高度的信任感。

二、盱眙县中医院院徽

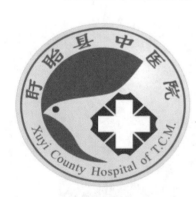

2014年,确定县中医院院徽标识由"十字""绿叶""和平鸽"和"医院名称"四部分构成。其中"红心白十字",是医疗卫生机构统一标志,由四颗红心和一个白十字组成。四颗红心分别代表医护人员对服务对象的爱心、耐心、细心、责任心。"和平鸽"有县中医院和谐健康发展,广大员工和谐相处、同心协力的寓意。两片绿色植物叶片代表中草药,表现县中医院以中医为特色的办院方向。院名采用全国著名的老书法家黄养辉为该院撰写的隶书作品,形象地体现祖国传统中医文化的古朴、深邃与博大。

院徽整体选择圆形,象征全院职工团结一致、同心协力,共建县中医院美好明天。整个图形以绿色为基调,加强标志的亲和力和生命力,传达医护人员让天下人永远健康、让生命永不止息的精神追求;内涵以白色为构架、红色为亮点,以和平鸽为造型,象征盱眙县中医院救死扶伤的人道主义精神、追求和平的向往和白衣天使们诚心为民的优良服务素质。

三、盱眙县妇幼保健院院徽

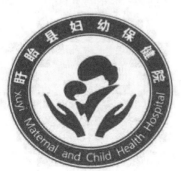

2018年,县妇幼保健院向全院征集院徽标识,经院委会讨论,院徽主体部分以省妇幼保健院院徽为雏形,双手托起妇女儿童,寓意"健康妇幼,和谐妇幼"。外围以"盱眙县妇幼保健院"中英文形式围绕一圈。

四、盱眙县第二人民医院(马坝中心卫生院)院徽

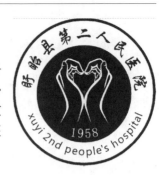

2017年,盱眙县第二人民医院(马坝中心卫生院)向全院征集院徽标识,最终经院委会讨论选定院徽。院徽主体以蓝色为背景,"1958"为医院始建时间,中心由双手托起爱心构成,体现"以病人为中心",凸显爱心、耐心、细心、关心的优质服务内涵,选择圆形象征全院职工团结一致、同心协力,共建盱眙县第二人民医院(马坝中心卫生院)美好明天。

第二节　院　歌

一、盱眙县人民医院院歌

1996年,盱眙县人民医院院歌由陈恒生作词、周本勤作曲而成,歌名为《我们光荣的盱医工作者》。2008年,淮安市音乐舞蹈协会副主席、市文化局创作室主任申旭光对歌词和旋律进行修改。歌词如下:

> 我们用心血滋润的日子使家家吉祥,
> 我们用情爱洒满都梁让人人健康,
> 我们光荣的盱医工作者,无私奉献在卫生战线上。
> 务实高效、精益求精,团结高效、救死扶伤,
> 一心为了岁月的甜美、生活的芬芳。
> 我们让理想在吉祥的日子熠熠闪光,
> 我们让希望谱写人生创造辉煌,
> 我们光荣的盱医工作者,顽强拼搏在卫生战线上。
> 文明行医、微笑服务,爱岗敬业、热情满腔,
> 一心为了人民的幸福、盱眙的富强。

二、盱眙县中医院院歌

2012年,盱眙县中医院院歌由杨绵发作词、申旭光作曲而成。歌曲体现中医的源远流长,载德至善,以"杏林"为医界之代称,以"望闻问切"示中医之手法,以"悬壶济世"表医者之大德,以"妙手回春"喻中医之效能。曲调流畅,气势昂扬,体现中华医学千古传承和盱眙中医医者善德精神。歌词如下:

> 都梁山青翠,长淮水不息,
> 盱眙中医院屹立于山水之城、杏林之园。
> 望闻问切,中草药一剂显神威,妙手回春,细银针几根美名扬。
> 悬壶济世,大医精诚,我们传承中华医学,我们致力开拓创新。
> 仁爱是生命的阳光,我们永远高举厚德至善之灯;

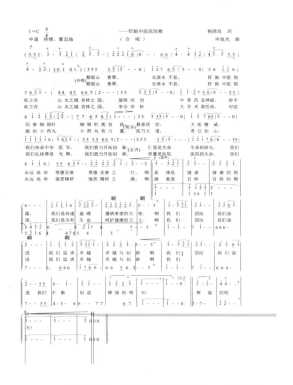

真情是健康的雨露,我们是传递温暖、播洒希望的天使。

啊!我们团结!我们奋进!

我们追求卓越与创新!

我们不断创造辉煌的明天!

都梁山青翠,长淮水不息,

盱眙中医院屹立于山水之城、杏林之园。

争分夺秒,大手术一台救性命,对症施治,小药丸几颗有力量。

医乃大道,责任如山,我们弘扬博爱光辉,我们致力创新超越。

质量是医院的生命,我们永远高举慎思精研之旗;

满意是百姓的期望,我们是关爱生命、呵护健康的卫士。

啊!我们团结!我们奋进!

我们追求卓越与创新!

我们不断创造辉煌的明天!

第三节 团队理念

一、盱眙县卫生健康事业工作目标

2020年,全县卫生健康工作总的要求是:以习近平新时代中国特色社会主义思想为指导,以推进卫生健康治理体系和治理能力现代化为主线,以卫生健康事业高质量发展为目标,围绕县委"1612"工程布局,坚持稳中求进工作总基调,坚持新发展理念,坚持新时代卫生健康工作方针,深入推进"健康盱眙"建设,深化医药卫生体制改革,着力抓重点、攻难点,补齐公共卫生、基层医疗卫生短板,推进中医药传承创新发展,切实维护医疗卫生行业安全稳定,积极开展"十大行动",满足群众多层次多样化健康需求,增强群众获得感、满意度。

"十四五"期间(2021~2025年),全县卫生健康事业工作目标:以习近平新时代中国特色社会主义思想为指导,持续深化综合医改,扎实推进"健康盱眙"建设,打造高质量、均衡、协调、可持续的一体化卫生健康服务体系。到2025年,基本实现人人享有更高水平的基本卫生健康服务。群众看病就医问题得到有效解决,群众健康权益得到有效维护,卫生健康发展整体水平有效提升,城乡居民健康主要指标达超省高质量发展水平。

二、盱眙县人民医院团队理念

医院精神:救死扶伤、精益求精、务实高效、团结奉献。

医院院训:厚德、仁爱、博学、精业。

医院愿景:用医学科学、人文精神和天使之心,创建百姓最信赖的医院。

服务理念:病人的生命、健康、安全高于一切,以病人满意作为衡量工作优劣的标准。

三、盱眙县中医院团队理念

医院宗旨:弘扬中医国粹精神,创建百姓满意医院。

医院院训:仁爱厚德,勤思精研。

医院精神:心有医之大道,胸怀责任如山。

核心价值观:尊重生命,关爱健康,精诚服务,奉献社会。

医院使命:让生命之花在这里绽放,让健康之路在这里延伸。

治院方针:投入、情理、惠民、发展。

管理理念:团结凝聚力量,创新缔造未来。

发展战略:以优良鲜明的特色医疗服务,打造苏北一流现代化中医院。

四、盱眙县妇幼保健院团队理念

医院精神:救死扶伤,精益求精,务实高效,团结奉献。

医院院风:爱岗敬业,钻研业务,依法执业,文明行医。

服务理念:病人的生命、健康、安全高于一切,以病人满意作为衡量工作优劣的标准。

五、盱眙县卫生监督所团队理念

盱眙卫监精神:永不言败,敢于争先,永不畏难,敢于开拓。

盱眙卫监"五化"工作机制:思想政治化,行动军事化,工作规范化,管理制度化,关爱人性化。

卫生监督员誓词:我是卫生监督员,是大众健康的卫士。我郑重地宣誓:切实履行法律赋予的职责,严格执法,恪守职业道德,廉洁奉公,不徇私情,人民的利益高于一切,无愧于闪闪的国徽,不负人民的重托。

第二章　宣传文化

第一节　报刊书籍

一、盱眙县卫生健康委员会

1984年6月25日,县卫生局决定在县卫生防疫站编办的《卫生与防病》不定期刊物基础上,由县爱卫会、县卫生防疫站、县医学会合办《盱眙卫生》,由两个版面油印增改为四个版面铅印,每月一期,印发9900份。版面分爱国卫生运动、预防保健、医药知识、计划生育、家庭生活顾问5个,当年出版6期。1985年《盱眙卫生》出版12期,印发1.8万份,年底停办。

2017年,县卫计委编纂一本《健康盱眙》资料汇编,分图片集锦、领导讲话、工作动态、重要文件、附录等部分。

2018年,编印《百医故事汇编》《解放思想大讨论调研成果汇编》。

2020年7月,编印《致敬逆行者》一书,记录盱眙县抗疫英雄事迹报告暨5·12国际护士节活动。至年底,已连续4年编印《健康盱眙》。

2021年,编印《大医精诚》一书,将三个医师节及两届"盱眙名医"的评选、表彰、先进事迹宣讲、技能竞赛、医师宣誓及文艺展演等系列活动编制成册,激励全县广大医务工作者不忘初心,牢记使命,弘扬"敬佑生命、救死扶伤、甘于奉献、大爱无疆"的崇高精神,推动全社会形成尊医重卫的良好氛围。汇编《健康盱眙》上下两册。

二、盱眙县人民医院

1996年,创办院刊《医院动态》,16开版面、双月刊。宣传、介绍医院工作情况、健康知识指导,供各科室及社会各单位交流,并报送县委、县政府、县委宣传部、县卫生局等上级政府主管部门。

1999年,《医院动态》改为《盱医动态》,双月刊,发行量60份。

2008年,《盱医动态》改名为《盱医视窗》,月刊,为对开四版彩印报纸。分重要新闻、医护教研、综合资讯、文化长廊四个版块,5月30日试刊。发至省卫生厅、市卫生局、上级医院,县委、县政府领导,各部委办局主要负责人,全县医疗卫生单位和中小学,发行量增至1500份。

2010年,《盱医视窗》发行量增至2000份。

2013年4月,《盱眙县人民医院院志》由方志出版社出版,全书51万字,记述医院90年的发展历程。

2016年,《盱医视窗》更名为《盱眙人民医院报》,每期发行量增至3000份。

2018年,《盱眙人民医院报》在健康报社举办的2018年度"第二季寻找卫生行业宣传创新案例活动"中荣获"年度健康传播优秀案例"。

2021年,《盱眙人民医院报》每月1期,每期发行量3000份。

三、盱眙县中医院

1999年6月28日,《盱眙中医》创刊,开始为半年刊,后改为季刊,设有医疗广角、信息短波、杏林人物、中医文苑、健康快车等10多个栏目。刊物旨在围绕医疗工作中心,促进中医文化建设和传播,继承和弘扬中医文化,探索医院改革和发展之路,开展工作研究和学术交流。

2006年9月,创刊《盱眙中医院信息》。

2012年3月,《盱眙中医院信息》更名为《盱眙中医院报》。

2016年,县中医院印刷《三十而立》画册,记录盱眙县中医院30年的历史,庆祝医院成立30周年。

2020年2月,《盱眙中医院报》更名为《盱眙县中医院报》。

2021年,《盱眙县中医院报》每期发行量4000份。

四、盱眙县妇幼保健院

2018年9月9日,创办《盱眙县妇幼保健院报》,出版第一期院刊,发行量500份。

2020年7月,《盱眙县妇幼保健院志》正式出版,历时两年。

2021年,《盱眙县妇幼保健院报》发行电子报。

第二节　多媒体专栏

2007年10月,县中医院与县电视台联合打造《健康人生》节目在县电视台综合频道正式开播,节目设置《医院新闻》《专家访谈》《名医风采》《特色专科》《寻医用药》《健康顾问》《诊疗信息》《健康救助》等栏目,节目约1小时每期(每月1期)。早、中、晚三次播出。2008年6月,改为30分钟每期(每月1期)。

2012年1月,县人民医院和县电视台联合开播健康资讯类电视栏目《健康365》。2016年3月12日,《健康365》更名为《健康盱眙》。

2014年,盱眙县人民医院、盱眙县中医院微信公众号开通。

2017年,县卫计委开通《盱眙卫生健康》公众号,设立卫健快讯、健康促进、医院动态、名医风采等栏目。每天更新内容,及时发布工作动态。12月,电视专题片《〈健康盱眙—美丽家园〉——盱眙县创建国家卫生县城掠影》播放。

2018年5月,县中医院与县电视台联合打造的《健康人生》节目改为10分钟每期(每月3期)。10月,由江苏省电视台制作的盱眙卫生健康宣传片《健康盱眙——跨越》在江苏国际频道、盱眙电视台及互联网上播放。同年,县人民医院被批准为中国医疗自媒体联盟江苏分盟第一批正式成员,盱眙县妇幼保健院微信公众号开通。

2020年1月起，县卫健委在县人民广播电台开辟《健康早班车》、在县电视台开辟《卫生与健康》栏目，普及卫生健康知识、政策法规，倡导健康生活方式。利用"盱眙卫生健康"公众号平台，及时推出疫情防控工作动态、科普知识、微故事、战疫日记、党员先锋等栏目。4月，县人民医院在县人民广播电台开设《健康你我他》栏目，设资讯天天听、名医讲堂、健康加油站等，传播健康知识，守护百姓健康。7月，县中医院与县人民广播电台联合开播《健康你我他》。

2021年，县卫健委在电视台分别开设《卫生与健康》《健康人生》《健康盱眙》3个专栏，定期邀请医疗专家走进直播间开展疫情防控进行时、专家谈疫苗等专题知识讲座。充分利用"盱眙卫生健康"微信公众号开设《疫情防控进行时》《疫苗有我》《疫线动态》专栏，每日推送常态化疫情防控、新冠疫苗接种等相关政策、举措和健康知识。

第三节　宣传报道

50～80年代，全县卫生宣传工作主要是根据社会形势需要或有关部门要求，采取义诊、印发宣传材料、张贴宣传标语等方式宣传卫生保健知识。各医院在院内开设宣传栏、张贴介绍医院科室、专家、设备情况宣传牌等。

90年代起，县卫生局开始注重利用各种报纸、电台、电视等各种媒体宣传卫生健康知识及卫生工作成绩。其中：1993年，县卫生局宣传报道工作在市卫生局目标考核工作中获第一名。

2003年，加强对抗击"非典"的宣传报道，利用电视、报纸、电台等广泛宣传"非典"防治知识，在《盱眙新闻》用大量篇幅对战斗在抗击"非典"一线的李传生等医务工作者临危受命、不怕牺牲的精神进行跟踪宣传。

2010年，做好创先争优活动宣传工作，省委创先争优活动《简报》第56期专题刊发《盱眙县卫生系统承诺努力构建和谐医患关系》一文。

2012年，全县卫生系统在各类媒体上发表文章658篇，其中国家级3篇、省级20篇、市级112篇。

2013年，全县卫生系统发表各类新闻宣传稿件979篇，其中国家级26篇、省级120篇、市级329篇。

2014年，卫生系统在各级新闻媒体上刊登稿件890篇，其中国家级6篇、省级169篇。明祖陵镇渡口村医生陈庆国先进事迹在央视新闻频道《走基层——寻找最美乡村医生》节目中播出。

2015年，《盱眙县卫生局开展读书月活动》在光明网发表。

2018年，围绕改革开放40周年主题，全年在各级媒体共刊登稿件120余篇，其中《夯基固本 提升能力 盱眙县高质量推进基层卫生十强县创建工作》《盱眙县卫计委"三进三送"高质量推进新时代文明实践志愿服务》稿件在《新华日报》刊登。举办首个中国医师节，利用县电视台、县广播电台、盱眙日报、县政府网站、电子屏幕、微信群、微信公众号等媒体加强医师节宣传，开辟《百医风采》《百医百瞬》《医声医事》栏目专题报道宣传，共宣"传盱眙名医"和"好医生""好护士""好村医"85人。

2019年7月，"家医有约"护健康志愿服务参加第四届省志交会展览，拍摄新时代文明实践《爱心天使送健康》《关心关爱送温暖》微视频。国庆当天，盱眙县卫生健康微信公众号推出《砥砺奋进70载，盱眙卫生健康事业铺就百姓健康幸福之路》主题宣传。在盱眙日报专栏刊登宣传第二个医师节获奖"好医生""好护士""好村医"。拍摄盱眙县第二人民医院《六十甲子正青春》庆祝建院60周年、黄花塘镇旧铺卫生院《铿锵医歌佑老区》、河桥卫生院《家庭医生签约服务》、淮河卫生院《医院发展纪实》专题片，制作《2019年卫生健康工作回眸》专题片。全年在各级媒体共刊登稿件900余篇，其中：省级稿件226篇、市级媒体440余篇、县级媒体240余篇。

2020年，制作疫情防控专题片《战疫情，我们一起铸铁壁》《守护》《守护》在腾讯视频宣传。推出《防控时刻不放松，7字箴言送给您》等科普知识400余条，推送《你为大家，我守小家，待你平安归来，再看那繁华盛开》等援鄂医务人员战疫故事8条，《一个狠心妈妈的故事》《检验人的抗"战"日记》《107个红手印》等抗疫一

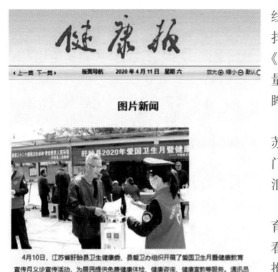

4月10日，江苏省盱眙县卫生健康委、县爱卫办组织开展了爱国卫生月暨健康教育宣传月义诊宣传活动，为居民提供免费健康体检、健康咨询、健康宣教等服务。通讯员严倩 本报记者程守勤摄影报道

线医务工作者微故事30余个。制作抖音3个、宣传视频10个，抖音《盱眙的各位老乡，我蹲家，我骄傲！》点击量达8.7万，视频《连线盱眙援鄂"战士"——你们守护国家我们等你归来》点击量1.3万人次。县妇幼保健院拍摄的《盱眙县卫生工作纪实回眸》在省电视台播出。

全年共对外投稿1102余篇，其中市级以上稿件786篇。《江苏盱眙：卫健系统打响疫情防控"攻坚战"》《盱眙：当好健康守门人，乡村医生抗疫忙》等12篇稿件发表在人民网、新华网、交汇点等新闻媒体。

2021年，举办"赓续红色基因 践行医者仁心"党史学习教育观影感悟会，邀请部分主创人员和全县广大医务工作者一起看电影，学党史、谈感悟、强信念，弘扬黄花塘新四军铁军精神，推动卫健系统党史学习教育，相关做法被《盱眙向上先锋》《盱眙发布》《交汇点》《江苏卫视公共频道》等相继宣传报道。全系统对外新闻宣传共700余篇。

第三章　艺术文化

第一节　文艺作品

1971年，县黄梅剧团自编剧《野马追》参加市会演，1972年参加省会演并获奖。

1990年，县人民医院一幕五场舞剧《白衣战歌》参加淮阴市戏曲调演，取得成功。

1996年2月，县卫生局文艺代表队表演的歌伴舞节目《喜奔小康庆丰年》，在市"小康之歌"文艺调演中获一等奖。小品《送红包》在县元旦文艺汇演暨电视文艺晚会上获一等奖。

1997年，小品《送红包》在市文艺调演中获一等奖。

1998年，县卫生局刘平、葛云、夏振文、周本勤创作的音乐小品《红包》，在省纪念党的十一届三中全会20周年文艺新节目创作演出中获优秀节目，在江苏省群众文艺新创作巡回评奖活动中获三等奖。

1999年，音乐小品《红包》在省第三届小品、曲艺大赛中获三等奖。

2001年，小戏《野马追OK》在市文艺调演中获一等奖。

2008年12月，以盱眙花季少女冼梦雪原型编剧的电影《梦雪》，在县中医院选景并开机拍摄。

2009年，歌伴舞《凝聚每份爱》和《春风里阳光下》参加首届中国淮医文化节演出。

2014年，县中医院创作拍摄的两部公益广告（微视频）《莲》和《廉》，在市廉政公益广告比赛中获奖。

2015年1月，县中医院创作拍摄的微电影《刘医生》，在新媒体多家平台上播出。

2017年7月，县中医院创作拍摄微电影《天使的爱》，在媒体上播出。10月，县医院形象片《传承光荣使命 迈向百年辉煌》获得首届"金誉奖"中国医院最佳形象宣传片优秀奖。

2018年4月，县医院拍摄的微电影《生命的法官》获医院管理论坛报社举办的"医护力量"全国首届医院微电影大赛一等奖。9月，县中医院创作的廉政微电影《钓鱼》，在淮安市廉政微电影大赛中获奖。

2019年9月30日，县卫健委"众人划桨开大船"，在盱眙县"共话祖国好，奋进新时代"庆祝中华人民共和

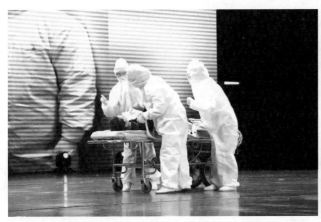

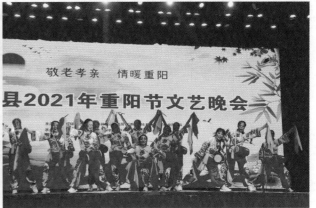

2020年,县中医院援鄂抗疫题材情景剧《"疫"起奋斗"医"起幸福》剧照

2021年10月14日,举办重阳节文艺晚会

国成立70周年歌咏比赛中,获二等奖。

2020年5月,县中医院援鄂抗疫题材情景剧《"疫"起奋斗"医"起幸福》,获全县纪念"五四"运动主题展示比赛特等奖。8月,县卫健系统策划并演出的《疫情就是命令》情景剧,参加市卫健委庆祝第三个医师节演出活动。县医院报送的《介入医生成长记》,先后获得国家卫健委、全国总工会"首届职业健康传播作品征集活动"优秀奖和江苏省"首届职业健康传播作品征集活动"视频类特等奖。县医院刘长虹创作的《最美山姑》获全国"书香三八"读书活动征文类一等奖。

2021年,策划并演出《健康守门人》《聆听——历次卫生与健康工作方针诗意解读》《疫情就是命令》《传承》等文艺作品。其中《传承》是将红医精神、抗疫精神、新时代医务工作者职业崇高精神传承融合的情景剧,参加市县庆祝建党100周年文艺展演活动,收到广泛好评。县医院10多人获得全国第九届"书香三八"读书活动征文奖项。

第二节 书画钤记

1996年9月29日~10月1日,县红十字会举办"江建宁书画收藏展",共展出书画作品66幅,有赵朴初、武中奇、黄养辉、潘朝曦、姜华等佳作。全国政协副主席、中国红十字会总会会长钱正英,中国书法家协会代主席沈鹏分别为展览题写展名,中国红十字总会副会长孙柏秋、江苏省人大常委会副主任兼省红十字会会长吴锡军、江苏省红十字会常务副会长陈萍等分别为展览题词,中国红十字报社发来贺信祝贺。在开幕式上,江建宁将收藏的10幅名人书画作品捐献给县红十字会,用于筹集红十字备灾救助基金,县政府颁发捐赠证书,国内多家新闻单位作报道。

2016年6月,开展县卫计系统"最美盱眙·书香卫计"书画、摄影展。

2018年,开展首个中国医师节书法、绘画、摄影比赛和医疗卫生成果展活动。7月23日~8月10日作品征集,8月18日~19日在县大剧院举办"百医百瞬""医声医事"书法、绘画、摄影评选和医疗卫生成果展示。共收到书法、绘画、美术作品173幅,各单位成果展共33个,评出一等奖3幅、二等奖7幅、三等奖16幅、优秀奖55幅。

第三节 文体活动

50年代,县卫生院成立"白衣篮球队",经常参加县里组织的篮球比赛活动。

60~80年代,卫生系统文化娱乐活动很少。偶因形势需要举办文艺活动,临时从各医疗卫生单位抽调人员组成文艺团队,编排文艺节目。其中1979年"白衣篮球队"重组时,欧阳树维为队长,定期和有关单位举行篮球联谊赛。

1990年起,每年的元旦、三八、五一、五四、五一二、七一、十一等节日期间,县卫生系统都会组织全系统各单位开展歌咏比赛、联欢晚会、扑克牌掼蛋比赛、拔河比赛、篮球赛、羽毛球赛、乒乓球赛等各类文体活动庆祝节日。

2005年,全县卫生系统举办"5·12"护士节护理操作技能比赛、纪念抗战60周年革命歌曲演唱会、交谊舞培训班等活动。

2009年,县卫生局参加"江苏省卫生监督系统首届体育运动会",获乒乓球团体冠军。

2013年12月,县医院举办庆祝建院90周年系列文艺活动。

2015年10月,县中医院主办首届迎国庆"恒康杯"乒乓球邀请赛。来自全县30多个单位参加比赛。

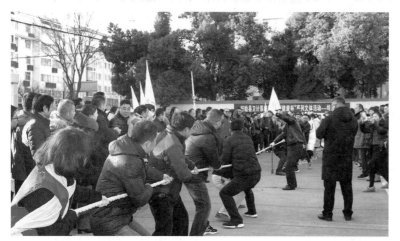

2018年,"健康杯"拔河比赛现场　　　　(严　倩/提供)

2016年9月,县中医院举办庆祝建院30周年系列文艺活动。

2017年12月29日,县卫计委第一届"健康杯"文体活动拉开帷幕,主题是"健康365,作为新时代"。活动项目有掼蛋比赛、象棋比赛、书画摄影作品展,"健康中国、向上卫计"诵读活动。

2018年,县卫计委印发《盱眙县庆祝8·19首个医师节系列活动方案》,8月19日,召开庆祝大会,表彰"好医生""好护士""好村医"并进行文艺献礼活动,首个"中国医师节"庆祝活动共10项。成立都梁杏林阅读会,举办"健康365拥抱新时代"诵读活动。参加淮安市医学会举办的"天晴杯"乒乓球赛获团体冠军。参加江苏省首届"蓝盾先锋杯"乒乓球团体比赛获季军。

2019年,盱眙县卫健委举办第二届"健康杯"系列活动,内容包括健步走、拔河及掼蛋比赛等。推出"我和我的祖国"系列文化活动,庆祝新中国成立70周年。开展庆祝第二个"中国医师节"系列活动。

2020年,元旦,举办第三届"健康杯"系列活动,全县卫健系统及社会事业口友好单位1200多名干部职工参加活动。7月,县卫健委选送的朗诵《我们就这样问候春天》和县医院选送的演讲《战地书》2个作品获县庆祝建党99周年主题展示比赛一等奖。8月19日,由盱眙县委县政府主办、县卫健委承办的"弘扬抗疫精神,护佑人民健康"第三个中国医师节庆祝活动在县大剧院举办,同步进行网络直播。活动内容:观看专题片《守护》、县领导讲话、表彰、医院文化汇报展演。县委副书记、代县长孙志标,县委常委、宣传部部长张晓红,县人大常委会副主任葛天成,副县长雍梅,县政协副主席殷建春出席活动并为"盱眙名医、盱眙名医提名、盱眙乡村名医、盱眙乡村名医提名"获奖者颁奖。盱眙援鄂援淮一线医护人员、"盱眙名医"、劳动模范代表、市级以上表彰获得者代表、各镇街和有关部门负责人、全县医务工作者代表等300余人参加活动。医师节期间,县卫健系统还在全系统开展篮球、乒乓球比赛活动。

2021年元旦期间,举办第四届"健康杯"系列健康促进活动,主题为"弘扬抗疫精神,共创健康生活",内容包括"新冠肺炎"疫情防控院感知识竞赛、拔河和掼蛋比赛等。6月29日,举办庆祝中国共产党成立100周年"永远跟党走　共逐健康梦"主题事迹分享会,5名先进典型代表作事迹分享,全体党员集中宣誓,增强自豪感,感悟初心使命,践行医者使命。10月14日,"敬老孝亲　情暖重阳"盱眙县2021年重阳节文艺演出在大剧院举行。演出节目精彩纷呈,有美轮美奂的集体舞,高亢嘹亮的男、女声独唱,激情澎湃的诗歌朗诵,传统的黄梅戏对唱等节目,现场掌声不断。活动还进行现场直播,线上观众点击量达5.85万次。

第二十篇　人物　荣誉

　　盱眙,自古名医辈出。自北宋至民国期间,盱眙医学领域涌现出以杨介、蔡维藩、杨益斋等为杰出代表的许多著名人物。

　　中华人民共和国成立后,盱眙的卫生事业迅速发展,涌现出一大批先进模范人物和优秀卫生健康工作者。在他们当中,有些是卓有建树、享有声誉的医学专家和领导;有些是几十年如一日在平凡工作岗位上做出不平凡业绩的卫生(计生)工作者;有些是以盱眙为家,把青春和年华奉献给盱眙人民的外埠医务人员;有些是出生在盱眙,后迁至外地,学有所成,在卫生界业绩显著的知名人物。本篇以传略、简介、名录等形式予以收录。因限于资料和篇幅,仅收录部分卫生和计生界的知名人物。人物传略部分,系逝世人物,按生年排序。人物简介部分,系健在人物,按任职时间排序。人物名录部分,先进模范人物收录市级以上有关医疗卫生、计划生育方面荣誉获得者,按颁奖部门首次表彰时间及荣誉级别排序;正高职称专业技术人员分单位按取得时间排序。

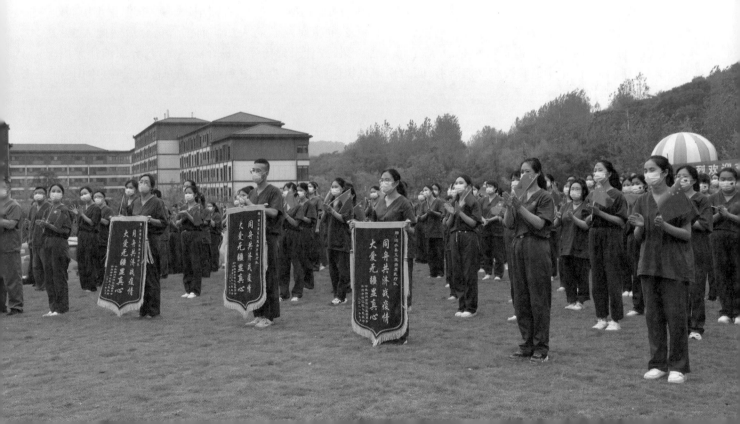

第一章 人 物

第一节 人物传略

一、盱眙历代医学人物

杨 介

杨介（约1068-1143），字吉老，盱眙人，北宋名医。宋徽宗赵佶饮冰患脾疾，国医也未能治愈。杨介用理中丸，以冰煎服，立即见效。不愿留宫为御医，授受孝廉亦不就，仍回故里为民间百姓医治。对于某些疑难杂症，往往能妙手回春，时人誉之为"神医"。

广州通判杨立之回到淮安，喉生痈，肿溃流血不止，寝食皆废，服用多种药物皆无效。杨介应邀往视，仔细观察后，令食生姜片1斤。病人初食时，感觉特别香甜，稍觉舒服，吃到半斤以上时，疼痛渐止，吃满1斤时，脓血消失，能够吃粥了。主人对此感到奇怪，杨介告诉他说："你在广州做官，必多食鹧鸪，此禽好食半夏，久而毒发，故以生姜治之。"

一人病风，头痛，赴盱就医。杨介为他自制3粒药丸，嘱以清茶或荆芥汤化服，每次1粒，病人服完，立即痊愈。此丸李时珍《本草纲目》称之为"都梁丸"。还有一人得怪病：正放的东西，在他眼前都是斜的。他远道而来，求救于杨介。诊断后，杨介留病人畅饮，使之醉而入轿，嘱轿夫将其上下颠倒辗转，反复多次，才让其睡觉。次日回家，视物恢复正常。其父大喜往谢，询问原因，杨介说："令郎因醉酒闪失，肝叶搭于肺部下，所以看东西是斜状。采取此法，肺胀后，肝复原处，即愈，吃药是无用的。"

杨介是北宋大文学家张耒的外甥，自幼聪慧好学，刻苦钻研医学。有一病人求医，身痛，但指不出何处。杨介诊断说："你的内热已到极点，无药可救，三年后必生病而死。"病人怏怏而去。杨介后遇此人，见其康复，问之，知是茅山一道士治好的，方法是每天食一梨，或食干梨汤渍。杨介深感惭愧，弃家前往茅山求学，数年后回盱，不幸遇贼被杀。遗著有《四时伤寒总病论》六卷、《存真图》一卷。杨介被收录在《中国古今名医大辞典》中。

蔡维藩

蔡维藩（明成化、弘治年间在世），盱眙人。少年幼弟患痘，被庸医所误而死，因心切痛之，遂于习文之余学习医术。后蔡维藩举为贡生，明弘治中任庆云县（现属浙江省）县令，后调东安县（现属湖南省）任县令，所至有佳绩。其间蔡维藩延请名师，搜罗古籍，指授参考之余，恍然有所得，正德十三年（1518）著成《痘疹集览》四卷。全书载受病之源、诸热证、虚寒不足、实热有余、变坏归肾、斑烂、痛痒分虚实、寒热用药之不同等医论共三十九篇。详述痘疹之病因病机、辨证施治、鉴别诊断及预防，主张审时度势，辨证用药，勿执定一方。数年后，蔡维藩又加以增补、阐述，撰成《小儿痘疹袖金方论》一卷，又名《痘诊方论》，现存。万历二十二年（1594），吴勉学将陈文中集方与之合并，集成《陈蔡二先生合并痘疹方及论》三卷，医学界对此书评价很高。

杨益斋

杨益斋（清道光至民国初在世），盱眙人，家住宣化街。生于清道光末，同治年间考中秀才，后以补廪未成，于是专攻医术。他收藏的医书很多，每本都有批阅手迹，小字密密麻麻。学习中，坚持理论结合实践，医道日益长进，声望随之提高，人们尊之为"杨大爹爹"。前往就诊者络绎不绝，门庭若市，出诊备有专轿，富户则以轿接送。

如此名噪一时的医界高手，仍念念不忘穷人疾苦，为之送医送药。山上十字街后面，贫户聚居，棚子矮小，低头才能进去。杨益斋经常前往义诊，出入其间，冬天不怕严寒，夏季不怕烈日。患者看病，一律免费，甚至买药也不收钱，全由自己贴付。杨益斋细心诊断，手到病除。有些绝症、奇症，也曾妙手回春。王非的祖母患"隔食病"（即食道癌），经其治愈后，活到70多岁。张介藩之母身怀六甲，在分娩前一个多月，因举手挂篮子，用力过猛，当即闪了腰，不能转身弯腰，疼痛不已，难以忍受。张家火速请来杨益斋，请求救命。杨医师吩咐搬出大厅所有器物，将两吊铜钱撒在地上，让病人一一拾起，还不许别人代劳。只好遵照办理，忍痛弯腰拾钱，在拾钱过程中，张母的疼痛逐渐减轻，到满地铜钱拾完，疼痛感已完全消失。杨先生又嘱咐其卧床休息，还开一副保胎药让其煎服，旋即安然无恙。

民国二十九年（1930）3月，杨益斋去世，享年70余岁。

朱瑞卿

朱瑞卿（1851—1928），祖籍安徽省无为县。幼时因避兵乱，随家人移居盱眙老子山。

朱瑞卿早年丧父，故乡亲族悯其孤苦，将其介绍到庐江县一家中药店做学徒，作以后谋生之计。他聪明懂事，未负族人之望，在店中做事勤恳，学习认真，有关业务逐步熟悉，三年师满后，要求回家自营药店。老板深表同情，让其回盱创业，并给予资助，还答应和南京太和生药店联系，为之担保，无钱也可批货，记账往来。

朱瑞卿返盱后，在县城黄牌街闹市口，买下谢家一处市房，前后20余间，又将老家种的大树全部砍掉，用来打柜台、药橱。新药店"泰山堂"开张后，庐江老板鼎力相助，药品较全，货真价实，营业逐步扩大。开始朱瑞卿带着儿子朱锡琪和侄子朱锡培、朱锡恩经营，后来因大做批发生意并开设制药作坊，人手不够，就在至亲好友中招收一些管事和学徒帮忙。民国十五年（1926）前后是泰山堂药店最鼎盛的时期，雇的管事和学徒达10多人，生产的膏丹丸散有100多个品种。采购、收购、抓药、制药各有所司，有条不紊。全县各乡镇以至天长、铜城、蒋坝、明光等地的药店，多到该店批药。收购的大量药材，远销镇江、苏州等地，还为山东、河南等地药商代收药材。其经营体系形成收购、销售、加工一条龙。

民国十一年（1928），朱瑞卿病故。因其子已故，其家业由侄子朱锡培、朱锡恩（即朱子亭）继承，药店继续兴旺，至日军入侵之后，开始衰落。泰山堂药店经历清末、民国及中华人民共和国成立初期，前后近百年之久。1954年，盱城成立联合诊所，该店药品、设备折价归公，4名从业人员入所，走合作化道路，老药店方不复存在。

张子珍

张子珍（1880—1951），原名张炜昕，字子徵、子珍，故籍阜宁县益林镇杨家集。少时迁居盱眙岗村之冠庄（现属黄花塘五星村），一边读书，一边设塾教学，有志于功名，但清末科举废除，遂改学中医，继承其曾祖父、祖父及父亲之业，四代相传，颇得真谛。

张子珍重医德、究医术，并以之课子，以"六不可"作为准则：不可贪名重利，不可计较得失，不可粗枝大叶，不可骄傲自满，不可诋毁同道，不可学而不思。盱眙东乡百姓对他颇有赞誉。邻近的天长、六合、大通、铜城、蒋坝，西边的明光、来安、旧县，亦常有人前来求医。民国十四年（1925）闹匪乱，有土匪绑架其8岁儿子张晶亚，以敲诈高额钱财，因得友人相助,方才花钱赎出。为避匪祸,故移居盱城,设堂坐诊,悬壶济世。民国二十七年(1938)1月,日寇侵犯盱眙,张子珍携全家逃跑,到穆店街开设"保健堂",坐诊行医。民国二十八年(1939)夏,盱城霍乱流行,张子珍又返盱城,与医生杨淑涵、杨庆堂、王干卿、李海门、宋孝先、王象铮、郑德全等自发组织抢救组,以财神庙为看病场所,向城内工商各界募捐,免费施医施药。张子珍统一安排医生轮流值班,自己也从不缺席,还经常替人代班,其子张晶亚也参与这一善举。张子珍救治病例颇多:河下张某之妻患霍乱,吐泻不止,别处求医未见效。张医生开出蚕沙汤2帖,令服之,终于转危为安,且医药费全免,张家以联"子以草木治天下,征其方术救人寰"献之。宣化街寒士陈学门患病吐泻,经诊断,是暑热中于厥阴,仿王孟英蚕矢汤之法,并代为出钱买药,病人服后,第二天即脱险。当年秋张子珍六十九寿辰,陈学门特撰五律二首以献,末尾四句云:"多谢回天力,单开续命汤。诞辰逢九月,菊酒快称觞。"张子珍精于医术,仍虚心向同行求教。他常以"闻道有先后,术业有专攻""三人行,则必有我师"等名言教子。因此,其子张晶亚曾投师于名医杨淑涵门下,取长补短,更有长进。

张子珍在医药方面颇有建树,乐善好施,还工于诗,与名士纪树滋、姚挹之等时有唱和,吟诗千首,辑为八卷。在政治上也很开明,民国三十年(1941)淮南行署成立"淮南路东医务工作者协会",并召开成立大会,张子珍、周敬石等十数人参加会议。会后路东八县均成立分会,盱眙也成立"医务工作者协会盱眙县分会"。民国三十三年(1944),淮南行署医务工作者协会在时家集召开大会,张子珍等7位会员代表盱眙分会参加会议,他以盱眙会员、知名中医、民主人士的身份在大会上发言,慷慨陈词,阐述救亡图存之义,受到大家尊重。

1951年病故,享年72岁。

杨庆堂

杨庆堂(1882—1957),字庆堂,盱眙蒋坝(现属洪泽区)人。弟兄七人,排行第五,终身行医,为乡里所重,晚年人们称之为"杨五爹爹"。

清朝末年,盱城中药店"种德堂药店"系地方绅士汪瑞凯、毕瑶斋所办,当地名医杨益斋也是合资者之一。杨庆堂对杨益斋造诣颇深的医道早已慕名,光绪二十五年(1899)经人介绍,17岁的杨庆堂入店学中药剂,有机会接触到杨益斋所开的处方及医案,均一一抄录。所抄内容晚间熟读,日积月累,竟达两厚册。杨益斋从宣化街下山看病,常到药店稍作逗留。

光绪二十七年(1901),一日杨益斋偶然发现账桌抽屉中有两个抄本,得知为庆堂所抄,甚为喜悦,认为孺子可教,可传衣钵。次日,杨益斋带来《医学三字经》《药性赋》《汤头歌》《本草备要》等医书,送给杨庆堂,并收之为学生。在名师的精心培养下,杨庆堂刻苦学习,三年结业,后又实习二年,回蒋坝独立行医。宣统元年(1909),杨庆堂27岁时移居盱城,继续悬壶济世。在行医中常向杨益斋请教,医技日进。处理疑难杂症,具体分析,自有主见,不泥古方。一年盛夏,蒋坝镇患者向某高烧不退、昏迷谵语、病在垂危,其家听闻杨庆堂回来,请其诊治。杨庆堂先把脉,又察看症状,见其舌苔如墨,问清详情后即开具药方:用大剂量鲜生地、鲜石斛捣汁,加上有螺旋纹的干石莲子捣碎,煎汁冲服。一剂则病人清醒,舌黑色褪尽。次日令服清补剂,三剂而愈。1953年秋,旧县抬来一个青年患者,大便两日不通,患者痛楚不安。县卫生院诊断为肠梗阻,两次灌肠,均未见效。家人经别人推荐,向杨五爹爹求诊。杨庆堂询问得知,患者病前吃了一大碗糯米饭、一碗猪肉,因家庭矛盾,盛怒之下,又喝了一碗冷水,半夜大便即不通。他认为必须先润肠,再慢慢下药,以药物相辅,使肠道蠕动,大便有望排出。当时,杨庆堂已入盱城联合诊断,会诊中,力排众议,不用大黄、芒硝猛攻,而用苏子霜、郁李仁、火麻仁等油润剂,辅之以紫油厚朴、凤尾枯络、枳壳等,一剂煎药,两次分服。当天夜间,患者大便畅通,病痊愈。杨庆堂还善于诊治妇科病,治愈数人。

杨庆堂出身贫寒,特别关心穷人疾苦,对于无钱求医者一律免费应诊。处方中尽量选用能代替珍贵药物的便宜草药,以达到同样效果。杨庆堂行医58年,积累处方20本,分门别类,有内科、外科、儿科、妇科等。

王象铮

王象铮(1887—1977),本名王志荣,字象铮。生于盱城老北头黄牌街一户世代经商的家庭。因在兄弟中排行第八,晚年时大家都尊称他为"王八爹爹"。

王象铮年轻时就租用张介藩家在黄牌街的门面房开油盐店,因商场竞争,店铺生意不好,便改设私塾,课余自学医术,悉心钻研《针灸大全》,摸索穴位,学习疗法,兴趣越来越浓。

初入门时,王象铮试着替人看病,施以针灸,治好了一些病患,所以他更有信心。民国二十一年(1932),盱城流行霍乱,城里的医生纷纷投入抢救,王象铮也积极参与,且治愈不少人,因而有些名气,从此开始正式行医。穷苦的乡邻前来求医的,一律不收分文。急诊随叫随到,不论寒冷暑热、风霜雨雪,都是如此。地方士绅及商界专门给他送去一块功德匾,匾上题"功同孟英"四个大字,将他与清代名医王孟英比肩。其他联名赠送的牌匾、锦旗有数十面,上写"针灸医师王象铮专治小儿妇女疑难杂症"等。

抗日战争时期,新四军二师师长罗炳辉的双腿患风湿病,走路都很困难。罗师长慕名请王象铮医师针灸,通过王医师的针灸治疗后,罗师长很快恢复健康,能够行走自如。为感谢王象铮,罗师长特意将自己一直使用的拐杖赠送给他,留作纪念。王家将罗师长的拐杖一直珍藏了40多年,后来献给县党史办,作为重要文物收藏。王象铮的侄儿王养吾是盱眙县抗日民主政府的副县长,又是参议员,得知淮南行政公署主任方毅患偏头疼,便联系王象铮前往为其治疗。王象铮夜里骑着毛驴到山区高家港,见到方毅,问明病情,号脉观察后掏出针包,拣出一根约3寸多长的银针,对着头痛一边的太阳穴扎进寸许,在旁边观看的人都直伸舌头,而病人却并未感到疼痛,只觉得有点酸溜溜的,但很舒服。经过一周治疗,方毅感觉头不疼了,觉也好睡了。方毅为感谢这位民间医生,特意送一袋大米给他。

中华人民共和国成立后,王象铮年岁虽高,但仍然热心于医疗事业,救死扶伤,直到1977年春逝世,享年90岁。

杨淑涵

杨淑涵(1891—1943),杨益斋之孙。其祖父、父亲都是医生,少年时便时常陪伴祖父外出行医,后来独立行医,但事后必详细禀报,得祖父指点,医技长进很快。

杨淑涵治病,既遵循祖道,又大胆创新,对症下药,奏效很快。若不能治愈的患者,便不予开方,因而有"能断人生死"之说。他的处方纸上印有"胆欲达而心欲细"字样,作为其行医准则。他根据患者病情,按药典用药,不随便开方,每张处方单不足十味药,全县四乡八镇登门求医者甚多。一位山东患者病情很重,几乎放弃生存希望,后请杨先生诊治,药到病除。病人治愈后,觉得无以回报,便花重金购买一件黑脂羔皮袄赠予他。

杨淑涵秉承祖父救死扶伤的理念,给穷人看病不要诊金,有时还自己贴钱赠药。"泰山堂药店"只要收到写有"免费"二字的处方单时,就不收钱,把账记在杨先生头上,以后一并结算。后来,杨淑涵和朱锡培等合伙开"新泰山药店",义诊更加方便。杨淑涵初出茅庐时,曾在城隍庙外遇见一个乞丐,又病又饿,睡倒在路旁不能动弹,他立即给予诊治,按脉开药,亲自煎药,小心喂食,救其一命。看守"接婴堂"的龚五,一家人都得了伤寒,他天天上门为之治疗,医药费分文不收。

民国二十一年(1932),盱眙发生特大瘟疫"瘟罗痧"(即霍乱),杨淑涵发起,邀杨庆堂、张子珍、李海门、王干清、欧佩森、宋孝先等中医一起在财神庙前用芦柴席子搭起大棚,摆上案桌,设立急救门诊,为病患义诊。前来就诊者,如家境殷实的则捐交一些善款,用于购药送药;贫苦百姓则免费诊治,免费送药。还支起一口大锅,熬制中药汤剂,免费提供给过往行人饮用,用于防治瘟疫。民国二十八年(1939)夏,盱城再次爆发霍乱,他与城内同行一起,自发组织抢救组,以财神庙为看病场所,向城内工商各界募捐,免费施医施药,最终战胜疫情。

他还热心文化事业。民国十五年(1926)5月,在"冰社"基础上筹建"益群书报社",次年正式成立,杨淑涵被推选担任"益群书报社"社长。该社有社员50多人,图书近3000册,报刊10多种,宣传进步思想,直至日寇入侵时才被迫解散。

杨淑涵于民国三十二年(1943)病故,享年52岁。

郑德全

郑德全(1897—1969),出生于盱眙县城一个工人家庭,住在近圣街。他只读过四年私塾,以理发为业,却也是一位小有名气的民间医生。

他利用业余时间学会针灸,左邻右舍有人患病,只要来请,他从不推辞,且不取分文。民国二十一年(1932),盱眙流行霍乱,他暂停理发工作,抢救病人,病员水泻、呕吐者,扎几针即可止住,治愈不少人。

此后,郑德全专门学医、行医。他的大儿子郑兆林患"手够"(俗称达背,西医叫蜂窝组织炎),一位人称石爷的郎中为其医治,进行针灸,三棱针放血,火罐拔,上药粉,约半月治好。郑德全看在眼里,记在心里,颇感兴趣。他诚恳地请求石爷传授医术,石爷答应了他。他钻研《针灸大全》,边学边用,进步很快,熟练地掌握阴阳五行、经络脉性、针灸穴位,准确无讹。民国三十五年(1946)夏天的一个夜晚,井头街沈木匠患急性肠胃炎,派人前来求医。他不顾风雨交加,急忙前去抢救,4个多小时后,病人吐泻、腹痛均止。

1951年,郑德全先后参加灭蝗民工医疗队、兴修船塘民工医疗队,为民工治病。1959年秋,胡家巷一位家贫的钱姓病人患伤寒病,他除免费为其治疗外,还给予经济上的接济。1960年,盱城兴隆街青年赵老斗患病发热,一周后两腿瘫痪。经他针灸、推拿后,赵能拄杖走路,20天后能丢杖行走,半年后参军入伍。1964年,城内兴隆街4岁的高祥患白喉痰瘀,此病被视为绝症。他医治时,令病孩先洗澡,再予以针灸、推拿,并令其服用自配的中药方剂,两天后病情转危为安,10天后痊愈。

郑德全35岁开始行医,救死扶伤37年,1969年10月30日病逝,终年72岁。

宋孝先

宋孝先(1906—1987),字孝先,祖籍淮安,生于盱眙蒋坝。幼时读私塾,14岁随父亲宋向臣学习中医,攻读医书,历时六载。民国十五年(1926)春,开始坐堂行医,先在老子山"杏林春"药店,次年至盱城"秦济康"药店。10年后,挂出"淮安中医宋孝先"之牌,继续坐堂诊治。

宋孝先刚到盱城不久,即辗转城乡为孩童接种牛痘,以预防天花。因其医术高明,为人和善,时人称之为"花先生"。民国二十一年(1932)、民国二十八年(1939),盱城两度发生霍乱大流行,他积极参加杨淑涵等发起的捐献救济活动,全力抢救病人,为贫苦百姓免费诊治。

1954年,宋孝先被选为盱眙县卫生工作者协会副主任,任城关镇第一联合诊所所长,但其只愿拿一般的工资。1956年冬,县人民医院组建中医科,他不计得失,服从分配,前往工作。1960年5月,出席江苏省文教卫系统先进单位和先进工作者代表大会,受到省政府表彰。

他长期实践,对温病学研究颇深,擅长热性病诊治。1959年,在南京中医学院第二期师资班进修期间,参加《中国医学大辞典》编写工作。1961年,在参加全县药源普查中,收集单方验方291例,其中外科61例、妇产科79例。1970年,整理出内、外、妇、儿、五官、神经等科100个医案,写出3000字诊治麻疹方面的资料。用"玉真散"治疗破伤风,获得成功;用"白虎汤"加减治疗流行型乙性脑炎,疗效显著;用"茵陈蒿"加减治疗黄疸性肝炎,花钱少,疗效高。还用竹笔体手抄《温病条辨赋》一书,由家人珍藏至今。

宋孝先先后当选安徽省第一届人大代表,江苏省第二、三、四、五届人大代表,盱眙县第一至六届人民委员会委员,县第八、九届人大代表,县第八届人大常委会委员。1982年5月,当选为县政协副主席。1985年,参加中国共产党。1987年10月病逝,享年81岁。

王沛霖

王沛霖（1916—1990），江苏睢宁人。幼时移居盱眙县城，仅读过几年私塾，后随父王干卿学习中医。

他知难而上，熟读《药性赋》《本草从新》《本草备要》《医学入门》《难经》《精校伤寒论》《千金要方》等书，其中《难经》背得烂熟。行医中还经常学习与参考《景岳全书》《证治准绳》《医宗金鉴》等典籍。他认为，要行医，就要先懂药，因而一面学习《药性赋》《本草纲目》等药性药理书，一面研究中药炮制方法，需用之药皆自己炮制。药炒到什么火候，炙到什么程度，都能恰到好处。后入联合诊所，到盱城镇卫生院工作，仍常到药房指挥炮制，有时还亲自动手，不符合标准绝不下配方。

他精于医术，治愈许多疑难杂症，尤其擅长治妇科病。泗阳张某，子宫脱垂三年之久，不时流血，多处求医无效，他诊断后，用温补荣五法，即十全大补汤加升麻、葛蒲，使病人服用，五帖即愈。桂五张某，患精神病两年余，赴宁住院一年，病情未见好转，他视其表情痴呆，神志模糊，语言不清，舌苔黄厚，又听说昼夜不眠，胡言乱语，饮食难进。认为"痰沃胆络，湿痰久郁，上攻心胞"，将经方与时方合并，用酒洗大黄、玄明粉、生甘草、当归、法半夏、绿橘红、茯神、枳实、竹茹温胆化痰逐瘀法治疗，病人连服30帖痊愈。

他还善用单方验方，临床颇收奇效。洪泽刘女，针尖断入喉，吞咽不得，已两日，县医院应诊医生劝其赴宁手术。他拟一方：以蚕豆数枚煮烂，鲜韭菜一把经水煮，用一束韭包一枚豆，令其吞下。吞三次后，患者咳无痛感，饮食亦无碍。第二天，针尖刺蚕豆随大便而下。

王沛霖医道高明，有救死扶伤之医德，求其治病者越来越多，城里、乡下及毗邻市县如天长、嘉山、洪泽、金湖、淮阴的病人络绎不绝。盱眙县原县长庄壮令其子庄世农拜他为师，从之学医，冀其悬壶济世。他虽然名噪一时，却仍然虚怀若谷，遇有疑难之症，常与同行顾克明、曹鸣高、张宗良等一起会诊，从而可以取长补短。

王沛霖历任县政协委员、常委、县人大代表，并受到市政协表彰。1990年病故，享年74岁。

张晶亚

张晶亚（1918—2001），生于岗村冠庄，张子珍之子。其父张子珍开一家庭诊所，家境较为殷实，因此常遭土匪上门敲诈。1925年夏，土匪将张晶亚绑票，勒索高额赎金，其家人不得不花钱赎人。事后，其父搬到盱城开诊所。

张晶亚既跟父亲学医，还专门拜名医杨淑涵为师。1938年1月，日寇占领盱城，其父到穆店"保健堂"担任中医，张晶亚随父亲到穆店。次年搬回盱城，租房开设诊所。1951年，其父病故，因县城无房产，张晶亚由盱城迁往穆店开"民康诊所"，行医兼卖草药，以度时艰。

1955年，张晶亚与穆店医生吕长太、乔以俭、齐淮深、陈国才、陈侬等人组建穆店乡联合诊所，后改为穆店乡卫生院。此后在穆店卫生院工作几十年。他严格要求自己，对医术精益求精，尤其对肺结核、黄疸肝炎、肝硬化、肝腹水、不孕不育等症颇有研究，基本上对患者做到药到病除，被他治愈者有上万人。洪泽朱坝有一位患肺结核的农民，长期治疗无效，家中已备好棺材，后经人介绍，专程前往穆店请张晶亚治疗。他见天色已晚，就将病人及其家属带到家中住宿，第二天为病人抓10剂中药，让病人带回服用，吃完病情好转。又来两次，共抓30剂，不到半年，病人完全康复。洪泽岔河有一位渔民患肝硬化腹水，肚大像口锅，家人前往穆店求医，他先抓10剂药嘱病人服用。10剂药吃完后，病人无需家人陪同，自行到穆店，又抓20剂药，服用后完全康复，堪为奇迹。穆店农电站张某结婚多年妻子未孕，张先生给他抓几剂中药服用，次年妻子即怀孕生子。

张晶亚中医医术娴熟，医德高尚，对农民患者怜贫惜苦，无论有钱无钱，只要找到他，他都会精心治病，还经常替病人垫付药费，深得群众爱戴。他开明进步，当选为第一、二届县政协委员。1979年退休后，仍留在穆店乡卫生院工作，后被县人民医院聘请到中医科专科门诊坐诊。县中医院成立后，受聘到县中医院专家门诊坐诊，每临坐班，门庭若市。他在盱眙中医界享有盛誉，将毕生精力奉献给盱眙中医药事业，在盱眙及周边县市的群众中有口皆碑。18岁行医,84岁病故。

于淑卿

于淑卿(1930—1973),女,出生于山东省昆仑县管山区北截山村一个普通农民家庭。18岁参加中国人民解放军,次年加入中国共产党。先后在中国人民解放军第八兵团卫生部15医院、南京市警备区司令部306团卫生队、第三野战军特种兵纵队炮四师卫生队、坦克第二师后勤处医院任卫生员、护士、见习医师等职,并先后多次立功。

1953年,于淑卿转业到盱眙县人民卫生院,任医疗股副股长。1955年12月,盱眙县妇幼保健站组建,于淑卿任站长。她任职后致力于改造旧产婆,推广新法接生,经常带病下乡,指导并培训基层妇幼保健人员,开展各项妇幼保健服务,为广大妇女解除疾苦。三年困难时期,盱眙农村女性妇女病发病率很高,尤其是子宫脱垂病较普遍,她亲自带领助产士,长期深入到户,为患者查治。

中华人民共和国成立初期,盱眙县妇幼保健工作技术力量很薄弱,难产均由县卫生院外科医生处理。县保健站成立后,于淑卿钻研妇产业务,先后两次去扬州妇幼保健院妇产科进修,逐渐成为行家。60年代,在于淑卿的努力下,加强专业技术人员培训,完善站内和基层单位装备器材,使县内妇幼保健工作初具规模,全县新法接生率得到提高,孕产妇、围产儿死亡率下降。

1973年3月,于淑卿因病与世长辞,年仅43岁。

二、新四军在盱眙期间医疗专家

罗生特

罗生特(1903—1951),出生于奥地利加里齐恩的莱姆贝格,25岁时以优异成绩毕业于维也纳大学医学系,获得综合医学博士学位。

第二次世界大战爆发后,希特勒于1938年吞并奥地利。罗生特已加入德国社会民主党,投身于反法西斯民主抵抗运动,多次被捕。后来,被德国法西斯驱逐出奥地利且永远不准返回。

民国二十七年(1938)冬,罗生特和难友威廉·戴克一起乘海轮离开自己的祖国,便带着医疗器械和随身物品,远渡重洋到中国上海定居。民国三十年(1941)初,罗生特与新四军派驻上海工作的沈其震、吴之理相识,详细介绍新四军及苏北抗日根据地情况,因为志同道合,谈得投机,罗生特听到十分高兴,当即表示要参加新四军抗击日军侵略。上海中共地下组织同意其要求,并作周密安排,使之乔装成德国传教士,随沈其震等到达驻盐城的新四军军部,陈毅代军长、刘少奇政委亲切接见这位国际友人,并根据本人意愿,安排在军卫生部直属医院工作。

两年后,罗生特随新四军军部到盱眙县黄花塘。不久,中共组织根据罗生特的申请和实际表现,经陈毅和钱俊瑞介绍,批准他加入中国共产党,为中共特别党员。当年5月,八路军115师师长、山东军区司令员兼政委罗荣桓患肾病血尿病,因慕罗生特之名,千里迢迢到盱眙黄花塘向他求诊。罗生特详细询问病史,并作全面检查,诊断为良性肿瘤。经过一段时间治疗和休息,罗荣桓病情好转,血尿得到控制,于6月20日返回山东,重上前线。

罗生特是经验丰富的泌尿外科专家、妇产科专家,是一位一专多能的医生。一天,驻地附近的村长匆匆跑来说,有位产妇难产,性命危险,请求帮助。他闻讯后,立即前往抢救。经检查,产妇已经休克,胎心已听不到声音,罗生特迅速采取果断措施,将死胎引出,并对产妇作产后处理,生命垂危的产妇终于得救。乡亲们奔走相告,翘起大拇指,称这位国际友人是"救命菩萨"。

罗生特非常关心新四军医务干部的培养,曾向军首长建议创办卫生学校,陈毅对此十分赞扬,并责成有关方面抓紧筹办。罗生特亲自为卫校讲授战伤外科、泌尿外科、妇产科等课程。在临床实践中,无论是看病、查房,还是做手术,都一丝不苟,亲力亲为。

敌后环境很艰苦,最好的饭食只有馒头、鸡蛋和菜汤。罗生特始终和指战员同甘共苦,不接受特殊照顾;对于增加给他的几块钱香烟津贴费,他也不愿领取,自己省下的钱还为患病同志买营养品。行军途中,他总是把自己的马让给病员或体弱者骑,他说:"我到新四军来,是为消灭法西斯,不是为了享受,大家能过,我为什么不能呢?"他认为"在新四军这支伟大的部队中工作,是一生中最大的快乐"。

中华人民共和国成立后,罗生特认为中华民族的历史任务已经告一段落,深感欣慰,于1949年11月踏上回归奥地利的征途。他始终惦记着中国,惦记着新四军和淮南根据地,由于国际环境影响,未能获得出国签证,夙愿难偿。1951年5月,罗生特在贫病中去世,年仅48岁。

沈其震

沈其震(1906—1993),湖南长沙人。1906年2月,沈其震出生于重庆市一个书香家庭。著名医学生理学家。历任新四军军医处处长、新四军卫生部部长、大连医学院院长、中央卫生研究院院长、中国医学科学院副院长、农工民主党中央副主席等职。著有《发热论》《我国历代本草概论》等。

1915年,参加反对"二十一条不平等条约"斗争。1919年,参加驱逐军阀张敬尧运动。1923年,沈其震的母亲因肺结核去世,从此他立志学医,走科学救国道路,考入上海同济大学医学院求学。1926年,沈其震离开上海,进入广州中山大学医学院继续学习。在广州,沈其震结识叶挺、郭沫若、李一氓、柯麟等革命志士。1927年,沈其震进入东京帝国大学医学院学习,经过三年苦读,获得医学博士学位。

1932年,沈其震从日本学成回国后,在北京协和医学院生理学教授林可胜身边工作。1934年,根据党组织指示到天津,在法租界开设诊所,以此掩护作为党的秘密联络点。

1937年,沈其震创办上海健康保障会,"八一三"事变爆发后,他到新四军军部军医处。1938年10月,军部移驻安徽泾县云岭,他在该村和邻近的太平县小河口两地分别设立前、后方医院。沈其震通过一些支持中国抗战的外国友人,在上海一家英国富商俱乐部——扶轮社举办展览会,为新四军募集到一大批药品器材;又通过宋庆龄引荐,在香港和上海为新四军募捐到一批药品、器材。为提高干部、战士的科学文化水平,他请韦悫教授从上海商务印书馆购到整套大众科学普及教育模型、标本、挂图等,在军部组织两次科学卫生教育展览会,参观者达万余人。

1939年秋,叶挺军长偕沈其震赴重庆时途经贵阳,沈其震向红十字会总部林可胜教授请求帮助,林教授拨发一批奎宁(抗疟疾药),还派遣两支医疗队支援新四军。皖南事变后,新四军军部在盐城重建,沈其震同国际友人罗生特等一起到盐城,受到刘少奇、陈毅亲切接见。

1941年1月,军医处改编为新四军卫生部,沈其震任新四军卫生部部长。5月,经刘少奇、陈毅介绍,加入中国共产党。6月14日,沈其震在《江淮日报》上发表军卫生部所作的《目前医务工作的新方向》报告。1942年10月,华中医学院在淮南盱眙县大刘郢成立,沈其震任医学院院长,这是一所新四军在华中抗日根据地最早创办、培养高中级卫生干部的医学院校。至年底,他先后从上海动员一批教授、专家(包括化学教授恽子强、邢其毅,生理学教授沈霁春,卫生学家江上峰,奥地利泌尿外科专家罗生特等)到根据地,派出医务人员到上海学习疫苗制作技术,创办制药厂,采购物资,自行解决药材供应困难。

1943年,沈其震随刘少奇赴延安。7月,他作为华东解放区的代表,在延安出席中国解放区人民代表大会,被任命为中国解放区救济总署副主任。日本投降后,被任命为中共中央军委卫生部副部长。1947年,沈其震向周恩来建议在大连办医学院,得到周总理支持,次年赴大连办学。1949年秋,大连大学医学院成立,沈其震任院长。

1952年,沈其震任中央卫生研究院院长。1955年,选聘为中国科学院学部委员(院士)。他率先确立一批重大研究课题,成立寄生虫研究所,对全国消灭血吸虫病、疟疾、黑热病和血丝虫病等发挥巨大作用。六七十年代,他响应党"科技扶贫"的号召,带着一批老科学家亲临云南贫困山区考察,提出种植稀缺草药建议,组织技术力量辅导种植。他在云南昆明组建"中国医学生物学研究所",进行疫苗研究,后成为国家小儿麻痹症疫苗研究生产基地,最终在全国消灭小儿麻痹症。1979年,担任全国政协医药卫生组组长、中国农工民主党第八和第九届中央副主席、农工党中央咨询委员会主席。

1993年6月14日,他前往昆明视察,因高原反应和身体疾病,第二天溘然去世,享年87岁。

崔义田

崔义田(1906—1989),辽宁人。毕业于奉天医科大学,是著名的外科医生。民国二十七年(1938)3月,他怀着抗日救国的热忱,放弃国民党统治区后方医院比较优厚的生活待遇,投奔新四军,任军医处后方医院院长,次年任军一支队军医处处长。

自民国三十二年(1943)1月至日本无条件投降,新四军驻盱眙县黄花塘两年零八个月,崔义田先后任军供卫部副部长、军卫生部部长。

作为高级干部,他在卫生方面不仅在行政上考虑和处理全军有关事宜,还亲自为伤病员做手术和治疗。驻黄花塘期间,中共中央华中局城工部秘书兼干部科科长张承宗住大王庄,一天夜里突然腹痛,呻吟不止,该部副部长刘长胜和吴学谦等几位干部急忙将病人抬到驻姚庄的军部直属休养所医治。崔义田闻讯后立即从常庄连夜赶去,经检查,张承宗患急性阑尾炎,需要做手术,崔义田亲自执刀,没有汽油灯,就点燃几支蜡烛,加上几只手电筒,聚光照明,阑尾切除后已是黎明。第二年的一天,新四军政治部副部长梁国斌在淮南路东某地作报告,突发急性绞疝,病人很快被送到军卫生部休养所,而该所开刀房不久前毁于战火。崔义田于是火速搭篷子作临床之用,亲自主刀,为之做肠坏死切除手术。上述两人因诊断正确,医治及时,不仅获救,而且很快恢复健康。

民国三十三年(1944)底,新四军在安徽淮南路西与国民党广西军激战。军部组织一个后方医院,负责收治此战中伤员。为充实其医疗力量,他带领一个手术队和一个医训班,急行一昼夜,赶到前线。医院共收800多名伤员,他一面亲自为伤员动手术、作示范,一面耐心细致地讲解,指导实际操作,让随来人员掌握战伤外科技术。这种以身作则、言传身教的模范行为,使学员们得到极好的锻炼与很大的提高,影响和带动全体医护人员,更好地投入救死扶伤战斗。

崔义田身为新四军卫生部领导干部,既是指挥员,又是战斗员,工作是很艰苦的,成绩是巨大的,而他对自己的生活要求却很低。民国三十三年(1944),宫乃泉调任军卫生部副部长,驻地常庄已无宽敞一点的民房供其居住,崔义田将自己的住房腾出来,打扫粉刷干净,给新来人员安身,宁愿个人受挤,此事在卫生部传为佳话。他入伍时随身携带的一只小皮箱,本来是盛衣物的,后来因陋就简,成为手术器械箱,一直用到全国解放。该箱经历抗日战争、解放战争,计11个年头,现作为革命文物珍藏在中国革命军事博物馆。

1989年6月12日,崔义田于北京逝世,享年83岁。

宫乃泉

宫乃泉(1910—1975),辽宁营口市人。著名医学教育家、军事医学家、战伤外科专家。历任新四军军部医务主任、新四军卫生部副部长、华东军政委员会卫生部副部长、解放军医学科学院院长、解放军总后卫生部副部长、中华医学会第九和第十届副会长、全军医学委员会主任委员。1955年被授予少将军衔。有《战伤疗法》《血管战伤》《腹部战伤》等专著、译著、论文等100多万字。

1929年,宫乃泉考入奉天医科大学。1938年毕业后,他只身逃到关内,辗转参加新四军,在军部军医处任医政科长,他积极为新四军组织培训班,培养大批医疗人才。著名美国进步记者史沫特莱曾写过报道,说宫乃泉是"一位长着一副艺术家的头脑和双手,富有才华而又极细心的医师"。刘少奇曾在1940年8月的一次会议上说:"宫乃泉像一把斧头,多硬的木头经他一劈就裂为两半,任何困难环境都阻挡不住他进步工作。"

1939年,宫乃泉到新四军江北指挥部,组建军医处并任主任。次年,新四军五支队和江北指挥部改变为新四军二师,宫乃泉任二师卫生部部长。他在淮南根据地盱眙大刘郢(现属安徽来安)创办《医务生活》医刊。该刊旨在交流部队卫生工作经验,传授新的医疗技术,主要是有关军队卫生后勤、疾病防治、战伤治疗等方面内容。宫乃泉在繁忙工作之余,坚持每期撰写有关战伤和疾病诊治等实用性极强的文章,发表《战伤外科麻醉》等文章,成为医务人员提高技术水平的入门文章。他多方搜集有关医学著作,在艰苦环境下创办医学图书馆。1942年,宫乃泉与军卫生部部长沈其震一起创办华中医学院。

在淮南期间,宫乃泉还带领二师卫生部帮助盱眙的旧铺、穆店、古城、仇集、垱桥、马坝5个区建起保健堂,为地方民众免费施诊,对贫苦者减免施药费用,盱眙人民对此有极其深刻的印象。为改变缺医少药和医疗技术欠缺的困境,做出大量工作,如:(1)整顿卫生系统。精简管理机构,明确任务,一人多技,一专多能。(2)培养卫生干部。先后办4期卫生培训班,培训卫生人员数百名。1940年7月18日,首期卫生培训班结业典礼在古城举行,刘少奇到场并作形势报告。(3)扩大药品来源。他一面动员采用当地中草药自制药剂,一面通过商人渠道到敌占区买药,还在大刘郢办起制药厂。(4)改善医疗条件。淮南路东医疗机构具备危重病人急救以及腹部手术等能力。徐海东患严重肺结核,经他医治,妙手回春;一名重伤员胸腹受枪伤,内脏出血,已经休克,他亲自做手术,挽救伤员性命。宫乃泉医疗技术精湛,来源于刻苦学习,他常以"白山""黑水"笔名发表学术性文章,达百万字之多。

1944年,宫乃泉调入新四军军部卫生部担任第一副部长。10月,新四军在盱眙新铺镇创办军医学校。1947年1月,军医学校改名为"华东白求恩医学院",宫乃泉任华东军区卫生部副部长兼白求恩医学院院长。他亲自组织山东医学院基础和临床教师编著"医士学习丛书",包括《解剖组织学》《生理学》等18种,成为中华人民共和国成立后国家出版的第一套系统的医士医科教材。

1949年9月,宫乃泉调到上海任华东军政委员会卫生部副部长。1951年,他受命筹建新中国军事医学最高研究机构"中国人民解放军医学科学院"(现军事医学科学院)。1953年8月,中央军委任命他为后勤部卫生部副部长,分管军事医学科学研究、医学教育、军事医学书刊出版以及解放军医院及专科医院的组建工作。他领导组建解放军医学院(现为301医院)、北京整形外科医院、上海急症外科医院、传染病医院等多家医院。1959年,他调到西藏军区后勤部,一方面克服高原反应,一方面抱病投入工作,筹建西藏军区医院。1961年,由西藏调入沈阳军区后勤部任副部长、部长。

1975年4月20日,宫乃泉逝世,时年65岁。1979年,沈阳军区追认他为革命烈士。

沙序凯

沙序凯(1919—1999),浙江温州人。1919年9月出生于浙江温州全坊巷的一个贫民家庭。少年曾经上过中学,后家境中落,去海门钱庄学徒。他经常去东新街地下党开办的"椒江书店"阅读进步书刊,接受革命思想教育,政治觉悟得到启蒙,并加入"中华民族解放先锋队",积极参加抗日爱国运动。

1938年秋,在党组织安排下,由椒江书店推荐,他与胡子邦、邱咏棠一起冲破重重阻挠,到达皖南军部参加新四军,在军部教导总队接受军政训练。1939年1月,被选送到军部军医处参加第二期卫训班学医。结业后,在新四军江北游击纵队、新四军二师卫生部直属卫生所任军医。1942年10月,沙序凯作为学员再次进入"华中医学院"学习。11月,敌伪向新四军淮北、淮南津浦路西等地进行"大扫荡"。年底,医学院停办。次年春,形势略有好转,沙序凯和部分就地疏散的军部和淮南部队近20名学员,经组织决定,再次集中起来,组成一个小型"高级研究班",在二师卫生部新驻地来安县河头村(现属大刘郢村)继续坚持学习,直至1943年10月结束。

1944年,经政委谭震林向卫生部部长宫乃泉建议,沙序凯由二师卫生部调往淮南路东抗日根据地——盱眙县时家集淮南专署,担任新四军二师兼淮南军区津浦路东联防司令部卫生科长、淮南军区卫生部第二分所所长,负责地方基层卫生组织的建立与充实。一个重要任务就是在根据地各主要集镇发动群众建立"保健堂",以保健堂为中心,开展群众性医疗卫生工作。保健堂是抗日民主政府发起、党委支持的群众卫生事业,属于合作社性质,由区乡政府筹办,资金主要由群众集资,每户出2元作为一股(也可以粮食和鸡蛋等折钱入股),一个区可以集四五千股;也有区合作社拨出资金兴办,对内称政府"医药部",对外称"保健堂"。带头领办都是当地有名望的进步医生,有的在新四军医训班学习过西医知识,在治病时中西医结合,很受根据地广大群众的欢迎。保健堂一方面设法从敌占区"进口"药品、器材转送给新四军部队,另一方面平时为民兵治伤、治病,战时派出医生随民兵"支前",在部队伤员转运途中帮助收治部队伤病员。盱眙县的半塔、古城、穆店、旧铺、岗村、西高庙、泥沛湾等集镇的保健堂都办得比较好。古城保健堂还和淮南公学的医生合作,成功地进行大腿深部脓肿切开和疝气修补术,群众认为保健堂的医生能"开膛剖肚",是了不起的本领。沙序凯还参与淮南行署举办的"淮南新医进修班",担任教学和业务指导工作,为淮南根据地培养一大批医务工作者。

淮南行署卫生处发起成立"淮南医学会",成员都是根据地路东八县医药界的私人开业进步医生,在天长汉涧镇召开医药界代表会议上推举行署卫生处长杨诺为理事长,盱眙医界代表张子珍等参加会议,并成立"淮南医学会盱眙县分会"。沙序凯做好组织和指导工作,以"医学会"团体为核心,团结当地中西私人医药工作者,通力合作,改善人民群众的医疗卫生条件,制止疟疾、痢疾、脑膜炎、肺炎等多种传染病在根据地内的流行,为保障根据地人民群众的健康、保证抗日战争的胜利做出应有的贡献。

不久,因工作需要,沙序凯调回部队,任新四军二师卫生部医务主任。在此期间,他参加照明山反顽、朱家湾反"扫荡"、拔除周家岗的反顽攻坚战等战地救护,在野战医院收治伤病员。沙序凯在根据地反"扫荡"斗争中,经常疏散伤病员到群众家中掩护治疗,参与地方基层卫生组织的建立充实,经受战火的洗礼。

解放战争时期,沙序凯任华东野战军第7纵队卫生部副部长、第三野战军第25军后勤部副部长兼卫生部部长。

中华人民共和国成立后,沙序凯历任华东军区后勤卫生部防疫处处长、计划室主任,总后勤部卫生部计划处副处长。1955年9月,被授予上校军衔,荣获三级独立自由勋章、二级解放勋章。1958年11月起,历任军事医学科学院五所党委书记兼副所长、国防部五三研究院副院长、国防科委第十三研究院副院长。1960年12月,晋升大校军衔。1980年2月,任军事医学科学院副院长。1988年7月,荣获二级红星功勋荣誉章。

1983年1月,按正军职离职休养。1999年逝世,享年80岁。

第二节　人物简介

一、"盱眙名医"获奖者

(一)首届"盱眙名医特别贡献奖"

顾克明,1929年出生,男,盱眙人,幼年随父学习中医。他承父辈行医之志,悉听教诲,孜孜寻岐黄之道;刻苦钻研,昂扬吟汤头之歌。50年代初,毕业于江苏省中医学校(现南京中医药大学),便回乡村做村医。在缺医少药年代里,他努力把中医理论知识运用于临床实践,帮助无数患者恢复健康。在临床中,不断丰富与提高中医药理论水平。1956年,县医院组建中医科,他服从分配,前往工作。1960年,他到南京中医学院师资班进修学习,参与南京第一医学院第二期西医学习中医班教学,赴高邮、淮安等地针灸巡回教学。

顾克明是中医主任医师、江苏省名中医。从事中医临床工作几十年,擅治内科杂病。先后担任江苏省中医学会理事,江苏省医史研究委员会委员,淮阴市中医学会常务理事、副会长、名誉会长、终身理事,淮阴吴瑭医派研究会顾问,市自然科学中医优秀论文评审组长,县政协副主席等。1989年,盱眙县中医院组建,顾克明成为县中医院坐诊医师。他学风严谨、精益求精、医德高尚、医者仁心,带良徒、授技艺、写医典、传真经,先后出版医学专著《诊余撷谈》《证治偶记》;撰著许多学术论文参加全国、省、市学术会议交流,其中:《温补脾肾法的临床应用》在南京中医国际会议上交流,并刊登在《亚洲医药》杂志上;《名中医用药技巧》被收录于江苏科技出版社出版的《方药心悟》中。他将《黄帝内经》《伤寒论》等学说熔于一炉,对经方、验方、单方、时方加减合宜,从而施治百病;他擅治内科疑难杂症,对脾胃病、肝胆病、男女不孕不育、习惯性流产等有独特见解;在治疗癫痫头痛、中风后遗症、慢性肾病等慢性疾患方面技术独特。对病毒性肝炎治疗忌口问题,提出"只要病人想吃而且吃后舒适则不必忌口"的观点,在省肝病专业会议上受到与会者的一致赞赏,此观点被收录于《中国跨世纪专科名医大典》中;对郁抑证、妇女脏躁症等一些慢性病,常以苏东坡"因病得闲殊不思,安心是药更无方"的诗句,开导病人振奋精神与疾病作斗争。数十年来,许多病人在与他交谈后,总是会在如释重负、喜笑颜开中消除疾患。

1990年,他已到退休年龄,但他仍是老骥伏枥、壮心不已,继续支持盱眙中医事业发展,多年来一直坚持坐诊、带徒、授课。1994年,他被江苏省中医药管理局授予"江苏省名中医"称号。2016年12月,经国家中医药管理局批准,盱眙县中医院启动建设"顾克明全国基层名老中医药专家传承工作室"。2018年2月,他被县政府授予"盱眙名医特别贡献奖"。

周云方

周云方,男,1938年8月出生,无锡后宅人,骨科主任医师,国务院政府特殊津贴获得者。曾任中国援坦桑尼亚专家组医师,为中国新技术推广应用学会委员,其业绩被录入淮安市党代表展览馆。

1958年8月,毕业于苏州医校,到盱眙县人民医院从事内科工作。他凭着一颗赤诚的心,以救死扶伤的精神努力钻研,攻克各种疑难杂症,治好一批批病人,深受病人爱戴。面对当时症状凶险的伪膜性肠炎、嗜酸性细胞哮喘、白喉喉阻塞等疾病,他施妙招、破难题、获良效。某成年人高热伴频频腹泻,排出大量淡绿海水样便,入院治疗未显效。其间突然肛门排出袜套状团块,请求急诊会诊,他闻讯去粪坑捞取(洗净处理后作教学标本),诊断为伪膜性结肠炎(滥用抗生素致肠道菌群失调,二重感染),给予正常人粪便稀释灌肠两次,痊愈出院。

1969年,江苏医院下放盱眙,医院领导让他改学外科兼骨科专业。他虚心学习、踏实工作,很快能独立完成上腹部脾切除、胃切除手术、甲状腺、乳腺癌根治术、四肢手术及肩、髋关节离断术。1978年,一名8岁男孩在公路边玩耍,不慎被一辆车撞及,恰巧被路边柳树桩抵进肛门,导致直肠损伤流血不止。急诊入院,科主任检查后嘱剖腹,作肠外置人工肛门,待伤口愈合再作Ⅱ期肠回纳。结果伤口一期即愈合。十年后此人已经能够参军入伍。

1979年1月,他作为江苏援外医疗队医师远赴坦桑尼亚。其间,他用精湛医术为当地人民健康以及促进中非友谊做出积极贡献,被中国驻坦桑尼亚大使馆评为"援外先进个人"。

1981年8月,归国回县医院上班,先后从事外科、骨科工作。在繁忙工作之余,他致力科研,进行自主创新,先后发表各类学术论文20多篇,获国家发明专利2项,获江苏省人民政府金奖、创新奖各1项,获国家、省、市级科技进步奖6项,相关成果被《国家科技报》刊载,并载入《中国技术成果大全》和《江苏群英志》。1994年获国务院政府特殊津贴。

退休后,他继续发挥余热,被县医院骨科返聘,82岁仍坐门诊,搞科研。经过多年研发的"经络痛点注射法治疗急性单纯性阑尾炎"新疗法,于2017年在《世界针灸杂志(外文版)》和《浙江中医》杂志发表。2018年2月,被县政府授予"盱眙名医特别贡献奖"。

陶春祥

陶春祥,男,1943年出生,主任中医师,淮安市名中医。盱眙古城人,受当地山脉绵延、森林密布、采集中草药医师众多等地理条件和环境因素的影响,他自幼十分爱好中医,和中药师们学习采集中草药,少年时便熟背学医识图之《医学三字经》一书。

1962年,高中毕业后,从上海等地购买《黄帝内经素问译释》《药性赋》《汤头歌诀(正续集)》《金匮要略浅注》《伤寒医诀串解》《脉诀汇辩》等中医药书籍,潜心学习,并立志走治病救人之路。先后在古城卫生院、旧铺卫生院、桂五中心卫生院和盱眙县中医院从事中医临床诊疗工作。其间,先后到淮阴、无锡中医院和江苏省中医院内科进修深造;在那"一根针、一把草"的年代,上山辨药采药,回院加工炮制,学做膏、丸、散、片剂,他一点一滴地学习和积累着中华传统中医诊疗技术。

数十年如一日,他潜心研学岐黄之术,深究医学之道,为民解疾。尤其在肝胆、胰腺之顽疾,胃炎、肾炎之慢病,以及泌尿、妇科等多种常见病与疑难杂症诊治方面有独特见解,出妙方灵药,深得民众称赞,每日诊室病人盈门。2000年,被评为淮阴市"十大名中医"。

2003年退休后,返聘至盱眙县中医院。十多年来,他除坚持每周一、三、五在医院一丝不苟地坐诊、查房外,更是言传身教地悉心带徒,潜心研究高血压、心脑血管病、前列腺增生、女性更年期综合征、中老年骨性关节病等疾病的中医药治疗。倡导老年病肾虚论治的观点,认为老年人的多种疾病和病变,均有肾虚血瘀的症状,肾虚必血瘀,瘀血必归肾,补肾需活血,活血肾易变,都可以用补肾活血法来治疗;在脾胃病临床诊治和研究中,更善于应用中医药去辩证治疗胃食管反流病、十二指肠壅积症、肝源性胃病、肠易激综合征、慢性结肠炎、慢性胰腺炎、胆囊切除术后综合征、胃切除术后综合征等。出版医学专著一部,发表论文40余篇。2018年2月,被县政府授予"盱眙名医特别贡献奖"。

严才荣

严才荣,男,江苏宝应人,1952年出生,盱眙县人民医院内科主任医师,徐州医学院兼职副教授,江苏省中西医结合学会心血管专业委员会常务委员,淮安市心血管学会理事、心电学组副组长。

从事临床工作40余年,能独立处理大内科各专业的疑难危重病例,尤其擅长诊治重度心律失常、心力衰竭、高血压、冠心病等疾病。他率先开展的临时起搏器植入、食道心房电生理检查以及心脏永久起搏器植入技术,填补盱眙多项技术空白。在各级杂志上发表专业论文20余篇。先后成为淮安市医学会第五届、第六届心血管学组委员,淮安市中西医结合学会、江苏省中西医结合学会常务理事。历任盱眙县人民医院内科主任、副院长、院长。2018年2月,被县政府授予"盱眙名医特别贡献奖"。

陈庆国

陈庆国,男,1967年出生,盱眙人,中专学历,明祖陵镇渡口村卫生室全科医生,全国最美乡村医生,提名市道德模范。

他是渡口村人,出生时患小儿麻痹症。1987年,陈庆国先是跟着做赤脚医生的父亲在村里巡诊,之后到县人民医院和淮安卫校进行全科医生培训,获得乡村医生执业资格。1991年,在明祖陵镇渡口村正式做起村医。

渡口村紧靠陡湖,水网密布,许多村民分散生活在湖区。他的卫生室每天早晨6点半开诊,为的是不耽误孩子们看完病去上学。每日里,村民们只需一个电话,无论白天黑夜还是刮风下雨,无论村庄农舍还是湖荡船家,无论炎炎夏日还是冰天雪地,他都会上门看病。有时需要骑车,有时需要划着小船,下雨下雪只能跛着脚艰难地行走。日复一日,年复一年,从青年一直走到中年。30年来,他跛着脚走村串巷送医送药,所走的村医之路达 30 万公里。

2012 年,他入选盱眙县"十佳人物""淮安好人榜"。2013 年,他被评为全国最美乡村医生。2014 年,他获得江苏省第二届优秀基层医师奖。2018 年 2 月,被县政府授予"盱眙名医特别贡献奖"。

(二)首届"盱眙名医"获奖者

马大年

马大年,男,1961 年出生,盱眙县人民医院骨科医院院长,主任医师,淮安市重点专科骨科学科带头人,中国医药教育协会骨质疾病专业委员会委员,中国医药教育协会骨科专业委员会江苏省分会常委,江苏省康复医学会脊柱脊髓损伤专业委员会委员,江苏省医学会骨质疏松和骨矿盐疾病分会学组委员,淮安市医学会骨科专委会委员,淮安市医疗事故鉴定专家,淮安市中西医结合学会理事,淮安市淮上英才健康顾问,淮安市"十百千"人才及淮安市"533 英才工程"培养对象。

曾在天津、北京、上海及香港等地医院进修学习,获省、市级科技进步奖 4 项。从事骨科临床工作近 40 年,擅长复杂性脊椎、骨盆及四肢骨折脱位,颈椎病,腰椎间盘突出症,腰椎滑脱症,人工关节置换等手术及骨折中西医结合治疗。2018 年 2 月,被县政府评为"盱眙名医"。

董静武

董静武,女,1965 年出生,本科学历,盱眙县人民医院副院长,淮安市重点专科消化内科学科带头人,主任医师,县十七届人大代表及人大常委会委员,徐州医科大学兼职副教授,江苏省医学会消化分会早癌学组委员,淮安市医学会消化分会副主任委员,淮安市"十百千"人才,淮安市银牌专家,江苏省"巾帼建功标兵"。

从事临床工作 30 余年,擅长消化系统疾病诊治及电子胃肠镜、十二指肠镜操作,能熟练开展内镜下止血、食道曲张静脉破裂出血的硬化剂注射治疗、食道狭窄扩张、食道支架安装、ERCP、ESD 等治疗。她主持完成的"胃肠起搏器治疗功能性胃肠疾病"获淮安市卫生科技新技术引进二等奖。2018 年 2 月,被县政府授予"盱眙名医"。

胡立平

胡立平,男,1966 年出生,盱眙县人民医院副院长,普外科主任,主任医师,徐州医科大学兼职教授,中国医师协会肠瘘专业委员会委员,中华医学会江苏省普外专业委员会委员,江苏省抗癌协会胆道肿瘤专业委员会及肿瘤介入专业委员会委员,淮安市医学会普外专业委员会委员兼胃肠组成员,淮安市"533 英才工程"培养对象,淮安市淮上英才健康指导顾问。

擅长胃癌、大肠癌、直肠癌、乳腺癌、甲状腺肿瘤、肝癌、胆道肿瘤、胰腺肿瘤等恶性肿瘤的手术治疗及乳腺疾病治疗,掌握腹腔镜微创技术,擅长各种肿瘤综合治疗,如肿瘤介入治疗、动脉灌注化疗及栓塞治疗、射频消融治疗、放射性粒子植入治疗等。2018 年 2 月,被县政府评为"盱眙名医"。

刘新亮

刘新亮,男,1973 年出生,本科学历,毕业于南京医科大学临床医学专业,盱眙县人民医院内分泌科主任,主任医师,江苏医药职业学院兼职副教授,中国中医药研究促进会内分泌分会委员,淮安市中西医内分泌学会委员,淮安市青年岗位能手,淮安市"533 英才工程"培养对象,国家卫计委基层医院糖尿病标准宣传基地讲师,淮安市淮上英才健康指导顾问。

从事临床工作20余年,精通各种内分泌和代谢性疾病的诊断和治疗,擅长糖尿病及其各种急、慢性并发症的治疗,对甲状腺疾病、垂体疾病、高血压、高血脂、高尿酸、痛风、肥胖症、更年期综合症等疾病亦有独到的见解。2020年获得"炎症相关细胞因子在糖尿病肾病中作用及作为临床靶点的价值"市级新技术引进奖一等奖。2018年2月,被县政府评为"盱眙名医"。

徐 步

徐步,男,1966年出生,主任医师,盱眙县中医院副院长兼妇儿中心主任、妇产科主任、产后康复中心主任,南京中医药大学兼职讲师。中华医学会会员,江苏省"十百千"拔尖人才,江苏省中西医结合学会妇产科专业委员会委员,淮安市医学会妇产科专业委员会委员。

从事妇产科临床诊疗工作30年,擅长妇产科常见疾病的诊断及治疗,熟练开展宫腹腔镜下的子宫附件切除术、肌瘤剔除手术以及阴式子宫切除术、阴式子宫肌瘤剔除术等妇科系列手术,尤其在妇科良恶性肿瘤、内分泌失调、产科危重症急救方面有独到之处。2018年2月,被县政府评为"盱眙名医"。

刘延红

刘延红,女,1968年出生,硕士研究生,主任医师,盱眙县中医院副院长兼心内科主任,南京中医药大学兼职副教授,中国医师协会心血管专业委员会委员,江苏省心系疾病协会常务委员会常务委员,淮安市"十百千"人才培养对象。

擅长冠心病的药物和介入治疗、急慢性心力衰竭、高血压急症、内科急危重症的抢救,熟练掌握急性心肌梗死、肺栓塞的溶栓及非溶栓治疗,各种心律失常药物治疗和电击复律,心包穿刺引流、临时起搏器及永久起搏器安置,冠状动脉造影术+PTCA,室缺、房缺封堵术以及射频消融术。先后主编出版《现代心肺疾病诊治》《内科常见病多发病诊治护理》和《内科常见疾病手册》3本医学著作。2018年2月,被县政府评为"盱眙名医"。

王振国

王振国,男,1968年出生,医学博士,主任中医师,盱眙县中医院糖尿病科主任,南京中医药大学兼职副教授,江苏省中西医结合学会糖尿病一体化诊疗专业委员会委员,江苏省中医药学会风湿病专业委员会委员,江苏省"333"工程培养人才,江苏省第一批"卫生拔尖人才"。

擅长运用中西医有机结合进行糖尿病前期干预,糖尿病胰岛素泵强化治疗,糖尿病全面达标治疗,糖尿病各种急慢性并发症的治疗,甲状腺功能亢进、甲状腺功能减退以及痛风、亚急性甲状腺炎、甲状腺结节、脂代谢异常的诊治。2018年2月,被县政府评为"盱眙名医"。

朱建祥

朱建祥,男,1969年出生,本科学历,消化内科副主任医师,官滩卫生院院长,淮安医学会消化学会分会委员,淮安市"533英才工程"学术技术骨干人才培养对象,盱眙县首批"132都梁英才工程"培养人才。

从事消化内科工作20余年,能熟练处理消化内科常见病、多发病的诊治及部分疑难杂症,尤其对慢性萎缩性胃炎有独到见解。擅长胃肠镜诊疗和手术。率先在乡镇开展内镜下染色技术、内镜下微波治疗、无痛胃镜技术、经鼻内镜技术、单手肠镜技术等,填补乡镇卫生院多项技术空白。2018年2月,被县政府评为"盱眙名医"。

赵长松，男，1957年出生，毕业于南京医科大学，博士，主任医师，盱眙楚东医院院长，微创专业学科带头人。曾任美国《内镜》杂志编委、《中国微创外科杂志》编委、中国微创外科网站常务编委、《中华现代外科学杂志》常务编委、中科院管理科学研究院特约研究员、中国民营医疗机构协会常务理事、江苏省海外交流协会常务理事。

从事微创外科30余年，擅长外科内镜诊疗技术，精益求精，专注现代微创腔内镜技术的引进、研发、应用、带教和传播，曾发表数十篇专业论文，多项科研成果获奖，开展分子生物学诊疗技术、智能微创手术机器人技术和医学3D打印技术的引进和应用研究。2018年2月，被县政府评为"盱眙名医"。

赵钧，男，1971年出生，本科学历，主任医师，马坝卫生院副院长兼内科主任。江苏省基层遴选骨干人才，淮安市"533英才工程"培养对象，盱眙县首批"132都梁英才工程"培养人才，淮安市首批全科医师。

从事内科临床工作20余年，成功救治患者数千例。熟练掌握基层医院常见病和多发病的诊疗，在冠心病、急性心肌梗死、扩张性心肌病等疾病诊治与抢救方面有独特的诊疗手段和见解。扎根农村第一线，平均每月到患者家中出诊、巡诊10余次。2018年2月，被县政府评为"盱眙名医"。

（三）第二届"盱眙名医"获奖者

袁书海，男，1964年出生，毕业于南京医科大学口腔医学系临床口腔全科专业。盱眙县人民医院副院长，主任医师。中华口腔医学会委员，江苏省口腔医学会口腔全科专业委员，江苏省口腔美容主诊医师，淮安市医学会口腔分会副主任委员。获首届"盱眙名医"提名奖。

能熟练诊治各种常见牙病、口腔黏膜病、下颌关节病、面神经疾病，擅长牙齿美容修复及面部美容手术。发表多篇论文，其中《全面部骨折手术治疗的临床研究》《改良美容术式治疗腮腺良性肿瘤的临床分析》等论文分别获淮安市和盱眙县自然科学优秀论文一等奖。2020年8月，被县政府评为"盱眙名医"。

李林新，男，1960年出生，毕业于徐州医学院。盱眙县人民医院五官科主任、眼科主任，主任医师。淮安市医学会眼科学组委员。

擅长眼科显微手术、开展白内障现代眼袋囊外摘除、小切口人工晶体植入、复合式青光眼小梁切除、青光眼白内障人工晶体三联手术、重度眼球破裂伤修复、改良泪囊鼻腔吻合术、重度上睑下垂额肌瓣转移悬吊术、视网膜脱离复位术等。先后在省级和国家核心期刊发表论文近20篇。主持的《小切口非超声乳化人工晶体植入术》科研项目获淮安市政府科技进步奖。获得淮安市"优质服务标兵"、盱眙县"优秀知识分子"、首届"盱眙名医"提名奖等荣誉。2020年8月，被县政府评为"盱眙名医"。

万翠红

万翠红,女,1964年出生,本科学历。主任医师,盱眙县中医院疼痛康复科主任,麻醉科高级顾问,江苏省中医药学会针刀医学专业委员会委员,江苏省医学会麻醉专业委员会产科学组委员,淮安市医学会麻醉专业分会秘书长。获首届"盱眙名医"提名奖。

从事临床麻醉与疼痛治疗30余年,在危急重症病人的手术麻醉与处理方面具有丰富的临床经验,近年来开展正清三联序贯疗法在风湿、类风湿性、骨性关节炎、强直性脊柱炎、股骨头坏死以及颈肩腰腿疾病所致慢性软组织疼痛诊疗上取得独特疗效。2020年8月,被县政府评为"盱眙名医"。

吴建中

吴建中,男,1964年出生,本科学历,主任医师,盱眙县人民医院口腔科主任。获首届"盱眙名医"提名奖。

从事口腔科临床工作30余年,具有丰富的临床经验。能熟练处理口腔各类常见病、多发病,对口腔疑难疾患的治疗有独特见解;对牙体病、牙周病治疗以及牙列缺损修复经验丰富;擅长开展颌面部复合外伤,畸形及肿瘤外科治疗及牙列缺损、缺失的种植治疗。撰写多篇论文,其中《CBCT三维重建在单侧唇腭裂二期鼻整形应用中的近期效果评价》获得淮安市第十六届自然科学优秀学术论文三等奖。2020年8月,被县政府评为"盱眙名医"。

孙冬梅

孙冬梅,男,1973年10月出生,本科学历,主任医师。盱眙县人民医院妇产科主任兼妇科主任。获首届"盱眙名医"提名奖。

从事妇产科临床工作20余年,曾在上海复旦大学附属肿瘤医院、南京市鼓楼医院进修学习,学成归来后,积极将新技术、新项目应用于临床,逐步开展妇科恶性肿瘤根治手术和规范化疗等治疗、腹腔镜下开展各类手术、宫腔镜治疗术、经阴道子宫肌瘤挖除术、经阴道经闭孔尿道中段无张力悬吊术、经阴道瘢痕病灶切除术、经阴道非脱垂子宫切除术等新技术10多项。2020年8月,被县政府评为"盱眙名医"。

陆为民

陆为民,男,1964年出生,本科学历。主任医师,盱眙县中医院五官科主任兼眼科主任。国家一级验光师,江苏省中医眼科学分会常务委员,淮安市眼科学分会委员,淮安市视力康复专家委员会委员,南京中医药大学兼职副教授,淮安市"533"拔尖人才。获首届"盱眙名医"提名奖。

从事眼科临床30多年,共诊治病人20余万人次,手术病人2万余例,其中三、四级重大疑难手术1万余例,在盱眙县较早开展折叠式人工晶体植入术、白内障超声乳化术、眼睑恶性肿瘤切除及带蒂皮瓣转移术、视网膜脱离复位术、羊膜移植术、结膜干细胞移植术、婴幼儿泪囊炎探通术、准分子激光术(Lasik)、眼底激光等技术。其中白内障超声乳化术享誉淮安市。2020年8月,被县政府评为"盱眙名医"。

张 峰

张峰,男,1976年出生,硕士学位。副主任医师,盱眙县人民医院骨科医院副院长,中国研究型医院学会骨科创新与转化专业委员会周围神经修复学组委员,淮安市医学会骨质疏松及骨矿盐分会委员。被江苏省卫生厅授予2012年度江苏省"我最喜爱的健康卫士"荣誉称号,获首届"盱眙名医"提名奖。

从事骨科临床工作近20年,擅长关节疾病的诊断治疗,熟练开展膝、肩关节各种疾病的关节镜下微创治疗技术。2011年,他在淮安市各县区中率先开展膝关节镜诊疗技术。开展腓骨高位截骨术,结合关节镜治疗膝骨性关节炎、踝关节镜技术、带祥钛板治疗锁骨外侧端骨折及肩锁关节脱位、膝关节单髁置换术、DAA入路全髋关节置换术等新技术,取得满意的临床疗效。2020年8月,被县政府评为"盱眙名医"。

阮绵琦,女,1969年出生,本科学历。主任医师,马坝卫生院儿科主任,县十七届人大代表。2015年被评为盱眙县"十佳医生"。2018年获首届"盱眙名医"提名奖。

她扎根基层,从事内儿科临床一线工作30余年,擅长儿科各系统常见病、多发病诊治工作,在儿科危重症、急症及杂症救治方面有着丰富临床经验,在盱眙东片内儿科领域具有一定社会影响力。2020年8月,被县政府评为"盱眙名医"。

孙锦,男,1971年出生,中共党员,本科学历。副主任医师,管镇中心卫生院业务副院长。

扎根基层从事临床工作27年,多次赴省市医院进修学习深造,拥有丰富的临床经验,特别擅长颈椎病、腰腿痛疾病的诊治,对慢性病的诊治也颇有心得。在诊疗活动中,总是真诚对待患者,践行一名基层医务工作者的使命感和职责感,为基层群众健康保驾护航。2020年8月,被县政府评为"盱眙名医"。

二、历代医者记载

镏　洪　号瑞泉野叟,南宋(一说金)都梁(现盱眙)人,精医术。推崇名医刘完素,尝敷演刘氏之说。著有《伤寒心要》一卷,约成书于宋端平元年(1234),所论伤寒,大体以热病为主,所用方药也多系寒凉之剂,附刊于《河间六书》之末。《四库全书·子部·医家类》存目提要云:旧本题"都梁镏洪编"。洪,始末未详。与常德《伤寒心镜》皆后人衰辑,附入《河间六书》之末者。(《四库全书总目提要》《盱眙书览》)

刘　顺　明代泗州署户人,精医术。一贵官患口,疮久不愈,召顺往疗之,顺削桂一片,令衔之。贵官难之,顺曰:"口疾久不愈,以服清凉之药过多也,非此不瘥。"如言即瘥。(清康熙《泗州志》、光绪《泗虹合志》)

董　相　号玉鹤,明代泗州人,善医,有奇方,业传于子(董)炳。柳应聘为作传,备载(董)相治医事。(《四库全书总目提要》《国史经籍志》《钦定续文献通考(十五)》清康熙《泗州通志》)

谈昌言　字禹俅,清代泗州人,精医理。人有疾,服其方,沉疴立除。性尤廉洁自好,不计酬,乡人称之。(清光绪《泗虹合志》)

金朝秀　清代泗州人,精岐黄,著《集方便览》二卷。(清光绪《泗虹合志》)

姚其孚　清代泗州人,善岐黄,抚院林以"曾活万人"四字旌之。(清光绪《泗虹合志》)

张懋义　清代泗州人,性谨笃,寡言笑。潜心医理,独窥其奥。每诊病,取日用常物投之,辄奏奇效。贫者兼助以药饵,不言酬,里人德之。(清光绪《泗虹合志》)

高履珍　清代泗州人,善岐黄,不计利。观形色即知病源,一时重之。(清光绪《泗虹合志》)

张瑞庭　清代泗州郡庠生,世以医著,庭尤能出新意于古法之外。虽遇奇疾,无不应手而瘥。(清光绪《泗虹合志》)

宋　武　泗州人,入武庠,家世业医。武聪颖兼知,其学有治,以奏功。周季总兵调任凤道,急病求医,投以剂乃益,笃时在弥留间,武入视之,曰:"事急!"乃命锉葱一束,置脐上,以火斗熨之。须臾,目间乃启,其口一药而愈。周拜泣,酬以朱提五十,辞不受。复赠以题额,时人神异之。武性慈悯,贫者乞药,不取值。每设局施药数载,远近趋如市,生活者千余人。又好贤敦谊,能诗文,未可以一艺称也。所著有《青谷草堂集》(医学验方集)。(清康熙《泗州通志》)

赵　儒　明代盱眙人,著有《性学源流篇》《医书》《易学》《卜筮》《数书》等。(清光绪《盱眙县志稿》)

周邦畿　明代盱眙人,工于医,所至奏效,人士重之。(清光绪《盱眙县志稿》)

吴天挺　明代盱眙人,善医,著有《伤寒辩论》及《幼科集要》。(清光绪《盱眙县志稿》)

蔡服周　明代盱眙人,善岐黄,授鲁府良医。(清光绪《盱眙县志稿》)

孙凌霄　清代盱眙人,字芸梣,附贡生,精医术。橐笔游京师,馆某公家。嘉庆十八年(1813),教匪变,某公入卫,家人抢攘甚,赖凌霄以安事平,某公益厚遇之。(清光绪《盱眙县志稿》)

华燮臣　清代盱眙人,精于医,服其方者,辄愈。尝注有《医学心奋》。(清光绪《盱眙县志稿》)

顾广纪　清代盱眙人,亦善医,诊脉知人生死,尝见称于苏州。(清光绪《盱眙县志稿》)

叶天士　清代盱眙庠生,以善医名。(清光绪《盱眙县志稿》)

吴天挺　清代盱眙人,亦以善医名。(清光绪《盱眙县志稿》)

胡华黼　字默庵,清代浙江监生,嘉庆二十年(1815)任盱眙典史。倜傥不羁,工诗,选入《江浙诗存》。精医,有研癖,筑室名曰"三十六研斋"。好诙谐,尝作诗云:"强自寻欢入酒筵,逢场作戏大堤边。无多薄俸真堪笑,不殼看花一日钱。别人酒债我还钱,李代桃僵绝可怜。为恨江南天样远,俸薪支出已三年。"一时文士多与唱酬。(清光绪《盱眙县志稿》)

程学诜　字小江,盱眙人。清同治间在盱眙行医,医术精湛,尤精诊痘之术。尝与江苏丹徒王惇甫(新吾)、安徽歙县许佐廷(乐泉)、江苏山阳丁寿恒(叔居)等于兴化县之"积善堂"重叙,刊印编校王刊《牛痘新书》,原序最后落款为"同治二年癸亥夏四月"。

第三节　人物名录

一、高级技术人员名录

1983~2021年取得正高职称卫技人员一览表

姓名	性别	出生时间	取得时间	职称名称	专业	单位
杨振华	男	1935年	1983年	主任医师	检验	县医院
董阿英	女	1940年	1991年	主任医师	消化内科	县医院
杨秉煌	男	1941年	1991年	主任医师	消化内科	县医院
张亚文	女	1940年	1991年	主任医师	传染科	县医院
叶世英	男	1939年	1994年	主任医师	内科	县医院
刘国庆	男	1937年	1994年	主任医师	外科	县医院
应　荣	男	1939年	1994年	主任医师	外科	县医院
应瑞林	男	1942年	1997年	主任医师	外科	县医院
朱志雄	男	1941年	1998年	主任医师	内科	县医院
周云方	男	1938年	1999年	主任医师	外科	县医院
严才荣	男	1952年	2000年	主任医师	心内科	县医院
朱启忠	男	1953年	2001年	主任医师	外科	县医院
孙茂成	男	1952年02月	2003年	主任医师	防疫	县防疫站

（续表）

姓名	性别	出生时间	取得时间	职称名称	专业	单位
王振国	男	1968年12月	2006年	主任中医师	中医	县中医院
董静武	女	1965年	2007年	主任医师	内科	县医院
胡立平	男	1966年	2007年	主任医师	外科	县医院
刘延红	女	1968年06月	2009年	主任医师	心内科	县中医院
姜海云	男	1963年	2010年	主任药师	药剂	县医院
胡鹤本	男	1967年01月	2010年	主任医师	消化内科	县医院
李林新	男	1960年	2011年	主任医师	眼科	县医院
张一星	女	1961年06月	2013年	主任医师	儿科	县医院
马大年	男	1961年09月	2012年	主任医师	骨科	县医院
袁书海	男	1964年08月	2012年	主任医师	口腔	县医院
施传娥	女	1966年09月	2012年	主任医师	儿科	县医院
彭庆辉	男	1966年08月	2013年	主任医师	骨科	县医院
周利城	男	1964年01月	2013年	主任医师	外科	县中医院
陆为民	男	1964年11月	2013年	主任医师	眼科	县中医院
罗觉纯	女	1961年10月	2013年	主任医师	儿科	县妇幼保健所
张卫东	男	1963年	2014年	主任医师	心内科	县医院
刘 艳	女	1966年05月	2014年	主任护师	护理	县中医院
周洪泰	男	1963年	2015年	主任医师	外科	县医院
程益国	男	1967年02月	2015年	主任医师	外科	县医院
林文龙	男	1964年03月	2015年	主任医师	儿科	县中医院
周文贵	男	1969年09月	2015年	主任医师	泌尿科	县中医院
周建伟	男	1969年12月	2016年	主任医师	内科	县医院
吴建中	男	1964年05月	2016年	主任医师	口腔	县医院
王发胜	男	1964年12月	2016年	主任医师	内科	县医院
胡培高	男	1969年09月	2016年	主任医师	外科	县医院
倪春玲	女	1964年08月	2016年	主任护师	护理	县医院
王万伟	男	1965年05月	2016年	主任医师	口腔	县医院
沈掩瑜	女	1974年02月	2016年	主任护师	护理	县医院
田玉龙	男	1965年12月	2016年	主任医师	内科	县医院
万翠红	女	1964年05月	2016年	主任医师	麻醉	县中医院
徐 步	男	1966年03月	2016年	主任医师	妇产科	县中医院
许正香	男	1968年01月	2016年	主任医师	儿科	县中医院
刘新亮	男	1973年09月	2017年	主任医师	内分泌	县医院
费成刚	男	1963年09月	2017年	主任医师	外科	县医院
卢泽慧	女	1970年10月	2017年	主任医师	妇产科	县医院
赵长明	男	1971年08月	2017年	社区主任医师	社区	县医院

（续表）

姓名	性别	出生时间	取得时间	职称名称	专业	单位
汪 波	男	1971年05月	2017年	社区主任医师	普通外科	马坝中心卫生院
张振春	男	1971年09月	2017年	主任医师	麻醉科	管镇中心卫生院
陈红红	女	1964年02月	2018年	主任护师	护理	县医院
朱海龙	男	1971年02月	2018年	主任医师	呼吸内科	县医院
刘 湘	女	1968年03月	2018年	主任医师	妇产科	县医院
朱建祥	男	1969年	2018年	社区主任医师	内科	县医院
黄 琴	女	1969年10月	2018年	主任护师	护理	县医院
孙冬梅	女	1973年10月	2018年	主任医师	妇产科	县医院
王 玲	女	1972年12月	2018年	主任护师	护理	县医院
高 宏	女	1969年11月	2018年	主任护师	护理	县医院
邱 艳	女	1975年10月	2018年	主任护师	护理	县医院
王大春	男	1966年04月	2018年	主任医师	内科	县中医院
马永宝	男	1967年09月	2018年	主任医师	外科	县中医院
汪向阳	男	1968年07月	2018年	主任医师	五官科	县中医院
赵 钧	男	1971年12月	2018年	社区主任医师	内科	马坝中心卫生院
杨翠梅	女	1971年09月	2018年	社区主任护师	护理	马坝中心卫生院
季红梅	女	1970年07月	2019年	主任医师	儿科	县医院
金 香	女	1968年02月	2019年	主任护师	护理	县医院
余学春	男	1968年08月	2019年	主任医师	消化内科	县医院
邢 云	女	1969年03月	2019年	主任护师	护理	县医院
李会丽	女	1977年01月	2019年	主任中医师	中医	县医院
江 荣	女	1972年04月	2019年	主任护师	护理	县医院
陈中英	女	1973年11月	2019年	主任药师	药剂	县医院
马士祥	男	1974年10月	2019年	主任医师	骨科	县医院
郭勇军	男	1967年10月	2019年	主任医师	B超	县中医院
王建林	男	1973年10月	2019年	主任医师	医学影像	县中医院
朱定荣	男	1969年03月	2019年	主任医师	外科	县妇幼保健院
申玉军	男	1970年02月	2019年	主任技师	检验	县疾控中心
章国顺	男	1966年06月	2019年	主任医师	外科	马坝中心卫生院
阮绵琦	女	1969年02月	2019年	主任医师	儿科	马坝中心卫生院
陈训军	男	1978年01月	2020年	主任医师	医学影像	县医院
杨 红	女	1978年02月	2020年	主任医师	产科	县医院
李红玲	女	1971年10月	2020年	主任医师	骨科	县医院
陈 洪	女	1973年11月	2020年	主任医师	妇产科	县医院
夏道林	男	1979年07月	2020年	主任医师	麻醉科	县医院
孙 丽	女	1977年03月	2020年	主任医师	内科	县医院
蒋永波	男	1976年04月	2020年	主任医师	外科	县医院

（续表）

姓名	性别	出生时间	取得时间	职称名称	专业	单位
叶德华	男	1983年10月	2020年	主任医师	医学影像	县医院
巩 固	男	1968年09月	2020年	主任医师	普通外科	县医院
程晓君	女	1977年08月	2020年	主任医师	医学影像	县医院
王福兵	男	1974年07月	2020年	主任医师	骨科	县医院
张大勇	男	1973年07月	2020年	主任医师	麻醉科	县医院
孙 进	男	1976年10月	2020年	主任医师	外科	县医院
林成梅	女	1971年11月	2020年	主任医师	儿科	县医院
洪卫青	女	1965年05月	2020年	主任护师	护理	县医院
张 琳	女	1973年10月	2020年	主任护师	护理	县医院
杨 芝	女	1969年11月	2020年	主任护师	护理	县医院
葛家梅	女	1970年06月	2020年	主任护师	护理	县医院
葛加玲	女	1970年07月	2020年	主任护师	护理	县医院
谢 军	男	1974年04月	2020年	主任技师	医学检验	县医院
孙德红	女	1972年12月	2020年	主任护师	护理	县医院
武祥仁	男	1971年11月	2020年	主任医师	中医科	县中医院
支 青	男	1975年01月	2020年	主任医师	胸外科	县中医院
何占德	男	1973年12月	2020年	主任中医师	消化内科	县中医院
刁明芳	女	1969年04月	2020年	主任护师	预防保健科	县中医院
叶佩林	男	1963年03月	2020年	主任医师	消化内科	县妇幼保健院
侯艳艳	女	1973年08月	2020年	主任医师	妇女保健	县妇幼保健院
蔡平太	男	1971年01月	2020年	主任医师	内科	管镇中心卫生院
陈建军	男	1973年08月	2020年	社区主任医师	全科医疗科	盱城街道卫生院
郑 峰	男	1973年11月	2020年	社区主任医师	呼吸内科	马坝中心卫生院
钟义美	女	1970年03月	2020年	主任护师	护理	马坝中心卫生院
赵文龙	男	1972年09月	2020年	主任医师	外科	管镇中心卫生院
孙 锦	男	1971年10月	2020年	社区主任医师	外科	管镇中心卫生院
曹 华	男	1990年08月	2020年	主任医师	妇产科	桂五中心卫生院
徐孝义	男	1969年12月	2020年	社区主任医师	普通外科	淮河镇卫生院
毛 懋	男	1974年09月	2020年	社区主任医师	全科医疗	鲍集镇卫生院
王新国	男	1970年05月	2020年	社区主任医师	内科	维桥乡中心卫生院
徐仕兵	男	1973年09月	2020年	社区主任医师	全科医学	维桥乡中心卫生院
洪尚浩	男	1970年09月	2021年	主任医师	骨外科	县医院
王衡兵	男	1978年04月	2021年	主任医师	普通外科	县医院
伏 玲	女	1980年07年	2021年	主任医师	消化内科	县医院
沈文丽	女	1980年10年	2021年	主任医师	小儿内科	县医院
杨明刚	男	1979年03年	2021年	主任医师	神经内科（脑电诊断）	县医院

（续表）

姓名	性别	出生时间	取得时间	职称名称	专业	单位
蔡素梅	女	1971年11年	2021年	主任护师	外科护理	县医院
俞中勤	女	1974年04年	2021年	主任护师	外科护理	县医院
张欣荣	女	1974年01年	2021年	主任护师	内科护理	县医院
祁永兰	女	1972年12年	2021年	主任护师	护理学	县中医院
张丛林	男	1972年09年	2021年	主任医师	神经内科(脑电诊断)	县中医院
秦 勇	男	1978年01年	2021年	主任医师	麻醉学	县中医院
周 蓉	女	1974年02年	2021年	主任中医师	中医内科	县中医院
邱朝红	女	1973年12年	2021年	主任护师	护理学	县中医院
薛秀荣	女	1971年04年	2021年	主任医师	妇产科	管镇中心卫生院
毛 彧	男	1972年10年	2021年	社区主任医师	口腔科	管镇中心卫生院
龚恒梅	女	1970年02年	2021年	社区主任护师	护理学	管镇中心卫生院
龚显翠	女	1972年05年	2021年	社区主任护师	护理学	马坝中心卫生院
胡德红	女	1974年01年	2021年	主任医师	内科学	马坝中心卫生院
陈学芸	女	1974年01年	2021年	主任医师	内科学	马坝中心卫生院
戴 庆	男	1971年11年	2021年	社区主任医师	社区内科	马坝中心卫生院
李 波	男	1974年06年	2021年	社区主任医师	社区外科	马坝中心卫生院
胡德秀	女	1976年01年	2021年	社区主任医师	社区全科	马坝中心卫生院
赵 峰	男	1968年10年	2021年	社区主任医师	社区外科	马坝中心卫生院
朱仁林	男	1970年09年	2021年	社区主任技师	社区医疗技术(技)	马坝中心卫生院
吴仁军	男	1977年09年	2021年	社区主任中医师	社区中医全科	马坝中心卫生院
周贵才	男	1968年10年	2021年	社区主任医师	社区外科	桂五中心卫生院

1988～2021年取得副高职称卫技人员一览表

单位	副高人员情况		
	总数	职称名称	人员名单
县人民医院	190	副主任医师	王祖琪　蔡永福　欧阳树维　王景芬　刘健生　廖成志　官玉琴 罗守忠　钱兆隆　李绍玲　曹承吉　马大荣　戴得明　应 荣　凌夕昌 周智珠　应瑞林　高学才　金健民　鲍阿凤　于俐铭　吴金欣　王心利 柴常华　胡厚桢　陈 欣　乔泽贵　窦怀宝　邵丽琴　许尔珠　张卫东 孙邦贵　马大年　袁树海　费成刚　周洪泰　徐 步　周利城　李林新 张一星　崔正霞　欧长代　彭庆辉　吴建中　罗觉纯　陆为民　程益国 施传娥　王发胜　田玉龙　周 泉　钱如云　李红玲　胡培高　马仕祥 朱海龙　王万伟　干文武　黄艳明　李传生　张建亚　江安义　邢玉良 叶德祥　李月斗　乔 侠　施 军　冯志健　杨明刚　孙 艳　沈文丽 许 凯　马小松　王 珏　张 瑜　羊海峰　陈 飞　台文章　周勤坡 袁晓珊　蒋 浩　陈海军　张 峰　侍 超　陈 超　刘成林　孟晓峰 周泉良　黄善丽　杜家年　熊昌文　戴新明　周蓓蓓　杨 来　骆 俊 张永琪　莫先阳　张玉诗　李 军　罗怀悦　赵安娜　陈 飞　施学松 朱发勇　卜 亮　周建建　张 芳　王 栋　朱春梅　应 杰　陈 霞 李 倩　吴家伟　高志韧　王佳佳　杨 静　单 强　彭海丽　杨 勇 桑传海　刘 亚　钱霞玲　梁 娟

（续表）

单位	副高人员情况		
	总数	职称名称	人员名单
县人民医院	190	副主任中医师	王逸华　朱振新　周晓芹　白　尚　张国鹏　柳　娜　董启武　王洪超 张焕强　费伯文
		副主任药师	裴金林　石绍奎　刘晓燕
		副主任中药师	杨　琴
		副主任护师	蔡　蘋　康秀萍　沈掩瑜　侯建梅　仇正平　於　芹　钱　涵　赵生英 冼永玮　刘长虹　蔡素梅　俞中勤　钱雪莉　韩　云　陈春芙　张欣荣 赵晓艳　孙寿芳　李书华　唐　洁　刘　敏　冼昌艳　鲁　敏　金　放 钱小红　朱　琳　汤丽丽　蒋　娜　王　璐　董培香　李　越　纪庆霞 钱忠翠　杨志芳　张雅丽　丁晓芳　李　艳　潘海琴　戚红霞　赵　慧 黄　霞　孟祥慧　沈亚岚　陈加梅　许　莉　王艳艳　乔春霞　付世裕
		副主任技师	程德芹　黄　婕　陈　震　陈　平　闫　敢
		副主任检验师	龚显恩
县中医院	115	副主任医师	胡凤华　秦　勇　纪庆松　王克民　李柏桃　冯　彬　纪晓军　梁四海 申庆宏　陶　钧　孙　飞　朱士彬　陈　磊　程华刚　张正洋　陈海东 朱启军　陆梅玲　李全利　朱广双　褚爱平　林禄义　宋海涛　朱继红 徐红香　邱玉慧　张和凤　赵月霞　钱宝美　唐中贤　张业司　张丛林 刘小芳　汪玉桥　邹开锋　祖康进　李晓芬　房　亮　赵　娟　盛建刚 李连丰　陈玉才　魏科举　李　纯　李立超
		副主任中医师	顾克明　陆梅芳　高耀华　陈永盛　武祥仁　赵　娟　何井法　王洪雷 胡海涛　黄　坤　尤晓溪　耿自上　闫爱岐　张　雷　刘富群　纪士荣 郑章亚　张晓艳　安礼飞　周　蓉　阮泽琼　秦耀辉　张　旭　陈　城 张　桥　葛小继　娄雷涛　万立成　唐华丽　韦　勇　焦　建　赵元旭 徐承标
		副主任中药师	宋晓燕
		副主任护师	徐　丽　张　琴　邱朝红　李　枫　祁永兰　陶嘉丽　张　平　陆玉红 张芝华　戴永梅　钱　静　王　丽　金文丽　王瑞敏　黄晓玲　莫绪燕 丁香梅　田明香　吕红艳　宋玉霞　杨国芳　蔡乃洁　冯　艳　郝晓雅 朱玲玲　贺艳丽　周　凡　冯海花　张　玲　韩业珍
		副主任技师	叶　猛　徐　贵　张国玉　张媛媛
		副主任药师	梁承磊　秦　红
县卫生学校	1	副主任护师	陈再文
县妇幼保健院（所）	8	副主任医师	赵先芬　潘志平　杨同美
		副主任护师	王振梅　杨福玉　丁丽萍
		副主任技师	包　琴　杨汉伟
县疾控中心（防疫站）	4	副主任医师	左志强　韩业武　丁金梅　裴红珍
县皮肤病性病医院	1	副主任医师	董敬之

（续表）

单位	副高人员情况		
	总数	职称名称	人员名单
县精神康复医院	6	副主任医师	张其军
		社区副主任医师	郑树军　王昆丽　茆习志
		社区副主任护师	沈秀琴
		副主任检验师	刘志勤
盱城街道卫生院	6	副主任医师	王新国　陈建军　徐孝义　侯定云　葛家亮
		社区副主任护师	杨雪娟
古桑街道卫生院	1	副主任医师	李俊香
马坝中心卫生院	58	副主任医师	赵　峰　陈学芸　胡德红　吉启荣　魏礼平　胡德秀　郑　峰　戴　庆　李　波　李国俊　许仁顺　赵玉玲　徐永梅　刘翠萍　施列鸿　李同荣
		社区副主任医师	莫　昀　甘　霞　刘夕彬　李玉娣　郑国友　李永兵　邹培君　娄　朋　李同荣　王　鹏　汤　文
		副主任中医师	吴仁军　胡国华
		副主任护师	张红梅　魏　莲　郭晓丽　韩　丽
		社区副主任护师	戴庆梅　朱华英　余　萍　陶　萍　徐　凤　顾红梅　陈大平　谢晓红　杨春艳　韩　丽　武　霞　郭晓丽　魏　莲　严　倩　沈　艳　姜丽丽　黄金凤　贾莉芳　顾志凡　温生霞　黄树芝
		副主任药师	胡学虎　赵　磊
		社区副主任中药师	蒋明刚
		社区副主任药师	郭　丽
		副主任技师	朱仁林
		社区副主任技师	高仲先　程旭如
管镇中心卫生院	12	副主任医师	李勤芝　薛秀荣　倪　凤　孙　锦　毛　或　王　黎　陈克周
		副主任中医师	杨国梅
		副主任护师	龚恒梅
		社区副主任医师	汪传爱　刘青梅
		社区副主任护师	钱　丽
天泉湖镇卫生院	3	副主任医师	陈先琴　石国标
		社区副主任护师	陈伯巧
铁佛镇卫生院	4	副主任医师	毛　懋
		副主任护师	孙丽丽
		社区副主任医师	喻德兵　王　波
兴隆乡卫生院	3	副主任医师	杨品珠　陈　蕾　张　磊
桂五中心卫生院	7	副主任医师	周贵才　刘　春　朱向阳　于本跃　毕小平
		社区副主任医师	高会林　凌　波
淮河镇卫生院	3	副主任医师	丁　玲　薛德才　黄飞燕
黄花塘镇卫生院	2	副主任医师	叶德赢　刘正祥

（续表）

单位	副高人员情况		
	总数	职称名称	人员名单
鲍集镇卫生院	3	副主任医师	徐福顺　贾后君　邹红桃
穆店乡卫生院	1	社区副主任医师	陈香
旧铺镇卫生院	7	社区副主任医师	孔凡兵　田宝如　刘文彬　潘如红　黄伟
		社区副主任护师	刘仁平
		社区副主任中药师	纪立志
河桥镇卫生院	5	社区副主任医师	梅继双　宋时丰　陈尚慧　黄卓　马军
维桥乡卫生院	9	社区副主任医师	翟建平　杨建荣　洪先琴　杨树文
		副主任护师	杨建芬　顾吉琴　李莉
		社区副主任药师	顾永硕
		药剂技师	顾文静
官滩镇卫生院	3	社区副主任医师	朱士龙　宋广海　潘泽花
		社区副主任护师	陶玲
		社区副主任技师	孙健佳
观音寺镇卫生院	3	副主任医师	张立权
		副主任护师	李丽
		社区副主任医师	张小勇
明祖陵镇卫生院	1	社区副主任医师	王庆坤
诊所	2	副主任中药师	张巧玲　王保忠

二、参政议政人员名录

1984～2016年党代表一览表

姓名	单位	届次	年份	姓名	单位	届次	年份
王景芬	县医院	第五届（省）	1984	沈明萍	观音寺乡卫生院	第七届（县）	1986
王景芬	县医院	第一届（市）	1986	沈慈	河桥乡卫生院	第九届（县）	1991
周云方	县医院	第三届（市）	1996	陆艳琴	维桥乡卫生院	第十一届（县）	2001
苏同华	县妇幼保健所	第三届（市）	1996	沙洪政	明祖陵镇卫生院	第十四届（县）	2016
刘延红	县中医院	第五届（市）	2006	仇宏涛	鲍集镇卫生院	第十四届（县）	2016

1954～2020年人大代表一览表

姓名	单位	届次	年份	级别
吴维继	江苏医院	第四届	1978	全国人大
宋孝先	县医院	第一至五届 （1954～1955年为安徽省人大代表， 1956年以后为江苏省人大代表）	1954～1989	省级
王景芬	县医院	第一至三届	1983～1997	市级
徐丽	县中医院	第七、八届	2011～2020	市级

（续表）

姓 名	单 位	届 次	年 份	级 别
宋孝先	县医院	第一至六届,第八、九届（第八届为常委会委员）	1954～1989	县级
王景芬	县医院	第九至十一届	1984～1992	县级
杨秉煌	县医院	第九至十一届（常委会委员）	1984～1992	县级
曹承吉	县医院	第十、十一届（常委会委员）	1988～1992	县级
严才荣	县医院	第十一至十四届（常委会委员）	1992～2007	县级
林光飞	县医院	第十五届（常委会委员）	2007～2012	县级
董静武	县医院	第十六、十七届（常委会委员）	2011～2020	县级
沈掩瑜	县医院	第十六届	2012～2016	县级
孙 丽	县医院	第十七届	2016～2020	县级
雷凤荫	县妇幼保健所	第一至三届	1954～1958	县级
赵先芬	县妇幼保健所	第八届	1980～1984	县级
朱定荣	县妇幼保健院	第十一、十二、十六届（桂五、马坝卫生院）	1990～1998 2012～2016	县级
钱如娟	县妇幼保健院	第十六届（王店卫生院）	2012～2016	县级
许开江	马坝中心卫生院	第十二、十三届	1993～2002	县级
阮绵琦	马坝中心卫生院	第十七届	2016～2020	县级
郑兴男	桂五中心卫生院	第一届	1954～1957	县级
刘 春	桂五中心卫生院	第十六届	2012～2016	县级
王克红	桂五中心卫生院	第十七届	2016～2020	县级
杨庭春	盱城镇中心卫生院	第十一届	1990～1993	县级
王 敏	盱城镇中心卫生院	第十四届	2003～2007	县级
王慧平	盱城街道中心卫生院	第十七届	2016～2020	县级
王慧芳	盱城街道中心计生站	第十七届	2016～2020	县级
陆艳琴	管镇卫生院	第十三届（维桥卫生院）、第十六届	1998～2002 2012～2016	县级
许宝国	管镇中心卫生院	第十四、十五届	2003～2012	县级
陈宗堂	管镇中心卫生院	第十三届	1998～2002	县级
俞 娟	管镇中心卫生院	第十七届	2016～2020	县级
魏士梅	管镇双黄卫生室	第十六届	2012～2015	县级
谢正梅	黄花塘乡卫生院	第十四届	2003～2007	县级
李桂红	黄花塘乡卫生院	第十六届	2012～2016	县级
孙丽丽	铁佛镇卫生院	第十六、十七届	2012～2020	县级
王秀珍	鲍集镇卫生院	第十五届	2007～2012	县级
徐福顺	鲍集镇卫生院	第十六、十七届	2012～2020	县级
谭晓梅	穆店乡卫生院	第十七届	2016～2020	县级
张正祥	河桥镇卫生院	第十三届	1998～2002	县级
薛翠荣	河桥镇卫生院	第十四届	2003～2008	县级

（续表）

姓　名	单　位	届　次	年　份	级　别
岳朝本	河桥镇卫生院	第十五届	2007～2012	县级
王春卫	河桥镇卫生院	第十七届	2016～2020	县级
朱晓红	维桥乡卫生院	第十四届	2003～2007	县级
洪先琴	维桥乡卫生院	第十七届	2016	县级
王　华	明祖陵镇伏湖村卫生室	第十四届	2003～2007	县级
伏秀梅	明祖陵镇伏湖村卫生室	第十六届	2012～2016	县级
胡叶林	淮河镇卫生院	第十七届	2016～2020	县级
周金芝	官滩镇卫生院	第十七届	2016～2020	县级
江晓丽	观音寺镇卫生院	第十七届	2016～2020	县级

1982～2020年政协委员一览表

姓　名	单　位	届　次	年　份	级　别
王晓力	县卫计委	第七届	2011～2015	市级
赏启疆	县医院	第一届	1982	市级
朱启忠	县医院	第三至五届	1991～2005	市级
胡立平	县医院	第七、八届	2011～2020	市级
杨春宁	县计生委	第五届	2003	市级
李　坚	县卫生局	第七至九届	2003～2016	县级
王晓力	县卫计委	第九、十届（常委）	2012～2020	县级
葛　云	县卫生局、县卫健委	第六届，第九、十届	1998～2002 2012～2020	县级
李桂逯	县计生委	第九、十届	2012～2020	县级
陆　一	县卫生局	第六届	1998～2002	县级
鲁　萍	县卫生局	第七届	2003～2016	县级
陶红梅	县卫健委、县中医院	第五至十届 （第七、八届届常委）	1993～2020	县级
易　康	县卫健委	第五届	1993～1998	县级
胡茂新	县卫健委	第十届	2016～2020	县级
宋孝先	县医院	第一、二届（1982年任县政协副主席）	1982～1987	县级
李绍林	县医院	第一至五届	1982～1998	县级
廖成志	县医院	第一至四届（常委）	1982～1992	县级
赏启疆	县医院	第一至五届（常委）	1982～1998	县级
李建华	县医院	第二、三届	1984～1990	县级
顾克明	县医院、县中医院	第二至四届（常委、副主席）	1984～1992	县级
刘国庆	县医院	第三至五届	1987～1998	县级
朱启忠	县医院	第四至七届（常委）	1992～2006	县级

（续表）

姓　名	单　位	届　次	年　份	级　别
钱兆隆	县医院	第二、三届	1984～1990	县级
秦察言	县医院	第三届	1987～1990	县级
赵培文	县医院	第三至五届	1987～1998	县级
叶世英	县医院	第四、五届（常委会委员）	1990～1998	县级
高学才	县医院	第四、五届	1990～1998	县级
窦怀宝	县医院	第六届	1998～2003	县级
宫尚鸿	县医院	第六届	1998～2003	县级
翁学明	县医院	第七、八届（科教文卫委员会副主任〔不驻会〕）	2003～2010	县级
胡立平	县医院	第九、十届（常委会委员）	2008～2020	县级
董静武	县医院	第七、八届（常委会委员）	2003～2012	县级
张建亚	县医院	第八至十届	2008～2020	县级
徐月明	县中医院	第四届（常委）	1990～1993	县级
周利城	县中医院	第十届	2015～2020	县级
王　伟	县中医院	第八、九届	2006～2015	县级
何占德	县中医院	第十届	2018～2020	县级
孙茂成	县防疫站	第四至七届	1990～2007	县级
韩业武	县疾控中心	第九届	2012～2015	县级
杨晓红	县疾控中心	第八届	2007～2011	县级
刘　欣	县疾控中心	第十届	2016～2020	县级
雷凤荫	县妇幼保健所	第一、二届	1982～1987	县级
苏筱红	县妇幼保健所	第四届	1990～1993	县级
钱丽君	县妇幼保健所	第五至八届	1993～2011	县级
罗觉纯	县妇幼保健所	第九届	2010～2015	县级
李　英	县妇幼保健院	第十届	2016～2020	县级
杨汉伟	县妇幼保健院	第七、八届	2003～2011	县级
张德训	县医药公司、马坝中心卫生院	第三、四届，第六届	1987～1992 1998～2003	县级
王沛霖	盱城镇中心卫生院	第一、二届	1982～1987	县级
吕志勇	盱城镇中心卫生院	第三至五届	1987～1998	县级
李　丽	维桥乡卫生院	第十届	2016～2020	县级
张晶亚	穆店乡卫生院	第一、二届	1982～1987	县级
谢正梅	旧铺镇卫生院	第十届	2016～2020	县级
孔凡兵	黄花塘乡卫生院	第六届	1998～2003	县级
刘永年	鲍集镇卫生院	第十届	2016～2020	县级

2019年盱眙县卫健系统民盟盟员一览表

姓　名	性　别	单　位	职　务	备　注
胡立平	男	盱眙县医院	副院长	市政协委员、县政协常委会委员
容　林	男	盱眙县红十字会	副会长	县政协常委会委员
陶红梅	女	盱眙县医学会	副秘书长	县政协委员、县政协常委会委员
胡培高	男	盱眙县医院	骨科主任医师	—
孙　丽	女	盱眙县医院	肾内科主任	县人大代表
梁四海	男	盱眙县中医院	外科副主任医师	—
夏道林	男	盱眙县医院	麻醉科主任	—
耿自上	男	盱眙县中医院	心血管科副主任	—

第二章　荣　誉

第一节　集体荣誉

1984～2021年盱眙县卫健系统获省市级以上集体荣誉一览表

获奖单位	获奖名称	授奖单位	年　份
县妇幼保健所	省儿保先进科室	省卫生厅	1984
县妇幼保健所	省文明保健所	省卫生厅	1985
县妇幼保健所	市文明单位	市委、市政府	1985
县妇幼保健所	市计划生育先进集体	市委、市政府	1985
县医院	省征兵体检先进单位	省政府、省军区	1986
县妇幼保健所	市计划生育先进集体	市委、市政府	1986
县妇幼保健所	市文明单位	市委、市政府	1986
县妇幼保健所	省儿童保健工作先进集体	省卫生厅	1986
县妇幼保健所	省文明保健所	省卫生厅	1987
县医院	省文明单位	省政府	1988
县妇幼保健所	省盱眙县三八红旗集体	省妇联	1988
县妇幼保健所	市先进集体	市委、市政府	1988
县妇幼保健所	市文明单位	市委、市政府	1988
县妇幼保健所	省文明保健所	省卫生厅	1989
县医院	省1989—1990年度文明医院	省卫生厅	1991
县妇幼保健所	省文明保健所	省卫生厅	1992
县卫生局	省中医药系统先进集体	省卫生厅、省医药管理局、省中医管理局、省人事局	1993

（续表）

获奖单位	获奖名称	授奖单位	年 份
县医院	1991—1992年度省文明单位	省委、省政府	1993
县医院	省文明医院	省卫生厅	1993
县卫生防疫站	市文明单位	市政府	1993
县医药公司	市物价信得过单位	市政府	1993
县卫生防疫站	省卫生防治工作先进集体	省卫生厅	1994
县医药公司	中药材生产收购、重合同守信誉先进单位	省药材公司、市政府	1994
县妇幼保健所	省妇幼卫生工作先进集体	省卫生厅	1995
县医药公司	省中药材收购先进集体	省药材公司	1995
县医药公司	市重合同守信誉先进单位	市政府	1995
县中医院	全国爱婴医院	国家卫生部	1995
县红十字会	《中华人民共和国红十字法》知识竞赛组织奖、集体奖	中国红十字会	1995
县妇幼保健所	1994—1995年度市文明单位	市委、市政府	1996
盱眙县	2001—2006年度市人口和计划生育工作特等奖	市委	1997
盱眙县旧铺镇	市人口和计划生育工作先进集体	市委	1997
县医院	第三届业余戏曲、曲艺大赛三等奖	省文化厅	1999
县医院	1998—1999年度市文明单位	市委、市政府	2000
县妇幼保健所	1998—1999年度市文明单位	市委、市政府	2000
县疾控中心	1998—1999年度市文明单位	市委、市政府	2000
管镇卫生院	1998—1999年度市文明单位	市委、市政府	2000
县医院微生物质控间	省空间质控优秀奖	省临床检验中心	2002
县医院	2000—2001年度市文明单位	市委、市政府	2002
县妇幼保健所	2000—2001年度市文明单位	市委、市政府	2002
县疾控中心	2000—2001年度市文明单位	市委、市政府	2002
县医院	省防治非典型肺炎工作先进集体	省委、省政府	2003
县医院	省财会工作先进集体	省总工会	2003
县医院	省巾帼示范岗	省"巾帼建功"活动领导小组	2004
县医院	市五一劳动奖状	市政府	2004
县疾控中心	2002—2003年度市文明单位	市委、市政府	2004
县妇幼保健所 管镇卫生院	2002—2003年度市文明单位	市委、市政府	2004
盱眙县	市2005年度人口和计划生育责任目标考核先进单位	市委	2006
县卫生系统	2004—2005年度市文明单位	市委、市政府	2006
县卫生局	市科协工作先进集体	市委、市政府	2006
县红十字会	省红十字会宣传工作达标奖	省红十字会	2006

（续表）

获奖单位	获奖名称	授奖单位	年 份
县疾控中心	市"十五"期间疾病预防控制工作先进单位	市政府	2006
县疾控中心	省疟疾监测工作先进集体	省寄生虫病防治研究所	2006
县疾控中心	2004—2005年度市文明单位	市委、市政府	2006
县医院	市文明单位	市委、市政府	2006
县妇幼保健所	市文明单位	市委、市政府	2006
县卫生监督所	市文明单位	市委、市政府	2006
县卫生监督所	2004—2005年度市文明单位	市委、市政府	2006
县中医院	市文明单位	市委、市政府	2006
县中医院	2004—2005年度市文明单位	市委、市政府	2006
县中医院	省计量工作先进单位	省技术监督局	2006
县第三人民医院	市"十五"期间疾病预防控制工作先进单位	市政府	2006
盱眙县	市2001—2006年度人口和计划生育工作特等奖	市委	2007
县医院	省文明单位	省精神文明建设指导委员会办公室	2007
县妇幼保健所	省巾帼文明岗	省妇联	2007
县中医院空姐式服务病区护理组	省巾帼文明岗	省妇联	2007
县妇幼保健所	省"十五"妇女儿童工作先进单位	省妇联	2007
维桥乡车棚村卫生室	省标准化卫生室	省卫生厅	2007
维桥乡大圣村卫生室	省标准化卫生室	省卫生厅	2007
盱眙县	市"人口进步奖"单位	市委	2008
县医院	市五一劳动奖章	市政府	2008
盱眙县马坝镇	市"人口进步奖"单位	市委	2008
盱眙县马坝镇	市人口发展公共服务平台创建先进单位	市委	2008
维桥乡卫生院	省标准化社区卫生服务中心	省卫生厅	2008
维桥乡漫岗村卫生室	省标准化卫生室	省卫生厅	2008
盱眙县	市人口和计划生育工作优秀奖	市委	2009
县卫生局	省红十字会宣传工作先进奖，农村改厕档案资料、宣传资料评比三等奖	省卫生厅	2009
县疾控中心	省地方性氟、砷中毒防治先进单位	省疾控中心	2009
县计生委	省人口计生系统政风行风建设先进单位	省计生委	2009
县医院	市五一劳动奖状	市政府	2009
县医院	市科技进步奖	市政府	2009
县中医院	2006—2008年度市文明单位	市委、市政府	2009
县疾控中心	市文明单位	市委、市政府	2009
县卫生监督所	市文明单位	市委、市政府	2009

（续表）

获奖单位	获奖名称	授奖单位	年　份
县妇幼保健所	市文明单位	市委、市政府	2009
维桥乡桃园村卫生室	省标准化卫生室	省卫生厅	2009
桂五中心卫生院	省基层医疗卫生单位深入学习实践科学发展观活动指导工作先进集体	省基层医疗卫生单位学习实践活动指导小组	2010
县疾控中心	省地方病防治先进单位、省农村饮水监测工作先进单位	省疾控中心	2010
十里营卫生院	市残疾人工作先进集体	市政府	2010
县疾控中心	淮河肿瘤项目死因监测工作二等奖	中国疾控中心	2011
维桥乡卫生院	全国高血压社区规范化管理项目先进单位	卫生部心血管病研究中心	2011
县计生委	省人口计生系统先进集体、省人口计生优质服务先进单位、省人口计生信访工作先进集体	省计生委	2011
县疾控中心	全国重点地方病防治规划终期评估重大贡献单位	省疾控中心	2011
县疾控中心	省"十佳巾帼文明岗"	省妇联	2011
县卫生监督所	省卫生监督体系建设先进单位、省卫生监督培训优秀课程展评三等奖、省医疗监督示范哨点、省行政处罚优秀卷宗二等奖	省卫生厅	2011
县妇幼保健所	淮河流域癌症综合防治项目出生及出生缺陷监测工作二等奖	省妇幼保健院	2011
县妇幼保健所	市2010年年终目标考核一等奖	市委、市政府	2011
北大医院	2010—2011年度省价格诚信单位	省物价局	2011
县疾控中心	淮河流域癌症防治综合防治工作先进单位三等奖	淮河项目国家办公室	2012
县疾控中心	肿瘤登记工作先进单位三等奖	国家肿瘤登记中心	2012
县疾控中心	2009—2011年度市文明单位	市委、市政府	2012
县卫生监督所	2009—2011年度市文明单位	市委、市政府	2012
县医院	2009—2011年度市文明单位	市委、市政府	2012
县中医院	2009—2011年度市文明单位	市委、市政府	2012
县妇幼保健所	癌症项目出生及出生缺陷监测工作三等奖	中国疾控、妇保中心	2012
县妇幼保健所	2007—2012年度淮河流域癌症综合防治项目集体三等奖	中国疾控、妇保中心	2012
县妇幼保健所	2009—2011年度市文明单位	市委、市政府	2012
县妇幼保健所	市"十一五"妇女儿童发展规划先进集体	市委、市政府	2012
县妇幼保健所	市重大妇幼卫生项目考核先进集体	市委、市政府	2012
马坝中心卫生院	淮河流域出生及出生缺陷监测工作先进集体	中国疾控、妇保中心	2012
县卫生监督所	省卫生监督员网络培训平台建设推广单位	省卫生厅	2012
县医院	卫生部基层医院慢性疾病标准宣贯实验基地	卫生部	2012

（续表）

获奖单位	获奖名称	授奖单位	年　份
县疾控中心	省地方病砷中毒防治先进单位、省环境卫生监测工作先进单位、省食源性致病菌监测先进单位、省疾控系统学校卫生工作先进单位	省疾控中心	2012
县卫生局	省新型农村合作医疗管理先进单位	省卫生厅	2012
马坝中心卫生院、桂五中心卫生院、维桥乡卫生院	省示范乡镇卫生院、省乡镇卫生院示范中医科	省卫生厅	2012
县卫生监督所	省卫生监督综合管理信息系统建设示范单位、省卫生行政处罚案卷评查一等奖	省卫生厅	2012
县妇幼保健所	省妇幼保健新技术引进奖二等奖	省妇幼保健院	2012
维桥乡卫生院	省示范乡镇卫生院	省卫生厅	2012
县疾控中心	全国肿瘤登记工作优秀奖	国家肿瘤登记中心	2013
盱城镇计生站	第二批全省人口和计划生育依法行政示范乡镇	省计生委	2013
县医院医疗服务部	省工人先锋号	省总工会	2013
县中医院、县卫生监督所	省文明单位	省精神文明建设指导委员会	2013
县卫生监督所	省卫生行政处罚案卷评查一等奖	省卫生厅	2013
县妇幼保健院	淮河流域出生及出生缺陷监测工作二等奖	省妇幼保健院	2013
管镇卫生院、穆店卫生院	省示范乡镇卫生院	省卫生厅	2013
王店乡杜山村、西湖村，马坝镇腊塘居委会、大众村、石桥村，旧铺镇旧铺居委会、张洪村	省卫生村	省卫生厅	2013
穆店乡卫生院	市惠民医院	市政府	2013
维桥乡卫生院	省示范化非法行医监督哨点	省卫生监督所	2013
管镇中心卫生院	省示范乡镇卫生院、省乡镇卫生院示范中医科	省卫生厅	2013
县卫生局	省卫生应急示范县	省卫计委	2014
	省慢性病综合防治示范区	省卫计委	
	省消除疟疾达标县	省政府血吸虫地方病防治领导小组办公室	
	省档案工作规范"三星级"标准	省档案局	
穆店乡肖桥村卫生室、管镇镇大杨庄村卫生室、开发区友法村卫生室	省示范村卫生室	省卫计委	2014
开发区友法村、三塘村，马坝镇卧龙村、蔡庄村、双马村	省卫生村	省爱卫会	2014
盱城镇新湾村、管镇镇崔岗村	省重新确认命名江苏省卫生村	省爱卫会	2014

（续表）

获奖单位	获奖名称	授奖单位	年 份
鲍集镇卫生院、铁佛镇卫生院	省示范乡镇卫生院	省卫计委	2014
县卫生监督所	省基层卫生监督工作先进单位	省卫生监督所	2014
县疾控中心	全国肿瘤登记工作进步奖	全国肿瘤登记处	2014
县人民医院	省工人先锋号	省总工会	2014
马坝中心卫生院	国家级群众满意的乡镇卫生院	国家卫计委	2015
县疾控中心	全省碘缺乏病防治"十二五"规划终期考核"先进单位"	国家碘缺乏病参照实验室	2015
维桥乡维才村卫生室、马坝镇大众村卫生室、铁佛镇赵圩村卫生室、穆店乡穆店村卫生室、桂五镇水冲港村卫生室、兴隆乡刘岗村卫生室、明祖陵镇项魏村卫生室	省示范卫生室	省卫计委	2015
县卫生监督所	全县卫生行政处罚案例征集和案卷评查优秀案卷评审"一等奖"	省卫生监督所	2015
县疾控中心	省科学就医知识竞赛"优秀组织奖"	省疾控中心	2015
县妇幼保健所	省2015年度淮河流域出生及出生缺陷监测一等奖	省妇幼保健院	2015
县妇幼保健所	2012—2014年度市文明单位	市委、市政府	2015
县中医院	全国爱婴医院	国家卫计委	2015
河桥镇卫生院	省示范乡镇卫生院	省卫计委	2015
穆店乡卫生院	省满意乡镇卫生院	省卫计委	2015
穆店乡卫生院	省爱婴卫生院	省卫计委	2015
穆店乡卫生院	市文明单位	市政府	2015
管镇中心卫生院	省爱婴卫生院	省卫计委	2015
盱眙县	省人口协调发展先进县	省政府	2016
县卫计委	省健康单位	省爱卫会	2016
县计生协会	2014—2015年度省计生保险组织奖	省计生协会	2016
县中医院	2013—2015年度省文明单位	省精神文明建设指导委员会	2016
县卫生监督所	2013—2015年度省文明单位	省精神文明建设指导委员会	2016
县妇幼保健所	2015年度淮河流域出生及出生缺陷监测一等奖	省妇幼保健院	2016
官滩镇卫生院	省示范乡镇卫生院	省卫计委	2016
维桥乡漫岗村卫生室	省示范村卫生室	省卫计委	2016
穆店乡穆店村卫生室	省示范村卫生室	省卫计委	2016
马坝镇东阳村卫生室	省示范村卫生室	省卫计委	2016
古桑街道季安卫生室	省示范村卫生室	省卫计委	2016

（续表）

获奖单位	获奖名称	授奖单位	年 份
马坝中心卫生院	省免疫规划工作先进集体	省卫计委	2016
县卫计委	"基本公共卫生 我服务你健康"江苏省基本公共卫生服务主题知识竞赛活动优秀组织奖	省卫计委	2017
县卫计委	市"双拥"工作先进单位	市政府	2017
县疾控中心	2017年度全国肿瘤登记工作优秀奖	全国肿瘤登记处	2017
河桥镇卫生院	2016—2017年度国家级建设群众满意的乡镇卫生院	国家卫计委	2017
铁佛镇卫生院	国家级群众满意的乡镇卫生院	国家卫计委	2017
铁佛镇召五村卫生室	江苏省示范村卫生室	省卫计委	2017
县爱卫委会	盱眙县病媒防制单项控制达标先进城市	省卫计委	2017
马坝中心卫生院	全省免疫规划（预防接种）工作先进集体	省卫计委	2017
县卫计委结算中心	巾帼文明岗	省妇联	2017
盱眙县妇幼保健院	江苏省巾帼文明岗	省妇联、省城镇妇女"巾帼建功"活动领导小组	2017
管镇中心卫生院	2016—2017年度群众满意卫生院	中国农村卫生协会	2017
官滩镇卫生院	江苏省群众满意卫生院	省卫计委	2017
天泉湖镇卫生院	江苏省示范乡镇卫生院	省卫计委	2017
马坝中心卫生院	省级健康促进医院、市基层岗位练兵竞赛二等奖	省卫计委	2017
维桥乡卫生院	国家群众满意卫生院	国家卫计委	2017
观音寺卫生院	省示范中医馆	省卫计委	2017
河桥镇龙泉村卫生室	江苏省示范村卫生室	省卫计委	2017
桂五镇四桥村卫生室	江苏省示范村卫生室	省卫计委	2017
马坝镇堆头村卫生室	江苏省示范村卫生室	省卫计委	2017
马坝镇沙坝村卫生室	江苏省示范村卫生室	省卫计委	2017
穆店乡莲塘村卫生室	江苏省示范村卫生室	省卫计委	2017
铁佛镇召五卫生室	江苏省示范村卫生室	省卫计委	2017
官滩镇杨岗村卫生室	江苏省示范村卫生室	省卫计委	2017
明祖陵镇沙巷村卫生室	江苏省示范村卫生室	省卫计委	2017
明祖陵镇伏湖村卫生室	江苏省示范村卫生室	省卫计委	2017
古桑街道关帝卫生室	江苏省示范村卫生室	省卫计委	2017
县卫计委	全国优秀单位	国家卫健委	2018
盱眙县	江苏省基层卫生"十强县"	省卫健委	2018
县卫计委	计划生育系列保险工作二等奖	省计划生育协会	2018
县中医院	2015—2017年度市文明单位	市委、市政府	2018
县妇幼保健院	2015—2017年度市文明单位	市委、市政府	2018

（续表）

获奖单位	获奖名称	授奖单位	年份
桂五镇高庙村	省示范村卫生室	省卫健委	2018
官滩镇都管村卫生室	省示范村卫生室	省卫健委	2018
维桥乡桥东村卫生室	省示范村卫生室	省卫健委	2018
明祖陵镇龚庄村卫生室	省示范村卫生室	省卫健委	2018
明祖陵镇仁和村卫生室	省示范村卫生室	省卫健委	2018
铁佛镇西巷卫生室	省示范村卫生室	省卫健委	2018
穆店乡卫生院妇产科	省特色科室	省卫健委	2018
盱眙县	建成国家卫生县城	全国爱卫会	2019
县妇幼保健院	全国巾帼文明岗	全国妇联	2019
县医院	县级医院综合服务能力推荐标准县医院	国家卫健委	2019
县中医院、县医院	全国爱婴医院	国家卫健委	2019
县疾控中心	2019年度肿瘤登记工作优秀奖	国家癌症中心	2019
县疾控中心	2017—2019年度上消化道癌早诊早治项目优秀项目单位	中国癌症基金会	2019
盱眙县	县级公立医院综合改革成效明显	省政府	2019
县卫健委	省2018年计划生育系列保险工作先进单位	省计生协	2019
县卫健委	市劳动五一奖状	市政府	2019
县医院 穆店乡卫生院	省健康促进医院	省卫健委	2019
县医院	省三级综合医院	省卫健委	2019
县医院	省平安医院	省卫健委	2019
县医院	省2019年度医院医保专委会医保管理先进单位	省医保研究会医院医保专委会	2019
县医院	省公共机构节能示范单位	省机关事务管理局	2019
县医院	省医院药学品质管理成果汇报会银奖	省药学会	2019
县中医院	2016—2018年度省文明单位	省精神文明建设指导委员会	2019
县卫生监督所	2016—2018年度省文明单位	省精神文明建设指导委员会	2019
旧铺卫生院	省示范化乡镇卫生院	省卫健委	2019
黄花塘镇千柳村卫生室、观音寺村卫生室、管仲镇崔岗村卫生室、铁佛镇邓圩卫生室、明祖陵镇费庄村卫生室、太和街道三塘卫生室等12家	省示范化卫生室	省卫健委	2019
天泉湖范墩村卫生室	省家庭医生工作站	省卫健委	2019
江苏省特色科室普外专业孵化基地	淮河卫生院	省卫健委	2019

（续表）

获奖单位	获奖名称	授奖单位	年 份
县疾控中心	2018年"省级基本公共卫生服务创新试点项目——特定人群健康水平测量与评价"工作先进集体	省健康教育协会	2019
盱眙县	国家卫生县城（正式授牌）	全国爱国卫生运动委员会	2020
县卫健委	省五一劳动奖状	省总工会	2020
县卫健委	全省抗击新冠肺炎疫情先进集体	省委、省政府	2020
县卫健委	市基层党组织	市委	2020
县医院	改善医疗服务示范医院	健康报社	2020
县医院	省五四红旗团委（团工委）	共青团江苏省委	2020
县医院	省医院品管圈比赛二等奖（香满泽兰圈）	省医院协会	2020
县医院	省医院品管圈比赛三等奖（守护圈）	省医院协会	2020
县医院	省医院药学品质管理成果汇报会金奖	省药学会	2020
县中医院	改善医疗服务示范医院	健康报社	2020
县妇幼保健院	省巾帼文明岗	省妇联、省城镇妇女"巾帼建功"活动领导小组	2020
马坝中心卫生院	省首批农村区域性医疗卫生中心建成单位	省卫健委	2020
马坝中心卫生院	江苏省社区医院	省卫健委	2020
县卫健委	节约型机关	国管局、中直管理局、国家发改委、财政部	2021
县卫健委	全国人口家庭动态监测追踪调查监测点	国家卫健委	2021
县卫健委	全省红十字会基层组织工作先进集体	省红十字会	2021
县卫健委	全省家庭健康保险工作典型单位	省计生协	2021
县卫健委	省"安康关爱行动"优胜奖	省老龄办	2021
县医院	全国公益先锋机构	中国红十字基金会	2021
县中医院	市抗击新冠肺炎先进集体	市委、市政府	2021
县疾控中心	淮河流域癌症早诊早治项目单位	国家癌症中心	2021
县疾控中心	开展江苏省糖尿病高危人群筛查和干预工作	省疾控中心	2021
县疾控中心	开展心脑血管疾病综合防控项目工作	省疾控中心	2021
县卫生监督所	全省2020年度卫生健康执法优秀案例一等奖	省卫健委	2021
县妇幼保健院	省健康促进医院	省卫健委	2021
县妇幼保健院	市抗击新冠肺炎先进集体	市委、市政府	2021
桂五镇	省卫生镇	省爱国卫生运动委员会	2021
马坝中心卫生院	"优质服务基层行"活动中表现突出、成效显著机构	省卫健委、国家中医药局	2021
旧铺镇卫生院	省基层特色科室	省卫健委	2021

（续表）

获奖单位	获奖名称	授奖单位	年 份
马坝镇计划生育协会、马坝镇石桥村计划生育协会、官滩镇古河村计划生育协会、黄花塘镇大字营村计划生育协会	省计划生育协会工作成绩突出单位	省计生协	2021
县牧思宝贝托育中心	省示范性托育机构（市唯一创成机构）	省卫健委	2021
马坝镇暖心家园	省级暖心家园示范点	省卫健委、省计生协会	2021

第二节　个人荣誉

1960～2021年盱眙县卫健系统获省市级以上个人荣誉一览表

姓　名	工作单位	获奖名称	授奖单位	年　份
宋孝先	县医院	省文教卫系统先进工作者	省政府	1960
何如文	鲍集公社卫生院	省文教卫系统先进工作者	省政府	1960
叶世英	县医院	省卫生系统先进工作者	省卫生厅	1975
郭礼贵	马坝卫生室	省先进工作者	省政府	1978
孙学平	县计生委	省计划生育先进个人	省政府	1980
王景芬	县医院	省"三八"红旗手	省妇联	1983
		全国计划生育先进个人	国家计生委	1986
蔡永福	县医院	招飞征兵先进个人	省政府、省军分区	1986
		征兵体检二十年先进个人	国防部	1987
黄德霞	县医院	模范护士	卫生部	1988
		巾帼英雄	省妇联	1988
叶世英	县医院	为老干部服务先进工作者	省委、省政府	1989
高学才	县医院	红十字会先进会员	省红十字会	1989
		征兵工作先进个人	市政府、市军分区	1990
黄德霞	县医院	巾帼英雄	省总工会	1991
张三川	县医院	优秀大中专毕业生	市政府	1992
周云方	县医院	政府特殊津贴	国务院	1994
		"十佳"白衣战士	淮阴市委	1994
吴永林	盱眙县委	全国优秀计划生育工作者	国家计生委	1994
何　芷	县妇幼保健所	计划生育万例手术无事故先进个人	国家卫生部、国家计生委	1994
高学才	县医院	计划生育万例手术无事故先进个人	国家卫生部、国家计生委	1994
王景芬	县医院	计划生育万例手术无事故先进个人	国家卫生部、国家计生委	1994

（续表）

姓　名	工作单位	获奖名称	授奖单位	年　份
王秀芬	县医院	计划生育万例手术无事故先进个人	国家卫生部、国家计生委	1994
徐道芬	县计生委	计划生育万例手术无事故先进个人	国家卫生部、国家计生委	1994
赵广华	县计生委	计划生育万例手术无事故先进个人	国家卫生部、国家计生委	1994
胡秘娥	桂五中心卫生院	计划生育万例手术无事故先进个人	国家卫生部、国家计生委	1994
殷环豫	县第二人民医院	计划生育万例手术无事故先进个人	国家卫生部、国家计生委	1994
朱　芹	管镇镇计生办	计划生育万例手术无事故先进个人	国家卫生部、国家计生委	1994
李守英	铁佛乡计生办	计划生育万例手术无事故先进个人	国家卫生部、国家计生委	1994
罗子英	鲍集乡计生办	计划生育万例手术无事故先进个人	国家卫生部、国家计生委	1994
顾克明	县中医院	江苏省名中医	省卫生厅、省中医管理局	1994
郑树保	县防疫站	省卫生防治工作先进个人	省卫生厅	1994
周西林	县防疫站	省卫生防治工作先进个人	省卫生厅	1994
杨德国	县计生委	全国计划生育先进工作者	国家计生协	1995
江建宁	县卫生局	省先进通讯员	《新华日报》社	1995
殷志强	县卫生局	省先进通讯员	《新华日报》社	1995
苏同华	县妇幼保健所	全国妇幼卫生先进工作者	国家卫生部	1996
杨德国	县计生委	省劳动模范	省政府	1996
张云霞	县医院	省劳动模范	省政府	1996
江建宁	县红十字会	1993—1995年度先进个人	中国红十字会	1996
	县卫生局	市优秀团干部	市委	1997
孙邦贵	县医院	市百名优秀青年岗位能手	市政府	1997
张同平	仁集乡计生站	市计划生育先进个人	市政府	1997
杨　震	县计生委	市农业普查先进个人	市政府	1998
张云霞	县医院	全国五一劳动奖章	全国总工会	1998
周云方	县医院	全国职工计协优秀技术成果奖	全国总工会	1998
曹　旭	县医院	市征兵工作先进个人	市政府	1998
朱启忠	县医院	市110社会联动工作先进个人	市政府	1998
张同平	仁集乡计生站	市劳动模范	市委、市政府	1998
高大鹏	东阳乡卫生院	市劳动模范	市委、市政府	1999
葛　云	县卫生局	优秀党务工作者	市委	1999
董静武	县医院	市新长征突击手	市委	1999
万桂平	县中医院	市"三八"红旗手	市委、市政府	2000
袁树清	县卫生局	市老干部先进个人	市委、市政府	2002
欧长怀	县医院	市科学技术进步四等奖	市政府	2002
欧长代	县医院	市劳动模范	市政府	2002
丁　柏	县防疫站	市防"非典"工作先进个人	省卫生厅	2003

（续表）

姓 名	工作单位	获奖名称	授奖单位	年 份
王发胜	县医院	市防"非典"工作先进个人	省卫生厅	2003
孙茂成	县防疫站	市抗洪抢险救灾工作先进个人	市委	2003
杨建松	县医院	省防治非典型肺炎工作先进个人	省计生委	2003
李传生	县医院	市防治非典型肺炎工作先进个人	市委	2003
李 艳	县医院	市防治非典型肺炎工作先进个人	市委	2003
张卫东	县医院	市征兵工作先进个人	市政府	2003
陈建军	盱城镇十里营卫生院	市防治非典型肺炎工作先进个人	市委	2003
郑树保	县卫生局	市"机关干部为群众办实事"活动先进个人	市委、市政府	2004
欧长怀	县医院	市科学技术进步三等奖	市政府	2004
张长久	县计生委	2001—2005年全国婚育新风进万家活动先进个人	中央宣传部等八部委	2005
丁厚勤	县医院	市科技进步四等奖	市政府	2005
朱定荣	桂五镇中心卫生院	市劳动模范	市委、市政府	2005
李林新	县医院	市科技进步四等奖	市政府	2005
赵 鹏	县医院	市科技进步三等奖	市政府	2005
丁 柏	县疾控中心	市"十五"期间疾病预防控制工作先进个人	市政府	2006
田恒贵	盱城镇十里营卫生院	全国粮食生产大户	国家农业部	2006
许 松	县疾控中心	省疟疾监测工作先进个人	省寄生虫病防治研究所	2006
吴忠芝	县卫生局	市"十五"期间疾病预防控制工作先进个人	市政府	2006
张长久	县计生委	省人口计划生育系统先进工作者	省人事厅、省计生委	2006
林 龙	桂五镇卫生院	市"十五"期间疾病预防控制工作先进个人	市政府	2006
袁守国	县疾控中心	省疟疾监测工作先进个人	省寄生虫病防治研究所	2006
王立红	县老龄办	省孝亲敬老之星	省老龄办	2006
张一星	县医院	市五一劳动奖章	市政府	2007
赵文龙	鲍集镇卫生院	市劳动模范	市委、市政府	2008
顾华军	铁佛镇计生站	市劳动模范	市委、市政府	2008
巩 固	县医院	市科学技术进步奖励	市人民政府	2008
欧长怀	县医院	市科学技术进步三等奖	市人民政府	2008
沈掩瑜	县医院	省医疗计量工作先进个人	省卫生厅	2009
马玉春	县医院	省医疗计量工作先进个人	省质监局、省卫生厅	2009
纪华城	县中医院	市五一劳动奖章	市人民政府	2009
许 松	县疾控中心	省第一轮全球基金疟疾项目先进个人	省寄研所	2009
吴忠芝	县卫生局	省疾病预防控制工作先进个人	省卫生厅	2009
罗觉纯	县妇幼保健所	全国女职工建功立业标兵	全国总工会	2009

（续表）

姓　名	工作单位	获奖名称	授奖单位	年　份
袁守国	县疾控中心	省地方病防治工作先进个人	省疾控中心	2009
许学同	桂五镇计生站	计生协会优秀会长	省计生协	2009
王立红	县老龄办	全国老龄工作先进个人	全国老龄委	2010
王宏忠	县医院	市优秀工会工作者	市委	2010
鞠建梅	县医院	省优秀护理标兵	省护理学会	2010
孙春雷	明祖陵镇计生站	计划生育工作突出贡献奖	国家计生委	2011
朱　平	县医院	市劳动模范	市政府	2011
朱　琳	县医院	市五一劳动奖章	市政府	2011
江卫平	县中医院	省卫生系统创先争优优秀共产党员	省卫生厅党组	2011
周新美	观音寺镇计生站	计划生育工作突出贡献奖	国家计生委	2011
李正成	官滩镇计生站	计划生育先进个人	国家计生委	2011
袁守国	县疾病预防控制中心	全国高血压社区规范化管理项目先进个人	卫生部心血管病防治研究中心	2011
董静武	县人民医院	省巾帼建功标兵	省妇联	2011
丁　柏	县疾控中心	省职业病防治工作先进个人	省疾控中心	2012
左灵芝	县疾控中心	国家碘缺乏病实验室外部质量控制考核先进个人	国家碘缺乏病参照实验室	2012
申玉军	县疾控中心	2007—2011年度淮河流域综合防治工作先进个人	省疾控中心	2012
杨　槟	县疾控中心	省疾病控制信息优秀通讯员	省疾控中心	2012
金健华	维桥乡计生站	省人口计生基层信息应用操作标兵	省计生委	2012
袁守国	县疾控中心	2007—2011年度淮河流域综合防治工作先进个人	省疾控中心	2012
郭爱兰	河桥镇计生站	省人口计生基层信息应用操作标兵	省计生委	2012
韩业武	县疾控中心	2007—2011年度淮河流域综合防治工作先进个人	省疾控中心	2012
王万伟	县医院	市科学进步三等奖	市政府	2012
李传生	县医院	中国医师奖	中国医师协会	2012
许　莉	县医院	省优质护理服务先进个人	省卫生厅	2012
王　玲	县医院	市第十四届（2010—2011年度）自然科学优秀学术论文三等奖	市政府	2012
黄　琴	县医院	省优质护理服务先进个人	省卫生厅	2012
陈庆国	明祖陵镇渡口村卫生室	全国最美乡村医生	中央电视台	2012
李正成	官滩镇计生站	市"十一五"计划生育先进个人	市委、市政府	2012
胡茂新	县计生委	省政务信息先进个人	省计生委	2012
		全国计划生育先进个人	国家计生协	2012
高　宏	县医院	省优质护理服务先进个人	省卫生厅	2013
石华斌	县卫生监督所	省食品安全科普知识竞赛二等奖	省科学技术协会、省食品安全委员会办公室	2013

（续表）

姓　名	工作单位	获奖名称	授奖单位	年　份
伍德鑫	旧铺镇计生站	全国计划生育工作特别贡献奖	国家卫计委	2013
陈庆国	明祖陵镇渡口村卫生室	第二届省"优秀基层医师"	省医师协会	2014
王宏忠	县医院	市五一劳动奖章	市委、市政府	2015
李鑫林	县疾控中心	先进工作者	中国癌症基金会	2015
蔡传伟	县皮防所	麻风病防治30年	省卫生厅	2015
杨同美	县计生站	省药品不良反应监测工作先进个人	省卫生厅	2015
胡茂新	县卫计委	全国计划生育先进个人	国家计生协	2016
许　松	县疾控中心	省疾病预防控制工作先进个人	省卫计委	2016
谢　杨	县疾控中心	省血寄防健康教育和科普作品二等奖	江苏省血吸虫病防治研究所	2016
应　杰	县医院	第十二届省优秀科技工作者	省科协	2016
张立权	观音寺镇卫生院	省优秀基层卫生骨干	省卫计委	2016
刘文兵	旧铺镇卫生院	省优秀基层卫生骨干	省卫计委	2016
徐仕兵	维桥乡卫生院	省优秀基层卫生骨干	省卫计委	2016
刘新亮	县医院	全国先进个人	中国微循环学会	2017
应　杰	县医院	市第十六届（2014—2015年度）自然科学优秀学术论文二等奖	市政府	2017
毛　懋	铁佛镇卫生院	市劳动模范	市委、市政府	2017
许　松 赵　倩 汪茂艳	县疾控中心	健康生活方式暨慢性病防控科普宣传作品宣传手册(折页)类优秀奖	省预防医学会、省疾控中心	2017
汪茂艳	县疾控中心	2015—2017年度国家重大公共卫生专项农村癌症早诊早治项目"先进工作者"	中国癌症基金会、国家卫计委农村癌症早诊早治项目专家委员会	2017
赵　倩	县疾控中心	全省寄生虫病防治技术竞赛个人全能第二名、全省寄生虫病防治技术竞赛个人笔试三等奖、全省寄生虫病防治技术竞赛个人技能操作二等奖、全国寄生虫病防治技术竞赛个人技能一等奖、全国寄生虫病防治技术竞赛个人综合二等奖	国家卫计委、省卫计委	2017
杨　槟	县疾控中心	省2017年度卫生科普工作先进个人	省健康教育协会	2017
裴红珍	穆店乡卫生院	省基层骨干医生	省卫健委	2017
姚克志	县卫计委	省优秀督导员	省卫健委	2018
宋　威	县卫计委	省优秀联络员 省优秀个人	省卫健委	2018
张其善	盱城计生站	省优秀调查员	省卫健委	2018
马玉春	县医院	2017年度省医学计量工作先进个人	省计量测试学会医学计量专业委员会	2018

（续表）

姓　名	工作单位	获奖名称	授奖单位	年　份
应　杰	县医院	市第十七届（2016—2017年度）自然科学优秀学术论文三等奖	市政府	2018
毛　彧	管镇中心卫生院	省优秀基层卫生骨干	省卫健委	2018
孙　锦	管镇中心卫生院	省优秀基层卫生骨干	省卫健委	2018
俞　娟	管镇中心卫生院	省优秀基层卫生骨干	省卫健委	2018
龚恒梅	管镇中心卫生院	省优秀基层卫生骨干	省卫健委	2018
张小勇	观音寺镇卫生院	省优秀基层卫生骨干	省卫健委	2018
张立权	观音寺镇卫生院	省优秀基层卫生骨干	省卫健委	2018
丁　玲	淮河镇卫生院	省优秀基层卫生骨干	省卫健委	2018
刘新亮	县医院	省卫生健康行业优秀共产党员	省卫健委	2019
马　方	县医院	2017—2018年全国医疗服务价格和成本监测与研究网络工作	国家卫健委财务司	2019
袁守国	县疾控中心	国家重大公共卫生服务项目上消化道癌早诊早治项目（农村）2017—2019年度先进工作者	中国癌症基金会	2019
许家研	县疾控中心	国家重大公共卫生服务项目上消化道癌早诊早治项目（农村）摄影比赛优秀奖	中国癌症基金会	2019
谢　杨	县疾控中心	2019年省血寄防知识宣传海报评比寄防组三等奖	省血吸虫病防治研究所	2019
杨　槟	县疾控中心	2018年"省级基本公共卫生服务创新试点项目——特定人群健康水平测量与评价"工作先进工作者	省健康教育协会	2019
丁　柏	县疾控中心	2018年"省级基本公共卫生服务创新试点项目——特定人群健康水平测量与评价"工作先进工作者	省健康教育协会	2019
刘文兵	旧铺镇卫生院	省优秀基层卫生骨干	省卫健委	2019
裴红珍	穆店乡卫生院	省优秀基层卫生骨干	省卫健委	2019
丁　玲	淮河镇卫生院	全国无偿献血奉献银奖	国家卫健委、中央军委后勤保障部卫生局	2019
张雅丽	县医院	"2018年度消化专科护理质量指标改善项目"竞赛二等奖	省护理学会	2019
陆艳琴	县卫健委	市劳动模范	市委、市政府	2020
朱发勇	县医院	湖北省新时代"最美逆行者"	湖北省委、湖北省政府	2020
		省新冠疫情防控"嘉奖"奖励	省卫健委	
		省抗疫先进个人	省委、省政府	
羊海峰	县医院	湖北省新时代"最美逆行者"	湖北省委、湖北省政府	2020
		省新冠疫情防控"记功"奖励	省卫健委	
		第五届江苏省"百名医德之星"	省卫健委	
		黄石市荣誉市民	黄石市政府	

（续表）

姓　名	工作单位	获奖名称	授奖单位	年　份
张　妍	县医院	湖北省新时代"最美逆行者"	湖北省委、湖北省政府	2020
		省"记功"	省人社厅、卫健委	
		市"最美科技工作者"	市委组织部	
		湖北省新时代最美逆行者	湖北省委、湖北省政府	
姚　会	县医院	湖北省新时代"最美逆行者"	湖北省委、湖北省政府	2020
		省新冠疫情防控"嘉奖"奖励	省卫健委	
戚　明	县医院	湖北省新时代"最美逆行者"	湖北省委、湖北省政府	2020
		省新冠疫情防控"嘉奖"奖励	省卫健委	
余金凤	县医院	新时代"最美逆行者"	湖北省委、湖北省政府	2020
		黄石市荣誉市民	黄石市政府	
干文武	县医院	省红十字会基层组织先进工作者	省红十字会	2021
张　茹	县疾控中心	省艾滋病防治岗位能手	省卫健委	2021
郭永余	县卫健委	省"安康关爱行动"先进个人	省老龄办	2021
岳馥莉	县中医院	市抗击新冠肺炎疫情先进个人	市委、市政府	2021
黄春艳	县妇幼保健院	省妇幼健康服务技能竞赛三等奖	省卫健委、省总工会	2021

附　　录

关于贯彻《夏令卫生应有设施规定》的通令

（1943年4月于军部）

　　夏令将届，鉴于去年疟疾的流行，今春各种传染病的猖獗，对夏令卫生殊有值得各级军政机关引起严重注意的必要。时值蚊蝇尚未孳生。未雨绸缪，更是良好预防工作时机。除遵守平时个人卫生，公共卫生条例外，兹特提出夏令卫生应有设施规定。望各军政机关切实保证执行，并限于即日起一月内完成，是要!

代军长　陈　　毅

副军长　张云逸

代政委　饶漱石

参谋长　赖传珠

　　编者按：此件系新四军军部驻盱眙黄花塘期间所颁发。原题为《通令》，现题为编者所加。

夏令卫生应有设施规定

一、厨房卫生

　（一）炊事员患肺结核、慢性痢疾者，经卫生机关检查证明，必须更换工作。

　（二）炊事员炒菜、盛菜、做饭、盛饭时，应一律戴口罩（口罩由卫生机关发给）。

　（三）每个厨房发给盖饭布2块，每块6尺（向供给部领取）。如30人以下伙食单位，则发3尺布2块。烧好之饭菜等应即盖上，以免苍蝇沾污或落上灰尘。

　（四）吃水缸应有盖，保持清洁。

　（五）厨房用具及口罩等，每星期应煮沸1次，平时亦必需每日洗涤。

　（六）厨房周围30米以内不得有粪池、厕所、垃圾堆等。

二、饮水问题

　（一）打井

　1.每单位应在就近河边或塘边另打土井，标明专供食用。

　2.水量应足，水质应清。

　3.保证打井后不食塘水、沟水、河水。

4.打井时宜选晴天,动员多数人,突击1天完成。

(二)开水

1.每天至少应保证有两次足量的开水喝。

2.夏天出差应发开水费(由供给部决定钱数)。

3.保证不喝生水,减少疾病传染机会。

三、厕所及污沟问题

(一)每个茅厕应置盖,大便后即盖上。粪池应用泥糊起。单留一口为掏粪用,并应有盖。

(二)茅厕、粪坑、污沟要每天扫干净,每星期六彻底清扫1次。

(三)茅厕离厨房至少30米。

回忆第二师卫生学校

刘　球

在敌后淮南时期,由于部队在斗争中不断发展壮大。部队的卫生工作跟不上需要,为了解决这个矛盾,宫乃泉部长亲自抓卫生干部的培训工作。事实证明,这样对于解决部队医务人员缺乏问题起到很好的作用,在以后我军卫生工作建设的历史上也产生深远的影响。

我是当年筹备办校的人员之一。这里我想简要地回顾一下这段历史。今年是抗战50周年(1937～1987年)纪念,并以此纪念卫校创办人宫乃泉同志。

1939年9月,皖南新四军军医处医务主任宫乃泉率领29名医务干部,夜渡长江,到达北岸安徽庐江县东汤池,随即成立了江北指挥部军医处并建立了医院。10月,又随指挥部张云逸指挥东进到定远县得胜集、永安集一带。我们驻军在石家圈子,当时第四支队有2个医疗分所驻在附近,宫大夫常到那里看伤病员,并为他们诊断和治疗。由于处在3年游击战极其艰苦的环境里,这2个分所的设备很差,药品很少,医务人员也少。那里的医务干部一般要经过看护员、看护班长、司药,然后就成医生,这期间没有系统地经过医学理论学习,也没有医学技术的考核,只要达到一定的年资就可以。因此这样培养出来的医生又慢又少,医学水平也差,连换药的简单技术也不科学。当时日寇已深入我国国土,广大的敌后正猛烈开展游击战争。随着战争的发展,部队也不断扩大,而部队的医务干部很缺,这时宫大夫就考虑培养卫生干部的问题,着手筹办卫生干部训练班。12月,我们迁到得胜集小邓家,留在东汤池的后方医院人员也相继到达,同时就有部分入卫训班的学员由部队调来,卫训班设在大邓家。

第一期卫训班学员约50余人。他们中有的原来就是部队的医务干部,有的是新参军的知识青年,参加这期学习的有红军干部阮汉清、汪运富、博达辉等同志。阮汉清同志是第四支队军医处长,他兼这期卫训班的队长和支部书记,曹维礼是教务主任,余中石是英文教员,张增光是文化教员,宫乃泉兼急救、解剖生理、内外科课程,刘球兼药物课,江守默上卫生课,张诚教哲学课。开学那天,指挥部张云逸兼指挥来了,他祝贺卫训班开学,勉励学员发扬艰苦奋斗的精神,勤学苦练,很好完成学习任务,给大家很大鼓舞和教育。

学习内容的安排是少而精,从基础到临床都有了。学习条件较差,课堂利用一间稍大的民房,只有一块黑板,自制一副人体骨骼架。学员白天上6节课,晚饭后上自习互相整理笔记。笔记就成了学习的课本。生活是艰苦的,睡的是地铺。当时我们还没有建立政权,粮食来源极其困难,常没有饭吃,只有吃野菜,或在集上买地瓜干或黄豆煮着吃度日子。有这样一件事,指挥部领导为了照顾宫大夫,送来一些大饼,他却转送给学员。虽然每人只吃到一小块,但心里是热乎乎的。领导和学员的关系十分融洽。

不管客观条件多么困难,大家学习情绪仍是很高,生活也很活跃。在我们中间抗战歌声不断,晚饭以后,经常组织集体游戏。我们保持团结、紧张、严肃、活泼的校风。

1940年3月,桂顽又向我路西根据地进犯,经我军坚决反击,才龟缩回去。鉴于战事频繁,指挥部决定军医处和卫训班转移到津浦路东,当时随同转移的还有医院的伤病员。开始我们迁到路东旧铺镇,以后又迁到古城,在古城学习到8月,第一期卫训班结业。军、师首长很关心我们卫训班,在结业典礼大会,胡服(刘少奇)同志前来参加并讲了话。他从国内外形势讲起,分析淮南根据地当前敌我情况,这使我们了解到斗争任务的艰巨性。在讲到部队在发展时,强调医务工作的重要性,鼓励大家要发扬救死扶伤的革命人道主义精神,很好为部队服务。他并指出,办卫训班培养医务干部是个好方法,今后要继续办下去。胡服同志的讲话给我们很大鼓舞,也增强我们办好卫训班的信心。

1940年10月,在粉碎敌人大扫荡后,军医处、医院和卫训班集中到大刘郢,学员也陆续到达,第二期卫训班正式开学了。学员有60余人,他们有部队卫生队长等医务骨干,多数都有医务工作经验。参加这期学习的老红军干部有张祥、张良德、张文舟、江光权、孙运光等同志。这期队长是刘球,指导员是陈新。这期课程和教师基本与上期相同,学习方法也相似。宫乃泉老师讲课深入浅出,用词简洁,按他讲的记上笔记,就是很好的讲义和课本,只需在晚自习时互相对笔记,补充遗漏。这期我们又自制了两副人体骨骼架。'

1941年5月,第二期卫训班结业。学员分配是根据他们原在部队的职务、参军历史,参考学习成绩,分别分配为部队卫生队长、医务员和护理员等。医务员一般为连级干部,护理员为排级干部。

1941年1月,震惊中外的皖南事变以后,新四军改编为7个师,江北指挥部所属淮南部队编为第二师,指挥部军医处也改为第二师卫生部,宫乃泉任部长。6月,第三期卫训班改为卫生学校,校长由宫乃泉部长兼,教务主任刘球,队长杨元三,指导员一队高飞、二队陈新,政治教员吉秋,支部书记朱世汉兼任。

第一期卫生学校学员约120人,编为2个队,文化水平低的编在第二队。第一队排长朱世汉和张世煌,第二队排长为赵振亚,他们都是老红军干部。

这期课程有内科、外科、生理解剖、急救、战伤外科、部队卫生、护理、细菌、毒气常识,此外还有政治、英文等课程。师政治部张劲夫副主任来校作过时事政治报告。

卫生学校开学不久,日寇对路东根据地进行大扫荡。我们不得不边学习边备战,学员听课时坐在小背包上,枪就靠在肩上,白天夜间都放哨,保护学校安全。为了应对敌情,卫校成立了武装排,由有战斗经验的学员组成,设4个班,其中侦察班有12人。武装排长张世煌,副排长易良华。侦察班长孙运光,由朱世汉负责指挥。武装排的任务是侦察敌情,随时准备与敌人周旋,掩护卫生部机关及伤病员安全转移。他们在反扫荡中出色地完成了任务,在有敌情的情况下仍能坚持学习,为此受到卫生部领导的表扬。反扫荡以后,又回到大刘郢上课,直到1942年1月结业。在结业典礼大会上,师参谋长周骏鸣前来参加并讲话,他鼓励学员将所学到的东西用到实际中去,认真搞好部队的医疗卫生工作。

1942年2月,第二期卫生学校开学了。学员有120人左右,编为2个队。第一队学员有3个排9个班,第9班是女生班。第二队有6个班,每班有学习互助小组,这对于文化较低和接受能力较差的同学的帮助上,起了很好的作用。还成立了一个高级班,参加高级班学习的都是卫生队长以上医务干部,有洪雪、许守铭、郭光华、朱直光、江光权、孙生、夏俊、章逸、俞曼影、董学余和李达夫11人。高级班除参加听一队的课程外,由宫大夫另开一些课,还加有病理、药理课等。学校的领导除个别变动外,都是上期留下的。教员方面却大大加强了,有好几位专家临时担任教学工作,他们是吴之理(病理、外科)、章央芬(药理、内儿科)、齐仲桓(内科)、杨光(护理学)、阮学珂(药物学)。当时贺绿汀同志也在大刘郢治病。我们借此机会由齐仲桓写了歌词,请他为卫校谱了一首校歌。

这期由于加强了教学力量,又有几期的办学经验,能针对不同对象和实际需要,选择教学重点,深入浅出地讲解。宫部长讲课一直受到学员的欢迎,他在这期讲授外科学与战伤救治,理论联系实际,特别是战伤中的早期扩创术、骨折的急救固定、破伤风与气性坏疽的防治等,针对性都很强。他还注意将有教学意义的伤病例临床讲解,收到良好的教学效果。这期环境较安定,文化娱乐活动也较多,常组织晚会演出节目,还参加了卫生部政治处组织的运动会,学校各方面工作都有了加强。

1942年10月,第二期结业后,由于部队精兵简政,卫生部要开办华中医学院和研究班,卫生学校就没有继续办下去。一直到1944年秋,已调到军卫生部工作的宫部长,仍关怀第二师卫校,并点名几位同志继续筹办卫校。这样隔了2年多,第三期卫校于1944年10月开学。这期的学员主要是半塔联中的学生,有少数部队医务干部和敌占区来参军的青年,共有100余人。教务主任是洪雪,大队长翟盛,教导员方纯,指导员卜润生,教员有纽真、余坚、郑伟,江守默仍兼课,卫校校址在谢家岗。学员边学习边参加劳动。1945年4月,路西黄疃庙反顽战斗,歼灭顽军3900余人,我们部队伤亡也大。卫校全体学员奉命开到路西,参加收容治疗伤员的工作,这给学员一个实习锻炼的机会,部分分配到连队。在紧张繁重的任务下,日日夜夜地工作。这段时间较长,由于部队的需要,部分学员就地分配工作。

1945年6月,第三期学员结业,已是抗战胜利前夕。由于部队任务变化和其他原因,卫校没有再办下去。在前后6年中,共办5期(含2期卫生训练班),培养学生近500名。取得以上好成绩,我想是由于下列原因,也是我们办校的几点主要体会。

首先是军、师首长的重视,刘少奇、张云逸、罗炳辉、周骏鸣、张劲夫等领导同志,经常关心卫校学员的成长,亲自参加学校的开学和结业典礼,并来讲话作报告,这给全体卫生工作同志很大的教育和鼓舞。

我们办校的宗旨,一是提高当时部队医务干部的业务技术水平,二是培养知识青年,补充卫生工作人员的不足。根据部队需要和战争的要求,编排教学内容,做到理论和实际相结合。取得较好的效果,受到部队的欢迎。

我们边备战边学习,在敌后环境下,教和学都存在一定的困难,我们发挥教师的积极性和学员的主动性,终于胜利克服这些困难,很好地完成了学习任务。

我们有一支较好的办校干部和师资队伍,宫部长的钻研精神以身作则和严格的作风是我们办校人员的典范。在他的带领和影响下,我们能够在各种复杂的环境中较好地完成学校的各项任务。

卫校培养的同学,在抗日战争、解放战争中都是部队的医务骨干、救死扶伤的尖兵。解放后,这些同志分布在全国部队、地方的各级卫生部门、医学院校、科研机构,承担领导、医学教育、科研和临床工作,为祖国现代化建设做出贡献。

注:作者为新四军卫生部副部长宫乃泉的夫人,曾任二师卫生部卫训班主任。中华人民共和国成立后职务不详。

回忆抗日战争时期的华中医学院

李 坡

1942年,新四军在淮南根据地来安县大刘郢(原属盱眙县)创办了华中医学院。它是华中抗日根据地最早的一所培养高中级卫生干部的新型医学院校,当时延安《解放日报》曾予报道。

一、华中医学院的筹建

震惊中外的皖南事变发生后,中共中央军委命令重建新四军军部,统一整编部队。为了适应形势发展的要求,陈毅代军长和刘少奇政委指示卫生部门要大力培训卫生技术干部。1941年6月,新四军卫生部长沈其震在《江淮日报》上发表《目前医务工作的新方向》一文,提出:"要创造为全国人民服务的新民主主义的医学教育制度,保健工作制度和大批的有高度技术的热心工作的医生和医学工作者。"并指出这一任务虽然艰巨,但必须在短期内争取解决,否则对我们的事业将是非常有害的。后经当时卫生部门其他领导如崔义田、戴济民、宫乃泉、吴之理等反复酝酿,逐步形成在根据地创办医学院的设想和方案,以充分发挥我军现有高级医药科技人员的作用,组成基本师资力量,同时争取外援,培养具有高度技术的热心工作的医生。

这个设想得到陈毅、刘少奇等军首长的重视与支持,随后派沈其震部长去敌占区上海等地活动,物色动员师资,筹划物资器材;又到淮南与二师卫生部宫乃泉部长具体商定筹备华中医学院事宜。1942年6月19日,军部参谋长赖传珠电复同意沈在二师的各项安排。不久,军部正式批准成立华中医学院,任命沈其震兼院长,宫乃泉兼副院长,吴之理为教育长。创办期间,杨光同志也协助领导参加各项筹备工作。

华中医学院是在艰苦的战争环境和根据地被分割封锁极端困难的条件下创办的。各项筹备工作本着自力更生、艰苦创业的精神,一切从实际出发,因地制宜,讲求实效。如院址选定在大刘郢,就是利用二师卫生部驻地较为稳定的环境和已有的教学物质基础。该部进驻大刘郢后修建了不少住房,除机关宿舍外还有病区、化验室、手术室、卫生学校用房及简易礼堂(兼大会堂)。确定办医学院后,又添建了可容纳50名学员的宿舍和教室,新制了桌椅等必需用具。在创建过程中军、师领导都非常重视,专门派出分队帮助建房,就地利用竹草土坯等材料,自己动手施工,完成进度很快,室内用石灰粉刷,课堂明亮通风,敌后战争环境能有此条件,算是难得的了。

二、开学及教学简况

华中医学院从军部批准到完成各项教学准备,只用了5个月时间,于1942年10月初正式开学,张云逸副军长亲临指示,还有彭康、钱俊瑞等同志出席。晚上组织了联欢会,学员自出节目,大家情绪热烈。

学院的教学计划,本着从战争实际出发和理论结合实际的原则,学制定为一年半。体现了战时教育特点。课程设置是基础与临床兼顾,既注重系统又突出重点,除医学专业课外,政治、文化等课程也占一定比重。在教学实施上,基本按计划进行,也注意灵活安排。因教师多为兼职,有时须根据情况作机动处理,如某教师得空就安排其讲课。开课前,吴之理教育长对学员提出了要求,专题讲了如何学习和记好笔记。当时没有现成的课本和讲义,记好笔记十分重要。由于教师们认真讲授,教导有方,深受学员爱戴和好评。学员的学习积极性一直很高。据回忆,前期课教师有:吴之理教解剖、组织学;宫乃泉教生理、病理学;章央芬教诊断、药理学;江淮大学教授周国英教英语;恽子强教授教化学;江淮大学黄教授教物理;张仲麟教哲学;江淮大学校长韦悫教授教心理学。

三、学员的组织与管理

学员来自军部与各师选送的从事工作多年的技术骨干和优秀的医务干部,政治素质好,学习积极热情,具有高度自觉性。学院提倡抗大校风,教学和生活管理按民主集中制原则,实行军事化管理,有规定的作息时间,学员均编入班组过集体生活,班长轮流值日,负责每日生活秩序的管理。建立了党支部和军人俱乐部,设有学习委员,负责收集和反映学习情况。俱乐部定期出版有报头叫《熔炉》的墙报,及时反映学习生活,组织文体活动,按月公布伙食账目,发扬经济民主。学员分男、女生班各2个,共40余人。据回忆,女学员有杨光、左英、安德、刘球、薛和、唐求、丁志辉、曹维礼、谢井、王卓、曹明、郑学文、朱士云、郑苏芳、王彤、郑奇、宋文静、李启宇、马万芬、谢果等;男学员有黄乎、刘德懋、尚程云、刘胜旺、杨祝民、李坡、郑岗、李康候、沙序凯、周森林、章逸、余健、张紫筠、刘昌鼎、宋超、王成旭、林震、金鉴等。

四、准备反扫荡,医学院停办

1942年11月,华中局根据党中央指示精神,实行"精兵简政",又时值日伪寇1.3万余人对我淮北、淮南根据地进行大"扫荡",遂决定华中局党校、江淮大学及华中医学院立即停办,并要求采取安全措施,迅速组织教学人员疏散隐蔽。12月底,医学院领导宣布此决定后,大家虽然留恋学习,对学院中途停办感到痛惜,但却能以大局为重,坚决执行。大部分学员立即捆起背包,整装返回原战斗岗位,留下的有组织的就地疏散。反"扫荡"作战取得胜利后,就地疏散原属军部和淮南部队的近20名学员,经组织决定,组成"高级进修班"(当时又叫研究班),设在二师卫生部新驻地来安县河头村(大刘郢村西北2华里处)。在宫乃泉、吴之理、章央芬同志的直接领导下,按修订的计划继续坚持学习,直至1943年10月结束。

华中医学院的创建虽为时甚短,但它是我军在抗战时期除延安医大外,在华中抗日根据地创办最早的一所医学院校,其意义和影响不容忽视。它标志着新四军医学教育从初级的普及阶段,逐步迈向到中、高级的阶段。它在我军卫生建设和医学教育发展的漫长道路上,是一段短暂而又令人难忘的历程。

注:作者为南京军区后勤部副部长

淮南是养育《医务生活》的摇篮

胡田成

《医务生活》是在1941年诞生的一份卫生专业刊物,它忠实地记载了这一时期新四军淮南部队卫生建设的光荣历史,凝聚了宫乃泉同志辛劳及智慧结晶。

一

1939年秋,宫乃泉同志奉命率领一批卫生人员由皖南过长江,进驻淮南定远县,组织新四军江北指挥部军医处,开展部队卫生工作。

当时,军医处面临的最主要任务是迅速培养起一支具有一定素质的卫生队伍,以适应开展部队的卫生工作和医治伤病员工作的需要。为了加速卫生人员培训,宫乃泉同志采取了两条腿走路的办法:一是不间断地有计划地对原有卫生干部实行轮训,同时不断培养新的卫生人员;二是强调在职医务人员的业务学习,不断提高他们的治伤和医疗工作的水平。但在日寇的封锁下,要购进大批医刊、书籍供卫生人员业务学习是不可能的。另外,部队随时处于战斗状态,要前方医务人员携带许多医刊、书籍作战也不现实。为了解决医务人员业务提高所需的“粮食”,及时交流部队卫生工作经验,指导并推动部队卫生工作,迫切需要有一本短小精悍、结合实际、能够解决问题的卫生专业刊物。正是在这样的背景下,师卫生部保健科科长安德同志提出创办刊物的倡议,立即得到了部长宫乃泉、李坡(医政科长)、卫生学校教务主任刘球以及江守默、余中石等同志的积极支持,并在宫乃泉同志领导下,由上述几位同志组成编委会,筹备出版《医务生活》。1941年11月,《医务生活》在淮南根据地大刘郢诞生了。

由于淮南根据地处在敌后,物质条件极端困难。当时的《淮南日报》、《抗敌报》(江北版)等报刊都是油印的,所以《医务生活》也决定因陋就简,采取油印。我因为曾经为出版《格氏解剖学图谱》刻写过蜡纸,所以就积极承担了《医务生活》的蜡纸刻印和出版发行工作。

开始的《医务生活》是8开4版新闻纸的小报,每月1期。各编委对版面作了分工,第一版:专论,由宫乃泉同志亲自负责撰写;第二版:部队卫生动态报道,由李坡同志负责编辑;第三版:部队卫生保健工作指导(包括医学科学名人介绍、文化和医学知识等),由江守默同志负责编辑;第四版:卫生文艺,编辑是余中石同志。经过一番紧张的筹组,于1941年11月1日出版了创刊号。刊头“医务生活”四字由宫乃泉同志亲自题写,并用红色套印。出版2期后,由于版面容量太小,不能完成客观实际需要,于是从第三期就改为新闻纸4开4版的半月形式,一直出到第12期。这时的《医务生活》已不是开始那种一看而过的新闻小报了,部队的医务卫生人员将它逐期保存下来,作为不可缺少的业务学习资料。为了方便前线卫生人员携带,从第13期起,我们又将《医务生活》改成32开的书本形式(1944年由油印改为铅印),深受前方医务人员的欢迎,一直坚持到1948年。

1942年后,由于部队机构精兵简政和人事变动,这时刊物在宫乃泉同志领导下,具体负责和编辑就全落在江守默同志一人身上。我仍然担任刻蜡纸和发行工作,由李万玉负责油印。我们三人既是医保科组织人员,又是《医务生活》社的组织成员。对于刊物的内容与质量,宫乃泉同志都亲自过问。他除了亲自撰写每一期第一版的全部内容外,还经常关心征稿和内容安排。为了使最新的战伤医疗技术不断地引入部队,提高部队医务人员业务素质,宫乃泉同志还想方设法打破敌人封锁,从上海不断地购进一部分中、外医学期刊和最新出版的医药书籍,经过宫乃泉同志翻译,或结合自己的经验写成专论,及时在《医务生活》上发表,灌输给部队卫生人员。其内容大体可分:(一)以战伤为主兼顾常见病防治的学术论文;(二)部队卫生工作动态报道;(三)战地救护、治疗护理、连队卫生保健和学习经验介绍;(四)文化科学知识讲座;(五)医学史和科学界名人介绍;(六)卫生文艺。

《医务生活》在二师卫生部时期,读者主要是淮南根据地的部队医务人员。此外,我们千方百计通过军邮及托人携带等方式,发行遍及新四军各师及延安、晋察冀、冀鲁豫等根据地。长期以来,为使部队卫生跟上时代的步伐,胜利完成革命战争所赋予的光荣而艰巨的重任,做出了一定的贡献。

二

大刘郢位于淮南抗日民主根据地津浦路东的安徽来安县,全村只有百户人家,是《医务生活》诞生并成长的地方。

《医务生活》创办期间,没有房子我们就自己动手盖起了一间小屋,这巴掌大的地方兼作编辑室、油印发行室以及我的寝室。宫部长、李坡、江守默、余中石等同志为编排版面整天川流不息地来这里工作。出创刊号的那天,我们编辑出版的全体同志都挤在屋内,大家的双眼都盯着我的手,我的心情也很不平静,对于自己能否刻好并印好这第一张蜡纸没有把握。当第一张套红色刊头的《医务生活》随着油印机滚动而滑出的时刻,我们看着这虽然不够理想,但字迹还能分辨清楚的报纸,激动的心情难于言表,连对我们工作要求一向非常严格的宫部长也说了声难得的"还可以"。

为了提高《医务生活》的印刷质量,在这间小屋里我们熬过了无数不眠之夜。冬天,为了刻好报头及标题,往往一个字就要花几分钟到几十分钟,手脚冻得麻木了,还坚持着干;夏天,为了怕将蜡纸溶化,我们就抓紧晚上时间通宵达旦地把它印出来。日寇扫荡时,我们这些没有战斗任务的人,就只能依靠老乡"打埋伏",尽管鬼子疯狂,我们仍然坚持出版《医务生活》。一次,江守默、李万玉同志和我在盱眙县谢家岗附近奶山打埋伏,3个人还分住两个地方,江守默同志和我住在一起,他仍然照常搞他的编辑工作;我仍然照常写我的蜡纸;李万玉同志另住一地,照常负责油印。当鬼子搜山时,我们只好跑到山里找了一块掩蔽的地方,在石块上刻写蜡纸,我们就这样克服困难,保证《医务生活》按时出版。

《医务生活》在一开始就得到了军、师首长们的重视和鼓励。陈毅代军长、张云逸副军长、谭震林师长(当时是六师师长)、张爱萍师长(当时是三师副师长)等领导同志都很关心这份刊物的成长,并先后为刊物作了题词,这些题词经《医务生活》刊登转发后,极大地鼓舞了全军医务人员,为开展卫生工作和进一步办好刊物指明了方向。

在新四军第二师时期,宫乃泉同志针对部队医务人员医技水平,有计划地为《医务生活》撰写了战伤治疗和疾病的防治专论,崔义田部长、吴之理、章央芬等同志也经常发表临床医学方面的文章,供前后方部队医务人员业务学习。许多医务人员将《医务生活》视作粮食,像战士对待武器一样,一天不可缺少。每逢战斗任务时,其他东西都可以轻装抛弃,唯独《医务生活》一定要随身携带。一些部队卫生保健工作中的好经验、好方法,像连队设卫生战士(由战士兼任,掌握急救包扎基本技术)、预防接种、消灭疥虱、推广公筷制、土痰盂、土厕所、定期卫生检查及炊事人员体检等,都是通过《医务生活》及时宣传,使之在全师范围内得以迅速推广。有许多卫生工作经验都是在宫乃泉同志的亲自领导和参加下总结出来的。如1942年,安德同志带领医务人员对全师指战员作了体格检查,他们顶风雨、冒烈日,深入前方连队,历时半年左右,胜利完成全师体格检查任务,建立了保健卡,对有病的同志进行有计划的医治。在当时战争环境中,这样大规模地开展体检工作是极不容易的。充分体现了党对人民军队每一个指战员的关怀,也是当时部队卫生工作的一个创举。全师指战员体检总结,记载在《医务生活》上。另外,宫乃泉还派李坡同志到第十三团第七连去作连队营养调查。临行时,宫乃泉同志向李坡同志具体细致地布置了任务,要他下连队后重点调查战士们的生活和卫生健康状况,并指出这是制订卫生工作方针的基础。通过调查,李坡同志写了《连队营养卫生和健康状况的调查报告》,也在《医务生活》上登载。接着又通过《医务生活》推广了第十三团全团吃豆浆的经验,结合当时开展的大生产运动,改善了连队伙食,增强了指战员体质,大大激励了全体指战员的战斗激情。

《医务生活》社不仅仅出版这个刊物,同时又是医学书籍出版社,在淮南时期就出版了不少医学书籍。

淮南根据地是《医务生活》及其出版社养育的摇篮,后来该刊该社得到很大发展,并成为新四军军卫生部、华东军区卫生部、华东军政委员会卫生部的机关刊物和医学书籍出版社。它为抗日战争、解放战争及华东地区各个时期的卫生工作做出了很大贡献。1953年6月,《医务生活》出版社与《人民卫生》出版社合并,从此结束了它的光荣历史使命。

常庄新四军军医学校琐忆

胡介堂　石井元　胥慕明

新四军军医学校也称华中军医学校,是中共中央华中局和新四军军部驻在盱眙县黄花塘期间创办的,1945年5月12日正式开学,学校设在距黄花塘不远的常庄。适逢新四军军部进驻黄花塘50周年纪念之际,我们这些军医学校的第一届学员情不自禁地聚集在一起,畅谈起令人难忘的往事。

一、紧张的战地学习

新盖的一大间草房是我们的教室,黑板的上端贴着毛泽东和朱德的画像,两旁一副醒目的对联:共产党是我们的太阳,毛泽东是我们的方向。墙壁上的标语:养成团结、紧张、活泼、严肃的作风;以战斗精神学习,学习不忘备战;建立有组织有纪律的生活,保证学习;学习医务不忘学习政治,学习政治不放松学习医务,两者要兼顾。后面的墙壁贴的是:医德至高,医道神圣。

这是战地医学院校,不同于一般的医科大学。"急救学"是我们的医学启蒙课,第一堂课是宫乃泉老师(当时是新四军卫生部副部长兼军医学校副校长)讲授,他简单地讲急救学在当前备战的重要意义,掌握急救技术就能随时为战争服务。那时没有书,也没有练习本,每人发一张白报纸,自行裁订成册,听课做笔记,还发一张急救图(葛圣勤秘书绘刻的,清晰准确)。宫部长(大家都这样称呼他)讲课理论联系实际,讲得生动具体,讲到不易理解之处,还多讲几遍。一副东北口音,吐字清楚易懂,记笔记并不困难,课堂纪律很严,不许东张西望或交头接耳,要求注意听讲并记好笔记,把黑板上医学英语专业名词抄下来记熟且能背出。他治学严谨,反对游击习气,一次坐在后排的一位同学因天气太热赤膊听课,他很生气,拿起书本就走了。这时吓得那位赤膊的同学赶快穿好衣服,涨红了脸,低着头坐好,黄宗欧排长这才敢去请宫部长再来上课。此后,课堂秩序井然,谁也不敢马虎。

结合急救学的教学,由教育干事薛和老师讲"绷带学",每人有1~8页绷带图(这是《医务生活》杂志编辑胡田成老师精心刻印的,两份油印图解,胡介堂至今仍保存完好)。薛老师为我们实际操作演示绷带的使用,一遍又一遍耐心示教。宫部长常来指导,并指示不合格的要反复重新练习,直到合乎要求为止。再三叮嘱:"止血不彻底、包扎不合格会增加病人的痛苦,延误愈合,影响上前线,我们就对不起他们。"就这样,我们时时刻刻受到爱伤员的观点和革命人道主义的教育。

学习人体课,各班分发一本《人体知识》科普译著自行阅读,宫部长出不少讨论题,如:"人体有哪些方面像机器? 哪些不像?""你过去对人体(你自己的身体)所知道知识有多少? 疑问有多少? 特别是你感觉最有兴趣和神秘的是什么?""请回忆你家族里死的人,都在何年龄? 死于什么病?""怎样算健康?"等等。这些启发性强且联系实际的问题,对于我们初次接触医学的青年学生来说,引起了浓厚的兴趣、强烈的求知欲。

同学们大部分是苏北根据地城镇、农村来的,另一部分是江淮大学和建设大学由上海地下党输送来的。大家满怀打败日本侵略者的决心,抱着满腔爱国热情来参加学习的。医学基础开的课有:江上蜂校长(美国哈佛大学博士,热带病学专家)讲授细菌学;沈霁春教授(比利时冈特大学生理学博士)讲授生理学;邢其毅教授(德国留学化学博士)和严真教员讲授有机化学;苏醒教员讲授解剖学;钱静教员讲授组织学;等等。图书室发给每班几本厚厚的硬皮封面参考书,如《格氏解剖学》《秦氏细菌学》《哈氏生理学》这些书,都是通过地下党和商人穿过敌人封锁线买来的,同学们都知道来之不易,倍加爱护。上课以笔记为主,同学中少数读过大学一年级,多数是高中文化程度,对课程理解与吸收水平不一,记笔记的能力有高低;再加上听老师地方口音不习惯等因素,教育干事和学习委员常与教师取得联系,改进教学并组织我们成立学习互助组,做课后校对笔记,纠偏补漏,同时讨论加深理解。实验课中,基本上能够满足需要,如人体完整的骨骼标本,足够的显微镜,组织学切片、学习细菌学等需要的分析天平,化学试剂及生理学实验器材。每次上课,同学们按照老师要求认真听讲,细心观察,努力完成作业(胡介堂仍保存组织学实验课的多幅绘图及解剖图),由于学习主动、刻苦,又举办过学习经验交流会等,故每次考试成绩良好,老师们都很满意,没有一个人考试不及格。

二、艰苦的生活环境

我们过的是低标准的供给制生活,必要的生活用品是上级发的。每人每月发几块抗币津贴费供零花,买袋牙粉、一块肥皂、针线等也就所剩无几了。伙食标准是按实物折价计算,略高于连队战士,平时素菜淡饭,如豆腐、青菜、豆芽等。同学们中选出的经济委员和事务长研究多换花样吃菜。组织同学下伙房帮厨劳动等。每星期天改善一次伙食,吃上一顿米饭和红烧肉算是美味佳肴了,逢到节日伙食改善得更好一些。为了提高伙食质量,老乡让出一块好地,在教室的东北方向,让我们自己种菜,学习南泥湾的革命精神,自己动手,丰衣足食。以班为单位,由生产委员分配任务,督促检查,每天下午课余时间参加劳动,种有油菜、萝卜、空心菜等,还有宫部长从外地引进的番茄。宫部长在《医务生活》杂志上介绍其栽培方法和营养价值。那时如能吃上一顿鸡蛋炒番茄也算是开了"洋荤"。种菜是件新鲜事,对在上海长大的"洋包子"就不那么简单了:要克服怕苦、怕累、怕脏、怕臭种种思想障碍。大家边劳动边唱歌,常常忘记疲劳。崔义田部长和宫副部长也常常来看看我们种的蔬菜,点头称赞。同志们共享劳动丰收的喜悦,既锻炼了身体,又增强了劳动观念。

赵希圣指导员发动我们去铜城镇背米。铜城离常庄有30多里,这对青年学生和刚从上海来的"公子"和"小姐"们来讲,也是一个考验。没有运粮工具,大家想出办法,把裤子两条腿末端扎紧,灌满米之后再把裤腰绑好,放在肩膀上背回来,大家一路谈笑风生,唱着《运粮歌》,男同学帮女同学,力气大的帮体质弱的,团结友爱,倒也别有一番情趣。

宿舍是新盖的大草房。自己动手打土坯,造床架,摆上从供给部领来的"竹笆子",铺上稻草、垫单,每人发放一床被,两个人合睡一个铺。夏季天气很热,发下2尺纱布,把被子的棉胎扒掉,在被单两头各缝上纱布,称之为"乌龟帐"。那时刘林和马御风(现名江风)、吉竹铭(1950年解放舟山群岛时牺牲)和胡介堂等人都是合伙用这种帐子。有个顺口溜"防蚊咬,乌龟帐,竹笆床,睡得香"。由于条件困难,生活艰苦,一些同学感染上疥疮;晚上点油灯复习、讨论功课,可是蚊子很多,遭蚊叮后不少人"打摆子",薛和老师送来奎宁和硫黄软膏给我们治疗,控制了疾病的发展。

三、生动的文化娱乐

学习任务是繁重的,我们俱乐部的活动也是十分活跃的。当时组织机构:俱乐部主任胡介堂,学习委员施稼,墙报委员丁庆甲,文娱委员全中责(现名金中责),生产委员徐锡权,经济委员唐正夫。俱乐部对当时的业务政治学习、丰富文化生活、密切军民关系、改善集体伙食等都起到了一定的宣传和促进的作用。

墙报委员每期都有重点地组织每个班的通讯员写稿,为了配合学习定期出墙报,内容广泛,生动活泼,如有"记好笔记的体会"、"消化生理的图解"、"解剖术语顺口溜"、"医学英语单词记忆方法"、"互助组经验介绍"、"时事政治解答"、诗歌、散文、谜语等,有评论,有表扬,也有建议和批评。重大节日出专刊,如这年7月1日是"中国共产党诞生24周年",那时除听时事形势报告,通讯员还发动大家写纪念文章,还通过墙报活动,把正确认识中国共产党领导的中国革命学习推向高潮。

高唱革命歌曲是学校的一大特色,每天3餐开饭前,每个班有1人值班打饭分菜,其余的同学集中唱歌,每周抽出早操时间,由金坚同教唱歌。教的第一支歌是《新四军军歌》,第二支歌就是《保卫我们的丰衣足食》。根据地流行的歌曲,如《跟着共产党走》《歌颂中国共产党》《国际歌》《三大纪律八项注意》等,少说点,能唱出几十首。还有苏联歌曲《快乐的风》《光荣的牺牲》《战士灵前》等。逢到纪念节日组织歌咏排练,参加演出小合唱、二重唱、大合唱,如《黄河大合唱》等。新四军军文工团章枚团长常来指导,教歌、排话剧,画家阿老出点子开展艺术活动,为大家画像。还排演话剧,如宇闻同学主演《雾重庆》话剧,演得淋漓尽致,很受赞许。《墨索里尼的末日》由块头大大的石井元同学扮演墨索里尼,精彩生动。《走向光明》一剧由芦秋燕同学饰自由女神,她打着火把差一点把舞台顶烧了起来,大家忙着救火,闹了一场虚惊。胡介堂与徐云同演过根据地当时最风行的歌剧《兄妹开荒》。教育干事张已克老师和徐云同学带领大家扭秧歌舞最受欢迎。这个活动多在课余时间或在早操时间练习,虽经多次排练,总是姿态各异,闹出“洋相”,都是每次联欢会上的压轴节目。那时,军医学校学习空气浓厚、文娱生活活跃、朝气蓬勃,在军部直属机关中颇受好评。

我们还去黄花塘看军政治部组织演出的苏联话剧《前线》。剧中记者“客里空”的形象,使我们受到一次反对弄虚作假、提倡实事求是作风的教育,至今仍留下很深刻的印象。

另一次去大刘郢二师师部参加群英大会,部队、民兵和当地群众坐满了会场,人头攒动,人声嘈杂,歌声此起彼伏,相互拉歌,“军医学校,来一个”,“军医学校,快!快!快!”这是建设大学拉我们唱歌,记得那时我们唱了一支刚学的《看谁逞英豪》,三部轮唱,整齐响亮有力。我们也拉他们,他们唱的是《你是灯塔》,也是轮唱,气氛非常热烈。罗炳辉师长在会上讲了话,给战斗英雄戴上了大红花,发奖状。会后是射击比赛,有个民兵小神枪手外号叫“小哑巴”,先是用小马枪,打下了正在会场上空飞着的一只麻雀,洋洋得意。正式比赛开始,罗师长和他纵马奔驰比射击,罗师长挥手一枪打断了电线,而“小哑巴”接二连三都打空了。会场轰动拍手盛赞:“罗师长真不愧为真正的神枪手!”

比赛完毕后,又看了淮南大众剧团表演的《生产大互助》歌剧。

四、迎接胜利的日日夜夜

1945年8月15日夜晚,天气晴朗,赵指导员提高嗓门兴奋地跑来报告大家振奋人心的好消息:“日本无条件投降啦!”“日本无条件投降啦!”这是天大的好消息,像一颗重磅炸弹,一下子炸开了每个人的心窝,所有的人都跑了出来,连在床上“打摆子”的施稼同学也按捺不住欣喜的心情,支撑着身子来到广场,久久盼望的这一天终于来到了。大家饱含泪水,热血沸腾,无比兴奋。集中在广场上又蹦! 又跳! 又唱! 又叫! 每个人的心脏都快要跳出来了。跳呀!唱呀!好一阵子,谁也不肯回宿舍去睡觉,索性都躺在广场上直到深夜,眼望着天空,憧憬着美好的未来。

下半夜,有人呻吟。“谁呀!”原来是谢宁同学,捂着腹部,头上冒着汗珠。宫部长知道了,前来检查病情,经诊断是急性阑尾炎,他马上通知姚庄休养所长做好手术前的准备。这时,同学们、老乡们都关切地围了上来。

天刚蒙蒙亮,谢宁被抬进了手术室,宫部长为她顺利地做了阑尾切除术。又过两天,金中责也患了急性阑尾炎,也由宫部长亲自动了手术。宫部长还把和夫人刘球栽种的番茄选上最大最红的送给这两位病号。

胜利的喜悦,浸透了每个人的心田。宫部长更是激动,因为他的老家在东北,对日本帝国主义侵占家乡的切肤之痛感受比别人更深。他全身心地投入抗日救国革命事业,为胜利在望的新中国培养军医人才,倾注了全部的心血。回想起来,大家更加怀念宫部长。他一生正直、忠诚、坚强,公正无私,追求救国救民的真理,对革命工作极端负责,对贫苦大众极端同情,对同志极端热忱。我们尊敬的好老师,他的音容笑貌和谆谆教诲,崇高的思想品德修养,永远铭刻在我们这一届学员的心中。

五、鱼水般的军民情谊

我们这批新学员是从各地陆陆续续招收的。到常庄不久,正碰上反“扫荡”,因还没正式开学,就随军卫生部撤离常庄,安排在离军部不大远的老乡家。我们这些小伙子、小姑娘初到根据地,人生地不熟,听说鬼子、伪军要来扫荡,心中不免有些忐忑不安,老乡知道我们是新参军的同志,就格外亲切照顾,像一家人一样。让出最好的床铺,自己挤到别处。吃饭时有时送来一碗炒鸡蛋,还不断告诉我们:“新四军来了,民主政府减租减息,日子好过多了。”我们学着像老同志那样遵守三大纪律、八项注意,帮助老乡做事,如挑水、扫地、切菜、喂鸡、养猪、抱娃娃等,上海来的学员不大会干农活,闹出不少笑话。不久接到通知,我们又回到了常庄,第一次尝到了"打埋伏"的滋味。

春天一到,天气渐渐暖和,部队战士发了灰军装,可我们军医学校虽说是新四军卫生部编制,但由于军工厂一下子生产不出那么多军装,更重要的还要时刻准备敌人来扫荡,为了"打埋伏",要求我们穿便服,可是大家心里多么盼望穿军服。不久,发下布匹和手工费,由校方统一请当地老乡制作。那时,庄上会裁缝的妇女都忙了起来,衣服做好了发给大家,老乡们不肯收钱,经我们再三说明:"这是我们新四军的纪律。"才收了很少的抗币(淮南银行币)。住地西北角有一位大嫂心细手巧,给徐锡权同学做的衣服很合身,他平时舍不得穿,穿破了又舍不得丢。

常庄的老乡生活比较艰苦,卫生条件较差。我们在课余时间向老乡宣传简单的卫生常识,如不喝生水、不吃腐败的食物、拔除房前屋后的杂草、搞好环境卫生等。夏天蚊蝇多,没有杀虫药,拔些艾草晒干,烟熏驱蚊,由于注意保护池塘饮水的卫生,因而从没有发生一例急性胃肠炎。我们教会老乡煮衣服、晒衣服、消灭虱子,老乡生病送他们去保健科看病,治好了病,也不收钱,他们非常感激。

平时,我们也常麻烦他们,老乡总是有求必应,宁可自己不用也要先借给我们用,如开会借凳子、种菜借农具、挑水借水桶、演戏借道具、洗衣服借木盆、开讨论会借场地、送病号借门板等等。有的同学肥皂用光了,去老乡家锅膛掏草木灰,泡水洗衣服等。

民运委员经常要去访问老乡家,检查群众纪律,损坏东西照价赔偿,还组织同学帮助老乡识字,学文化。

9月,抗战胜利北撤通知下达后,用了两天时间把环境卫生打扫得干干净净,军部来人检查群众纪律,我们受到了表扬。

在常庄的日子里,环境安定,时间不短也不长,同学们为了一个共同的目标,相聚在一起。学习上,取长补短,共同前进,思想改造,提高认识,共同进步;生活上,互相照顾,克服困难,初步建立起革命的人生观。打下了医学基础知识,适应了艰苦环境的生活,有欢乐,也有惆怅,与老乡朝夕相处,团结融洽,军爱民,民拥军,亲如一家人。

临别那天,谢宁和金中责因手术后时间不长,不能步行,就乘船北上。老乡和我们依依不舍,送上一程又一程,我们挥泪告别了常庄,告别了黄花塘。

第一卫生所在蔡家港

张云武

1939～1940年,新四军江北指挥部建立了后方医院第一分所,开始设在盱眙古城十里长山附近的一个庄上。第一任所长翟盛,第二任所长倪介斌,指导员张小平(后因肺病死于蔡家港)。

1940年下半年,分所迁至蔡家港。第三任所长李德,指导员张光明,支部书记杨岩。第四任所长孙森,指导员杨岗,支部书记是位女同志,名字记不清了,副所长陈子宜。第五任所长是殷星。1945年,我任第六任所长。第七任所长是韩光成,已是1945年下半年的事情了。这时卫生所已迁至离蔡家港西北20多里的龙王庙。

一分所的任务,主要是收容盱嘉支队和几个独立团及路西的伤病员。医务室和药房在形势紧张时就分散,情况好转就集中。医疗高峰时伤员达200人。许营有个保长许贵,很为我们帮忙,如遇情况紧张,他主动协助分散伤病员;那时药品奇缺,他设法派人到敌占区去购买紧张药品。水冲港戚光也协助我们做疏散伤病员的工作。

为了提高部队的医疗卫生水平,新四军江北指挥部于1939年第四季度开办了第一期卫生学校,地点设在安徽省定远县的大何家。在"广顽"向我摩擦时,卫生学校从津浦路西迁到路东。第一站是黄泥岗,住了几天,师生在野外上课。当时生活很差,有时用地瓜叶充饥。第二站迁到古城袁家大院,我和中医沈默同志住在一起。卫校这一期学生约5个月毕业。这时刘少奇同志化名为胡服,于1940年4月到了路东。他在我们学习期间和毕业的时候,先后去讲了几次话。针对学员文化低、学习不安心等情况,进行思想教育,要求大家提高对学医重要意义的认识,努力学习,提高业务水平。当时我们学员听后非常感动,印象很深。

卫校学员以队编班,我们的队长是阮汉清,队以下分六七个班,一、二班是女生。班长分别是:一班洪滔,二班冯光,三班吴清和,四班马俊成(后来牺牲),五班傅达辉(后来牺牲)。还有的名字记不清了。

卫校结业后,学生都分到各地,有些同志从毕业后我们就没有见面,目前有的同志还知地点,吴清和在贵州,洪滔、冯光均在上海。有的同志很难说出确切的地点。

1984年11月9日

注:作者原任海军鱼雷舰艇十六支队政治委员。

坚持敌后医疗工作

笪根庭

1942年11月,我被调到新四军二师所属的第一卫生所任医务员。当时,所址在盱眙县蔡家港。这里众山环抱,四周树木参天,房屋在大山洼的绿树丛中,敌人飞机从天空是难发现目标的。

所长时常更换,我记得在蔡家港时的第一任是李德,第二任董学余(我的同学),第三任孙森,第四任是殷星。

当时敌后环境紧张,日伪经常下乡"扫荡"。卫生所分若干小组,情况紧张时,伤病员分组疏散到更偏僻的地方,住到老百姓家里。每组有30人到50人不等。工作人员、伤病员与群众实行三同:同吃、同住、同姓(即跟房东姓),以防敌人"扫荡"时盘问。我们每月付给老百姓所必需的津贴和粮票(根据地粮食凭证,以后群众和乡政府结算)。

在分散的时候,我们总是把伤病员分散在各庄上,医护人员穿便衣,手提篮子,内装药品和敷料,到各庄上换药、打针、服药。遇到群众家里有人患病,我们也免费治疗。西高庙有一个群众家的小孩,患流行性脑脊髓膜炎,我给他服了几片消发灭定。病好以后,那家送了100多斤鱼给我们改善伙食,我们再三谢绝也不行,只好收下来,分给伤病员吃。

1943年初,卫生所将原来的若干小组集中分为三个大组,我负责一个医疗组,另一个组的负责人是张云武,还有一个组的负责同志的名字记不清了。我带的一个组住在水冲港西边约四五里远的一个庄上,当时这个组有医务人员七八名,事务长1人,炊事员六七人,伤病员最多的一组达七八十名,最少的时候也有30名左右。

我们以组为伙食单位,自己做菜做饭。伤病员的住地也相对集中,群众住宅宽敞的,每户住四五人,房屋少的,就住一二人。在一般情况下,一个组的人尽可能住在一个村上,有时至多住两个村庄。

为了改善伙食,我们还养猪、种菜。群众也主动让出一些宅边地给我们种菜。

当时,我住在水冲港右边山岔港里面一个庄上,房东姓苏,贫农,有一个儿子,年约十八九岁。我发展他参加了共产党。那时,我跟房东姓苏,改名为苏书文。

这年秋天,情况好转,三个大组的医务人员和伤病员,全部集中到卫生所所部蔡家港。集中后,组的建制撤销。我被调到盱嘉支队司令部门诊所工作。同组的韩光成、冯文斌、刘永清、汪坡、夏静波、裴长德等同志也分别调动了工作。其余仍留在所里。

次年春夏之交,我们一分所办了两期卫训班。我担任了第一期的教员,主讲内科部分,韩光成讲药物学。

卫校学生结业后,大部分被分配到连队当医务员、护理员,少数留在卫生所当见习医生,后来有不少同志担任了医务界的领导干部,在抗日战争和解放战争中均发挥了积极作用。

附:卫校第四期(1941年12月~1942年12月)一队第一班(高级班)部分学员名单及现在职务:

董道恒:福州军区总医院院长　　　　　　朱直光:福州军区后勤部副部长
郭光华:云南省卫生厅厅长　　　　　　　张　逸:上海第六人民医院院长
孙　森:福州军区军医学校副校长　　　　江光权:武汉医学分院党委书记
董学余:安徽六安卫生学校校长
洪　雪:现在上海工作,单位和职务不详

1984年10月20日

注:作者在北京南苑空军干休所工作。

一分所与卫训班

刘锦山

1942~1944年冬,新四军二师卫生所一分所设在盱眙县蔡家港。当时所长孙森,副所长陈子宜,医务人员有笪根庭、贾达、韩光成、裴林、张云成、刘永清、彭涛。办公室室长张静,指导员吉秋,党支部书记丁效,看护排长吴二秀,管理事务长邰坤荣。

分所机构建制为:所长、副所长、支书、指导员、管理员、文书各1人,通讯员2人。下设办公室(即医务室)。看护排设排长、班长各1人,有看护十几人;管理排设排长、炊事班长各1人,有炊事员18人,洗衣班设班长1人,有洗衣员5、6人。

分所主要任务:收容治疗盱嘉支队各连队的伤病员,战俘救护,给当地群众治病。

当时,敌后抗日根据地遭到日伪军的长期封锁,药品非常缺乏。连队医疗卫生工作主要靠三酊(即樟脑酊、鸦片酊、黄麻酊)、三片(即阿司匹林片、奎宁片、甘草片)、三粉(即苏打粉、西皮氏粉、白陶粉)。外科用药也很简单,有碘酒、红汞、酒精;敷料利用废报纸、旧书放在蒸笼里,蒸发消毒,纱布少,用胶纸(牛皮纸上刷一层胶水)代用。连队外科器械仅用1把大镊子、2把小镊子。消毒就用石碳酸浸泡,另外用一个换药碗。打仗时用的急救包是纱布、绷带。

由于部队医务人员缺乏,二师卫生部和路东军分区都分别办了卫训班,培养医务人员。1943年12月至1944年8月,盱嘉支队东分区一分所办起了卫训班,我参加了这期卫训班学习。教员有孙森(教生理解剖、内外科)、陈子宜(教急救学)、张云武(教卫生学)、裴林(教药物学)、张静(教护理学)。

学员两个班,约20人。学员中大部分是从连队抽调的有实际工作经验的医务人员,通过培训,提高医疗水平;也有伤病员痊愈后自动参加学习的;还有从地方中学、师范、私塾中来的学生。学习结束后,大部分下连队当医务员、保健员,少数成绩好的留在分所当见习医生。我就是当时被留在分所和支队司令部卫生所工作的。

1944年,情况有所缓和,从敌占区购进了一些消发灭定(磺胺)。当时,用它来治疗脑膜炎就很了不起。贫血用红色补丸(含亚铁),健胃用陈皮酊,制酸用苏打粉,止痒用木炭末,关节外用樟脑酊、酸辣酊等,止咳用甘草片、氯化铵、远志酊,痢疾用硫酸钠。当时注射药很少,有吗啡针、肾上腺素、阿托品等。

年底,我调到淮南东分区卫生部医训班学习。那时卫生部设在蔡家港(旧铺西边),卫生部长先后有郭光华、阮汉清、朱直光,医务主任张逸,医政科长孙森,医政干事陈子宜、张惠民。药房负责人姓金(涟水人),教化验的有钱协。

学员有30多人,其中有30年代的老红军,有来源于路东8县的医务员、医药员,也有一部分从敌占区上海来的知识青年。

学习结束以后,我就随部队北上山东。

注:作者曾任烟台毓璜顶医院院长。

安徽省盱眙县公费医疗实施细则(草案)

第一条: 为了贯彻中央人民政府政务院"关于全国各级人民政府、党派、团体、及文化教育、社会卫生各事业单位工作人员实行公费医疗的决定",根据安徽省公费医疗实施管理委员会组织规则第二条的规定,特组织盱眙县公费医疗实施管理委员会(以下简称本会)。

第二条: 本会设主任委员1人,副主任委员2人,委员6人。由本县民政、卫生、教育、财政科、县委组织部、县总工会、青年团、妇联、卫生院等有关部门负责,共同组织之下设秘书、行政管理,医药管理3组,各组设组长1人,由委员兼任。秘书组,根据工作需要时设文书、会计各1人,负责上下行文、档案保管及经费领发等事宜。行政管理组,负责批准病人住院及外埠治疗等事宜,由县委组织部、民政科具体负责。医药管理组,负责药品保管、购买及分发等事宜(委托卫生院办理)。

第三条: 本会在盱眙县城设立两处门诊所:第一门诊所县卫生院,负责卫生院、工会、青年团、妇联、公安局、法院、县政府;第二门诊所城区卫生所,负责粮食局、税务局、文化馆、城区、中学、实小、夫小、宣小。其他各区门诊所为各区卫生所,负责区政府、区委会、卫生所、税所及各公立小学。

第四条: 凡病人申请住院,必须经指定门诊所出具诊断证明,由原机关介绍经民政科或县委组织部批准,由本会秘书组介绍住卫生院,住院病人经医师诊断发药,不得随便指定要药。

第五条: 凡外来干部(省、专区或各区)看病,经本会同意介绍,可免费治疗。本县因公出差至滁县、合肥人员,凭就诊证免费治疗,在公费医疗人员门诊所吃药打欠条。月终由各区向本会结算,出发在中途发生疾病,必须向私人医院、诊所治疗时或买药吃,一律凭医师处方单据经本会审核后报销,但不得随便买药或吃补药,则不予报销。

第六条: 凡本县公费医疗经费,由本会统一管理,各区按月向本会报销,并扣发百分之五的医药费作公教人员流动医疗的运用。

第七条: 严格执行用药标准,防止无原则地随便符合病人的心理要求,乱开药单,以免浪费国家财富。医务人员既要解决病人的痛苦,又要照顾节约,各单位对所属工作人员应加强教育,严格遵守公费医疗制度。

第八条: 本细则所述医疗费,包括其所需医疗费、手术费、住院费、药费,但住院的饭食费及往返经费,由病人自己负责。凡未经医师诊断与处方的药品,均不得使用,其在机关内自行服用者自费处理。

1952年11月12日

盱眙县公费医疗实施管理委员会
《关于公费医疗医院住院规定》

（一）本规定根据中央人民政府政务院《关于全国各级人民政府、党派、团体及所属事业单位国家工作人员公费医疗预防的指示》第二条制定之。

（二）医院得依据其隔离设备、技术力量，分科类别及服务范围确定其收容的病人，但应首先以收容急症及重症为原则。

（三）为了有效的使用病床，对于收容各科疾病及平均住院日，应分别参照本规定的附件执行。治疗病床的平均住院日，不得超过16日，急性传染病不在此限。

（四）本规定内不包括罕见疾病等项疾病，医师得本此规定精神，以不延误病人诊治，所以必须酌情处理，但其总的平均住院日，不得超过20日。

为了重点解决住院问题，各地应根据目前疗养机构的条件逐渐加以调整，区别为一般的疗养病床及结核病床两种性质，一般疗养病床，应作为医院的辅助机构，以收容恢复期的病人为主，其平均住院日不得超过15天。

（五）本规定在1952年11月份开始执行，各区对试行情况、经验及修改的意见具报本会，以便于修改汇转。

1952年11月12日

盱眙县卫生事业五年规划（草案）
（1966～1971年）

一、我县当前卫生事业概况

我县卫生事业在县委、县人委的正确领导下，最近几年有很大的发展，现有人员618人，其中业务技术人员566人，内有中医111人，中药人员21人，高级技术人员35人，药师2人，中级技术人员247人，初级技术人员150人；其中国家卫生人员141人（不包括下放14人），社会医务人员398人（其中国家下放14人）。现在不论市镇和农村都有了医务人员，已经从根本上改变过去广大农村缺医少药的现象。

医务技术人员的质量亦有很大提高，公社以上医疗单位有党、团支部或小组。规模小的也有党、团员。国家医务人员绝大多数都是经过高、中等医学院校系统理论学习，掌握一定的现代医学知识。社会医务人员通过专、县短期培训也普遍提高了技术。规模和基础较好的公社卫生院，一般都能解决较为疑难的内外科疾病治疗。

医疗机构，经过贯彻"调整、巩固、充实、提高"八字方针，机构设置逐步合理，在公社机构方面，加强和巩固了原有医疗卫生单位。1964年，恢复卫生所5个，新建3个，地区医院8个，大大加强了山区和农村集体医疗单位的领导。目前，公社集体所有制卫生事业机构16个，其中规模基础较好的符合公社卫生院条件的9个、大队联合保健站53个、个体开业医生25名。全县现有病床287张，其中正规床位90张、县人民医院100张（正规床位80张）、马坝地区医院20张（正规床位10张）、公社卫生院病床167张，一般重病人都能住院治疗。

综上情况，最近几年我县卫生事业在党的正确领导下有了发展，医疗队伍壮大了，技术质量提高了，设备条件逐步改善，但由于我县过去底子太薄，虽然取得一定成绩，但与当前党加强农业战线的要求尚有不小距离，无论是数量和质量都很不够，卫生工作和医务人员的政治思想也存在不少问题，必须有计划有步骤地积极加以调整、充实,才能使卫生事业更适合发展农业生产、国防建设和保障人民身体健康的需要。当前我们国家的经济情况已经全面好转,但在前进的道路上也会有很多困难,因此我们认为既要本着勤俭办事业的方针,又要积极地设想新的五年卫生事业发展因素,使之更符合国民经济新的建设的要求,也要本着实事求是的精神,把规划落在切实可行的基础上。为此,结合我县具体情况,拟订1966~1971年卫生事业建设规划。

二、具体规划要求

(一)县人民医院在原有80张病床基础上再发展40~70张病床,正规病床达到150张,简易病床30~50张,力争1965年内完成病房二楼、传染病房的基本建设,改善病员住院条件。医务人员从现有80人编制增至150人。充实五大科(内科、外科、儿科、妇产科、五官科)设备。并有计划地输送20~30名在职医务人员到外地进修,提高技术,要求赶上目前淮阴市人民医院医疗设备和技术水平。

(二)根据中央卫生部对地广人稀的山区防疫站机构加强的精神,现根据我县防疫站现有15人编制的基础上增编为25~30人,站内成立4个组,即传染病组、地方病组、公卫组、检验组,改善化验室设备加强化验工作。并要求1966~1967年度解决该站基本建设,在此期间输送3~5名人员到省、市防疫站机构进修,调配公共卫生医师3~5名,检验师1名。

(三)妇幼保健站现有6人,增编至15人改为妇幼保健所,解决基本建设,增设妇产科病床10~15张,建立计划生育、妇产、妇幼保健等科室。在此期间,选送2~3名助产士进修,妇产科配齐计划生育专职人员,适应我县全面开展计划生育工作的需要。

(四)现有6个卫生所、2个地区医院,编制48人,机构可适当调整扩大,特别是山区,医疗条件较差和平原地点适中地区,收回和新建5个地区医院(古城、河桥、盱城、旧铺、龙山),增编医生102名,地区医院规模30~50张病床,编制20人左右,使之成为山区农村医疗核心,并担负起县医院助手作用。在战时,上述地区在不增加设备的条件下可以相适应地扩增病床至10~15倍。

在此期间除了要求上级给予配齐地区医院主要内外科医生外,适当的解决医疗设备和病房门诊建设。

(五)于1964年下半年已恢复医训班,省厅给予编制3名教师,拟在总编制内调整为5名,医训班的任务,主要负责培训本县农村不脱产卫生员和集体所有制机构医务人员技术训练工作,所需房屋15~20间,尚待解决,地点可选在县医院附近。

(六)对集体所有制医疗机构,在当前仍应该继续贯彻"调整、巩固、充实、提高"的方针。具体要求:1.进行整顿工作,对社医成分不纯,技术很低,应通过整顿,该下放的下放,该精减的精减,改进社会医务人员队伍政治面貌。2.积极发展。拟办一所半耕半读的卫生学校,时间为2年,目的主要为农村培训不脱产的医务人员,具体对象,要求从农村选送通过1年以上的劳动锻炼,身体健康,热爱卫生事业,具有初中以上的文化程度,贫下中农子女的知识青年,现在逐步顶替不合格医务人员,并通过卫训班拟在5年(1966~1971)内使现有社会医生普遍得到轮训,以提高政治思想觉悟和专业技能,从而将我县卫生事业向前迈进一步。

盱眙县人民政府文件

盱政发〔1981〕104 号

关于进一步办好农村合作医疗的意见

各公社管委会、盱城镇人民政府：

去冬以来，随着农村经济政策的调整和生产责任制的加强和完善，合作医疗也出现了一些新的情况和问题。当前比较突出的问题是，有些同志错误地认为现在是联产到劳、到户了，合作医疗不好抓了。因此，比较普遍地放松了对办好合作医疗的领导。据统计，目前坚持合医合药的(包括社队联办，队办社管和大队自办在内)只有 92 个大队，占大队总数的 27.4%，合医不合药的 129 个大队，占 37.1%，有医无药 54 个大队，占 15.5%，无医无药的 6 个大队，占 1.7%，自负盈亏的 67 个大队，占 19.3%。这一情况说明，农村缺医少药的状况又在一些地方出现了，如不认真对待，农村医疗卫生三级网将有垮掉的危险，这不但影响农村防病工作的进行，而且影响计划生育、妇幼保健工作的正常开展。

为了适应农村实行生产责任制这一新的情况，继续认真办好合作医疗，特提出如下意见：

一、提高认识，加强领导。各级干部要充分认识合作医疗是广大社员群众依靠集体力量，在自愿互助的基础上建立起来的一种社会主义医疗保健制度，是目前解决广大农民看病吃药，加强农村卫生工作的一种好办法，是我国卫生事业一个重要组成部分，合作医疗是社员群众的集体福利事业，体现了社会主义制度的优越性，不是什么"一平二调"，多年来的实践证明，合作医疗是深受农民欢迎的，符合我国经济制度的一种好的医疗制度，因此，合作医疗一定要坚定不移地把它办好，各公社、镇要把合作医疗当作一项重要工作列入议事日程，分管合作医疗工作的领导同志要切实负起责任，以积极的态度，深入实际调查研究，及时解决工作中出现的问题，卫生部门要积极主动，经常请示汇报，拿出具体方案、充分发挥职能部门作用。各地在夏秋季分配时，要把合作医疗经费列入分配方案，确保资金筹集，使合作医疗有较充裕的经济基础。

二、因地制宜，采取多种形式办好合作医疗。对待农村的合作医疗，我们的态度是：原则一定要坚持，办法可以灵活多样，这就是说办合作医疗，一定要做到有医有药，方便群众防病治病和计划生育，但合作医疗的形式可以因地制宜灵活多样，从全县目前的情况来看，大体上可以采用以下三种形式：一是生产水平较高，经济条件较好，过去合作医疗又办得较好的社队，可以坚持合医合药，使之逐步完善，不断巩固提高。二是生产水平和条件一般，资金筹集有困难的地方应当坚持合医不合药，由大队或生产队集体投资，或者由社员个人筹款作为底垫金，购买药品，办好合医不合药的大队卫生室，实行看病收费的办法，经费盈余不作为积累，利润上交。但不允许由赤脚医生联合开业，更不允许搞自负盈亏。三是生产水平较低，经济基础很差，合医合药确有困难的地方，应由公社卫生院设下伸点或由经过批准的个体医生开业，承担防病治病和计划生育等项工作，做到有医有药，方便群众。以上三种形式应以第一、第二两种为主，各地要实事求是，因地制宜把合作医疗办起来,切实解决农村缺医少药问题。

三、合理解决赤脚医生报酬,稳定赤脚医生队伍。要继续执行省政府苏政发〔1980〕8号文件的规定:"所有赤脚医生,要由县卫生局进行考试考核,合格者发给合格证书,赤脚医生不经群众讨论,公社审批,不准随便变动。凡赤脚医生种植中草药、出诊看病、防病都算劳动,他们的报酬要不低于本大队同等劳力水平,考虑到他们的工作有一定技术性,日夜出诊,工作有流动性等特点,凡经过县考核及格发证的,每月从挂号费收入中给予3至5元的技术岗位补贴,各地在年终分配时不要扣除这部分补贴。"上述规定,各地应坚持执行,对于那些实行大包干责任制形式的地方,也应按上述规定精神,妥善解决好赤脚医生的报酬,一般可对赤脚医生实行固定补贴办法,在大小队提留部分中给予补助,以保持赤脚医生的相对稳定。赤脚医生不得任意调换,如需调换须经公社卫生院同意,公社管委会批准,每个大队卫生室要保证有2名赤脚医生,其中要有1名女赤脚医生,2千人以上的大队可以配3人,同时每个生产队要配1名不脱产卫生员,其误工冲销义务工,超过义务工日者,实行误工补助。

四、健全制度,加强管理。目前,有的社队合作医疗制度不健全,手续不严,账目不清,借支挪用甚至贪污现象均有发生,大小队干部看病吃药特殊现象也有存在,这些都挫伤了群众办合作医疗的积极性。因此,对合作医疗必须加强管理,健全合作医疗管理委员会或管理小组,充分发挥职能作用,要建立和健全各项规章制度,杜绝浪费,堵塞漏洞,切实把合作医疗办好,对于贪污挪用合作医疗资金的要严肃处理。

以上各点,希即研究贯彻执行。各地要把合作医疗情况和赤脚医生报酬落实情况于6月底向县卫生局作一次书面汇报。

1981年6月19日

苏皖两省三县八社恶性疟联防协议

苏皖两省三县八社恶性疟联防第十次会议于1981年4月27～29日在安徽省天长县铜城公社召开。出席会议的8个公社共27位同志。会议总结交流了恶性疟防治工作情况,并检查了铜城公社疟防工作,最后大家协商制定今春至明春1年时间的恶性疟联防方案如下:

一、加强领导。巩固健全疟防领导组织,要有领导同志分管,切实抓好疟防工作,保证更好地完成协议各项要求。

二、现症病人管理。

1.确诊恶性疟病人,要做到及时登记,及时采用"氯伯"八日疗法或服药四日。

2.恶性疟根治后,要定期进行复查复治。

三、加强疫源检索。

1.各公社医院要把发热病人疟原虫血检工作列为检验的常规,有条件的地方,积极做好健康人群带虫调查工作。

2.发热病人登记采血后,应立即给予氯伯顿服。

四、疫点处理。

1.凡发现恶性疟的生产队,对病家和全村进行一次全民氯伯四日服药,严防疫情扩散,并及时发动群众开展灭蚊工作。

2.发现恶性疟的生产队,在服药前,应进行全民采血镜检。

五、疟疾流行季节,按各县疟防方案要求,搞好预防服药。

六、1982年休根服药:根据分类指导原则,搞好1982年春季休根服药工作。

七、加强联防,互通情报,发生恶性疟,公社在24小时内报县站并及时报给联防单位。

八、做好社队卫生技术人员业务培训,普及疟防知识。

九、与会代表共同商定于1982年4月份在金湖县官塘公社召开第十一次联防会议,具体时间由金湖县通知。

1981年4月29日

盱眙县人民政府文件

盱政发〔1981〕52号

关于转发《盱眙县1981年疟疾防治工作方案》的通知

各公社管委会、盱城镇人民政府:

　　根据五省疟疾联防会议精神及省、地疟疾防治方案的要求,结合我县具体情况,1981年我县疟疾防治工作要力争消灭恶性疟,降低间日疟的发病率,采取"一灭、三治、压高峰"的综合性防治措施,继续完成1980年12月份重点公社全民疟疾休止期根治的工作计划,已提前搞过休根的古桑等10个公社,4月上旬前要完成查漏补治工作,提高休根质量。同时,各公社要根据方案规定认真做好重点大队全民服药和重点人群服药工作,加强现症病人和发热病人的管理,做到及时发现、及时登记、及时处理、及时上报、严肃汇报制度、镜检站(包括有条件的公社卫生院)要扩大血检、加强疟源搜索;在流行季节,凡发生过恶性疟和毗邻可疑地区,公社卫生院必须设立恶性疟隔离治疗病房,做好病人收治和疫点处理工作。

　　工作中,各地必须结合生产,经常开展爱国卫生运动,做好防蚊灭蚊工作。要强化组织领导,树立除害务尽、灭病彻底的思想,坚持有效的制度,把疟防工作做好,现将《盱眙县1981年疟疾防治工作方案》发给你们,希认真贯彻执行。

1981年3月28日

盱眙县1981年疟疾防治工作方案

1981年我县疟疾的防治工作是要继续做好"一灭、三治、压高峰"的综合性防治措施,进一步缩小"两全",适当减少服药,采取分类指导的原则,把工作的重点放到现症病人、发热病人的查治和管理上,并积极开展好防蚊灭蚊方面的工作,稳定疫情,控制回升,减少发病,争取发病率继续有所下降,更好地做好恶性疟的防治工作,力争少发生或不发生,现根据五省联防会议的精神和省、地疟防方案的要求,结合我县具体情况,特制定如下方案:

一、休根服药

1.对重点公社全民服药:在1980年发生恶性疟及其毗邻可疑的古桑、王店、龙山、青山、河桥、黄花塘、穆店、东阳、马坝、桂五10个公社集中优势兵力,打歼灭战的办法,提前进行全民性的"氯伯"四日疗法休止期根治,全民全程服药率要求达到90%以上。

2.对非重点大队全民服药:1980年发病率在5%以上的大队(为重点大队)和发病率在5%以上的生产队4月中旬进行一次全民性的"乙伯"八日疗法休止期根治,全民全程服药率要求达90%以上(在服药期间由公社自行组织力量协助重点大队搞好服药工作)。

3.对重点人群服药:1980年发病率在5%以下的单位或大队的疟史(及家属)、发热史和流行期外出归来等重点人群,一律采用"乙伯"八日休止期根治疗法,全程服药率要达到95%以上。

4.凡在1980年12月至1981年1月份提前搞过休根服药的古桑等10个公社,还有外出等其他原因未服药者(除符合禁忌症外),必须在3月底4月上旬进行"氯伯"四日疗法补服工作,全程补服率要求达到90%以上。

休根服药结束后各公社必须组织检查、验收、评比、总结、上报(于4月中旬报防疫站)。

二、现症病人、发热病人管理

1.继续按照地区1980年下达的"疟疾现症病人和发热病人管理实施办法"贯彻落实,疟疾现症诊断标准:除症状典型、血检阳性,补增加一条:经严密观察,排除其他疾病,须为"氯伯"顿服试治有效者。

2.1980年发生恶性疟的公社和没有镜检站的公社,在加强疫源搜索的同时并认真抓好发热病人的管理工作,无论是有无镜检条件的公社,都必须要及时对发热病人进行登记(有条件要采血镜检),顿服"氯伯"和月底"乙伯"四日疗法复治,流行季节发热病人登记、处理人次数达总人口的2%以上,对血检阳性,症状典型(无血检条件的公社加疑似疟疾)及时以"氯伯"四日疗法根治,月底与其他发热病人一起复治。

3.对今年1至6月份的疟疾、疑似疟疾和发热病人在6月底进行一次"乙伯"四日疗法清理服药,服药率要求达到发病总人数的95%以上。

4.各公社、大队必须要把现症疟疾,疑似疟疾和发热病人管理好,并健全和使用好疟疾、疑似疟疾和发热病人一本账和疫点处理一本账,做到及时登记,及时服药,及时做好疫点处理。

三、对恶性疟现症病人的管理

1.凡在1980年发生过恶性疟和毗邻可疑的公社医院,在流行季节必须设立恶性疟病人的病房,认真做好恶性疟病人的收治工作,恶性疟疾病人的病历要求保存三年以上,以便备查。

2.各大队卫生室和各级医院,当发现恶性疟患者或可疑恶性疟者,必须立即送往医院或留住医院,做好采血镜检,确诊者一定要正规治疗,并要采血复查,阴性者方可出院,月底要做好复治工作。

3.发现恶性疟疾病例时,公社医院必须亲自到发病地点配合大队医生一起做好疫点处理,县防疫站前往验收。

四、流行季节预防服药

1.1980年发生恶性疟的大队和发病率超过5%的大队,于七八月中旬各进行一次全民性的预防服药,方法应以"氯伯"或"乙伯"四日疗法,全民全程服药率要求达到90%以上。

2.进入流行季节按大队(或生产队)旬发病率超过1%或月发病率超过2%和发现恶性疟的大队,必须进行"乙伯"或"氯伯"四日疗法服药,全民全程服药率要求达到90%以上。

3.除上述全民压高峰服药地区外,其他地方可根据具体情况和实际需要对重点人群(发热病人、流动人口等)开展预防服药。

五、加强疫情管理和镜检站工作

1.疫情报告:及时发现、登记、处理和上报疟疾病人,各级医务人员都有责任。公社医院和大队卫生室,必须有现症病人一本账(直接登记到病人)、发热病人一本账和疫点处理一本账,并做好旬、月报工作,月底进行一次核实上报。

2.县医院和各公社医院,必须按旬及时将门诊发现的疟疾疫情报给公社防疫组和县防疫站。

3.各级医院化验室和各镜检站,如发现恶性疟患者,必须及时报给该医院,并要在24小时内连同阳性片一起报送至县防疫站(采片5张,留1张医院,4张报送防疫站鉴定)。

4.为了及时发现和消灭恶性疟,及时了解疫情动态,分析疫情趋势,1981年我县除在桂五等6个镜检站外,还要在1980年发生恶性疟或可疑的龙山、王店、穆店等增设6~8个镜检站,县成立中心镜检站,继续对新老疫区进行疫情侦察,扩大疫源搜索。

5.凡设有镜检站公社大队,6至10月份发热病人血检率,必须达到总人口的2%,其余月份血检率要求达到1.5%(经济报酬办法仍按1980年地区文件精神执行)。

6.各级医院在流行季节,应把发热病人血检疟原虫列为检验常规。

7.各级医院和各镜检站,要按时统计汇总好,于下月3日前报至县防疫站,以便汇总上报和结算经费。

六、防蚊灭蚊工作

防蚊灭蚊是控制和巩固抗疟成果的重要措施,也是目前抗疟中存在的薄弱环节,我县拟定在桂五公社设立一个改良环境,改变食宿习惯,提倡使用蚊帐和防蚊帘,减少人蚊接触机会和使用药品灭蚊为主要措施的防蚊灭蚊试点。

七、强化组织领导,试行经济管理,坚持有效制度

1.加强疟防工作的领导,公社、大队都要分工专人负责,从组织上做到层层有人抓,同时保持基层卫生组织相对稳定,尤其是生产体制改变和合作医疗不健全的地方,更需要从组织上保证防疫措施的落实,各公社医院要把3至5人的防疫组建立健全起来,明确1至2人专抓疟防工作(有恶性疟的公社防疫组不得少于4至5人,专抓疟防的不得少于2至3人)。

2.坚持行之有效的制度,各公社医院,必须按规定常规开好例会(每旬1日为例会日)。每个公社防疫组指定1人为专抓统计、汇总、上报工作(被指定的同志必须以这项工作为主,附带街道、社直机关防疫工作),旬、月报时间:旬报于每下旬的2日,月报于每下月的3日,各级医院必须及时上报,不得拖延,更不得不报。

3.广泛深入地进行宣传教育,平时充分利用各种形式进行广泛宣传教育,在原有的基础上办好卫生宣传报,并利用电影片、简报、小册子、广播等方式进行宣传。

4.为加强业务培训、提高疟防技术,县准备在3月份办一期有40人参加的为期15天的公社医院防疫医生寄防学习班及有20人参加的为期10天的镜检人员培训班,以提高寄防业务水平。

1981年3月28日

盱眙县人民政府文件

盱政发〔2011〕71号

关于印发《盱眙县乡村医生管理办法(试行)》的通知

各乡镇人民政府、县各有关单位：

《盱眙县乡村医生管理办法(试行)》经县政府研究通过,现印发给你们,希认真遵照执行。

盱眙县人民政府办公室

2011年4月29日

盱眙县乡村医生管理办法(试行)

第一章　总　则

　　第一条　为了发展农村卫生和社区卫生服务,加强乡村医生队伍管理,提高乡村医生职业道德和业务素质,维护乡村医生合法权益,保障农村居民获得预防、保健、康复、健康教育、计划生育指导、基本医疗等综合性卫生服务,根据《乡村医生从业管理条例》,结合盱眙实际,特制定本办法。

　　第二条　本办法适用于已取得乡村医生执业资格或执业助理医师以上资格,经注册在村卫生室(社区卫生服务站)从事预防、保健、康复、健康教育、计划生育指导、基本医疗等综合性卫生服务的乡村医生。

　　第三条　县级卫生行政主管部门负责全县乡村医生的管理工作,乡镇卫生院(社区卫生服务中心)负责本辖区内乡村医生的日常管理、业务指导与培训。

第二章　人员管理

　　第四条　实行乡村医生上岗认证制度。凡在村卫生室、社区卫生服务站从事预防、保健、康复、健康教育、计划生育指导、基本医疗等综合性卫生服务的乡村医生,必须取得乡村医生执业资格或执业助理医师以上资格,并经综合考核合格后的注册者。

　　第五条　有下列情形之一的,不予注册：

　　1.不具有完全民事行为能力的；

　　2.因受刑事处罚,自处罚执行完毕之日起至申请注册之日止不满2年的；

　　3.受注销乡村医生执业证书行政处罚,自处罚决定之日起至申请之日止不满2年的；

　　4.因身体健康等原因不能胜任乡村医生工作的；

　　5.中止执业活动满2年的。

　　第六条　根据工作需要,凡符合国家有关规定,乡村医生实行定向委培或招生制,待取得执业助理医师资质后,按本办法执行。

第七条 对乡村医生实行聘用制管理,两年一聘。

一、聘用的乡村医生必须同时具备以下条件:

1.取得乡村医生执业资格或执业助理医师以上资格;

2.上年度县级培训与乡镇卫生院(社区卫生服务中心)、村委会(居委会)综合考核均合格;

3.根据县劳动保障部门规定未达退休年龄的。

二、聘用的程序:

1.本人提出书面申请,报乡镇卫生院(社区卫生服务中心);

2.乡镇卫生院(社区卫生服务中心)审核后报县卫生行政主管部门复核备案。

第八条 乡村医生在执业活动中享有下列权利:

1.进行一般医学处置,出具相应的医学证明;

2.参与医学经验交流,参加专业学术团体活动;

3.参加业务培训和继续医学教育;

4.在执业活动中,人格尊严、人身安全不受侵犯;

5.获取合理报酬;

6.对当地的预防、保健、康复、健康教育、计划生育指导、基本医疗和卫生行政主管部门的工作提出意见和建议。

第九条 乡村医生在执业活动中应履行下列义务:

1.遵守法律、法规、规章和诊疗、护理技术规范、常规、制度;

2.树立爱岗敬业精神,遵守职业道德,履行乡村医生职责,为城乡居民提供连续的社区卫生服务工作;

3.关心、爱护、尊重患者,保护患者的隐私;

4.按照有关法律、法规和卫生行政部门的要求,及时准确进行传染病疫情报告;

5.积极配合乡镇做好公共卫生和基本医疗工作;

6.积极配合上级主管部门做好新型农村合作医疗管理监督工作;

7.向城乡居民宣传卫生保健知识,对患者进行健康教育;

8.对辖区内的居民提供预防、保健、康复、健康教育、计划生育指导、基本医疗等服务,并按社区卫生服务的要求建立居民健康档案和连续跟踪服务等工作。

第三章 人员待遇

第十条 对参与基本公共卫生服务的乡村医生,由乡镇卫生院(社区卫生服务中心)根据考核结果对其进行补助,经费渠道从基本公共卫生服务项目补助经费中列支。

第十一条 乡镇卫生院(社区卫生服务中心)根据乡村医生从事基本医疗服务工作质量和数量给予其合理报酬。

第十二条 乡村医生实行养老保险制。乡镇卫生院(社区卫生服务中心)根据县级人民政府规定为受聘乡村医生(符合参保条件的),办理参加企业职工基本养老保险。

第十三条 实行基本药物制度后,受聘乡村医生可根据相关政策规定获得适当补助。

第四章 业务管理

第十四条 受聘的乡村医生由乡镇卫生院(社区卫生服务中心)根据工作需要在全乡镇范围内统一调配。

第十五条　村卫生室(社区卫生服务站)严格执行《江苏省乡村医生基本用药目录(试行)》,其药品、卫生材料、器械由乡镇卫生院(社区卫生服务中心)统一调拨供应,并实行基本药物零差率收费,村卫生室(社区卫生服务站)不得使用《目录》以外的药品,不得自行采购药品,不得重复使用一次性医疗器械和卫生材料。按规定处置使用过的一次性医疗器械和卫生材料。

第十六条　乡镇卫生院(社区卫生服务中心)对村卫生室(社区卫生服务站)实行财务统一集中管理、独立核算、自负盈亏。

第十七条　乡村医生应当协助有关部门做好初级卫生保健服务工作;按照规定及时报告传染病疫情和中毒事件,如实填写并上报有关卫生统计报表,妥善保管有关资料。

第十八条　乡村医生应当如实向患者或者其家属介绍病情,对超出一般医疗服务范围或者限于医疗条件和技术水平不能诊治的病人,应当及时转诊;情况紧急不能转诊的,应当先行抢救并及时向有抢救条件的医疗卫生机构求助。

第十九条　乡村医生在执业活动中,严格执行《病历书写基本规范(试行)》《医疗废物管理条例》《消毒技术规范》等有关法律、法规和技术规范;开展预防、保健、康复、健康教育、计划生育指导、基本医疗等综合性服务。

第五章　培训与考核

第二十条　县级卫生行政部门负责制定本地的乡村医生培训计划,组织每两年一次的乡村医生培训工作,更新业务知识,提高业务水平。乡镇政府及村民委员会应当为乡村医生培训提供条件,保证乡村医生接受培训和继续教育。

第二十一条　县级卫生行政部门负责制定乡村医生综合考核办法;乡镇卫生院(社区卫生服务中心)会同村民委员会每两年一次对本乡镇的乡村医生进行综合考核。对乡村医生的考核应当客观、公正,从德、能、勤、绩全方位综合评价。乡村医生综合考核合格作为乡村医生续聘和享受相关医改政策的主要依据。

第二十二条　县级卫生行政部门负责检查乡村医生执业情况,接受村民对乡村医生的投诉,并及时调查处理。

第二十三条　乡村医生经县级培训和综合考核合格后方可继续聘用;考核不合格的,在3个月内可以申请再次考核,逾期未提出再次考核申请或者再次考核仍不合格的,不得聘用。

第六章　奖　惩

第二十四条　县政府对在预防、保健、康复、健康教育、计划生育指导、基本医疗等综合性服务和突发事件应急处理中做出突出成绩的乡村医生给予表彰。

第二十五条　鼓励乡村医生通过医学教育取得医学专业学历;鼓励符合条件的乡村医生申请参加国家医师资格考试。

第二十六条　根据国务院《乡村医生从业管理条例》的规定,乡村医生在执业活动中有下列行为之一的,由县级卫生行政主管部门责令限期改正,给予警告;逾期不改正的,责令暂停3个月以上6个月以下执业活动;情节严重的,吊销乡村医生执业证书,并给予解聘:

1.执业活动超出规定的执业范围,或者未按规定进行转诊的;

2.违反规定使用超乡村医生基本用药目录以外的处方药品的;

3.违反规定出具医学证明,或者伪造卫生统计资料的;

4.发现传染病疫情、中毒事件不按规定报告的。

第二十七条　乡村医生在执业活动中,违反有关卫生法律规定和医疗技术规范的,由县级卫生行政部门责令停止违法行为,给予警告,并处1000~5000元罚款;情节严重的,暂扣或吊销乡村医生执业证书;造成患者人身损害的,依法承担民事赔偿责任;构成犯罪的,依法追究刑事责任。

第七章　附　则

第二十八条　本暂行办法及应用中的问题由县级卫生行政主管部门负责解释。

第二十九条　本暂行办法自印发之日起施行。

盱眙县人民政府办公室文件

盱政办发〔2016〕102号

关于印发《盱眙县医疗机构设置规划(2016~2020年)》的通知

各乡镇人民政府、街道办事处,县直各单位:

现将《盱眙县医疗机构设置规划(2016~2020年)》印发给你们,请认真组织实施。

盱眙县人民政府办公室
2016年12月26日

盱眙县医疗机构设置规划(2016~2020年)

为适应我县经济社会发展需要,顺应医药卫生体制改革与发展的新形势、新要求,科学合理配置和利用医疗卫生资源,推进卫生现代化进程,加强对医疗事业的宏观调控,满足城乡广大居民的医疗服务需求。根据国务院《医疗机构管理条例》《关于促进健康服务业发展的若干意见》《关于印发全国医疗卫生服务体系规划纲要(2015~2020年)》《江苏省医疗机构设置规划指导意见》《淮安市"十三五"卫生与健康规划》等法规和文件精神,结合盱眙实际,制定本《规划》。

一、设置基础

全县总面积2497平方公里,辖14个镇、3个街道、3个乡、202个行政村、54个居民委员会、1个国营农场。2015年,全县实现地区生产总值320亿元,人均地区生产总值49230元;公共财政预算收入35.1亿元;城镇居民人均可支配收入28300元,农村居民人均纯收入13330元。2015年全县年末总户数21.62万户,户籍总人口80.25万人,性别比为104.94:100。年末常住人口数65.25万人,其中城镇32.88万人,农村32.37万人,城市化率为50.3%,人口密度为320.6人/平方公里。预计到2020年全县总人口将达到86万人。

(一)居民健康水平

2015年,全县孕产妇住院分娩率100%,孕产妇死亡率0/10万,婴儿死亡率1.4‰,儿童计划免疫接种覆盖率100%。主要慢性病糖尿病、18周岁以上人群高血压发病率分别为11.6%和25.2%。常住人口居民人均期望寿命79.15岁,其中男性77.04岁,女性81.47岁。

(二)医疗资源配置

1.医疗卫生机构。全县共有医疗卫生机构333家,其中县医院、县中医院、县卫生监督所、县疾病控制中心、县妇幼保健所、县精神病院、县皮防所、农场医院、县急救医疗站各1所,乡镇卫生院19个,民营医院7所(含县中医院),个体诊所40家,医院外设诊所12家,医务室7家,卫生所4家,门诊部2家,分院2家,卫生室232个。

2.卫技人员和床位。全县共有各类卫生技术人员3784人。其中,注册执业(助理)医师1515人,注册护士1601人,其他技术人员668人。全县医疗机构核定病床总数3125张。按照2015年底全县常住人口65.25万测算,平均每千人拥有医师2.32人、护士2.45人、病床4.8张。

(三)医疗服务利用

2015年,全县医疗机构总诊疗人次352.6万人次,入院病人7.91万人次,出院7.91万人次,床位使用率92.37%,出院者平均住院日12天。门诊次均费用183.2元,出院次均费用5275元,住院日均费用439.6元。全县新农合参保人员55.17万人,参合率100%。

2015年,全县共有5930人次参加自愿无偿献血;采血量172万毫升,供血122万毫升,采供比141%。

2015年,急救中心共接到120求救电话36076次,其中有效受理电话10101次,全县院前急救有效累计出车8606次,处置伤病人7277人次。

二、面临的形势与挑战

党的十八大描绘了2020年"全面建成小康社会"的宏伟蓝图,"没有全民健康,就没有全面小康"和"人人享有基本医疗卫生服务"成为卫生计生事业发展的新目标。习近平总书记在全国卫生与健康大会上强调,要"把人民健康放在优先发展战略地位,努力全方位全周期保障人民健康"。中央政治局审议通过了"健康中国2030"规划纲要。全民健康事业发展从此开启了新征程。

从群众健康需求看,工业化、城镇化、人口老龄化进程的加快,生态环境的影响,居民生活方式和疾病谱的变化,促进了城乡居民对健康服务需求的快速增长,尤其是慢性非传染性疾病的防治、老龄人口的健康服务、全面两孩政策的实施、新发传染病的防控等任务日趋加重,对卫生计生服务体系建设提出新要求。

当前,我县医疗卫生资源在筹集、配置和利用上与"健康盱眙"建设、全面建成小康社会以及群众健康需求比较,还存在一定差距:

一是医疗卫生资源总量不足,每千人口拥有的病床数、医师数和护士数等主要指标未达国标、省标,与省高水平小康社会目标比较有差距。

二是基层医疗卫生机构服务能力不强,群众的信任度不高,与分级诊疗制度建设要求比较有差距。

三是基层医疗机构对人才的吸引力不强,医技人员紧缺,招不到人、也留不住人的现象将在一段时期内存在。

四是二级医院的综合实力和专科专病服务能力、辐射带动能力与南京都市圈北部门户城市建设要求比较有差距。

五是信息化程度不高。各级各类医疗服务机构信息系统互联互通、务实应用水平有待提高,信息化在卫生计生事业发展中的基础性和支撑性作用发挥不到位。

六是儿童、精神卫生、康复、老年护理等专科医疗资源紧缺,与现行人口政策、疾病谱变化和老龄化社会有关要求有差距。

这些问题与挑战,都需要我们在"十三五"期间通过政策引导、规划引领予以解决。

三、指导思想

以党的十八大和十八届三中、四中、五中、六中全会精神为指导,以县域内群众实际医疗需求为依据,以满足城乡居民医疗健康服务需要为出发点,以保障全体人民全生命周期卫生健康为目标,以基层为重点,以改革创新为动力,科学规划、合理布局,进一步提高我县医疗服务的可及性和公平性,扩大优质医疗卫生资源的覆盖面,提升医疗卫生资源的利用效率,构建与我县经济社会发展相适应,满足广大人民群众多层次多样化的医疗服务需求,布局合理、分工明确、功能完善、便捷高效的新型医疗服务体系,为城乡居民提供安全有效、方便价廉的医疗卫生健康服务。

四、规划原则

(一)坚持公立医院主导地位

强化公立医院的公益性质,切实履行公共服务职能。坚持公立医疗机构在医疗服务体系中的主导地位,为群众提供安全、有效、方便、价廉的医疗卫生服务。鼓励多元投入,推动健康服务业发展,促进多种所有制医疗机构共同发展,打造医疗服务市场公平有序的竞争格局。

(二)坚持全行业管理

打破条块分割、部门所有的管理体制,发挥政府及其卫生主管部门统筹协调的作用,对本区域内各类不同隶属关系和所有制形式的医疗资源进行统一规划设置和布局。实行医疗服务全行业管理,打造资源共享、利益共有、充满活力、公平有序的医疗服务体系。

(三)坚持公平性和可及性

从供需实际出发,面向全体城乡居民,向农村倾斜,合理规划医疗机构设置和布局。适当增加二级医院数量,逐步缩小医疗服务供给城乡差别,确保医疗服务供给的公平公正,形成覆盖城乡的"15分钟健康服务圈",为全县居民提供及时、方便、快捷的医疗服务。

(四)坚持分级分工原则

全县医疗服务体系按县、乡、村三级网络设置建设,坚持以需求为导向,充分考虑医学模式转变、疾病谱变化、人口老龄化、居民城镇化带来的新挑战,在保证基本医疗服务供给的同时,兼顾特需医疗服务,并根据未来经济社会发展趋势适度超前规划布局。

(五)坚持中西医并重

遵循卫生与健康工作的基本方针,坚持中西医并重,全面贯彻执行保护、扶持、发展中医的方针政策,保证中西医统筹协调发展,合理配置和利用中医药资源。办好县中医院,加强县人民医院中医科建设。有条件的乡镇卫生院建立中医馆,其他乡镇卫生院要设置中医科和中药房,村卫生室能够提供中医药服务。完善中医药服务网络,全面提升中医药服务能力。

五、资源配置指标

(一)机构

1.综合医院

三级综合医院。三级综合医院1所。鼓励县人民医院通过强化内涵建设、提升服务能力转设为三级综合医院。

二级综合医院。全县设置3所。提升旧铺、管镇、桂五卫生院建设水平,力争升格为二级综合医院;县经济开发区可设1所二级综合医院。

一级综合医院。按照一个建制乡镇(街道)有一所政府举办的卫生院要求,全县设置20个乡镇卫生院。太和街道可设置1所一级综合医院。

2.中医类医院

三级中医院。三级中医院1所。鼓励县中医院通过强化内涵建设、提升服务能力转设为三级中医院。

二级中医类医院。城区设置1所。

一级中医类医院。根据实际需求规划设置。

3.专科医院

精神康复医院。精神康复医院1所。通过强化内涵建设、提升服务能力创建二级精神康复医院。

肿瘤医院。设二级肿瘤医院1所。

眼科医院。根据实际需求设置二级眼科医院1所。

儿童医院。根据实际需求设置一级或二级儿童医院1所。

口腔医院。根据实际需求设二级口腔医院1所。

其他类别专科医院。根据实际需求,设置其他类别二级专科医院。

4.妇幼保健机构

妇幼保健院1所,通过强化内涵建设、提升服务能力创建二级妇幼保健院。

5.接续性医疗机构

康复医院、护理院、疗养院、临终关怀医院等根据实际需求设置。

6.采供血机构

储血点。城区设2个,县人民医院和县中医院各设1个。

7.院前急救机构

县120医疗急救站、急救分站。全县设置1个急救医疗站和县中医院、马坝、桂五、管镇、旧铺、鲍集、官滩、河桥8个急救医疗分站。组建"120"院前急救通讯指挥调度系统二级指挥平台,形成全县统一的院前急救医疗网络,完成联网互通。

8.社区卫生服务机构

社区卫生服务中心(站),根据撤县建市规划需求设置。

9.乡镇卫生院

每个建制乡镇(街道)设1所卫生院。原乡镇卫生院转设为二级综合医院的,不再新设乡镇卫生院。撤乡并镇后多出的乡镇卫生院可作为乡镇卫生院分院,也可根据需求转型为护理院或康复医院。

10.村卫生室

按照一个村或3000~5000人设置1个村卫生室的原则,全县应设置250个左右村(居)卫生室。

11.门诊部、医务室、诊所

按照可及性原则,酌情设置。

(二)床位

预计到2020年,全县人口总数将达到86万人,常住人口将达68万人。按千人床位数6张配置,全县床位总量应为4008张。计划到2020年,总床位达到4200张,其中县人民医院1200张,县中医院800张,县妇幼保健院150张,乡镇卫生院1150张,社会办医疗机构900张。其间,可根据实际发展需要,对床位设置进行适当调整。

(三)执业(助理)医师

参照"十二五"全省平均水平,结合县域卫生发展水平和服务能力提升,2020年全县执业医师总数达到1700人,千人拥有2.5人,每万名居民有3名以上全科医生,每个村卫生室至少配备1名执业(助理)医师。

(四)注册护士

规划期末,全县注册护士总数达到2150人,千人拥有3.14人。三级医院实际开放床位与一线护士比例不低于1:0.6,二级医院实际开放床位与一线护士比例不低于1:0.4。各级各类医疗卫生机构医护比达到1:1.25。未达到床护比标准的,原则上不允许扩大床位规模。

(五)乡村医生

按照每千服务人口不少于1名的标准配备乡村医生。每个村卫生室至少配备1名女乡村医生执业,力争每个村卫生室有1名乡村医生能够开展基本的中医药服务。

六、主要任务

(一)提升医疗服务体系建设

完善以县级医院为龙头、乡镇卫生院为骨干、村卫生室为基础的农村三级医疗卫生服务网络。加强县级医院能力建设,鼓励县人民医院、中医院通过强化内涵建设、提升服务能力转设为三级医院,县妇幼保健院、精神康复医院创成二级医院。所有乡镇卫生院达到省定建设标准,60%以上的乡镇卫生院达到省级示范卫生院建设标准。中心乡镇卫生院服务人口应达10万以上。所有的村卫生室达到省定建设标准,能够承担公共卫生服务及一般疾病的诊治。乡镇卫生院经办村卫生室,实施规范的乡村一体化管理,承担对村卫生室的业务管理和技术指导工作。推进卫生信息化建设,所有医疗机构均建立远程会诊系统,提高诊疗服务水平。

(二)加强中医药服务体系建设

完善中医医疗服务体系。县中医院做强做优二级甲等中医院,争创三级中医院。全县所有二级综合医院按要求设立中医科、中药房,按照不低于医院标准床位数的5%设置中医病床。所有乡镇卫生院均设立中医科,提供12种以上中医药适宜技术服务。加强中医馆服务能力建设,总数达10个左右。全县95%的村卫生室提供6种以上中医药适宜技术服务。

(三)创新新型妇幼健康服务体系建设

按照"市县合、乡增强、村共享"的总体要求,优化整合妇幼保健机构和计划生育技术服务机构。县妇幼保健所和县计划生育技术服务机构合并,确保县有一所政府举办、独立建制的妇幼保健院(妇幼保健计划生育服务中心)。创建二级妇幼保健院,提供产科和儿科(新生儿科)住院服务,增强与妇女儿童健康密切相关的基本医疗服务功能,提高服务能力。乡计划生育技术服务站与乡镇卫生院妇幼保健职能整合,整合村计划生育服务室与村卫生室,巩固基层卫生计生工作网底。

(四)完善分级诊疗制度建设

明确各级各类医疗卫生机构的功能和任务,合理界定各级各类医疗机构服务范围,通过行政管理、财政投入、绩效考核、医保支付等激励约束措施,引导各级各类医疗机构落实功能定位。全面提升县级医院服务能力,完善基层卫生服务体系及功能,实施家庭医生制度,推行签约服务,实现"小病在基层、大病不出县",县域内就诊率达90%以上。发挥县级医院的龙头骨干作用,在县域内组建纵向联合体,开展城乡对口支援,鼓励医师多点执业,引导优质医疗资源下沉。全面推进纵向医联体建设,建立不同级别医院之间、医院与基层医疗卫生机构之间、基层医疗卫生机构与接续性医疗机构之间的分工协作机制,逐步实现"基层首诊、双向转诊、急慢分治、上下联动"的分级诊疗格局。

七、保障措施

(一)加强组织领导,推动规划落实

医疗机构设置规划是政府对医疗卫生事业进行宏观调控的重要手段,是引领全县医疗卫生资源合理配置的指挥棒。县政府组织县有关部门负责编制全县医疗机构设置规划并组织实施,对各级各类医疗机构的数量、布局、规模进行统筹规划。各有关部门要把医疗机构设置规划制定工作摆上重要议事日程,明确任务分工,形成工作合力。卫生计生行政部门要牵头做好规划制定工作,并根据经济社会发展需求适时进行动态调整。发展改革部门要将医疗机构设置规划纳入国民经济和社会发展总体规划安排,并依据规划对新、改、扩建项目进行基本建设管理,将纳入规划作为建设项目立项的前提条件。财政部门要按照政府卫生投入政策落实相关经费。规划部门要在土地利用总体规划和城乡规划中统筹考虑医疗卫生机构发展需要,合理安排医疗用地供给,优先保障非营利性医疗机构用地,并依规划审批建设用地,保障医疗机构设置规划落地实施。机构编制、社会保障等其他相关部门要各司其职,配合做好规划编制和实施的相关工作。

(二)创新体制机制,创造实施条件

本规划主要对全县各级各类医疗卫生资源的配置作出具体安排,体现了国家和省市在"十三五"期间深化医改的总体部署和要求。在实施和推进医改过程中,要进一步创新体制机制,为规划实施创造有利条件。要坚持政府在提供医疗服务中的主导地位,完善政府卫生投入机制,改革管理体制,推进管办分开、政事分开,落实公立医院自主经营权。要加快公立医院改革,建立合理的补偿机制、科学的绩效评价机制和适应医疗行业特点的人事薪酬制度,维护公立医院公益性,调动医务人员积极性,保障公立医院发展的可持续。要加快医保支付方式改革,建立更加合理的医保付费机制,完善以基本医保为主体的多层次医疗保障体系。通过创新体制机制,为规划实施提供有力的政策支持和保障。

(三)加强外引内培,形成人才梯队

人才不足是制约我县医疗卫生事业跨越发展的瓶颈问题。要在深化医改中,创新人才配置、培养、引进和使用的体制机制。要严格按照国家和省市有关规定,合理配置各级各类医疗卫生机构特别是基层医疗卫生机构的卫技人员,保证数量,提高质量,为分级诊疗制度的建立提供人才保障。要建立健全住院医师、专科医师、全科医师规范化培训制度,规范开展岗位培训和继续医学教育,培养合格临床医师。要依托江苏护理职业学院,重点培养合格的高级护理人才和临床实用型人才。要制定引进高层次人才的优惠政策,创新卫生人才队伍投入机制。要合理使用人才,健全以聘用制和岗位管理为主要内容的事业单位用人机制,逐步推进编制备案制管理,充分调动人才的积极性和创造性。

(四)推进依法行政,建立评价机制

建立医疗资源配置监督评价机制,定期开展规划实施情况督导与评估。规划实施过程中,如遇经济社会发展发生重大调整,应当适时开展评估,及时发现存在的问题,研究解决对策,保障规划有效实施。卫生计生行政部门要加强对规划工作的宏观指导和组织协调,研究制定切实可行的实施方案和相关配套措施,提高依法行政和依法管理水平。要完善医疗机构、从业人员、医疗技术、大型设备等医疗服务要素准入管理,不断健全医疗卫生服务标准和质量评价体系,规范管理制度和工作流程,营造公平有序的竞争环境。继续深入开展打击非法行医和非法采供血专项行动,维护医疗市场秩序。

八、设置申请和执业要求

(一)设置申请和执业登记

任何单位和个人申请设置医疗机构,必须严格按照《医疗机构管理条例》《医疗机构管理条例实施细则》《医疗机构基本标准》《关于医疗机构审批管理的若干规定》等有关法律、法规、文件的规定,申请设置审批、进行执业登记并领取《医疗机构执业许可证》后,方可执业,未取得《医疗机构执业许可证》的不得开展诊疗活动。《医疗机构执业许可证》不得出借和转让。

(二)卫技人员执业

任何医疗机构的医务人员,必须按照《执业医师法》《医疗机构管理条例》《乡村医生从业管理条例》《中华人民共和国护士管理办法》等法律法规进行执业注册,并严格按照执业规则执业,遵守卫生法律法规和规章制度,接受卫生计生行政部门的监督管理,承担各种法律责任。违反法律法规和规章制度的将依法惩处。

盱眙县人民政府办公室文件

盱政办发〔2016〕103 号

关于印发《盱眙县"十三五"卫生与健康发展规划》的通知

各乡镇人民政府、街道办事处,县直各单位:

现将《盱眙县"十三五"卫生与健康发展规划》印发给你们,请认真组织实施。

盱眙县人民政府办公室

2016 年 12 月 26 日

盱眙县"十三五"卫生与健康发展规划

"十三五"时期是盱眙全面建成更高水平小康社会、实现"一高双强"奋斗目标的决胜阶段,是打造"健康盱眙"、深化医药卫生体制改革和计划生育服务管理改革的关键时期。为统筹谋划全县卫生计生事业发展,根据国家、省、市相关要求和《盱眙县国民经济和社会发展第十三个五年总体规划纲要》,制定本规划。

一、规划基础

"十二五"时期,我县紧紧围绕县委、县政府总体部署和市卫计委具体指导要求,牢固树立为民服务意识,深入推进医疗卫生体制改革,全面开展公共卫生服务项目,加大计划生育管理服务改革力度,顺利实现"十二五"主要目标,人民群众健康意识、健康水平明显提高。

医改工作取得重大突破。加快公立医院改革步伐,破除"以药补医"机制,管理体制、运行机制和补偿机制逐步完善。全民医保体系基本建立,新型农村合作医疗及大病医疗保险覆盖全体农村居民,城乡医疗救助制度更趋完善,保基本、防大病、兜底线能力进一步增强。基本药物制度全面建立。分级诊疗制度不断完善。社会办医蓬勃发展,全县民营医院达7家,多元化办医格局初步形成。健全完善基层医疗机构考核评价体系,强化绩效考核,建立特岗医生制度,收入向关键岗位、业务骨干和管理人员倾斜,医护人员的工作积极性和主动性不断提高。

计划生育服务管理成效明显。全县人口自然增长率稳定在5‰左右,出生人口政策符合率始终保持在95%以上,有序平稳实施"单独两孩"政策,计划生育利益导向机制不断健全,奖扶、特扶、一次性奖励、计划生育特殊困难家庭优惠政策全面落实兑现。出生人口性别比治理力度不断加大,出生缺陷一级干预稳步推进,免费孕前优生健康检查覆盖面达96.5%,流动人口服务管理率达95%以上,群众满意度进一步提升。荣获省政府颁发的"人口协调发展先进县"称号。

医疗服务体系逐步完善。不断加强县级医院、乡镇卫生院、村卫生室标准化、示范化建设。优化医疗卫生服务体系、提升服务功能,改善就医环境,"15分钟健康服务圈"全面建成。健全中医药服务体系,实现县乡村中医药服务全覆盖。加强人才培养和引进,五年间引进卫技人才729名,其中博士1人、硕士50人,卫生人才缺乏现象有所缓解。"十二五"期间,全县共创建成省级示范乡镇卫生院8个,省乡镇卫生院示范中医科3个,省级示范村卫生室12个。

公共卫生服务质量有效提升。基本公共卫生服务得到普及,重大公共卫生服务全面落实,突发公共事件应急救援有序有力,公共卫生核心能力迅速提升。卫生监督工作实现量化分级管理,规范化程度不断增强。开展健康教育和健康促进行动,积极开展农村生活饮用水卫生监测工作,覆盖率100%。重点推进城乡居民健康档案电子化、数字化工作,全县累计建立居民电子健康档案58.3万份。每年为60岁以上老人进行免费健康体检,为农村妇女进行免费"两癌"筛查,农村妇女享受住院分娩补助。新建30148座农村无害化卫生户厕。规范管理0~6岁儿童、孕产妇、高血压患者、2型糖尿病患者、重性精神病患者等近45万人次。全县传染病发病率、孕产妇死亡率、婴儿死亡率等指标明显降低,人民群众健康保障水平明显提高。

在看到成绩的同时,我们也清醒地认识到,卫生计生资源供给不足与群众需求不断增长之间的矛盾仍然突出,全县卫生计生事业发展仍然面临诸多问题。

一是基础设施薄弱。跟上级要求、社会需求相比,我县公共卫生机构现有硬件设施还达不到标准,部分乡镇卫生院设施不能满足工作需要。

二是专业人才短缺。县乡发展不平衡,乡镇专业技术人员普遍学历职称、业务能力偏低,副高职称仅有37人,中级职称196人。村医年龄老化现象突出,女性村医明显不足,且补充困难。

三是资源布局失衡。城乡医疗资源配置不均衡,相对优质资源主要集中在县城区,乡村卫生医疗投入相对不足,分级诊疗推行在基层尚存一定难度。

四是转型任务艰巨。计划生育政策进入"调整期",人口老龄化、计划生育特殊困难家庭保障等问题更加突出,计划生育工作转型转轨任重道远。

习近平指出,没有全民健康就没有全面小康。新时期、新形势下人民群众的健康需求日益增长,现实存在的突出问题给卫生计生事业发展带来新挑战。但同时,"将健康融入所有政策"、经济社会的全面发展也为打造"健康盱眙"提供了新机遇。迎难而上、直面挑战,是促进全县卫生计生事业发展的必由之路。

二、指导思想和基本原则

(一)指导思想

以党的十八大和十八届三中、四中、五中、六中全会精神为指导,紧紧围绕"四个全面"战略,按照全国卫生健康大会的总体部署,以建设"健康盱眙"为目标,探索新思路,谋划新篇章,狠抓改革攻坚,突出创新驱动,努力构建现代医疗卫生体系,全力推动全县卫生计生工作在新常态下有新作为,全面保障全县人民的全周期生命健康。

(二)基本原则

以人为本。围绕满足人民群众不断增长和变化的健康需求,将健康优先的理念融入卫生计生事业发展的全过程,充分保障基本医疗卫生服务的公平可及性。提高服务能力,努力让人民群众不生病、少生病,看得起病、看得好病。坚持计划生育基本国策,深入实施全面"两孩"政策。积极应对人口老龄化,推动医疗卫生与养老服务相结合,促进家庭幸福和人口长期均衡发展。

政府主导。强化政府主导作用,落实政府办医责任、领导责任、管理责任、保障责任和监督责任。进一步加大政府对卫生计生事业的投入,确保基本医疗和公共卫生服务的公益性。注重发挥市场机制的作用,充分调动社会力量的积极性和创造性,形成多元化办医格局。

协调发展。加大宏观调控力度,统筹规划全县医疗卫生资源配置,保持医疗卫生资源总量适度发展。合理规划布局和机构设置,坚持中西医并重,不断优化卫生资源结构,形成布局合理、规模适宜、层次分明、功能互补的医疗卫生服务体系。

三、发展目标

用三到五年时间,基本建成覆盖城乡居民比较完善的医疗服务体系、公共卫生服务体系、医疗保障体系、药品供应保障体系、医疗卫生监管体系,形成以县医院为龙头的城区片、马坝卫生院为中心的东部片区、桂五卫生院为中心的山区片、管镇卫生院为中心的西部片区四个区域医疗卫生服务中心,不断完善以县级医院为龙头、乡镇卫生院为骨干、村卫生室为基础的医疗联合体,分级诊疗制度深入实施,城乡居民健康主要指标达到国内先进水平。

居民健康水平。人均期望寿命达80岁以上,孕产妇死亡率控制在0.6‰,婴儿死亡率控制在5‰以内。

计划生育工作。人口自然增长率稳定在6‰左右,出生人口性别比控制在108:100以内,流动人口服务管理率达95%以上,政策兑现率100%。

卫生资源配置。每千人口床位数不低于6张,执业(助理)医师不少于2.5人,注册护士不少于3.14人,医护比达1:1.25,每千人口公共卫生人员不少于0.83人。非公立医疗机构床位数按照1.14预留。

疾病预防控制。机构建设全面达标。甲、乙类法定报告传染病平均发病率稳定在15‰以内,适龄儿童疫苗接种率95%以上,重大传染病防治目标如期实现,高血压、糖尿病患者规范化管理率达到55%以上,严重精神障碍患者管理率达85%以上,建成省级慢性病防控示范区。

公共卫生服务。到2020年人均基本公共卫生服务经费标准不低于90元,服务均等化水平进一步提高。

妇幼健康服务。服务网络完善,县妇幼保健院达二级保健院标准。住院分娩率达99%以上,免费孕前优生健康检查率达90%以上,出生缺陷发生率控制在较低水平。

新型农村合作医疗。参保率不低于99%,人均筹资水平不低于省定标准,政策范围内住院费用支付比例稳定在75%以上。

医疗服务。服务体系进一步完善,分级诊疗制度全面建立,县域内就诊率不低于90%。城乡卫生资源布局进一步优化,完善"15分钟健康圈"。完善人才引进政策,基层卫生人员数、全科医生数、乡村医生数达省定标准。

卫生计生监管。机构建设达标,监督检查覆盖率、问题处置率达100%。

经费投入。全面落实政府卫生计生投入政策。

中医药发展。合理配置和利用中医药资源。办好县中医院,加强县人民医院中医科建设,有条件的乡镇卫生院建立中医馆,其他乡镇卫生院要设置中医科和中药房,村卫生室能够提供中医药服务。

信息化建设。实施"智慧健康服务工程",完善服务体系,全面对接省人口健康信息平台,建立和完善各类信息数据库。

"十三五"时期盱眙县卫生计生事业发展指标一览表

类　别	序　号	指　标	目　标
健康水平	1	人均期望寿命(岁)	80
	2	婴儿死亡率(‰)	≤5
	3	孕产妇死亡率(‱)	≤0.6
	4	5岁以下儿童死亡率(‰)	≤8
人口与计划生育	5	人口自然增长率(‰)	6
	6	出生人口性别比	108
	7	出生政策符合率(%)	96
	8	奖励政策兑现率(%)	100
妇幼健康	9	孕产妇系统管理率(%)	90
	10	免费孕前检查目标人群覆盖率(%)	90
	11	出生缺陷发生率(%)	≤5
妇幼健康	12	妇幼保健服务机构健全率(%)	100
	13	3岁以下儿童系统管理率(%)	90
卫生监督	14	食品安全风险监测食品类别覆盖率(%)	80
	15	卫生监督覆盖率(%)	100
	16	政策范围内住院费用医保支付比例(%)	75
	17	个人卫生支出占卫生总费的比重(%)	≤28
疾病控制	18	登记在册的严重精神障碍患者管理率(%)	85
	19	城乡居民健康知识知晓率(%)	80
	20	适龄儿童免疫规划疫苗接种率(%)	95
医疗服务	21	二级医院平均住院日(天)	≤8
	22	城乡居民两周患病基层机构首诊率(%)	70
	23	县域内就诊率(%)	90
	24	门诊处方抗菌药物使用率(%)	≤10
	25	重点人群签约服务率(%)	50
爱国卫生	26	农村无害化卫生户厕普及率(%)	95
	27	居民健康素养水平(%)	20

（续表）

类　别	序　号	指　标	目　标
卫生资源	28	每千人口医疗机构床位数（张）	6
	29	每千人口执业（助理）医师数（人）	2.5
	30	每千人口注册护士数（人）	3.14
	31	每万人口全科医生数（人）	3
智慧健康	32	居民电子健康档案规范化建档管理率（%）	80
	33	县级以上公立医院开展面向基层远程医疗服务比例（%）	70
中医药事业	34	每千人口中医执业（助理）医师数（人）	0.40
	35	每千人口中医床位数（张）	0.75

四、主要任务和实施路径

（一）优化卫生计生资源配置

推进医疗资源共享。构建长期稳定的县乡医疗机构联动制度，推动医疗卫生资源城乡互通，逐步实现"基层首诊、双向转诊、急慢分治、上下联动"的分级诊疗格局。加强人口健康信息化建设，构建智慧医疗体系，建立县级区域卫生信息综合管理平台和数据交换中心，积极开展医疗机构各类信息系统改造升级工作，发挥县域影像和病理临检中心作用，实现检验检查结果、医学影像等卫生信息资源全面共享。

加强人力资源管理。认真制定并实施卫生人才队伍建设规划，创新开展各类学习教育，培育一批"盱眙名医"，建立管理人才、技术人才库，完善人才梯队建设。推进医师多点执业，鼓励医师有序流动。实施农村订单定向医学生免费培养计划，积极引导卫计技术人员和大中专毕业生到基层工作，改善基层人才队伍结构。完善全科医生制度，基本实现城乡每万名居民有3名合格的全科医生。完善继续医学教育培训制度和激励机制，进一步提高全县卫生专业技术人员整体素质和业务能力。到2020年，乡镇卫生院医生全部取得大专以上学历。

优化学科专科建设。以县级医院为龙头，以现有学科为基础，加大投入，统筹规划，发挥特色，筛选一批有潜力、有优势的学科进行重点培育，广泛开展交流合作，加强核心团队建设，打造一批市级重点临床专科，培养一批有一定社会影响的学科带头人，满足本地及周边居民日益增长的医疗保健需求，推动卫生科技水平不断提升。

规范社会力量办医。鼓励社会力量投资医疗健康服务领域，按照每千人口不低于1.14张床位为社会办医预留规划空间。加大对非公立医疗机构的指导和扶持力度。

（二）推动医疗卫生服务体系提档升级

完善服务体系规划，推进医院管理改革，加快建立现代医院管理制度。合理规划城乡医疗卫生机构的数量、规模、布局和功能。以管镇、黄花塘两个县医院分院为依托，建立以县级医院为龙头、乡镇卫生院为骨干、村卫生室为基础的医疗联合体，着力改善城乡基层卫生机构服务条件，提升服务能力，全面提高整体水平。逐步推进就医"一卡通"。县人民医院新区医院二期工程建设成功并投入使用，争创三级综合医院。县妇幼保健院争创二级妇幼保健院。积极向上争取完善乡镇卫生院防保楼、病房楼等基础设施建设和医疗设备购置更新资金。加强乡村卫生机构一体化管理，积极开展省示范乡镇卫生院和群众满意乡镇卫生院创建活动，整合村卫生室与计划生育服务室职能，努力提高"15分钟健康服务圈"的服务质量和水平。鼓励开展科技创新，力争"十三五"期间全县卫生科技获得省、市级以上科技进步奖奖项3项以上。重视和加强基层医疗急救网络建设，提高基层急救能力和水平。

（三）规范实施公共卫生服务项目

进一步完善基本公共卫生服务体系，切实落实好基本公共卫生服务项目，增加和完善服务内容，提升公共卫生服务均等化水平。逐步完善城乡居民健康档案管理,重点做好65岁以上老年人、0~6岁儿童、孕产妇等重点人群以及高血压、糖尿病、重性精神疾病和恶性肿瘤等重点对象的健康档案建档和后续跟踪管理工作。全面推行家庭医生制度,大力推进重点人群签约服务工作。进一步完善医疗机构与疾病预防控制机构的分工协作机制,加强重大传染病、碘缺乏疾病、职业病、食源性疾病、环境相关疾病、慢性非传染病综合防治。继续做好计划免疫工作,国家免疫规划内疫苗接种率以乡镇为单位保持在95%以上。建立健全职业卫生、食品安全、口腔卫生、饮用水卫生等健康危害因素监测机制,健全应急体系,有效应对和处置重大突发公共卫生事件,报告及时率、规范处置率达到100%。健全健康教育工作网络,到2020年,力争居民健康基本知识知晓率达到80%以上,健康生活方式与行为养成率达到65%以上。完善县人民医院新区医院传染病区的功能建设,提高应对突发传染病疫情的救治能力和水平。启动实施精神卫生体系建设,开展精神卫生预防、治疗、康复、健康教育、防治网络建设工作,加强重性精神疾病管理与规范化治疗,精神康复医院创成二级精神病院。

(四)健全完善新农合制度

确保全县平均参合率稳定在99%以上,筹资标准达到国家和省、市的要求,门诊统筹补偿比例不低于50%,县内住院政策补偿比例不低于75%,大病保险政策报销比例不低于50%。完善新农合基金风险预警机制,加大基金使用监管力度。健全新农合基金支出宏观调控机制,完善支付方式,在县内开展总额预付支付工作,合理确定县内年度基金支出总额控制目标。进一步增加县、乡两级定点医疗机构按病种(分组)付费的病种数量,将县内定点医疗机构住院按病种付费病例的覆盖率提高到30%以上。全面推进新农合省级联网医院结报工作。推进承保商业保险机构参与新农合日常监管、外伤调查、异地就医核查工作。探索城乡医疗保险资源融合。

(五)构建药品流通保障体系

全面实施国家基本药物制度,扩大基本药物制度覆盖面。公办基层医疗卫生机构全部配备、使用和零差率销售基本药物,选取民营医院进行试点。根据基层医疗卫生机构技术发展需要,调整完善基本药物配备使用政策,允许基层医疗卫生机构按规定比例配备使用国家基本药物目录和省增补目录外、医保目录和新农合目录内的药品,并实行零差率销售,减轻群众医药费用负担。健全药品供应保障体系,组织开展谈判确定产品及价格。建立药品储备库,完善急(抢)救药品、低价药品、妇儿、药品供应保障措施,加强短缺药品动态检测。

(六)完善卫生计生监管体系

加强卫生计生法治建设,严格规范执法,加快推进属地化和全行业管理,加强卫生计生监督机构和执法队伍建设,探索在乡镇(街道)设立卫生计生派出机构。健全卫生计生行政执法责任制,依法加强监管,依法征收社会抚养费,深入打击非法行医、非法医疗广告、非法采供血、非医学需要胎儿性别鉴定和人工终止妊娠行动,维护卫生计生服务秩序。建立有效的考核机制,加强行业内机构监管。

(七)完善中医药服务体系

优化中医药资源配置,提高服务能力。"十三五"期间,开展3个省级以上中医特色专科专病建设(含针灸理疗康复特色专科),形成两个以上在当地有影响的中医专科(专病)。建成市级中医重点专科2个,推广中医药适宜技术10项以上。"十三五"期末,全县中医个体诊所达到20个。县中医院力争达到三级中医医院创建标准。开展中医药健康教育服务,扩大中医药服务范围,建立完善的中医药康复医疗服务体系。县级综合性医院和每个乡镇卫生院均设置中医科、中药房,95%以上乡镇卫生院须建成1个以上中医诊室,并科学规划形成相对独立的中医药综合服务区。

(八)推动计划生育工作转型发展

坚持一把手亲自抓、负总责,全面建立"党委领导、政府负责、社会协同、公众参与"的人口工作格局。强化各级投入,确保人均计划生育工作经费增加幅度不低于各级财政支出的增长幅度。强化协调配合,形成齐抓共管、综合治理的工作局面。强化宣传教育,重视协会作用,加大幸福家庭创建力度,在全社会进一步营造良好的人口环境。依法实施全面两孩政策,完善生育等级服务制度,依法依规查处政策外生育。加强流动人口服务管理、性别比专项治理、信息化建设、群众自治等工作,巩固基层基础。严格落实对计划生育家庭的奖励规定,探索建立奖励、优惠、减免、扶持、保障、救助"六位一体"的计划生育利益导向体系,增强计划生育家庭发展能力。深入开展避孕节育全程服务、生殖健康系列服务,实施好免费孕前优生健康检查项目,全面提升出生人口素质。

(九)大力发展健康产业

统筹医疗服务与养老服务资源,推进医疗机构与养老机构加强合作。以天泉湖翡翠谷养生居住社区、恒康肿瘤医院等健康产业为抓手,探索医养融合发展新路径。在马坝、管镇和桂五3个中心卫生院率先开展医养融合试点的基础上,"十三五"末所有医疗机构均开设康复养老病床。推动二级以上医院与康复疗养机构、养老机构内设医疗点等之间的转诊与合作,支持有条件的养老机构内设医疗点。研究制订老年康复、护理服务体系专项规划,形成规模适宜、功能互补、安全便捷的健康养老服务网络。充分发挥中医药"治未病"和养生保健优势,推动中医药与养老结合。

五、保障措施

(一)加强组织领导。各级政府要切实加强对卫生计生工作的领导,把发展卫生计生事业作为促进人民健康、促进社会和谐的重大民生工程来抓,层层落实责任,及时协调解决卫生计生工作中的重大问题。坚持计划生育基本国策,相关部门要认真履行职责,协调一致推进全县卫生计生事业发展。

(二)加强财政投入。认真履行公共财政职能,完善卫生计生补助政策,逐年增加卫生计生事业投入,落实各项补助措施。探索政府保基本、购服务、强激励的财政补偿方式,建立健全科学合理的绩效考评体系,提升财政投入绩效。各级医疗卫生计生单位要根据实际情况,统筹安排落实规划所需经费,合理使用,减少浪费。

(三)加强作风建设。坚持依法行政,进一步加强党风、政风、行风建设,打造一支清廉、高效的卫生计生队伍。强化对权力运行的制约和监督,坚决查纠医药购销领域和医疗服务中的不正之风。

(四)加强监督评估。"十三五"卫生与健康发展规划是未来5年我县卫生计生事业发展的宏伟蓝图,必须采取切实有效的监督措施保证得到切实落实。要建立规范的检查督导与评估机制,及时发现和解决实施过程中出现的困难和问题,确保规划目标实现。

盱眙县人民政府办公室文件

盱政办发〔2016〕104号

关于印发《盱眙县医疗卫生服务体系规划 (2016~2020年)》的通知

各乡镇人民政府、街道办事处,县直各单位:

现将《盱眙县医疗卫生服务体系规划(2016~2020年)》印发给你们,请认真组织实施。

盱眙县人民政府办公室

2016年12月26日

盱眙县医疗卫生服务体系规划
（2016~2020年）

为适应全县经济和社会发展，科学配置卫生资源，完善医疗卫生服务体系，促进全县卫生计生事业健康发展，依据《全国医疗卫生服务体系规划纲要（2015~2020年）》《淮安市深化医药卫生体制改革建设现代医疗卫生体系的意见》《淮安市"十三五"卫生与健康规划》等文件，结合实际，制定本规划。

一、规划背景

（一）区域概况

2015年底，全县户籍人口80.25万人，常住人口65.25万人。城镇常住人口32.88万人，农村常住人口32.37万人，地区生产总值320.13亿元。2015年末，人均期望寿命79.15岁，孕产妇死亡率为0，婴儿死亡率为1.4/‰。

（二）卫生资源现状

经过长期发展，我县已经建立了由各级各类公立医院、基层医疗卫生机构、专业公共卫生机构、社会办医疗机构组成的覆盖城乡的医疗卫生服务体系。截至2015年底，全县医疗卫生机构总数333个，其中医院9所，专业公共卫生机构4个，乡镇（街道）卫生院19个，村卫生室232个，其他医疗机构68个。全县卫生技术人员3784人。其中，注册执业（助理）医师1515人，注册护士1601人。全县医疗机构核定病床总数3125张。平均每千人拥有医师2.32人、护士2.45人、病床4.8张。2015年，全县医疗机构总诊疗人次352.6万人次，入院病人7.91万人次，出院病人7.91万人次，床位使用率92.37%，平均住院日12天。门诊次均诊疗费183.2元，次均住院费用5275元，日均住院费用439.6元。全县新农合参保人员55.17万人，参合率100%。

（三）存在问题

当前我县医疗卫生资源总量、质量、结构、布局与国家、省、市要求比较，与人民群众健康需求比较，还存在较大差距。

一是医疗卫生资源总量不足。与经济社会发展和人民群众日益增长的服务需求相比，我县现有医疗卫生资源总量相对不足，质量有待提高。每千人口执业（助理）医师数、护士数、床位数未达国标、省标。

二是基层医疗卫生机构服务能力不足。人才缺乏制约了事业发展。医疗资源利用率不够，中西医发展不协调，中医药特色优势尚未得到充分发挥。资源要素之间配置结构失衡，医护比仅为1:1.06，医护总配备严重不足。专科医院发展相对较慢，儿科、精神卫生、康复、老年护理等领域服务能力较为薄弱。

三是医疗卫生服务体系碎片化。公共卫生机构、医疗机构分工协作机制不健全、缺乏联通共享，各级各类医疗卫生机构合作不够、协同性不强，服务体系难以有效应对日益严重的慢性病高发等健康问题。

四是公立医院内涵质量亟待提高。医疗质量提升不足，社会效益彰显不够，因医疗质量意识认识不到位产生的医疗纠纷及事故时有发生。重点专科、新兴学科建设迟滞，科研力量薄弱，科技创新能力不强。

（四）形势与挑战

党的十八大提出了2020年全面建成小康社会的宏伟目标。没有全民健康就没有全面小康，医疗卫生服务体系的发展面临新的历史任务，要在保障全体人民全生命周期卫生健康上持续取得新进展，实现人人享有基本医疗卫生服务。

随着经济社会发展转型，居民生活方式也快速变化，慢性病成为我县居民主要疾病负担。预计到2020年我县总人口将达到86万人，医疗服务需求将进一步释放。尽管医疗保障制度逐步完善，保障水平不断提高，但医疗卫生资源供给约束与卫生需求不断增长之间的矛盾将持续存在。

截至2015年底，我县60周岁以上老年人口超过11万人，占总人口的17.49%。老年人口快速增加，生活照料、康复护理、医疗保健、精神文化等需求日益增长。同时，随着近年来工业化和城镇化的加速推进，大量青壮年劳动人口从农村流入城市,加剧了农村实际老龄化程度。老龄化进程与家庭小型化、空巢化相伴随,与经济社会转型期各类矛盾相交织,医疗服务需求将急剧增加。老年人口医养结合需要更多卫生资源支撑,康复、老年护理等薄弱环节更为凸显。实施全面两孩生育政策后,新增出生人口将有一定增加,对包括医疗卫生机构在内的公共资源造成压力,妇产、儿童、生殖健康等相关医疗保健服务的供需矛盾将更加突出。

同时,云计算、物联网、移动互联网、大数据等信息化技术的快速发展,为优化医疗卫生业务流程、提高服务效率提供了条件,必将推动医疗卫生服务模式和管理模式的深刻转变。

二、规划原则和目标

(一)基本原则

1.坚持政府主导。切实落实政府在制度、规划、保障、服务、监管等方面的责任,维护公共医疗卫生的公益性。大力发挥市场机制在配置资源方面的作用,充分调动社会力量的积极性和创造性,满足人民群众多层次、多元化医疗卫生服务需求。

2.坚持问题导向。以健康需求和解决人民群众主要健康问题为导向,以调整布局结构、提升能级为主线,适度有序发展,强化薄弱环节,科学合理确定各级各类医疗卫生机构的数量、规模及布局。

3.坚持公平效率。优先保障基本医疗卫生服务的可及性,促进公平公正。同时,注重医疗卫生资源配置与使用的科学性与协调性,提高效率,降低成本,实现公平与效率的统一。

4.坚持系统整合。加强全行业监管,统筹城乡、区域资源配置,统筹当前与长远,统筹预防、医疗和康复,中西医并重,注重发挥医疗卫生服务体系的整体功能,促进均衡发展。

(二)总体目标与规划指标

1.总体目标。高举中国特色社会主义伟大旗帜,深入贯彻落实党的十八届三中、四中、五中、六中全会和习近平总书记系列重要讲话及全国卫生与健康会议精神,以推进健康中国、健康盱眙建设为引领,坚持以基层为重点,以改革创新为动力,预防为主,中西医并重,将健康融入所有政策,人民共建共享的新时期卫生工作方针,优化医疗卫生资源配置,建成与盱眙国民经济和社会发展水平相适应、与居民健康需求相匹配,体系完整、分工明确、功能互补、密切协作的整合型医疗卫生服务体系,基本建立覆盖城乡居民的基本医疗卫生制度,持续提升人民健康水平。

2.规划指标。

全县医疗卫生服务体系资源要素配置一览表

主 要 指 标	2015年现状	2020年目标
每千常住人口医疗卫生机构床位数(张)	4.8	6
其中:医院(张)	2.97	4.29
公立医院(张)	2.35	3.15
社会办医院(张)	0.62	1.14
基层医疗卫生机构(张)	1.83	1.71
每千常住人口执业(助理)医师数(人)	2.33	2.5
每千常住人口注册护士数(人)	2.46	3.14
每千常住人口公共卫生人员数(人)	0.61	0.83
每万常住人口全科医师数(人)	2.41	3

三、总体布局

(一)机构设置

医疗卫生服务体系主要包括医院、基层医疗卫生机构和专业公共卫生机构等。医院和基层医疗卫生机构分为公立和社会办两类。

1.医院。规划期内，县人民医院转设为三级综合医院，县中医院转设为三级中医类医院，县妇幼保健院创建二级妇幼保健院。县经济开发区可设1所二级综合医院。提升旧铺、管镇、桂五卫生院水平，力争升格为二级综合医院。

2.基层医疗卫生机构。每个建制乡镇(街道)设1所卫生院。原乡镇卫生院转设为二级综合医院的，不再新设乡镇卫生院。区划调整后多出的乡镇卫生院可作为乡镇卫生院分院，也可根据需求转型为护理院或康复医院。按照一个行政村或3000~5000人设置1个卫生室的原则，全县设置250个左右村卫生室。

3.专业公共卫生机构。健全疾病预防控制、妇幼保健、精神卫生、院前急救、卫生监督等专业公共卫生服务网络，专业公共卫生机构由政府举办。县行政区划内同类专业公共卫生机构原则上只设1个，县级以下由乡镇卫生院(妇幼保健计划生育服务站)和村卫生室承担相关工作。

合并县妇幼保健机构和计划生育技术服务机构，组建县级妇幼保健计划生育服务机构。妇幼保健院增挂"妇幼保健计划生育服务中心"牌子。整合乡级计划生育技术服务站与乡镇卫生院妇幼保健职能，乡镇卫生院增挂"妇幼保健计划生育服务站"牌子。

4.其他医疗机构。个体诊所等其他医疗机构的设置，根据医疗机构设置规划，实行"总量控制，优化发展"。

(二)床位配置

到2020年，每千常住人口医疗卫生机构床位数控制在6张，其中医院床位数4.29张，基层医疗卫生机构床位数1.71张。在医院床位中，公立医院床位数3.15张，按照每千常住人口不低于1.14张为社会办医院预留规划空间。计划到2020年，总床位达到4200张，其中县人民医院1200张，县中医院800张，县妇幼保健院150张，乡镇(街道)卫生院1150张(含精神病院100张)，社会办医疗机构900张。期间可根据实际发展需要，对床位设置进行适当调整。

(三)信息资源配置

加强人口健康信息化建设，策应健康中国云服务计划，积极应用移动互联网、物联网、云计算、可穿戴设备等新技术，推动惠及全民的健康信息服务和智慧医疗服务，推动健康大数据的应用，逐步转变服务模式，提高服务能力和管理水平。到2020年，建成全员人口信息、电子健康档案和电子病历三大数据库，基本覆盖全县人口并实现动态更新。全面建成互联互通的县、乡、村级人口健康信息平台，实现公共卫生、计划生育、医疗服务、医疗保障、药品供应、综合管理等六大业务应用系统的互联互通和各级医疗服务、医疗保障、公共卫生服务的信息共享与业务协同。积极推动移动互联网、远程医疗服务等发展，普及应用居民健康卡，积极推进居民健康卡与社会保障卡、金融IC卡、市民服务卡等公共服务卡的应用集成，实现就医"一卡通"。

(四)其他资源配置

1.设备配置。根据功能定位、医疗技术水平、学科发展和群众健康需求，坚持资源共享和阶梯配置，引导医疗机构合理配置适宜设备，逐步提高国产医用设备配置水平，降低设备购置成本。加强大型医用设备配置规划和准入管理，严控公立医院超常装备。支持县人民医院发展专业医学检验机构和区域医学影像中心，逐步建立大型设备共用、共享、共管机制，推动建立"基层医疗卫生机构检查、医院诊断"的服务模式，提高基层医学影像服务能力。按照统一规范的标准体系，二级以上医疗机构检验对所有医疗机构开放，逐步实现集中检查检验和检查检验结果互认。

2.技术配置。健全医疗技术临床应用准入和管理制度，对医疗技术临床应用实行分类、分级管理。围绕常见疾病和健康问题，加快推进适宜卫生技术的研究开发与推广应用。加强对临床专科建设发展的规划引导和支持，以发展优质医疗资源为目标，发挥其示范、引领、带动和辐射作用，提高基层和区域的专科水平，逐步缓解地域、城乡、学科之间发展不平衡现状，促进医疗服务体系协调发展。注重中医临床专科的建设，强化中医药技术推广应用。

四、医疗卫生机构功能定位

(一)医院

1.公立医院。是全县医疗服务体系的主体，必须坚持和维护公益性，充分发挥其在基本医疗服务提供、急危重症和疑难病症诊疗等方面的骨干作用。承担医疗卫生机构人才培养、医学科研、医疗教学等任务,承担县级区域内常见病和多发病的诊疗、法定和政府指定的公共卫生服务、突发事件紧急医学救援、卫生支农等任务。

2.社会办医院。是医疗卫生服务体系不可或缺的重要组成部分,是满足人民群众多层次、多元化医疗服务需求的有效途径。社会办医院可以提供基本医疗服务,与公立医院形成有序竞争;可以提供高端服务,满足非基本需求;可以提供康复、老年护理等紧缺服务,对公立医院形成补充。

(二)基层医疗卫生机构

1.乡镇卫生院。主要职责是提供预防、保健、健康教育、计划生育等基本公共服务和常见病、多发病的诊疗服务以及部分疾病的康复、护理服务,向医院转诊超出自身服务能力的常见病、多发病及危急和疑难重症病人。受县级卫生计生行政部门委托,承担辖区内的公共卫生管理工作,负责对村卫生室的综合管理、技术指导和乡村医生的培训等。乡镇卫生院分为中心乡镇卫生院和一般乡镇卫生院,中心乡镇卫生院除具备一般乡镇卫生院的服务功能外,还应开展普通常规手术,着重强化医疗服务能力并承担对周边区域内一般乡镇卫生院的技术指导工作。

2.村(居)卫生室。在乡镇卫生院的统一管理和指导下,承担行政村、居委会范围内人群的公共卫生服务和普通常见病、多发病的初级诊治、康复等工作。

3.医务室。单位内部的医务室负责本单位或本功能社区的公共卫生和基本医疗服务。

4.其他基层医疗机构。诊所等其他基层医疗机构根据居民健康需求,提供相关医疗卫生服务。政府可以通过购买服务的方式对其提供的服务予以补助。

(三)专业公共卫生机构

专业公共卫生机构是向辖区内居民提供专业公共卫生服务并承担相应管理工作的机构。主要包括疾病预防控制机构、综合监督执法机构、妇幼保健计划生育服务机构、急救中心(站)、血站等,原则上由政府举办。

专业公共卫生机构的主要职责是,完成上级下达的指令性任务,承担辖区内专业公共卫生任务以及相应的业务管理、信息报送等工作,并对辖区内医疗卫生机构相关公共卫生工作进行技术指导、人员培训、监督考核等。

五、卫生人才队伍

(一)人员配备

到2020年,每千常住人口执业(助理)医师数达到2.5人,注册护士数达到3.14人,医护比力争达到1:1.25,公共卫生人员数达到0.83人,人才规模与我县人民群众健康服务需求相适应,城乡和区域医药卫生人才分布趋于合理,各类人才队伍统筹协调发展。加强全科医生和住院医师规范化培训,逐步建立和完善全科医生制度。促进医务人员合理流动,使其在流动中优化配置,充分发挥作用。加强公共卫生人员的专项能力建设。

1.医院。以执业(助理)医师和注册护士配置为重点,以居民卫生服务需求量和医师标准工作量为依据,结合服务人口、经济状况、自然条件等因素配置医生和护士的数量,合理确定医护人员比例。按照医院级别与功能任务的需要确定床位与人员配比,承担临床教学、带教实习、支援基层、应急救援、医学科研等任务的医疗卫生机构可以适当增加人员配置。未达到床护比标准的,原则上不允许扩大床位规模。

2.基层医疗卫生机构。到2020年,每千常住人口基层卫生人员数达到3.5人以上,在我县初步建立起充满生机和活力的全科医生制度,基本形成统一规范的全科医生培养模式和“首诊在基层”的服务模式。全科医生与城乡居民基本建立比较稳定的服务关系,基本实现城乡每万名居民有3名合格的全科医生,全科医生服务水平全面提高,基本适应人民群众基本医疗卫生服务需求。原则上按照每千服务人口不少于1名的标准配备乡村医生。每个村卫生室至少配备1名执业(助理)医师和1名女乡村医生,能够开展基本中医药技术服务。

3.专业公共卫生机构。到2020年,每千常住人口公共卫生人员数达到0.83人,各级各类公共卫生人才满足工作需要。疾病预防控制中心人员原则上按照常住人口1.75/万人的比例核定,其中,专业技术人员占编制总额的比例不得低于85%,卫生技术人员不得低于70%。精神康复医院按照区域内人口数及承担的精神卫生防治任务配置公共卫生人员。县、乡级妇幼保健计划生育服务机构中卫生技术人员比例不低于总人数的80%。急救中心人员数量根据服务人口、年业务量等进行配备。

(二)人才培养

实施"盱眙名医培育计划",加强卫生人才队伍建设,注重医疗、公共卫生、中医药以及卫生管理人才的培养,制订有利于卫生人才培养使用的政策措施。切实加强医教协同工作,加强人才培养的针对性和适应性,提高人才培养质量。严格执行住院医师和专科医师规范化培训制度,开展助理全科医生培训,推动完善毕业后医学教育体系,培养合格临床医师。以卫生计生人员需求为导向,改革完善继续医学教育制度,提升卫生计生人才队伍整体素质。

加强以全科医生为重点的基层医疗卫生队伍建设,健全在岗培训制度,鼓励乡村医生参加学历教育。加强政府对医药卫生人才流动的政策引导,推动医药卫生人才向基层流动。制订优惠政策,为农村订单定向免费培养医学生。研究实施基层医疗卫生机构全科医生及县办医院专科特设岗位计划。创造良好的职业发展条件,鼓励和吸引医务人员到基层工作。加强公共卫生人才队伍建设,加强高层次医药卫生人才队伍建设,大力开发产科、儿科、精神科等急需紧缺专门人才。大力支持中医类人才培养。

(三)人才使用

健全以聘用制度和岗位管理制度为主要内容的事业单位用人机制,完善岗位设置管理,保证专业技术岗位占主体(原则上不低于80%),推行公开招聘和竞聘上岗。健全以岗位职责要求为基础,以品德、能力、业绩为导向,符合卫生人才特点的科学化、社会化评价机制,促进人才成长发展和合理流动。深化收入分配制度改革,建立以服务质量、服务数量和服务对象满意度为核心、以岗位职责和绩效为基础的考核和激励机制,坚持多劳多得、优绩优酬,人员收入分配重点向关键岗位、业务骨干和作出突出成绩的医药卫生人才倾斜。建立以政府投入为主、用人单位和社会资助为辅的卫生人才队伍建设投入机制,优先保证对人才发展的投入,为医药卫生人才发展提供必要的经费保障。合理核定公立医院编制总量,并进行动态调整,逐步实行编制备案制,探索多种形式用人机制和政府购买服务方式。

六、功能整合与分工协作

建立和完善公立医院、专业公共卫生机构、基层医疗卫生机构以及社会办医院之间的分工协作关系,整合各级各类医疗卫生机构服务功能,为群众提供系统、连续、全方位的医疗卫生服务。

(一)防治结合

进一步明确专业公共卫生机构和医疗机构的职责,着力做好高血压、糖尿病、肿瘤等慢性病的联防联控工作,将艾滋病等重点传染病以及精神疾病等病人的治疗交综合性医院或者专科医院开展,强化专业公共卫生机构对医疗机构公共卫生工作的技术指导和考核,监督机构加强对医疗机构的监督检查。

综合性医院要依托相关科室,与专业公共卫生机构密切合作,承担辖区内一定的公共卫生任务和对基层医疗卫生机构的业务指导。建立医疗机构承担公共卫生任务的补偿机制和服务购买机制。进一步加强基层医疗卫生机构队伍建设,拓展基层医疗卫生机构的功能,确保各项公共卫生任务落实到位。充分发挥中医药在公共卫生中的作用,积极发展中医预防保健服务。

(二)上下联动

加强市、县、乡、村医联体建设,逐步实现基层首诊、双向转诊、上下联动、急慢分治、分级诊疗模式,支持和引导病人优先到基层医疗卫生机构就诊,由基层医疗卫生机构逐步承担公立医院的普通门诊、康复和护理等服务。加强基层医疗卫生机构能力建设,省示范卫生院达60%以上,新增20个省示范村卫生室,每个卫生院至少建成1个县级特色科室。推动全科医生、家庭医生责任制,逐步实现签约服务。鼓励二级以上医院通过合作、托管、重组等多种方式,促进医疗资源合理配置。建立县级医院与基层医疗机构之间共享诊疗信息、开展远程医疗服务和教学培训的信息渠道。

县级公立医院要通过技术支持、人员培训、管理指导等多种方式,帮助基层医疗卫生机构提高服务能力和水平。允许公立医院医师多点执业,探索建立医师执业信息数据库并向公众提供在线查询服务,促进优质医疗资源下沉到基层。建立区域在线预约挂号平台,公立医院向基层医疗卫生机构提供转诊预约挂号服务,对基层医疗卫生机构转诊病人优先安排诊疗和住院,将恢复期需要康复的病人或慢性病病人转诊到病人就近的基层医疗卫生机构。

完善"预防—治疗—康复—长期护理"服务链,发展和加强康复、老年、长期护理、慢性病管理、临终关怀等接续性医疗机构。

(三)中西医并重

坚持中西医并重方针,充分发挥中医医疗预防保健特色优势,不断完善中医医疗机构、基层中医药服务提供机构和其他中医药服务提供机构共同组成的中医医疗服务体系,加快中医医疗机构建设与发展,加强综合医院、专科医院中医临床科室和中药房设置,增强中医科室服务能力。加强中西医临床协作,整合资源,优势互补,提高重大疑难病、急危重症临床疗效。统筹用好中西医两方面资源,提升基层西医和中医两种手段综合服务能力,规划期内60%的卫生院建成中医馆,所有乡镇卫生院和95%的村卫生室具备与其功能相适应的中医药服务能力。

(四)多元发展

加强社会办医疗机构与公立医疗卫生机构的协同发展,提高医疗卫生资源的整体效率。社会力量可以直接投向资源稀缺及满足多元需求的服务领域,满足群众多层次医疗服务需求。鼓励社会力量举办中医类专科医院、康复医院、护理院(站)以及老年病和慢性病等诊疗机构。支持社会办医疗机构加强重点专科建设,引进和培养人才,提升学术地位,加快实现与医疗保障机构、公立医疗机构等信息系统的互联互通。

政府通过购买服务等方式,鼓励和支持社会力量参与公共卫生工作,并加强技术指导和监督管理。社会力量要加强自身管理,不断强化自身能力,与专业公共卫生机构密切合作,确保公共卫生工作顺利开展。

(五)医养结合

推进医疗机构与养老机构等加强合作。推动中医药与养老结合,充分发挥中医药"治未病"和养生保健优势。建立健全医疗机构与养老机构之间的业务协作机制,鼓励开通养老机构与医疗机构的预约就诊绿色通道,协同做好老年人慢性病管理和康复护理。增强医疗机构为老年人提供便捷、优先优惠医疗服务的能力。支持有条件的医疗机构设置养老床位。推动二级以上医院与老年病医院、老年护理院、康复疗养机构、养老机构内设医疗点等之间的转诊与合作。在养老服务中充分融入健康理念,加强医疗卫生服务支撑。支持有条件的养老机构设置医疗点。统筹医疗服务与养老服务资源,合理布局养老机构与老年病医院、老年护理院、康复疗养机构等,研究制订老年康复、护理服务体系专项规划,形成规模适宜、功能互补、安全便捷的健康养老服务网络。

发展社区健康养老服务。提高社区卫生服务机构为老年人提供日常护理、慢性病管理、康复、健康教育和咨询、中医养生保健等服务的能力,鼓励医疗机构将护理服务延伸至居民家庭。推动开展远程服务和移动医疗,逐步丰富和完善服务内容及方式,做好上门巡诊等健康延伸服务。

七、实施保障与监督评价

(一)加强组织领导

各级政府要切实加强对医疗卫生服务体系规划工作的领导,把医疗卫生服务体系规划工作的组织实施提上重要议事日程,列入政府的工作和考核目标,在土地利用总体规划和城乡规划中统筹考虑医疗卫生机构发展需要,合理安排用地供给,优先保障非营利性医疗机构用地。规划期内,政府一般预算收入增长部分向卫生事业倾斜,政府投入占卫生总费用的比例逐年提升,个人支出占卫生总费用的比例低于30%。

县政府严格按照淮安市区域卫生规划和医疗机构设置规划要求,对县域内医院、专业公共卫生机构及基层医疗卫生机构进行合理设置。对新设立街道和社区等薄弱区域,政府将有计划、有步骤建设公立医疗卫生机构,满足群众基本医疗卫生需求。

卫生计生部门负责制订区域卫生规划和医疗机构设置规划并适时进行动态调整;发展改革部门负责将区域卫生规划和医疗机构设置规划纳入国民经济和社会发展总体规划安排,依据规划对新改扩建项目进行基本建设管理,推进医疗服务价格改革;财政部门负责按照政府卫生投入政策落实相关经费;规划部门负责依据依法批准的城乡规划审批建设用地;编制部门负责依据有关规定和标准统筹公立医疗卫生机构编制;社会保障部门负责加快医保支付制度改革;其他相关部门要各司其职,做好相关工作。

(二)创新体制机制

深化医药卫生体制改革,为医疗卫生服务体系规划的实施创造有利条件。深化基层医疗卫生机构综合改革,健全网络化城乡基层医疗卫生服务运行机制,提高服务质量和效率。加快公立医院改革,建立合理的补偿机制、科学的绩效评价机制和适应行业特点的人事薪酬制度,推进管办分开、政事分开,实行医药分开。加快发展城乡居民大病保险、商业健康保险,建立完善以基本医保为主体的多层次医疗保障体系。改革医保支付方式,建立更加合理的医保付费机制。加强医疗卫生全行业监管。推行医疗责任保险、医疗意外保险等多种形式的医疗执业保险,加快发展医疗纠纷人民调解等第三方调解机制,完善医疗纠纷处理机制。

(三)强化监督评价

建立医疗卫生服务体系规划实施和资源配置的监测评价机制,成立专门的监测和评估工作小组,每年对重点指标完成情况进行监测,定期组织对规划实施效果进行评估,对规划内容进行调整和完善。规划中期,组织一次医疗卫生服务体系规划实施情况评估,分阶段组织开展规划实施进度和效果评价,及时发现实施过程中存在的问题,并研究制定解决对策。规划期内,如遇行政区划(县改市)或人口规模发生重大调整,将根据调整后的实际情况相应调整规划。规划期满后,对规划的实施情况进行全面评估。

盱眙县人民政府办公室文件

盱政办发〔2017〕45号

关于印发《首届"盱眙名医"评选活动工作方案》的通知

各乡镇人民政府、街道办事处,县各有关单位:

为扎实做好我县"盱眙名医"评选工作,现将《首届"盱眙名医"评选活动工作方案》印发给你们,请遵照执行。

盱眙县人民政府办公室
2017年6月6日

首届"盱眙名医"评选活动工作方案

为进一步推进人才强县战略,营造"尊重医学、尊重知识、尊重人才、尊重创造"的良好氛围,着力培育一支"医德高尚、素质优良、技术精湛"的名医队伍,推动学科建设,促进全县卫生事业科学健康发展,决定在全县范围内开展首届"盱眙名医"评选工作,现将有关事项安排如下:

一、指导思想

全面贯彻落实科学发展观和科学人才观,大力实施人才强卫战略。通过开展"盱眙名医"评选活动,表彰一批"医术精良、医德高尚、群众认可"的医务工作者,引导广大医务人员进一步强化临床业绩意识、品德意识,展示全县医务工作者刻苦钻研医术、甘于奉献、精益求精、恪尽职守的精神风貌,为深化医药卫生体制改革、保护和促进人民群众身体健康提供有力的人才保障。

二、基本原则

1.坚持公平、公正、公开、择优的原则。采取自下而上、逐级选拔推荐、媒体展示、网上投票、综合审核评定的程序进行,将选拔范围、条件、评选过程向社会公布,加强对选拔过程各个环节的监督,确保推选工作公平、择优。

2.坚持德才兼备、注重实绩、业内认可、群众称赞的原则。突出医疗水平和临床业绩贡献,注重医德医风和现实表现,面向临床一线医务人员。

3.坚持动态管理的原则。"盱眙名医"每2年评选一次,实行任期制,每届任期3年。任期届满时可以重新参加评选。任期内实行动态管理,考核不合格者取消称号和待遇。

三、评选范围和名额

全县各级各类医疗机构从事临床一线工作、具有执业医师资格的在岗专业技术人员。

首届"盱眙名医"名额为10名。

四、选拔条件

"盱眙名医"必须符合基本政治思想条件:坚持党的基本路线,拥护党的方针政策,爱岗敬业、遵纪守法、医德高尚、医术高超,医疗工作业绩突出。除符合《"盱眙名医"评选办法》中关于"名医"的评选条件外,同时需符合以下条件:

1.具有高级专业技术职称的在职临床医师,具有临床、中医执业医师资格证书和注册证书,从事临床一线工作15年以上,或仍在临床一线工作的退休返聘专家。

2.医疗服务业绩突出。主要精力用于临床诊疗工作,年门急诊诊疗人次、负责主治的住院病例数或手术例数(其中诊治疑难危重病例数、外科Ⅲ、Ⅳ类手术例数等)相关临床工作量要超过科室同专业高级职称人员该指标平均数且排名前3位;近5年内,诊治的病例治愈率较高、并发症发生率低、医疗费用控制情况良好。

3.医术精湛并有较高知名度。临床实践经验丰富,医术高超,治疗疑难危重病症成绩突出,在医疗系统有很高的影响力,在本专业起到示范引领作用(如疑难危重疾病的诊治、开展具有影响力的特殊技术项目、接收进修与培训人员、接收下级医院危重疑难病人转入、同级别医院请会诊的情况等),获得同行认可。

4.医德高尚。尊重患者,关爱生命,品德高尚,乐于奉献。坚持合理诊疗,服务态度优,廉洁行医,拒收红包回扣,病人满意度高,在群众中享有较高的声誉。

5.获得过省级以上表彰者、省市重点临床专科学科带头人、省市名医(名中医)称号者,在同等条件下优先。

6.在医疗机构中担任领导职务后不再主要从事临床诊疗工作者,原则上不推荐参评"盱眙名医"。

7.近5年内,受过党纪政纪处分者;有收受或索要红包、回扣,在医德医风方面存在严重问题者以及发生过重大医疗事故者,不得参加评选。

五、评选程序和办法

1.推荐阶段。各单位根据评选条件,进行广泛宣传,按照推荐名额进行遴选,结合工作实绩,综合考评,经集体研究后确定推荐对象,并在本单位公示5个工作日,无不良反应的,按照隶属关系逐级上报县"盱眙名医"评选工作领导小组办公室(设在县卫生计生委人事科)。各单位推荐的人员须出具同级纪检监察部门(单位)的意见。

2.资格审核阶段。"盱眙名医"评选工作领导小组办公室对各单位上报的推荐人选进行资格审核。

3.专家评选阶段。"盱眙名医"评选工作领导小组办公室组织专家按照选拔条件,结合单位类别(二级医院、卫生院、民营医院)、学科专业分布等情况,对推荐人选的资格及推荐材料进行综合审核、评比后,提出20名"盱眙名医"提名候选人名单。

4.媒体展示阶段。利用网络进行"盱眙名医"投票评选,在政府网站、《盱眙日报》开辟专栏,对20名提名候选人先进事迹向社会进行展示,群众可以通过投票方式广泛参与评选。

5.研究审定阶段。"盱眙名医"评选工作领导小组办公室结合网络投票结果对提名候选人进行审核,推荐10名"盱眙名医"候选人名单并向社会公示,经公示无异议者,报请县政府研究确定。

6.宣传阶段。对获得"盱眙名医"荣誉称号的人员,依托媒体进行广泛宣传,以弘扬医务工作者的优秀品质,进一步推进卫生人才队伍建设。

六、培养激励和考核管理

(一)培养激励措施

1.20名提名候选人一次性奖励1万元,当选"盱眙名医"每人给予2万元的津贴奖励,分两年发放。

2.当选"盱眙名医",由县政府授予"盱眙名医"荣誉称号,并颁发证书。

3.组织"盱眙名医"参加业务培训、进修、考察等活动。

4.优先申报临床新技术新项目。

5.优先入选学术团体或评审专家组。

6.优先参加学术活动。

7.优先评先评优。

8.优先办理延退手续。

(二)加强考核管理

1."盱眙名医"任期3年,任期内日常管理和年度考核由县卫生计生行政部门负责。考核不合格者取消称号及相应待遇。具体考核办法另行制定。

2."盱眙名医",任期内调离本县、自动离职、去世,不再享受有关待遇。

3.获得"盱眙名医"荣誉称号后,若有违规违法及违纪行为受到查处者,一经查实,取消称号及相应待遇。

4.建立定期活动制度。定期召开"盱眙名医"座谈会、研讨会,探讨学科技术发展新思路、新方法,及时了解和掌握他们思想、工作和生活状况,切实解决实际困难。

(三)发挥示范作用

建立宣传制度,充分利用各种媒体,大力宣传名医先进事迹,激励他们为我县卫生事业发展作出更大贡献。组织"盱眙名医"开展"名医讲堂"、学术讲座、教学查房、义诊等活动,充分发挥名医的示范带动作用,提高全县医务工作者的诊疗水平,促进我县医疗水平的提高。

七、有关要求

(一)加强组织领导。开展"盱眙名医"选拔培养活动是加强我县高层次卫生人才队伍建设的一项重要举措。各单位要高度重视、加强领导、精心组织,按照要求做好宣传、推荐、申报、考核管理等各项工作,落实对"盱眙名医"的培养激励政策。

(二)规范选拔程序。各单位要对照条件,严格把关,按照平等、公开、择优的原则,保证选拔推荐工作的公正性,增强透明度,确保推荐人选的先进性。对弄虚作假、虚报业绩的个人和单位,一经查实,将取消评选资格,并追究相关人员及单位的责任。

(三)强化舆论宣传。在选拔培养过程中,采取多种形式,广泛宣传这项工作的目的意义,为选拔培养活动营造浓厚的舆论氛围。各单位要把名医选拔活动作为自我教育、自我宣传的有效载体,充分发挥此项活动的激励作用,不断提高医疗卫生队伍素质,为加快我县医疗卫生事业发展提供人才保障。

(四)多渠道加强高层次和骨干人才培养。鼓励各单位结合实际,积极开展选拔培养名医活动,激励医务人员更加精益求精地做好医疗工作。

八、报送材料有关要求

各申报单位请于2017年5月31日前将下列材料报送县卫生计生委人事科。

单位材料:

《首届"盱眙名医"推荐人选基本情况信息表》一式两份,同时提交Excel格式电子版文本。

个人材料:

1.《首届"盱眙名医"评选申报表》一式两份,申报人所提供个人信息和证明材料要真实准确。

2.证明材料(如学历、职称、资格、任职证书、获奖证书、科研成果获奖等)原件及复印件各一份,证明材料的复印件须经推荐单位审核,由核实人签名,并加盖单位公章,原件经审核无误后当场退回。

3.《首届"盱眙名医"推荐人选业绩成果一览表》一份,同时提交Excel格式电子文本。

上述申报材料统一使用标准档案袋,每人一袋,并用正楷字填写好袋签(包括单位、姓名、专业、电话)。

中共盱眙县委文件

盱发〔2017〕41号

关于印发《盱眙县创建国家卫生县城工作实施方案》的通知

各乡镇(街道)党委(党工委)、人民政府(办事处),县委各部委办,县各委办局,县各直属单位:

为进一步推进我县国家卫生县城创建工作,现将《盱眙县创建国家卫生县城工作实施方案》印发给你们,希精心组织实施,确保按时完成任务。

中共盱眙县委
盱眙县人民政府
2017年7月28日

盱眙县创建国家卫生县城工作实施方案

根据《国家卫生县城标准》和《国家卫生县城考核命名和监督管理办法》,结合我县实际,特制订本实施方案。

一、指导思想

深入践行创新、协调、绿色、开放、共享的新发展理念,加快绿色富民、实干争先进程,以改善投资环境和人居环境、推动经济发展和社会进步为目标,着眼于抓基础求发展、治难点求长效、攻重点上水平,通过开展多形式、多途径、全方位的国家卫生县城创建活动,进一步优化县城环境,提升县城品位,增强居民卫生意识,改善居民生活质量,促进我县经济社会又好又快发展。

二、工作目标

从2017年开始,通过扎实有效的创建活动,完善配套设施,改善市容市貌,确保爱国卫生组织管理、健康教育、环境卫生、环境保护、病媒生物防制、食品安全生活饮用水及公共场所卫生、传染病防治、社区卫生、乡镇辖村卫生等9大类、52项考核指标全面达到国家卫生县城标准。在2017年8月底前完成国家卫生县城申报工作,在9月底前通过市级推荐考核,在10月底前各项指标全面达标,确保年底前通过省级推荐考核,2019年获得"国家卫生县城"称号,实现创建目标。

三、主要任务

(一)健全组织管理。加强对创卫和爱国卫生工作的领导,把爱国卫生工作纳入国民经济社会发展的总体规划和议事日程,健全各级爱国卫生组织和办事机构,严格执行成员单位分工负责制,做到编制、人员、经费、条件四落实。健全卫生检查评比制度,继续加大创建文明卫生单位的力度,确保居民对卫生状况的满意率≥90%。

(二)加快基础设施建设。进一步加强环卫基础设施建设,推进无害化粪便处理厂建设,加强垃圾焚烧发电厂管理,城区生活垃圾和粪便无害化处理率≥80%。改造城区垃圾中转站,力争新建2座一类公厕和5座二类公厕,确保城区公厕、垃圾站、废物箱布局合理、数量充足、管理规范,各类环卫设施符合创卫标准。进一步完善市政公共设施的配套建设,不断净化、绿化、美化、亮化城区环境,使县城面貌显著改观。

(三)加大城区管理工作力度。深入开展市容环境卫生专项整治活动,清除沿街乱搭乱建、乱堆乱放和占道设摊等现象,取消店外店和无证经营,全面提高城区环境卫生水平;城区沿街单位要明确环境卫生包保责任,进一步完善"门前三包"制度;加大清扫保洁力度,保持大街小巷整洁卫生,不留卫生死角;加强交通秩序管理,做到道路交通有序、环境整洁有序、规范管理有序;加强建筑工地和待建工地的管理,落实文明施工制度,做到"十有、六无、六个100%",切实遏制扬尘和渣土的污染;对东方、城北等农贸市场进行改造,全面完成各类市场整治任务,各类市场管理均要达到《国家卫生县城标准》要求。

(四)强化行业管理。建章立制,强化管理,确保"五小"行业全面整治达标,县城餐饮服务单位实行食品安全量化分级管理覆盖率达到90%以上;大力整治食品生产小作坊、小副食店,确保生产、流通领域的食品安全;流动食品摊贩实行统一管理,规定区域、限定品种、限定营业时间;市政供水和二次供水的管理达到国家卫生县城标准要求;加快天邦食品产业园建设进程,进一步提升城市猪、牛、羊、禽类等定点屠宰管理,确保无注水肉和病禽肉上市,无重大食品安全事故发生。农贸市场内的活禽宰杀要严格实行"三隔离",活禽销售市场要实行定期休市制度,做好禽流感防治工作。

(五)改善城市生活与生态环境。加强环境保护工作,城区水环境质量、空气环境质量、声环境质量达到环境功能区或环境规划要求,集中式饮用水水源地水质达标率100%,重点工业污染源废水、废气达标排放率100%。完善城区排污管网建设,城区下水道管网覆盖率达到80%以上。开展河道综合整治,禁止生活污水直排,确保城市生活污水处理率达到80%以上;加强环保工作,确保全年无重大、特大环境污染和生态破坏事故,无重大违反环保法律法规的案件;加强机动车尾气监管,取缔燃煤锅炉、炉灶,提高城市空气质量,确保全年API指标不高于100的天数占全年天数比例达到70%以上。加强生活饮用水监督监测工作,集中式供水出厂水、管网末梢水和二次供水的水质符合国家《生活饮用水卫生标准》。

(六)加强传染病防治工作。建立完善医疗机构院内感染制度、疫情登记制度和报告制度;门诊日志记录齐全,法定传染病漏报率小于2%,医疗废弃物集中处置和医源性污水处理全面达标;确保无甲、乙类传染病暴发流行。免费实行国家预防接种项目,儿童全程接种率达到95%以上,安全接种率100%,流动人口儿童建卡建证率达到95%以上。 医院临床用血100%来自无偿献血,其中自愿无偿献血达到90%以上。

(七)加强居民健康教育。完善健康教育机构,扩大健康教育覆盖面,深入开展健康教育活动,积极在社区、医院、学校、企业、窗口单位、机关、大众传媒等开展健康教育和健康促进工作,提高居民卫生素质,倡导文明生活方式,着力改变乱吐、乱扔、乱停、乱放等生活陋习,提高职工和居民的健康知识知晓率和健康行为形成率,居民健康基本知识知晓率达到80%以上,健康生活方式与行为形成率达到70%以上,基本技能掌握率达到70%以上,职工相关卫生知识知晓率达到80%以上。依法开展控烟工作,保证建成区内无烟草广告。公共场所设有禁烟标志并监督落实。

(八)大力开展病媒生物防制工作。贯彻落实《病媒生物预防控制管理规定》,建立政府组织与全社会参与相结合的病媒生物防控机制,机关、企事业单位和社区定期开展病媒生物预防控制活动,针对区域内危害严重的病媒生物种类和公共外环境,适时组织集中统一控制行动。建成区鼠、蚊、蝇、蟑螂的密度至少有一项达到国家规定的标准,其他项不超过标准的3倍。掌握病媒生物孳生地基本情况,制定分类处理措施,湖泊、河流、小型积水、垃圾、厕所等各类孳生环境得到有效治理。开展重要病媒生物监测调查,收集病媒生物侵害信息并及时进行处置。

(九)全面提高社区和单位卫生水平。乡镇卫生院、村卫生室和社区卫生服务机构建设达到国家有关要求,设置符合国家有关规定。进一步健全卫生管理制度,积极开展治脏、治乱、治差活动,通过定期检查评比和创建卫生社区、卫生单位、卫生户活动,全面提高居民社区、单位庭院及物业小区卫生水平;落实属地管理责任制,重点解决无物管居民楼和破产、改制企业单位卫生脏乱差问题,改善居民卫生环境。

(十)加强城乡接合部卫生治理。城区各街道和县直各部门要着眼大局,理顺机制,明确职责,增加投入,完善设施,加强城中村和城乡接合部卫生基础设施建设;加强日常管理,确保城中村环境得到有效整治,城乡接合部的卫生全面达标,真正达到净化、绿化、美化。

(十一)做好创卫资料整理工作。落实专人负责,从上至下、从行业到部门,收集汇总各种创卫基础资料和专业技术资料,做到数据准确、逻辑合理、条目规范、资料完整,客观、真实、完整地反映我县创卫过程和实绩。高标准、高质量做好我县创卫工作汇报材料撰写、专题片和宣传画册的制作工作。

(十二)完成临时性交办的其他工作。

四、工作步骤

(一)宣传发动阶段(2017年7月):县委、县政府召开创卫工作动员大会,成立国家卫生县城创建工作指挥部及办公室,各乡镇(街道)、县直各部门、各单位建立相应组织,并按各自职责制订创卫计划,落实工作责任,广泛开展创卫宣传,营造创卫氛围,增强居民创卫意识和责任感,掀起创卫新高潮。

(二)组织申报阶段(2017年8月):在做好达标自查基础上,向省市爱卫会提出创建国家卫生县城的申请,并整理上报相关本底资料、创建工作资料、爱国卫生组织管理机构设置和人员情况资料、各专项工作完成情况及上一级主管部门出具的证明材料。

(三)全面推进阶段(2017年7月至10月):根据《国家卫生县城标准》和《国家卫生县城考核命名和监督管理办法》,以9项内容、52项考核指标为重点,全面开展达标创建活动,做到逐项落实,完成一项,巩固一项,52项考核指标基本达到要求。通过市爱卫会组织的创卫考核评估,并由其向省爱卫会推荐申报。

(四)巩固提升阶段(2017年11月):完成所有创建工程项目,各项创建指标全部达到国家卫生县城标准。

邀请省创卫专家组进行创卫指导,对照省专家组提出的问题认真整改,查漏补缺,巩固提高。

(五)迎接验收阶段(2017年11月至12月):落实创卫长效管理机制,迎接省爱卫会考核验收专家组对我县创建国家卫生县城的暗访和技术评审,并根据明察暗访反馈的意见落实整改措施,确保整改到位,评审顺利过关,取得省爱卫会向全国爱卫会的推荐申报。

(六)长效管理阶段(2018年起):落实长效管理机制,实现由突击性整治向规范化管理的转变,加强督促检查和开展评比活动,使城市卫生工作迈上制度化、正常化和规范化的轨道。

(七)国家命名阶段(2019年):根据《国家卫生乡镇(县城)考核命名和监督管理办法》要求,接受全国爱卫办专家组抽检核查评定,获得国家卫生县城命名。

五、保障措施

围绕《国家卫生县城标准》和《国家卫生县城考核命名和监督管理办法》的总体要求,按照2017年上半年通过市级推荐考核,2017年10月底各项创建指标工作全面达标,2017年底前通过省级考核验收,2019年获得"国家卫生县城"称号的总体目标,完善组织协调体系,健全相应体制机制,扎实推进创卫工作。

(一)加强组织领导。切实加强对创卫工作的领导,形成领导重视、部门负责、全民参与的良好创卫局面。成立盱眙县国家卫生县城创建工作指挥部,下设"一办三组",即办公室、现场督查组、技术指导组、综合协调组。创卫办抽调人员实行集中办公,与原单位工作脱钩,统一管理和考核,具体负责创卫工作的组织领导、统筹谋划、安排部署、综合协调、督查督办、责任考核和业务指导。

(二)强化宣传引导。切实把思想发动、宣传引导作为做好创建工作的"助推器",营造创卫的强大阵势。通过召开推进会、举办专题培训和知识讲座,开展演讲、文艺汇演、知识竞赛活动,设立创卫专栏,强化媒体宣传引导作用,广泛深入宣传创建工作的目的意义、目标任务和标准要求,不断提高全县人民的争创意识和创建热情,营造"人人参与创卫、人人支持创卫"的浓厚氛围,形成"上下联动、协同配合"的整体合力,确保如期实现创建国家卫生县城目标。

(三)细化任务分解。按照《国家卫生城市标准》和《盱眙县创建国家卫生县城任务分解表》的要求,有计划、有重点、有步骤地做好阶段工作安排部署,将每个建设项目、每项工作任务、每个具体指标细化分解到各牵头责任单位、承办单位和具体责任人,严格执行每天一检查、每周一通报、每月一评比、年终考评等考核评价机制,确保阶段工作有安排、每月工作有重点、年度工作有成效,形成强力推进的工作态势。

(四)加大资金投入。县政府和有关单位要把创建项目资金列入预算,按照轻重缓急、分期分批予以安排实施。采取政府投入与市场化运作相结合的办法,实行多元化、多渠道拓展融资,增加创卫的资金投入,为确保创成国家卫生县城做好坚强保障。

(五)落实工作责任。各牵头单位抓统筹、配合单位主要领导要切实加强对创卫工作的领导,扎实推进创建工作,按照牵头单位抓统筹、配合单位抓实施的要求,加强协调联动、形成合力,狠下决心、动真碰硬,快节奏推进、超常规突破,采取专项整治与综合治理相结合、突击整治与长效管理相结合等办法,扎实抓好各项创建任务的落实。

(六)加强督查考核。县创卫办成立专门的创卫督查组,按照《盱眙县创建国家卫生县城工作考核奖惩办法》认真组织考核,开展高密度、高强度、高效率的监督检查,要及时协调、现场纠正处理检查发现的问题。县相关单位加强配合,切实将创卫工作作为督查督办工作的重点,对督查中发现的问题,要第一时间责令整改,明确整改时限,并进行跟踪再落实,确保每个问题限期解决到位;对态度积极、成效明显的单位和个人,及时予以表扬;对创建工作重视不够、推诿扯皮或出现责任问题的,依据《盱眙县国家卫生县城工作责任追究暂行办法》坚决追究责任。

盱眙县人民政府文件

盱政发〔2018〕38号

关于印发《盱眙县强基层卫生健康工程三年行动实施方案(2018~2020年)》的通知

各镇人民政府、街道办事处,县各有关单位:

《盱眙县强基层卫生健康工程三年行动实施方案(2018～2020年)》已经县政府同意,现印发给你们,请认真贯彻执行。

特此通知。

盱眙县人民政府
2018年8月15日

盱眙县强基层卫生健康工程三年行动实施方案(2018~2020年)

近年来,我县以深化医改为动力,按照"保基本、强基层、建机制"的总体要求,加大卫生投入,不断改善办医条件,医疗卫生服务能力明显提升,人民群众就医获得感不断增强。但与建成高水平小康社会的要求及群众健康日益增长的需求相比,发展不平衡、不充分,矛盾较为突出。服务能力不强、人才队伍不足、设备装备薄弱、专科建设不快等问题亟待解决。为将"健康盱眙"建设落到实处,现结合我县实际,制定本实施方案。

一、指导思想

全面深入贯彻落实党的十九大精神,以习近平新时代中国特色社会主义思想为指导,坚持新时期卫生与健康工作方针,坚持把人民健康放在优先发展的战略地位,认真贯彻落实《"健康中国2030"规划纲要》《"健康江苏2030"规划纲要》和《"健康淮安2030"规划纲要》,以人民生活高质量发展为目标,以推进健康盱眙建设为统揽,以实施健康工程项目为抓手,提升医疗卫生服务能力,推进基本公共卫生服务均等化,创新体制机制建设,强化城乡联动发展,着力构建与群众健康需求相适应、与经济社会发展相协同的卫生健康服务体系,争创全省基层卫生"十强县",全方位、全周期保障人民健康。

二、总体目标

通过三年努力,全县三级医疗卫生服务网络进一步完善,医疗卫生资源配置进一步优化,卫生人才队伍进一步壮大,专科学科的带动能力进一步凸显,信息化建设水平进一步提升,基本公共卫生服务均等化进一步提高,卫生事业发展活力进一步增强,全面建成覆盖广泛、协调联动、特色明显、辐射周边的卫生健康服务新模式,基层首诊、双向转诊、急慢分治、上下联动的分级诊疗制度基本建立,基层首诊率逐年提高,县域内就诊率达到90%以上。

三、主要任务

（一）完善卫生健康服务体系

1.注重规划引领。根据《盱眙县"十三五"卫生与健康发展规划》《盱眙县医疗卫生服务体系规划（2016~2020年）》《盱眙县医疗机构设置规划（2016~2020年）》,进一步明确全县各级各类医疗机构的空间布局、功能定位。

2.加快完善县、镇、村三级卫生健康服务体系。

县级层面,新建公共卫生服务中心,将疾病预防控制、妇幼保健、卫生监督、卫生应急、卫生信息化、教育培训和120急救等融为一体,为全县居民提供更加优质的公共卫生服务;县医院要深入推进公立医院改革,提升公益性,提高核心竞争力和基层带动力,创成三级综合医院;中医院坚持特色发展方向,积极探索并建立防、治、养融合的综合性中医服务模式,创成三级中医医院;妇幼保健院创成二级妇幼保健院;新建精神康复医院,并争创二级专科医院。

镇级层面,按二级综合医院标准,新建马坝、黄花塘、管仲和河桥4个区域医疗卫生服务中心;提升鲍集、淮河、天泉湖、官滩、穆店、桂五6个镇卫生院综合服务能力。

村级层面,建成100个以上省示范村卫生室和家庭医生工作站,村卫生室全部达到省定标准。

3.着力资源整合。加强医联体建设,建立县级龙头医院与镇卫生院纵向合作平台,通过团队帮扶、专家坐诊、手术示范、技术指导、医师支农、多点执业等方式,提高基层医疗技术水平。加快县域内同质化医疗进程,实现医学检验、病理、医学影像、消毒供应等医疗质量控制全覆盖。完善分级诊疗就医流程,探索双向转诊新机制,建立上下转诊绿色通道。

（二）不断强化人才队伍建设

1.大力度引进人才。实施人才引进工程,每年引进硕士及以上人才2名、专科带头人10名、成熟人才60名,向社会公开招录不少于30名,力争医疗卫生人才年增量达100人以上。加强与医学类高校的合作,开展院校对接、专场招聘等活动,多措并举招引人才。

2.多形式培养人才。加强以全科医生为重点的基层医疗卫生队伍建设,落实住院医师和专科医师规范化培训;鼓励医务人员参加在职本科生、研究生学历教育,提升学历水平;充分利用省定向培养医学毕业生政策,制订并落实跟进措施,每年力争新增大专以上订单定向医学生30名左右;通过"请进来、走出去"的办法,深化院府合作、院院合作,与省内外高校合作,开展骨干人员培养;加强省内外专家（教授）工作站建设,探索建设盱眙名医工作室（站）,通过专家传帮带,培养一批中青年专家和临床学科接班人;有计划安排镇卫生院医、护人员和具有执助资格的村医到县级以上医疗机构务实进修学习,确保医务人员在职培训覆盖率100%、合格率100%。

3.全方位用好人才。鼓励引导优秀骨干人才领衔医学科研项目,鼓励学习引进新技术、新方法、新项目,不断提高人才层次;建立人才在薪酬、培养、职称评定、评先评优等倾斜政策,激发人才创新创优活动;探索在县直医疗机构选拔一批中级职称以上的医疗骨干,到基层医疗单位担任业务院长,服务期为一年,发挥人才在提升质量、推动发展方面的关键作用。

（三）全面提升设备装配水平

按照"填齐补平、适度超前"的原则,分层次、分类别、分机构明确设备投入的品种、数量,力争三年内做到常规设备全覆盖、大型设备区域覆盖,设备布点、总体结构更加科学合理。围绕专科建设、学科发展的长远目标,策应临床需要,重点在大型设备装备上取得突破,确保设备装备在淮安处于中上等水平,三年内计划添置一批MRI（核磁共振）、CT（电子计算机断层扫描）、DSA（数字减影血管造影）等设备,更新一批DR（数字化X线摄影）、全自动生化仪等设备,进一步提升装备水平。加强设备使用管理,充分发挥设备在疾病诊断方面的最大效益。

（四）加快专科学科建设步伐

1.狠抓学科创建。加大妇产科、儿科、肿瘤科等薄弱学科建设力度。加快重点专科创建步伐，争取省、市重点专科扶持。县医院、中医院要充分利用省内各集团医院、协作医院等有利条件，大力开展临床科研与专科创建。

县医院在已经拥有2个市级临床重点专科和1个重点专科建设单位基础上，力争创成1~2个省级重点专科（建设单位）、2个市级重点专科，推进胸痛、卒中、创伤等五大急救中心建设。

中医院在已经拥有1个省级中医临床重点专科、4个市级中医临床重点专科的基础上，再力争创成1~2个省级中医重点专科、2~3个市级中医重点专科，做大做强康复中心、治未病中心、卒中单元，形成特色，对周边产生影响。

4个区域医疗卫生服务中心按二级医疗机构配齐配强临床科室和医技科室，6个重点卫生院在确保急诊室、内科、外科、妇科等基础上，加强中医、康复、医养结合等特色科室建设。

2.重抓急诊急救。启动医疗机构急诊科规范化建设，加强院前急救与院内急诊急救衔接管理，进一步建立健全应急预案，满足突发事件急救需求。巩固提升产妇抢救绿色通道效能，提升产妇和新生儿急救水平。不断加大硬件投入和人员配备，进一步提升急救能力与处置水平，着力构建快速、高效、全覆盖的急诊急救体系。

3.打造中医特色。中医院要切实担负起全县中医药发展的引领责任，通过中医膏方剂、冬病夏治等现有载体，开拓融合中医养生、康复保健、健康旅游于一体的新型载体，探索发展中医药健康产业。镇卫生院要利用好中医馆的阵地优势，大力推广中医药适宜技术临床应用，充分发挥中医药在治未病方面的作用，力争所有乡镇卫生院按照中医药技术操作规范开展6类15项以上中医适宜技术，95%以上的村卫生室能够开展4类5项以上的中医适宜技术。

（五）创新医疗卫生服务模式

1.构建智慧健康平台。按照"统一规划、分步实施、纵横联网、资源共享"原则，逐步建立较为完善的县级全民健康信息平台。提高全员人口、居民电子健康档案、电子病历等数据库业务信息系统互联互通和务实应用水平。实施"三个一"工程，加快实现"每个家庭拥有一名合格的家庭医生，每个居民拥有一份动态管理的电子健康档案和一张服务功能完善的居民健康卡"目标。实施"互联网＋健康医疗"服务，探索建设1~2所"互联网医院"，打造"健康盱眙"APP，为患者提供预约诊疗、移动支付、结果查询、信息推送等便捷服务。创建国家互联互通四级甲等信息平台，使我县卫生计生信息化建设和应用整体水平处于全市领先水平。

2.巩固签约服务。深入推进家庭医生签约服务，以健康管理为方向，以群众需求为导向，不断优化签约服务内容，完善签约服务政策，扩大签约覆盖面，重点做好高血压、糖尿病等慢性病和建档立卡贫困人口的签约服务工作，做到应签尽签，做到签约一人、履约一人、做实一人，确保服务质量。允许家庭医生团队及个人获取合理报酬，签约服务收入不纳入工资总额。发挥医保资金的杠杆作用，政策上向家庭医生签约服务工作支持和倾斜，及时结算医保补偿经费。

3.改善医疗服务。牢固树立"以人民为中心"的理念，进一步加强医疗服务管理，提高医疗服务质量，改善人民群众就医感受。继续贯彻落实进一步改善医疗服务40项举措，充分运用先进理念和现代科技，创新服务模式，方便人民群众看病就医，提升医疗服务质量和效率，逐步形成区域协同、信息共享、服务一体、多学科联合的新时代医疗服务格局。

（六）强化医疗质量管理

1.健全医疗管控体系。促进各级医疗卫生计生机构建立质量控制组织，建立健全医疗机构医疗质量管理评估制度，发挥医疗质量控制中心对各级各类医疗机构质量控制与管理作用，建立全员参与，贯穿诊疗服务全过程的医疗质量管理与控制工作制度，组织开展质控工作，促进医疗质量持续改进。

2.落实医疗核心制度。严格遵循临床诊疗指南、临床技术操作规范、行业标准和临床路径等有关要求开展诊疗工作,十八项医疗质量安全核心制度执行率达100%,医护人员"三基"合格率达100%,病历甲级率达95%以上,处方合格率达98%以上。

3.强化医疗规范管理。加强合理用药、合理检查、合理治疗、规范收费"三合理、一规范"工作,健全完善处方医嘱和检查检验单动态监测、分析点评、公示通报、约谈整改四项制度,落实《抗菌药物临床应用管理办法》,加强临床应用干预,规范抗菌药物、激素类药物、中成药活血制剂、辅助用药临床应用。

四、保障措施

1.加强组织领导。成立以县政府分管领导为组长,各相关部门负责人为成员的盱眙县强基层卫生健康工程三年行动工作领导小组,负责筹划组织、管理协调和监督检查,领导小组办公室设在县卫生计生委,负责日常工作。各单位要将卫生健康工程纳入议事日程,制订行动计划和年度重点工作,细化分解任务,明确责任人,严格按照目标任务和时间节点,采取强有力措施,高标准加快项目推进。

2.加大投入力度。按照"政府主导、多元投入、优先安排"的原则,全面落实对公立医疗机构基本建设及大型设备购置、重点学科发展、人才培养、符合国家规定的离退休人员费用、政策性亏损补贴、承担公共卫生任务和紧急救治、支边、支农等公共服务的政府6项投入政策,重点向基层倾斜。完善财政补助方式,增加基层医疗机构基本药物补助投入,建立逐年增长机制,积极探索社会资本投入机制,为提升基层服务能力提供有力保障。

3.完善工作机制。完善项目推进联席会议机制,及时协调解决项目建设中存在的困难和问题;完善督促检查机制,坚持问题为导向,进行定期和不定期督查,发现问题及时解决;完善考核奖励机制,将考核情况列入有关单位年度目标考核。对推进工作不力,造成严重负面影响的将给予严肃问责。

改革开放40年盱眙县医疗卫生"变形记"

葛　云
2018年11月10日

　　四十年沧海一粟,四十年翻天覆地。从最初看病老三样"听诊器、血压计、体温表",到如今的"B超、螺旋CT、血气分析仪";从"赤脚医生"到高级专家,盱眙县医疗卫生事业发生了翻天覆地的变化。全县卫生基础设施建设得到了前所未有的改善,医疗服务能力服务水平不断提升,医药卫生体制改革不断深化,卫生人才队伍不断发展壮大,构建起了城乡居民医疗卫生服务体系,为全县群众铺就了一条健康之路。

改革开放40年,医疗服务体系不断健全,实现有病"看得了"

　　2018年7月,盱眙县官滩镇70岁的张大爷,在盱眙县人民医院"五大中心"医学影像中心的帮助下得到确诊,并在县医院首届盱眙名医马大年主任的指导下进行了手术。"我年龄大了,不想再折腾,真没想到,我的这个毛病在家门口就治好了,省得到城里来回奔波,还多花钱。"张大爷带着感谢逢人便说。

　　2016年,盱眙县医院建立临床检验、医学影像、病理、消毒供应、技能培训五大中心。2017年,与全县19个乡镇卫生院签订了合作协议,做到资源共享。仅2018年影像中心为全县各医疗机构检查1300余人次,病理检查1400余人次,临床检验检测1200余人次,消毒供应1300余个消毒包,免费接收乡镇医疗骨干技能培训600余人次,提高了乡镇卫生院医技人员的技术水平。

　　回眸40年,县医院一路走来,书写华丽篇章。1978年江苏医院撤销,江苏省卫生厅厅长朱朱来盱眙宣布江苏医院和县医院交接事宜。并从1979年1月1日正式移交给盱眙。将1969年以后调进与分配在江苏医院的医护人员及经费、设备等移交给县医院。同时县医院恢复建制,挂牌"盱眙县人民医院"。行政和医疗机构沿用江苏医院的设置,把原科室改称股室。原县医院下放医护人员陆续返回。时有职工280人,病床250张。1980年,设针灸门诊。1981年,县医院儿科独立建制。1983年,县医院设麻醉恢复室。1986年,县医院脑电图室成立。1989年,县医院骨科独立建制。县医院率先在全市开展显微手术。1993年,县医院与上海中山医院建立远程会诊中心。1994年,成立CT室。1997年,县医院与南京鼓楼医院结成对口帮扶单位。1998年,县医院成立口腔畸形修复室和高压氧治疗中心。投资50万元购置美国史塞克884系列腹腔镜,开展胆结石等疾病微创治疗。1999年,县医院中心血库建成使用,县医院碎石中心成立,县医院疼痛门诊开诊。2000年,县医院血透室成立。2001年,县医院龙泉门诊部成立。2003年,成立口腔正畸修复门诊。2005年,县医院成立内窥镜治疗中心。2006年,县医院成立放疗中心,新购置直线加速器启用。购置进口关节镜启用。2009年,县医院成立重症监护室。2010年,县医院肿瘤诊疗中心成立。2011年,投入2000多万元购置了1.5T核磁共振、DSA、热疗机、宫腔镜等医疗设备50余台(套),拓宽了诊疗范围,为临床诊断、科研攻关、专科建设以及新业务的开展提供了有力的保证。2014年,投入8000余万元购置了3.0核磁共振、双源CT、瓦里安直线加速器、奥林巴斯腹腔镜系统、胃镜系统、耳鼻喉动力系统、高频电外科手术系统(能量平台)、胆道碎石仪、骨科微创手术器械等医疗设备。

从几间破瓦房到每个医院都有几幢楼,从简单几个科室到功能齐全,40年来,全县医疗卫生基础建设明显改善,环境整洁,内涵丰富,医院院容院貌得到极大改善。投入8000万元的县医院病房楼、投入1.2亿元的县中医院综合楼、投入7000余万元的马坝等14个卫生院病房楼和防保楼相继建成并投入使用,县人民医院创建三级医院,县妇幼保健院创二级保健院,马坝卫生院通过二级综合医院评审。全县卫生院示范创建硕果累累,先后创成全国群众满意卫生院8个,省示范卫生院11个,省示范村卫生室27个,市级标准化乡镇卫生院19个,标准化村卫生室246个,市级惠民医院7个,省级特色科室3个,市级特色科室10个;建成数字化预防接种门诊16个,三级预防接种门诊1个,每千人口执业(助理)医师数、每千人口注册护士数等主要指标均超过全市指标,群众就医条件明显改善,"15分钟健康服务圈"逐步形成,老百姓在基层"看得了病"的愿望成为现实。

改革开放40年,医保制度不断完善,实现有病"看得起"

"感谢党的好政策,我在县医院住院,医院不要我交押金就办理了住院,出院后还报销很多,我们几乎没有花多少钱。"日前,在县人民医院住院治疗后康复出院的鲍集镇观淮村村民鲍应安连连感慨。

看病报销是老百姓最切实的获得感。2017年村上将他确定为建档立卡低收入户,这样他就可以享受更多医疗救助政策。这是盱眙县全面落实健康扶贫政策,让贫困患者看病不再愁,得益于医保制度的一个缩影。

"救护车一响,一年猪白养。""做个阑尾炎,白耕一年田。""小病拖,大病扛,病危等着见阎王。"这曾是中国农民生病不敢就医的真实写照。

2002年10月,中国政府决定在全国建立新型农村合作医疗制度,2003年初,盱眙县委、县政府抓住全省启动新型农村合作医疗试点县的有利时机,在全县积极推行新型农村合作医疗制度。初期政府补助18元、农民交7元,直到2017年政府补助650元、个人交180元,2018年政府补助710元、个人交210元。可以看出政府占的额度是相当大的。

为将这一惠民举措落到实处,盱眙县把农村合作医疗工作纳入社会发展总体规划。起初,群众认识不到新农合的好处,认为交那么点钱,能报销啥,就是国家在骗咱们钱,所以热情度不高,积极性不足,都不愿意交钱。各乡镇甚至发动学校,要求学生回家都动员家长参保。或陆续因部分群众生病去报销,尝到了医保的好处,然后一传十,十传百,现在你想让他们不参保都难。

同时新农合的出现,也让全县乡镇卫生院卫生事业逐渐复苏,90年代中期。越来越多农民工外出打工,收入也比以前提高了,乡村道路也逐步好了起来,去县城看病的多了。河桥卫生院马军说:"当时我们这十几个乡医院,最后连档案工资都发不齐。"有段时间,提倡将医院或者部分科室进行经营,可以说那时,乡镇医院迎来最"尴尬"的几年。作为村诊所的上一级医疗机构,医师力量不足、器械设备不够,渐渐失去吸引力。根据报销比例,去乡镇卫生院看病能报销85%、县医院报销75%、市级医院的最高报销比为70%、省的报销比为65%。新农合制度的实施,也宣告乡镇医院的"复活"。

近年来,全县还实行健康扶贫政策,全县凡建档立卡低收入户,享受"先诊疗后付费",医保报销门槛费降低50%,报销提升10%,住院产生的政策范围外费用由商业医疗保险报销,大大减轻了个人支付的负担。健康扶贫让全县20194户61368人享受到党的健康扶贫新政策的温暖。

2017年,新农合从县卫生计生委合并到县人社局。2018年1月1日起,淮安市城镇居民医保和新农合两项制度整合为统一的城乡居民医保制度,并启动实施。两项制度整合后,实现了"六统一":统一覆盖范围,统一筹资政策,统一保障待遇,统一医保目录,统一定点管理和统一基金管理。全民医保网,医保覆盖率100%,城乡居民看病基本告别"自费时代",标志着"全民医保时代"的到来,人民的幸福指数和就医获得感不断得到提升。

城乡居民医保统筹,进一步增强了老百姓看病就医的"底气",报销医药费更省事更便捷,老百姓"看得起病"的愿望成为现实。

改革开放40年,医疗体制改革不断完善,实现有病"看得好"

"全县实施分级诊疗,让群众就近就医,这样大大节省了医疗成本。同时,'以药养医'的现象再也没有了。"朱士龙是一名基层医务工作者,谈起医改带来的改变,他由衷地说。

盱眙县深入推进医改,改出惠民好模式。2009年,《中共中央、国务院关于深化医药卫生体制改革的意见》发布,盱眙县作为省内公立医院综合改革试点县,在全省最早全面推进取消"以药养医"改革,县、乡、村三级医疗机构全部实现了药品零差率销售。自2013年3月县级公立医院取消药品加成后,盱眙县先后补助资金4965万元,向上争取补助资金2120万元,用于公立医院基本建设、大型设备购置、重点学科发展等6项投入。2015~2017年县财政对基层卫生累计投入30738万元。

实施分级诊疗制度,基层首诊、双向转诊、急慢分治、上下联动的合理就医格局初步形成,县域内就诊率达到90%以上;县政府与省人医开展"府院合作",技术支持和培养基层卫生人才。出台《盱眙县分级诊疗制度实施办法》,明确了公立医院和基层医疗卫生机构分级诊疗范围,县人民医院与管镇、黄花塘卫生院结成紧密型医联体,与马坝、淮河等卫生院组建半紧密型医联体。县中医院与旧铺、穆店、桂五等多家乡镇医院签订医联体协议。县级医院长期向基层派驻管理人员和高年资骨干医生,强化技术帮扶、利益共享。2017年乡镇卫生院上转县医院病人1329人次,县医院上转南京中大医院病人2479人,三级医院转入县医院567位。随着医联体的推进,在改善县级医院基础设施的同时,更要关注提升基层医疗机构服务能力,真正让小病、常见病、多发病在基层得到解决。

"张大爷,你目前血压还算稳定,但你有糖尿病必须坚持吃药治疗……"2018年11月18日,在盱城镇五墩社区居民张怀远的家里,盱城街道卫生院医护人员正在给她讲解糖尿病患者的日常注意事项。之前,张怀远和盱城卫生院签订了家庭医生服务。这是全县开展家庭医生签约服务的一个缩影。

实现老百姓也拥有自己的"家庭医生"。盱眙县扎实开展家庭医生签约服务工作,2016年县政府出台《盱眙县家庭医生签约服务工作实施方案》,实行"1+10"服务模式,基本涵盖"一老一小和两病",除按照上级要求完成建档立卡人群、计生特殊家庭等签约全覆盖,还制定了10种个性化服务包。建立服务经费多渠道筹集机制,实行"5∶2.5∶2.5"付费模式(医保50%、个人及公卫各25%),由签约居民、医保基金和基本公共卫生服务经费共同分担。2018年,全县累计签约235968人,普通签约群众覆盖率达35.98%;重点人群签约149792人,占71.50%;个性化签约服务75140人,占11.46%。

"我永远不会忘记,那一年,我只有24岁,便接受了一场可能是我一生中最为严酷的生死考验。"这是县医院李艳在一次比赛的演讲。

大道无碑,大德无形。在时光的掠影中,总有一种力量让我们泪流满面!那一年,这个故事在全国有很多很多。盱眙医护人员面对突发性公共卫生事件,发扬习近平总书记"敬佑生命、救死扶伤、甘于奉献、大爱无疆"的职业精神,义无反顾。

传染性"非典"突然来袭。2003年1月,县医院被确定为淮安市"非典"早期预警监测哨点医院之一。4月28日,一名北京返乡人员王某(女)疑似"非典"患者,因发热数小时体温39~40℃。4月29日下午2时,淮安市非典专家组到院会诊。5月1日,省非典专家组到院会诊,"抗非"期间,市委书记丁解民、县委书记王友富亲自到医院慰问一线医护工作人员。5月9日,经个人申请、支部同意、党委审查、组织考察、县委特批,隔离区5位"抗非"勇士李传生、王玲、杨全、李艳、纪庆霞光荣加入党组织。

手足口病席卷而来。2008年春,安徽阜阳出现手足口病流行,多名患儿因未能及时救治死亡,盱眙也很快出现疫情。县人民医院由副院长李传生指挥,感染科主任崔正霞负责医疗工作,护士长赵生英负责护理工作。在儿科主任张一星和江安义、施传娥、张建亚3名副主任医师的全力协助下,500余例"手足口病"患儿(经市CDC病毒检测,其中大部分患儿均为EV71病毒感染)全部治愈。李会丽等用中药汤剂联合利巴韦林治疗手足口病,取得较好效果。

甲型H1N1流感传入盱眙。 2009年,震惊全球的甲型H1N1流感传入中国,盱眙也出现数名散发病例。感染科重点加强发热门诊技术力量,对全县进行筛查和救治工作。经全力救治,使得病情没有在人群大面积传播。正是这些无私奉献的医者,用他们的一生书写"仁心""悬壶济世"。

盱眙县不断加大队伍建设,医疗服务能力不断提升,组织开展住院医师规范化培训和全科医师转岗培训,实施乡镇卫生院临床医师务实进修和乡村医生实用技能进修。招聘和规培人才,在学科建设、医院管理、人才培养等方面形成区域内全方位引领辐射,持续提升全县范围内各医疗机构的技术水平与服务能力,让老百姓"看得好病"的愿望成为现实。

40年弹指一挥,40年成就辉煌。总之,没有全面健康就没有全面小康,要让群众从容看病,让百姓用药少花钱,让全民健康不再是梦想,盱眙的卫生健康事业道阻且长……人民有信仰,民族有希望,国家有力量。完成"健康中国2030"和"健康盱眙"的目标,道路还很漫长,需要一代代卫健人埋首杏林、锐意改革、苦练内功、提升内涵,紧紧围绕党的十九大提出的"健康中国"战略,砥砺奋进,为盱眙大地上的百姓构建起生命健康的坚实屏障。

健康盱眙,美丽家园
——盱眙县创建国家卫生县城综述

盱眙县卫生健康委员会
2020年11月30日

这是一方有滋有味的龙虾之都,青山与绿水在这里交融。这是一个底蕴深厚的千年古邑,自然与人文在这里交织。这是一片向南向前的发展热土,梦想与现实在这里交汇。这是一座创新创优的活力之城 ,历史与未来在这里交响。这里天蓝、地绿、城美、人和、卫生、有序,这里就是淮河明珠、健康之城、健康盱眙、美丽家园。

近年来,这座城市坚持以登高望远的眼光站位,都梁山水的坚毅灵动,向上向善、向南向前的城市精神,持续推进城市治理。2009年创成省卫生县城,2013年通过复审。2017年6月6日,县卫计委向县委递交《关于启动国家卫生县城创建的报告》,省市明确提出,盱眙具备基本创建条件,应尽快启动国家卫生县城创建,对创建中存在的主要问题及建议上报县委决策。同年7月,县委、县政府着眼于"健康盱眙"战略,情系民生,高点站位,以科学发展、一抓到底的决心、创则必成的信心,发出向国家卫生城市冲刺的动员令,将国家卫生县城和全国文明城市提名城市同步创建、同向发力,实现县域经济社会发展和县城卫生综合管理能力迈上新台阶。一场以改善人居环境、改变城市形象、提升城市品位、提高市民素质、实现绿色富民为目标的创建国家卫生城市攻坚战在淮河两岸拉开帷幕。

一、主要做法

整体联动,形成合力。创卫伊始,县委、县政府高度重视,自2014年成立了由县长任总指挥的国家卫生县城创建工作指挥部,指挥部下设"一办两组",即办公室、现场督查组、技术指导组。2017年,将指挥部进行了调整,由县委书记梁三元任总指挥,由县委常委、宣传部部长张晓红任指挥部办公室主任,实行与全国文明城市同级机构,共同创建。县委、县政府主要领导亲自担任创卫工作领导小组组长,成立五大创卫分指挥部,相关分管县领导担任指挥长。县政府年初召开启动会,10月15日,县委、县政府主要领导召开推进会,盱城街道等103家单位向县委、县政府递交责任状。从卫计委、城管、住建、公安等部门抽调35名骨干力量组建创卫办,集中办公。各单位也相应建立组织,制定方案,明确责任人。县委、单位、街道、社区四级联动的创卫体系迅速形成,齐抓共管、上下联动、重点突出、扎实推进的工作格局全面铺开,一场声势浩大的创卫攻坚战席卷山城。

广泛宣传,营造氛围。采取多种方式抓好宣传动员,全方位、多层次、多形式营造全民参与氛围。一是政府推动。县政府年初召开动员会,张贴致市民公开信,邀请市爱卫办领导进行业务培训,层层组织发动宣传。二是媒体发动。利用县广电台、盱眙日报、政府网站、微信、户外广告、电子屏、车体广告等多形式媒介营造创卫氛围;在县广播电视台、盱眙日报及政府网站等开辟专栏,对创卫动态、创建知识进行全方位报道;在县城出入口和主街道制作创卫宣传牌300余块。全县上下共播发、刊登创卫宣传稿件200余篇,编发创卫简报25期,印发创卫宣传材料5万余份。三是群众互动。进校园、进社区、进企业、志愿者义务劳动和文明交通等形式进行创卫宣传,同时还通过群众性文艺活动生动形象地宣传创卫工作,进一步扩大了创卫宣传的覆盖面。

全员参与,强力推进。一是全员发动。县主要领导召开高规格、大规模的创卫动员和推进大会,县各单位、街道全面宣传发动,动员全体干群投身创卫。二是全面排查。对照标准,对建成区存在问题进行全方位、立体式拉网排查,发现问题及时交办整改。三是全力推进。五大分指挥长和责任单位负责人深入一线,督查指导、会办问题、推进整改。10月至11月,全县投入1000多万元,新购置清扫车、压缩车、冲洗车、垃圾车等环卫车辆7台。破损路面修补8300多平米,人行道贴砖维修6000多平方米,绿化补植5000多平方米。增设三分类果壳箱100个,垃圾箱400个,改建二类公厕19座,拆除和改造旱厕380座。清理乱贴乱画小广告约23000多处。对早夜市流动摊点进行规范和疏导。

集中会战,重点突破。始终强化标准意识,坚持问题导向,狠抓整改提升,针对省市提出的"卫生保洁、农贸市场、早夜市、六小证照"等重点问题,从11月14日起,集中开展"六大"会战。一是卫生保洁会战。会战中,每天组织6000余人,200余车辆进行搬家式卫生大扫除,对背街后巷、城乡接合部、河塘沟渠、旱厕进行集中整治,日均清理积存垃圾400多吨。二是农贸市场会战。重点解决划行归市、环境卫生、占道经营、活禽宰杀分区等难点问题。山城、大桐、阅淮苑农贸市场已基本到位,取缔2个不符合要求的小型农贸市场。三是住宅小区会战。集中整治219个小区,其中:有物业管理的113个、无物业管理的106个,整治中15名物业负责人被约谈。四是"六小"行业会战。市场监管局、卫生监督所组织200多人,对"六小"行业进行拉网式排查整治,集中整治无证小饭店163家,无证小美容美发店98家,处罚9家不符合规范小饭店。五是交通秩序会战。公安、城管、交通、机关工委协同作战,处罚交通违规100余起,暂扣非法营运三轮车100余辆,清理"僵尸车"185辆,处罚不文明行人300余人,志愿者上街对非机动车道车辆摆放进行规范,对违规行人进行劝阻。六是特定区域会战。投入300多万元,对改制单位宿舍、废品收购等过去无人管理区域,由盱城街道牵头集中整治。

建章立制,强化督查。完善督查考核机制,7月28日,县委县政府联合印发《盱眙县创建国家卫生县城工作实施方案》《盱眙县创建国家卫生县城任务分解表》《盱眙县创建国家卫生县城考核奖励办法(试行)》等一系列规范性文件,将创卫工作纳入各部门年度目标责任考核内容,实行日督查、周通报、旬评比、月考核。实行县领导挂包街道,单位承包小区,街道干部包社区,社区人员进片区的创卫网格化管理机制,全县共划分88个片区,528个责任包干区,全部定人、定岗、定标准、定责任。加强现场督查推进,对城管、住建等11家单位主要负责人进行了集中谈话。县效能101、创卫办实施日督查、日通报、日交办制度。对交而不办事项,由县纪委和县效能101负责同志当面谈话交办。10月15日至11月底,发布通报15期,101专报5期,电视台曝光28起,累计口头交办约13000条,现场交办880项,文件交办280份。

二、主要成效

爱国卫生组织全面加强。分管卫生计生工作的副县长任县爱卫会主任,35个成员单位分工明确、各司其职。各乡镇、县直单位及村(居)均建立相应组织,形成了比较完善的爱国卫生组织工作体系。

健康教育工作全面开展。各社区、物业小区、机关单位、大型广场均设立了健康教育专栏,内容及时更换。全县中小学健康教育开课率100%,学生健康知识知晓率、健康行为形成率分别从2008年的86%、74%上升到94.98%、86.72%,居民健康知识知晓率、健康行为形成率分别从2008年的81%、72%上升到85.17%、76.81%。全县所有医院均设立健康咨询门诊或咨询服务台。建成区无烟草广告,各公共场所设置醒目的禁烟标识,已建成无烟单位70个,发放控烟宣传资料16700余份。

基础设施建设全面提升。累计投入20多亿元新建、改建一批与创卫相关的民生工程与基础设施,如投入8亿元的县人民医院,投入2.3亿元的垃圾焚烧发电厂,投入6亿元的棚户区改造、都梁美食广场及背街后巷路面硬质化。先后实施甘泉西路、山水大道、都梁路、东湖路、翠竹路、沙钢路、二环路等30多条主次干道的黑色化,人行道维修,城区道路硬化率100%。新建都梁美食广场,改造一批前灶后厅小饭店。新建大桐农贸市场,改建山城农贸市场,提档升级社区小农贸市场。大力实施拆迁和城中村路改造工程,对城北片进行大范围拆迁还绿工程,城区拆墙透绿,山水大道,经济开发区景观提档升级。新建和扩建城市桃园、体育公园、中央公园、山水广场、五墩广场、都梁公园、淮河风光带等城市公共绿地,城区绿化覆盖率41.94%,全县森林覆盖率29.95%,人均公共绿地面积15.14平方米。

卫生管理工作全面优化。对城区临时建筑、违章建筑、影响市容市貌等违法建筑有计划、分步骤地依法予以拆迁;对占道经营进行全面治理,对马路市场进行取缔;对城区主次干道两侧户外广告牌匾进行全面整顿,对城市"牛皮癣"现象和车辆违停乱放进行专项整治;无害化卫生户厕普及率达91.35%。全县水冲式公厕达93座,其中二类以上公厕19座,城区果壳箱、垃圾箱配备到位。全县食品、公共场所、饮用水生产经营单位卫生许可持证率100%,从业人员"六病"调离率100%。近三年来,未发生重大食物中毒事故和食源性疾患,无爆发性疫情发生。加强"六小"行业专项整治,全面取缔无证经营店铺。城区设立8个监测点,每季对出厂水、管网末梢水、二次供水进行检测,检测合格率100%。对城区建筑工地卫生进行专项清理,建立健全工地卫生管理制度,建筑工地实行围栏作业,建设渣土密闭无泄漏运输。城区农贸市场管理规范,农药残留抽检符合标准要求。城区照明亮化率达98%。镇村卫生服务功能不断完善。城区建成1个社区卫生服务中心和18个社区卫生服务站,社区卫生服务覆盖率100%。

环境保护工作全面拓展。城区饮用水达标率100%。城区大气环境质量继续稳定在国家二级标准上,大气可吸入颗粒物浓度平均值为0.082毫克/立方米,2016年大气综合污染指数(API)小于100的天数占全年天数的83.29%,全年空气质量优良为304天;交通干线噪声和区域环境噪声逐年下降,均达到规定标准;工业废水排放达标率100%,工业固体废弃物综合利用率100%,城市区域环境噪声为52.22分贝。医源性废水做到集中处理并达标排放,医源性废弃物处理率达100%。近三年来,全县未发生特大环境污染与破坏事故。生活垃圾无害化处理率达100%以上。城区生活污水无害化处理率达81.9%。

落实防病措施全面达标。建立纵向到底、横向到边的病媒生物防制网格化管理体系,科学实施,有效地将病媒生物密度控制在国家规定的标准以内。2017年10月,江苏省病媒生物防制工作先进县通过复审。各类医院严格落实疫情报告制度,2016年儿童预防接种建卡率达100%,11种免疫规划疫苗全程接种率达98.2%。临床用血100%来自无偿献血。

群众满意度全面提升。广大市民对创建国家卫生县城工作踊跃响应,志愿者走上街头服务创卫,走进小区、背街后巷打扫卫生,清理死角。群众参与程度高,支持力度大,点赞多,据调查,群众对整洁有序的市容环境满意度达到92.95%。

2017年11月27~28日,省卫生计生委副主任、省爱卫办主任汪华带领住建、环保、食品药品监管、卫生计生等部门专家,对淮安市盱眙县创建国家卫生县城工作进行考核评估,市卫生计生委主任孙邦贵、机关党委书记吴云生,盱眙县委书记梁三元等市、县及相关部门领导陪同考核评估。考评组通过听取汇报、观看视频、查阅资料、现场检查和走访群众等方式,对盱眙县创建国家卫生县城工作进行了全面考核评估。11月28日上午,盱眙县创建国家卫生县城考核评估反馈会召开,国家卫生县城考核评估组通报了考核鉴定结果,盱眙县顺利通过国家卫生县城考核评估。2020年正式被全国爱卫会命名为国家卫生县城。

创卫美化盱眙,创卫提升盱眙,创卫彰显城市魅力。创建国家卫生县城,盱眙人民不仅拥有了清水绿地、整洁环境、舒适生活,更收获了健康的生活理念、良好的卫生习惯、文明的生活方式。创卫只有起点,没有终点。我们坚信,在习近平新时代中国特色社会主义思想的指引下,在县委、县政府的坚强领导下,80万盱眙人民用热情和激情建设健康盱眙、美丽家园,用责任和担当巩固创卫成果,实现长效管理,筑梦新时代,追赶超越新篇章。

用心用情用力,争先率先领先,
为实现盱眙卫生健康事业高质量跨越发展努力奋斗
——在2021年全县卫生健康工作会议上的讲话

葛　云
2021年2月28日

同志们:

这次全县卫生健康工作会议任务是,以习近平新时代中国特色社会主义思想为指导,深入学习贯彻国家、省、市卫生健康工作会议、县委十四届十一次全会、县"两会"精神,总结回顾"十三五"和2020年卫生健康工作,研究部署"十四五"和2021年工作。刚才,9个单位交流了工作经验,值得大家学习借鉴。对79个先进集体和137名个人进行表彰。下面,我根据委党组研究的意见,讲四个方面的问题。

一、用心用情谋发展,"十三五"卫生健康事业跨上新台阶

岁月不居,时节如流。"十三五"时期,县委、县政府高度重视卫生健康工作,把人民健康放在优先发展的战略地位,不断加大投入,全面深化医改,取得了优异的成绩,先后获得国家卫生县城、省基层卫生十强县,公立医院综合改革连续三年获省政府表彰。县卫健委被省委、省政府授予"全省抗击新冠疫情先进集体",被省总工会授予江苏省五一劳动奖状,连续三年在市县目标考核中获得优异成绩。全系统形成戮力同心、艰苦奋斗、锐意进取、蓬勃向上的良好态势,为"十四五"高质量发展奠定了坚实的基础。

"十三五",是我县卫生健康体系日臻完善的五年。五年来,我们以"1246+100"为抓手,实施"强基层"卫生健康工程三年行动。落实投资5亿元启动县公共卫生服务中心建设,县医院投入10亿元建成新院区,县中医院投入2.1亿元创建三级中医医院。落实投资5亿元,异地新建4个区域医疗卫生服务中心,落实投资1亿元提档升级6个重点镇街卫生院,投入3000万元建成62个省示范村卫生室和家庭医生工作站。全县设有医疗卫生机构387个(其中二级以上医院5个,镇街卫生院19个,民营医院10个,医养结合机构9个)、托育机构14个。与42个养老机构签订医疗服务协议。"15分钟健康服务圈"巩固提升。

"十三五",是我县办医条件明显改善的五年。五年来,床位数从3291张增长到4027张,每千常住人口6.14张,达超省标(6.1张)。设备总投入从3.62亿元增长到5.96亿元,镇街卫生院DR、彩超、全自动生化分析仪全覆盖,4个中心卫生院配有CT,马坝中心卫生院还配置磁共振、血液滤过机等大型医疗设备。镇街卫生院基础设施总投入5.12亿元,单体投资百万元以上项目29个。卫生健康总资产从14.89亿元增长到26.68亿元,增长率79.18%。医疗机构的就医环境全面改善,群众的就医获得感明显提升。

"十三五",是我县卫生服务能力快速提升的五年。五年来,县医院建成三级综合医院,马坝中心卫生院建成二级乙等综合医院(省农村区域性医疗卫生中心、省社区医院),县妇幼保健院建成二级妇幼保健院。目前,共有三级医院1个,二级医院4个。建成全国群众满意卫生院8个、省示范乡镇卫生院12个、省示范村卫生室51个、市家庭医生工作站58个。7名专家在盱眙设立工作站(室)。县医院、中医院向上与4个省市三甲医院、向下与19个镇街卫生院结成医联体。县医院胸痛中心、卒中中心通过国家级资质验收,建成市级创伤中心。中医院建成省级卒中中心,市级胸痛中心。共有省级临床重点专科(特色科室)5个、市级临床重点专科(特色科室)17个,县级临床重点专科学科32个。县医院可开展3、4级手术项目数从290项增加到451项,中医院从356项增加到442项。镇街卫生院中医馆建成率100%,提供6类以上中医药适宜技术。累计投入近2000万元建设"互联网+健康医疗",完善全民健康信息平台和移动支付平台。门诊人次数从198.76万人次增长到245.82万人次,出院病人数从9.16万人次增长到9.29万人次。县域内就诊率近90%,"小病不出镇街,大病不出县域"的愿景基本实现。

"十三五",是我县公共卫生均衡普惠的五年。五年来,基本公共卫生服务经费补助标准,从人均40元提高到80元。建成省级标准化儿童预防接种门诊21个,省级爱婴医院4个,市级妇幼规范化门诊14个。平均期望寿命79.58岁,达超省均(78.78岁)。甲乙类传染病发病率降至99.24/10万。65岁以上老年人健康管理率70.69%,严重精神障碍患者规范管理率96.51%,高血压患者、2型糖尿病患者管理任务完成率分别为98.85%、110.21%,农村妇女两癌检查完成率105.32%,孕产妇艾滋病、梅毒、乙肝检测率100%,家庭医生服务重点人群签约率75.52%,各项指标均超过省市要求。淮河流域癌症综合防治项目获多项国家表彰。通过省级卫生应急示范县和省级慢性病综合防控示范区复评审。全社会"预防为主、防治结合"观念明显增强。

"十三五",是我县人口家庭发展提质增效的五年。五年来,共出生32417人,出生政策符合率98.52%,出生缺陷发生率5‰,孕前优生健康检查任务完成率105.84%,出生人口性别比106.8,流动人口服务管理率96.89%,妇幼保健和计划生育服务达标率98.4%,人口信息化建设达标率98.35%,计划生育奖励扶助政策兑现率100%,各项指标均优于2015年末。人口家庭发展理念发生深刻变化,重视优生优育和优教的科学文明生育观深入人心。

"十三五",是我县爱国卫生运动成果丰硕的五年。五年来,健康教育和促进活动广泛开展。建成"国家卫生县城",建成5个省级卫生镇、24个省级卫生村、5个省级健康村、4个省级健康促进医院、7个省级无烟单位、1个省级健康学校、38个市级卫生村。改造15.28万座无害化户厕,普及率99.87%,受益60多万人,受到国务院督导组充分肯定。居民健康素养水平23%,达超省标(20%)。全民健康意识进一步强化,文明卫生习惯进一步养成,群众健康素养水平进一步提升。

"十三五",是我县卫生人才队伍建设明显增强的五年。五年来,职工总人数从3740人增长到4457人。执业(助理)医师数从1524人增长到2029人,每千常住人口3.09人,达超省标(2.5人);护士数从1269人增长到2301人,每千常住人口3.5人,达超省标(3.14人)。中高级职称数从814人增长到1232人(高级职称414人)。硕士以上高层次卫生人才175人,招录定向医学生135人。镇街卫生院本科层次342人。遴选省级优秀基层卫生骨干102人次,选送骨干到上级医院进修566人次。举办各类培训2010场11.6万余人次。评出盱眙名医19人、盱眙名医提名20人、好医生80人、好护士80人、好村医77人。省级以上表彰130人、市级劳模11人。实行"一站式"人才综合服务,落实薪酬、津补贴有关规定,卫生人才待遇明显提高。

刚刚过去的2020年,是极不寻常的一年。面对突如其来的新冠疫情,全系统在县委、县政府坚强领导下,统筹发力,为全县疫情防控取得零确诊、零疑似、零无症状感染者的战略性成果作出重要贡献。荣获市级目标考核优秀奖、县级目标考核特别贡献奖。

(一)疫情防控交出满意答卷。全系统以强烈的责任担当,内不推诿,外不躲让,跨前一步,主动作为,全力以赴抗击疫情。响应速度快。2020年1月24日江苏省启动突发公共卫生事件一级响应,我委第一时间向县委、县政府提出建立联防联控机制等建议,成立盱眙县疫情联防联控工作指挥部,指挥部办公室设在卫健委。县委、县政府主要领导担任指挥长,分管领导任"一办十组"组长,各镇街和相关部门共同织密防控网络;第一时间采取一系列行之有效的措施,果断在全市率先关停人员聚集公共场所、药店和个体诊所,叫停所有聚集性活动;第一时间抽调3000多名医护人员参战,大数据排查境外、国内中高风险地区32681人,落实"五包一"管控7213人;第一时间印发转发各类防控方案指南、文件114个。防控措施准。认真落实"四早""四集中"措施,强化预检分诊、发热门诊监测。设置29个预检分诊点,改造4个标准化发热门诊,指定县医院、县中医院作为集中收治医院,设置隔离病区,隔离治疗154人。县医院改造负压病房4间12张床位,购置负压救护车1辆。征用淮河、古桑卫生院、格林豪泰酒店、金沃大酒店和清水山庄酒店作为集中隔离医学观察点,隔离观察330人。组织4批17人援鄂、援淮。为9万多名企业职工复工体检,为1.3万多名师生复学体检。为龙虾节、中高考等20余场重大活动、防汛行洪撤退15个集中安置点近2000名群众,提供疫情防控和医疗保障服务。为我县在全市率先复工复产、恢复正常生产生活秩序提供了坚强保障。毫不放松抓好常态化疫情防控,坚持"人""物"同防,对国内中高风险地区和境外来盱人员实施健康监测、核酸检测,对54名入境人员实施"14+14"健康管理,完成冷链食品、进口货物以及相关环境和从业人员新冠病毒抽样检测7127份。设置24个核酸检测采样点,对1356名春节返乡人员进行检测。坚持多病共防,做好手足口病、登革热、流感等重点传染病监测,有序接种新冠肺炎疫苗5968针次。应急能力强。制定冬春季疫情防控预案,开展小规模疫情应急处置综合演练和全员核酸检测实战演练。争取县财政疫情防控专项补助3046万元。加大疾控和救治体系建设力度,20个基层医疗机构预检分诊点提档升级,县医院感染病区高标准改建,建成县医院、县疾控中心、县中医院3个核酸检测实验室,日最大检测能力7000人份,累计检测13万余人份。组建流调溯源、临床救治等8个"工作专班",成功处置2起核酸检测阳性案例。流调溯源12人次,协查密切接触者81人次、密接的密接42人次。强化实操演练,组织培训101场6000余人次。

(二)医疗质量管理全面加强。强化医疗质量控制,制定医疗质量管理实施办法,成立医疗质量管理委员会,设置病案质量、医院感染控制等10个质控专业组,负责督查指导全县医疗质量控制标准和技术操作规范的实施。推进落实首诊负责制等18项医疗质量安全核心制度,开展医疗质量月考评、季通报,实行医院感染管理约谈制度。落实结构化门(急)诊电子病历升级改造工作。县医院、县中医院获"改善医疗服务示范医院"。强化药品耗材监管,落实药品采购"两票制",实行药品、耗材零差率销售,基药品种、金额占比达标。强化卫生科教工作,县医院3个项目通过省级科研立项,4个项目通过市级科研立项,荣获市级新技术引进奖一等奖1个,二等奖2个。强化院前急救工作,年度有效出车近万台次,救治处置率85%以上。荣获淮安市第六届院前急救技能竞赛团体二等奖。积极化解医疗纠纷,落实专人负责调解处置,将医患纠纷解决在萌芽状态,全年调解17起,较上年同比下降41%。

(三)公共卫生服务扎实推进。建立居民电子健康档案57万余份,65岁以上老年人免费健康体检6.2万余人。免疫规划疫苗接种率保持在95%以上,马坝中心卫生院建成省级示范化预防接种门诊。筛查管理高血压、糖尿病患者近7万人。严重精神障碍患者管理工作全市第一。艾滋病、结核病、麻风病、性病等重点传染病有效控制。开展丰水期、枯水期生活饮用水监测156次。卫生应急能力进一步提升。牵头组织62个部门71支代表队889人参加全国第五届"万步有约"健走精英赛,获得多个奖项,其中河桥镇卫生院获优秀组织奖。组建93个家庭医生服务团队,常住人口签约近25万人,重点人群签约近22万人,个性化签约10万人,履约质量稳步提升。"家医有约护健康"项目代表淮安市参加2020年省志交会获银奖。盱城街道卫生院获省"优质服务基层行"家庭医生团队感控技能竞赛优秀奖。

（四）妇幼健康工作再创佳绩。倾力打造婚检、孕检、围产期保健、儿童保健等"一条龙"服务模式，免费婚前医学检查5241对，孕前优生检查3218对，全县大型商业中心及医疗卫生机构标准化母婴设施配置率100%。省"我助妇儿康"母婴健康守护行动在我县试点，惠及1000余人。重点指标排名全市前列。全县孕产妇4141人，早孕建卡率91.33%，产后访视率96.36%，系统管理率90.18%，产前筛查率92.85%，婚前医学检查率100%，婴儿死亡率0.48‰，农村妇女乳腺癌、宫颈癌免费检查26331人。

（五）综合监督管理更加有力。规范卫生行政执法，实行执法监督全过程记录，开展打击非法行医整顿医疗秩序、餐饮具集中消毒等9个专项行动，查办各类案件148件。对1132户法人或非法人组织和4533名自然人开展行业信用评价管理。扎实推进职业健康管理，开展尘毒危害专项治理、职业病防治专项整治行动，对辖区内68家建材、化工等单位进行监督检查。组织617家单位申报职业病危害项目，申报率100%。对127家单位开展职业病危害因素检测，职业健康体检6000余人。对21家小微企业280名员工开展尘肺病专项监测。完成65名尘肺病患者回访调查。县医院通过职业健康检查机构备案。高度重视安全生产工作，开展危险化学品安全综合治理等3个专项行动，排查隐患253个全部整改到位。医疗废物、饮用水、餐具集中消毒3项在线监督监测，被列为省级试点。去年12月，盱眙接受省政府专项督察，受到很高评价。

（六）人口家庭发展成效明显。全年出生4332人。发放《生育服务证明》3586份，办理再生育审批261件。兑现各项奖扶政策。新增省奖扶1098人、市奖扶1482人、独生子女伤残死亡特扶对象58人，发放扶助金2132.66万元。为5~14周岁独生子女父母发放奖励金及购买保险99.1万元，为计生特殊家庭发放慰问金及购买保险89.533万元。扎实开展关爱活动。为留守儿童发放"爱心服务联系卡"，开展"有福'童'享"留守儿童关爱活动30场次，健康体检2000余人。开展"为爱坚守"农村留守妇女关爱活动12场次。计划生育系列保险工作获省、市先进，马坝镇石桥村成为国家计生协2020年"暖心家园"项目试点。

（七）老龄健康服务稳步向好。服务体系更加完善，健全老龄组织网络，调整优化老龄委和老龄协会。建成2个康复医院。县医院建成全市首家高标准公立"医养结合型"养老护理院。服务能力不断提高，2个二级医院增设老年医学科。县中医院开设治未病科，设立安宁疗护病房。各级各类医院均建立老年人就医绿色通道。老年活动扎实开展，与省老龄办联合开展"2020年江苏省老年健康科普及促进项目"，县中医院被省老龄委评为优秀组织奖。开展"敬老月""老年健康宣传周"等老年人关爱活动42场次，受益老人2100余人次。县医院胡鹤本被国家卫健委表彰为"全国敬老爱老助老模范人物"。

（八）爱国卫生运动卓有成效。不断夯实健康促进工作。组织开展"四进"（进机关、进企业、进社区、进农村）活动40多场次，及时将疫情防控和健康科普等知识传播到每个家庭每个人；强化健康教育宣传，发放宣传单、公开信20多万份，发送短信、短视频1万多条，制作展牌1000多块。持续推进卫生创建活动。"国家卫生县城"正式授牌，桂五镇、马坝镇桥北村等10个镇村成功创建成省卫生镇、卫生村，打造黄花塘镇桃园小镇健康主题公园、桂五镇健康教育一条街等阵地，全民健身与全民健康融合发展；开展爱国卫生运动攻坚战"百日行动"，将爱国卫生有机融入文明城市创建中，受到市督查组肯定。大力实施农村户厕改造。提前完成6400座年度改造任务，无害化户厕普及率99.87%，顺利通过农村人居环境三年行动户厕改造销号，得到国家部委人居联合检查组和省人大调研组的充分肯定。

（九）人才队伍建设持续加强。注重人才选、培、用相结合，人才招引方面，全年共招聘183人。招录29名农村订单定向医学生。县疾控中心编制数按标准核增至79人。人才培养方面，选送87名骨干到上级医院进修。举办新冠肺炎知识竞赛、卫生应急等十大技能竞赛7场次，参赛334人次。采取线上线下相结合方式举办各类培训142场2.1万人次。组织80名乡村医生参加省卫健委实用技能进修，74名乡村医生参加基层卫生人才提升培训。人才使用方面，选拔重用8名在疫情防控工作中表现突出人员，10名抗疫援鄂人员全部增选为淮上英才，7名增选为淮安"533英才工程"学术技术骨干人才。选配13名骨干人才进入镇街卫生院领导班子，32名进入院委会，448人晋升高一级职称。获得市级以上表彰123人次。

（十）党的建设工程纵深推进。优化党建管理体制，将19个镇街卫生院和县三院党组织隶属关系调整为委机关党委管理。为34个支部配齐配强专职副书记。全年新发展党员14名。开展亮灯学习、现场党课等党性教育活动80多场次。在人民网、新华网、淮安日报等主流媒体刊登宣传报道1102篇。注重医院文化建设。把文化立院、文化育人、文化塑魂作为医护人员人生观、价值观和世界观的"方向标"和"导航仪"。培育医院精神,各医院都总结提炼出院训院风,县医院和中医院还谱有院歌。竞争软实力进一步提升,医院形象进一步彰显。深化党风行风建设。针对2019年县委巡察反馈的问题,开展卫生健康领域突出问题专项整治,严肃查处违纪违规行为。针对不作为、乱作为等现象,提醒谈话等问责处理150人,党纪处分19人,政纪处分8人,通报曝光2人。机关支部被表彰为市先进基层党组织。

此外,目标考核、信访稳定、平安法治、双拥人武、农业农村、健康扶贫、政务公开、文明创建、工青妇等工作均取得优异成绩。

回顾"十三五"时期的工作,深感成绩来之不易,经验弥足珍贵。全系统坚持人民至上、生命至上,全力保护群众生命安全和身体健康;坚持改革创新,注重系统谋划,着力破解发展难题;坚持补短板强弱项,不断完善卫生健康服务体系;坚持上下联动,担当作为,形成推进事业发展的强大合力。

发展历程令人难忘,发展成果令人鼓舞。这些成绩的取得,离不开县委、县政府的坚强领导!离不开镇街部门及社会各界的大力支持!离不开系统上下众志成城、艰苦奋斗!在此,我代表县卫健委表示衷心的感谢!

在肯定成绩的同时,我们也要清醒看到,同上级要求相比,同群众期盼和追求相比,同担负的职责使命相比,我们的工作还有一些差距和不足:优质医疗资源布局结构还不够合理,专科学科力量薄弱,医疗卫生服务核心竞争力还不够强,重大疫情防控救治体系存在短板,医院和医务人员积极性的调动还不够有力,智慧医疗建设任重道远。这些都需要我们积极面对,切实加以解决。

二、奋发奋进争一流,"十四五"卫生健康事业迈向高质量

"十四五"时期是"两个一百年"奋斗目标的历史交汇期,也是推动我县卫生健康事业高质量发展走在前列的关键阶段。党中央作出"全面推进健康中国建设"的战略部署,省委、省政府提出到2025年卫生健康体系质量和水平进一步提升,到2035年建成更高水平的"健康江苏"。市委、市政府提出深化"健康淮安"建设,明确全市卫生健康事业高质量跨越发展目标和路径。县委、县政府要求加快"健康盱眙"建设步伐,为全县人民提供全方位全周期健康服务。

(一)工作目标

"十四五"期间,我县卫生健康事业将以习近平新时代中国特色社会主义思想为指导,持续深化综合医改,扎实推进"健康盱眙"建设,打造高质量、均衡、协调、可持续的一体化卫生健康服务体系。到2025年,基本实现人人享有更高水平的基本卫生健康服务。群众看病就医问题得到有效解决,群众健康权益得到有效维护,卫生健康发展整体水平有效提升,城乡居民健康主要指标达超省高质量发展水平。

(二)工作思路

1.以"健康盱眙"建设为引领,实施高质量卫生健康体系提升工程。紧紧围绕"共建共享、全民健康"战略主题,立足全人群和全生命周期两个着力点,从生活与行为方式、生产生活环境以及医疗卫生服务等健康主要影响因素入手,统筹社会、行业和个人三个层面,努力在普及健康生活、优化健康服务、完善健康保障、建设健康环境、发展健康产业五大领域取得突破。加强全人群健康服务、健康教育,塑造健康行为,推进全民健身,加强心理健康促进,提升全民自救互救能力,广泛开展爱国卫生运动。开展"补短板·卫生健康三年行动",高质量提升卫生健康服务体系。

2.以综合医改为抓手,实施医疗服务质量提升工程。坚持基本医疗卫生事业公益性,坚持医防融合、平急结合、中西医并重。强化县级医院能力建设,使县级医院成为县域内医疗服务的主力军和领头羊。以健全现代医院管理制度为目标,强化体系创新、技术创新、模式创新、管理创新。以解决"看病难"为落脚点,加快优质医疗资源扩容和区域均衡布局,加速区域医疗服务中心建设,更好提供优质高效医疗卫生服务。加强基本药物配备和使用管理,促进上下级医疗机构用药衔接,助力分级诊疗制度落实,进一步缓解"看病贵"问题。加强临床重点专科、特色专科建设。构建智慧健康体系,完善卫生健康信息化服务。

3.以均衡普惠为宗旨,实施公共卫生均等化服务提升工程。健全公共卫生服务体系,强化公共卫生治理能力,预防为主,防治结合。强化疾病预防控制,深入推进慢性病综合防控战略,创建国家级慢性病综合防控示范区,推广预防、治疗、健康管理"三位一体"慢性病综合防治模式。加强职业健康监管。改革完善计划生育服务管理。强化家庭医生健康服务工作,发挥基层公共卫生服务生力军作用。提升基本公共卫生服务的公平性和可及性,按照要求适时调整服务项目、内容和经费标准,提高服务质量、效率和均等化水平。

4.以守正创新为导向,实施中医药服务能力提升工程。发展是中医药的希望所在。完善县中医院为主体、县人民医院中医药科室为骨干、基层医疗卫生机构中医馆为基础、中医门诊部和诊所为补充,涵盖预防、保健、医疗、康复等功能的中医药服务体系。创新是中医药的活力所在。提升中医药服务能力,强化中医重点专科和重点学科建设,推动中医医疗机构提档升级、规模全面达标。发展中医治未病服务,丰富中医健康体检服务。传承是中医药的命脉所在。加强名老中医药专家传承工作室建设。加强基层卫生技术人员中医药应用能力培养,打造一支名老中医为引领、骨干中医为中坚、优秀中医为支撑的中医药人才队伍。

5.以家庭发展为基础,实施全生命周期服务提升工程。建立健全家庭发展机制,落实奖励扶助政策、深化服务管理改革、加强家庭发展指导。推进婴幼儿照护服务。积极引导社会各界力量参与,鼓励公办、公办民营、民营等办学模式。积极培育普惠托育机构。开展儿童健康关爱。持续推进留守儿童扶贫济困行动,整合社会资源,解决困难留守儿童家庭的实际困难。加强妇幼健康管理。完善出生缺陷预防、干预三级网络。提高妇女常见病筛查率和早诊早治率。完善孕产妇住院分娩补助等政策。实施健康儿童计划,全面加强儿童健康服务,重视儿童早期发展。促进老年人健康。加强老年人健康指标监测和信息管理。加强老年常见病、慢性病的健康指导和综合干预,开展老年心理健康与关怀服务。

6.以固本强基为目标,实施卫生队伍素质提升工程。大力招聘引进人才,推行"县管镇用",加大公卫人才引进力度,增加数量,提高质量,优化结构。加强卫生人才队伍培养,加强农村定单定向培养,加强管理干部和骨干、紧缺卫生人才培养,加强岗位知识技能培训。推动优秀卫生人才下沉共享,推动医联体内人才共建共享,推动精准对口协作帮扶,推动医师执业管理模式创新,推动专业公共卫生资源下沉。拓宽卫生人才职业发展空间,选拔使用管理干部向骨干人才倾斜,中高级岗位设定、表彰激励向基层倾斜,提升卫生人才职业荣誉感。落实卫生人才待遇,合理核定基层绩效工资总量,提升卫生人才收入水平,落实乡村医生保障待遇。营造尊医重卫社会氛围。

7.以医者仁心为使命,实施党建引领提升工程。坚定不移推进全面从严治党,落实"两个责任",深化党建工作和业务工作融合,提升行业管党治党水平。巩固深化主题教育成果。扎实推进党支部标准化、规范化建设,打造坚强有力的基层党组织,加强党员队伍建设。运用"四种形态",完善发现问题、纠正偏差、精准问责机制,持之以恒正风肃纪。

三、创新实干开新局,扎实做好2021年十项重点工作

今年是"十四五"规划的开局之年,也是开启盱眙卫生健康事业高质量发展走在前列的起始之年,同时我们还将迎来建党100周年,做好今年工作意义十分重大。我们将着力做好以下10个方面工作:

(一)常态化疫情防控担当年。习近平总书记在中央经济工作会议上作出重要指示,要严格防范疫情规模性输入和反弹。这是今年卫生健康工作的头等大事,要毫不松懈地抓实抓好。充分认识疫情防控的长期性。新冠病毒将与人类共存较长一段时间,要做好与病毒长期斗争的准备。特别是当前,全球疫情仍处于大流行状态,外防输入任务重、压力大。在内防反弹方面,科学防治、精准施策的防控措施在一些关键环节落实还不够到位,疫情防控工作仍面临重大挑战,必须时刻绷紧疫情防控这根弦,压实责任,敢于担当,慎终如始抓好各项防控工作,坚决巩固来之不易的防控成果。切实加强春季疫情防控工作。要认真落实各项常态化防控措施,建立多渠道监测预警机制,入境人员、国内中高风险地区来盱返盱人员信息排查和健康管理工作要持之以恒抓好做实,"物防"工作千万不可掉以轻心,"逢进必检""应检尽检"工作必须一个不漏,严格执行集中隔离医学观察场所"三区两通道"管理要求。要严格发热门诊管理,充分发挥"哨点"作用。强化院感防控,全面落实预检分诊制度、首诊负责制。强化督查指导和信息发布,大力普及健康知识,引导群众养成文明健康生活方式。做好常态化防控能力建设。县医院和县中医院要强化定点收治医院能力建设,做好人员、设施、床位、药械准备。马坝卫生院要加快核酸检测实验室建设进度。加快推进新冠疫苗重点人群接种和上市后大规模接种工作,确保接种规范安全。8个"工作专班"要经常性开展活动,强化培训和演练。各级各类医疗卫生机构做好应急处置演练和准备,落实好常态化疫情防控各项基础性工作。

(二)重点项目建设推进年。今年,我们以项目化建设为主要抓手,梳理出基础设施、设备升级、专科学科、创建创优、队伍建设、创新试点六大类107个项目。制定工作方案,各责任单位和科室要高度重视,明确"任务书、时间表、路线图",细化任务,建档立卡,责任到人。明确时间节点,要迅速部署启动,根据任务要求限定分阶段完成时限,倒排序时抓进度。落实工作措施,各单位要成立项目推进领导小组,组建工作专班,提出新举措新办法,集中财力、物力和精力,精心组织实施。强化督查考核,实行月过堂、季推进、半年通报、年终考评,将项目推进与目标考核挂钩,落实奖惩措施,强化考核结果运用,在经费拨付、选人用人等方面予以倾斜。对项目推进成效不明显、推进不力的责任单位和责任人,予以问责处理。

(三)医疗服务质量优质年。优化医疗资源配置。推进等级医院创建,县医院启动三级乙等综合医院建设,妇幼保健院争创二级甲等保健院,马坝中心卫生院、楚东医院进一步巩固二级医院创建成果,黄花塘中心卫生院争创二级综合医院,县精神康复医院启动二级精神专科医院建设,河桥卫生院按二级综合医院标准启动建设。力争启动太和街道卫生院建设。提升医疗服务能力。实施补短板·卫生健康三年行动,强化临床重点专科建设,年内力争新增1~2个省级临床重点专科,2~3个市级临床重点专科。开展县级临床重点专科和重点学科评审。各镇街卫生院要找准突破点,突出盱眙特色、本院特色,每个卫生院创建1个特色科室,形成"一院一特色,一院一品牌"的特色医疗格局。强化医疗安全监管。全面落实首诊负责制等18项医疗质量安全核心制度,规范病历、处方等医疗文书书写。组织开展医保、物价政策培训,有效规避风险,提高运营质效。继续落实安全生产"一年小灶,三年大灶",开展消防和危险化学品专项整治。组织开展好为期3年的"民营医院管理年"活动。加强药品耗材管理。规范药品耗材采、储、用,重点强化过期失效、假冒伪劣、特殊药品和抗菌药物监管。各级医疗机构基药品种、金额占比达标。落实"能口服不肌注、能肌注不输液"等要求。发挥中医中药作用。加速推进县中医院转设三级中医医院,充分发挥镇街卫生院中医馆和村卫生室中医阁作用,加强基层医疗卫生机构中医药适宜技术培训推广,继续做好"西学中"培训。提高卫生信息化水平。组织开展全员信息化培训。全面升级改造基层信息化系统,推进门(急)诊电子病历建设,构建标准、规范、结构化的病历业务系统。上半年力争实现妇幼保健院及马坝中心卫生院电子病历系统应用水平达到3级。全面施行电子发票,升级改造我县全民健康信息平台。

(四)公共卫生服务均等年。推进基本公共卫生服务项目工作,补助标准提高至人均不低于88元。加大考核力度,采取服务数量和质量相结合方式开展季度绩效考核,将评价结果与资金拨付挂钩,及时足额拨付到位,充分发挥资金的激励引导作用。"健康盱眙,慢病先行"。启动国家级慢性病综合防控示范区创建工作。继续有效落实"6655"慢性病综合防控工程。探索慢病患者健康管理"积分制",实现县级医院-疾控中心-卫生院"三位一体"慢性病综合防治新模式。开展上消化道癌、大肠癌早期筛查,高血压、糖尿病规范管理率60%以上,继续加大65岁以上老人、糖尿病患者等重点人群的免费筛查工作,确保严重精神障碍患者规范管理率、面访率和精神分裂症患者服药率保持在80%以上。做好妇幼健康工作。县妇幼保健院要发挥专科医院的作用,提高妇女常见病筛查率和早诊早治率,实现全县产前筛查、新生儿疾病筛查、新生儿先天性心脏病筛查、学前在园儿童视力筛查、目标人群出生缺陷防治知识健康宣教全覆盖。力争产前筛查率90%以上,新生儿疾病筛查率95%以上,先天性心脏病患儿死亡率控制在1‰以下。扎实推进"我助妇儿康"行动。牧思宝贝托育中心建成普惠性托育机构。加强重点传染病防控。全面实施《江苏省遏制艾滋病传播实施方案(2019~2022年)》工作。加大高危行为人群、流动人口、老年人、青年学生等人群健康教育,HIV主动检测量占全县常住人口的20%以上。推动新生入学体检结核病筛查工作。做好麻风病、性病等防治工作。甲乙类法定传染病发病率控制在120/10万以内。规范预防接种管理,严格"三查七对一验证"等核心制度。推进家庭医生签约服务。扩大签约面,重点拓展三河农场职工和城镇职工医保参保人员;提高履约质量,运用家医平台、手机APP等信息化手段,为签约居民提供在线签约、健康管理等便捷服务,让群众签而有约;发挥签约服务作用,按照主动服务与按需服务相结合方式,对签约群众定期开展健康自测、健康体检及健康教育等服务,做到关口前移,疾病早发现、早诊断、早治疗;加强家医团队建设,遴选业务能力强、群众基础好的全科医生、护士等卫技人员充实家医团队,推动医联体优质资源下沉,鼓励县级医院专科医生加入签约服务团队,提供技术支持。全年力争个性化签约10万人,签约率15%以上。

(五)综合监督管理强化年。加大监督查处力度。严格落实行政执法"三项制度",坚持依法行政。全面开展"双随机、一公开"抽查工作。开展公共场所、生活饮用水、学校卫生等领域卫生监督专项行动。整顿医疗市场秩序,严厉打击查处损害人民群众切身利益的"黑诊所""假医生"、超范围行医等各类违法行为。创新监督管理方式。优化多元化综合监管机制,推进卫生监督体系规范化建设。加快医疗卫生信用体系建设,加大守信激励和失信惩戒力度。完善基层监管网络,将医疗卫生行业综合监管纳入城乡社区网格化社会治理内容。对生活饮用水、医疗废弃物及餐饮具集中消毒单位开展在线监督监测。稳步推进省级"信用+综合监管"试点。落实落细职业健康工作。压实用人单位职业病防治主体责任,开展粉尘危害三年专项治理、重点行业职业危害因素监测,对已经申报的617家企业分批开展职业健康培训,落实分类分级管理,强化对职业危害严重用人单位监督检查,建立"一企一档"工作台账。广泛开展法制宣传。利用各类新媒体,采取线上线下、集中学习与自学,送法进社区、进学校、进企业等方式,广泛宣传《基本医疗与健康促进法》《传染病防治法》等法律法规。

(六)人口家庭发展服务年。落实人口政策。鼓励生育二孩,生育登记服务满意率98%以上,常住人口覆盖率和主要数据准确率99%以上。打造1个母婴设施建设品牌。兑现奖扶政策。清晰政策、清核底数、清明流程,做好计划生育家庭奖扶、特扶对象资格确认和信息管理平台运行工作,做好6~14周岁独生子女家庭奖励金提标和计生家庭保险保障工作。奖扶政策兑现率100%。促进家庭发展。组织评选表彰200户左右健康幸福家庭。结合国际家庭日等重大节日,举办主题宣传活动,开展20场次左右留守儿童健康关爱活动,为1000名左右留守儿童免费体检。继续做好"暖心家园""连心家园""有福'童'享"等创新项目。关爱老年健康。联合民政等部门开展综合养老服务体系建设,提升居家养老服务、专业机构老年护理和医养融合能力水平。二级以上医院设立"一站式"为老服务窗口。马坝中心卫生院开设老年医学科。力争创成1个全国示范性老年友好型社区、1个老年医院,建成1所护理院。

(七)爱国卫生运动长效年。开展健康促进活动。充分利用互联网、移动客户端等新媒体,开展形式多样的健康科普宣传活动,进一步树立"每个人是自己健康第一责任人"理念。深入机关、企业、社区等开展健康巡讲百场次以上。积极推广分餐制,倡导公勺公筷,践行绿色环保生活理念。提升病媒生物防制能力。在全县集中灭鼠投药1.15吨以上,投药率、覆盖率达超95%。加快健康细胞建设。力争建成1个健康主题公园、1个健康广场、1个健康教育一条街、1条健康步道,继续开展无烟家庭创建。推进卫生城镇创建。巩固国家卫生县城创建成果,马坝争创国家级卫生镇,淮河争创省级卫生镇,完成7个省级健康村、27个省级卫生村、40个市级卫生村创建目标。

(八)卫生人才队伍优化年。注重人才招引。全年招聘医学人才160名左右,用好用活"县管镇用"等各项优惠政策,争取招录农村订单定向医学生30名左右。加强人才培养。选送骨干人才到上级医院进修。在队伍建设、卫生科教方面,加大与各医学院校合作力度;组织举办30场次以上卫生健康管理与服务能力、医务骨干定向培养等培训班。营造尊医重卫氛围。通过电视、报纸、公众号等载体大力宣传我县一线医务人员先进事迹,组织开展"5·12"国际护士节和"8·19"中国医师节表彰慰问活动。推动落实人才待遇,落实有关薪酬、津补贴规定,在绩效分配、职称岗位评聘、学习培训、骨干遴选等方面向基层人才倾斜,善待编外人员,逐步实现编内编外同等待遇。发挥医学乡贤作用。

(九)行风效能建设提升年。完善规章制度。要系统梳理、修订各项管理规程、工作流程和各类人员岗位责任,制定汇编出一套比较完整的管理制度。厘清岗位职能,明确不同层次岗位职责,划出权力边界,研判风险点,绘制流程图,编制职责清单。开展专项行动。围绕工作作风、日常管理、规范服务等方面,开展制度执行、挂牌亮证等多个专项整治,查摆各类问题整治梗阻,通过整治突出问题,激发责任意识、工作干劲,提升全系统干部职工的精神状态和工作效率。加强督导检查。做实日常监督和四不两直督查,及时通报。对发现的问题,在严格问责的基础上,实行"容错纠错",宽容在工作推进和改革创新过程中的错误失误。强化结果运用,将督查考评结果纳入行风建设年度目标考核。

(十)党的建设引领深化年。压实党建主体责任。要将党建工作作为"一把手"工程,形成党组抓全面,总支抓支部,支部抓党员的工作总格局。党组织书记是党建工作第一责任人,要制定年度党建重点工作清单,每季度至少召开1次会议专题研究,做到重大问题亲自研究、重要工作亲自部署、重要事项亲自督促落实,确保高点推进、高效落实。强化党性主题教育。持续开展"不忘初心、牢记使命"主题教育活动,各单位要制定年度学习计划,每周开展1次集中理论学习,强化对党忠诚教育,落实主题党日制度,坚持和完善重温入党誓词、党员过"政治生日"等政治仪式。常态化开展党章、党规教育,特别是政治纪律和政治规矩教育,督促党员、干部强化组织观念,做到"四个服从"。组织开展党史学习教育,让党员、干部学习了解党的光荣传统、宝贵经验和伟大成就,做到知史爱党、知史爱国、涤荡心灵,推动工作。开展形式多样党建活动。开展主题知识竞赛、红歌、征文等系列活动,庆祝建党100周年。选树一批先进基层党组织和优秀党员,展现卫健系统良好形象。开展"红细胞"健康活动,强化党员教育管理,促进党员红色细胞自身健康发展。充分发挥党员先锋模范作用,及时发现和宣传工作一线的先进人物和典型事迹。加强监督执纪问责。实行关口前移,注重从干部群众日常生活中发现问题,有效运用谈心谈话防微杜渐。紧盯"关键少数"和关键岗位,深入排查廉政履责风险,压减权力设租寻租空间。精准运用"四种形态",实施规范问责、精准问责,形成有力监督。

四、凝神聚气勇担当,为卫生健康事业高质量发展提供坚强保障

事业发展关键在人、在干,干则干成。卫健事业是事关人民群众生命安全和身体健康的崇高事业,卫健系统是主阵地、主力军。我县"十四五"以及今年安排的各项工作,是既符合上级要求,又适应基层需要的重点工作,做实做好做出成效,意义重大,影响深远。今年适逢阴历牛年,牛身上表现出来的特质:充满自信、甘于奉献的牛气;百折不挠、坚韧不拔的牛劲;埋头拉车、舍我其谁的牛责,非常值得我们学习借鉴。

(一)弘扬抗疫精神,鼓"牛"气。一年来,我们面对新冠疫情、淮河汛情等多重挑战,经受住了考验,也彰显出卫生健康人的牛气。牛气是自信、向上态度,态度决定高度、决定成败。作为我们新时代卫生健康人,要坚持以护佑人民健康为使命,向上向善,求真务实,锐意进取。牛气更是一种无私奉献。习近平总书记指出,无私奉献的抗疫精神就是当前的时代精神,更是我们每个人必须有的精神。我们要从伟大的抗疫精神中,汲取奋进力量,提振精气神,抓住机遇,以勇往直前的精神状态,争做为民服务"孺子牛"。

(二)强化执行创新,使"牛"劲。一分部署,九分落实。工作规划的实施和目标能否如期完成,关键看执行力和落实力,还有工作效率。要坚持问题导向,找症结,找短板,有针对性地强化执行措施,切实树立"一步实际行动,胜过一打纲领"的执行意识。要坚持结果导向,既要注重结果,更要强调过程,没有过程就没有结果。要坚持创新发展,新形势新挑战下,我们更应该不断的去创新,以创新为动力。创新思路,创新办法,解决问题,推动工作。今年,我们将卫生健康工作梳理出六大类107个项目,要从提高站位、强化执行、创新举措上狠抓落实。全系统要把"规划图"变成"施工图",把"时间表"变成"计程表",争做创新发展"拓荒牛"。

(三)坚持埋头苦干,担"牛"责。艰难方显勇毅,磨砺始得玉成。成就出自奋斗,辉煌来自拼搏。没有等出来的辉煌,只有干出来的精彩。"十四五"的卫健蓝图精彩描绘,其光荣使命就在我们的肩上,我们要有不辱使命、舍我其谁的责任担当,以"踏石留印、抓铁有痕"的工作劲头,发扬"钉钉子"的精神,把全部心思用在"真干事"上,把全部本领用在"多干事"上,把全部智慧用在"干成事"上,一抓到底,抓出成效。勤勉工作,不等不靠,一件接着一件干,争做艰苦奋斗"老黄牛"。

同志们,乘风破浪新征程,扬帆筑梦正当时。让我们高举习近平新时代中国特色社会主义思想伟大旗帜,在县委、县政府的坚强领导下,紧紧围绕"健康盱眙"总目标,以"起跑就是冲刺,开局就是决战"的姿态,用心用情用力,争先率先领先,为实现盱眙卫生健康事业高质量跨越发展而努力奋斗!

后　记

2018年5月14日，盱眙县卫计委召开全系统志书（史研）编纂工作动员部署会议，成立《盱眙县卫生健康志》（史研）编纂领导小组和编辑部。拉开《盱眙县卫生健康志》（史研）编纂工作的序幕。历经组织筹备、搜集资料、整理筛选、资料编纂、总纂成稿、征求意见、修改定稿等阶段，数易其稿，历时四五年，终于付印出版。这是盱眙县卫生健康史上的一件大事，这部反映全县卫生健康事业全貌，集历史、现实和发展于一体的志书，具有存档、借鉴和启迪作用，意义深远。

志书编纂过程中，县委领导高度重视，葛云主任多次组织会议讲意义、提要求、解难题；班子成员全力支持，提供保障。县委机关科室及基层医疗、卫生、计生单位领导、职工、离退休老同志全员参与。编纂人员查阅大量历史档案、资料文献；拜访老同志、知情者；深入基层调研考证，指导培训基层单位资料收集与整理工作。

究其历史，盱眙卫生志书编纂工作还可追溯得更久。早在20世纪80年代初至90年代中期，曾与《盱眙县志》《淮阴市卫生志》修纂同步展开，原卫生局陈连生、周坚、刘平前后三任领导和赵培文、杜学元、杨春宁三位编纂付出艰辛的努力，撰写《盱眙县卫生志》初稿。由于种种原因，《盱眙县卫生志》初稿未能继续修定和付梓，实属遗憾！原盱眙县计划生育委员会赵建民撰写的《盱眙县计划生育志》手稿也为编写本志提供了丰富的素材。

《盱眙县卫生健康志》编纂过程中，县志办领导亲临指导，听取汇报、审查框架；县档案馆免费提供数十万字的相关史料和电子文档。县水务局退休干部、摄影家吴坤，县人大退休干部宋冀平等老同志无偿提供数十幅珍贵历史照片及大量书籍，盱城街道计划生育服务站戴昌军同志热心查找计划生育相关资料及照片；卫生、计生系统很多离退休老同志热忱关怀和帮助，各级领导、专家、同仁和热心人士给予大力支持，在《盱眙县卫生健康志》完稿付印之时，谨向他们表示衷心感谢！

志书修纂是一项艰巨浩繁的系统工程。尽管编者尽力搜集、考证、核实，潜心编纂，力求文稿真实反映历史原貌，但由于编者水平有限，经验不足，部分资料散失，历史跨度较长，加之时间紧迫，难免存在错讹遗漏和不足之处，敬请专家、领导、同仁和广大读者批评指正。

编　者
2023年3月

图书在版编目（ＣＩＰ）数据

盱眙县卫生健康志 / 《盱眙县卫生健康志》编纂委员会编. -- 扬州：广陵书社，2023.3
ISBN 978-7-5554-2003-3

Ⅰ．①盱… Ⅱ．①盱… Ⅲ．①卫生志－盱眙县 Ⅳ．
①R199.2

中国国家版本馆CIP数据核字(2023)第044773号

书　　名	盱眙县卫生健康志	
编　　者	《盱眙县卫生健康志》编纂委员会	
责任编辑	张艳红	
出版发行	广陵书社	
	扬州市四望亭路2-4号	邮编　225001
	（0514）85228081（总编办）	85228088（发行部）
	http://www.yzglpub.com	E-mail:yzglss@163.com
印　　刷	扬州市机关彩印中心	
开　　本	889毫米×1194毫米　1/16	
印　　张	40	
字　　数	1300千字	
版　　次	2023年3月第1版	
印　　次	2023年3月第1次印刷	
标准书号	ISBN 978-7-5554-2003-3	
定　　价	368.00元	